WERNER-CHRISTIAN SIMONIS

Medizinisch-botanische Wesensdarstellungen einzelner HEILPFLANZEN und MYSTERIENPFLANZEN

Dr. med.
Werner-Christian Simonis

Medizinisch-botanische Wesensdarstellungen einzelner

HEILPFLANZEN
und
MYSTERIENPFLANZEN

VMA-Verlag
Wiesbaden

VMA-Vertriebsgesellschaft
Modernes Antiquariat mbH & Co.
Verlags-KG, Wiesbaden

Lizenzausgabe 2001 mit freundlicher Genehmigung des Originalverlages.

Herstellung: GGP Media, Pößneck
Printed in Germany/Imprimé en Allemagne

Der vorliegende Band beinhaltet das dreibändige Werk:
Heilpflanzen Band 1
Heilpflanzen Band 2
Heilpflanzen Band 3/Mysterienpflanzen

Abb. auf dem Umschlag: Iris (Iris sp.) aus
Wiener Dioskurides (Österr. Nationalbibliothek)

Inhalt

Vorwort

Die vorliegende Veröffentlichung bietet Einblicke in wahllos zusammengestellte Themen aus Unterrichtsstunden über Heilpflanzen und -methoden, die festgehalten wurden. Sie will in keiner Weise das notwendige Studium grundlegender Werke ersetzen, sondern dazu beitragen, daß die Leser ein lebendiges Interesse und Verständnis gewinnen an den natürlichen Heilmitteln, wie sie die Natur bietet. Geschulten Ärzten können diese Heilmittel zum Nutzen kranker Menschen oft ein willkommenes Gebiet praktischen Handelns eröffnen, das die moderne, technisch-künstliche Heilmittelfabrikation niemals in der Art vermitteln kann.

Das Umgehen mit Heilpflanzen und Menschen setzt voraus, daß man erkennen lernt, wie diese Wesen geistig aufeinander abgestimmt sind. Das wird in den Kursen dieser ärztlichen Fortbildungsstätte in Arlesheim bei Basel geübt.

Einleitung

Sie leben jetzt schon einige Zeit in dieser Gegend, die in mancher Beziehung für den bemerkenswert ist, der für geistige Einflüsse empfänglich ist, oder der durch geistige Tatsachen aufmerksam werden kann auf etwas, was oberflächlich nicht weiter auffällt.

Ich weiß nicht, ob Sie wissen, daß wir hier in einer ausgesprochenen Mysteriengegend leben. Einmal ist das «Goetheanum» da, das uns auf das Wirken eines neuen Mysterien-Impulses hinweisen kann, zum anderen leben hier in einem Seitental, dort, wo man an der Eremitage an zwei Seen vorbeiwandert, die Nachwirkungen eines «Grals-Geschehens» in der Landschaft.

In der Eremitage selbst haben die «Druiden» einstmals ein Heiligtum gehabt.

Schließlich, etwas weiter weg – im Elsaß –, existiert der berühmte «Grünewald-Altar» in Colmar, von dem ich etwas über die dort dargestellten Heilpflanzen andeuten möchte.

Als letztes ist dann noch die «Heilige Odilie» zu erwähnen, die durch ihren Lebensweg mit Arlesheim verbunden ist. Sie wurde später zur Ortsheiligen und zur Heiligen der augenkranken Menschen.

Wohl von fast jedem Mysteriengeschehen in der Vergangenheit ist die Inaugurierung von Heilpflanzen und Heilmitteln bekannt: von den ägyptischen, von den griechischen, von den Druiden-Mysterien.

Nahezu überall gab es in der Bevölkerung mehr oder weniger unheilbare Krankheiten, unter denen die Menschen litten und für die Mysterien-Erkenntnisse die Heilmittel vermittelten.

Wie hier in Dornach-Arlesheim durch Rudolf Steiner die Mistelpflanze – Viscum album – gegen die Krebskrankheit – die Krankheit des 20. Jahrhunderts – vermittelt und inauguriert wurde, so gab es in Frankreich, im Elsaß und auch im Rheinland im 10., 14., 15. und 16. Jahrhundert unheilbare, schwere chronische Seuchen, deren Ursache nicht bekannt war und wie üblich auf die Sünden der Menschen zurückgeführt wurde. Sie wurde wegen ihrer erzeugenden Krankheitssymptome das «heilige Feuer» – Ignis sacer – genannt oder auch Antonius-Feuer!

Der geistige Orden der sogenannten «Johanniter» widmete sich der Pflege dieser armen Kranken. Dieser Orden war selbstverständlich keine Mysterienstätte, wie ich sie anfangs erwähnte, um ein Bild für die Vorgänge zu haben, um die es in Wirklichkeit geht. Aber schon die Darstellungen des Malers Grünewald zeigen, wie die Symptome der Krankheit in den Menschen das förderten, was einem Erleben im Übersinnlichen nicht nur gleicht, sondern es wirklich naherückt. Es wird in der Krankheit real eine Art Überschreiten der geistigen Schwelle von dem Physischen zum Übersinnlichen nahegerückt. Das hat der Künstler in seinem eigenen geistigen Vertiefen erfaßt. Es ist das Erstaunliche, daß der Maler das in mysterienhafter Art erfaßt und dargestellt hat, wobei das Mysterium von Golgatha in ihm gewirkt hat und auch heute noch dem Altar von Colmar die Anziehungskraft vermittelt.

Auffallend erscheint vor allem, daß der Künstler mehrfach und immer wieder «Schwellensituationen» dargestellt hat, in denen das «Diesseits» und das «Jenseits» der angeleuchteten und angetönten «Schwellen» anscheinend sehr wenig Beziehungen zueinander haben. Neben diesen «Schwellen» kann der Beschauer erleben, wie einmal Imaginationen aus dem «Jenseits» der Schwelle, das andere Mal das «Diesseits» der Schwelle in der äußeren Tatsachenwelt bis in die Krankheitserscheinungen dargestellt werden.

Das wird besonders eindrucksvoll, wo der «Gekreuzigte» ganz in den physischen Erdenraum als Tat und Ereignis der Erde hineingestellt ist.

Dieses Ereignis, dieser Erdenraum – seines Himmelslichtes vollkommen beraubt – wird bis in seine in dunkelstem Grün in die Finsternis hinein verschwimmenden Lebensgrenzen erfaßt. Vor diesem Hintergrunde kann dem meditativ Betrachtenden allmählich klar werden, was das Ereignis zu Beginn unserer Zeitrechnung für die Menschheit – um deretwillen es vollzogen wurde, sein will: das Durchwirken des irdischen Toten durch den Gottes-Geist Christi.

Es ist offenbar die Absicht des Künstlers gewesen, durch die Art seiner bildhaften Darstellungen in den durch Schmerzen gelokkerten Kranken ein imaginatives Bewußtsein in der Richtung zu erzeugen, daß sie durch ihr Erleben an den Bildern sich dem Erleben des Jesus-Christus nahegerückt fühlen sollten, der alle Schmerzen und auch den Tod überwunden hatte.

Zum besseren Verständnis der beobachteten Krankheitserscheinungen muß an dieser Stelle der Darstellungen auf die sogenannte «Seuche» genauer eingegangen werden. Voraus soll dargestellt werden, wie die Leiden und Qualen der Kranken in Schilderungen aus dem Mittelalter beschrieben wurden. Zu jener Zeit wußte man noch nicht, wo die Ursachen und Voraussetzungen des «Antonius-Feuers», das «Ignis sacer» zu suchen waren.

Es gibt eine Klosterchronik von Xanten am Rhein aus dem Jahre 857, in der erwähnt wird, daß eine neue Seuche ständig an Ausbreitung zunähme. Sie wurde «Ignis sacer», «heiliges Feuer» oder «Antonius-Feuer» genannt. Als auffallendste Erscheinung dieser Krankheit wird betont, daß vorwiegend und zuerst die Gliedmaßen von heftigen Kriebeln und Gefühlen wie Ameisenlaufen befallen werden. Diese quälenden Symptome gingen dann in brennende Schmerzen über. Dabei wurden die befallenen Glieder feuerrot und später blauschwarz. Wenn dieser Zustand erreicht war, wurde ein intensives Kältegefühl und fortschreitendes Absterben des befallenen Gliedes festgestellt. Es trat eine zumeist trockene Gangrän (=Brand) ein. Die kranke Extremität löste sich oft plötzlich von dem Körper ab. Häufig wurde sie bereits vorher amputiert.

Noch andere pathologische Erscheinungen traten oft auf und zwar geistige und nervöse Störungen. Krämpfe befielen die Menschen, die als ähnlich mit epileptischen Anfällen beschrieben wurden. Tobsuchtsanfälle zeigten die Kranken, oder aber sie verfielen in einen völlig apathischen Zustand von Stumpfsinn, der zumeist mit dem Tode endete.

In der Geschichte dieser Krankheit werden diese zwei Zustände immer wieder erwähnt: der gangränöse, brandige und konvulsive Zustand; dabei scheint der erste überwiegend in Frankreich aufgetreten zu sein, während der zweite viel öfter in Deutschland in der Form der «Kriebelkrankheit» beobachtet wurde. Es ist verständlich, daß man das «Antonius-Feuer» immer zusammen mit Lepra, Pest, Aussatz und anderen Seuchen nannte. Allerdings wußte man, daß es nicht ansteckend war.

Das «Heilige Feuer» wurde als eine Himmelsstrafe empfunden, was um so einleuchtender erschien, als es immer dann auftrat, wenn in der Landwirtschaft katastrophale Zustände und Fehlernten eintraten. Das Wetter spielte insofern eine Rolle, als der Winter oft kalt und schneearm gewesen und das Frühjahr darauf regnerisch und warm war. Die meisten Erkrankungen traten dann kurz nach dem Einfahren der Getreideernte auf. Man darf sich nun nicht vorstellen, daß diese Erkenntnis, die hier so kurz referiert wird, frühzeitig aufleuchtete. Erst Ende des 17. Jahrhunderts wurde die eigentliche Ursache entdeckt. Im Jahre 1670 wurden die Menschen in Sologne – das ist eine landwirtschaftlich arme Gegend in Frankreich – wieder von dem «Heiligen Feuer» heimgesucht. Ein Arzt aus jener Gegend – Dr. Thuillier – berichtete der Pariser Academie Royale des Sciences, daß diese gefährliche Krankheit nur infolge von Vergiftungen durch das Getreide auftritt, das von Pilzen befallen war. Es handelte sich um den Mutterkornpilz (Claviceps purpurea). Die Akademie veranlaßte eingehende Prüfungen an den Seuchenorten, die alle die Vermutungen bestätigten.

Durch Aufklärung der Bevölkerung über die Natur der Erkrankung und durch ständige Kontrolle des Getreidekornes, das den Mühlen angeliefert wurde, konnte die schwere, tiefgreifende Krankheit, die Jahrhunderte lang die Bevölkerung befallen hatte, allmählich zum Verschwinden gebracht werden.

Bevor eine Betrachtung der Heilpflanzen des Grünewald-Altars vorgenommen werden soll, ist es angebracht, der Ursache der Krankheit, d. h. den kranken Kornähren etwas Aufmerksamkeit zu schenken. Die schwarz-violetten, pilzbefallenen Körner an den Ähren fallen im reifen Roggenfeld stets besonders auf. Dem Kenner der Altarbilder kann dann auch auffallen, wie der Maler, den Dämon, der den Heiligen Antonius «belästigen» will, mit verhornten Zapfen im Haupte, im Gesicht und im Nacken ausgestattet hat. Diese verhornten Zapfen zeigen eine große Ähnlichkeit mit den durch Pilzbefall aufgetriebenen und verhornten Getreidekörnern.

Wenn man weiß, daß Grünewald die genaue Natur der Krankheit noch nicht kennen konnte, so zeigen die Gestaltungen an dem Dämon doch, wie die künstlerische Intuition ihn nahe an das Wesen der Krankheit herangeführt hat.

Als akute Vergiftungserscheinungen durch das «Mutterkorn» – Secale cornutum – bei Menschen treten auf: Erbrechen, unstillbarer Durst und Koliken. Weiter ergeben sich Atem- und Schlingbeschwerden, Speichelfluß, Herzangst und vorübergehende Besinnungslosigkeit. In der weiteren Folge werden stechende und bohrende Schmerzen in der Zunge, in der Brust, im Epigastrium und in den Extremitäten angegeben. Schwindelgefühl, Kribbeln und Ameisenlaufen in den Gliedern treten auf, weiter Taubsein der Haut, die gegen Schmerz, Kälte und Wärme unempfindlich wird. Das Nerven-Sinnessystem zeigt die Beeinflussung an: durch Gesichtsverdunkelung, Sprachverzögerungen, krampfhafte Erscheinungen an dem Sprachorgan und schließlich Verlust der Sprache. Auch allgemeine Bewegungsstörungen und

Kältegefühl werden konstatiert. Später wurden auch epileptische Symptome festgestellt. Schwangere zeigten oft Nierenkoliken, Abort und Blutungen. Absinken der Körperwärme, Bewußtlosigkeit, kleiner Puls und Irrereden wurden beobachtet. Alle diese Erscheinungen, die nach Angabe des Toxikologen Lewin, in der Folge der Mutterkornmedikation konstatiert wurden, waren anscheinend nicht so gravierend wie die mittelalterlichen Phänomene durch die Brotvergiftungen.

Nach längerer Anwendung von Mutterkorn, «sogar bisweilen erst 1½ Monate nach der letzten Dosis» traten abgegrenzte oder über verschiedene Glieder sich ausbreitende Gangräne mit Hautödemen auf. Dabei bildeten sich auch multiple Abszesse. Nach solchen schweren Vergiftungen erfolgte die Restitutio allmählich. Was der Toxikologe so berichtete, waren wohl überwiegend Folgen einzelner Stoffe des Secale cornutum – nicht der Gesamtdroge. Derartigen akuten Vergiftungserscheinungen stehen dann die der chronischen Vergiftungen durch das Mutterkorn gegenüber, die bekannt sind als Ergotismus chronicus oder Kriebelkrankheit. Ältere Namen waren dafür «Jgnis sacer», «Jgnis St. Antonii». Da gab es aber die beiden Formen der Symptomenbilder, die als Ergotismus convulsivus oder als Ergotismus gangränosus in der Wissenschaft bekannt sind. Wo der Ergotismus «epidemisch» auftritt, liegt zumeist der Genuß von Mutterkorn im Brot zu Grunde.

Die Erkenntnis vom Wesen der Roggenerkrankung hat natürlich auch dazu geführt, daß die Mahlmaschinen umgestellt wurden. Es gelangt heute kein Korn durch die Siebe in den Mahlgang, das größer ist als das gesunde Roggenkorn. Das kranke Korn hat ja ungefähr die doppelte Größe von dem normalen. Dadurch ist die Bevölkerung vor dem Antonius-Feuer geschützt. In diesem Glauben wiegten sich die Menschen bis in das 20. Jahrhundert in Sicherheit. Da wurden sie im Sommer 1951 durch Zeitungsnachrichten plötzlich aufgeschreckt, die von einer furchtbaren Tragödie berichteten, wie sie in unserem aufgeklärten Jahrhundert eigentlich nicht mehr für möglich gehalten wurde. Die Nachricht lautete: «In dem Dorfe Pont-Saint-Esprit: Brotseuche! Die erkrankten Menschen schreien ihre Schmerzen heraus – wie von innerem Feuer verbrannt oder von bösen Geistern verfolgt. Hände und Füße sterben unter furchtbaren Qualen ab. Wie besessen rannten die Menschen umher. Ihre Halluzinationen quälten sie. Viele suchten ihre Rettung in dem Selbstmord.»

Genau 100 Jahre, nachdem der Franzose Thuillier das Wesen des Pilzbefalls des Roggenkornes geklärt hatte, wütete wieder eine Brotseuche, wie sie aus früheren Jahrhunderten vielfach berichtet wurde. Die älteste, bekannteste Epidemie von gangränösem Ergotismus in Deutschen Landen war jene von Xanten am Rhein im Jahre 857 nach Chr. Eine andere tobte in Paris im Jahre 915 n. Chr. Es werden noch andere Daten genannt – wie 915, 922, 945. Im Jahre 994 sollen in Aquitanien und Limosin über 40000 Menschen daran gestorben sein.

Schon der persische Pharmakologe Muwaffak aus dem X. Jahrhundert weist in seinem Buche «Liber fundamentoreum» auf die Giftnatur des Mutterkornes hin. Prof. Kobert – durch seine Mutterkornforschung bekannt – hat dieses Buch des alten Persers ins Deutsche übersetzt. Er hat der Nachwelt manche Klarheit darüber vermittelt, wie weit das Mutterkorn im Altertum bekannt war. Die Chinesen verwendeten es seit alten Zeiten in der Geburtshilfe. Nördlich der Alpen war die gynäkologische Wirkung dieses Pilzes (der als solcher natürlich noch nicht entdeckt war) am Roggenkorn bis in vorgeschichtliche Zeiten nachweisbar. Das Volk kannte die dunklen Riesenkörner als Fruchtabtreibungsmittel.

Im Mythos und im Märchen spielte es eine grausige Rolle. So hat Nikolaus Lenau ein altes Märchen in Verse gebracht. Es war das Märchen von der «schönen Anna», die auf ihre Schönheit und Jungfräulichkeit sehr stolz war. Obgleich sie verlobt war und vor der Hochzeit stand, wollte sie diese Eigenschaften nicht verlieren. Sie ging darum zu einem alten «weisen» Weibe. Diese machte die eitle, schöne Anna mit den Folgen des Kindersegens recht drastisch bekannt: «denn die Schönheit ihrer Mutter», heißt es bei

Lenau, «ist der Kinder liebster Fraß!» – Die Alte ließ auch einen Blick in die mögliche Zukunft tun, in der sie veränderte Brüste ahnen ließ. Dann streifte sie der Jungfrau den Ring vom Finger, nahm sieben dunkelbraune Körner aus ihrem Sack und ließ sie durch das Ringlein auf den Mühlstein fallen, der die Körner im Winde mahlte. «Schaudernd hörte die junge Braut, leise, wie von einem Kinde, wimmernd einen Laut!», heißt es bei Lenau. Sieben Jahre führte sie eine kinderlose Ehe, dann verstieß der Mann seine Frau. – Sie wanderte durch einen großen Wald. Dort traf sie einen Einsiedler – den Tod. Der ließ sie schließlich sterben. Sterbend aber bittet sie die sieben Schatten der ungeborenen Kinder, die ihr das Schicksal zuführen wollte, um Vergebung.

Ohne auf weitere Hinweise von dem Gebrauch des Mutterkorns hier weiter einzugehen, sei hier nochmals erwähnt, daß der Leibarzt des Herzogs von Sully – Thuillier – im Jahre 1630 während einer Epidemie in Sologne zuerst erkannte, daß das Mutterkorn die Ursache dieser Epidemie war. Durch Fütterungsversuche an Geflügel bestätigte Thuillier seinen Verdacht. Sologne liegt südlich der Loire bei Orléans. Es war als der «Herd» des gangränösen Ergotismus Jahrhunderte hindurch bekannt.

Betrachtet man die Bildtafel, auf welcher der vornehm-stolz wirkende Eremit oder Abt Antonius mit dem naturzugewandten Eremiten Paulus im Gespräch dargestellt ist, so findet man auf diesem Bilde eine Anzahl von Heilkräutern abgebildet, die im Mittelalter häufig verwendet wurden. In welchem Verhältnis stehen diese Heilpflanzen zu den vielschichtigen Krankheiterscheinungen des «Heiligen Feuers»? fragt man sich.

Wie weit die Verteilung der Heilpflanzen über die Breite der Bildtafel noch eine besondere Bedeutung hat, vermag ich nicht zu sagen. Es fällt jedenfalls auf, daß unter dem Eremiten Antonius – neben seinem stolzen Wappenschild drei Heilkräuter gemalt sind: der schmalblättrige Wegerich (Plantago lanceolata), das Eisenkraut (Verbena officinalis) und schließlich der breitblättrige Wegerich (Plantago major).

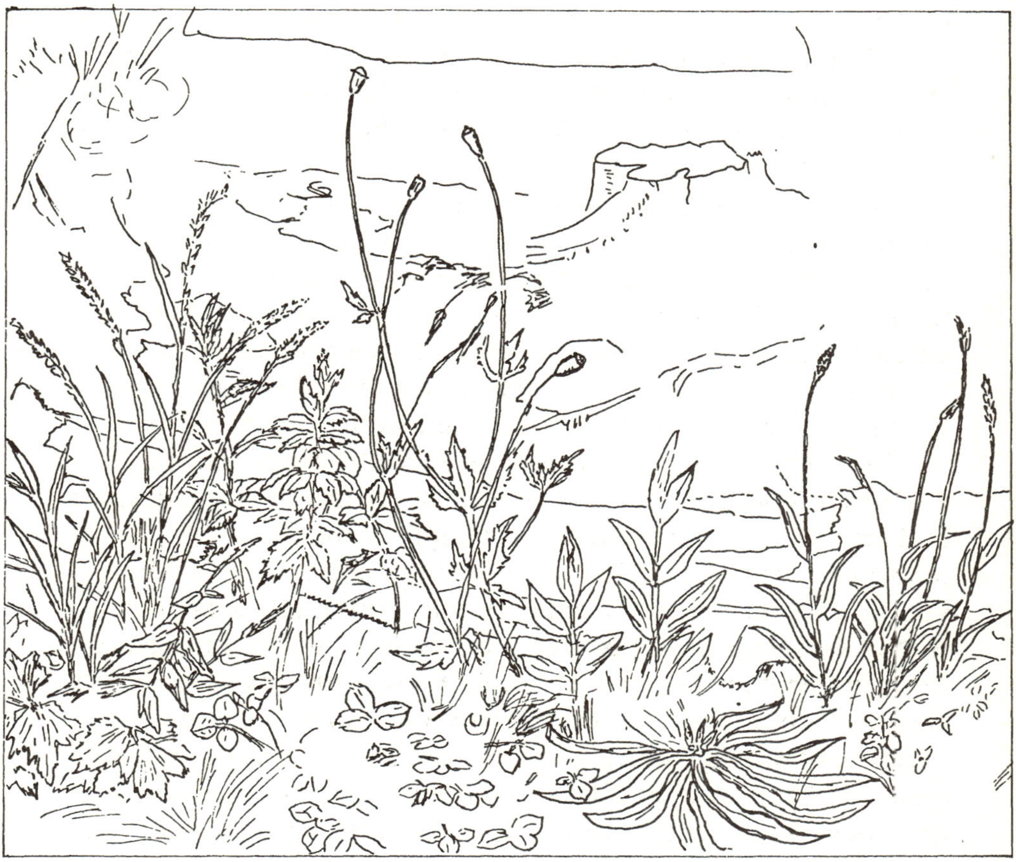

Unter der Darstellung des Eremiten Paulus finden sich elf Heilpflanzen (siehe Skizze), die von links nach rechts wohl zuerst von einem Dr. W. Kühn diagnostiziert sind:

da ist das Lamium album – die weiße Taubnessel,
das Trifolium repens – der kriechende Klee,
der Papaver rhoeas – der Klatschmohn,
die Gentiana cruciata – der Kreuzenzian,
das Triticum spelta – der Spelt,
die Veronica chamaedris – der Gamander-Ehrenpreis,
der Ranunculus bulbosus – der knollige Hahnenfuß,
der Cyperus fuscus – das Cyperngras,
das Vincetoxicum officinale – die Schwalbenwurz,
das Triticum repens – die Quecke oder das Queckengras,
die Scrophularia aquatica – die Drüsenwurz.

Ob die angeführten Heilkräuter heute noch die gleichen Namen tragen, kann ich nicht garantieren. Sie sind in den mittelalterlichen Kräuterbüchern wie bei Bock, Tabernaemontanus, v. Kube, Brunfels, Matthrioli fast alle mit der Indikation «Antoniusfeuer», «Heiliges Feuer», «faule Wunden» versehen. Nur das Triticum spelta, wurde nicht äußerlich, sondern als Kräutertee und als Einläufe gegeben, weil zum «Heiligen Feuer» blutige Durchfälle gehörten.

Wie die eigentliche Therapie der Mönche war, ist nicht recht bekanntgeworden. Die sogenannten Geheimrezepte für die Balsamina und Salben existieren angeblich nicht mehr.

Es gab außerdem viele «Heilige», die um Hilfe angerufen wurden. Etwa ab 1050 wurde allmählich immer mehr und besonders der Heilige Antonius Eremite zum Hauptschutzpatron der vom «heiligen Feuer» befallenen Kranken. Von da ab wurde auch ein Ort in der Dauphiné zum Wallfahrtsort dieser Kranken, nachdem ein Kreuzfahrer die aus dem nahen Osten mitgebrachten Gebeine des Heiligen dort beigesetzt hatte. Der Ort hieß von da ab St. Antoine en Viennois.

Kurze Zeit später wurde von einigen frommen Adligen ein Hospital und eine Bruderschaft gegründet, die später als richtiger Mönchsorden sich der Krankenpflege widmete. Das war der Antoniterorden. Daher stammte auch der Name «Antoniusfeuer» für die unbekannte Krankheit.

Über die allmähliche Ausbreitung dieses Ordens in Europa und im Orient will ich mich hier nicht weiter auslassen. Für die Deutsche Ordensprovinz war das Hauptkloster oder die Komthurei das elsässische Kloster Isenheim bei Colmar. Kriege, Revolutionen und Feuersbrünste haben von diesem mittelalterlichen Kloster nicht viel übrig gelassen. Nur das Glanzstück, «der Isenheimer Altar» von Matthias Grünewald, wurde gerettet. Ihn schuf dieser geniale Maler in der Zeit zwischen 1510 und 1515 im Auftrage des damaligen Abtes Guido Guersi.

Im Hinblick auf die Komposition der Bilder, auf denen die Spuren der behandelten Krankheit und die angeblich verwendeten Heilkräuter abgebildet sind, kann es wichtig erscheinen, sich auch mit den dargestellten Persönlichkeiten zu befassen. Steht man vor dem rechten Flügel, der von den Kunsthistorikern den Titel erhielt «Die Versuchung des Antonius», so kommen einem sofort arge Zweifel in bezug auf die Berechtigung einer solchen Charakterisierung. Wer kann im Anblick einer solchen imaginativen Komposition das Gefühl einer «Versuchung» haben? Es handelt sich um eine ausgesprochen übersinnliche oder mehr untersinnliche Darstellung einer «Vergewaltigung» des Antonius. Was Grünewald darstellt, sind Erlebnissituationen aus dem meditativen Leben des Abtes, der in der Gestalt des Antonius dargestellt ist. Wir wissen aus den geisteswissenschaftlichen Darstellungen des Lebens nach dem Tode, d. h. nach dem Schwellenübergang vom irdischen Leben in die Sphären, wie die abgeschiedene Seele da im sublunaren Bereich zuerst die Fülle der ahrimanischen Dämonen erlebt. Wie das Überschreiten der Todesschwelle einen Gang in die geistigen Welten darstellt, wo einem zuerst die Dämonen begegnen, so wird auch das Bewußtsein des meditierenden oder im Gebet versunkenen Menschen ebenfalls von solchen Wesen belästigt und irritiert. Der meditierende Abt Guido Guersi, der um die Erkenntnis des furchtbaren Leidens ringt, dessen Opfer er zu pflegen hat, sieht sich mit einer Fülle von Dämonen konfrontiert, hinter denen die Sphäre der Engel in Gottes Himmelreich angedeutet ist.

Das Pendant zu dem eben charakterisierten Bilde bildet jene Bildtafel, die unter dem Titel «Das Gespräch der Heiligen Antonius und Paulus» in der Kunsthistorik bekannt ist. Diese Tafel zeigt rechts den Eremiten Paulus, der mit dem äußeren und inneren Blick auf die geistigen Welten der Höhen gerichtet, zu seinem Gegenüber – dem Heiligen Antonius – spricht. Dabei spenden ihm diese Höhen durch Vermittlung eines großen Vogels (Rabe) geistige Nahrung.

Auffallend ist die bildhafte Charakterisierung dieser beiden Gesprächspartner durch den Maler Grünewald. Paulus in einem dürftigen Gewande aus Schilfgeflecht ist anscheinend ganz umhüllt von den Naturreichen und ihnen vollkommen hingegeben. Zu seinen Füßen ruht eine Hirschkuh. Auf seiner Bildseite grast im Hintergrund vor einer Vogesenlandschaft ein Hirsch. Rundherum ist eine südliche Vegetation mit Palmen eben angedeutet. Zu seinen Füßen und vor der ruhenden Hirschkuh sind die meisten Heilpflanzen gemalt.

Der Heilige Antonius bzw. der Abt Guido Guersi ihm gegenüber, ist anscheinend die direkte Polarität zum Paulus. Sein Gesicht drückt unverkennbar freundliche Skepsis aus, die Paulus in seiner Schau und seinem Gesprächseifer gar nicht bemerkt. Antonius sitzt vor einer kahlen Gesteinslandschaft mit abgestorbenen Bäumen, und zu seinen Füßen, an einen Felsen gelehnt, steht ein Wappenschild und wachsen drei Heilpflanzen: das Eisenkraut, der Spitzwegerich und der Bereitwegerich.

Aus allem, was Grünewalds Bilder ausdrücken, besonders der Isenheimer Altar, ist zu entnehmen, daß dem Maler okkulte Erkenntnisse nicht ganz fremd waren, daß er als geistige Persönlichkeit Rosenkreuzer gewesen sein muß. Fast jedes größere Gemälde zeigt in auffälliger Weise mehr oder weniger motiviert eine oder mehrere aufgeblühte Rosen. Darüber hinaus ist das Versteckenspiel mit seinem Namen ebenso beachtenswert. Aus seinem Lebensgang, soweit er überhaupt bekannt ist, geht hervor – und das bezeugen auch seine Altargemälde –, daß in ihm die Tendenz gelebt hat, einen reformierenden Einfluß auf das erstarrte kirchliche Leben auszuüben und es zu den geistigen Realitäten zurückzuführen. Nicht umsonst versetzt er jene Heiligen und Eremiten, die aus direktem geistigen Erleben schöpften, in einen gewaltigen Altar, an dem nach erstarrten kirchlichen Dogmen und Riten, Kultus und die christliche Lehre Roms vertreten wurde. Seine Neigung zum Umdenken bekundete er auch damit, daß er schließlich zu Martin Luther überwechselte und damit seinen Dienst als Hofmaler des Cardinals Albrecht von Brandenburg, Erzbischof von Mainz, verließ.

Die angeführten Heilkräuter des Isenheimer Altars, die zu Füßen der Heiligen Antonius und Paulus wachsen wie zu ihren Häupten die Baumflechten von den verwitternden Baumruinen herabhängen, haben vielleicht einen gewissen mildernden Einfluß auf die Qualen der Kranken ausgeübt, die an der Brotseuche litten. Von einer regelrecht heilenden Wirkung wurde niemals gesprochen. Die Bevölkerung war erst vor dieser Krankheit bewahrt, als das Brotgetreide daraufhin gesichtet wurde, daß das gesunde Korn von dem kranken getrennt wurde. Von da ab kam der Pilz, der rote Keulenkopf oder botanisch «Claviceps purpurea», der die Krankheit verursacht hatte, nicht mehr an die Menschen heran. Er hatte seine Rolle in der Menschheit aber keineswegs ausgespielt.

Das verhornte Roggenkorn – secale cornutum – wurde in späteren Jahrzehnten durch die wissenschaftliche Forschung auf seine sogenannten Wirkstoffe untersucht. Im Jahre 1875 isolierte Tanret das Ergotinin – eine kristallisierte Alkaloidfraktion, die angeblich pharmakologisch unwirksam ist. Das weitere analytische

Umgehen mit Secaleextrakten führte zu Fraktionen wie Ergotoxin, Hydroergotonin. 1918 isolierte Stoll als erster das Secalealkaloid Ergotamin. Alle Stufen der Analysen will ich hier nicht anführen. Erst im Jahre 1932 fand man über die Strukturforschung, daß die «Lyserg-Säure» der gemeinsame Bestandteil der Mutterkornalkaloide ist.

Waren die anfänglichen Wirkstoffisolierungen mehr oder weniger in ihrer Wirkung auf den Uterus und seine Sphäre ausgerichtet, so ergaben die Resultate der späteren Forschung eine immer stärkere Ausrichtung und Wirkung auf den Nerven-Sinnespol des Menschen. Es wird vermutet, daß die Hydrierung der Mutterkornalkaloide durch Stoll und Hofmann eine Änderung der Wirkensrichtung der Secalealkaloide verursacht habe.

Das Jahr 1943 brachte einen neuen, bedeutungsvollen Einschlag nicht nur in die Politik Europas – die Schlacht um Stalingrad –, sondern auch in die Bedeutung der Secaleforschung für die Menschheit.

Derivate der Secalealkaloide offenbarten plötzlich bisher unbekannte Wirkungen. Delysid (D – Lysergsäurediäthylamid = LSD 25) wurde durch den sogenannten «Zufall» in Basel in den Sandoz-Laboratorien entdeckt. Es erwies sich als außerordentlich stark wirkend auf das menschliche Seelenleben. Der Entdekker selber erlebte durch Einatmen des Pulvers, wie er schwindlig wurde, wie er sich in einem Rausche fühlte. Die gesamte Umwelt verlor für ihn ihren früheren Charakter und ihre Konturen. Sie offenbarte ihm Formenmuster und Farbfiguren; phantastische Bilder von auffallender Plastizität und Eindringlichkeit erlebte der Forscher als erstes Opfer seiner Forschungsergebnisse.

Ähnlich wie das «Mescalin» aus dem Peyote ruft die neue Droge bei normalen Individuen Rauschzustände hervor. Die dazu erforderliche Dosis ist allerdings viel geringer: 20–50 mg genügen. Es treten sowohl manische wie depressive Zustände auf. Bei anderen Persönlichkeiten überwiegen Halluzinationen, Illusionen und schizophrene Zustände mit Entpersönlichkeitserscheinungen. Mit diesem Mittel ist der modernen, tastenden Seelenforschung wieder ein neues Experimentiermittel in die Hand gegeben. Es ist zugleich ein neues Suchtmittel den Menschen in die Hand gegeben.

Ich will hier nicht auf Einzelheiten der LSD-Sucht junger Menschen eingehen, die ohne geistige Anstrengungen eine sogenannte «Bewußtseinserweiterung» anstreben.

Erschütternd ist diese Wirkung des Mutterkorns für die naturwissenschaftliche Welt, die gänzlich unvorbereitet vor Phänomenen steht, die in die Wesensglieder des Menschen verzerrt hineinleuchten. Die einzelnen Rauschphänomene und -äußerungen der Berauschten strotzen von Darstellungen, wie diese Wesenglieder in ungesunder Weise voneinander getrennt oder unregelmäßig ineinander eingreifend erlebt werden. Aber auch in diesen Zuständen zeigt sich, wie das vorher schwache Ich – ein anderes wendet sich nicht an die Rauschgifte – attackiert, geschwächt und oft auch exstirpiert wird.

Alle Pilzanwendungen scheinen mehr oder weniger die Eigenart zu haben, daß sie ihre Wirkungen über das Blut und die Wärmeorganisation auf das Blut ausüben und ihm sein Wirken im Leibe und durch ihn hindurch in der Außenwelt erschweren oder verunmöglichen. Entweder stören sie die physischen Grundlagen des Ichs oder führen das Seelenleben zu einer Flucht aus diesen physischen Grundlagen in eine illusionäre Sehnsucht nach einer «Bewußtseinserweiterung», die durch keine *Geistesdisziplin oder Geistesschulung* gestützt ist und daher im Wesenlosen zerfallen muß.

Der Mensch lebt heute in der Zeit der Ich-Bewährung, des wahren Selbstbewußtseins, das keineswegs Egoismus bedeutet. Alle ihn ehemals unbewußt haltenden und schützenden Kräfte der Vergangenheit haben ihn entlassen, wenn er sie nicht über wahres, waches Ich-Bewußtsein neu ergreift und allzeit geistesgegenwärtig sich mit ihnen identifizieren lernt.

Wem dieser Weg gelingt, wer ihn nur sucht, der greift nach keinem Rauschmittel! Die LSD-Sucht der Jugend ist nicht nur eine Anklage gegen die Wissenschaftler, die das Geheimnis über diese von ihnen neu geschaffene Substanz lüfteten, sondern auch eine Anklage gegen die Erwachsenen – Eltern wie Lehrer – die der Jugend nicht einen geistig sachgemäßen, menschenwürdigen Weg zur geistigen Welt zu eröffnen vermochten oder wollten, weil ihr eigener Materialismus diese Welt von sich wies und leugnete, die im Rausche dann verzerrt sich geltend macht.

Von der Gliederung der Pflanze

In früheren Zeiten – das ist Ihnen wohl bekannt – gab es eine Signaturen-Lehre der Heilpflanzen, nach der lange Zeit hindurch die Heilpflanzen angewandt wurden. Diese Signaturen-Lehre stammte aus einer Zeit, in der die Menschen alles Lebendige nicht nur in seinen Konturen erfaßten, sondern die ätherisch-geistigen Hintergründe, die zu diesen Konturen führten, miterlebten. Die Zeiten sind lange vorüber. Das Bewußtsein des Menschen hat sich gewandelt.

Heute besteht eigentlich die Aufgabe für uns, zu einer neuen Geist- und zeitgemäßen Signaturen-Lehre zu kommen. Man kann sich denken, daß das nur möglich sein wird auf den Wegen, die Rudolf Steiner in seinem Buche «Wie erlangt man Erkenntnisse der höheren Welten» gewiesen hat.

Methodisch und mühsam errungene neue Fähigkeiten der Imagination, Inspiration und Intuition werden es sein, die dann dem Menschen solche Zusammenhänge erschließen werden, die heute nicht ohne weiteres gefunden werden können.

Die alte Signaturenlehre verfiel mit dem auftretenden Intellektualismus dem Materialismus. Das früher bildhafte Erleben wurde rein auf die äußeren Erscheinungen bezogen. Es lagen aber auch noch andere Gründe für die Wandlung vor. Sie sind in den notwendigen Veränderungen begründet, welche die Menschheit und ihre Leiblichkeit durchgemacht haben, nachdem eine rein intellektuelle Entwicklung in ihren Seelen vor sich gegangen ist.

Die Wesensglieder und ihr Verhältnis zueinander haben sich tiefgreifend verändert. Von derartigen konstitutionellen Veränderungen macht man sich vielleicht eine entfernte Vorstellung, wenn man erfährt, daß z. B. bestimmte Mittel, die im Mittelalter abführend, purgierend wirkten, heute durchaus toxisch auf den Menschen wirken. Bei gleicher Dosierung wie damals stirbt der gegenwärtige Mensch. Man kann an solchen Tatsachen die physisch-ätherische Schwächung der Menschen wohl erkennen, wenn sie auch in manchem anderen wieder mehr leisten oder vertragen können, vor allem in der Sinnesregion.

Die früher wissenden Menschen hatten noch die Fähigkeit, den Ätherleib wahrzunehmen. Sie konnten gewissermaßen auf den ersten Blick hin innerlich die Beziehungen zwischen den bildenden Ätherkräften der menschlichen Organe und denen der Pflanzenorgane erfassen.

Die alten Heiler und Ärzte hatten diese Fähigkeit, weil ihnen ihre eigene, mit den kosmischen Kräften noch ganz verbundene Organisation eingab, was dann durch die Geisteswissenschaft Rudolf Steiners erforscht und in das gegenwärtige Bewußtsein erhoben wurde – nämlich die Tatsache, daß die menschlichen Organe wie die der Pflanzen eben den gleichen Ursprung aus den ätherischen Kräften des Kosmos haben.

Mit dem Heraufkommen des intellektuellen Bewußtseins mußten die instinktiv auftretenden Fähigkeiten untertauchen und verschwinden. Sie gingen aber nicht verloren.

Sie sind eine gewisse Zeit Voraussetzungen zu unserem intellektuellen Denken, um dann später wesentlich gewandelt wieder aufzutauchen.

Nun, auf dem Wege zu einer neuen «Signaturen-Lehre» hat Rudolf Steiner eben aus diesen Voraussetzungen heraus darauf hingewiesen, wie wesentlich es ist, die Gliederung der Pflanze zu studieren.

Er hat die Beziehungen dieser Organe zu den menschlichen Organen auf Grund seiner geisteswissenschaftlichen Erkenntnisse und der darauf gegründeten Evolutionserkenntnis herausgearbeitet und eigentlich die Aufgabe gestellt (– bevor das neue Hellsehen in uns wach ist –) mit diesen Voraussetzungen zu arbeiten, um dadurch erkennen zu können, daß derartige Zusammenhänge auch vor dem Verstande bzw. vor der Erfahrung bestehen können.

Wenn wir den Gestaltwandel der Pflanzenorgane von unten nach oben verfolgen, dann sollten wir uns klarwerden, daß der Begriff «Metamorphose» nicht überall angebracht ist. Er wird fraglos viel zu oft angewandt! Der Wandel einer Blattform in eine andere ist noch keine «echte Metamorphose». Wenn das Blatt aber zum Kelch und zur Krone übergeht, dann haben wir eine «echte Metamorphose» vor uns.

Mit der Gliederung der Pflanze haben wir uns schon im ersten Teil kurz von einem bestimmten Aspekt her auseinandergesetzt und an ihr klargemacht, wieviel oder wie wenig das Pflanzenwesen sich jeweils in diesen unterschiedlichen Gliederungen zur Erscheinung zu bringen vermag.

Wir kennen die Gliederung der Pflanze im allgemeinen in Wurzel und Sproß und hatten uns klargemacht, daß deren auffallendes Verhalten darin liegt, daß der Sproß nach dem Umkreis – gewissermaßen nach den Grenzen des Universums – zum Lichte und zur Wärme hinstrebt, während die Wurzel mit ihrer Achse im Prinzip zum Erdenmittelpunkt strebt.

Die Tendenz, nach der Peripherie des Kosmos zu streben, wird wissenschaftlich auch «Helio-Tropismus» genannt, während die andere Tendenz nichts mit einem «Geo-Tropismus» zu tun hat.

Die beiden Polaritäten, zwischen welche die Pflanze eingespannt ist, hatten wir auch zusammengebracht mit den Begriffen des «Ballens» und «Spreizens».

Wir waren uns klargeworden, daß die Frage nach dem Wesen der Pflanze zugleich die Frage nach dem Wesen des Lebens ist. Diese kann uns dann zum Ursprung des Erdplaneten führen, zurück in Zeiten, die vor jeder Verdichtung in die feste Materie liegen. Die großen Zusammenhänge sind Ihnen wohl bekannt oder wenigstens schon vorgetragen worden.

Aus ihnen kann verständlich werden, warum die Pflanze bzw. der Keim sich von Anfang an auseinanderpolarisiert, warum er gewissermaßen den Ur-Vorgang des Erden-Werdens immer wieder nachmacht und in die Richtungen strebt: mit dem grünenden Sproß zur Peripherie des Kosmos und mit der Wurzel zum Erdenmittelpunkt. Sie wächst regelrecht dem Mittelpunkt der Erde zu! Das ist keine Wirkung etwa der Schwerkraft. Man hat Versuche gemacht, indem man dem Wurzelwachstum Hindernisse entgegengesetzt hat, z. B. mit der Mohrrübe! Daucus carota.

Läßt man eine wachstumsfähige Mohrrübenpflanze auf die Erde fallen, dann folgt sie natürlich der Schwerkraft. Hat sie den Boden erreicht, dann wirkt diese Kraft auch auf sie nicht anders als auf andere Gegenstände. Ist der Boden feuchtes, weiches Erdreich, kann man aber nach kurzer Zeit folgende, aktive Wachstumsbewegungen beobachten! Sie dringt mit dem Wurzelende in die feuchte Erde ein, während der grüne Sproß sich in polarer Richtung aufrichtet und dem Umkreis zuwächst.

Wir haben es in diesem Raum zwischen Erde und Kosmos oder zwischen Erd-Mittelpunkt und Universum mit dreierlei Arten von Kräften zu tun, die Rudolf Steiner auch öfter erwähnt:

a: Grenze des Universums
b: Erd-Kräfte
c: Erd-Mittelpunkt.

Vom Universum aus wirken die Universalkräfte. Vom Erd-Mittelpunkte aus wirken die Zentrifugalkräfte. Sie wirken natürlich von der ganzen Erde aus, also auch von der Erd-Oberfläche aus in den Kosmos hinaus. Von der Erd-Rinde zum Erd-Mittelpunkt wirken ebenso die Zentripetalkräfte. Mit diesen drei Kräften haben wir ständig zu rechnen.

In diese Wirkens-Bereiche unterschiedlicher Kräfte ist der Same und der Pflanzenkeim versetzt.

Betrachten wir einen Keimling einer einjährigen Pflanze, dann bietet er uns meistens folgendes Bild:

a Umkreis
b Erde mit Mittelpunkt
Pflanze wächst in beide Richtungen

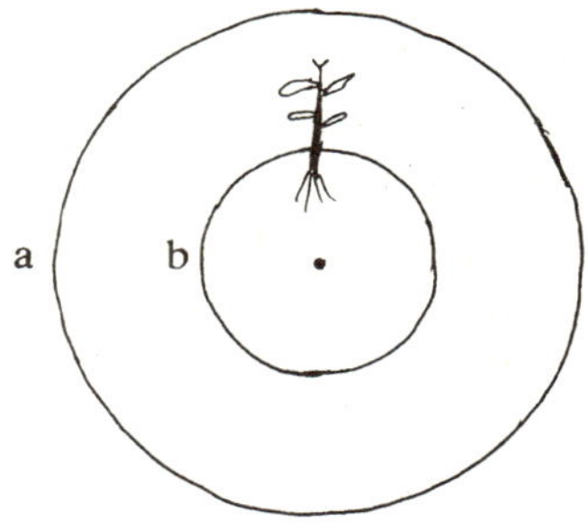

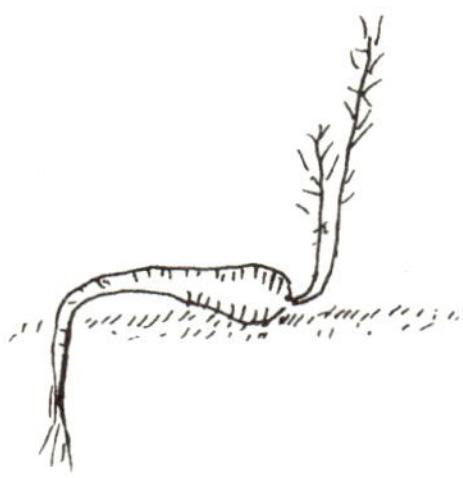

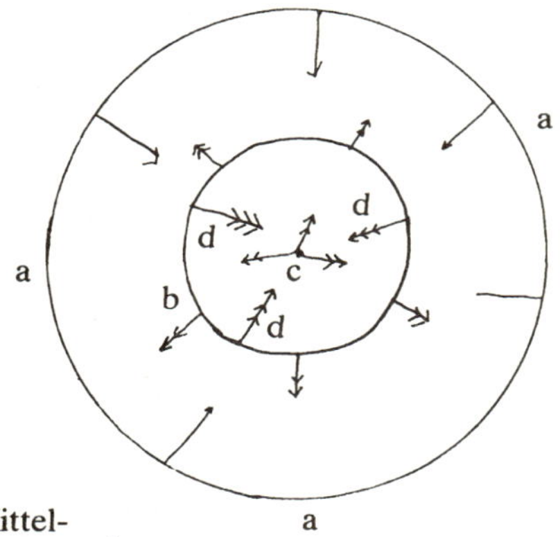

a: Grenze des Universums mit Universalkräften ↓, die einstrahlen
b: Erde mit ausstrahlenden, zentrifugalen Erd-Kräften ⇊
c: Erd-Mittelpunkt mit zentrifugalen Kräften
d: Von der Erdrinde zum Erd-Mittelpunkt wirkende Zentripetal-Kräfte ⇊

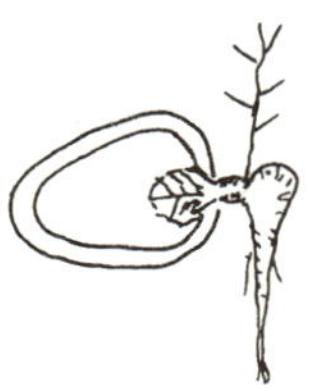

Keimling einer einjährigen Pflanze

(s. Text S. 30)

Wir haben die geöffnete Samenschale, aus der die Wurzel erdwärts herausguckt. In der Schale stecken noch die Keimblätter – allerdings nicht immer! Zuweilen ziehen sie sich auch heraus oder nehmen gar die Samenschale mit aus der Erde heraus. Aus ihrer Mitte entwickelt sich dann der junge Sproß.

Schon gleich zu Anfang finden wir eine Gliederung, die wir beachten müssen. Wir haben das Würzelchen und die Keimblätter. Zwischen ihnen, als Verbindung beider, finden wir den Wurzelhals, der uns besonders interessieren wird. Die Wurzel wächst aktiv in die Finsternis und Schwere hinein!

Diese beiden Polaritäten sind es vorwiegend, mit denen die Pflanze sich auseinandersetzt, wenn sie sich als Pflanze zur Erscheinung bringt. Mit der zentripetalen Tendenz der Pflanze ist die Aufnahme und Einverleibung der ponderablen Erdenstofflichkeit verbunden. Mit der zentrifugalen Tendenz verbindet sich die Auflockerung und Verfeinerung dieser Substanzprozesse.

Rudolf Steiner benennt diese beiden Prozesse im I. Mediziner-Kurs «Geisteswissenschaft und Medizin» mit Namen, die an der Eigenart bestimmter mineralischer Substanzen abgelesen sind.

Was sich in und um die Wurzel herum abspielt, und was durch deren Kräfte beeinflußt wird, das nennt er den Sal- oder Salzprozeß. Was aus der Blüte heraus wirkt, nennt er den Schwefel- oder Sulfurprozeß. Zwischen diesen beiden polaren Prozessen, die wieder dem Ballen und Spreizen entsprechen, lebt sich der eigentliche grüne Sproß in der Blattregion als der sogenannte Mercurialprozeß aus.

Während man im allgemeinen am Sproß den grünen Laubsproß mit Stengel und Blättern und den blüten- bzw. fruchttragenden Sproß unterscheidet, habe ich schon die Gliederung der Pflanze in vier Glieder vorgenommen, wie sie der verstorbene Botaniker Wilhelm Schnepf sinngemäß zu den Anregungen Rudolf Steiners in der «Geheimwissenschaft im Umriß» durchgeführt hat. Er gliedert in

1. Laubsproß
2. Blütensproß
3. fruchtenden Sproß
4. in Samen

Diese vier Stufen sind alle wieder in sich viergliedrig. Die Viergliedrigkeit ist natürlich tief begründet und nicht willkürlich. Ich muß da auf die Schilderungen über die Entwicklung der Erde aus dem Wärmehaften bis in das Feste verweisen, wie sie Rudolf Steiner gegeben hat.

Wilhelm Schnepfs eigene Begründung zu dieser Gliederung lautet: «Die Pflanze durchwächst die 4 Elementarbereiche des Festen, Flüssigen, Luftigen und Wärmehaften, die sich durchdringen. Und diese Zonen, wenigstens die drei oberen, sind eigentlich nichts anderes als die Überbleibsel der verflossenen, in der Geisteswissenschaft im Umriss mit Saturn-, Sonnen- und Mond-Zustand beschriebenen Erd-Perioden.»

Wilhelm Schnepf bezeichnet diese Gliederung als nur eine «annähernde», weil bei dem gegenseitigen Durchdringen des Festen, des Flüssigen, Luftigen und Wärmehaften eben noch Übergangs-Aggregat-Zustände entstehen, die in der Darstellung der Steinerschen Kosmologie als «Pralaya» immer eine bedeutende Rolle spielen. So bildet sich zwischen dem Wäßrigen und dem Festen der Schlamm und zwischen Luftigem und dem Wässrigen der Nebel. Ganz ähnliche Übergänge finden sich auch bei der Pflanze. Sie werden in der Botanik sogar konstatiert.

Der Übergang von der Wurzel zum Stengel stellt z. B. den Wurzelhals oder das Hypocotyl dar. Dieser Pflanzenteil verschmilzt bei der einen Pflanze mit dem untersten Stengel-Teil (I), bei anderen mit dem obersten Wurzelteil (II) derart, daß er sich nicht mehr absetzt und nicht mehr zu unterscheiden ist.

Bei wieder anderen Pflanzen zeichnet er sich als sogar hervortretendes Glied ab (III), das Längen bis zu 50 cm erreichen kann.

Die Keimblätter gehen zumeist aus dem Hypokotyl hervor.

Dieses Organ der Pflanze ist der eigentliche Ansatzpunkt aller vegetativen Dynamik. Er wird auch Pflanzenhals genannt.

Eine solche Namengebung aus der menschlichen Gliederung ist nun keineswegs willkürlich. Sie wurde schon sehr frühzeitig in die Pflanzenkunde übernommen.

Sie werden wissen, daß Rudolf Steiner den Menschen oft als umgekehrte Pflanze darstellte, die mit der Wurzel im Erdenumkreis wurzelt, während die Pflanze in der Erde wurzelt. Diese Relationen hängen mit den Metamorphosen des Menschen-Wesens zusammen, die im Laufe der Evolution stattgefunden haben. In frühen Perioden war alles Stoffwechsel-Blütenhafte immer zur Sonne gerichtet gewesen. Während die Pflanze diese Haltung beibehalten hat, ist der Mensch umgestülpt worden, doch bleiben die inneren Beziehungen der Organe bestehen.

So entsprechen der Pflanzenwurzel der Menschenkopf mit seinen Nervenorganen, dem Wurzelhals der Menschenhals. Hier erwähne ich gleich, daß Rudolf Steiner seine Empfehlung der Kropfbehandlung (Struma) mit der Herbstzeitlose – Colchicum autumnale – aus diesen gegenseitigen Organbeziehungen wenn nicht herleitet, so begründet.

Das Blattelement hat seine vielfachen Beziehungen zu den rhythmischen Elementen im menschlichen Organismus und die Blütenregion zu den Stoffwechsel- und Reproduktionsorganen.

Aus dem Hypokotyl setzt sich die Pflanze nach oben in den Stengel fort. Er ist der Träger der Sprosse, Blätter und Blüten. In der Botanik galt er früher nicht als eigentliches selbständiges Pflanzenorgan, obgleich er Träger wesentlicher Funktionen ist. In ihm ist nicht nur Stoff gestaut und das Pflanzenwesen, ehe es sich im Spreizen darstellt, er verbindet auch das Unten mit dem Oben und das Oben mit dem Unten. Er verbindet letztlich den Umkreis mit der Erde und umgekehrt. Er verbindet das Licht mit der Finsternis durch die Pflanze. Er ist der Träger und Ausdruck der gesamten Säftezirkulation von unten nach oben und von oben nach unten.

Sa = Same
W = Wurzel
Co = Cotyledon
Bt = Blatt
Sp = Sproß
H = Hypokotyledon

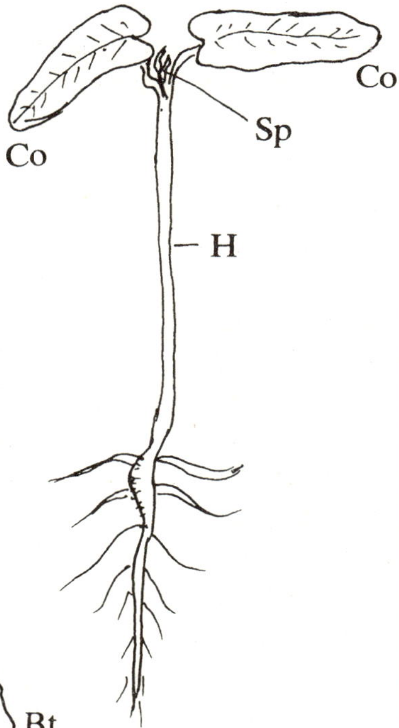

Keimpflanze (Rhizinus communis)

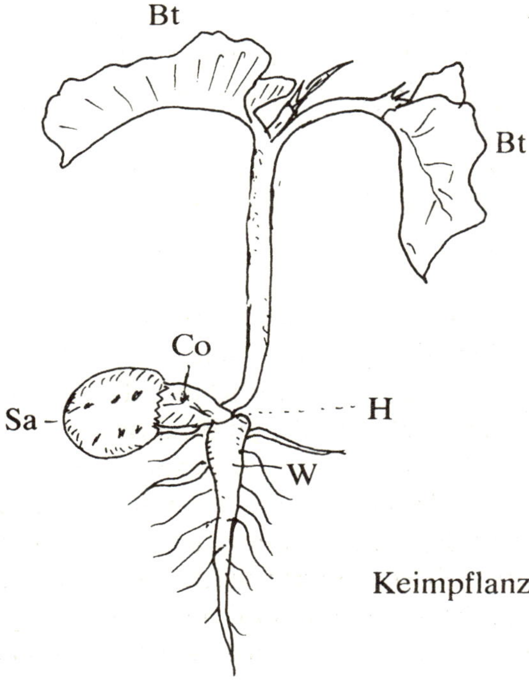

Keimpflanze der Bohne

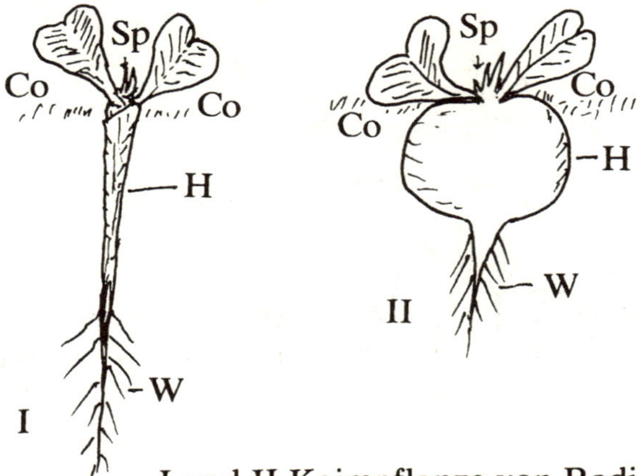

I und II Keimpflanze von Radieschen

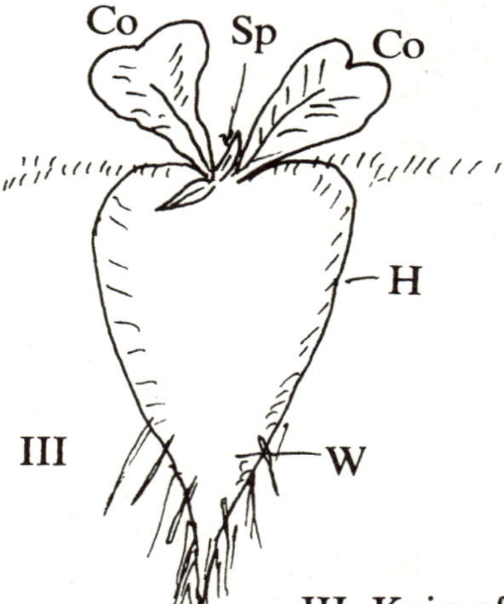

III Keimpflanze vom
Rettich

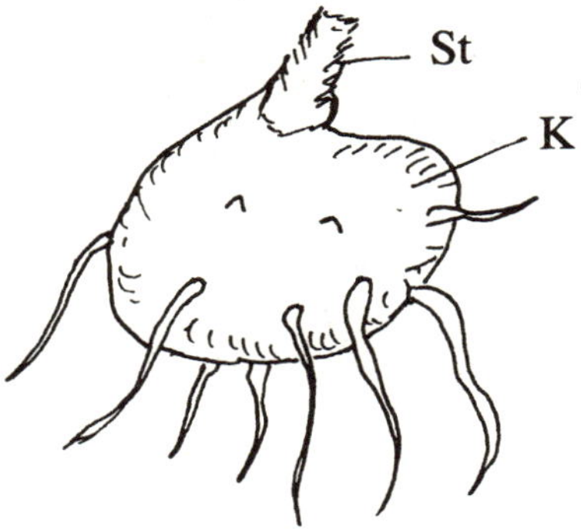

Topinambur
(Helianthus tuberosus)

St = Stamm
K = unterirdische Knolle
mit Wurzeln

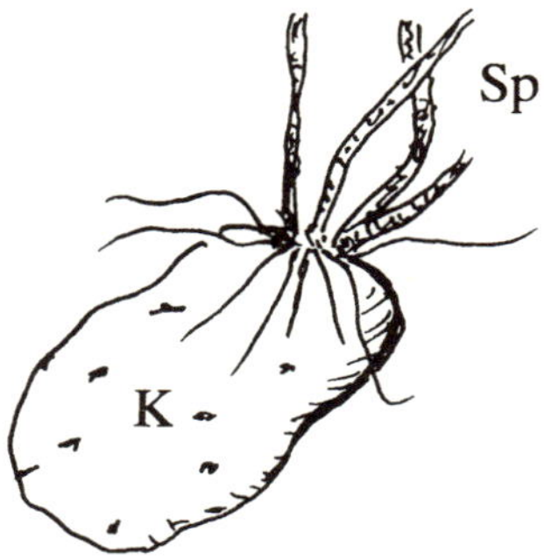

Kartoffel

K = Knolle mit Augen
Sp = Sprosse mit Wurzeln

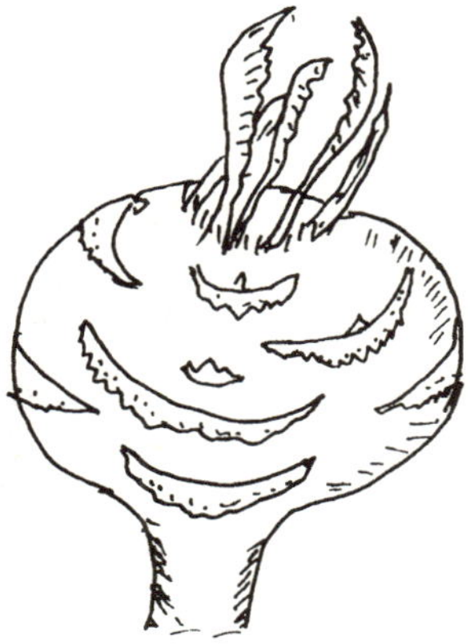

Kohlrabi
Knolle oberirdisch

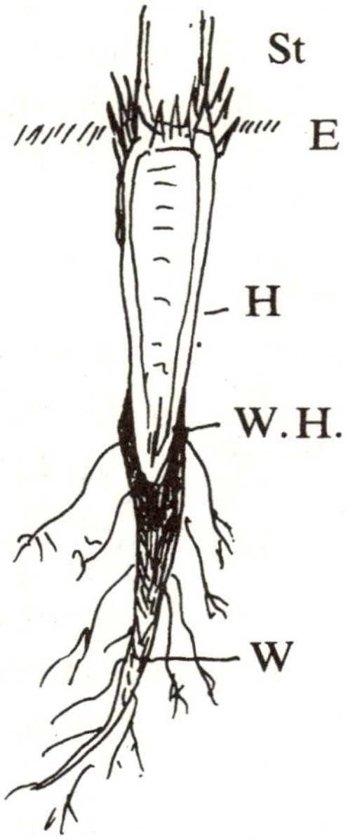

Wiegenkerbel
(Anthriseus silvestris)

St	=	Stengel, oberirdisch
E	=	Erdoberfläche, dort Rosettenblätter
H	=	Hypokotyl
W.H.	=	Wurzelhals
W	=	Wurzeln

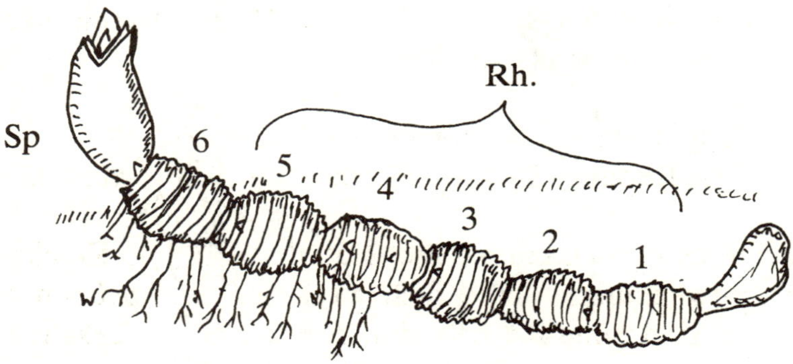

Schwert-Lilie (Iris pseudacorus)

Sp	=	Sproß, oberirdisch
W	=	Wurzeln
Rh	=	Rhizom, unterirdisch, jede Knolle ein Jahrestrieb

Der Stengel ist – darauf wurde gestern schon hingewiesen – als Träger der Knoten und Zwischenknotenräume oder Internodien das physisch gewordene Bild des rhythmischen Geschehens in der Pflanze. Dieses Geschehen ist aber der Ausdruck des Sonnenwirkens. Wie wir bei Mensch und Tier in der Zeit den Puls fühlen oder hören können, so manifestiert die Pflanze dieses rhythmische Geschehen als physisch-räumlich sichtbare Erscheinung in der Aufeinanderfolge der Knotenbildung.

Je nach den vorwaltenden ätherischen Kräften gestaltet sich der Stengel in mancherlei Formen über, an und in der Erde. Er bildet kugelförmige Knollen bis zur fadendünnen Lianenform wie bei der Bryonia. In seinen inneren Konfigurationen manifestiert es sich als hohl-massiv-fleischig oder holzhart. Außen glattgefurcht, kantig, rund oder geflügelt. Im Querschnitt zeigt er runde, eckige, auch quadratische Formen. In allen diesen Formen offenbaren sich die Wirksamkeiten der Elementarbereiche bzw. die vorwaltenden Ätherarten in der jeweiligen Pflanze.

Wird der Stengel in der Erde zusammengestaucht, so bildet sich die Knolle! Wird er unter die Erdoberfläche gezogen – aufrecht, d. h. senkrecht oder auch waagerecht – so bilden sich die Rhizome oder Wurzelstöcke, die in der Heilpflanzenkunde eine recht bedeutende Rolle spielen.

Beispiele
für Knollen-Bildung: I Topinambur – Kartoffel
für Rhizom-Bildung: II Wiesenkerbel und Schwertlilie usw.

Betrachten wir noch einmal die Blütenregion. Die Kelchblätter gehen entwicklungsgeschichtlich zwar aus dem grünen Sproß hervor, sie sind zumeist auch grün: Auf das Ganze gesehen, sind sie aber ohne Frage ein Teil der Blüte!

Wir haben hier in der Kelchgegend wieder einen solchen Übergang an der Pflanze, an dem sich eine tiefere Stufe mit einer höheren berührt und durchdringt, oder wo sich frühere Stufen in einem höheren Bereiche wiederholen. Wie diese Tatsachen in der Gesamtentwicklung darinnen stehen, führe ich nachher aus.

Im Blütenbereich folgen von unten nach oben

die Kelchblätter,
die Kronenblätter,
die Honigblätter (bzw. der Nektar überhaupt)
und als 4. Stufe die ätherischen Öle bzw. der Duft!

Diese vier Stufen umfassen den Blütenprozeß, der im Duft, d. h. in der stofflichen Verfeinerung der Erden-Stoffe oder in der Substanzbewegung von unten nach oben die höchst mögliche Transsubstantiation leistet, so daß aus dem Physisch-Wahrnehmbaren ein in den Kosmos hinaus Verflüchtigendes entsteht. Die Pflanze «verduftet» regelrecht.

Ich habe schon darauf hingewiesen, daß nicht nur eine Stoffbewegung von unten nach oben stattfindet, sondern auch eine Wirksamkeit von oben nach unten vor sich geht. Auf diesem Wege entsteht nun der eigentliche Fruchtprozeß!

Rudolf Steiner betont mehrfach, daß die Pflanze im Entwachsen aus dem Samen, im Entsprossen aus dem Stamm, hinstirbt und erst aus dem Geistigen, aus dem Luft-Wärme-Bereich von neuem den Impuls zu Leben und Gestalt erhält!

Dieser Vorgang ist eine seit alters bekannte Tatsache, die nur den Wissenschaften, die vom Leben nichts wissen, unbekannt geblieben ist.

Im 12. Kapitel des Johannes-Evangeliums werden die Worte gesprochen:

«Es sei denn, daß das Weizenkorn in die Erde falle und ersterbe, so bleibt es allein. Wo es aber erstirbt, so bringt es viele Früchte!»

Bei diesen Hinweisen berührt Rudolf Steiner die Rolle der Kambiumsubstanz in ihrer Wirksamkeit vom Samen bis zur Entstehung einer neuen Pflanze.

Wilhelm Schnepf: «Mit dem ‹Verduften› hat die Pflanze ihre für eine geisteswissenschaftliche Betrachtung so ungemein wichtige Transsubstantiation vom Physisch-Materiellen in das Kosmisch Unsichtbare vollendet. Ihr Wesen ist in das Geistige verströmt.

Was nun folgt und sich bereits im ersten Entstehen der Blütenknospe vollzieht, kommt umgekehrt vom Geistigen, Kosmischen herein und wird zum fruchtenden Sproß, sich allmählich verdichtend, vermaterialisierend bis oft zum steinharten Samen.»

Zum Fruchtsproß, um den herum das Perianth, d. h. die Blütenblätter und Staubgefäße stehen, gehören also:

1. der Pflanzen-Geist-Keim.,
2. der Pollen oder Blütenstaub,
3. die Fruchtblätter mit Samenanlagen, und
4. die Samen selber!

Die in der heutigen Darstellung vorgenommene Auseinandergliederung der beiden Bewegungen in der Pflanze von unten nach oben und von oben nach unten, erleben wir in der Pflanze natürlich immer in einem. Wir kennen die Pflanze in ihren äußeren Organbildungen gar nicht anders, als wir es in der Schule lernten.

Erst der Versuch einer geisteswissenschaftlichen Betrachtung der Pflanze führt uns auf ihre Realitäten hin. Es ist das Verdienst Wilhelm Schnepfs, wohl als erster die dargestellten Tatsachen erkannt und so dargestellt zu haben.

Zum besseren Verständnis habe ich Ihnen die geschilderten Verhältnisse noch einmal als Schema auf eine Tafel skizziert:

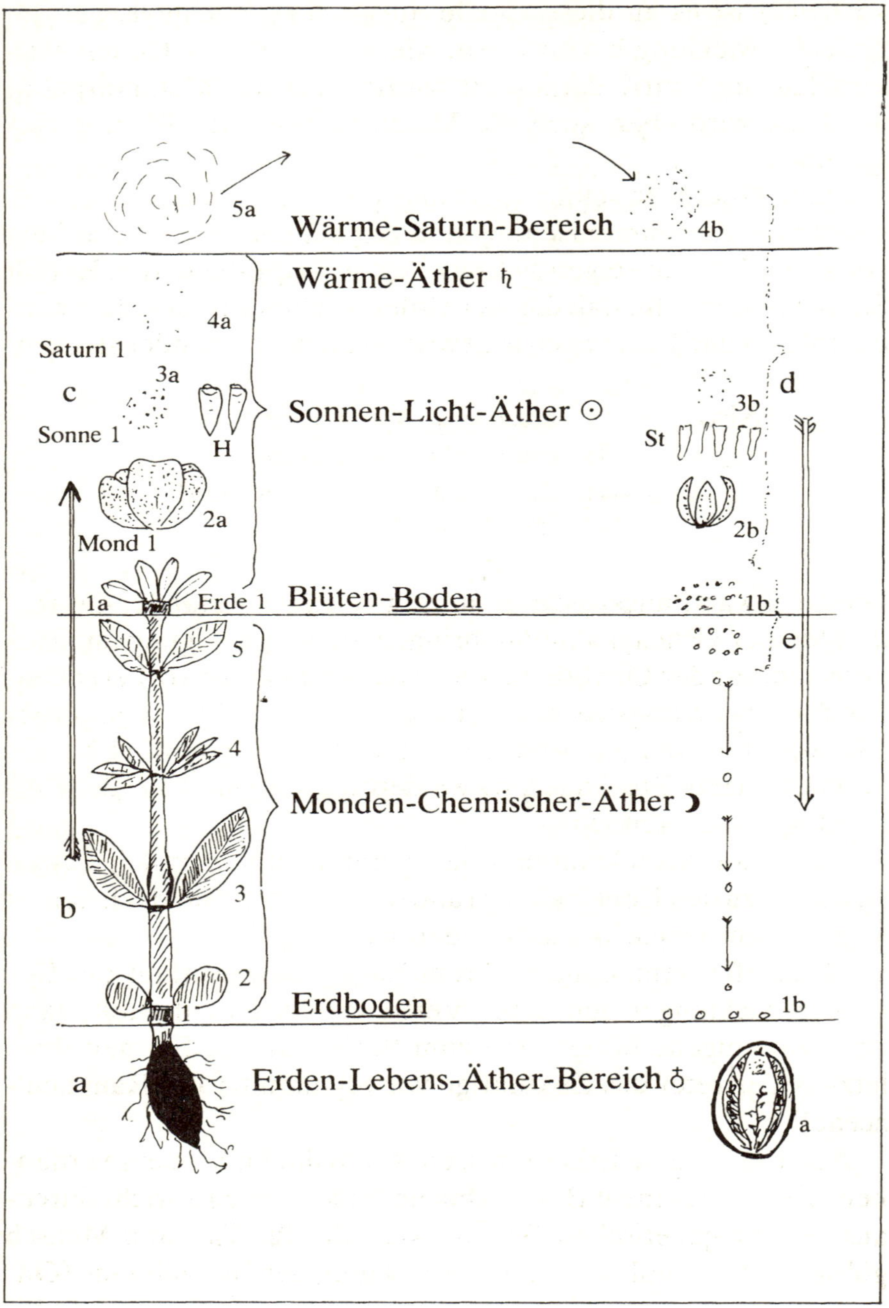
5a
Wärme-Saturn-Bereich
4b
Wärme-Äther ♄
4a
Saturn 1
3a
c
Sonnen-Licht-Äther ☉
3b
d
Sonne 1
H
St
2a
2b
Mond 1
1a
Erde 1
Blüten-Boden
1b
5
e
4
Monden-Chemischer-Äther ☽
3
b
2
Erdboden
1
1b
a
Erden-Lebens-Äther-Bereich ♁
a

Vielleicht ist es an dieser Stelle angebracht, nochmals auf die Erdenentwicklung hinzuweisen, wie sie uns in der Geheimwissenschaft im Umriß dargestellt wurde. Aus der Metamorphose der Erde wird eben auch die Metamorphose der Pflanze verständlich.

Wenn Goethe in seiner «Metamorphose der Pflanze» von der dreifachen Zusammenziehung und Ausdehnung spricht, so liegt vor seiner Intuition eigentlich der gleiche Tatbestand, den Rudolf Steiner so darstellt, daß die vier Erdentwicklungszustände einander folgten und heute noch in gewissem Sinne ineinander stecken:

Also	I.	alter	♄	– Zustand
	II.	alter	⊙	– Zustand
	III.	alter	☽	– Zustand und
	IV.	die	♁	!

Die Rückwandlungszustände in rein geistige Zustände, die Rudolf Steiner «Pralaya» nennt, bringen die Vergeistigung und Höherwandlung der Qualitäten, die in dem jeweiligen vorhergehenden Verkörperungszustande erreicht wurden. Das ist ja sicher alles bekannt! Bei jeder neuen «Verkörperung» werden bereits durchgemachte Zustände kurz wiederholt, wie wir es aus der Embryologie auch kennen.

Ohne hier die bekannten Pflanzenfamilien in Parallele setzen zu wollen zu den Entwicklungsrunden der Erde, muß doch darauf aufmerksam gemacht werden, daß nach Schnepf

«Jede Pflanzenfamilie in ihrem Entwicklungsverlauf die Gesamtentwicklung in den ersten Vertretern kurz wiederholt, dann das ihnen eigene bringt, und zum Schluß in den Formen ihrer letzten Vertreter das Zukünftige vorwegnimmt.» (cf. Ranunculaceae!)

Auch das ist eine Erkenntnis, die wir Wilhelm Schnepf verdanken, die wir in keinem Botanikbuche finden. Es entspricht durchaus dem biogenetischen Grundgesetz, das für Tier und Mensch gültig ist, daß nämlich in der Entwicklung des Individuums (Ontogenesis) die Stammesgeschichte (Phylogenesis) abgekürzt wird. Ein solches Gesetz kann im Pflanzenreich natürlich nur auf Pflanzenfamilien oder noch größere Einheiten wie Klassen etc. angewendet werden.

Wenn wir auf die zur Erscheinung kommenden Blütenpflanzen blicken – die Phanerogamen –, dann muß man sich natürlich klarmachen, daß von dem Zeitpunkt an, als die Erde fest wurde, die zwischen den Unterrunden auftretenden Zwischenzustände nicht mehr nur geistig sich ausleben, da die Kontinuität der Materie über die ganze Dauer des Erdenzustandes erhalten bleibt. Diese Tatsache wird im Bilde der Pflanze durchaus anschaubar: ihre 4 Sprosse bleiben ebenfalls zusammenhängend. Der Blütensproß kann nicht durch einen substanzlosen Zwischenraum vom Laubsproß getrennt sein.

Bei den Insekten haben wir aber solche Vorgänge noch erhalten. Besonders bei den Schmetterlingen erleben wir in ihrer Metamorphose noch die substanzlosen Zwischenzustände zwischen dem Ei – der Raupe –, der Puppe und dem Imago, d. h. dem fertigen Tiere.

Der Frosch hat beispielsweise nur 3 Wandlungen vom
Ei – zur Kaulquappe – zum Frosch.

Der Vogel hat noch 2 Wandlungen vom
Ei zum Vogel

Der Mensch und die höheren Tiere machen keine äußeren Metamorphosen durch. Bei ihnen wachsen sich die embryonalen, kleinen Zustände in den Erwachsenenzustand aus. Das Küken metamorphosiert sich nicht zum Hahn, der Säugling nicht zum Greis!

Erst der Übergang des Menschen in die geistige Welt – indem er physisch stirbt – seine physische Hülle abstreift – ist wieder eine echte Metamorphose.

Beim Schmetterling haben wir in seiner Metamorphose 4 voneinander grundverschiedene Gestalten. Sie sind recht anschauliche Bilder für die 4 Entwicklungsperioden der Erde – von Saturn bis zum festen Erdenzustand. Beim Schmetterling sind die 4 Stufen voneinander getrennt. Sie gehen dann restlos ineinander über.

Bei der Pflanze ist diese Trennung nicht möglich. Die Kontinuität der 4 Sprosse bleibt räumlich gewahrt. Der grüne Sproß verschwindet nicht im Blütensproß wie etwa die Raupe in der Puppe!

Rudolf Steiner wies einmal in einem Zyklus (Der Mensch als Zusammenklang des schaffenden, bildenden und gestaltenden Weltenwortes, G. A. Nr. 230) auf die Entsprechungen hin: Ei, Raupe, Puppe, und Schmetterling mit Samen, Laubsproß, Knospe und Blüte.

Goethe erfaßte intuitiv die Zwischenzustände in seiner «dreifachen Zusammenziehung und Ausdehnung», auf die wir hingewiesen haben.

Als 4. Glied der Pflanze haben wir schließlich den

Samen!

jenen Verfestigungs- und Ballungszustand der Pflanze, der in der Entwicklung dem Erdenzustande entspricht.

Auch dieses 4. Glied ist in sich wieder 4gliedrig!

Wir haben:

1. die Außenhaut oder Schale = Erde
2. die fleischigen Keimblätter = Mond
3. das Federchen = Sonne
4. den sogenannten Wärmepunkt = Saturn

Soweit die eigentliche Gliederung der Pflanze!

Es handelt sich hier selbstverständlich auch um eine systematische Angelegenheit – genau, wie sie in der Botanik in anderer Weise gelehrt wird – nur mit dem großen Unterschiede, daß bei aller Abstraktion, die einem System immer anhaftet, die geisteswissenschaftlichen Realitäten und Zusammenhänge zugrundeliegen und daher diese Betrachtungen wohl in keiner Weise aus dem Einklang mit dem Werden von Mensch und Erde herausfallen.

Mit einer so gearteten Gliederung können wir auch als Ärzte wirklich etwas beginnen und sind nicht nur auf die oft sehr fragwürdigen Stoffanalysen der Heilpflanzen angewiesen. Wie aus dem kosmologischen Hinweis auf die Erdepochen klarwerden kann, daß die 4 Ätherarten diesen 4 Erdepochen ihr Entstehen verdanken, so machen sich die 4 Ätherarten auch in den jeweiligen 4 Gliedern der Pflanze geltend. Aus der Kenntnis derartiger Zusammenhänge können wir dann die Ratio für unser therapeutisches Finden und Umgehen mit den Heilpflanzen nehmen.

Wir haben Beziehungstatsachen vor uns, denen in Wirklichkeit bei dem praktischen Umgehen mit Heilpflanzen immer Rechnung getragen wurde. Auch die offizielle Medizin folgt ihnen noch heute, indem sie sie einfach unbegründet aus älteren Zeiten übernommen hat. Es würde ihr niemals einfallen, für bestimmte Nervenzustände etwas anderes zu geben als Radix valerianae – die Baldrianwurzel. Niemals würde sie die schön geformten Blätter der Baldrianpflanze nehmen. Die wirft sie weg! Das würde der Katze wiederum vollkommen unverständlich sein. Sie wälzt sich mit Vergnügen und großer Wollust auf Baldrianblättern. Allerdings täte sie es auch, wenn man Tinctura valerianae e radice auf den Weg schütten würde.

Verordnet die Schulmedizin heute noch einen Hustentee, dann ist er zumeist aus Blättern von Heilpflanzen gewonnen, die eben auf den mittleren Menschen wirken.

Um aber den Stoffwechsel anzuregen, nimmt sie Heilpflanzenblüten seit alten Zeiten.

Wie im einzelnen die Pflanzenorgane im Menschen wirken, darauf gehen wir dann noch weiter ein, wenn wir bestimmte Heilpflanzen betrachten.

Vom Wesen der Pflanze – Urpflanze

Ich habe den Auftrag, mit Ihnen zusammen im Laufe der nächsten Wochen Ausflüge in das Reich der Pflanzen zu unternehmen, und zwar sollen uns besonders die Heilpflanzen interessieren.

Vorbeugend muß ich Ihnen aber mitteilen, daß ich kein Botaniker bin, sondern nur aus Liebe zu den Pflanzen mich mit ihnen beschäftige. Weiter bin ich kein Lehrer und kein Redner, so daß Sie bitte Unzulänglichkeiten, die sich aus diesen Mängeln ergeben können, entschuldigen wollen. Ich hoffe aber trotzdem, daß wir gemeinsam nützliche Arbeit leisten werden, so daß die Heilpflanzenwelt auch in unserm ärztlichen Tun den ihr gebührenden Platz bekommen kann.

Was ist eine Pflanze?

Stehen wir vor einer Pflanze, die wir gemeinhin Pflanze nennen, dann fällt uns einerseits auf, daß sie *fest an den Boden,* an ihren Standort gebunden ist. Sie ist mit ihren Wurzeln im mineralischen Erdreich verankert und verdankt ihre Entfaltung dem Wasser, der Feuchtigkeit, die sich mit dem Mineralischen verbunden hat. Das Wasser ist es, das dem Leben in der Pflanze die Voraussetzungen bietet, sich zu entfalten und Organe zu bilden.

In die Luft, in das Licht des Umkreises strebt die Pflanze und läßt sich schließlich auch von der Wärme anregen. *Diese* ist es überhaupt, die das Samenkorn erweckt und die anderen Elementarbereiche oder Ätherarten zur Wirksamkeit kommen läßt.

Die Pflanze ist also in ihrer besonderen Weise hineingestellt in die vier Elementarbereiche: Erde – Wasser – Luft und Wärme. Diese vier Bereiche wirken auf die ganze Pflanze und haben auch *ihre* Regionen in der Pflanze, in denen sie jeweils verstärkt wirksam sind. Verfolgen wir einmal den inneren und äußeren Weg einer einzelnen Pflanze in großen Zügen, bis sie ihren Wesensauftrag erfüllt hat. Nehmen wir an, wir schlüpften mit unserem Bewußtsein *in* das Samenkorn, das neben Kalk- und Kieselkörnern im Humusboden ruht. In der Dunkelheit der Erde kommt es in *innere Regsamkeit,* wenn es an der Zeit ist, und wenn seine physische Schale durch das Wasser im Boden in Quellung gerät. Da regt sich's im Samenkorn. Es beginnt nach seiner dunklen Umgebung zu tasten, indem es feinste Würzelchen herausstreckt. Es ertastet das mineralische Erdreich! und nimmt aus ihm auf, was es stärker mit der Erde verbindet – Salze!

Aus der Erde kommt ihm immer etwas entgegen, was Rudolf Steiner einmal so ausdrückt, daß er sagte, die Pflanze wird aus der Erde durch die Erde hinausgeschoben! Nun, das ist in der Tat der *zweite Impuls: das Keimen!* auf das wir später noch genauer eingehen. Die Keimblätter – sie sind zumeist erst in abgeknickter Haltung – richten sich dann auf, strecken sich und durchstoßen die Erdkruste. Damit erreichen sie das Licht und die Luft in ihren überwiegenden und sich durchdringenden Bereichen. Sie sind natürlich auch in der Erde vorhanden.

Die Pflanze läßt in ihrem untersten Bereich *in* der *Erde* die Wurzeln zurück. Auf diese erdwärts gerichtete Bewegung folgt eine solche, die *sonnenwärts* gerichtet ist. Das nennen wir einfach die *Wachstums-Bewegungen.*

Nun beginnt für sie neben ihrem Streben in die Formgestaltung gleichzeitig eine *Tätigkeit,* die wir gewohnt sind, als *Assimilation* als Atmung und als Stoffwechsel zu bezeichnen. In diese Tätigkeiten wird die Pflanze im weiteren Wachsen immer mehr hineingezogen, indem sie Blatt auf Blatt bildet, die diese Funktionen vermitteln können.

Damit wird die Pflanze gleichzeitig zur Voraussetzung aller

übrigen Lebewesen auf der Erde. In der Aufnahme von Kohlensäure und Abgabe von Sauerstoff ermöglicht sie *Mensch* und *Tier* das Leben und Atmen auf der Erde.

Dieser Prozeß ist der sonnenhafte Licht-Tagesvorgang in der Pflanze. Nachts kehrt er sich um. Da wird Sauerstoff aufgenommen und Kohlensäure abgegeben – also fast ein tierähnlicher Atmungsprozeß tritt auf. Er wird uns noch etwas bei den Pilzen beschäftigen.

Die Kohlensäurevorgänge führen in der Pflanze zur Bildung der Kohlenhydrate, zu Stärke- und Zuckerbildung, die wir wiederum der Pflanzenwelt verdanken, wenn wir an die Ernährung denken.

Salze vermitteln uns die Wurzeln, Kohlenhydrate die Blätter. Auch Eiweiße bildet die Pflanze und Fette. Die kommen am stärksten aus der Blüten-Frucht-Region. Wir finden sie in Früchten und Samen vor.

Haben wir im Samen und in ihren Wurzeln den *Erd-Bereich* der Pflanze, der ihr die nötigen Salze bietet, so ist das Wasser dasjenige, was ihr *Keimen,* ihr Wachstum und ihre Blattentwicklung vermittelt. In den Blättern – innerlich von Flüssigkeit durchströmt und äußerlich der Luft und dem Lichte hingegeben, sind die Voraussetzungen gegeben für den *Gas-Austausch* und die *Transpiration.*

In der Blütenregion, der fast jede Pflanze früher oder später – mehr oder weniger zustrebt, erreicht sie ihre eigene Wärmeregion.

Die *Wärme* bildet in den Blüten den Pollen – den Blütenstaub –. Sie reift die Frucht und den Samen, den sie aus der *saftigen Milchreife* allmählich in die Vollreife überführt.

Vier Bereiche läßt jede voll entwickelte, höhere Erdenpflanze erkennen:

die Wurzelregion,
die Blattregion,
die Blüten-Frucht-Region,

und als vierte

die Samenregion!

Damit haben wir in ihnen Anklänge an Evolutionsstufen, welche die ganze Erde und die auf ihr lebenden Wesen angeht.

Vier Elementarbereiche mit ihren physischen und ätherischen Tätigkeiten stellen sich der Pflanze oder auch dem Wesen der Pflanze zur Verfügung, damit diese sich in den verschiedensten Formen zur Erscheinung bringen kann. Dieses Wesen wollen wir suchen und erkennen. In der Schulbotanik geht es mehr um das Einteilen und Klassifizieren der Erscheinungen, wie es Linné genial vorgezeichnet hat. Es geht zumeist auch um Untersuchung der vielen Einzelteile bis in die chemischen Zerfallssubstanzen.

Damit entzieht sich uns das Wesen Pflanze gänzlich. Wir haben dann nur das «Bewirkte», «Gewordene» und kommen niemals an das *«Werdende»*, an das eigentliche Pflanzenwesen heran.

Sie wissen vielleicht, daß Goethe sich über diese Art der Pflanzenbetrachtung sehr geärgert hat und dann eigene Wege gegangen ist, auf denen das Pflanzenwesen sich ihm wirklich offenbarte, weil er sich freimachen wollte von der wissenschaftlichen Methode des Analysierens, die immer nur die Teile, das Gewordene und das Tote erfaßt und zählt und niemals den eigentlichen Werdeprozeß und das Lebendige in die Erforschung einbezieht.

Das Resultat seiner Bemühungen hat er uns als Begriff und Wesen der «Urpflanze» hinterlassen. Dahinter verbirgt sich das Wesen der Pflanze, ihre Art, sich zur Erscheinung zu bringen, und wie sie die angedeuteten Elementarreiche zwingt, ihr dienstbar zu werden, um sich in all den Erscheinungsmöglichkeiten zu offenbaren, die ihr zur Verfügung stehen. Diese Erscheinungsmöglichkeiten, die unsere Sinne faszinieren, sie variieren derartig, daß in ihnen kein Bleibendes zu entdecken ist. Hier in den Erscheinungen herrscht die Vergänglichkeit, oder wie es auch heißt, «der

Schein». Das unvergängliche Wirksame entzieht sich unserer unmittelbaren Wahrnehmung durch die Sinne.

So ist es, wenn im Herbst und Winter die Pflanzenwelt abstirbt und verschwindet – nur Samen zurücklassend, und im Frühjahr entsteht aus diesem Samen immer wieder eine gleichartige Erscheinungswelt, in der sich das Unvergängliche ankündigt.

Der Botaniker studiert die Voraussetzungen seiner Vererbungslehre in den Gen-Forschungen. Aber auch da hat er nur das Vergängliche vor sich und findet nicht das Beständige, plastizierend-schöpferische Wesen, das alles bewirkt, das sich den leiblichen Sinnen nicht direkt offenbart.

Wir haben vor uns vergängliche Erscheinungen in der sichtbaren Welt und unvergängliches Wesen, das die Vielfalt der vergänglichen Erscheinungen bewirkt.

Für denjenigen, der etwas mit Eurhythmie in Berührung gekommen ist, haben wir in Wesen und Erscheinung das vor uns, was die Eurhythmie im «Ballen» und «Spreizen» ausdrückt. Und das finden wir an der einzelnen Pflanzenerscheinung wieder!

Da hat auch Goethe es gefunden und ist so dem Pflanzenwesen oder der Urpflanze auf die Spur gekommen.

An jeder einzelnen Pflanze hat er bestätigt gefunden, wie das Spreizen und Ballen oder das in Erscheinungtreten und das Sich-Zurückziehen sich dauernd wiederholend folgen. Da erkannte er an der einzelnen Pflanze ein Wesenhaftes des Lebens. Wie in Siegelabdrücken offenbaren die meisten Pflanzen in ihrem Aufbau und ihrer Struktur das Prinzip der Urpflanze. Goethe nannte es die dreifache Ausdehnung und Zusammenziehung! Für ihn beginnt die Ausdehnung mit der Keimung, setzt sich fort in der allmählich fortschreitenden Blattentfaltung, bis diese gestoppt wird. Das Ballen oder die Zusammenziehung beginnt: die Blätter werden bis zur Kelchregion der Blüten immer kleiner und die Ballung oder Zusammenziehung manifestiert sich letztlich auf dieser Stufe in der Blütenknospe!

Im Aufblühen der Blütenknospe setzt die Ausbreitung oder das Spreizen wieder ein, erreicht mit den Blütenblättern den höchsten Punkt. Dann folgt die Zusammenziehung, die sich in den zarten Staubgefäßen und dem Stempel manifestiert.

Nochmals folgt ein Spreizen in der Fruchtbildung und die letzte Zusammenziehung in dem Samen!

Das Keimblatt – jeder kennt es – ist einfach, plastisch, dick und *schwer*!

Die Stengelblätter sind meist vielfach *feiner durchgestaltet* und konturierter.

Das Blütenblatt ist zart, duftig, farbig oder durchluftet und dann weiß, vor allem aber *leicht*!

Was bewirkt alle diese Wandlungen?

Das Pflanzenwesen selbst ist es. Ein Geistiges wirkt und läßt etwas materiell Geformtes vor uns entstehen.

Die Idee der Pflanze ist aktiv tätig, um sich in der Raumeswelt zur Erscheinung zu bringen. Sie ergreift auch die Stofflichkeiten und zwingt sie zu genau den gleichen polaren Offenbarungen im Sinne des Ballens und Spreizens, wie sie sich selbst in der Gestaltung darstellt. Um das voll erfassen zu können, müssen wir noch ein Organ der Pflanze betrachten: das ist der

Stengel

Er ist jenes Organ, das sie zwischen Wurzel und Blüte bildet und die einzelnen Blattwandlungszonen miteinander verbindet, das die Pflanze zumeist *vertikal in den Raum stellt.*

Dadurch werden die dargestellten Blattwandlungen an einer rhythmischen Leiter erst möglich und sichtbar. Diese unsichtbare rhythmische Tätigkeit des Zusammenziehens und Ausbreitens – absolut unserem Puls-Leben vergleichbar – führt dazu, daß sie im Raume sichtbar stehen bleibt!

Dieser Stengel, der von der Wurzel nach oben das vermittelt, was die Erde zu geben hat, und auch das abwärts schickt, was die

Blätter an Substanzbildung bewirken, dieser Stengel steht auch stofflich zur Blätterwelt im Sinne des Ballens und Spreizens:

> Er ist kompakt und Stoff-geladen
> das Blatt ist dünn und mit wenig Stoff belastet.

Wie steht es nun aber mit den Potenzen beider Organregionen gegenüber dem Pflanzenwesen selber?

Im Organstengel lebt das Wesen sich nur andeutungsweise aus, in den Blättern hat es sich nahezu voll ausgelebt und zur Erscheinung gebracht, aber die Lebendigkeit dieser beiden Organregionen verhält sich genau umgekehrt. Der Stengel birgt gestaute und lebendurchwirkte Stofflichkeit ohne wesentliche Form!

Die Blätter zeigen feinst verteilte Stofflichkeit mit nur geringer Vitalität und dafür vollendete Form, die zu ihrem Ende gekommen ist, der eigentlich nur noch das Absterben übrig bleibt.

Das bestätigt auch die äußere Erfahrung.

Die Stengel sehr vieler Pflanzen lassen sich in die Erde stecken und bilden wieder Wurzeln aus. Sie entfalten entsprechende Vitalität, die in ihnen unverbraucht wirksam ist.

Die Blätter haben keine Zukunft mehr in sich. Sie sterben einfach ab! Ausnahmen gibt es natürlich – wie die Blätter der Schiefblatt-Gewächse (Begonia), der Keimzumpe, Bryophyll und andere.

Je mehr also die Stofflichkeit zusammengezogen ist, um so weniger kann sich das Pflanzenwesen einleben. Je stärker das Pflanzenwesen sich eingelebt hat, um so feiner und geringer wird die Stoffkonzentration, d. h. sie breitet sich aus vom Stengelzentrum zur Peripherie der Pflanze in die Blattregion. Auch diese Tatsachen finden wir auf den drei Stufen jeweils unterschieden ausgelebt.

Also in der Blattperipherie taucht das Pflanzenwesen ganz in die Stofflichkeit unter und schafft die Form. Nun bleibt es ja nicht nur bei der Form. Das Blatt arbeitet!

Verdankt es schon der Stofflichkeit die Möglichkeit, als Form zur Erscheinung zu gelangen, so beteiligt es sich von da ab ständig selbst an der Stoffbildung, wie wir gesehen haben.

Es liefert fortwährend frische lebendige Substanz in Richtung des Stengels. Ein ununterbrochener Strom von lebendigen Substanzen fließt von der Peripherie zum Zentrum, wo starke Tendenzen vorhanden sind, den Stoff zu ballen und zu verhärten. Wir brauchen im Extrem nur an Äste und Stämme der Bäume zu denken.

Fritz H. Julius drückt das so aus:

«Der *Stengel* ist gekennzeichnet durch eine lebendige, formbildende Fähigkeit und sterbenden Stoff, das *Blatt* durch eine lebendige, stoffbildende Fähigkeit und sterbende Form.»

In diesen Funktionen haben wir auch das vor uns, was Goethe in seinen Schriften als die «Vertikaltendenz» und die «Spiraltendenz» kennzeichnete. Diese Tendenzen variieren bei den verschiedenen Pflanzenformen sehr stark, so daß einmal die eine Tendenz und bei einer anderen die andere überwiegt. Man denke nur an die Ackerwinde und an einen Kugelkaktus.

Wir sind jetzt dem Pflanzenwesen gefolgt vom Samenkorn unter andern Körnern in der Erde bis zu den kompliziertesten Vorgängen in Luft und Licht. Niemals sind wir bisher in Einzelheiten eingetreten, um den lebendigen Zusammenhang mit dem lebendigen Pflanzenwesen möglichst nicht zu verlieren. Dieses führt uns nun zu seiner letzten und höchsten Stufe, zu Blüte und Frucht.

Die Blüte wird in besonderer Weise Ausdruck des Spieles der Polaritäten – von Spreizen und Ballen, Ausdehnung und Zusammenziehung und im Stoffbereich von formenden und stoffbildenden Kräften. Die letzteren treten immer mehr zurück.

Die Blütenblätter werden zu einem Hauch verstrahlender geformter Farbe, die aber immer noch – wie alles in der Blüte – den Blattcharakter erkennen läßt.

Wie stellt sich die Blüte dar?

Wir finden Kelchblätter vor, die oft seltsam an Keimblätter erinnern. Wir finden die Blütenblätter, die Staubfäden, Stempel und Fruchtblätter. Sie sind das Ende des Stengels, der wie in einem «Stauvorgang von oben» den Blütenboden bildet. Auf dem bildet er die Organe der Blüte, in denen er sich gewissermaßen selber auflöst und seine sonst mehr verhaltene Formkraft verstrahlt.

Die Pflanze als Erscheinung und das Pflanzenwesen als zur äußeren Form drängendes geistiges Wesen sind zum Ende gekommen, nachdem in ihrem blütenhaften Versprühen als letzte Zusammenziehung in den Fruchtblättern der Same gebildet ist.

In der Blüte verstrahlt sich das Pflanzenwesen in die Umwelt.

In der Blüte erreicht es stofflich die größte Formkraft und wandelt das Stoffliche über das Duften und Wärmehafte in das Geistige, das keine Vitalität im Sproß mehr zurückläßt. In der höchsten Gestaltung und geringsten Stoffansammlung der Blüte ist das Ende des Sprosses nahe!

Es gibt da auch Ausnahmen, wenn z. B. der Stengel durch den Blütenboden hindurchwächst und mit seiner blattbildenden Tätigkeit fortfährt. Das sind aber seltene Abnormitäten.

Der Blütenimpuls nimmt dem Sproß die Lebenskräfte. Das ist eine Erfahrung, die jeder schon gemacht hat.

Das sind in großen Zügen die Hauptorgane der Pflanze!

Wir können aber auch bei diesen Hauptorganen noch manche Einzelheit beobachten, die immer wieder das spiegeln, was wir als Ausdehnung und Zusammenziehung, als Vertikal- und Spiraltendenz und als Stoff- und Formtrieb kennenlernten.

Wenn wir bei der Pflanze vom Stengel, vom Schaft reden, so ist er ja nicht einfach ein ungegliederter ungestalteter Stiel.

Wir erkennen an ihm Absätze oft in genauen Abständen voneinander angeordnet. Das sind die Knoten – gewissermaßen die Keim- und Lebensorte der Blätter und Seitensprosse. Zwischen den Knoten haben wir die Stengelglieder.

Aus dem Knoten entsprießen die Blätter mit einem eigenen Stengel!

Aus den Knoten entsprießen in den Achseln der Blätter oft auch noch Knospen, die selber wieder zu Stengel und Sproß werden oder auch Blütenknospen.

Der aufrechte Stengel der Achse hält die Verbindung aufrecht zwischen Erde und Sonne. In ihm staut die Pflanze ballend die Stofflichkeit und die Lebenskraft. Dann schickt sie aus dem Stengelknoten die Blätter in den Umkreis, verbindet sich dadurch mit der Umgebung, indem sie die Formkraft steigert und die Stoffkraft geringer werden läßt.

Auch das Blatt zeigt eine Gliederung – sogar eine dreifache Gliederung in Blattspreite, Blattstiel und dessen Ansatz an dem Stengelknoten oder Sproßpunkt, wo er sich oft auch noch verbreitert oder anschwillt.

Das Blatt ist eigentlich die Pflanze!

Von ihm geht alles aus, was wir an verschiedenen Pflanzenformen finden. Das Blatt als Flächenorgan ist der Ansatzpunkt für die Pflanzenbildung auf Erden. Wir brauchen uns nur die schwimmenden Blätter mancher Wasserpflanzen anzusehen.

Das Blatt entwickelt dort kleine Wasserwürzelchen!

Man kann sich leicht vorstellen, daß in einem flüssigen Zustand der Erde auch die Pflanze nur in den Flächen sich zur Erscheinung brachte, ist sie im wesentlichen doch auch heute durch ihre Blattentwicklung ein ausgesprochenes Flächenwesen! Fläche ist Ausdruck des wäßrigen Elementes.

Alle Formen, die wir an Pflanzen finden, die aus der Fläche herausstreben, sind ihnen von außen aufgezwungen: z. B. der Stengel, die Wurzel usw.

Indem die Pflanze die Fläche verläßt und in Raumesformen hinausstrebt, verläßt sie eigentlich das ihr eigene Element.

In der Fläche läßt sie den Umkreis auf sich wirken, im Stengel strebt sie selber in den Umkreis, und zwar nicht aus sich heraus–, sondern weil sie Erd- und Sonnenkräfte in sich wirksam werden läßt.

Betrachten wir ein einzelnes Blatt, dann begegnet uns im Blattstiel und in den Blattnerven die Vertikaltendenz der Pflanze, die dort das horizontale Prinzip, d. h. die Fläche durchdringt und es oft auch mehr oder weniger in die Senkrechte hebt.

Im Blattstiel müssen wir die Möglichkeit des Blattes erkennen, sich im luftigen Umkreis der Pflanze so zu stellen, daß es diesem Milieu entsprechend seine Funktionen ausüben kann. Zur Assimilation gehören Stellungen des Blattes zum Licht in unterschiedlichster Art. Es bietet der Luft und dem Licht größtmögliche Empfangsflächen durch seine vielfachen Wende- und passiven Bewegungsmöglichkeiten. Dadurch wird der Gasaustausch – Kohlensäure und Sauerstoff –, die Transpiration, die Verdampfung des Wassers, und auch die Bildung der pflanzeneigenen Nahrungsstoffe ermöglicht und gewährleistet.

Blätter in wässerigem Bereich müssen sich etwas anders einstellen.

In der Blattspreite haben wir gegenüber den Blattnerven wieder das periphere Ausdehnungsprinzip. So finden wir überall das rhythmische Prinzip des Ballens und Spreizens als Ausdruck ätherischen Wirkens auch in den einzelnen Organen der Pflanze.

Organe der größten Zusammenziehung sind also Samen, Knospe und Blattgrund! Der Blattgrund oder -ansatz hat auffälligerweise sehr oft eine ausgesprochene Ähnlichkeit mit der stilisierten Herzform.

Wieder können wir mit unseren drei Stufen weitergehen und finden im Blattbereich z. B. Blattschuppen, die die Knospen einhüllen. Sie sind Blätter, die den Blattgrund am stärksten entwikkeln und weder Blattstiel noch Blattspreite zur Entwicklung bringen.

Auch das Blütenblatt zeigt seine Unterordnung unter diese Prinzipien! Ganz fein ist der Blattgrund entwickelt, ein Stengel fehlt zumeist, aber die Spreite geht ganz in die Ausdehnung in das Sich-Versprühen in Farbe, Form und Leichtigkeit hinein. Es bleibt nichts von jener Lebens- oder Keimkraft, die im üblichen

Blattansatz, in einer Knospe oder gar in einem Samen vorhanden ist, wo das Pflanzenwesen – die Idee der Pflanze – sich noch nicht voll ausgelebt hat. Im Blütenblatt, in der Blüte überhaupt, da ist die Pflanze voll zur Erscheinung gekommen.

Was für alle Organe der Pflanze gilt, ist auch für Staubgefäße gültig. In ihrer fadenförmigen Länge finden wir letztlich das Stengelprinzip wieder. In ihrem Staub oder Pollen verstäubt sich die Pflanze am meisten – wenn man nicht den Duft als eine noch stärkere Steigerung annehmen muß. Aber hier kommen wir schon auf ein umkehrendes Prinzip, das dann im Stempel und in den Fruchtblättern am stärksten zur Erscheinung kommt.

Auf das Sich-Veratmen der Pflanze folgt das sich Wieder-Einatmen der Pflanze, das zum Keim für die nächste Generation wird.

Eine Pflanze ist erst vollkommen, wenn man ihre Wurzel mitbetrachtet. Das tat Goethe bei seiner Pflanzen-Charakterisierung nicht. Da gerade die Wurzeln oft bei den Heilpflanzen eine bedeutende Rolle spielen, müssen wir versuchen auch die Wurzeln ihrem Wesen, ihrem Bau und ihrer Funktion nach zu verstehen – ohne zu sehr auf Einzelheiten einzugehen!

Schauen wir auf die ganze Pflanze, dann haben wir unten die Wurzel, oben die Blüte. Beide sind die Produkte zweier entgegengesetzter Wachstumsbewegungen der Pflanze.

Die Wurzel strebt zum Erdmittelpunkt, die Blüte der Sonne entgegen. Die Blüte verströmt die Pflanze in Duft und Farbe, und die Wurzel nimmt in sich auf, was sie braucht und die Erde ihr bietet. Sie staut das Leben in sich!

In der Blüte feurige Stoffwechselvorgänge!

In der Wurzel kalte mineralische Salze!

Die Wurzel ist der Hort des Lebens und der Triebkraft der Pflanze – die Blüte hat kein Leben mehr, sie birgt den Keim für ein weiteres Leben der Pflanze!

Die Wurzel zeigt zumeist axialen Charakter, gehört also in ihrer Tendenz zu dem Stengelprinzip. Das Mineralisch-Zusammenziehende, das wir in der Salzbildung haben erkennen können, charakterisiert auch die Wurzel! Flächenhafte, periphere Organe bildet sie nicht.

Wie wir eine Polarität zwischen Wurzel und Sproß bzw. auch Blütensproß feststellen können, so sind auch andere Vorgänge entgegengesetzt: Ich nenne einige solche Polaritäts-Erscheinungen: Am Stengel bilden sich veranlagte Organe zuerst als Schwellung der Oberfläche. Eine Seitenwurzel dagegen wird unter der Oberfläche der Wurzel gebildet. Sie durchbricht dann das hüllende Gewebe der Wurzeloberfläche. Der Stengel schützt seine Sproßspitze, an der die Seitenorgane gebildet werden, ganz besonders und schließt sie von der Umgebung ab.

Die Seitenorgane der Wurzel entstehen zumeist nicht an der Spitze, sondern eine Strecke hinter der Spitze. Dies ist verständlich! Denn Wurzelspitzen sind Wahrnehmungsorgane der Pflanze!

Wie ist es nun mit dem Wasser, der Grundlage des Lebens, des Ätherleibes in jedem lebendigen Wesen?

Die Wurzeln nehmen das Wasser aus dem Erdreich auf, der Sproß dagegen gibt das Wasser nach außen in die Umgebung über die Blätter ab, wo es verdampft. Auch im Stoffwechsel sind polare Vorgänge festzustellen: Die Wurzeln gehen aktiv gegen den Boden vor, indem die Wurzelhärchen mit dem Boden verwachsen! In den Blättern aber geht der Stoffaustausch so vor sich, daß die Luft in die Spaltöffnungen der Blätter und ihre anschließenden Interzellular-Räume eindringt!

Der Erdpol der Pflanze dringt aktiv in seine Umgebung ein, während im Blattbereich die Umgebung in die Pflanze eindringt – oder eingezogen wird!

Der Blütenbereich ist lebensarm.

Der Wurzelbereich birgt das Leben!

So können wir der Pflanze durch ihre Dynamik verstehend näher kommen.

Zwei Bewegungen, Säftebewegungen ergeben sich für die Pflanze, die einander gegenüberstehen: eine von unten nach oben bzw. vom Zentrum zur Peripherie, die den Lebensstrom trägt und die Entfaltung bewirkt. Eine andere, die von der Blütenregion und Blattregion ausgeht und zentripetal ist. Beide Strömungen liefern ihre eigenen Substanzen!

Prüfen wir die vorgebrachten Tatsachen auf ihre Beziehungen zum Wesen der Pflanze, so tritt dieses Wesen im Wurzelbereich noch sehr wenig in Erscheinung, während es sich am anderen Pol im Blüten-Frucht-Bereich voll auslebt und darstellt!

Wie steht es nun um den Fruchtknoten?

Nicht anders, als wir es auch schon beim Blatte feststellten.

Die Partie, die am Blatte zur Schuppe wird, also der Blattgrund, übernimmt auch hier das Hüllende, das Zusammenhaltende und umgibt schützend die Samenknospe. Wir haben wieder beim Blatte die Dreiheit.

Der Stempel hat wie die Blattspreite die Beziehung oder Wechselwirkung mit der Umgebung!

Der Griffel ist wie der Blattstiel.

Alle Blütenteile sind Metamorphosen der Blätter, in denen sich einmal stärker das Peripherische zum andern wieder die Vertikaltendenz geltend machen. Wobei wir uns immer wieder klarwerden, daß das Vertikale in bezug auf die äußere Erscheinung der Pflanze das Zurückhaltende, Ballende ist, während im Peripheren das Pflanzenwesen sich auslebt und äußerlich darstellt.

Von diesem Gesichtspunkt aus ist der Same Exponent des Vertikalen. Er zeigt noch nichts oder wenig von dem Pflanzenwesen. Er birgt aber alle Möglichkeiten der Entwicklung in sich, und mit der Keimung beginnt das Streben in die Peripherie.

Noch ein kurzer Blick auf den Samen, der gewissermaßen als etwas Irdisch-Mineralisches angesprochen wird, wenn wir das Samenkorn in Gesellschaft von Kalk- und Kieselkörnern in der Erde gefunden haben. Wir werden sehen, wie stark sich dieses Pflanzenorgan dieser Region nähert und auch wieder entfernt.

Wenn die Pflanze in ihrer Selbstdarstellung sich nahezu erschöpft hat, dann bildet sich im Fruchtknoten der Samen. Der

Fruchtknoten beginnt zu schwellen. Er ist noch grün. Der langsam anlaufende Reifungsprozeß zeigt den Zustand, den der Landwirt beim Getreide als die «Milch-Reife» bezeichnet. Die milchreifen Samen sind noch nicht keimfähig. Der Mensch nimmt sie zwar schon zu seiner Nahrung, z. B. als Grünkorn (oder auch junge Erbsen). In der Milch-Reife fehlen den Samen noch wichtige Vorgänge und Substanzen, die erst nach der Vollreife vorhanden sein können.

Der Keimling ist im milchreifen Samen bereits angelegt. Ihm fehlt aber noch die Nährsubstanz, die jeder Samen braucht. Eiweiß, Fett und Stärke sind noch in einem unfertigen, kolloidalen Zustande. Daher der Name: Milch-Reife! Diese milchige Substanz hat noch sehr wenig Mineralstoffe.

Die Reifung schreitet fort. Äußerlich sichtbar setzt eine Austrocknung ein. Der grüne Zustand verschwindet. Der milchig-kolloidale Zustand der Nährsubstanz geht über in einen festen Zustand. Eiweiß und Stärke gehen in einen geformten Zustand über. Die Stärke, das wissen wir alle, formt sich zu typischen Stärkekörnern, die für die einzelnen Pflanzenarten typisch sind. Sie weisen innerlich feine Schichtungen auf, und äußerlich sind sie rundlich oder auch vieleckig (z. B. Getreide-Arten). Zur gleichen Zeit gerinnt das Eiweiß des Samens zu kristallähnlichen Formen wie z. B. die sogenannten Aleuronkörner der Getreidesamen.

Während dieser Vorgänge, die eine Art Mineralischwerden lebendiger Substanzen darstellen, meldet dieses Elementar-Reich sich auch selbst. Eiweiß und Stärke werden plötzlich mit Mineralstoffen durchsetzt. Calcium, Magnesium, Kalium, Kieselsäure, Phosphorsäure und andere Stoffe werden aufgenommen. Sie finden sich von da ab im Eiweiß und in der Stärke des Samens.

Der Samen mineralisiert sich also während der Reifung, nicht nur in den Zuständen seiner organischen Substanzen, sondern auch innerlich durch die Aufnahme von Substanzen aus der Mineralwelt. Der Samen wird immer erdiger. Dabei bleibt der Keimling von den austrocknenden Vorgängen fast unberührt. Es ist erstaunlich, wie der Samen so die früheren Entwicklungszustände der Erde nachahmt.

In der Reifung bis zur Vollreife wird der Samen selbst «zur Erde», soweit es sich um die Nährsubstanz handelt. In der später einsetzenden Keimung lebt und nährt sich der Keim zum Teil zuerst von dieser «sameneigenen Erde», ehe er die Erde der Umwelt erreicht.

Der richtige Vorgang des Keimens im Frühjahr – wenn Wärme und Feuchtigkeit den Boden durchdringen, den Samen und seine Schalen zum Quellen bringen, beginnt äußerlich mit dem zaghaften Vorstrecken eines Würzelchens. In dieser Zeit ist im Samen etwas Polares zu seinem Reifen vorgegangen. Der Samen muß – um ins Leben zu streben – seinen eigenen erreichten mineralischen Zustand rückgängig machen! Er löst seine geformten und mineralisch gewordenen Substanzen – Eiweiß und Stärke – wieder auf und führt sie wiederum in einen milchigen Zustand über.

Der erste Milch-Zustand war oben im Sonnenlicht.

Der zweite Milch-Zustand ist unten in der Erde, im Bereich der Mondenkräfte der Erde. Und nun zerfällt die Nährsubstanz während der fortschreitenden Keimung. Gleichzeitig und damit zusammenhängend wachsen die ersten Würzelchen.

Übergang von der Pflanzenheit zu den niederen Heilpflanzen

Immer wieder waren wir in unseren bisherigen Studien der Pflanzen- und Heilpflanzenwelt darauf angewiesen, die umliegenden kosmischen Beziehungen zu berücksichtigen. Die nächste kosmische Umgebung ist die physische Welt. Sie tritt uns rein nur da entgegen, wo sie sich als Mineralreich offenbart. Da zeigt sie uns ihre ureigene physische Form. Zum Mineralreich müssen wir dazu rechnen Wasser, Luft und Wärme- bzw. Kälteerscheinungen, d. h. Erscheinungen des waltenden Wärmeäthers. Innerhalb dieses mineralischen Reiches können wir die Kräfte oder das Wesenhafte der physischen Welt studieren. Ihre Wirkungen haben wir z. B. in der Schwere, in den Erscheinungen der chemischen, elektrischen und magnetischen Vorgänge.

Weiter finden wir um uns das Pflanzenreich! In ihm finden wir uns nicht mehr zurecht mit Begriffen und Ideen, die wir an der physischen Welt gewonnen haben. Darüber waren wir uns schon am I. Tage klar, als wir auf die Idee oder das Wesen der Pflanze zu sprechen kamen. Die Art der Botanik, wie sie noch Linné ausgebildet hat, die sich in der morphologischen Beschreibung der Pflanzen erschöpft, ermöglicht zwar ein äußeres Erkennen und Klassifizieren, führt aber nicht zum Pflanzenwesen hin. Sie bleibt in dem Gewordenen und reicht nicht an das Werdende heran. Sie ermöglicht aufgrund von äußeren Formvergleichen die Aufstellung eines Pflanzensystems, so daß wir fein säuberlich nebeneinander Pflanzengattungen, -Arten und -Familien finden. Damit verhalten wir uns genauso, als wenn wir im Mineralreich fein säuberlich die verschiedenen Kristallformen nebeneinander stellen. Sie wissen, daß diese Art der Pflanzenbetrachtung der Anlaß für Goethe war, eine andere Anschauungsweise zu entwickeln.

Rudolf Steiner charakterisierte einmal in einem Vortrage vom 28. 7. 1922 das Vorgehen Goethes in folgender Weise:

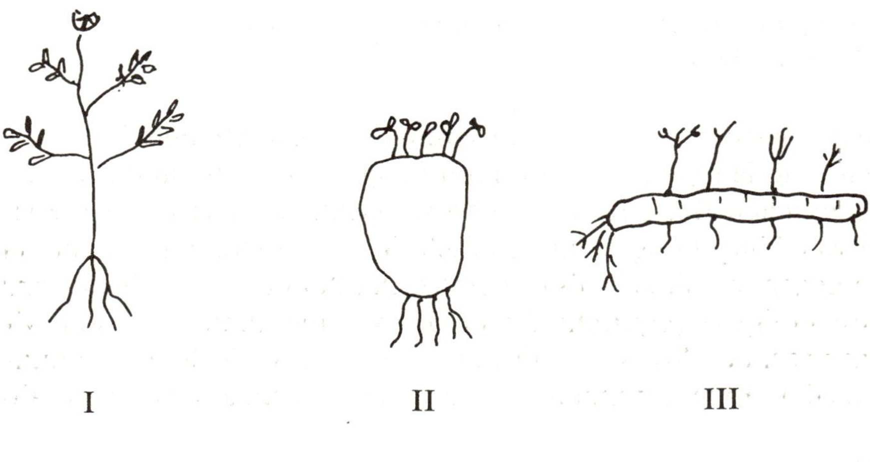

I II III

Er betrachtete etwa eine solche Pflanze, welche erst die Wurzeln entwickelt, darauf einen Stengel und an diesem Stengel Sprosse mit Blättern! Nun entwickelt sie sich durchaus nicht immer so! Sie hat auch noch andere Möglichkeiten (I).

Wenn sie z. B. am Sproßpunkt ihre Wurzeln entwickelt, dann könnte sie ihre Kraft, die bei der beschriebenen Pflanzenform sofort in Stengel und Blätter schießt, auch anders einsetzen. Sie entwickelt z. B. nicht einen dünnen Stengel, der dann gleich sich in zahlreichen Blattbildungen versprüht, sondern sie bildet einen kompakten dicken Stamm. Das heißt, die Pflanze läßt die Kraft, die bei dem ersten Beispiel in die Blätter aufgegangen oder ausgespreizt ist, vorwiegend in den Stamm aufgehen und sich dort stauen (II).

Was ist dann die Folge? Es bleibt nur noch geringe Kraft, um überhaupt Blätteransätze oder Blüten zu entwickeln.

Eine andere formhafte Verhaltensweise wäre folgende (III):

Sie entwickelt wenig Wurzeln. Die Wurzelkraft ist nicht erschöpft, sondern wirkt in den Stengel hinein. Wir haben folgende Entwicklung vor uns: der Stengel wird zum Rhizom, zum Wurzelstock. Daran entwickeln sich etwa nur wenige Stengelansätze mit geringer Blattbildung.

In den Bildungstendenzen haben wir immer dasselbe. Einmal ist der Stengel (I) kümmerlich entwickelt, dagegen kräftig die Blätter!

Bei der zweiten Wuchsform (II) ist der Stengel knollig gestaut entwickelt und Blätter sind spärlich ausgebildet.

Bei der dritten Wuchsform (III) wird der Stengel sogar in den Wurzelbereich heruntergezogen.

Goethe sagte sich, die Idee ist überall die gleiche, aber man muß sie innerlich beweglich erleben – von Form zu Form übergehend.

In unserer gemeinsamen Arbeit sind wir anfänglich gleich von dieser Einheit – mehr oder weniger – ausgegangen. Nach Goethes Methode kann man das ganze Pflanzensystem als Einheit mit beweglichen Begriffen fassen. Man kann dann mit dieser Idee aus der einen Pflanzenform herausschlüpfen und – indem man diese Idee selber variiert – in eine andere Pflanzenform hineinschlüpfen.

Die Art Goethes – mit beweglichen Ideen zu betrachten – das nannte Rudolf Steiner bei Goethe «den Ansatz zu imaginativer Betrachtungsweise».

Er fühlte, daß die gewöhnliche, gegenständliche Erkenntnisart, die für das Mineralreich ausreicht – nicht dem Pflanzenleben gerecht wird:

Wenn wir ein solches abstraktes System haben, wie das Linnésche – dann brauchen wir den Weg zur imaginativen Betrachtungsart, um das Pflanzenwesen nicht zu verlieren. Wir bekommen sonst nur Abstraktionen, tote, physische Gerippe als Überbleibsel des Pflanzenwesens wie in einem Herbarium. Auch Pflanzen im Herbarium haben für uns nur dann einen Wert, wenn sie Erinnerungsmerkmale für uns sind, an denen wir durch innere volle Aktivität das Fehlende zum lebendigen Wesen hinzufügen müssen. Es ist ganz ähnlich wie bei den Buchstaben eines geistigen Werkes. Auch da müssen wir die Buchstaben und die aus ihnen zusammengefügten Worte durch unsere geistige Aktivität beleben, um an den Geist des Inhaltes herankommen zu können.

Goethes Grundidee war die, daß man beim Anschauen einer Pflanze das Physische nicht sieht! Das Physische im Sinne der Mineralität ist unsichtbar geworden. Was wahrzunehmen ist, muß daher mit anderen Ideen erfaßt werden, als man beim Mineral anwendet.

«Im Pflanzenreich ist die physische Natur unsichtbar geworden.» (Rudolf Steiner)

Wohl wirkt alles Physische noch auf das Pflanzenreich, aber es ist verdeckt durch eine höhere Natur, die das Physische in sich so bezwingt, daß nicht Starre und Unbeweglichkeit wie Formkontinuität des Mineralischen herrscht –, sondern innerliche Beweglichkeit, innere Lebendigkeit:

Nach Rudolf Steiner ist
«die ätherische Natur in der Pflanze das eigentlich Sichtbare!»
«Wir tun nicht gut, wenn wir sagen:
der physische Leib der Pflanze ist sichtbar.
Der physische Leib der Pflanze ist eigentlich unsichtbar geworden und das, was wir sehen, das ist eigentlich die ätherische Form!»

Wenn man einen Kristall beobachtet, etwa einen Berg- oder Kalkspatkristall, da nimmt man das Physische direkt wahr. Das ist bei der Pflanze nicht der Fall. Man sieht nicht das Physische, sondern die ätherische Form. Die ätherische Form ist ausgefüllt mit physischen Stoffen.

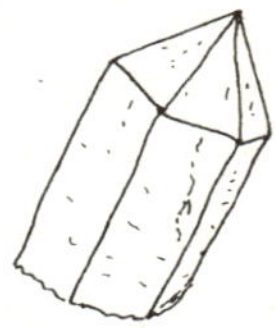

Sie werden unter die Herrschaft des Ätherischen gezwungen. Sie werden durch das Ätherische bezwungen. Sie werden durch das Ätherische aufgelöst, und so ist die Pflanze dann mit dem Physischen ausgefüllt.

Grunderkenntnis ist: Das Ätherische ist in der Pflanzenform sichtbar! Das Physische ist unsichtbar. Es kann sich erst wieder seiner eigenen Wesensart nach geltend machen, wenn die Pflanze nicht mehr lebt, wenn sie verwest!

Durch das Physische sichtbar gemachtes Ätherisches haben wir in der Pflanze vor uns!

Daher ist die ätherische Form der Pflanze ein Beispiel für eine Imagination, und zwar für eine solche Imagination, die wir durch physische Einlagerungen sichtbar gemacht bekommen – nicht eine «unmittelbare in der geistigen Welt sichtbare».

Wir leben mitten unter Imaginationen, wenn wir die Pflanzenwelt um uns haben. Imaginationen sind sonst nur dem imaginativen Bewußtsein sichtbar. Daß sie dem physischen Auge auch sichtbar werden – in den Formen der Pflanzenwelt – das kommt eben durch die Ausfüllung der Pflanze mit physisch-mineralischen Teilchen.

Rudolf Steiner formuliert in dem Vortrage – ehe er weitergeht zur Charakterisierung des Tierischen und Menschlichen – was wir so erkannt haben:

«Die Pflanze: vernichtet das Physische!
west das Ätherische!»

Mit der so gewonnenen Beweglichkeit der Idee von der Pflanze können wir vielleicht den Versuch machen, uns auch noch der üblichen Systematik der Pflanze zu nähern. Das griechische Wort «Systema» heißt ja «das Zusammengestellte»! Wie ich Ihnen zu Anfang schon sagte: ich bin kein Botaniker! Der botanischen Systematik stehe ich oft selber zeitweise so gegenüber wie ein Autofahrer dem Straßengewirr einer fremden Großstadt.

Ich habe daher auch nicht die Absicht, mich da viel in die Gassen der Systematik in die Breite und Tiefe hinein zu verlieren. Ich akzeptiere einfach das heute gebräuchliche «natürliche System der Pflanzen» wie es z. B. dem Hegi zugrunde liegt. In der Folge richte ich mich nach den Stufen von Pflanzenfamilien dieses Systems und nehme nacheinander jene Pflanzen heraus, die als Heilpflanzen eine Geltung und Wirkung haben.

Ich habe mir lange überlegt, wie ich in der Darstellung vorgehen soll und glaube, daß dieser Weg der praktischste ist. Er ermöglicht Ihnen später – wenn Sie es wollen – anhand irgendeines botanischen Werkes die hier vorgetragenen Charakteristiken wieder aufzufrischen und zu vertiefen. Sie haben dann die ungefähre Reihenfoge einfach gegeben.

Ein anderer Weg, der sich mir anbot, wäre der gewesen, daß ich die Pflanzen so abhandelte, wie sie in der anthroposophischen-medizinischen Literatur, und den anthroposophischen Heilmitteln oder auch Krankengeschichten vorkommen, angeführt hätte. Ich glaube, das wäre etwas verwirrend gewesen, da ein eigentlicher Leitfaden gefehlt hätte. Das natürliche System gibt als Skelett schon ein Gerüst, von dem aus man weiterarbeiten kann. Schließlich hat das Pflanzen-System in seiner Art auch seine Berechtigung und spiegelt wohl auch in etwa die Evolution der Pflanzenoffenbarungen in der Evolution der Erde selber.

Die geisteswissenschaftliche Bewertung der Pflanze und ihrer Organe – zumal als Heilpflanze – verlangt Grundlagen, die vielerlei Aspekte voraussetzen, die in der üblichen Allgemeinen Botanik gar nicht gegeben sind. Man kommt dort deshalb zwar zu einer Organographie, ohne echte Organologie zu entwickeln. Diese ist nicht denkbar, ohne daß wir den Urstand der Pflanze in den unterschiedlichen geistigen Bereichen kennen, in denen die Idee der Pflanze sich offenbart und offenbarte. Daß die chemisch herausgelösten Stoffe nicht das Heilende der Pflanze sind, dürfte ohne weiteres klar sein und keiner längeren Diskussion bedürfen.

«Die Pflanze ist rein und heilend!»

Sie hat den sogenannten Sündenfall des Menschen nicht mitgemacht. Sie ist so rein und heilend, weil sie ihren Ursprung im «Sonnen-Zustande» der Erde hat, d. h. längst bevor diese fest und hart wurde. Diese Zusammenhänge sind Ihnen vielleicht in anderen Stunden schon nahegebracht worden. In jenem Sonnen-Zustande waren auch die Vorläufer der heutigen Menschen noch ganz pflanzlicher Natur (natürlich ohne Mineraleinlagerungen!). Ich verweise da auf die entsprechenden Ausführungen in der «Geheimwissenschaft».

Diese «Menschenwesen» steckten mit dem Kopfe noch in der «Sonnenerde» drin. Die übrige Organisation, soweit sie schon veranlagt war, hielten oder streckten sie dem Umkreis entgegen, wie wir es von der Pflanze noch heute kennen.

Die menschliche Evolution ging so weiter, daß auf jener Stufe der Mensch – um die Tierstufe zu erreichen und später die Menschenstufe – die pflanzlichen Sonnenkräfte aus sich heraussetzte. Was dadurch als «Sonnenhaftes» aus der einstigen menschlichen ätherischen Pflanzenwelt mit dem allmählichen Festerwerden der Erde ausgeschieden wurde, dem verdanken die Heilpflanzen ihre heilenden Kräfte. Man kann sich auch durchaus verständlich machen, daß auf dieser Verwandtschaft mit der herausgesetzten Pflanzenwelt noch heute die Möglichkeit im Menschen besteht, von den Heilpflanzen innerlich angesprochen und geheilt zu werden.

Man kann vielleicht auch verstehen, wenn man diesen Entwicklungsaspekt länger durchdenkt, daß ein gültiges System der Pflanzenwelt und ihrer Evolution nur dann entwickelt werden kann, wenn man das allmähliche Heraussetzen der ätherischen Pflanzenwelt aus dem Menschen berücksichtigt. Dann findet man auch die Gründe, warum in den anfänglichen Pflanzenfamilien z. B. in den niedrig organisierten Algen, Pilzen, Farnen, Gräsern usw. so auffallend wenig Heilpflanzen zu finden sind.

Die Orchideen z. B. sind mit etwa 20 000 bekannten Arten die größte Familie des Pflanzenreiches. Sie bieten uns eigentlich keine Art an! Man könnte das Knabenkraut und die Vanille nennen, aber ihre Heilwirkung ist doch keineswegs eindeutig.

Je höher aber die Entwicklung im Pflanzenreich weitergeht, um so mehr bietet es uns an Heilpflanzen. Ich nenne nur die Doldenblütler oder Umbelliferen, die Lippenblütler oder Labiaten, die Nachtschattengewächse oder Solanaceen. Ich nenne die Asklepiadaceen, die ihren Namen direkt nach Asklepios bekommen haben. So geht es hinauf bis zu den Korbblütlern oder Kompositen, die meiner Meinung nach die Apotheke der Zukunft bieten und noch viel zuwenig ihre Heilwirkungen offenbart haben.

Der Mensch konnte ein seelisches und geistiges Bewußtsein entwickeln, weil er auf der alten Sonne Kräfte aus sich heraussetzte, die seiner ätherischen Organisation noch heute in bestimmter Beziehung zugrunde liegen. Er ist mit ihnen über seinen Ätherleib verwandt.

Mit der Entwicklung zu seelischem und geistigem Bewußtsein erwarb sich der Mensch auch die Möglichkeit zu Krankheit und Tod! wie es die Legende von der Vertreibung aus dem Paradiese schon andeutete.

Solange der Mensch nun über sein seelisches und geistiges Bewußtsein noch nicht fähig ist, seiner Ätherorganisation – d. h. ja, seinem Pflanzenleibe – bewußt neue Verbindungen zum Kosmos und dessen Kräften zu erschließen – die eben Heilkräfte bedeuten – so lange braucht er die Heilkräfte der Heilpflanzen, die er im alten Sonnenzustande aus sich heraussetzte. Er muß sie als Arznei in sich hereinnehmen.

Ich glaube, daß wir mit den bisher gegebenen allgemeinen Voraussetzungen über Pflanzen, Heilpflanzen und das «Wesen Pflanze» uns das klargemacht haben, was nötig war um zu Einzelbetrachtungen von Heilpflanzen übergehen zu können.

Übergang von der Pflanzenheit zu den niederen Heilpflanzen

In der Betrachtung einzelner Heilpflanzen beginne ich mit den niedersten Heilpflanzen, soweit solche überhaupt im Bereich der Bakterien, Algen, Pilze und Flechten zu finden sind.

Viele dieser Pflanzenerscheinungen sind bekanntlich erst ins menschliche Bewußtsein eingetreten, nachdem das Mikroskop die Sinneswahrnehmung des Auges wesentlich erweitert oder verengt hat.

Bei diesen niederen Pflanzen werden wir uns aber auch noch über einige pflanzliche Grunderkenntnisse klar werden müssen, um uns verständigen zu können, um auch unsere Einsicht in Evolutionsgeheimnisse erweitern zu können.

Als erster Begriff tritt der der «Zelle» auf. Zellen kennen wir auch aus dem Studium am Menschen in allen Varianten. Wir wissen, daß auch im Pflanzenreich die Zellen eine bedeutende Rolle spielen. Auf Erden vermag kein Lebendiges zu existieren, wenn es nicht von Zellen durchsetzt, zusammengehalten oder offenbart wird. Vom Auftreten der primitivsten Lebewesen bis zu den höchsten spielt die Zelle eine wichtige Rolle. An ihr Auftreten sind die verschiedensten Funktionen gebunden.

Die Botanik unterscheidet im Pflanzenreich die fünf großen Abteilungen:

1. Spaltpflanzen (Schizophyta)
2. Thalluspflanzen (Thallophyta)
3. Moospflanzen (Bryophyta)
4. Farnpflanzen (Pteridophyta)
5. Samenpflanzen (Spermatophyta)

Uns interessiert hier jetzt die zweite Gruppe, die Thalluspflanzen oder Thallophyten.

Was sind Thalluspflanzen?

Wilhelm Troll entwickelt in seiner «Allgemeinen Botanik», die er auch an Goethe orientierte, ein Polaritätswesen «Pflanze». Er stellt einerseits die «Cormophyten» mit den drei Grundorganen hin, und diese kontrastiert er mit der Gesamtheit der niederen Pflanzen als Thallophyten oder Thalluspflanzen. Er schreibt über diese: «Unter einem Thallus verstehen wir einen Vegetationskörper, der die Gliederung in die drei Grundorgane – Sproßachse, Blätter und Wurzeln – nicht aufweist und überdies den für die Cormophyten charakteristischen Bauplan vermissen läßt.»

Unter Bakterien kenne ich kein Heilmittel im Sinne der höheren Pflanzen, wenn man auch vielleicht nicht unterschätzen sollte, daß ihr Auftreten gerade im Menschen Heilvorgänge dadurch auslösen kann, daß die Ich-Organisation mit ihren Wärmekräften besonders im Fieber wesentlich angeregt und gestärkt wird zur Abwehr gerade der Infektionen.

Wir wissen, daß die heutige offizielle Medizin diesen Standpunkt nicht teilt und von einer Ich-Organisation, die das Fieber lenkt, nichts weiß und auch nichts wissen will. Sie hat sich in den Sulfonamiden Mittel gegen die Infektionen geschaffen, und als im Jahre 1929 Alexander Fleming im Laboratorium beobachtete, wie Schimmel-Pilze Bakterien – Eiterkokken – auf seinen Kulturplatten vernichteten, kam eine neue Ära der Bakterienbekämpfung auf. Durch weitere Versuche erhärtete er dann seine Zufallserfahrung vom Antagonismus von Pilz und Bakterien.

Aber im Jahre 1924 – also 5 Jahre früher – hatte Rudolf Steiner schon in seinem Landwirtschaftlichen Kurs zu Koberwitz darauf hingewiesen, daß: «Alles Pilzige eine intime Beziehung zu der niederen Tierwelt, zu Bakterien – – – zu den schädlichen Parasiten» hat!

So ist eigentlich Rudolf Steiner der Begründer einer modernen Pilztherapie, die nun aber nicht auf den Menschen gerichtet war. Seine Ratschläge galten der Landwirtschaft. Was er an therapeutischen Möglichkeiten gegen Pflanzenkrankheiten empfahl, das wandten später Bakteriologen und Ärzte auf den Menschen an.

Es bleibt immerhin interessant, daß an verschiedenen Orten die gleichen Probleme auftauchen, verschiedenartig gesehen und angepackt werden. An der einen Stelle werden sie aus voller Erkenntnis des Pilz-Wesens in seinen Zusammenhängen mit anderen Pflanzen und Lebewesen, mit der Erde und dem Gewordenen überhaupt angewendet und an der anderen Stelle führen Teilerkenntnisse aus zufälligen und willkürlichen Experimenten zu kurzschlußartigen Folgerungen. Dort werden sie dann aufgrund von Theorien am Menschen angewandt.

Die ganze Penicillin-Therapie ist doch nur die Folge eines Zufallsexperimentes, das dann in vielen Stationen zu einem Riesenexperiment an der Menschheit führte, über dessen Folgen ich mich hier nicht auslassen kann. Aber schon im Jahre 1950! las ich im Readers Digest, daß in den USA kein Mensch mehr von den Lebensversicherungen versichert wurde, der jemals mit Penicillin behandelt worden war. Das war 21 Jahre nach der Zufallsbeobachtung Flemings.

Amerika verkaufte den größten Teil seiner Penicillin-Anlagen nach Europa, und die Satelliten hinkten hinterher.

Bald wurde auch bei uns vor der allgemeinen Anwendung des Penicillins gewarnt. Ich weiß nicht genau, wie die Einstellung der Medizin heute zu diesen Mitteln ist, aber ich glaube, es ist so, daß der verantwortliche Kliniker es nur noch in den dringendsten Fällen anwendet.

Aus diesem großen Schimmelpilz-Experiment ergibt sich für

uns ein tiefer Einblick in das Pilzwesen überhaupt, von dem wir im allgemeinen doch mehr oder weniger nur einen Teil der morphologischen Seite zur Kenntnis nehmen.

Was bewirken die Penicilline am Menschen?

Penicilline beseitigen schnell die Wärmesteigerungen, das Fieber! Also griff man oft bei nur den geringsten Temperatursteigerungen zu Penicillinen, weil man kein reales Verhältnis mehr zu dem Fieber hat.

Penicilline beseitigten aber auch die Bakterien und damit war – den herrschenden Theorien über die Infektion entsprechend – die Krankheit geheilt. Es soll gar nicht geleugnet werden, daß viele gefährliche Situationen so überbrückt werden konnten.

Was geschah aber nebenher am Menschen selber?

Der Mensch erlebte in der Folge solcher Behandlungen Störungen in seinem gesamten Wesen. Es dauert oft 2–3 Jahre, ehe er sich wieder voll als Selbst fühlt! Das ist bei den verschiedenen Menschen natürlich durchaus unterschiedlich. Der oberflächlichere, weniger aufmerksame Mensch spürt weniger als ein anderer. Man erlebt, daß die Wärme-Organisation, daß der Rhythmus des Kreislaufes und des Herzens Störungen erfahren! Daß die Darmflora erheblich gestört oder vernichtet wird, ist allbekannt. Die Verdauung kommt in Unordnung und infolge dieser Störungen erkranken weitere innere Organe und schließlich treten sogar als grausame Ironie des Schicksals neue Krankheiten auf – vor allem Pilzkrankheiten aller Art.

Von der Mundhöhle aus entwickelte sich der früher harmlose Soor-Pilz in die Atemwege bis in die Lungenbläschen hinab. Die davon befallenen Menschen gehen oft rettungslos zugrunde – weil kein Pilzbekämpfungsmittel mehr wirkt.

Was wird in diesem Kampfe gegen die Bakterien aus den Bakterien selbst? Es ist bekannt, daß viele Arten inzwischen so resistent gemacht worden sind, daß sie nicht mehr auf Penicilline reagieren. Dieses Wundermittel hat die Bakterienstämme derartig resistent gemacht, daß es bekanntlich Bakterienseuchen – besonders in Krankenhäusern – gibt, die unter dem Begriff «Hospitalismus» gehen. Sie befallen Patienten und Krankenhauspersonal und bilden dadurch auch für die Öffentlichkeit eine große Gefahr, wenn sie nach außen verschleppt werden.

Wir erleben hier einen gewissen Parallelismus zu den Atom-Experimenten und zu vielen Experimenten auf anderen Gebieten. Ungenügende Einsicht und Übersicht in bezug auf die Zusammenhänge läßt die Elemente des Experimentierens so selbständig werden, daß sie dann zu einer Gefahr für den Bestand der Menschheit werden (Zauberlehrling! Goethe).

Ich glaube, aus einem solchen medizinischen Erfahrungsgebiet können wir uns den Zugang zum ganzen Pilzwesen suchen, bevor wir auf einzelne Pilze eingehen, die nun in anderer Weise auch schon in früheren Zeiten therapeutisch verwendet wurden. Rudolf Steiner hat uns auch einige Anweisungen gegeben.

Wie stehen die Pilze überhaupt in der Pflanzenwelt darinnen? Halten wir uns an das, was die üblichen Pflanzensysteme sind, dann haben wir zumeist an deren Anfang die Einzeller oder Protophyten, dann die Bakterien – Algen – Pilze usw. und am Ende schließlich die Compositen oder Korbblütler.

Solche Systeme sind ja unter der theoretischen Voraussetzung aufgebaut, daß das – was wir als Pflanzenwelt draußen vorfinden – sich gewissermaßen mehr oder weniger linear vom einfachsten zum kompliziertesten auseinander entwickelt habe, aber schon aus der Fortpflanzungsart von Moosen, Farnen usw. könnte man entnehmen, daß eine solche Theorie, die keine Rücksicht auf eine Evolution einer lebendigen Erde in Beziehung zur Evolution des Menschen nimmt, in der Luft hängt. Sie geht von einer theoretisch postulierten Evolution aus, die von toten Anfangszuständen ausgegangen sein soll.

Uns interessieren hier nun besonders von den niederen oder niedersten Pflanzen die Spaltpflanzen, zu denen eben auch die «Bakterien» gehören und die echten «Thalluspflanzen», zu denen dann Algen und Pilze gehören.

Welches sind die charakteristischen Merkmale der Bakterien? Sie sind freie Organismen:

1. ohne Zellkern
2. ohne Chlorphyll
3. einzellig
4. mikroskopisch klein
5. Vermehrung durch Spaltung in zwei Teile
6. Sporenbildung (Dauersporen)
7. sie leben saprophytisch oder parasitisch
8. als Formen treten auf: Kugel(), Stäbchen(), Schraubenspirale(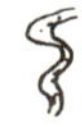)

Vereinigen sich die Einzeller zu Verbänden, dann treten sie auffällig in die Stabform oder in Scheiben-, Kugel- und Maulbeerform über. Einige sind empfindlich gegen Temperaturerhöhungen, andere erzeugen aktiv Wärme! Ich erinnere an die Selbsterhitzung von Heu, Mist, Tabak und Baumwolle durch den «Bacillus calfactor». Die Lagerpflanzen oder Thallophyten leben sich als zwei große Gruppen dar, als Algen und Pilze. Sie kann man unter den niederen Pflanzen als Exponenten der Polarität von Licht und Finsternis bezeichnen. So bilden die Algen Chlorophyll. Man nimmt an, daß sie die Vorstufe der höheren Blattpflanzen seien. Die Pilze bleiben frei von Blattgrün.

Die einen leben im mehr oder weniger durchlichteten Wasser und der Feuchtigkeit –, die anderen in der mehr oder weniger finsteren aber feuchten Erde. Wenn wir die Frage stellen nach den typischen Erscheinungen der Pilze, so machen wir noch einen Unterschied bei ihnen in Schleimpilze und echte Pilze!
Die Schleimpilze treten auf:

1. als nacktes Protoplasma mit Kernen
2. chlorophyllos
3. Vermehrung durch Verschmelzung miteinander und durch Sporangienbildung
4. sie leben auch saprophytisch oder parasitisch im Feuchten der Erde.

Als Untergruppen gelten

I. die Schlauchpilze (Ascomycetes) z. B. Hefepilze, Schimmelpilze (Aspergillus und Penicillus), auch viele Pilze als Parasiten auf Nutzpflanzen, z. B. Mehltau, Claviceps von Secale cornutum, dann Lorchel, Morchel, Trüffel.

II. die Ständerpilze (Basidiomycetes).

Sie wissen, daß Rudolf Steiner die Pflanzenwelt und so auch die Pilzwelt niemals abgesondert – d. h. ohne direkten Bezug zur ganzen Erde darstellt. Da unterscheidet er sich grundsätzlich von der Schulbotanik. Dieser Zusammenhang zwischen Pflanze und Erde geht bei ihm weit über das hinaus, was z. B. in der modernen Ökologie entwickelt wurde. Für ihn sind die Pflanzen regelrechte Organe der lebendigen Erde. Er spricht davon, daß allem Pflanzenwachstum ein Einheitliches in der Erden-Organisation zugrunde liege.

Den Krautigen Pflanzen, wie den Pilzen ist dieses «Einheitliche» «eine Art von Mutterboden», heißt es bei ihm. Die Bäume heben dieses Einheitliche sogar über den Erdboden hinaus.

Der Unterschied zwischen Baum und Pilz ist der, daß der Baum dieses «Einheitliche» exponiert, dem Kosmos exponiert, während die Pilzwelt es nicht exponiert. Sie beläßt es in dem Boden. Die krautigen Pflanzen exponieren dieses Einheitliche auch dem Umkreis, dem Kosmos.

Was nennt nun Rudolf Steiner «das Einheitliche in der Erden-Organisation»?

Seine gesamte Evolutionslehre kann ich hier natürlich nicht entwickeln. Sie werden auch einiges davon gehört oder gelesen haben. Ich will hier nur den Erdenzustand berücksichtigen, der in etwa auch in der naturwissenschaftlichen Geologie bekannt ist – wenn auch mit andersartigen Vorstellungen verknüpft! –

Worauf ich jetzt abziele, das ist die Erde vor dem Mondenaustritt und nach dem Mondenaustritt. Wir nennen den Erdenzustand vor dem Austritt des Mondes »den Mondenzustand der Erde» oder die Lemurische Epoche.

Angeblich entspricht sie etwa dem Ubergang vom Paläozoikum zum Mesozoikum(?). Die Epoche nach dem Mondenaustritt entwickelt dann das, was wir in der Folge als den Erdenzustand bis heute bezeichnen.

Mit dem Austritt des Mondes aus einer ätherisch noch zäh-plastischen Erde lief zeitlich parallel ein Hereinwirken oder Durchgang der Mars-Sphäre in gasförmiger Art durch die Erde.

Das sind die Vorgänge, die sich dann in den Naturwissenschaften in den verschiedenen Theorien der Eisenbildung, der Bildung des Eisenkernes in der Erde niedergeschlagen haben (Pyrit, Eiweiß-Atmosphäre).

Da Rudolf Steiner den Ausgang zur Erdbildung von geistigen und lebendigen Vorgängen nimmt, stehen ihm hier die heutigen Vorstellungen als polar entgegengesetzte gegenüber! Die Naturwissenschaften entwickeln ihr Weltbild bekanntlich aus einem hypothetisch postulierten toten, physikalischen Zustande heraus.

Der Mondenzustand, der Mond, die Mondenkräfte sind für Rudolf Steiner dagegen keine wesentlichen toten Namen oder abstrakte Kräfte. Mit dem Austritt des Mondes wird eine wesentliche Evolutionsfunktion aus der Erde eliminiert. Diese Funktion hängt zusammen mit der alten Lebendigkeit der Erde.

So sprechen wir dann auch davon, daß derartige Mondenkräfte noch in der Erde zurückgeblieben sind.

Sie sowohl wie auch der Mond selber treten nach dieser Entwicklung in ein bestimmtes, vermittelndes Verhältnis zur Sonne und zu den übrigen Planeten.

Auf diesen hier kurz und abstrakt formulierten Voraussetzungen einer Evolutionsstufe der Erde basiert der Begriff

»das Einheitliche in der Erden-Organisation».

Mit ihm wird auf etwas hingewiesen, was in der Erde als Rest der alten Mondenkräfte lebt, das auch als die «wachsende Kraft» bezeichnet wird. Sie ist die Voraussetzung jeglichen Pflanzenwuchses und bedient sich des Wassers oder lebt in dem Wasser.

Der Unterschied der erwähnten großen Pflanzengruppen –

Pilze, krautige Pflanzen und Baumpflanzen – beruht vor allem auf ihrem unterschiedlichen Verhältnis zu diesen «Mondenkräften» in der Erde.

Ich will das einmal durch eine Skizze am Beispiel des Baumes verdeutlichen:

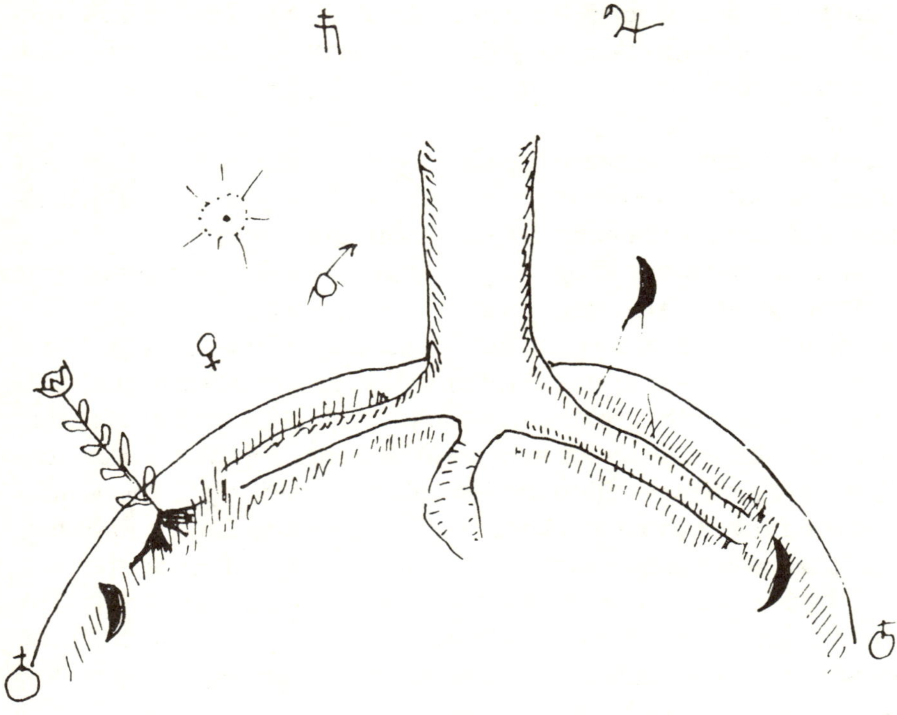

Baum und Kraut wurzeln stets in dieser Region der alten Mondenkräfte im Wäßrigen, Feuchten unterhalb der Erdoberfläche. Sie tragen die «wachsende Kraft» in dem mineralhaltigen, lebendigen Wäßrigen aus der Erde nach oben in die Pflanzen und exponieren sie dort dem Umkreis – dem Kosmos.

Was dabei geschieht an chemischen Vorgängen wie Kambiumbildung etc., muß ich jetzt übergehen. Auf jeden Fall tritt dort ein entscheidender Wandel ein, ohne den es keine grünen Pflanzen gäbe!

Der Unterschied gegenüber den Pilzen ist der, daß diese die «wachsende Kraft» nicht exponieren. Sie verbleiben mit ihrem ganzen Sein und Werden in diesem Kräftebereich, in der Sphärenkraft des Mondes – unter Einfluß der Erde.

Die «wachsende Kraft der einheitlichen Erden-Organisation» haben wir also einmal – unverändert in ihrer Wirksamkeit – in den Pilzen zum anderen durch Exposition verändert – in allen übrigen Pflanzen.

Nun kann man die Frage stellen, was ist damit gewonnen, daß wir uns eine Seite des Pilzwesens als in Beziehung stehend zu den alten Mondenkräften klargemacht haben? –

Zum mindesten ist das Lebensmilieu dieser Pflanzengruppe dadurch charakterisiert worden.

Pilze finden nur dort eine Existenzmöglichkeit, wo alte Mondenkräfte – d. h. die alte Erdlebendigkeit – wirksam sind, d. h. dort, wo das wäßrig schleimige Element dieser Kräfte vorhanden ist. Wo z. B. Pilze als Parasiten auf anderen Pflanzen auftreten, da gelingt es diesen Pflanzen eben nicht, die aufsteigende «Wachsende Kraft» – also die Mondenkräfte – genügend zu exponieren, daß sie restlos umgewandelt wird (z. B. in feuchten Sommern). Wir erleben dann ein Überwuchern dieser Kräfte. –

Wir haben die Mondenseite der Pilze uns klargemacht. Eine ganz andere Seite ihres Wesens ist ihre eigentliche Herkunft. Was weist uns nun auf ihren Urstand hin?

Das offenbaren uns die Art und Elemente ihrer Vermehrung oder Fortpflanzung.

Wenn wir absehen von der Fortpflanzung durch Thallus-Bruchstücke, so vermehren sich die Pilze durch Sporen!

Das heißt, die Sporen sind eigentlich die Grundform oder die Embryonalform der Pilze, die dann über den Keimschlauch zur Hyphe auswächst:

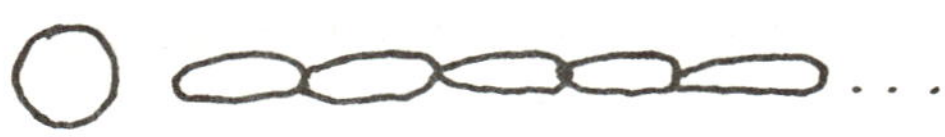

Die Grundform ist ein mikroskopisch feines kugeliges Element, das direkte verwandtschaftliche Parallelen zeigt zu dem Pollen in den Blüten höherer Pflanzen bzw. in deren Staubgefäßen!

Wie der Pollen durch den Stempel zum Fruchtblatt in den Fruchtknoten der Blüte hineinwächst, so wächst die Pilzspore in die Mondenregion der Erde hinein. Man könnte ruhig sagen, in die «Fruchtregion der Erde» hinein.

Der Pollen, der Blütenstaub der höheren Pflanzen, ist ein Element der Blütenregion mit ihren natürlichen Beziehungen zur Wärme, zu den Wärmekräften des Umkreises. Wir kennen aus der Botanik genügend Beispiele, wo die Pflanzen ihren Pollen sorgsam bewahren und behüten vor den Gegenkräften – besonders vor dem Wasser!

In dem Wärmeleben einer saturnischen Vergangenheit und den damit zusammenhängenden Entwicklungsvorgängen scheint der Pilz in der Form der Spore seinen Ursprung zu haben. Das diffus verteilende, versprühende Wesen der Wärme charakterisiert sowohl den Pollen wie die Pilzsporen bis in ihre sphärische Form hinein. Genau genommen gehörten die Pilzsporen eigentlich ihrem Wesen nach nicht in die feuchte Erde, sondern in die durchwärmte Luft – wie der Pollen. Was die Verzauberung in die Erde bewirkt hat, kann ich nicht untersuchen.

Ich will aber dem Wärme-Wesen der Pilze noch etwas nachgehen. Abgesehen von ihren eigenen Möglichkeiten, das Wärme-Wesen aus sich heraus zu aktivieren – z. B. im faulenden Holze – haben sie ihre Beziehungen zu den Wärmekräften experimentell in dem Penicillin-Experiment an der Menschheit bewiesen. Sie attackieren direkt das Wärmezentrum des Menschen und stören es auf lange Zeit!

Wer nun allopathisch eingestellt ist, kann sagen: Sie leisten das aufgrund ihrer Mondenbeziehung, die dem Wärmeelement direkt antagonistisch gegenübersteht. Es wäre das eine ähnliche Beziehung wie die vom Blei zum Silber, über die Sie bei den mineralischen Heilmitteln noch etwas hören werden.

Wer aber homöopathisch denken will, der kann sagen: gerade

die Ähnlichkeitsbeziehung zur Wärmeregion verleiht den Pilzen die Möglichkeit in den Wärmeorganismus des Menschen einzugreifen und ihn dabei in seiner regulären Funktion auszuschalten.

Stelle ich nun zusammenfassend die Frage nach dem Wesen der Pilze, warum diese Pflanzengruppe im Gegensatz zu den Algen sich in das finstere Erdreich begeben hat, dann kann *ich* mir nur folgende Erklärung machen:

In den Pilzen haben wir in bezug auf die Evolution retardierte Lebewesen vor uns, die als Lebenskeime erst eine Beziehung zur gewordenen Erdenwelt aufnehmen konnten, als die Erde schon über ihre eigene Saturnstufe hinausgeschritten war und ihnen nur ein entsprechendes Milieu, d. h. zurückgebliebene Mondenkräfte, Humus usw. zur Verfügung stellen konnte. Da erst war für das geistige Artwesen des Pilzes – das eben seinen Urstand in den Welten der Wärmekräfte hat, die Möglichkeit gegeben, sich zur äußeren Erscheinung zu bringen.

Das alte Mondenelement in der Erde ist die Voraussetzung für die Existenz der Pilze, die anscheinend keinerlei offensichtliche Beziehung zur Sonnensphäre haben. – Wo sie direkt mit dem Licht und der Wärme der Sonne in Berührung kommen, da gehen sie zugrunde.

Sie nehmen auch sonst nirgend – außer durch Abbauvorgänge – an den Entwicklungsvorgängen der Erde teil, die sich aus der regelrechten Weiterentwicklung der Erde und aus den Wechselvorgängen zwischen Erde und Sonne ergeben. Sie assimilieren nicht wie andere Pflanzen. Ihr Verhältnis zum Kohlenstoff der Erde ist ein recht sonderbares. In dem Chitingehalt, in ihrer Eiweißbildung bergen sie etwas, was wir nur im Tierreich finden.

Die Zellorgane unterscheiden sich äußerlich wenig von denen der Bakterien, doch tritt bei ihnen – außer bei den Hefepilzen – das Element der Schleimschicht stärker zurück.

Die Zellmembran besteht aus Chitin, Hemicellulosen und Cellulosen. Chitin ist nun – wie bekannt ist – ein wesentlicher Bestandteil des Organismus niederer Tiere wie Insekten und Krebse.

Die Hefepilze sind allerdings frei von Chitin!

Der gesamte Stoffwechsel der Pilze ist angewiesen auf vorverdaute Mineralität und vorgebildetes Eiweiß. Sie können als retardierte Pflanzenwesen nicht an die Erde direkt heran und sind in bezug auf ihren Stoffwechsel auf den Verfall organischer Substanzen angewiesen.

Trotz dieser anscheinenden «Rückständigkeiten» üben die Pilze im Boden für die lebendige Erde und die in ihr wurzelnden Pflanzen eine gewaltige Funktion aus – z. B. gerade in der Humusbildung, in der Verrottung organischer Substanzen.

Viele Pflanzen wären ohne ihre Hilfe in der sogenannten «Mykorrhiza», d. h. Wurzelpilzbildung, nicht existenzfähig. Unter Mykorrhiza versteht man das symbiotische Verhältnis der Pflanzen in ihrer Wurzelzone mit den Pilzen, die direkt in die Wurzeln der höheren Pflanzen hineinwachsen, z. B. bei der Schafgarbe, auf die wir noch zu sprechen kommen.

Ungünstige, hypertrophierende Stickstoffverhältnisse im Boden scheinen das Überhandnehmen der Pilze in den Pflanzen zu fördern.

Bemerkenswert ist, daß selbst in den kältesten Erdgebieten die Pilze sich entfalten können.

Die normale Pflanze baut sich bekanntlich aus dem Kohlenstoff auf, der durch die Atmung der übrigen Lebewesen vorhanden ist. Eine Pflanzenwelt, die sich aus dem Stickstoff aufbaut – wie die Pilze – hat keinen rechten Anteil an den Aufbauvoraussetzungen der gegenwärtigen lebendigen Erdenwelt.

Sie assimilieren den Stickstoff wie die anderen den Kohlenstoff. Damit weisen sie darauf hin, daß sie anscheinend etwas nachbilden, was im Laufe der Evolution einmal entstanden ist, was als Stickstoff bzw. Cyan oder Blausäure Ausatmungsprodukt der Tierwelt war. Diese Tatsache erwähnte Rudolf Steiner bei der Darstellung atmosphärischer Gegebenheiten in der Evolution im

Zusammenhang mit früheren und gegenwärtigen planetarischen Voraussetzungen (cf. Mondenzustand und Kometen, 1904, Paris).

Aus dem Bereich des ungeheuer umfangreichen und doch mehr oder weniger wieder einheitlichen Pilzwesens möchte ich nur auf folgende Arten hinweisen:

Auf den:

+ Fliegenpilz	– Amanita muscaria.
Kaiserling	– Amanita caesarea.
Knollenblätterschwamm	– Amanita phalloides.
Lärchenschwamm	– Boletus laricis.
+ Weißer Bovist	– Lycoperdon bovista.
Wintertrüffel	– Tuber brumale.
Roter Keulenkopf	– Claviceps pupurea (Mutterkorn, Secale cornutum)
+ Schimmelpilz	– Penicillium, Aspergillus

Pilze – Flechten und Algen

Im Hinblick auf die ungeheure Fülle an Heilpflanzen (die wir in 26 Arbeitstagen bewältigen sollen) will ich mich mit den einzelnen Pilzen nicht lange aufhalten.

Der giftige Fliegenpilz – Amanita muscaria – ist Ihnen wohl bekannt. Er ist der Pilz, der mit seinem roten Hute mit weißen Flecken vorwiegend in Tannenwäldern und Heidegebieten gegen Ende des Sommers auftritt und auch in manchen Märchenbildern zu finden ist. Dieser für Menschen ungenießbare bis giftige Fruchtkörper des Fliegenpilzes ist eine Delikatesse für die Schnecken. Von den Menschen wurde er auch zu Rauschzwecken verwendet. Das Muscarin im Fliegenpilz ist ein Rauschgift. Es wurde auch im Haschisch gefunden. Es bewahrt seine berauschende Eigenschaft so stark, daß es sogar im Urin der Genießer seine Wirkung nicht einbüßt, d. h. nach der Körperpassage. Die Kirgisen trinken solchen Urin von Fliegenpilzgenießern und versetzen damit zuweilen ganze Dorfgemeinschaften in den Rauschzustand. Muskarin wirkt noch nach 3–4 Menschenpassagen in gleicher Weise. Wir sehen hier wieder die Beziehungen der Pilze zu den «ich-losen» menschlichen Seelenbereichen.

Wie *Amanita muscaria* im einzelnen auf das Seelenleben und dessen leibliche Organe wirkt, können Sie gut in der homöopathischen Literatur nachlesen, die die Prüfungsbilder dieses Pilzes aufführen. Diese Prüfungen am Gesunden haben vor allem eine enge Beziehung des Fliegenpilzes zum Nervensystem, d. h. zu den Organen des Astralleibes ergeben.

Auch Rudolf Steiner weist auf ihn hin. Sein Hinweis als Heilmittel bei Epilepsie findet noch eine Erweiterung im folgenden

Satz: «Agaricus muscarius D6 ist anzuwenden, wenn man die Vermutung hat, daß Nerven direkt beschädtigt sind.»

In einem Krankheitsfalle von Parkinson empfahl er, – nachdem andere Medikationen versagt hatten, – Injektionen mit Kaiserschwamm, Amanita caesarea, und als dieser in der Gegend nicht zu haben war, empfahl er Amanita bulbosa – Knollenblätterschwamm, der sehr giftig ist und unter den Pilzsammlern immer wieder Opfer fordert. Er sagte dazu: «...die giftigen Pilze hätten überhaupt die Fähigkeit, die Gewebe wieder regenerationsfähig zu machen. Agaricus muscarius sowie die Pilze mit gesprenkelter Oberfläche seien mehr zu verwenden nach der Peripherie hin, die glatten könne man auch für das Innere verwenden.»

Ich bringe Ihnen noch drei Krankheitsberichte aus der Praxis aus dem Buche, die «Niederen Heilpflanzen» (S. 27).

Der *Lärchenschwamm,* Boletus laricis, früher auch Polyporus officinales genannt.

Als Hauptbestandteil wurde in ihm offiziell Agaricin, eine Harnsäure gefunden, die in der Medizin auch isoliert gegen Obstipationen und übermäßige Schweißbildung bei Lungen-Tb verwendet wurde. Agaricin wirkt wie Atropin auf die Schweißdrüsen, ohne aber wie dieses die Pupillen und das Herz zu beeinflussen. Da es aber Übelkeit, Koliken, Durchfälle und Kopfschmerzen erzeugen kann, ist es nicht lange in Gebrauch gewesen. Über Boletus laricis bringt die homöopathische Literatur einige Angaben.

Dr. Engel, London, berichtete mir, daß er Polyporus pulverisiert mehrfach bei Unterschenkelgeschwüren – Ulcera cruria – mit Erfolg verwendete, wenn diese vorher nicht reagiert hatten. Nach wenigen Tagen erreichte er die Heilung!

Man muß die «Rinde» des Lärchenschwammes abschneiden. Dann erscheint der «Pilz» innen nahezu weiß und weich. Diese Substanz zerrieben wird auf die Ulcusflächen gestreut!

Über den Bovist – *Lycoperdon Bovista* – der Weiße Bovist – berichte ich kurz und bringe zwei Krankengeschichten in Abrissen.

Es handelt sich bei diesem Pilz um ein altes Heilmittel, das offenbar bis in die Goethe-Zeit hinein gegen Blutungen angewendet wurde, aber auch gegen Harnbeschwerden.

Mezger empfiehlt Bovista D3 – D6 bei Fluor vaginalis. Der Amerikaner Nash schreibt über diesen Pilz: «Bovista ist für mich nur in *einem* Leiden von Nutzen gewesen, aber in diesem ist es unschätzbar: Menorrhagie!»

Die besondere Art der Blutung charakterisiert er so, daß sie nachts immer schlimmer ist als am Tage. Manchmal tritt sie überhaupt *nur* nachts auf. Er kennt kein zuverlässigeres Symptom! Bovista hat ihm sowohl akute als auch chronische Fälle geheilt.

In Galizien und Österreich dient dieser Pilz angeblich zur Abtreibung.

Der Wintertrüffel – Tuber brumale – hat seinen Eingang in die anthroposophische Medizin durch Dr. Brunk in Dortmund gefunden. Darüber können sie seinen Bericht in den «Beiträgen zur Erweiterung der Heilkunst» Jahrg. 1956 nachlesen. Er wandte diesen Pilz auf Grund einer ganz gewöhnlichen Ähnlichkeits-Signatur mit dem Melanom mit Erfolg an – und zwar kombiniert mit Iscador!

Der Pilz, der die Menschheit am allermeisten in Unruhe und in Unglück versetzt hat, der ihr Seelenleben in Aufruhr gebracht hat, das ist *Claviceps purpurea,* der rote Keulenkopf. der das Roggenkorn zum Secale cornutum, zum Mutterkorn verwandelt. Sie wissen, daß es im Mittelalter der Anlaß zu großen Epidemien mit ihren furchtbaren Folgen war. Grünewalds gewaltiges Altarbild erinnert an diese Zusammenhänge.

In der Neuzeit wurde dieser Pilz der Regler menschlicher Geburtsvorgänge und in jüngster Zeit – im LSD – der Vermittler eines illusionären Transzendenz-Erlebens.

Als letzte müßte ich über die Schimmelpilze berichten, doch glaube ich, daß Sie darüber aus dem modernen Studium und der Literatur genügend orientiert sind.

Die nächste Pflanzengruppe unter den Lager- oder Thalluspflanzen sind echte Lichtstreber – die Algen –. Sie erfordern insofern unser Interesse, als sie im allgemeinen als die Vorstufe der grünenden höheren Pflanzen angesehen werden.

So wie die Pilze eigentlich eine Vorstufe des Blütig-Fruchtenden sind, so sind die Algen eine Vorstufe der Blattpflanze. Wie die Pilze aber ganz dem Dunkel der Erde verhaftet bleiben, so streben die Algen zum Lichte und zur Luft. Als Wasserbewohner bleiben sie doch noch weitgehend den Erdkräften verhaftet, wenn sie auch nur geringe Berührung mit der festen Erde haben. Aber sie spiegeln die Erdkräfte doch in den bei ihnen auftretenden geometrischen Formen. Alles, was die kosmischen Sternenkräfte zu impulsieren haben, kommt an diese Pflanzenstufe anscheinend noch nicht heran – oder höchstens durch Vermittlung der Erdkräfte. Eine kräftemäßige Polarisierung macht sich in dieser Pflanzengruppe insofern bemerkbar, als einige Algen stärker zum Lichte streben und dann in den oberen Wasserschichten dahinschweben, d. h. vom Wasser passiv bewegt werden. Andere bleiben in den Tiefen der Finsternis noch stärker verhaftet.

Bei den sogenannten Geißelalgen haben wir solche, die sich in Richtung der Pflanze entwickeln und mittels ihrer Farbstoffe – wie Chlorophyll und Xanthophyll – Kohlensäure assimilieren und zu ihren Algensubstanzen umformen. Neben diesen haben wir die halbpflanzlichen Geißeltierchen. Sie nehmen auch organische Nahrung auf.

Man nimmt an, daß hier im Äußeren die Stelle liegt, wo Pflanze und Tier beginnen, sich klar voneinander abzusetzen. Hier finden wir den Entwicklungspunkt unter den Lebewesen, wo mondenhaftes Leben, das eben Stickstoff (CN) assimilierte, auch im Erdenreich von dem Stickstoff der zerfallenden Lebensstoffe lebt.

Die weitere Entwicklung bringen die Kieselalgen! In ihnen

wird statt Zellulose Kiesel in die Peripherie des Organismus eingebaut. Ihnen verdankt ein großer Teil des Erdgerüstes seine Existenz. Kiesel macht die Algen so hart, daß die Härte der Kieselalgen es ermöglichte, z. B. den Untergrund dafür abzugeben, daß ganz Berlin darauf gebaut werden konnte.

Es gibt auch Kalkalgen! Sie bildeten in den Meeren Kalkbänke und in den Gebirgen ganze Kalkzüge wie z. B. das Leitha-Gebirge.

Auch die Algen weisen eine ungeheure Vielfalt auf. Nur zwei Arten werden – soweit mir bekannt ist – als Heilmittel verwendet:

1. die Vaucheria aus der Klasse der Grünalgen (Chlorophyceae). Sie wird nur in der anthroposophischen Medizin angewandt.

2. Fucus vesiculosus, der Blasentang, der früher allgemeiner verwendet wurde, wird heute vor allem in der Homöopathie und in der Schulmedizin – vermöge seines Jodgehaltes – zu Entfettungsmitteln oder -Kuren gebraucht.

Die Indikation für die Vaucheria-Anwendung, die auf Rudolf Steiner zurückgeht, setzt die Kenntnis der 4 Wesensglieder des Menschen voraus; denn organotrope Beziehungen bestehen nicht.

Üblich ist die Anwendung der Vaucheria bei Masern und Scharlach oder wie in dem zitierten Falle eines epileptischen Knaben!

W. zur Linden gibt bei Scharlach Alge D3 – D6.

Magerstädt gab D6-Injektionen mit Mercurius vivus D30 und Quarz D20 bei Sykosis parasitaria!

Die Anwendung des Blasentangs – *Fucus vesiculosus* – beruht zumeist auf seinem starken Jodgehalt und ist daher mehr oder weniger eine Jodtherapie, auf die ich hier nicht eingehen will.

Ehe wir in das riesige Gebiet der höheren Pflanzen übergehen, haben wir noch die *Flechten* – Lichenes zu behandeln.

Unter Flechten versteht man eine Pflanzenerscheinung, deren

eigentliches Wesen man erst in der Mitte des 19. Jahrhunderts klären konnte, denn über die feineren Vorgänge in den Flechten, über ihre Gestaltungsvoraussetzungen und vieles andere waren sich die Botaniker vorher nicht klar! Schwendener erkannte, daß das, was man bisher als «Gonidien» in den Flechten ansprach, nichts anderes als Algen waren. Man stand vor der Tatsache, daß man in den Flechten eine Art von Symbiose zwischen Pilzen und Algen vor sich hatte.

Pilze und Algen haben aus sich heraus eine neue Pflanzenklasse geschaffen, kann man sagen, wenn man die geistigen Hintergründe nicht erwähnt.

Die Gestalt der Flechten ist entsprechend der in ihnen wirksamen Bildekräfte außerordentlich unterschiedlich. Es gibt Flechten wie loser farbiger Staub, solche in Krustenform – haut- und blattartig – seltener auch in gallertartigen Austreibungen und schließlich kann man solche finden, die aufsteigende, strauchartige oder fadenförmige Gebilde zeigen, die alle noch unter den Begriff «Thallus» fallen.

Die *Bartflechte* – Usnea barbata –, eine häufige Erscheinung an den Nadelbäumen in Bergwäldern, wurde gegen kongestive Kopfschmerzen und nach Sonnenstich verwendet, andere Arten als Tonicum amarum und gegen Keuchhusten.

Die aus Usnea-Arten gewonnene Usnin-Säure wurde als Tuberkulose-Antibioticum verwendet.

Die bekannte *Rentier-Flechte* – Cydonia rangiferina – eine ästig zweigförmig aufgerichtete Flechte – der Thallus bildet regelrechte Miniatur-Strauchbildungen – gehört zu den höchst entwickelten Flechten. Sie ist noch dadurch gekennzeichnet, daß der zweigförmige Thallus röhrenförmig hohl-durchluftet ist, d. h. stärker astralisiert ist als die meisten anderen Flechten. Diese Flechte finden wir außer in den nordischen Ländern, wo sie endlose Flächen bedecken, zwischen Heidekraut auf Moorböden und Tundren, in trockenen Wäldern auch auf Berghöhen zwischen dem Geröll.

Für das Rentier bedeutet die Flechte als Nahrung einen bedeutenden Milchspender. – Besondere Arznei-Indikationen kenne ich nicht.

Die bekannteste Arznei-Flechte ist das Isländische Moos oder die *isländische Flechte* – Cetraria islandica –. Sie hat eine Form, die wie in heißem Wasser geronnenes Eiweiß wirkt. Es sind mehr oder weniger gelappte Flächen von grünlich-brauner Färbung. Sie fühlen sich ledrig an. Daher stammt auch der lateinische Name «Cetraria», denn «Cetra» heißt «kleines Lederschild».

Die Cetraria findet sich zwischen Moos, Gras und Heidekraut nahe dem Erdboden. Sie ist über ganz Europa verbreitet und kommt in arktischen und antarktischen Ländern der Erde vor. Im Norden trifft man sie auf der Ebene, in gemäßigterem Klima in Höhen bis zu 3000 m Höhe.

In der Volksmedizin wird das Isländische Moos als Tee oder zu dicker Gallerte gekocht gegen hartnäckigen Husten verwendet – es ist im Sytra-Tee der Weleda vorhanden. Es bewährt sich auch gegen Auszehrung und Schwindsucht.

Für die Medizin, die sich dieser Heilpflanze auch bediente, sind die Inhaltsstoffe wie Cicrolichenin und Cetrarin und das «Stärkemehl» wesentliche Gründe ihrer Wirksamkeit. Auch oxalsaurer Kalk ist vorhanden.

Bei atonischen Formen der Lungen-Tb bessert Cetraria islandica das Allgemeinbefinden und die Appetitlosigkeit. Allzulanges Kochen zersetzt aber die wirksame Säure. Die Bitterkeit des Getränkes läßt sich durch etwas Honig ausgleichen!

Große Erschöpfung nach geschlechtlichen Ausschweifungen heilt die isländische Flechte, ebenso die Erschöpfung, die stillende Frauen erleiden müssen, wie sie auch die Milchabsonderung fördert.

Die häufige Erwähnung dieser Flechte bei Lungenerkrankungen, bei Auszehrung und Schwindsucht legt uns die Vermutung nahe, daß sie einen fördernden Einfluß auf den Lebensäther ausübt, der bekanntlich mit der Lunge als Erdenorgan und Träger des Lebensäthers zusammenhängt. Ihre Wirksamkeit geht nicht auf das Organ der äußeren Atmung.

In unserer Therapie findet Cetraria islandica nach einer Empfehlung Rudolf Steiners in potenzierter Form bei der Sarkombehandlung Verwendung.

Aus eigenen Erfahrungen kann ich diese Flechte bei chronischen Gelenkveränderungen dringend empfehlen.

Cetraria soll nach Literaturhinweisen auch die Erythrocytenbildung anregen und daher bei Anämie indiziert sein.

Gegenindikationen sind: Fieberzustände, Entzündungen und Blutungen im Lungenbereich.

Als letzte Flechte, die ich erwähnen muß, nenne ich die *Lungenflechte* – Sticta pulmonaria –. Sie war früher wesentlich häufiger im Gebrauch als die Cetraria islandica. Sie ist auch schon selten geworden.

Es ist eigentlich ein bezeichnendes Signaturenerlebnis, wenn man in der mittleren Bergwelt auf kräftigen Ahornbäumen bzw. ihren Stämmen mit ihrer Tendenz die Rinde in großen Stücken ständig abzuwerfen und das Zerfallen und Zerstäuben des Irdisch-Gewordenen, Gewachsenen so augenfällig zu bestätigen, wenn man da auf dem so bereiteten Boden die Lungenflechte in großen Lagern vorfindet. Hier findet man eine Flechte, von wirklich großem Ausmaß.

Ist der Ahorn schon selbst eine ausgesprochene Licht-Äther-Pflanze, die sich mit dem chemischen Äther bis in ihre Formbildung (vgl. die Flügelung der Früchte) hinein eng verbindet, so wird durch die Sticta pulmonaria nochmals ein wesentliches Geschehen unterstrichen, daß sie hier im Bereich des Irdisch-Zerfallenden ihre eigene Werde-Sphäre in besonderer Weise hat, denn sie kommt – soviel ich weiß – nur an Ahornstämmen vor. – Es ist eben eine Tatsache, daß alle Flechten sich dort ausleben, wo etwas zerfällt, ohne daß sich materiell nachweisen ließe, daß sie etwa von diesem Zerfall profitierte.

Die Lungenflechte – die ich Ihnen in einem großen Trockenexemplar zeigen kann – ist eine ausgesprochene Krustenflechte dorsi-ventralen Charakters. Sie ist die schönste und größte unter unseren heimischen Flechten. Auf der lockeren, staubig zerrieselnden Ahornrinde bildet sie braunlederige bis olivgrüne Lager, die ich Ihnen auch noch in Dias vorführen kann. Diese Lager muten richtig an wie ein Versuchsfeld für das Blastulieren und Gastrulieren, auf dem die mondhafte astrale Welt sich versucht, ohne daß diese Tendenzen zur vollen Auswirkung gelangen; d. h. es bilden sich natürlich keine Hohlorgane, womit die Tierstufe erreicht würde.

Ohne weiteres verständlich ist es, daß einem beim Anblick dieser Flechten sofort das Bild der Lungen einfällt – wie, nach dem vorliegenden älteren Schrifttum – die alte Signaturenlehre sich angeblich auf die Ähnlichkeit bezogen haben soll, um diese Flechte gegen Lungenleiden anzuwenden.

Sie haben hier ein Exemplar vor sich. In der Trockenzeit schnurren die Lungenflechten sehr stark zusammen. Man muß aber einmal erlebt haben, welche «Bewegung» in die Flechten kommt, wenn starke Durchnässung diesen Trockenzustand rückgängig macht. Die gelbbraun gewordene Flechte beginnt sich plötzlich zu wandeln – Monate lang nach der Trocknung – erst tritt helles Grün, dann tiefes Dunkelgrün auf, die Lappen dehnen und strecken sich, als erwachten sie aus einem Schlafzustand zu neuem Leben. Die Grünfärbung der Sticta pulmonaria im feuchten Zustande übertrifft viele Blattpflanzen an Intensität.

Vergleicht man die Lungenflechte mit der Cetraria islandica, dann unterscheiden sich beide außer durch ihre axiale Lage im Raume besonders dadurch, daß die Sticta pulmonaria viel stärker ihren mondenhaften Charakter offenbart, der dann in der starken Chlorophyllbildung der Algen in ihr eine enge Bindung an das Sonnenelement offenbart, während das saturnische Element stiller im Hintergrunde bleibt. Beim Isländischen Moos dagegen steht Wärme und Lebensäther im Vordergrunde des Wirkens, während Licht- und chemischer Äther in der Lungenflechte tonangebend zu sein scheinen.

Im ganzen genommen sind sie ja alle keine echten Erdenpflanzen im üblichen Sinne. Ich brauche nur auf ihre besondere Stärkeart hinzuweisen.

Noch ein kurzer Hinweis auf die klinische Bedeutung der Lungenflechte, die vor allem aus der Homöopathie stammt:

Asthma der Schwindsüchtigen, besonders bei Beschwerden mit Schmerzen, als ob der Kopf zertrümmert wäre.

Nasenschleimhauterkrankungen – chronischer Katarrh, und Druck an der Nasenwurzel. Das charakteristische Symptom ist: heftiger Schmerz und schwerer Druck in der Stirn und in der Nasenwurzel. Die Absonderungen bilden Schorfe, die hart und trocken werden (ähnlich wie bei Kal. bichromicum).

Bei Husten wirkt diese Flechte, wenn der beschriebene Nasenkatarrh ihn begleitet. Der Sticta-Husten wird nachts beim Niederlegen schlimmer. Er hält den Kranken wach infolge eines nervösen Zustandes.

Sticta heilt z. B. auch den hartnäckigen Husten während und nach den Masern, Sticta-Husten ist erst trocken und später locker, Sticta pulmonaria wirkt schnell bei entzündlichem Rheumatismus der Kniegelenke. Auch wirkt sie gegen die Schlaflosigkeit, die als Begleiterscheinung der katarrhalischen Symptome auftritt. Angewendet werden Ø, D1 – D3.

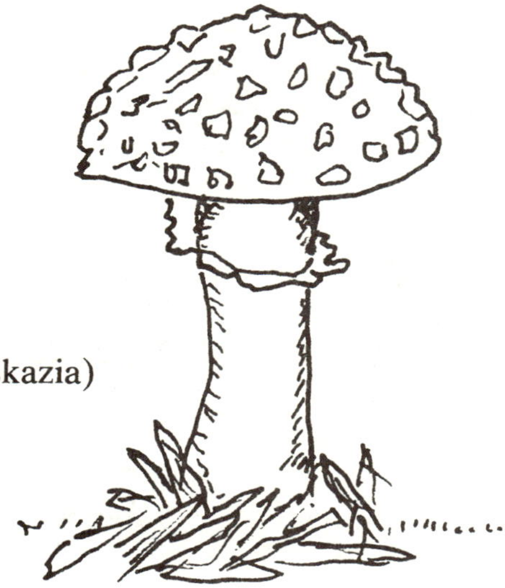

Fliegenpilz
(Amanita muskazia)

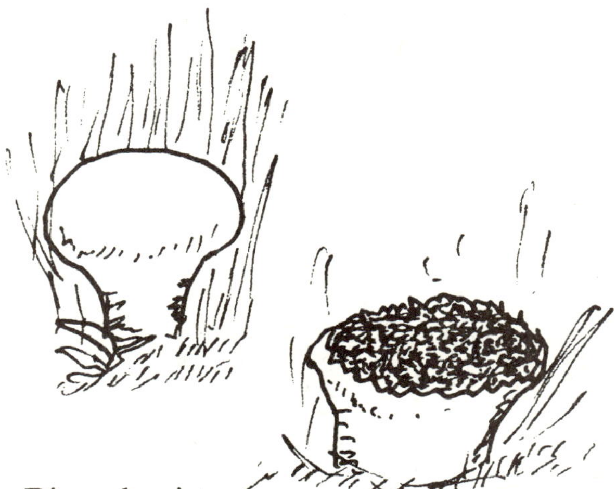

Riesenbovist
(Lycoperdon bovista, L.)

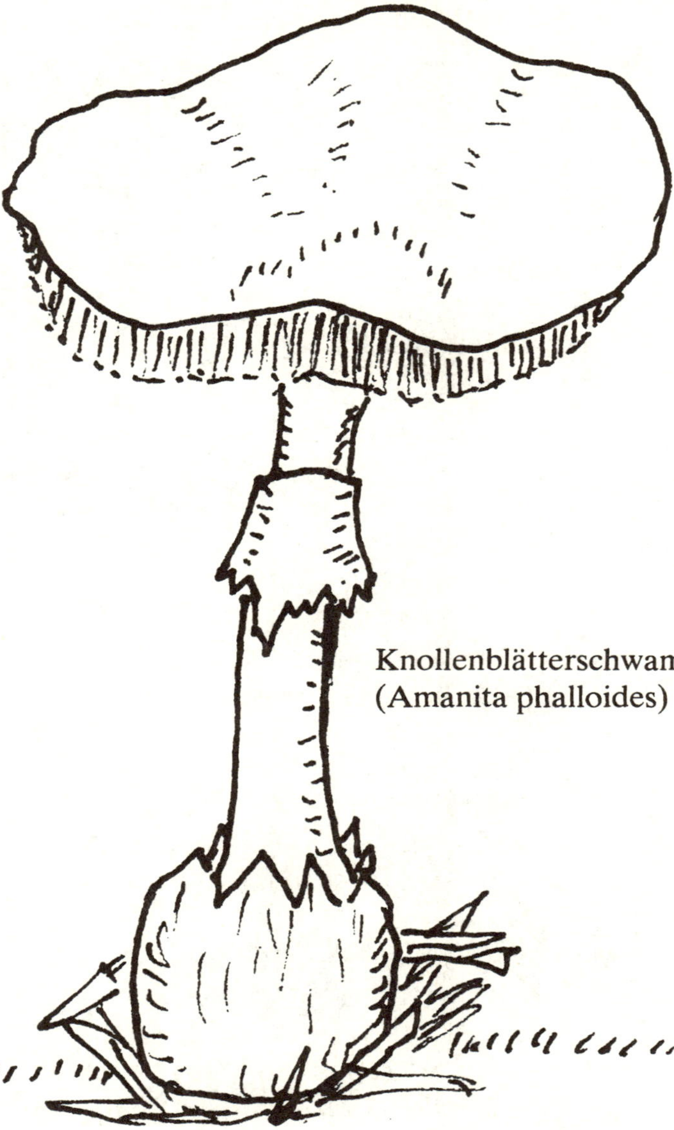

Knollenblätterschwamm
(Amanita phalloides)

Roggen-/Ähre
mit Secala cornutum
(Claviceps purpurea)

oder roter Keulenkopf

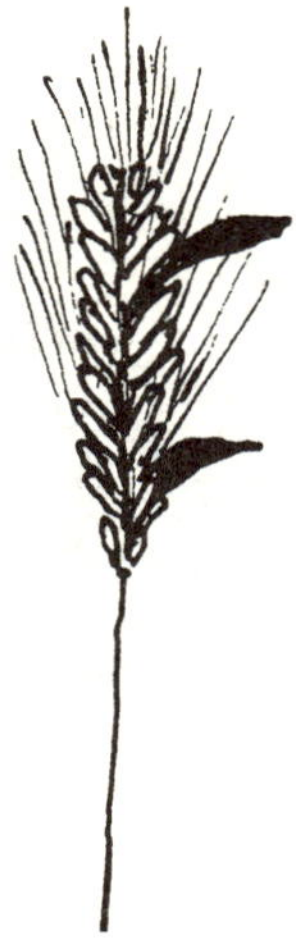

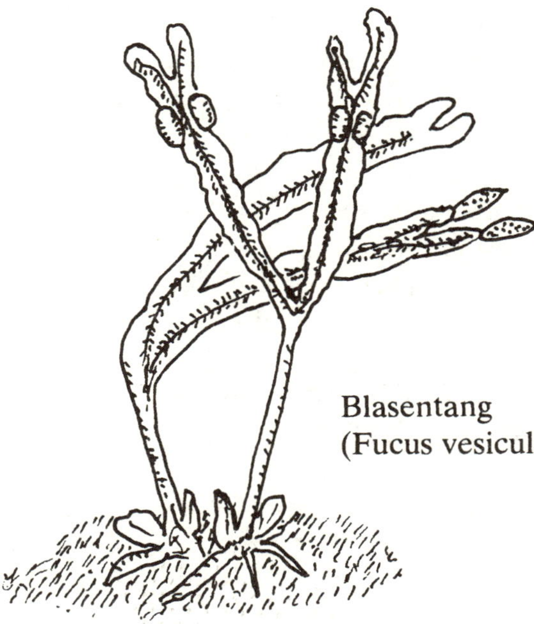

Blasentang
(Fucus vesiculosus, L.)

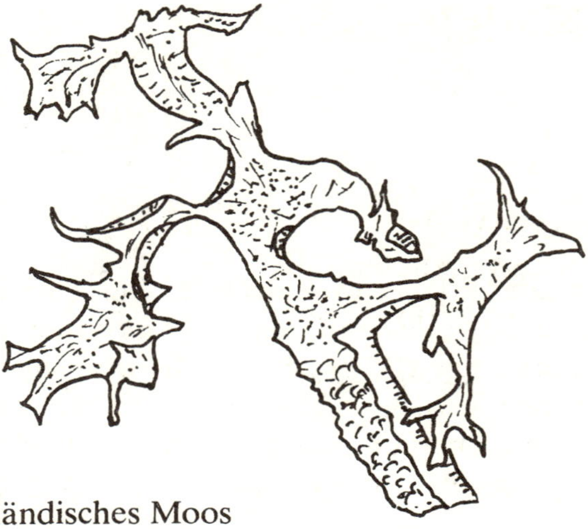

Isländisches Moos
(Cetraria islandica)

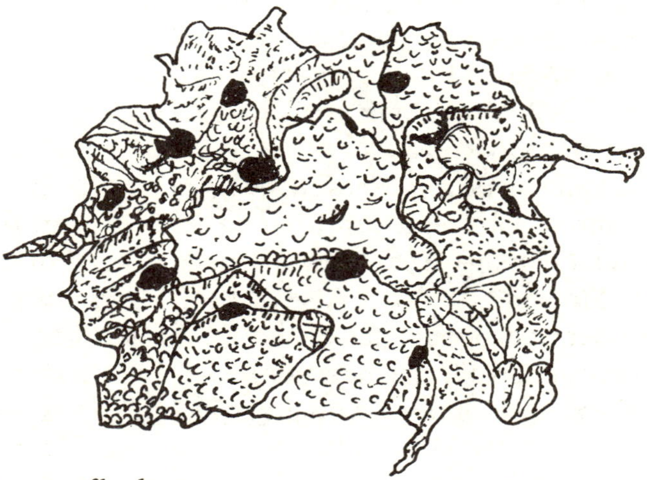

Lungenflechte
(Sticta pulmonaria)

Moose, Schachtelhalmgewächse und Farne – Nadelhölzer

Als nächste Stufe der Pflanzenwelt nach den niederen Heilpflanzen kommen jene Gewächse in Frage zu besprechen, die wir als Moose, Schachtelhalmgewächse und Farngewächse sowie Bärlappgewächse kennen. Auch sie gehören zu den Sporenpflanzen, doch ist ihre Besonderheit die Art ihrer Fortpflanzung. Das besondere Merkmal dieser Pflanzengruppe besteht in einer Art von Generationswechsel.

Hatten wir bei den Pilzen das Streben in die Erde hinein, so streben die Moose durch die Feuchtigkeit hindurch in Licht und Luft. Schon bei den Algen finden sich moos- und farnähnliche Gebilde, ja selbst blütenpflanzenähnliche Formen.

Bei Moosen finden wir zwei unterschiedliche Sproßformen – bei ein und demselben Pflanzenindividuum scharf gegeneinander «abgegrenzt»: ein Vorkeim von algen-flechtenartiger Form und ein laubiger Sproß (Kormus).

Der Vorkeim geht aus Sporen hervor, welche die Mutterpflanze in ihrem kapselartigen Sporenträger hervorbringt. Der Vorkeim zeigt Thallus-Charakter und wächst sich dann zur eigentlichen Moospflanze aus. Als solche bildet sie wieder Sporenträger oder Sporogone, aus denen die Sporen herausfallen.

Bei Farnen gehen die gleichen Vorgänge etwas anders vor sich. Die Fortpflanzungsorgane – Antheridien und Archegonen sitzen hier nun nicht auf der Mutterpflanze, sondern auf dem Vorkeim – dem Prothallium –, dem dann erst die sogenannte «eingeschlechtliche» Generation entwächst. Die Vorgänge erinnern alle ganz entfernt an tierische Fortpflanzungsformen, woraus man wohl schließen darf, daß sie alle zu einer Evolutionszeit impulsiert wurden, wo allgemein ein Impuls zur Zweigeschlechtlichkeit als neuer Impuls in Erscheinung trat. Ich muß aber betonen, daß man im Sinne von Tier und Mensch nicht von Geschlechtlichkeit bei Pflanzen reden kann, obgleich die Botanik das überall tut. Sie wissen vielleicht, daß auch das für Goethe ein Anlaß zum Ärger war, daß die Botaniker ewig in der Pflanzenwelt «hochzeiteten».

Die Vorstellungen sind ja auch objektiv falsch! Von Befruchtung kann man nur reden, wo ein Same ein Wesen befruchtet! Und wo fällt der Pflanzensame hin? – In die Erde! Er befruchtet die Erde,und sie bringt die neue Pflanze hervor!

Die Moose haben noch keine echten Wurzeln. Aus ihrer Gruppe wurden früher die Lebermoose – Marchantia gegen Leberkrankheiten angewandt. Der erdnahe, thallusartige Charakter dieser Moosgruppe steht in der Bodenfeuchtigkeit wohl stärker im Zeichen eines erdhaften Stoffwechsels, während die Laubmoose mehr einen Licht-Luft-Stoffwechsel haben – trotz der feuchten Atmosphäre, in der sie gedeihen.

Da von den Moospflanzen kein arzneilicher Gebrauch mehr gemacht wird, können wir diese Pflanzengruppe wieder verlassen. Zu erwähnen wäre vielleicht noch, daß es auch auf Kuhdünger lebende Moose gibt, die zur Sporenreife durchdringenden Himbeerduft ausströmen.

Ganz anders präsentieren sich uns die Farnpflanzen! Schon ihr Anblick zeigt uns, daß sie eigentlich ganz Blatt sind. Das Blattelement lebt sich auf dieser Pflanzenstufe zum ersten Male voll aus. Wir sprechen von einem «Farnwedel». Dieser Wedel ist aber – wenn wir genau hinschauen – eine Mischung von Sproß und Blütenstand oder Fruchtstand.

Farnkräuter entwickeln einen zumeist unterirdisch verlaufenden, kräftigen, gestauchten Stamm oder Grundachse mit Wurzeln, an der sich die Blätter häufig in einer bodenständigen Rosette entfalten. Es gibt auch baumförmige Arten, die dann rosettenartig anmutende schöne Blattkronen entwickeln. Auch solche Farne treten auf, deren Blätter dem waagrecht in der Erde verlaufenden Rhizom in einer Folge nacheinander entwachsen.

Beachtenswert bei den Farnen ist die Andeutung von tierhaften Bildungen. Die Rhizome zeigen häufig wurm- und «drachenartige» Formen. Die rötliche Behaarung durch die Spreuschuppen und dann die schneckenähnliche Einrollung der Jungwedel; alle diese Erscheinungen weisen auf einen starken astralen Einfluß hin.

Bei unseren heimischen Farnen bleibt der Stamm in der Erde. In den Tropen entringen sich die Farne mit ihrem Stamm der reinen Erdgebundenheit. Der Drang zum Licht wird so stark, daß sie Gebilde hervorbringen, die den Palmen durchaus ähnlich sind.

Weiter eingehen auf die Fortpflanzungsvorgänge der Farne will ich nicht. Sie finden sie in jedem Botanikbuch.

Aber es ist doch vielleicht wichtig, sich bewußt zu machen, daß eigentlich jede Pflanze im Vorgang der Keimung – wenn auch mehr oder weniger kaschiert – die Sonnentrennung von der Mond-Erde wiederholt – Mond-Erde ist hier gemeint als Erde, bevor sich auch der Mond von unserer Erde trennte.

Unter den Farnen kommen 5 Arten für die Heilkunde in Frage:

1. Die Mondraute – Botrychium lunare – auch Allermannsharnisch genannt – war früher offizinell. Ihre Wirkung lag vor allem in Richtung der Wundheilung. Als mondabhängig spielte sie im sogenannten Aberglauben der Menschen eine große Rolle – insbesondere bei unverheirateten jungen Mädchen. Heute wird sie nur noch wenig angewandt. Wegen ihres seltenen Vorkommens steht sie unter Naturschutz.

2. Der Nieren- oder Wurmfarn – Aspidum filix mas – ist heute noch bekannter. Wie der Name schon andeutet, ist er ein bekanntes, aber nicht ungefährliches Mittel gegen Eingeweidewürmer. Sein Gift schädigt das Lebergewebe.

3. Die Hirschzunge erwähne ich als dritten Farn. Scolopendrium vulgare – wurde früher gegen Milzleiden und als Wundmittel verwendet.

4. Das Venushaar – Adiantum capillaris Veneris – ist ein häu-

figer Bestandteil der sogenannten «Brusttees». Ein Zuckerauszug aus den Blättern heilte Brustkrankheiten.

5. Das Engelsüß oder Polypodium vulgare – auch gemeiner Tüpfelfarn genannt – enthält in seinem Wurzelstock Öl, Gerbstoff und Zucker. Er war früher offizinell. Die Weleda und die Wala verwenden diese Farngewächse in folgenden Zusammenhängen und Indikationen:

Die Wala verarbeitet Filix mas – den Wurmfarn; Pteridium aquilenium – Adlerfarn; Scolopendrium – Hirschzunge.

Im Weleda-Verzeichnis finden wir die angeführten Farnarten verarbeitet in den Präparaten: Anaemodoron/Chelidonium comp./Digestodoron.

Die D-H-U – die homöopathische Union – führt in ihrem Arznei-Verzeichnis: Adiantum cappilaris Veneris; Aspidium felix mas; Polypodium vulgare.

Die Farne sind wohl unter den blütenlosen Pflanzen die fortgeschrittenste Stufe. Ihre arzneiliche Wirkung im Menschen geht dahin, daß sie im Organismus die abbauenden Kräfte verstärken. Man verordnet sie also, wenn dem Aufbau im Organismus kein genügender Abbau gegenübersteht. Grohmann wies einmal darauf hin, daß die Farne nicht sprießen, sondern sich tatsächlich aus einer Spirale «auswickeln». Jedes Fiederchen der Wedel wickelt sich aus seiner Blattschnecke heraus. Auffallend bei vielen Farngewächsen ist der starke Rhythmusausdruck in den Blattwedeln. Bei den arzneilichen Farnen finden wir das ungeteilte Blatt der Hirschzunge und bis zur höchsten Rhythmisierung beim Adlerfarn!

Wenn ich jetzt den Schachtelhalm – Equisetum – abhandeln will, dann folge ich weder der anthroposophischen noch der üblichen Systematik, denn der Schachtelhalm lebt ja – wie die Farne das Blattprinzip ausleben – das Stengelprinzip aus. Insofern wäre er vielleicht vor den Farnen abzuhandeln gewesen. Sie finden die Reihenfolge dieser Pflanze in den verschiedenen Botanikbüchern auch unterschiedlich angegeben.

Der Schachtelhalm ist für uns als Arzneipflanze wohl die wichtigste Pflanze dieser Gruppe. Als wichtigsten Wesenszug finden wir an ihm sein unmittelbares Streben zum Lichte hin. Die Equisetumsprosse streben der Sonne zu wie die geilen Triebe der Kartoffel im Keller.

Wilhelm Schnepf weist darauf hin, wie diese Sonnenbeziehung früher bei den ausgestorbenen Calamariaceen so stark war, daß sie Höhen von 30 m und mehr erreichten. «Sie zogen in ihrem Wachstum gewissermaßen in dem von Sonnenkräften noch unmittelbar durchwirkten Brodem der dampfübersättigten Luft der ausgetretenen Sonne nach!»

Bekanntlich findet man diese Riesenschachtelhalme – die gewaltige Wälder bildeten – noch heute im Carbon in ihren Abdrücken.

Die Rhizome der Schachtelhalme kriechen im Erdboden weit umher und lassen den Schluß einer starken Erdverhaftung zum Trugschluß werden. Der Erde zwar verhaftet, strebt der Schachtelhalm doch mit seinen schön rhythmisch gegliederten Sprossen dem Lichte zu. Er ist wie eine Art Verbindung zwischen Licht und Erde. Seine Sprossen – besonders die fruchtenden – zeigen wie griechische Säulen eine Kanellierung in der Längsrichtung.

Der Winter-Schachtelhalm – Equisetum hiemale – der bis 1½ m hoch wird, ist völlig astlos. Er ist ein blattloser Stengel, der assimiliert. Seine einzelnen Glieder werden bis zu 15 cm lang. Nur der Bambus zeigt noch längere Internodien. Was beim Schachtelhalm am Frühlingssporentrieb sich als Blätter bilden will, das verwächst noch in ganz frühem Stadium miteinander und bildet den auffälligen Zackenrand, der die Stengelknoten eng wie eine Scheide umschließt und sich schnell gelblich verfärbt. Dieses rudimentäre Gebilde – das Blatt werden wollte – assimiliert nicht. Diese Funktion übt nur der Stengel, der «Halm» aus. Die einzelnen Glieder des Schachtelhalmes stecken lose ineinander und lassen sich leicht herauslösen. Sie sind kaum miteinander verwachsen. Die Sommertriebe zeigen allerdings auch Seiten-Äste.

Die unterirdischen Teile des Schachtelhalmes zeigen die erwähnte Kanellierung nicht.

Leicht unterliegt man der Täuschung, als seien die Halme des Equisetum die Stamm- oder Schaftbildungen. Diese müssen wir aber in der Erde suchen. Die farblosen Rhizome, die wie Schnüre überall die Erde durchziehen, sind der eigentliche Stamm der Pflanze. Aber auch in ihnen ist der Rhythmus wirksam. In rhythmischen Abständen entlassen diese Rhizome knollige Knospen, die dann zu Tochter-Sprossen auswachsen. Aus den Rhizomknoten gehen auch die meist stark verzweigten Wurzeln hervor. Wie die «Halme» des Equisetum, so sind auch schon die Knoten der Rhizome hohl. Das stark durchlüftende Element macht sich also bis in das Erdreich in dieser Pflanze geltend.

Der blütenhafte, ähren- oder zapfenartige Sporangienstand wächst stets endständig am Sproß, d. h. im Licht-Luftbereich, was bei allen früheren Sporen-Pflanzen nicht der Fall ist.

Einen Anklang an das Pilzwesen finden wir noch bei Equisetum arvense und Equisetum maximum. Bei ihnen sind – im Gegensatz zu anderen Schachtelhalmarten die Fruchtsprosse chlorophyllos. Im Frühjahr finden wir sie als rasch aufschießende Sprosse. Wie der Tannenzapfen ist der Sporangienstand beim Schachtelhalm eine einzige Blüte.

Für therapeutische Wirkungen des Equisetums ist nun folgende Tatsache von ungeheurer Bedeutung. Von unten nach oben lagert sich Kieselsäure an der Peripherie der Schachtelhalme in den Außenwänden der Epidermiszellen ab. Sie bilden Gestaltungen, die den Skeletten der Kiesel-Algen ähneln. Übrigens – was vielleicht weniger bekannt ist – bilden Algen noch heute Kieselsäure durch sich selbst – auch in einem Wasser, in dem vorher keine Kieselsäure vorkam.

Equisetum arvense – der Ackerschachtelhalm, den wir am häufigsten in der Heilkunde verwenden, ist wohl die kieselreichste Pflanze. Angeblich 97% ihrer Aschen-Substanz ist Kieselsäure.

Vom Bergkristall her kennen wir die Sechsecksform, in die die Kieselsubstanz strebt. Auch die Sporenträger, die Sporophylle des Equisetum, zeigen diese Sechsecksform. Darin drückt sich fraglos eine hohe Kosmisierung dieser Pflanze aus, die den kosmisch-astralen Einfluß im Arznei-Gebrauch in den Menschen leitet. Wie sich auch botanisch eine Polarität zwischen Schachtelhalm und Farn finden läßt, so besteht sie auch in ihren arzneilichen Wirkungen: Farne wirken abbauend im Organismus, Schachtelhalme aufbauend.

Rudolf Steiner legt in seinen häufigen Hinweisen auf das Equisetum Wert darauf, daß man weniger auf das hinsieht, was an einzelnen Substanzen im Schachtelhalm auftritt oder gefunden wird, sondern auf das Prozessuale, das sich in ihm auslebt. Was uns eine differenzierende Analyse vermittelt, das treibt gerade «seine Funktionen auseinander.»

Da haben wir in dieser Pflanze, die einen physischen und ätherischen Organismus hat, vor allem Kieselsäure, die eine Rolle spielt, und schwefelsaure Salze. Diese wichtigsten Bestandteile sind aber weniger wichtig als Stoffe als vielmehr durch ihre Funktionen, die sie ausüben, die besonders auf die Nierenfunktion im Menschen ausgerichtet sind.

Die Nierenfunktion hängt ja davon ab, – insbesondere auch insofern sie Sinnesfunktion ist, daß der Astralleib des Menschen, der den Ausscheidungsprozessen als Abbauprozessen zugrunde liegt, richtig eingreift. Er strahlt ja gerade durch die Nieren ein. Er muß also angeregt werden, daß er Kieselsäure von außen an die Niere heranbringt.

Ein Mittel, das den Kieselsäure-Prozeß anregt, und ihn besonders in der Nierenfunktion anregt, ist Equisetum arvense, der Ackerschachtelhalm. Reine Kieselsäure würde nicht zur Niere hingelangen, Schwefelsäure-Salze wirken auf das rhythmische System. Sie würden auch die Ausscheidungsorgane und die Nieren anregen. Da sie im Equisetum arvense mit der Kieselsäure innig verbunden sind, führen wir bei dieser Medikation die Kieselsäure durch die Funktion der schwefelsauren Salze gerade der Niere zu. Der mangelhafte Nierenprozeß bei bestimmten chronischen Nierenerkrankungen wurde durch die Heilpflanze ersetzt.

Im menschlichen Nierenorgan sind ja auch aufbauende Kräfte. Wenn diese zu schwach sind und von den «Abbaukräften» überwuchert werden, dann wirkt der Ackerschachtelhalm, der «Aufbaukräfte» in sich hat, die denen im Nierenorgan entsprechen.

Equisetum als Präparat würde die Aufbaukräfte im Nierenorgan verstärken, ebenso wie die Farnkräuter bei zu starkem Aufbau die Abbaukräfte verstärken würden – auch in den Nieren. –

Führt man Kieselsäure durch den Schachtelhalm dem Menschen zu, so steigert man auch die Sensitivität der Nieren. Man wirkt dadurch auf Prozesse im Organismus, die «von einer Abstumpfung der inneren Sensitivität der Niere herrühren», wie Rudolf Steiner es ausdrückte.

Eine ausgesprochene Equisetum-Wirkung erreichen wir z. B. durch Schachtelhalm-Bäder. Durch starkes Auskochen wird die Kieselsäure kolloidal löslich. Man muß sich auch einmal folgendes vorstellen: wenn Sie trockenen Schachtelhalm vor sich haben, und Sie versuchen, ihn zu verbrennen, so bleibt er nachher in seinem Kieselgerüst vor Ihnen stehen.

Man hat nach der Pfeifferschen Methode Kristallisationsversuche gemacht und festgestellt, daß getrocknetes Equisetum – ausgekocht – stärkere Wirkungen zeigte als frisches. So richtig saftig ist der Ackerschachtelhalm aber eigentlich nur auf Wiesen.

Equisetum-Abkochungen – mindestens 5 Minuten kochen lassen – regelmäßig gegeben, würden fraglos die chronische Pyelonephritis weitgehend einschränken, wenn die Menschen Geduld und Mühe aufbrächten, das regelmäßig zu tun.

Die vielen Pilzerkrankungen in und an dem Menschen, die heute zu einer Plage geworden sind, würden ebenfalls stark eingeschränkt werden – wenn nicht gar ganz verschwinden. Man denke nur, wie die synthetischen Stoffe der Kleidung die Nierenfunktionen in der Haut beeinträchtigen!

In potenzierter Form wirkt Equisetum als Tropfen und Injektion gleicherweise auf die Urin-Absonderung anregend und bei Rheuma.

Eine ganz starke Wirkung erzeugt das nach Angaben Rudolf

Steiners «künstlich componierte» Equisetum-Präparat der Weleda «Sol. silicea comp.», das zugleich die Ich-Organisation stark anspricht.

Zum Abschluß der Equisetum-Betrachtung muß ich noch auf eine Veröffentlichung hinweisen, in der K. Paech auf einer Sitzung des Medizinisch-Naturwissenschaftlichen Vereins Tübingen am 18. 11. 1952 über die «Bildung der Alkaloide in den Pflanzen» berichtete und angab, daß Nicotin im Schachtelhalm gefunden wurde. Ich glaube, daß man daran auch wiederum erkennen kann, eine wie starke Beziehung das Nikotin zur Niere hat. Es wirkt fraglos primär schädigend auf die Niere – natürlich nicht in den minimalen Mengen, in denen es im Equisetum vorkommen mag.

Zum Abschluß der Sporen-Gewächse müssen wir noch einen Blick auf die Bärlapp-Gewächse werfen.

In der Medizin findet aus dieser Gruppe Lycopodium clavatum – der Kolben-Bärlapp – Verwendung. Er ist eine moosähnliche Pflanze, die ihren Sproß auf dem Boden von Nadelwäldern dahinschiebt und dabei oft meterlange rankenartige Ausläufer bildet. Er «kriecht» dahin; deswegen wird er auch «Schlangenmoos» genannt. Seine rankenartigen Sproßgebilde sind besetzt mit kleinen ganzrandigen, spitz zulaufenden Blättchen.

Wie beim Schachtelhalm sind die Sporenblätter zu kolbenartigen Sporophyllen vereint. Wie langgestielte, gelbgefärbte Ähren erheben sie sich über die niederen Bodenpflanzen, so daß der Wind die gelblichen Sporen in die Weite tragen kann.

In früheren Zeiten wurde das Kraut des Lycopodiums unter dem Namen Herba musci terrestris oder Herba musci clavati verwendet, ebenso die Sporen unter dem Namen Semen Lycopodii, obgleich es sich nicht um «Samen» im botanischen Sinne handelt.

Heute werden wohl nur die Sporen angewandt. Sie enthalten bis zu 50% fettes Öl und angeblich auch in geringer Menge ein Alkaloid.

Hugo Schulz berichtet davon, daß zu seiner Zeit die Bärlappsporen nur noch äußerlich als Streupulver in der Kinderpraxis, bei Ekzem und Intertrigo älterer Menschen verwendet wurde. Er hält diese sehr eingeschränkte Anwendung für nicht berechtigt. Das Indikationsgebiet ist ein viel weiteres.

Lycopodium im Verhältnis 1:10 gründlich mit Milchzucker verrieben und dann messerspitzenweise gegeben, wirkt gut bei Blasenleiden, z. B. der Kinder, die sich erkältet haben. Es wirkt auch gut bei älteren Menschen mit arthritischen Erscheinungen, die über Brennen beim Wasserlassen klagen.

Auffällig ist, daß auch dieser Sporenträger wie Farn und Schachtelhalm eine so starke Beziehung zum Uro-Genitalsystem hat. Sein Wirkungsbereich ist damit allerdings nicht erschöpft. Wenn wir uns das homöopathische Arzneiprüfungsbild vom Lycopodium ansehen, dann finden wir, daß Lycopodium auch Beziehungen zum Leberbereich und zum Colon ascendens und wieder zur Blase hat.

In der Volksmedizin und in den Handbüchern der Arzneimittellehre vor etwa 100 Jahren wurde das Kraut vom Lycopodium als Infus gegen Nieren- und Blasensteine verwendet.

In unseren fortlaufenden Betrachtungen sind jetzt die Nadel-Hölzer an der Reihe.

Kurz wollen wir einen Blick auf Fichte, Kiefer, Lärche, Eibe, Gingko, Thuja oder Lebensbaum und auf den Wacholder werfen. Wenn wir hinauswandern in den Tannenwald, dann können wir fast überall beobachten, wie aus der verletzten Rinde dieser Bäume und aus ihren Zweigen eine klare farblose und durchsichtige Flüssigkeit heraustritt, die sich durch Duft ankündigt, sonst zäh und klebrig ist. Wenn sie eintrocknet, ist sie gelb-weiß bröckelig, büßt aber nicht an Duft ein. Das ist das rote Terpentin, Terebinthina, der Saft aus dem Kambium, der sowohl den Abies-, Pinus- wie den Larix-Arten eigen ist. Gewonnen wird das Terpentin, indem die Rinde angeschnitten und der Kambial-Saft in untergestellte Gefäße aufgefangen wird.

Entsprechend der Herkunft besteht natürlich auch ein Unterschied zwischen diesen Terpentinen. Während z. B. das Lärchen-Terpentin – Terebinthina laricis – Venezianisches Terpentin – in seiner an Honig erinnernden Farbe und Konsistenz – richtig aufbewahrt – jahrzehntelang unverändert sich erhält, tritt beim Kiefern-Terpentin – von Pinus maritima gewonnen – das Französische Terpentin – bald eine schichtweise Unterteilung oder Ausfällung auf. Aus diesen Terpentinen wird das Terpentinöl – Oleum Therebinthinae – destilliert.

Bei den Destillationen entsteht ein Rückstand als Harz oder Kolophonium, das für Streich-Instrumente verwendet wird. Daß Terpentinöl fäulnis- und gärungswidrige Eigenschaften hat, dürfte bekannt sein.

Fragen wir nach der unmittelbaren Wirkung des Terpentins und des Terpentinöls, so kann man sagen, daß beide Stoffe auf der Haut Hitzegefühl und Erytheme hervorrufen, denen dann zuweilen Bläschenbildung folgen kann. Innerlich genommenes Terpentinöl, auch eingeatmetes kommt ebenso in die Haut und wird dort zum Teil wieder ausgeschieden. Acne, Urticaria, jukkendes, scharlachähnliches Erythem und Blasenausschlag können die Folge sein.

Man könnte sehr viel über die Wirkungen des Terpentins, des Terpentinöls sagen, über seine Wirkung auf das Sensorium, die Nerven, die Nieren und Lungen usw. Da es aber heute therapeutisch kaum noch verwendet wird, will ich hier nur noch darauf aufmerksam machen, daß bei uns vor allem Resina Laricis besonders in der Augenheilkunde angewandt wird, in Kombination mit anderen Mitteln, ebenso bei rheumatischen und arthrotischen Symptomen-Komplexen. Daß sonst besonders zu Inhalationen das Eucalyptus-Öl das Terpentinöl abgelöst hat, dürfte bekannt sein.

Aus den jungen Zapfen der Weiß-Tanne – Abies alba – stellt man das Templinöl – Oleum Templini – her, wie aus den frischen Zweigen der Legföhre oder Latschen-Kiefer das Krummholzöl. Beide Präparate sowie das als Kien-Öl bekannte unreine Terpentinöl wurden besonders gern auf dem Lande gebraucht.

Bandwürmer und andere Darmparasiten, chronischer Husten und Störungen der Nierentätigkeiten beseitigte man damit. Man denke auch an den bekannten Harlemer Balsam oder Tillyöl, eine Mischung von geschwefeltem Leinöl und Terpentinöl. Äußerlich finden alle diese Präparate Anwendung als Einreibung bei Gicht und Rheumatismus. Auch Bäder stellte man her durch Abkochung von jungen Fichten-Sprossen oder durch Zusatz von Fichtennadel-Extrakten.

Aus Lärchen gewonnenes Terpentin fand auch innere Anwendung zur Förderung der Wehen-Tätigkeit. Der Splint der Fichten gegen Malaria!

Über die Eibe – Taxus baccata – möchte ich Ihnen einen seltsamen Bericht aus der Zeitschrift für Allgemeinmedizin aus dem Jahre 1970 vorlesen, ein Bericht, der es wert ist, zur Kenntnis genommen zu werden. Da berichtet Prof. A. Kukowka «Über die Gefährlichkeit der Eibe», aus eigenen Erlebnissen.

Der Bericht spricht für sich selbst. Die Erfahrungen zeigen, wie die Eibe ein Baum ist, der nicht nur selber durchlässig ist für Geistiges in Form seiner Gifte, die bis in das Luft-Element hineinwirken, sondern daß diese Gifte den Menschen selber lockern, seine Wesensglieder voneinander trennen, so daß absolute Bewußtlosigkeit eintreten kann.

In der Homöopathie wurde Taxus baccata bei Rheumatismus, Gicht, pustulösen Ausschlägen, Wassersucht, übelriechendem Nachtschweiß, Leberaffektionen, Nieren- und Blasenleiden, Ischias und all den Schmerzen angewandt, die wir heute wohl als Wirbelsyndrome auffassen. Aus den frischen Blättern wurde die Essenz hergestellt und auch flüssige Potenzen.

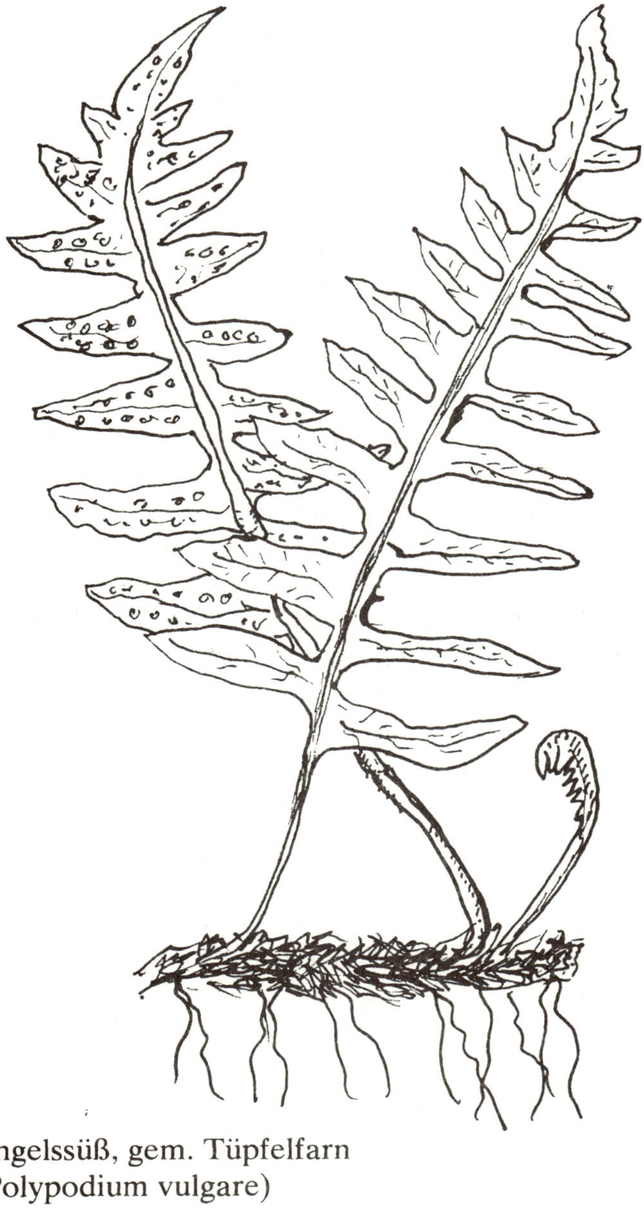

Engelssüß, gem. Tüpfelfarn
(Polypodium vulgare)

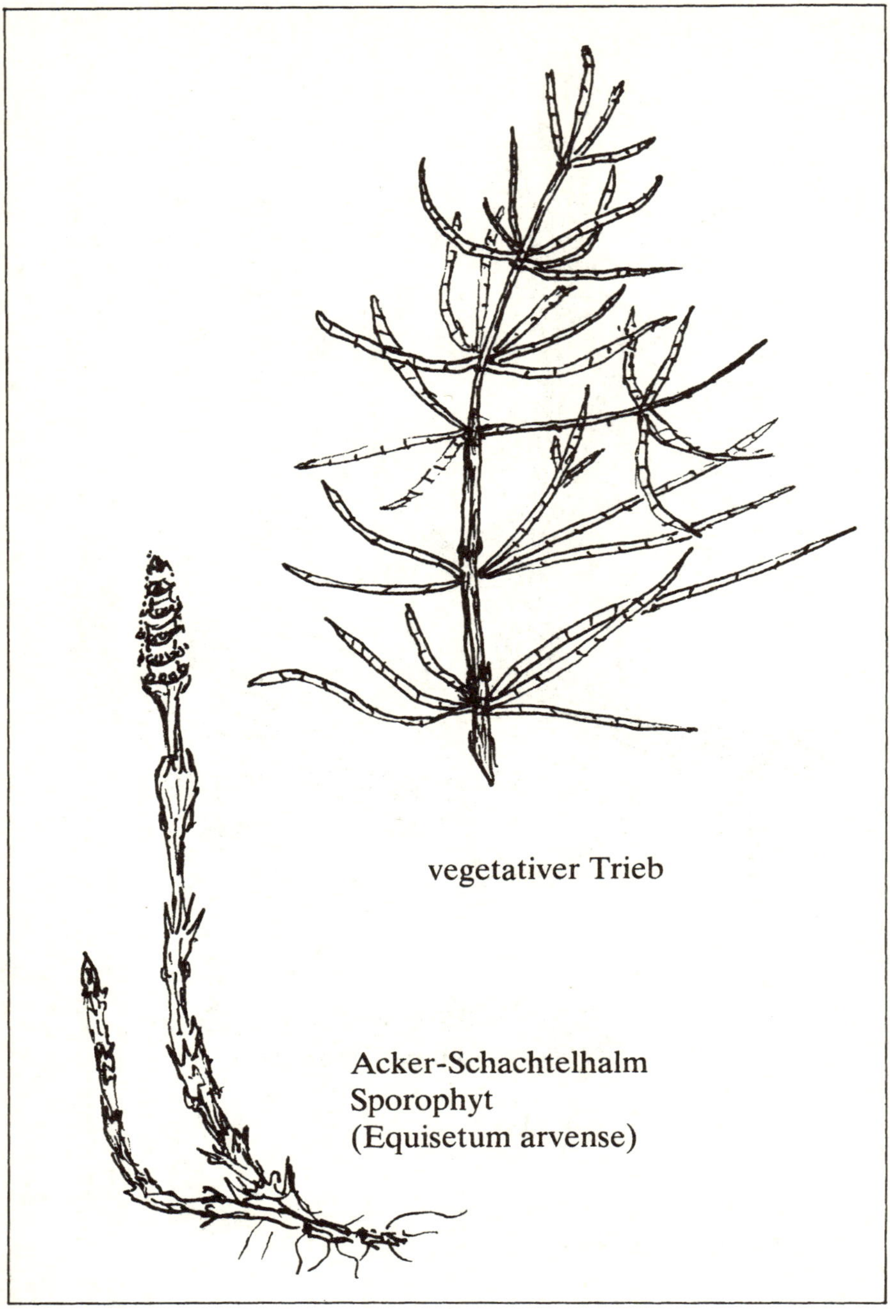
vegetativer Trieb
Acker-Schachtelhalm
Sporophyt
(Equisetum arvense)

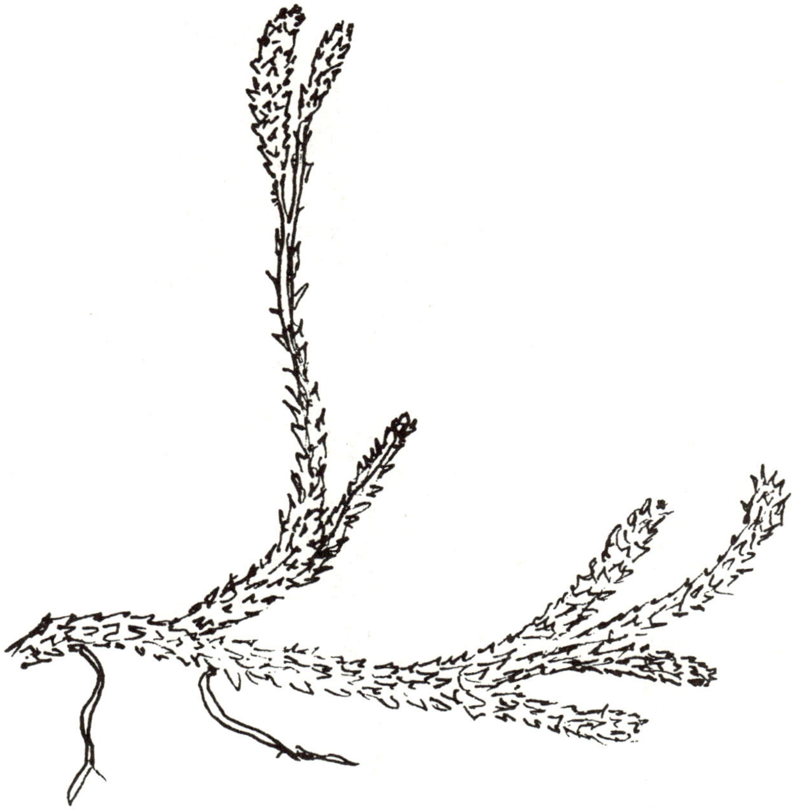

Kolben-Bärlapp
(Lycopodium clavatum)

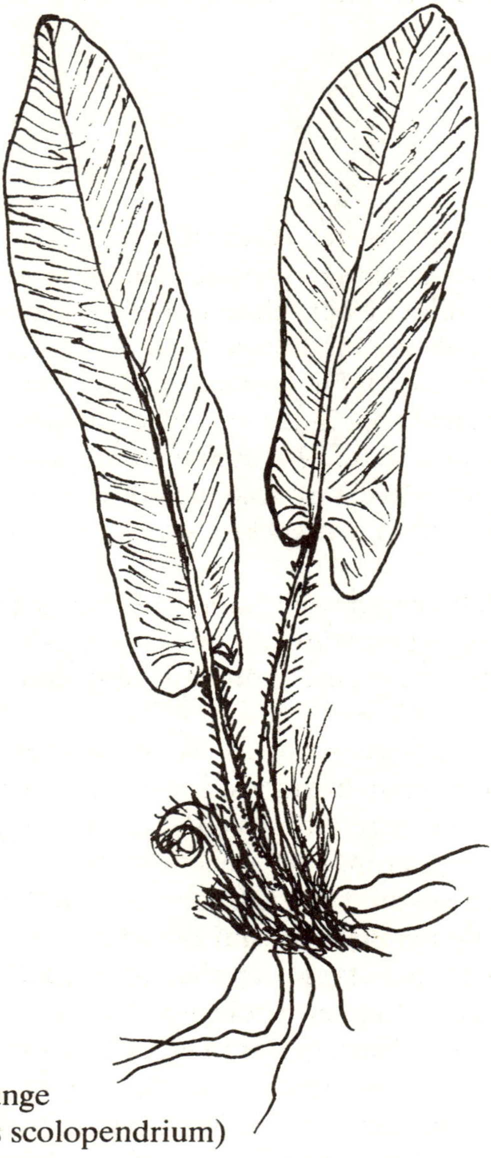

Hirschzunge
(Phyllitis scolopendrium)

Wacholder – Sadebaum und Lebensbaum

Juniperus communis – der Wacholder ist in der heutigen Heilkunde nahezu vergessen. Es gab aber Zeiten, wo er hoch geachtet war. Etwas von dieser Hochachtung erfuhr er wieder am Ende des 1. Weltkrieges, als die furchtbare Grippe über die Erde hinraste und unendlich viele Opfer forderte wie einst die Pest. Da erinnerte man sich, daß das Kauen von Wacholderbeeren in Seuchezeiten sich bewährt hatte. Wenn man heute nach einem Grippe-Vorbeugungsmittel sucht, so sind diese «Beeren» wohl das Beste und Einfachste. Zwar schmecken sie nicht angenehm, aber sie wirken!

Dieser Nadelbaum, dessen Nadeln oft nur Schuppencharakter haben, ist ja auch aus Märchen und Sagen, aus alten Bräuchen aller Art bekannt, die eine spöttelnde Wissenschaft gerne karikiert.

Juniperus communis wird fast so alt wie die Tradition der Bräuche, die um ihn bekannt waren. Er kann bis zu 2000 Jahre alt werden. Als höchste Höhe werden 12 m angegeben. Besonders im Norden Europas leben so alte und hohe Wacholder-Exemplare. Bei uns sind sie als Bäume sehr viel niedriger – etwa in der Lüneburger Heide oder auf Berghalden. Der Stamm zeigt blattartige Rinde, die erst glatt anliegt, dann rissig wird und sich später in langen, schmalen rötlichen Rindenfasern ablöst. Die Färbung geht vom rötlichen Braun bis zu bräunlichem Grau. Zumeist haben unsere heimischen Wacholder mehr busch- oder strauchartigen Charakter. Seine Verbreitung reicht in Mitteleuropa vom Norden bis in den Süden auf den Bergen und streckt sich auch noch weit nach Ost und West.

In auffälliger Weise – und das ist eine Signatur – ist der Wacholder von der Dreizahl beherrscht. Seine Zweige sind dreikantig. Der Pollen tetraedrisch geformt, die Samenblüten bestehen aus 3 Schuppen und bereiten 3 Samen-Anlagen. Sie sondern 3 sogenannte «Bestäubungstropfen» ab, die den Pollen binden. Die ganze Entwicklung steht auch unter der Herrschaft der drei! Im ersten Jahre erfolgt die Aufnahme des Pollens – der Wacholder ist zweihäusig.

Im zweiten Jahre wächst der Pollen im Frühling in der Blüte langsam abwärts und veranlaßt die Bildung von 3 Zellen: davon wird die unterste zum Keimling, die beiden anderen wachsen zum Träger des Keimlings aus. Die Dreiheit der Fruchtblätter wächst zur Einheit zusammen und bildet den beerenähnlichen Zapfen.

Im dritten Jahre erfolgt die Reife, d. h. es haben sich dann dreikantig-pyramidale Samen gebildet, die in Drüsen ätherisches Öl enthalten, das leicht verharzt.

Dreigliedrigkeit zeigt sich auch in der quirligen Stellung der Nadeln an den Zweigen. In diesen Formkräften offenbart sich der starke Einfluß des Licht-Äthers, der in dieser Pflanze wirksam ist – verbunden mit starken Wärme-Äther-Kräften, die in den Stoffumwandlungen zur Bildung ätherischer Öle führen. Diese Öle durchsetzen alle Organe bis in Holz und Wurzeln. Sie verharzen an der Luft allerdings sehr schnell.

Licht- und Wärme-Kräfte vermittelt der Wacholder auch als Heilmittel. Wenn man im einzelnen auf die Pflanze weiter eingehen wollte, könnte man in dieser Richtung herausarbeiten, wie die – auch als Aberglauben bezeichneten Wirkungen zu verstehen sind. Bemerken muß ich noch, daß der Wacholder in verschiedenen Gegenden noch unter anderen Namen bekannt ist: z. B. Kranawitz – Kranawitzstrauch; Machandel – Machandelboom – man denke an das Grimm-Märchen –.

Die Heilwirkung des Wacholders war früher sehr umfangreich. Überwiegend werden die «Beeren» verwendet – daneben auch Zweige und Holz aus Stamm und Wurzeln sowie einzelne Stoffe, die man aus ihnen extrahiert.

Junipers Sabina, der *Sadebaum* – ist ein naher Verwandter des Wacholders. Sie unterscheiden sich in ihrer Wuchsform. Während der Wacholder flammenförmig nach oben wächst, breitet der Sadebaum sich strauchartig mehr in der Fläche aus. Die Äste liegen fest am Boden und krümmen sich etwas gegen die Spitzen hin auf, als bildeten sie in ihrer Mitte eine Schale. Die Früchte von Sabina sind denen des Wacholders sehr ähnlich. Sie hängen an nach unten gebogenen Stielchen, während die von Juniperus comunis stiellos sind.

Der Sadebaum kommt wild wohl kaum vor. Er wird in Gärten und Anlagen angebaut, wo er oft sehr dekorativ wirkt. Fast jedes Dorf hat von jeher seinen Sade- oder Seve-Baum, denn der Sadebaum ist das häufigste volkstümliche Abtreibungsmittel. Seine ätherischen Öle sollen abortiv wirken; doch kann immer nur davor gewarnt werden. Schon manche Mutter, mit dem Kinde, ist daran gestorben.

Oleum Sabinae – das Sadebaumöl – aus den Zweigen gewonnen, wirkt in sehr kleinen Gaben die Diurese und die Menstruation anregend. Es breitet sich im ganzen Körper ein starkes Wärmegefühl aus, und die Pulsfrequenz steigert sich. In vermehrter Dosis ergeben sich Vergiftungserscheinungen wie Magen-Darmschmerzen mit Erbrechen. Am stärksten aber werden Nieren und Blase gereizt – bis zum Blutharnen. Hinzu kommen Anfälle von Dyspnoe, Krampfanfälle und Beschleunigung der Herztätigkeit. Es folgt allgemeine Anaesthesie und tödlich endendes Koma.

Die homöopathische Tinktur in stärkerer Verdünnung wird angewandt bei Menorrhagien, wenn das Blut hellrot und stoßweise auftritt, auch bei drohendem Abort. Die verdünnte Tinktur bewährt sich bei den Schmerzanfällen der Arthritiker bei der folgenden besonderen Indikation: Gelenk stark geschwollen; Geschwulst glänzend rot; überempfindlich gegen jede Berührung und gleichzeitiger Schmerz in den zugehörigen Extremitätenknochen.

Thuja – der Lebensbaum

ist wohl jedem bekannt. Er ist jener oft bis 5 m hochgewachsene, spitzkegelförmige, immergrüne Baum, der Gärten, Anlagen und Friedhöfe ziert. In Europa ist er nicht heimisch.

Thuja occidentalis kam im 16. Jahrhundert über Frankreich nach Mitteleuropa und begegnete dort dem aus China eingewanderten chinesischen oder morgenländischen Lebensbaum – Thuja orientalis. Er wächst wild in China, Japan und in anderen fernöstlichen Ländern.

Bei uns vertritt er die Cypresse des Orients!

Beide unterscheiden sich vor allem durch die Haltung ihrer Blätter oder Blattwedel voneinander: Thuja occidentalis entfaltet ihre Blätter horizontal, d. h. parallel zur Erdoberfläche, während die Thuja orientalis sie vertikal, d. h. senkrecht zur Erdoberfläche stellt. Die Nadelbildung ist bei beiden zur Schuppenbildung zurückgestaut. Lebensbäume sind einhäusige Windblütler im Gegensatz zum Wacholder, der zweihäusig ist.

Die Ursprünge der arzneilichen Thuja-Anwendung sind wenig durchsichtig. Die nordamerikanischen Indianer bereiteten aus den Jungtrieben ihres heimischen Lebensbaumes – Thuja occidentalis – eine Salbe gegen Gelenkschmerzen. Auch soll Theophrast den Namen «Thuja» schon gebraucht haben. Der Name wird hergeleitet vom griechischen «thyein-thyon», das rauchen, duften bedeuten soll. Es ist wohl anzunehmen, daß das Holz – nun von Thuja orientales – zu Rauchopfern verwendet wurde.

Hahnemann, der Begründer der Homöopathie, kam auf recht

merkwürdige Weise zu bestimmten arzneilichen Thuja-Indikationen. Ich zitiere Ihnen diesen Vorgang nach einem Bericht Farringtons:

Farrington berichtet, wie Hahnemann zuerst auf die Thuja aufmerksam wurde: Ein Student der Theologie stellte sich Hahnemann eines Tages in der Sprechstunde mit Erscheinungen vor, die auf eine gonorrhoeische Erkrankung verdächtig waren. Es bestand dicker eitriger Fluor aus der Harnröhre mit Brennen beim Urinieren. Schwellung der Teile und kleine Schleimhautauswüchse waren ebenfalls festzustellen. Hahnemann glaubte sich berechtigt zur Diagnose einer venerischen Urethritis, doch wurde die Aquisitionsmöglichkeit einer solchen seitens des Patienten energisch bestritten. Hahnemann bestellte den Patienten ohne therapeutische Maßnahmen nach 3 Tagen wieder. Dieser war vollkommen gesund. Nun forschte Hahnemann ihn gründlich aus und fand keine Ursache für die Erscheinungen, die so kurz aufgetreten und dann wieder verschwunden waren. Der junge Mann erinnerte sich aber, daß er einige Tage vorher beim Gang durch einen Garten einige Blätter von dem so aromatischen Lebensbaume abgebrochen und gekaut hatte. Darauf prüfte Hahnemann die Eigenschaft der Thuja occidentalis und fand auch die von dem Studenten angegebenen Symptome im Prüfungsbilde. – Diesem Vorgange verdankt der Lebensbaum seine Einführung in die Homöopathie.

Bis in die Goethezeit waren die stark balsamisch duftenden grünen Zweige mit ihrem aromatisch-bitteren Geschmack als «Ramuli arboris vitae» als schweiß- und harntreibendes Mittel offiziell. Ab 1828 wurde das ätherische Öl als Wurmmittel in Deutschland empfohlen und angewandt.

Wenn man sich die Frage stellt, wie lebt sich Thuja im Menschen aus? Welche Organ- und Wesensglieder des Menschen werden durch das Thuja-Wesen angesprochen?, dann finden wir in den Angaben, die Rudolf Steiner in einem Vortrage* machte, wohl die klarste, umfassendste und modernste Antwort. Seine Antwort umfaßt eigentlich alles, was an altem Wissen und Brauch, an instinktiver Verehrung sowie an experienteller homöopathischer Prüfungserfahrung vorliegt.

* Geisteswissenschaft und Medizin, XX. Vortrag.

Er erwähnt in dem XX. Vortrag zuerst die Nux vomica, die Brechnuß, deren Wirkung auf den Katzenjammer als Folge einer Alkoholvergiftung.

Die von Rudolf Steiner charakterisierte Thuja-Wirkung ist in ihrem prozessualen Wirken dargestellt und als solches vielleicht nicht sofort verständlich, aber das muß im Originaltext aus dem Zusammenhang eingehender studiert werden.

Auch das homöopathische Arzneibild von Thuja gibt eine Anzahl Symptomenkomplexe wie «Zerschlagenheit, Müdigkeitsgefühl, Widerwillen gegen jede Bewegung und Mattigkeit der Glieder». Ich kann Ihnen im einzelnen nicht alles aufzählen, aber wenn man das Thuja-Wesen charakterisieren – im Menschen wirkend – d. h. in der Vergiftung wirkend – charakterisieren will, dann kann man sagen:

Es bewirkt einerseits eine nicht richtige Verbindung des Astralleibes mit den niederen Wesensgliedern – als Folge Müdigkeitsgefühle und Bewegungsunwilligkeit.

Andererseits ist der Ätherleib nicht in der Lage, die Impulse des Astralleibes aufzunehmen (zu schwach, zu träge). Der Astralleib greift zuweilen auch den physischen Leib direkt an – wir haben dann die von Organ zu Organ, von Gelenk zu Gelenk wandernden Beschwerden, die plötzlich wieder aufhören.

Abendlich und morgens auftretende Beschwerden besonderer Art deuten ganz ähnlich daraufhin, daß der normalerweise beim Erwachen oder in der Müdigkeit nur locker mit dem Organismus verbundene Astralleib heftigere Verbindungen sucht und bewahrt mit einigen Regionen oder Organen des Organismus. In dieser Richtung wird man viele Symptome des Thuja-Arzneibildes der Homöopathie erklären können. Liegen von Anfang an derartige Symptome vor, dann ist auf Grund der Ähnlichkeit Thuja das Heilmittel. Im wesentlichen war für die Homöopathen Thuja das Mittel gegen Gonorrhoe oder gegen «Säfteverderbnis»: es wirkt auch günstig, wenn die modernen antibiotischen Mittel unangenehme Nachwirkungen hinterlassen, ebenso nach der Pocken-Impfung.

Ich könnte jetzt einige Krankengeschichten mitteilen, in welchen Thuja innerlich oder äußerlich gewirkt hat bei Fällen wie Hordeolum, Gehörgangfurunkel, Otitis media acuta, Aphten und Ulcera im Munde, Stomatitis ulcerosa, Halsabszeß, Mastoiditis. Die äußerliche Anwendung der Thuja bei Warzen dürfte bekannt sein. Dabei ist interessant, daß Thuja 30% äußerlich – ähnlich wirkt wie D30 dil. innerlich.

In alten Legenden wird behauptet, daß das Holz des Lebensbaumes beigetragen habe zum Crucifix auf Golgatha. Andere sprechen von Cedern, Cypressen – alles Verwandte des Lebensbaumes: Wenn solche Legenden die Bäume auch nur als Bilder für etwas Geistiges nehmen, so spielen sie doch immer eine Rolle als Symbole für das Wesen dessen, was als Schwellenerlebnis angedeutet werden soll, als Schwellenerlebnis zwischen dem physischen und geistigen Bereich im Menschen und in der Welt. Im Hinblick auf diese Tatsache muß ich noch eine therapeutische Seite der Thuja erwähnen, die sie ganz nahe an ein Mineral heranbringt – an das Kupfer, an Cuprum.

Rudolf Steiner macht auch darauf aufmerksam, daß bestimmte Magenerkrankungen ein unberechtigtes Aufhellen dieses Bewußtseinszentrums seien, von dem aus jeder Mensch unbewußt die Toten begleitet.

Diese Hinweise sollten nur in etwa den Ort fixieren, von dem aus das Wirken und das Wesen der Thuja zu verstehen ist.

Wie Cuprum so stehen auch die Cupressaceen, zu denen Thuja enge Verwandtschaft hat, an der Schwelle des Irdischen und des Überirdischen, d. h. des Vorgeburtlichen wie des Nachtodlichen. Aus dieser alten Erkenntnis trägt die Thuja ihren Namen «Lebensbaum» und steht Wache an den Stätten des Todes. Auch ihr aus dem Griechischen hergeleiteter Name «Thuja», der zusammenhängt mit dem duftend räuchernden Holze, das von den Tempel-Priestern einst zu Rauchopfern verwandt wurde, kennzeichnet ihre Stellung. Diese Grenzsphäre, zu der Thuja besonders starke Beziehungen hat, berührt leise auch die andere

Sphäre, die mit dem Auftauchen in der Erdenwelt zusammenhängt, die Geburts-Geschlechtssphäre. Wenn dort im Zuge der Kopulationsvorgänge kosmische Kräfte von außerhalb des Organismus wirksam werden und jene starke Giftigkeit bzw. Astralisierung erzeugen, welche die Voraussetzung ist zur Bildung des Krankheitsbildes der Gonorrhoe, der Existenzmöglichkeit für die Gonokokken. In diesem Zusammenhange entdeckte Hahnemann auch die Thuja für diese Indikation, die aber wohl immer etwas zweifelhaft geblieben ist.

Rudolf Steiners Hinweis auf Thuja betont ausdrücklich, daß Thuja «zur Anregung der Tätigkeit des astralischen Leibes» verwendet werde, aber ohne Einwirkung auf die Sexualität, d. h. auf jenen Teil des Astralleibes, der eine gewisse Selbständigkeit besitzt. Es wird Thuja als Heilmittel bei Sexualleiden abgelehnt, «weil die Erscheinungen beim Weglassen der Thuja sofort wieder auftreten.»

Noch einen letzten Aspekt zum Thuja-Wesen möchte ich Ihnen hier kurz andeuten. Das ist das prononcierte Verhältnis der Thuja zum Zeitorganismus, d. h. zum Ätherleib des Menschen und der Erde. Thuja occidentalis hat in seinem Arznei-Prüfungsbilde und in seiner Symptomatik um 3 Uhr in der Frühe und um 13 Uhr nachmittags einen ausgesprochenen Umschlagspunkt, daß z. B. entweder die Beschwerden beginnen oder aber ihren Höhepunkt erreichen, z. B. Neuralgien. Wir wissen, was dann vorgeht. Der Schwede Forsgren hat nachgewiesen, daß die Leber diese Periodizitäten aufweist – das Stoffwechselgeschehen überhaupt. Es ist ein Rhythmus der Speicherung und der Abscheidung, der Assimilation und Sekretion. Forsgren schreibt, «Der Höhepunkt des sekretorischen Stadiums wurde zwischen 2–3 Uhr nachmittags beobachtet», während der Höhepunkt der Assimilation nach Mitternacht, d. h. etwa 12 Stunden später liegt. Das sind Rhythmen, die wie Wachsmuth nachgewiesen hat, mit der Ein- und Ausatmung der Erde selbst zusammenhängen, die sich im Stoffwechselgeschehen spiegelt.

Auf diesen Rhythmus wies Rudolf Steiner 18 Jahre bevor

Forsgren zu diesen Erkenntnissen kam hin und betonte, daß die Thuja in jenen Fällen ein Heilmittel ist, wo dieser Rhythmus so weit unterschwellig wird, daß er die Stoffe nicht mehr hereinbringt in das lebendig rhythmische Geschehen der Assimilation und Sekretion. Es tritt also bei dem Menschen ausgesprochen ein Zustand der «Erdschwäche» ein. So wird Thuja angegeben als ein Mittel in Fällen, bei denen sozusagen das Leben erlischt und als Injektion bei Erkrankung der Sinnesorgane und der Ohrspeicheldrüse.

Die Monokotyledonen

In unseren Versuchen, den Spuren der Heilpflanzen im Pflanzenreich nachzugehen, kommen wir an jene Pflanzengruppe, die wir die Einkeimblättrigen Pflanzen oder Monokotyledonen nennen. Sie sind zumeist «am Vorherrschen paralleler Blattnerven zu erkennen». Das sicherste Merkmal ist natürlich das Vorhandensein eines einzigen Keimblattes während des Keimvorganges sowie «geschlossene und von einander getrennt bleibende Leitbündel.»

Auffallend bei dieser Pflanzengruppe ist, daß es in ihr sehr viele Wasserpflanzen gibt, daß auch unter den landbewohnenden Monokotyledonen der größte Teil von ihnen auf die Nähe des Wassers oder auf feuchte Gegenden angewiesen ist. Bei zahlreichen ist das allerdings auch nicht der Fall.

Charakteristisch ist dann die geringe Ausbildung eines Wurzelsystems: die Hauptwurzel hört früh auf zu wachsen. Ihre Funktionen müssen Adventiv-Wurzeln übernehmen. Ein ausgebreitetes Wurzelsystem, wie es die Zweikeimblättrigen ausbilden, fehlt dieser Gruppe. Ebenso sind die oberirdischen Teile einfacher gebaut als bei den Dikotyledonen.

Zweierlei Formen fallen uns unter den Blüten-Pflanzen ohne weiteres auf. In ihren Blättern offenbaren sich die Kräftebereiche des Kosmos, die in diesen Formen gestaltend sind. Wir haben Blätter, die im Umriß immer ganz- und glattrandig sind, die ungeteilt sind und dabei von den Blattnerven parallel oder in leichter Bogenform durchzogen werden. Andererseits haben wir Pflanzen-Blätter, deren Nerven sich aufteilen und ein mehr oder weniger vielgestaltiges Netzwerk bilden.

Bei den Einkeimblättrigen haben wir die erste Formart, bei den Zweikeimblättrigen die zweite: Im ersten Falle ein mehr stauend-zusammenhaltendes Prinzip, das sogar im Wurzelbereich sich bemerkbar macht. Im zweiten Falle haben wir ein differenzierendes Prinzip, bei den Dikotyledonen, das sich auch im Wurzelwerk auslebt.

Im ersten Falle wirken stärker die stauend-quellenden Mondenkräfte im Erdbereich –, ohne anscheinend andere Umkreiskräfte zur Wirkung kommen zu lassen. Bei den Zweikeimblättrigen wirken die differenzierenden Erdkräfte und zugleich die Umkreiskräfte gestaltend.

Selbstverständlich ist, daß bei beiden Gruppen der Blütenpflanzen auch Abweichungen und Ausnahmen auftreten, die das Wesentliche gerade noch stärker betonen. Von derartigen Gesichtspunkten aus hat Wilhelm Schnepf unter den Pflanzen eine Gruppierung vorgenommen:

1. Gymnospermen = Pflanzen: Schuppen, Nadelblatt, hüllenloser Same.
2. Gräser = Pflanzen: bandartiges Blatt, halb- (ganz)bedeckter Same.
3. übrige Monokotyledonen = Pflanzen: ovales Blatt, meist luftige Samenhülle.
4. Dikotyledonen = Pflanzen: netzaderiges bis geteiltes Blatt, meist fleischige oder holzige Frucht.

Die planetarischen Begriffe wandte Schnepf im Sinne der Werde-Epochen der geisteswissenschaftlichen Evolutions-Lehre an. Zu den gegenwärtigen gleichnamigen Planeten haben sie keinen direkten Bezug. Die Kräftebereiche der aus früheren Epochen hervorgegangenen heutigen Planeten haben natürlich auch ihre Beziehungen zu den Planeten.

Die Einkeimblättrigkeit bringt Wilhelm Schnepf mit dem überwiegenden Einfluß des unteren Mond-Erd-Pols in Verbindung. Es gibt auch Dikotyledonen – als Ausnahme ihrer Gruppe – die einmal Einkeimblättrigkeit zeigen, wenn dieser Kraftpol bei ihnen überwiegt; wie z. B. die Erdrauchgewächse – Mohn und andere.

Die Zweikeimblättrigen polarisieren sich symmetrisch nach dem Erdpol und nach dem kosmischen Umkreispol. Überwiegt der eine, so resultiert Einkeimblättrigkeit oder Stauung, – überwiegt der saugende Umkreis, dann haben wir sogar eine Vielkeimblättrigkeit wie bei den Coniferen.

Die Blütenbildung der Einkeimblättrigen ist durch die Drei-Zahl bestimmt. Im allgemeinen finden wir bei ihnen 3 Fruchtblätter – 3 mal 3 Staubblätter und 3 mal 3 Perianthblätter.

Abweichungen in Richtung der Zwei-, Vier- oder Mehrzahl sind selten.

Hinsichtlich der Blütenstandsform treffen wir Metamorphosen, die vom Zapfen, vom Kolben bis zur Einzelblüte gehen.

Wir beginnen in unseren Betrachtungen im Sinne des Schnepfschen Schemas mit den Gräsern, soweit sie Heilpflanzen sind. Sie sind eigentlich Sonnenpflanzen unter den Einkeimblättrigen: als Vertreter kommen für uns Hafer, Quecke, Bambus und Segge in Frage.

Die Binsen (Cyperaceae) bilden dann den Übergang zu den eigentlichen mondhaften Einkeimblättrigen, zu den Liliaceen!

Die Schöpfungsgeschichte der Bibel erwähnt das Pflanzenreich und an erster Stelle immer die Gräser! Wie die Schaffung der Pflanzenwelt vor sich ging, beschreibt uns das I. Buch Mosis. Stets stehen die Gräser voran. Der Schöpfungsbereich des III. Schöpfungstages wird in folgender Weise umschrieben:

«Und Gott sprach: Es lasse die Erde aufgehen Gras und Kraut, das sich besame, und fruchtbare Bäume, da ein jeglicher nach seiner Art Frucht trage und habe seinen eigenen Samen bei sich selbst auf Erden. Und es geschah also.»

Was hier als Schöpfung geschildert wird, das ging rein im Geistigen vor sich – ehe Sonne, Mond und Erde auseinander differenziert waren. Von ihnen spricht erst der IV. Schöpfungstag – vom Menschen erst der VI. Tag!

Von all dem physisch Sichtbaren der Erde ist am «Ende der Schöpfung» noch nicht die Rede. Was geschaffen war, wird ganz deutlich ausgesprochen: geschaffen war alles, «nach seiner Art»!, d. h. nach seinem Wesen, nach seinem geistigen Wesen!

Was die Botanik in ihrem systematisierenden Bemühen von der Sinneserscheinung zurückverfolgt bis zu seinen inneren Zusammenhängen, und was Goethe noch lebendiger zurückverfolgt und erlebt in der «Urpflanze» – das war geschaffen.

Es gab z. B. noch keine Möglichkeiten einer «speziellen Botanik»! Im 11. Kapitel des gleichen Buches wird noch extra darauf hingewiesen, daß das Differenzierte noch nicht in Erscheinung getreten war.

«Es hatte aber alle Welt einerlei Zunge und Sprache.»

Das «Allerlei» – d. h. die Einzelheiten der Erscheinungswelt – ist noch nicht vorhanden. Das Differenzierte, Zergliederte aber wird Wesenszug der Erde. Als das geistig Geschaffene allmählich zur Erde niederstieg, sich aus den Ätherbereichen verdichtete, da waren die «Erstgeschaffenen» unter den Pflanzen noch nicht dabei. Die Gräser wurden zurückgehalten! Sie traten erst später in Erscheinung.

Es heißt in der Genesis, als das Land vom Nebel «gefeuchtet» wurde, traten «allerlei Bäume» in Tätigkeit. Das war noch eine Welt, die nur dem imaginativen Bewußtsein sich erschließt. – Sehr viel später, als der Mensch auf der mineralisch werdenden Erde Fuß faßte, traten Kräuter, Bäume und zuallerletzt Gräser in ihr «Allerlei-Dasein». Sie wurden auf der Erde dann die verbreitetsten Pflanzen.

Von ihrer hohen Bedeutung legten sie dann dadurch Zeugnis ab, daß sie nicht nur die Nahrung für das Milchvieh wurden, sondern auch die Grundlage zur Züchtung der Getreidearten. Bis in die Gegenwart leisten diese dem Menschen dadurch gewaltige Hilfen in seinem Streben nach innerer Höherartung, daß sie wertvollste, von Sonnenkräften durchdrungene Substanzen als Nahrung bieten.

Die Botanik unterscheidet die Familie der Süßgräser oder Gramineen von der der Cyperaceen oder Ried- oder Sauergräser. Die Süßgräser sind in etwa 300 Gattungen mit über 4000 Arten über die ganze Erde verbreitet. Eigentliche Bäume gibt es unter den Gräsern nicht. Die Bambushalme können aber bis zu 40 Meter hoch werden und dadurch manche Bäume überragen.

Ich will mich nicht weiter über Einzelheiten dieser Gräser verbreiten, aber wichtig dürfte noch sein, auf einige Stoffesvorgänge hinzuweisen. Durch ihren starken Kieselgehalt haben die Gramineen einen engen Bezug zu Licht und Kosmos. Wärme, Licht, Luft sind die Elemente der Gräser, so daß sie der Erde – dem Boden – auffallend viel Wasser entziehen. Sie trocknen die Erde aus. Das bedeutet aber, daß ihr Wesen noch als Erdenpflanzen mit dem Sonnenäther der II. Erdentwicklungsstufe eng verbunden ist, so daß sie die III. Stufe dieses Sonnenäthers – eben das Wasser – in eine höhere Stufe zurückführen. –

Man kann das Heilwirken der nun abzuhandelnden Grasarten verstehen, wenn die Beziehung der Gräser zu Licht- und Wärmeäther aber auch zum chemischen Äther berücksichtigt wird. Sie wird therapeutisch regsam und wirksam gemacht. Etwas Ähnliches geht auch vor, wenn Gräser als Nahrungspflanzen wirken.

Der primitive Mensch, der sein Ich noch nicht in seinen niederen Wesensgliedern anwesend sein lassen konnte, der grub in der Erde nach Knollen, z. B. der Aronstab-Gewächse. Er bekam durch sie – die ja auch «Einkeimblättrige Pflanzen» sind – aus einer verfestigten Erd-Mond-Region eine Stärke – ein Kohlenhydrat – von ganz bestimmter Prägung. Das geschieht bei degenerierten Völkern tropischer Gegenden noch heute!

Man stelle sich dem gegenüber Menschengruppen vor, denen aus geistigen Einsichten ihrer Mysterien-Stätten die Kultur der Gräser – eben die Getreidearten – vermittelt wurde. Auch sie bekamen Stärke – Kohlenhydrate – aber aus der Sonnenregion. Sie pflegten in Gemeinsamkeit die Kultur der heilig gewordenen Nahrungspflanzen auch in ihrem Kultus. Ich erinnere nur an die

Demeter-Mysterien und frühere. Die erste Grasart, die uns beschäftigen soll, ist sowohl Nahrungs- wie Heilpflanze. Es ist der Hafer, *Avena sativa*! Es ist eine Grasart, die so richtig den Charakter dieser Pflanzengruppe offenbart. In Licht, Luft und Wärme entfaltet sie sich in ihren Ähren zu ihrem vollen Wesensausdruck. Betrachten wir eine Weizenähre daneben, so spüren wir, wie die ganze Kompaktheit und Schwere der Erde durch die Halme in die Samen nach oben in den Sonnenbereich streben und dann die Halme schließlich mit sonnendurchwärmter Körnerfrucht wieder zur Erde beugen. Ganz ähnlich der Roggen. Der Hafer macht eine Ausnahme!

Aufgelockert in luft- und licht-durchwirkten Rispen stehen Blüten und reife Früchte auf den Halmen und sind selbst dann noch bis in alle Einzelheiten windbewegt, wenn Halme und Blätter schon der Reife-Darre anheimfallen. Sie bieten im ganzen Habitus ein leicht erlebbares Bild der Kräfte, die in ihnen wirken und an ihnen bauen.

Ich brauche den Hafer wohl nicht im einzelnen zu beschreiben, er ist zu bekannt. Aber wesentlich zu beachten ist, daß z. B. die Blüten von der Spitze der Rispe wie auch von der der Rispenäste aus sich entfalten, d. h. vom Umkreis her. Nicht die Zeit der steigenden Sonne drängt den Hafer zum Blühen, sondern die absteigende Sonne. Das Aufblühen wird zurückgehalten bis 14 Uhr und bei großer Trockenheit bis gegen 18 Uhr. Die Blütezeit selber reicht vom Juni bis in den August. Juli und August reifen auch die Körner. Viel Kieselsäure, Phosphor, 55% Stärke, 2–5% Zukker, 6–9% Fett und 14,5% Eiweiß hat man im Hafer gefunden. Sogar relativ viel Kupfer. Das Haferstroh enthält viel Kieselsäure und Calcium.

Haferbrei, Hafergrütze, Haferflocken, Hafermus kennen wir ja als wichtige Nahrungsmittel für Kinder und Kranke. Als Krankendiät bei Magen-Darmkrankheiten und Diabetes. Haferstroh als Tee-Abkochung wirkt schlaffördernd und Haferstrohbad wirkt gut und schmerzlindernd bei Nervenentzündungen, Rheuma der Muskeln und Gelenke und bei Gicht.

In der Homöopathie wird die Essenz von Avena sativa bei Nervenschwäche gegeben, die besonders durch geschlechtliche Verirrungen entstanden sein soll. Die Amerikaner gaben 3–4mal täglich 10–20 Tropfen gegen Opium- bzw. Morphiumsucht in warmem oder heißem Wasser zu nehmen! «Nervöser Zusammenbruch, Schlaflosigkeit und Verlust des Appetits infolge Sorgen»; «nervöses Herzklopfen und unruhiger Schlaf nach erschöpfenden Krankheiten: mehrmals täglich die Tinktur: 5–10 Tropfen!

Bei Schlaflosigkeit 10–15–20 Tropfen in heißem Wasser ca. 3 Stunden und direkt vor dem Zubettgehen zu nehmen.

Kieselsäure und Phosphor als Lichtätherträger sind wohl in der Lage, dem abgebauten Nervensystem durch Vermittlung des ebenfalls vorhandenen Schwefelwirkens Aufbaukräfte zuzuführen, in dem der eigene müde Astralleib angeregt wird, – vom «Hafer gestochen» wird. Kupfer übt dabei nicht allein eine ausgleichend-entspannende Wirkung, sondern fördert gleichzeitig jene Vorgänge, die der Stoffwandlung von der Fremdstofflichkeit in die Eigenstofflichkeit des Organismus zugrunde liegen. Durch Saponin und minimalste Arsendosen, die im Hafer vorliegen, wird der Astralleib noch besonders herangezogen, so daß auch verstärkte Drüsenfunktionen auftreten.

Es resultiert schließlich eine so starke Lebensätherwirkung, daß bei Einnahme zu starker Dosen Hinterkopfschmerzen (Kleinhirnwirkung?) auftreten.

Aus den angedeuteten Zusammenhängen wird auch verständlich, daß der Hafer bei Mensch und Pferd als Aphrodisiacum wirken kann. Nimmt man den Hafer gesüßt zu sich, verursacht er meistens Obstipation.

Der Schrecken vieler Gartenbesitzer soll uns jetzt beschäftigen. *Agriopyrum repens* – auch Triticum repens – die gemeine Quecke. Sie wuchert unausrottbar unterirdisch als sogenanntes «Unkraut» überall.

Wenn der Hafer durch seine starke Lichtempfindlichkeit und Lichtverbundenheit auffällt, dann zeigt die gemeine Quecke gerade den anderen Pol stark betont. Ihr Rhizom-System durchpflügt den Boden und sproßt – wie Wurzeln den regellosen Erdkräften folgend – gewaltig nach allen Seiten. Es ist wirklich ein unverwüstliches Unkraut.

Diese ausdauernde Grasart wird 20–150 cm hoch. Das Rhizom ist rhythmisch gegliedert. Aus ihm erheben sich die anfangs kahlen Stengel mit den anfänglich behaarten Blattscheiden. Die Queckenähre trägt etwa 3–5 hellgrüne Blüten. Blütezeit sind die Monate Juni und Juli – dann welkt die Quecke allmählich hin. Das allgemeine Vorkommen dieser Heilpflanze auf Äckern, in Gärten, an Wegrändern und Hecken wie auf Schuttplätzen reicht von der Elbe bis in die Alpen. Sie kommt vor in Europa, Sibirien, Nordamerika und eingeschleppt in Südamerika.

Die Rhizome dieser Pflanze – im Frühjahr vor der Halmentwicklung gegraben – sind auffallend lang, strohgelb, vollkommen rund. Sie bilden rhythmische, lange, hohle Glieder. Sie enthalten Zucker, wenig Stärke, Schleim- und gummiartige Substanzen.

In der Volksmedizin wurde die Quecke als blutreinigend, auflösend, harn- und schweißtreibend verwendet.

Extrakte aus den Rhizomen werden als diätetische Nährmittel für Diabetiker hergestellt.

Hugo Schulz – der bekannte Pharmakologe – spricht davon, daß Quecken-Rhizome und -samen als Abkochungen angewendet wurden bei Verdauungsstörungen, veralteten Bronchitiden, chronischen Ekzemen und Folgeerscheinungen der Gicht.

Der Preßsaft der Quecke regt nach Ritter die Verdauungstätigkeit des Magens an. Er wirkt auf die Tätigkeit der Darmzotten, auf die Fortbewegung von Chylus und Lymphe und auf die Tätigkeit der Lymphdrüsen.

Vom geisteswissenschaftlichen Gesichtspunkt ergibt sich zur Charakteristik dieser Pflanze, daß sie auf ihrer typischen Gras-Natur durch ihr enorm durchlüftetes Rhizom-System mit seinen chemischen Vorgängen in die Erde etwas hineinträgt, was in menschlich-körperliche Verhältnisse übertragen etwa so ausgedrückt werden könnte: Agriopyrum leitet überall dort Heilvorgänge ein, wo ein Überwiegen rein physischer Kräfte im Krankheitsgeschehen sich andeutet. Wo der kranke Organismus nicht genügend ätherische Aufbau- und Abwehrkräfte entwickelt und sich in einem Zustande des stagnierenden Gewährenlassens, der Lethargie eingelebt hat, dort führt Agriopyrum repens Sonnenkräfte, die in den Gräsern wirken, Lichtätherkräfte zu und regt den chemischen Äther des kranken Organismus dazu an, seine Funktionen wieder zu erfüllen.

Um eine Nuance tiefer steigt das Sauergras – Carex arenaria – in ganz ähnliche Krankheitsvorgänge.

Die Quecke ist kein organotropes Heilmittel. Ihr Eingreifen geschieht – wie das fast aller Heilpflanzen, die am Anfang des Pflanzensystems stehen – mehr in Entwicklungsmilieus, in das Wechselverhältnis von Lebensorganismus zu Empfindungsorganismus, von Ätherleib zu Astralleib.

Carex arenaria – die *Sand-Segge* – ist ein Sauer-Gras.

Der Schritt von den Süßgräsern zu den Sauergräsern ist trotz vieler äußerlicher Ähnlichkeiten ein bedeutender. Die Sauergräser haben Stengel, die dreieckig sind und massiv, während die Gräser rund und hohl sind. Die Blätter der Riedgräser stehen nicht mehr zweizeilig, sondern in 3 Reihen.

In diesen Unterschieden sprechen sich Differenzen von Sphären aus. Die Sauergräser demonstrieren, wie das Graswesen, das in der Sonnensphäre seinen Urstand hat, – immer stärker in den Kräftebereich der Mond-Erden-Kräfte gelangt. Dieser Übergang von einem Kräftebereich in den anderen wird dann ganz auffallend nach den Binsen, wenn wir die Lilien-Gewächse betrachten. Auch die so rhythmische Knotenbildung rückt herab. Sie findet sich nur am Grunde zusammengestaucht. Bei einigen treten sogar schon Zwiebel-Bildungen auf.

Das Lebens-Milieu der Sauergräser ist ein anderes als das der Süßgräser. Das stark von Mondenkräften durchwirkte Wasser-,

Sumpf-, Ried- und Moor-Milieu suchen sie auf und begegnen uns noch in den dunkelsten Teilen unserer Wälder und der Tropenwälder. Sie wirken dort wie überall die Gräser! Sie entziehen der Erde das Wasser. Ihnen ist in einem ungeheuren Ausmaße die Verlandung der Wassergebiete auf der Erde zu verdanken. Diese auflockernde Durchlüftung von unten nach oben zeigen besonders schön die Woll-Gräser in der Zeit ihrer Fruchtreife.

Unter den Sauergräsern ist die Sand-Segge – *Carex arenaria* – das Gegenbild oder Pendant der gemeinen Quecke. Beide haben sie die Tendenz, enorm lange Ausläufer zu bilden. Carex arenaria entwickelt unter der Erdoberfläche bis zu 10 m lange Rhizome, die von dunkelbraunen, faserigen Schuppenresten besetzt sind. Der aufrechte Stengel ist dreikantig, scharf und massiv. Eine ährenartige, lockere Blütenrispe krönt den Stengel.

Die Segge gedeiht im Sande der Küsten wie im Binnenlande, auf Dünen, im Flugsand, in Heiden, Misch- und Kiefer-Wäldern.

Fragen wir nach ihrer arzneilichen Wirkung, so schließt sie sich damit an die gemeine Quecke etwa so an wie der Leber-Prozeß mit dem Nieren-Prozeß korrespondiert, ohne daß man etwa die eine Heilpflanze nur mit dem einen und die andere mit dem anderen Prozeß identifizieren könnte.

Die Rhizome der Segge sind im ersten Frühling am wirksamsten. Dann duften sie aromatisch leicht nach Terpentin und schmecken anfangs süßlich und dann bitter.

Frische Wurzelstöcke sind wirksamer als getrocknete. Sie wirken blutreinigend und harnabsondernd. Daher ihre Indikation bei Ausschlägen, Flechten, bei Verschleimungen der Atmungsorgane, katarrhalischen Zuständen des Darmes und der Harnwege. Gegenindikation ist die Nierenentzündung!

Die Segge wirkt auf die mangelhafte Drüsentätigkeit des Magen-Darmkanals mit katarrhalischer Flatulenz, mit chronischer Obstipation und hydropischen Zuständen einzelner Organe.

Auch diese Pflanze enthält viel Kieselsäure! Wie beim Hafer spielt bei der Carex arenaria auch ein gewisser Saponin-Gehalt eine Rolle, der den Astralleib in die Dynamik des Ätherleibes besser einfügt. Seggen-Rhizome enthalten Spuren flüssigen Oles, etwas Harz, Gummi, Schleim, Zucker und Stärke, während die Kieselsäure stark auch in den Blättern und Stengeln vorhanden und wirksam ist.

Die Rhizom-Asche enthält viel Kalium und Kieselsäure. Carex arenaria gedeiht gut in wässrig-sauren und luftarmen Böden. So greift sie auch arzneilich in ein stagnierendes Geschehen der Schleimhaut-Region ein und bietet den körpereigenen Selbstheilungskräften die Möglichkeit, mittels Durchlüftung den gesunden Zustand wieder herzustellen.

Einen solchen Vorgang kann man beobachten bei der äußeren Anwendung durch Umschläge oder aber der Carex-Arenaria-Salbe gegen Stirnhöhlen-Entzündung und Entzündung der anderen Nebenhöhlen.

Für den arzneilichen Gebrauch werden die Rhizome im Frühjahr geschnitten. Sie sind 2–4 mm dick und mehrere Meter lang. Sie kommen zerschnitten in den Handel.

Bambusae – Bambusgewächse

Als letztes Gras wollen wir noch die Bambus-Gewächse betrachten.

In diesen Pflanzen – den größten und höchsten Gräsern der Erde – vereint sich Sonnenumkreis und Erde in besonderer Weise. Ungehemmtes Umkreisstreben und erdhaft, hemmendes Verholzen durchdringen sich hier, wie wir es von anderen Gräsern nicht kennen. Würde dieses starke Verholzen nicht auftreten, dann müßten diese Halme bis in die Wolken wachsen: so stark saugt der Umkreis sie mit unglaublicher Wachstums-Schnelligkeit aus der Erde heraus. Wieder ist die starke Kiesel-Einlagerung auch bei dieser Pflanze das Element, das uns an die Evolution erinnert, wo Kieselsäure es war, die das Pflanzenwesen überhaupt aus dem Umkreis an die Erde heranbrachte. Das gigantische, umkreisnahe Geschehen in der Entwicklung der Bambusgewächse spiegelt sich z. B. auch in der Blühhäufigkeit. Der Bambus blüht nur alle 32 Jahre, als wirke ein echter Rhythmus in diesen Pflanzen.

Es gibt Bambus-Arten von Strauchhöhe und andere bis zur Höhe von 40 Metern. Ja, es gibt sogar rankende Lianenbambusse – also ein rankendes Gras!

Von der Schnelligkeit des Wachstums macht man sich eine Vorstellung, wenn man erfährt, daß junge Sprosse in 24 Stunden ca. 1 Meter wachsen. Ein «Bambuswald» von 40 Meter Höhe ist in etwa 40 Tagen «auferbaut». Diese Wachstumskraft wurde von östlichen Völkern sogar zu Folterzwecken mißbraucht, indem sie Menschen über Bambus-Schößlingen festbanden und die Sprosse in sie hineinwachsen ließen. Von diesen riesigen, baumartigen Gräsern berichtete einst Alexander der Große seinem Lehrer Aristoteles. Während die Gräser unserer Wiesen meist nur 1–2jährig sind in ihrer oberirdischen Erscheinung, können Bambusarten ihre Halme bis zu 60 Jahre erhalten.

Ihre echte Grasnatur zeigen sie darin, daß sie hinsterben, wenn sie geblüht und gefruchtet haben – und sei es erst nach vielen Jahren; dann sterben plötzlich ganze «Bambus-Wälder» hin, und aus den Rhizomen bauen sie sich dann durch Jungtriebe wieder auf.

Die Einzelorgane dieser Pflanze brauchte ich hier nicht zu erklären, aber auf den anatomischen Feinbau des Bambus-Halmes müssen wir doch einen Blick werfen, weil wir in ihm anscheinend eine Ratio finden für ihre arzneiliche Anwendung. Die Wandungen der Internodien werden in der Längsrichtung von einer großen Anzahl von Gefäßbündeln durchzogen. Sie sind von kräftigen Bastbündeln begleitet. In den Knoten vollführen die Gefäßbündel eine Richtungswandlung. Im Sinne einer Sinuskurve wechseln sie von einer Seite des Halmes zur anderen Seite desselben im nächsten Abschnitt hinüber. So erfolgt durch die ganzen 40 Meter ein ständiger rhythmischer Wechsel – gewissermaßen das Urphänomen eines «Kreislaufes».

Das Gewebe des Bambus-Halmes ist so mit Kieselsäure durchsetzt, daß nach dem Durchglühen desselben die Zellstruktur skeletthaft übrig bleibt. Beim Fällen der Halme mit der Axt entstehen regelrechte Funkengarben.

In den Internodien ist anfänglich schwammiges Mark, das sich dann als lamellenartige Haut opalisierend an der Innenwand niederschlägt.

Ganz alte Halme enthalten in ihren untersten Gliedern nach dem Austrocknen der Flüssigkeit eine weißliche, kieselreiche Konkretion – das bekannte Tabaschir –, das schon früher in der Heilkunde Verwendung fand.

Ein Dekokt der Bambusblätter wurde zur Blutreinigung und Menstruations-Förderung verordnet.

Wenn man sich einmal eine 40 Meter hohe Pflanze vorstellt, die ihre Wurzeln in das Wasser der Erde, d. h. in die alte Monden-Region eintaucht, wie dieses Wasser nun zum Pflanzen-Liquor geworden ist und sich dann den saugenden Sonnen-Ätherkräften hingibt, seinen Weg durch ein rhythmisch gestaltetes, rhythmisch sich wandelndes und immer wieder hierhin und dorthin «schwingendes» Gefäßsystem nimmt, um schließlich in einen saturnhaften, versprühenden «Federpol» der Bambuskronen in den Umkreis zu «verschwinden», dann kann man auch begreifen, daß diese Dynamik für ähnliche Vorgänge in der Wirbelsäule eine Bedeutung haben kann.

Der «Bambus-Umkreis» lebt sich auf gleichen Wegen wieder in die Pflanze von oben nach unten hinein.

Wenn man sich einmal dieses ständig sich wiederholende Lemniskaten-artige System des Zirkulationswesens vergegenwärtigt, dann kann man vielleicht erahnen, daß fast alle Heilwirkungen, die von diesen Pflanzen ausgehen, das Zirkulationswesen in seiner Beziehung zur Aufrichtekraft ansprechen.

Sie greifen da ein, wo diese Aufrichte-Zirkulationskraft des Sonnen-Rhythmuswesens im Menschen versagt.

Es wird uns ohne weiteres verständlich, daß Rudolf Hauschka in seinen Disci-Präparaten den Bambus mit verwendet und so die verschiedenen Schäden der Wirbelsäule,

Bandscheibenschäden, Arthrosen und Haltungs-Anomalien mit Erfolg behandelt.

Die Lilien-Gewächse – Liliaceae – schließen sich direkt an die Gramineen und Cyperaceen an.

Von ihnen bringe ich kurz die Lauche: Bärlauch, Schnittlauch, Zwieblauch und Knoblauch, dann die Meer-Zwiebel. Ich werde die eigentlichen Lilien wie Türkenbund, weiße Lilie und Tigerlilie erwähnen. Dann möchte ich die Herbstzeitlose abhandeln, kurz den weißen Germer, das Maiglöckchen und die vierblättrige Einbeere.

Den Bärlauch, Allium ursinum, finden Sie jetzt überall im Buchenwald, im Auwald, unter den Hecken. Wenn Sie zur Eremitage hinaufwandern, finden Sie ihn längs des Weges, links unter den Hecken. Er beginnt gerade zu blühen und verströmt den typischen Lauch-Duft in die ganze Gegend.

Der Schnittlauch, Allium schoenoprasum ist Ihnen als Gemüse und Gewürz bekannt, ebenso der Zwieblauch – Allium cepa –.

Von diesen Laucharten sind verschiedene Anwendungen aus der Volksmedizin bekannt.

Allium sativum – der Knoblauch – ist wohl der kräftigste von allen und wohl auch derjenige, der arzneilich am meisten verwendet wird.

Iridaceen – Irisgewächse

Die Irisgewächse bilden weniger Zwiebeln als die Liliaceen – dafür aber recht kräftige Knollen. Ihre Blüten gehen von der sternförmigen, aktinomorphen Gestaltung über in die zygomorphe Blütenform, d. h. in die zweiseitige symmetrische Form, die dann bei den Orchideen ganz ausgeprägt ist. Die Orchideen haben – wie schon erwähnt wurde –, keine ausgesprochenen Heilpflanzen, zeigen aber in ihrer Blütengestaltung Auftreten von Tierformen und Tierorganen, wie die zweiseitig symmetrische Form ja auch schon ein tierischer Wesenszug ist.

Nun zeigt die Iris-Blüte die Merkwürdigkeit, daß auch Stempelnarben wie Blumenkronenblätter geformt sind. Sie umhüllen und verdecken die Staubgefäße und trennen diese Sonnenorgane von der direkten Sonneneinwirkung ab.

Bei den Crocus-Arten ist die Knollenbildung derart, daß die neue Knolle jeweils auf der alten hockt und nicht wie beim Colchicum seitlich daneben. Dadurch entsteht die Neigung, nach oben aus der Erde herauszuwachsen. Diese Tendenz wird ausgeglichen durch Entwicklung von zweierlei Wurzelarten, von denen die sogenannten Zug-Wurzeln die Lage der Knolle in der Erde regulieren.

Die Irisarten entwickeln zumeist einen knollig, verdickten Wurzelstock wie z. B. Iris germanica, der immer eine sehr deutliche rhythmische Gliederung zeigt. Die Widerstandskraft, d. h. Lebenskraft dieser Rhizome ist auffallend: Abgetrennt von der Erde, Frost, Hitze und der Austrocknung ausgesetzt, bewahren sie doch lange Zeit ihre Lebens- und Sproßfähigkeit – ähnlich vielen anderen Monden-Gewächsen.

Die Blattform der Iris-Gewächse zeigt Schwert- oder Säbelform – daher ihr deutscher Name «Schwert-Lilien».

Der Name «Iris» hängt mit der vielartigen Farbigkeit der Blüten zusammen, die der Regenbogen-Iris ähnelt. Ich werde hier nur Iris germanica, Iris pseudacarus und Iris versicolor abhandeln.

Iris germanica oder deutsche Schwertlilie finden wir an südlichen Berghängen, sonnigen Hügeln, in Weinbergen, an Felshängen und auf alten Mauern. Sie fällt eigentlich immer aus dem Rahmen der übrigen Begleitpflanzen heraus. Mit ihren kräftigen Wurzelstöcken, die aussehen wie riesige Wurm- oder Larvenleiber, durchpflügt sie den Erdboden immer an der Grenze des Festen, Erdigen, wo die verdunstende Feuchtigkeit des Untergrundes in sonnendurchlichtete Luftigkeit übergeht, das ist ihr Lebens-Milieu.

Die überdaumendicke Grundachse ist an sich kurz, aber die Rhizome früherer Vegetations-Perioden bleiben sehr lange erhalten, daher auch das Gewirr an Rhizomen, das sich dem Anblick darbietet. Der Grundachse entwächst ein kräftiger Blütenstandsstengel, der 30–100 cm hoch wird. Er überragt die zweizeilig angeordneten graugrünen Laubblätter, die breitschwertförmig und etwas gekrümmt sind.

Die Irisblüte ist endständig, duftet angenehm. Ihre Farbäußerung geht vom violett bis tiefblau. Zum Grund hin werden sie gelblich-weiß! Sie sind von dunkelblauen oder violetten Adern durchzogen.

Blütezeit ist in normalen Jahren Mai–Juni. Die Rhizome getrocknet, verbreiten einen veilchenähnlichen Duft, daher ihr früherer Name «Veielwurz».

Das geschälte Rhizom wurde früher den Kindern beim Zahnen in den Mund geschoben.

Die *gelbe Schwertlilie* – Iris pseudacorus oder lutea – wächst an Ufern, Waldrändern, Wassergräben und in Sümpfen, wird etwa

½–1 m hoch. Die Grundachse ist kräftig, aber nicht entfernt so kompakt wie die der Iris germanica. Der hohle, aufrechte Stengel trägt mehrere gelbe Blüten, die schnell verblühen. – Die Blätter sind oft noch länger als der Stengel.

Die hellgelben Blüten sind duftlos, Blütezeit ist Mai und Juni. Der scharfe Saft wurde früher äußerlich verwendet gegen Zahnschmerz, Kopfgrind und skrofulöse Geschwüre – innerlich gegen Hydrops. Im Rhizom sollen viel Gerbstoff, Glutamin, wenig Argenin und Cholin gefunden worden sein. Das Rhizom wurde verwendet bei Amaurosen und Stockungen in den Eingeweiden, gelegentlich auch gegen Ruhr.

Iris versicolor, die farbenwendige Schwertlilie ist in ihrem Habitus die zarteste von den dreien. Sie kam aus wäßrig-sumpfigen Gegenden Nordamerikas nach Europa. Sie entwickelt einen rundlich dünnen, spitz zulaufenden, braunen Wurzelstock von etwa Fingerlänge, der sehr zahlreiche, weiße feingegliederte Erdwurzeln in die Tiefe senkt. Nach oben sprießen sehr schmale, degenförmige, an den Spitzen leicht gebogene Blätter. Der Blütenstandsschaft wird etwa 90–100 cm hoch und entwickelt wieder im Gegensatz zur Iris germanica und zur eigenen grazilen Gestalt recht große Blüten – 2–3 an der Zahl. Die Farbe der Blüten ist blauviolett, zum Kelch hin weiß-gelblich mit blauvioletter Aderung. Die Frucht ist eine dreikantige Kapsel.

Amerikanische Ärzte verwandten diese Heilpflanze als galleförderndes, mild abführendes und harnabsonderndes Mittel. Das frische Rhizom hat diese Wirkungen. Es wirkt Erbrechen und Duirese anregend und ruft als Intoxikationserscheinungen schwere Übelkeit hervor mit nachfolgender starker Erschöpfung.

Aus der homöopathischen Prüfung ergibt sich, daß Iris versicolor D30 innerlich und als Injektion gegen Wetterempfindlichkeit der schlanken, blonden Menschen wirkt. Auch Migränen, die als Rhythmusstörungen – als sogenannte Sonntags-Migränen – auftreten, ebenso Trigeminus-Neuralgie und Ischialgie reagieren auf dieses Mittel.

Betrachtet man diese Pflanze im Ganzen, dann zeigt sich in der bemerkenswerten Aufgliederung der Erdwurzeln – die weder Iris germanica noch pseudacorus haben – daß Iris versicolor eine stärkere Beziehung zum Erdhaften und zum Nervensystem hat.

Das Rhizom ist geringer gestaut als bei den beiden anderen. Die Blattregion zeigt eine geringere rhythmische Kraft als jene, während die Blütenregion sich stärker in Erscheinung bringt.

Iris versicolor hilft Menschen, die im rhythmischen Organismus über geringe Widerstandskräfte gegen Einflüsse von außen verfügen. Sie können sich von innen her nicht wehren gegen das Überwiegen von Stoffwechselvorgängen, die über ihre Grenzen hinaus in das Kopf-Nervengebiet hineinwirken.

Die empfindungsmäßigen Durchatmungsimpulse solcher Menschen werden nicht genügend von der Lebensorganisation – vom Ätherleib – aufgenommen und lassen dadurch physische Erscheinungen auftreten, die ein direktes Eingreifen des Astralleibes in die physische Organisation erkennen lassen. Das zeigt ganz deutlich das homöopathische Arzneibild, das ich Ihrem Studium empfehle.

Gefleckter Aronstab – Arum maculatum

Arum maculatum, diese Pflanze gehört zu den Monokotyledonen. Der gefleckte Aronstab wächst in feuchten Wäldern unter Niederholz und in Hecken. Zwei pfeilartig geformte Blätter stehen immer zusammen, neben Bärlauch, Haselwurz, Anemone und Scharbockskraut. Einige Zeit später erscheinen die merkwürdigen Blütenstände neben den zwei Blättern. Sie schieben sich wie steife, aufgeblasene, runde Zipfelmützen aus der Erde heraus. Sie stellen sich dann aufrecht hin und rollen die spitze, hellgrüne Hülle, Sparta, in ihrem oberen Teil wie eine Tüte auseinander. Was sie enthüllen, ist schon merkwürdig: ein tiefpurpurnes, griffliges Gebilde. Nach kurzer Zeit verliert die Hülle ihre stolze Haltung, klappt schlaff herunter, fällt ab und vergeht schnell.

Erst Anfang des Sommers findet man dann die reifen Fruchtstände: Rot feuerfarbig – ein walziger Fruchtstand. Arum maculatum ist eine ausdauernde Pflanze. Aus einem knollenartigen Rhizom, der Faserwurzeln entwickelt, entfaltet sich der Aronstab. Besonderheit dieser Wurzeln: die Lage des Rhizoms, die sie regulieren.

Über die arzneiliche Wirkensweise orientiert uns wieder am klarsten das Vergiftungsbild und das homöopathische Arznei-Prüfungsbild. Auffallend ist, daß die Allesfresser – die Schnecken – Aronstabblätter unberührt lassen!

Arum maculatum wurde bei Affektionen des Nervensystems mit Konvulsionen und Lähmungserscheinungen verwendet, bei chronischen Katarrhen der Luftröhren- und Magenschleimhaut mit Neigungen zu Blutungen.

Es gibt eine Empfehlung Rudolf Steiners gegen Krämpfe und Epilepsie: Arum maculatum D3, Pteridium aquilinium D3 aa.

Der merkwürdige Blütenstand zeigt von unten nach oben: Samen-Blüten, sterile Blüten und Pollen-Blüten sowie blütenfreier, urinduftender violetter Kolben, der Insekten anlockt.

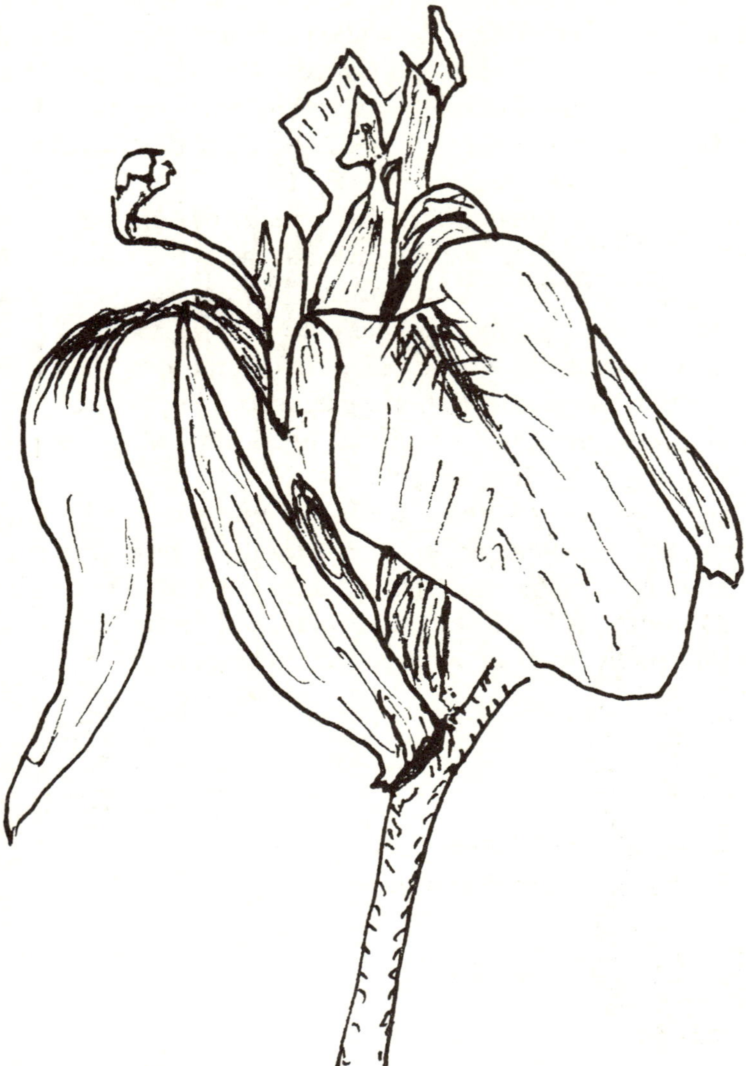

Wasserschwertlilie
(Iris pseudacorus)

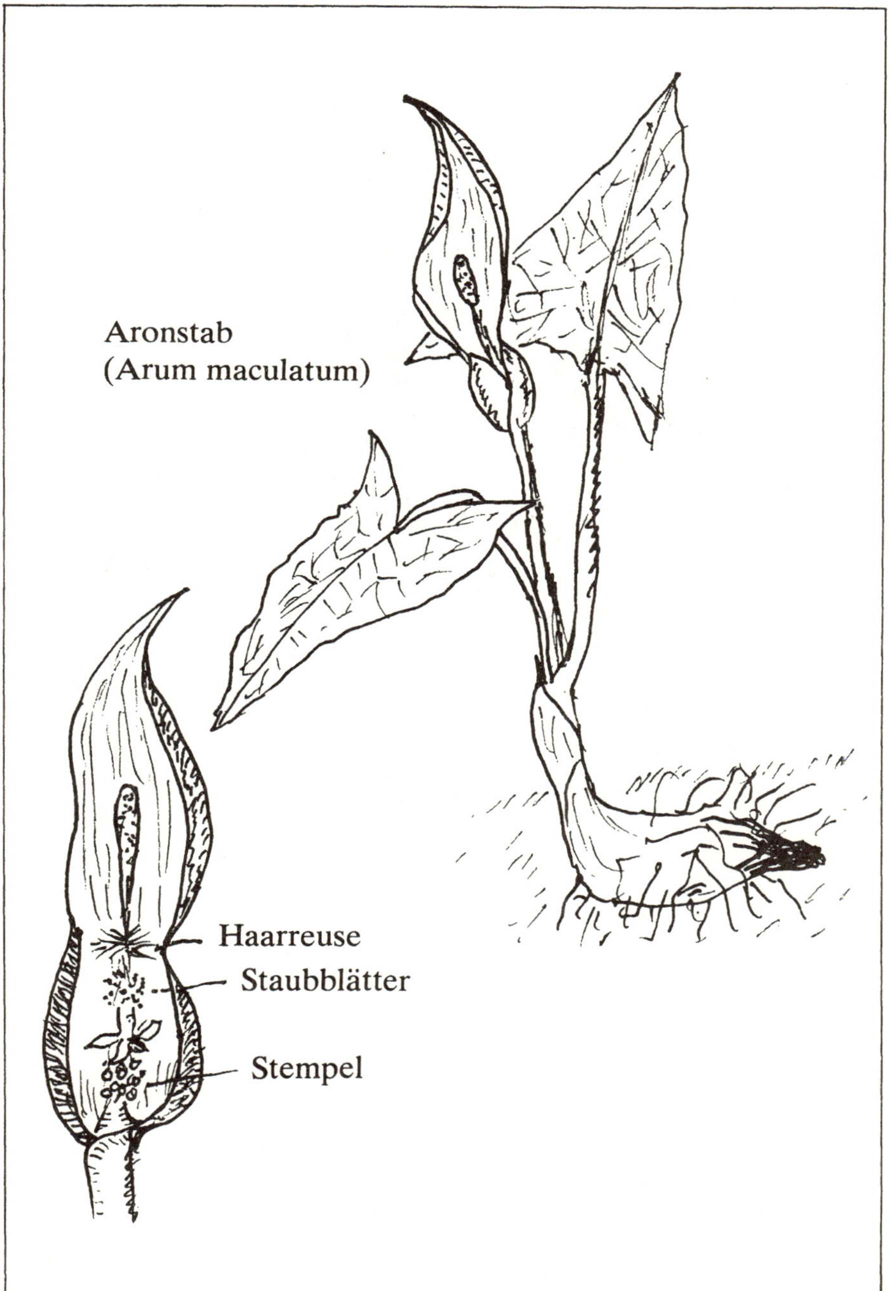
Aronstab
(Arum maculatum)
Haarreuse
Staubblätter
Stempel

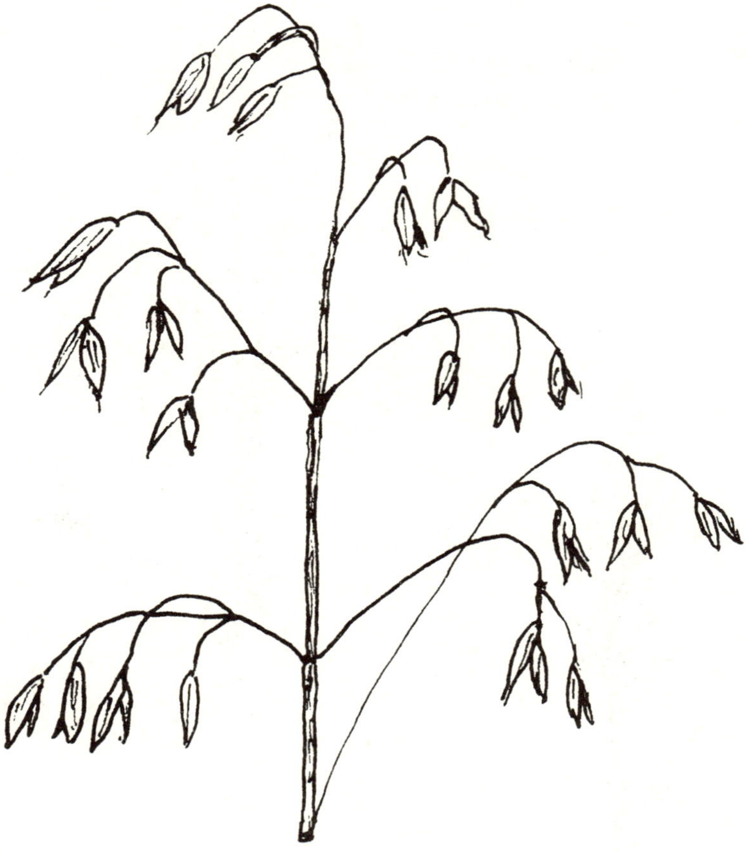

Hafer
(Avena sativa)

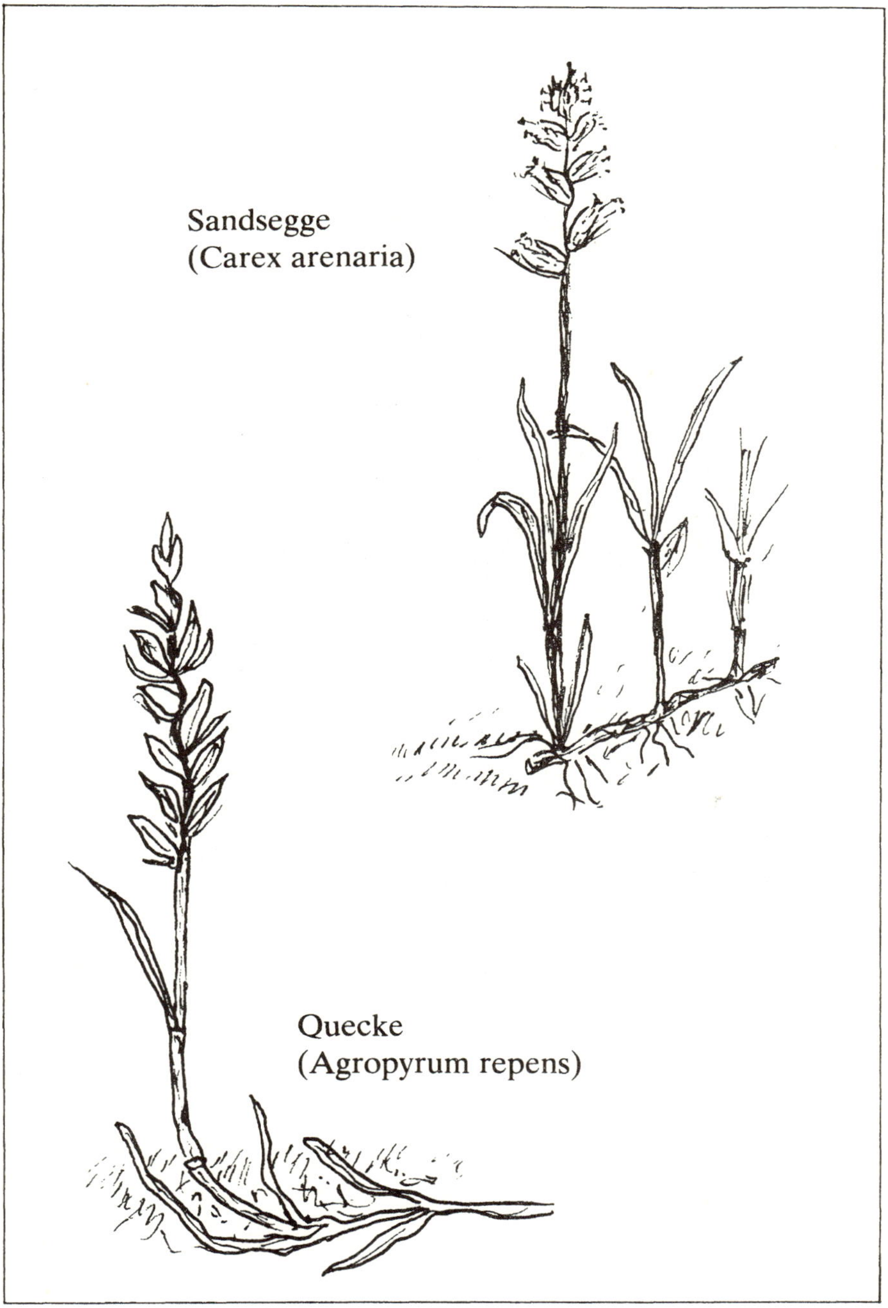
Sandsegge
(Carex arenaria)
Quecke
(Agropyrum repens)

Ranunculaceae

Wenn man von Heilpflanzen für Nervenorgane sprechen will, dann steht eigentlich im Hintergrunde unseres Bewußtseins die Tatsache, daß die Pflanzenwelt ehemals vom Menschen aus sich herausgesetzt wurde und aus dieser einstigen Zusammengehörigkeit Kräfte bewahrt hat, die heute die geschwächten, erkrankten oder zerstörten Menschenorgane regenerieren lassen können. Zu dieser entwicklungsgeschichtlichen Tatsache tritt hinzu das Faktum der mehrfachen Schöpfung in oder am Menschen, so daß wir durchaus verschiedenartige jüngere und ältere Organe im Menschen haben, die auch verschiedenartige Erkrankungs- und Regenerationsmöglichkeiten besitzen. Diesen beiden Grundvorgängen, die für unser therapeutisches Handeln richtungweisend sein können, steht nun eine andere Tatsache gegenüber, die Dr. Steiner in London einmal so formulierte, daß er sagte:

«...alles Pflanzliche, das dem Menschen beigebracht wird, wirkt unmittelbar auf seinen astralischen Leib; alles Tierische, also alle diejenigen Essenzien, irgendwie Flüssigkeiten, verarbeitete Stoffe, die wir aus dem Tierreich gewinnen und dem menschlichen Organismus beibringen, die wirken im menschlichen Organismus auf den ätherischen Leib...»

Das bedeutet also, daß wir mit unseren Heilmitteln eingreifen, einerseits in das Geschehen des Aufbaues und andererseits in das Verhalten des Abbauens. In diese abgeleiteten Zusammenhänge bringen viele Ausführungen Rudolf Steiners für uns das Licht des Verständnisses, das das Gewordene aus dem Werdenden aufleuchten läßt. In dem Zyklus über das «Mathäus-Evangelium» (G. A. Nr. 123) führt er aus, wie die Erde mit Mond und Sonne eine Einheit war und von gleicher Substanzialität, und wie sich dann die Sonne abspaltete. Es ergaben sich dadurch 2 Zentren: einerseits die Sonne, andererseits Erde plus Mond. Feine und gröbere Substanzialitäten, feinere und gröbere ätherische Wirksamkeiten im weitesten Umfange standen einander gegenüber.

Die Wirkungen, die von der Sonne ausgingen, waren allerdings durchaus andere als heute. Das damalige Erdendasein, das in sich noch das Mondenhafte umfaßte, war weitgehend von der Umwelt abgeschlossen, war den Sonneneinwirkungen gegenüber wenig zugänglich und verfiel daher einer allmählichen ätherischen Vertrocknung, Verdorrung und Mumifizierung. Darum mußte der Mond ausgeschieden werden. Diese Vorgänge – alles mehr oder weniger Wiederholungen früherer Zustände – wurden durchlaufen und mußten durchlaufen werden, um die Errungenschaften jener früheren Entwicklungen dann im 4. festen Erdenzustande zur Geltung, Höherartung und Wirksamkeit bringen zu können. Es handelt sich da um die vier Äther einerseits und die Stofflichkeiten, die zusammen Dr. Steiner als die «sieben Zustände elementarischer Natur» bezeichnet, in deren Mitte der saturnische Ausgangszustand, der Wärmezustand stand und verblieb.

An anderer Stelle finden wir noch eine Charakterisierung der Wirkung von Sonne und Mond auf die Erde. In dem Zyklus über «Ägyptische Mythen» (G. A. Nr. 106) heißt es:

«... Wäre die Erde nur einzig der Sonne ausgesetzt geblieben, es wäre die Beweglichkeit des Menschenwesens zum höchsten Grade gestiegen; die Erde hätte ein für den Menschen unmögliches Tempo eingeschlagen; der Mensch hätte in seiner heutigen Form nicht bestehen können. Würden dagegen nur die Mondenkräfte gewirkt haben, dann wäre der Mensch sofort erstarrt; seine Gestalt würde sich im Augenblick der Geburt verfestigen; er würde zur Mumie werden und so verewigt werden. Zwischen diesen zwei Extremen entwickelt sich der Mensch heute mitten darinnen: zwischen unbegrenzter Beweglichkeit und dem Erstarren in der Form.»

Diese dargestellten Möglichkeiten wurden mit der Mondentrennung für die Erde erreicht. Erst jetzt wurde die Erde wieder den direkten Einflüssen der Sonne zugänglich und auch der Mond reflektierte jetzt der Erde die Wirkungen der Sonne und der Planeten, deren Einzelentwicklung hier übergangen werden muß.

Die Erde öffnete sich der Sonne, wie die Blüte der Pflanze sich der Sonne öffnet.

Bevor diese Vorgänge geschahen, hatte der Mensch die Nerven und das Nervensystem noch nicht in sich.

«...Diese waren nicht einmal der Anlage nach vorhanden in der Zeit, als der Mond noch nicht heraus war...» heißt es in dem gleichen Zyklus.

Den angedeuteten kosmischen Vorgängen gegenüber gingen nun zeitlich später entsprechende Vorgänge im und am Menschen vor sich. Als die Erde längst sich dem Sonnenwirken geöffnet hatte, da erst schloß der Mensch sich von den unmittelbaren Sonnenwirkungen ab und entwickelte ein Innenleben.

Diese Tatsache ist für alle weiteren Betrachtungen der Beziehungen des Menschen zu den übrigen Entwicklungsvorgängen wichtig, daß dem kosmischen Geschehen das adäquate Geschehen im Menschen viel später folgt, wenn der Kosmos bereits weiterschreitet oder weiter geschritten ist. Dr. Steiner drückt das so aus: «Wie sich die kosmischen Verhältnisse gestalten, so gestalten – wie in einer Spiegelung – sich auch die Verhältnisse in der Menschheitsentwicklung.«

Nun, was von der Menschheitsentwicklung gilt, gilt in ähnlichem Sinne für alle Erdenwesen, die ihre Entwicklung im Zusammenhang mit dem Menschen erleiden. – Jetzt erst, mit der Entwicklung des menschlichen Innenlebens entstehen die einzelnen Organe. In der Rückschau des ägyptischen Neophyten läßt Dr. Steiner uns erleben, wie diese Vorgänge sich der Imagination als Erleben des Osiris und der Isis darstellten, wie einzelne Organregionen entstanden, während die Sonne die Tierkreiszeichen durchlief, wie die Rückenmarksnerven entstanden durch die 2 mal 14fache Darstellung des Mondes in seinem Lauf vom Neu- bis zum Vollmond und vom Vollmond bis zum Neumond, wie sich in diesen Phasen am Ätherleib des Menschen das neu auftretende Prinzip des Männlichen und des Weiblichen verwirklichte, und wie gleichzeitig der Mensch das Atmen lernte.

Schon in der «Theosophie des Rosenkreuzers» (G. A. Nr. 99) ist dargestellt, wie die Sinne des Menschen auf dem Saturn veranlagt wurden und daß auf dem Monde das Nervensystem durch den dort entwickelten Astralleib veranlagt wurde: es wurde eingegliedert in einen Menschenorganismus, dessen Substanz etwas dichter war als das heutige Hühnereiweiß, heißt es! –

Mit dieser Entwicklung der Erde war das frühere Lichtwesen «Mensch» auf die Erde versetzt, und das Nervensystem wurde zu einem Schrumpfprodukt, denn dem Menschen wurden feste Stofflichkeiten eingegliedert, d. h. die angedeuteten Verfestigungen der Erde mußte der Mensch in besonderer Weise miterleiden. Die einstmals wunderbaren pflanzlichen Wesenheiten, die die Nerven darstellten, wurden zu den relativ toten, baumartigen Gebilden, wie wir sie kennen. Mit Erreichung dieser Stufe haben wir neue Voraussetzungen gegeben für den Menschen, die kosmische Umwelt in neuer Weise in sich hineinzunehmen.

Aber zu gleicher Zeit bildete sich noch etwas anderes: Das Blut!

Nervenleben und Blutsleben standen sich als etwas Neues im Menschenwesen gegenüber. Dieses Blut, dieses Blutsleben, die Blutsubstanz macht überhaupt erst den Erdenzustand des Menschen aus! Blut ohne Eisen ist für den Menschen undenkbar. Eisen ohne Marskräfte gibt es nicht. Die Entstehung des Blutes im Menschen ist das Adäquate für einen Teilvorgang in der Entwicklung der Erde, nämlich für den Durchgang des Mars durch die Erde und damit die Reinigung der Erde von bestimmten Mondwirkungen.

In dem Zyklus «Weltwesen und Ichheit» (G. A. Nr. 169) setzt Dr. Steiner die Polarität: Nerv – Blut, Nervensubstanz – Blutsubstanz auseinander und stellt die Blutsubstanz als das Irdische, die Nervensubstanz aber als etwas Außerirdisches dar, etwas lebendiges Außerirdisches, das auf die Erde versetzt wurde und dadurch eine Wandlung erlitt – nämlich den Tod –, so wie die Blutsubstanz als Erdensubstanz tot ist, aber lebendig wird – durch die Nervensubstanz. Beide Substanzen geben einander, was ihnen wesentlich ist:

«Wir haben es also in unserer Nervensubstanz mit einem kosmisch Lebendigen und irdisch Toten zu tun...», heißt es in dem Zyklus, und dadurch ist «die Nervensubstanz als Substanz das Haltbarste im Menschen.»

In dem gleichen Zyklus wird darauf aufmerksam gemacht, daß auch die 12 Sinne entstanden durch den Lauf der Sonne durch die 12 Tierkreiszeichen, und daß die 12 Nervenpaare nichts anderes sind als die Fortsetzungen der Sinne nach innen!

Das ganze Nervensystem aber ist ein Abbild des ganzen Sternenhimmels. – So weit möchte ich die Voraussetzungen treiben, um darauf mit meinen weiteren Ausführungen aufbauen zu können.

Ich mußte alle die aphoristisch angeführten Entwicklungsmomente in das Gedächtnis zurückrufen, um auf das kommen zu können, was ich jetzt ausführen möchte. Auf diesem Hintergrunde der nur sehr kurz angedeuteten kosmologischen Entwicklungsvorgänge von Erde und Mensch soll sich nun das Thema meiner heutigen Ausführungen abspielen. Die Motive der Entwicklung werden ja überall und zu jeder Zeit immer wieder aufgegriffen. Wir finden sie in allen Naturreichen offen oder versteckt wieder. Wir finden so in der Entwicklung der Einzeller, der Bakterien und Pilze Anklänge an die Saturn-Entwicklung, wir finden in den Algen Anklänge an die Sonnen-Entwicklung. Wir finden in den Monokotyledonen Anklänge an den Monden-Zustand in vielfältiger Weise, um nur einige solcher Beziehungen anzudeuten. Bei den Monokotyledonen meinen wir noch Abdrücke jener erstarrten oder erstarrenden Vorgänge erleben zu können, die das Geschehen vor dem Mondenaustritt charakterisierte – immer aber mit der Einschränkung, daß es sich um Abbilder und Anklänge jener Zustände handelt, denn in der Realität leben sie ja heute alle im Erdenzustande, d. h. dort, wo sich heute in diesem Erdenzustande das alte Mondenelement noch Geltung verschafft.

In Parallele dazu finden wir nun im Pflanzenreich den Zustand nach dem Mondenaustritt am schönsten gespiegelt durch eine sehr bedeutende Pflanzenfamilie, von der Dr. Steiner angab, daß ihr «die Schlüsselstellung im Pflanzensystem» zukomme. Sie spiegelt den Übergang zum 4. Erdenzustand am auffälligsten und zeigt auch bedeutsame Hinweise auf die weitere Entwicklung, so wie überhaupt jede Pflanzenfamilie ihre eigene Entwicklung in Vergangenheit, Gegenwart und Zukunft spiegelt.

Die Familie, die ich hier ins Auge fasse, sind die Hahnenfußgewächse, die Ranunculaceen!

Es gibt wohl kaum eine Pflanzenfamilie, die so sehr den Gang der Sonne durch den Zodiak spiegelt wie diese Familie. Wenn wir durch das Jahr gehen, so beginnt es mit: Heleborus foetidus und viridis, der stinkenden und der grünen Nieswurz.

Es folgen: Winterling, Leberblümchen, Scharbockskraut, Buschwindröschen, Pulsatilla, Anemonen verschiedener Art, Trollblumen, Adonisröschen und Pfingstrose.

Auf der Jahreshöhe erscheint: der blaue Eisenhut – Aconitum napellus, mit seinen Verwandten, neben den vielen gelben Hahnenfußarten, von denen Ranunculus sceleratus bis Ende Oktober blüht. Nebenher aber blühen noch auf der Jahreshöhe: Actaea spicata – das Christophskraut, Cimicifuga, Rittersporn, Nigella, Clematis recta und vitalba, und am tiefsten Punkte des Jahres erscheint schließlich: Helleborus niger – die Christrose oder schwarze Nieswurz, die früher auch noch andere Namen trug.

Betrachten wir den Farbenbogen, den diese Arten aus dem Lichte gestalten, dann haben wir in ihrer Blütenwelt neben weiß und grün alle Nuancen des Gelb, des Rot über Pupur, Violett zum Blau, ja bis zum dunkelsten Braun der Xanthorizza-Blütenblätter, einer strauchförmig verholzenden Ranunculacee, die bis in ihre Wurzeln – den Berberitzen gleich – gelben Farbstoff, Berberin hinunterträgt.

Schauen wir auf das Morphologische der Hahnenfußgewächse,

auf jene Seite der Pflanze, in der sie – nach Goethe – ihr Wesen voll zur Erscheinung bringt, so finden sich monokotyledonenähnliche Ranunculaceen in den Vertretern von: Ranunculus Illyricus, Ranunculus gramineus, Ranunculus Lingua, Ranunculus Flammula, Ranunculus Pyrenaeus und im Myosurus minimus, die alle Blätter entwickeln, wie wir sie von den Einkeimblättrigen kennen, wie etwa Knabenkräuter, Maiglöckchen, Gräser usw. sie entwickeln. Viele Arten nehmen die Zeichen der Einkeimblättrigen mit in ihr Gestalten hinein, so die Helleborus-Arten. Die Blütenstände, die Fruchtstände machen bei dieser Familie alle Wandlungen durch, die man sich vorstellen kann. Wir finden Zäpfchenformen, die aus einer anderen Richtung – nicht aus der Monokotyledonen-Richtung – sich in die Hahnenfußgewächse eingefügt haben, Zäpfchenformen wie bei den Coniferen, wir finden Balg- und Kapselfrüchte sowie einzelne Beeren.

Die Blütengestaltungen dieser an einer Grenzscheide stehenden Pflanzenfamilie nehmen die Motive der Monokotyledonen wieder auf. Sie senken den Blütenimpuls oft bis in das Mondenhafte hinein und färben dann Hochblätter blütig auf, ohne daß bereits echte Kelchblätter sich von den Blütenblättern trennen. Der Sonnenimpuls in ihnen gestaltet sich eigene Organe – die Honigtüten – und liefert oft eine ungeheure Fülle von Staubgefäßen als Gegenimpuls gegen das Erdhaft-Mondenhafte, denn immer drängt hier das Verfestigende, Erd-Mondenhafte dem Licht-Lufthaften so stark entgegen, daß es zur typisch schematischen Blütengestaltung, also zur Gliederung in Kelch – Krone – Staub – und Fruchtblätter nur bei wenigen kommt: z. B. beim Leberblümchen.

Dabei liefert dann schließlich Adonis vernalis sogar das Bild einer Kompositen-Blüte, eine Bildung allerdings, die nur eine scheinbare Körbchenbildung darstellt. Was bei ihr als Rand- und Zungenblüten imponiert, sind einfache Blütenblätter, und was als Röhrenblüten imponiert, ist eine Fülle von Staubgefäßen, die sich um einen zäpfchenförmigen Fruchtstand spiralig gruppieren.

Wie die relative Zähigkeit und Starre der Sproßgestaltung – ein häufiges Zeichen der Monokotyledonen – sich auch bei den Hahnenfußgewächsen weitgehend durchsetzt, so machen sich die Mondenkräfte auch im Wurzelbereich oft stark bemerkbar. Bei den meisten Arten finden wir den Stengel als Rhizom unter die Erde in ihren Mondenbereich gezogen.

Bei Aconitum und Paeonia gestalten die Mondenkräfte dort noch spezielle Formen heraus als «Knollenbildung» besonderer Art.

Alles, was die Ranunculaceen uns so vorführen, spiegelt in pflanzlicher Weise den anfangs charakterisierten Vorgang der Erdwerdung der Erde, spiegelt das starke Walten der Mondenkräfte – einmal im Übergewicht, einmal im Zurückweichen, spiegelt das besondere Ineinanderspiel astralischer und ätherischer Kräfte bis in das Stoffgeschehen hinein. Die Astralität taucht bei dieser Familie oft in nicht pflanzengemäßer Weise ein, und so finden wir sehr viele Giftpflanzen unter ihnen, ja die giftigsten Pflanzen überhaupt. Der Astral- oder Gift-Impuls geht so weit, daß er z. B. bei Ranunculus sceleratus und bulbosus ein Gift liefert, das weit stärker wirksam ist als Sublimat. Boas führt in seiner «Dynamischen Botanik» aus, wie Verdünnungen dieser Pflanzenauszüge von 1:30000 bis 1:100000, bei denen Sublimat schon jede Hemmungswirkung auf lebende Wesen eingestellt hat und Pilze wie Bakterien eher zur erhöhten Entfaltung anregt, wie da diese Anemonenöl enthaltenden Hahnenfußauszüge alles Leben töten und trotz guter Nährbodenqualität der Kulturen keine Gärung, keine Gas- und keine Duftbildung aufkommen lassen. Die Zertrümmerung organischer Substanz ist überhaupt unterbunden, wir haben also den typischen Einfluß von Mondenkräften alter Art, die das Erstarren, das Mumifizieren fördern.

Die bisher nur sehr oberflächlich auf ihre Stoffe untersuchten Ranunculaceen zeigen in diesen Stoffanalysen mehrfach Stoffe, die die gleiche Aggregatstarre widerspiegeln wie das geschilderte Mondenwesen selbst, womit nicht gesagt sein soll, daß etwa die Hahnenfußgewächse die einzigen Pflanzen sind, in denen diese

Kräfte wirksam sind. Die dynmische Botanik spricht da von «Hemmstoffen», was ja nichts anderes ist als jener Prozeß, der die Erde durchwaltete, bevor der Mond heraustrat, und der noch wirksam ist in unserer Pflanzenfamilie und sich am stärksten äußere Form verschafft, z. B. im Eisenhut, Aconitum napellus. Das Wesen dieser Hemmstoffe, dieses Mondenzustandes ist eben, daß es ein «Stehenbleiben» in der Entwicklung auf andere Wesen zu übertragen vermag. So finden sich in den Stoffanalysen Angaben wie «festes ätherisches Öl», Phytosterine oder etwa doppelte Mengen an Na_2O gegen K_2O, Tannin, als Gerbsäure, alles Stoffe, die in der Richtung, wie sie gekennzeichnet wurde, wirksam sind.

Unsere Hahnenfußgewächse wurden von den Menschen schon sehr früh als in besonderer Weise dem Monde verbunden empfunden. Die stärkste Polarität dieser Mondenbeziehung offenbaren nun gerade Helleborus niger einerseits und Aconitum napellus andererseits.

Diese Vertreter der Ranunculaceen will ich in ihrer ausgesprochenen Polorität kurz vor Sie hinstellen. Ich darf wohl voraussetzen, daß Sie alle die Christrose wie den blauen Eisenhut kennen, so daß ich die beiden in ihren morphologischen Einzelheiten nicht darzustellen brauche.

In einem Silvestervortrag führt Dr. Steiner einmal aus, was eigentlich um die Jahreswende vor sich geht, wie dann das umfassende Bewußtsein der Erde, in dem sich der ganze Kosmos spiegelt, und wie das eingeschränktere Bewußtsein der Pflanzenheit, die beide im ganzen übrigen Jahre für sich getrennt bestehen, wie diese sich zur Zeit der heiligen Nächte innig durchdringen und eins werden, wie dadurch die Pflanzenheit die Gestaltungsimpulse aus dem Kosmos, aus der Sternenwelt durch das mineralische Bewußtsein der Erde empfängt.

Es gibt wohl kein Wesen, das uns die Vorgänge am Jahresende so stark bildhaft real darstellt, wie der Helleborus niger es tut. Blickt man in seine Blüte, so erlebt man an Farbenspiel und Formen, wie die oberen Kräfte sich den unteren vermählen, wie sie einander durchdringen und dabei einen ständigen Farbwechsel hervorrufen, wie die oberen Kräfte die Perianthblätter durchlüften, durchlichten, wie sie das ursprüngliche Grün in Weiß umwandeln, es mit Inkarnatstönungen durchdringen und wie die unteren Kräfte die Organe des oberen, z. B. die Honigtüten, grün färben; und ist die Blütezeit dann vorüber, dann ziehen sich die Farben wieder zurück in ihren Urstandsbereich, die kelchartigen Perianthblätter stehen wieder grün vor uns – die blütigen Honigblätter fallen ab –, um nur einige dieser Phänomene zu nennen.

In dem zitierten Vortrag weist Dr. Steiner darauf hin, daß die Pflanzenheit dieses Durchdringen ihres Bewußtseins mit dem Bewußtsein der Erde nur zu einer Zeit vermag, wo sie sich nicht sprossend betätigt. Und nun schauen Sie von diesem wichtigen Aspekt auf Helleborus niger! Eben zu dieser Zeit sproßt und blüht diese sonderbare Pflanze und spiegelt zugleich die Bewußtseinsvorgänge der ganzen Pflanzenheit, sproßt und blüht gerade im Gegensatz zur herrschenden Erd-Pflanzen-Situation um diese Zeit. Helleborus niger wird dadurch in einer anderen Weise ein Exponent der Mondenwesenheit, wie es etwa die Mistel ist. Er ist Mond in der Erde, er ist Mond im Einklang mit der Erde und dem Erd-Mondgeschehen um diese Zeit. Er ist aber auch Saturn und Sonne zugleich. In seinem ganzen Sproßgeschehen scheint er autonom zu sein. Selbst bei Sonnenschein denkt er nicht daran, seine Blüten etwa der Sonne zuzuwenden; wie aus einem anderen Bewußtsein heraus, in dem ihm die Kräfte all dieser Planetensphären zur Verfügung stehen, steht er in der Tiefwinterkälte im Saturnzeichen – Steinbock vor uns!

Ganz anders der Eisenhut – Aconitum napellus – der sich im Zenit des Jahres im Monden-Zeichen Krebs auslebt. Wir sehen das mondhaft geballte, rübige Rhizom, wir sehen den hoch aufschießenden Stengel, der dieses Hahnenfußgewächs hinausführen möchte aus der Erdwasserregion, in der die meisten Hahnenfußarten verhaftet bleiben. Die Blätter werden weitgehend feingeschlitzt, durchlichtet, verzichten fast auf Blattparenchym. Alles ist dabei von sonderbarer Starre durchzogen und übergossen. Und nun erst die Blüten. Maskenhafte Gnomenzüge starren uns an. Verhärtetes Perianth umschließt Honigblätter, Staubgefäße und Stengel. Wir erkennen mit Staunen hier das polarische Geschehen zur Christrose; d. h. vereinigt im Hochsommer der ganze Umkreis des Lichtes und der Wärme sich mit den Erdkräften, so daß eigentlich nirgends Vereinzelung und Enge mehr möglich erscheint, dann formt gerade Aconitum napellus sich zum Gefangenen von Erd- und Mondenkräften. Inmitten von überall waltender Auflösungs- und Verflüchtigungstendenz schließen die Mondenkräfte im Blütengeschehen das Blütenhafte vom Sonnen- und Umkreisgeschehen ab, wiederholt der Eisenhut nochmals jenen Zustand, wo die «Erde plus Mond» sich abgeschlossen erleben mußten von allen Sonnenkräften. Erd- und Mondenkräfte werden mit Gewalt in der Blüte zu überwiegender Gestaltung hochgerissen. Sie sind in Kelchblättern zwar immer tätig, aber hier formen sie sich im Perianth zur Blüte und nehmen alles in sich hinein, was sich sonst den Sonnen- und obersonnigen Kräften aussetzen möchte. Die echten Blütenblätter verkümmern zu 2–3 unscheinbaren Reststümpfchen und zu 2 Honigblättern, die in ihrer S-Form den starken Astralisierungsimpuls widerspiegeln. Was die Sonnenkräfte an Honig hervorrufen, ist nicht den Umkreiskräften und ihren Wesen dargeboten, sondern nur den erdverbundenen Hummeln noch zugänglich.

Ich habe versucht, die Hahnenfußgewächse in Parallele zu setzen zu jenen anfänglich charakterisierten Entwicklungszuständen, die dann für den Menschen zur Bildung von Nerv und Blut führten. Schauen wir uns nun in der Pharmakologie um, so finden wir ein bezeichnendes Phänomen: Die Familien vor den Hahnenfußgewächsen liefern relativ wenig Heilpflanzen, aber sehen Sie einmal etwa die Weleda-Heilmittelliste durch, da finden Sie nicht weniger als 16 Vertreter der Ranunculaceen aufgeführt, d. h. an jener Schwelle der Entwicklung, wo durch Eingliederung des

Nervenwesens Krankheit und Tod auftreten, wo ihnen im Blut das Heilmittel entgegengesetzt wird, an jener Schwelle finden wir in der Schlüsselfamilie des Pflanzensystems sofort eine große Anzahl von Heilpflanzen! Dazu ist zu bemerken, daß ältere Kräuterbücher noch mehr Hahnenfußgewächse empfehlen, als heute im Gebrauch sind.

Prüfen wir jetzt diese Heilpflanzen auf ihren Indikationsbereich, so zeigt sich uns wieder das gleiche Bild, das wir in anderer Form schon an der ganzen Familie abgelesen haben. Die Homöopathie hat zum Teil recht gute Arzneimittelbilder von Ranunculaceen geliefert, und diese Arzneibilder zeigen eine ausgesprochene Symptomatik des Nervenlebens einerseits und eine Symptomatik des Blutslebens andererseits. Das braucht uns eigentlich gar nicht zu wundern, denn wenn unsere Betrachtungsweise am Anfang stimmt, dann muß dieses Resultat auftreten... und es tritt wirklich auf. Wieder muß ich darauf hinweisen, daß entsprechende Symptomatiken natürlich auch in anderen Familien in anderer Weise auftreten, – aber sie stehen eben nicht in der gekennzeichneten Schlüsselstellung wie die Ranunculaceen.

Wie lebt sich nun Helleborus niger im Menschen aus? Welches Geschehen, welche Indikationen kommen ihm da zu?

Ich hebe gleich das Wesentliche hervor, das Dr. Steiner auch im XXiger* Kurs anspricht, jene Kraft, das Walten überwiegender Erdkräfte auszugleichen oder zu überwinden bzw. das Überwiegen geistiger Kräfte in Einklang mit den tellurischen Kräften bringen zu können. Dieser Leit-Indikation ordnen sich zwanglos fast alle anderen Indikationen unter, ob sie hergeleitet werden aus dem Vorkommen von Glykosiden und Saponinen, ob sie angewandt werden bei Epilepsie, bei Apoplexie, Podogra und Wassersucht, ob sie dem Paracelsus wie im Altertum gegen Alterszerfall und Marasmus dienten oder zu starkes geistiges Walten im Organismus heilten. Weitere Indikationen finden Sie aufgezählt in der Arbeit über die «Christrose» in den «Beiträgen»** von

* Geisteswissenschaft und Medizin G. A. Nr. 312

** Beiträge zur Erweiterung der Heilkunst, Stuttgart

1952, Heft 11/12. Im Rahmen unserer derzeitigen Arbeit interessiert vielleicht noch eine ältere Mitteilung, nach der bei Tiervergiftungen mit Helleborus niger die Gehirnventrikel dieser Tiere ohne Flüssigkeit angetroffen wurden.

Im schweren Vergiftungsfall beim Menschen ist bezeichnend das Verlöschen des Lebens unter Krämpfen, Herabminderung allen rhythmischen Geschehens, wobei dann Somnolenz vorwaltet. Der Eisenhut Aconitum napellus, nimmt eine andere Richtung im Menschen ein. Schon im Vergiftungsbild ergibt sich eine gewisse Polarität. Es tritt anfänglich Erregung des Nerven- und Blut-Herzsystems auf und später Tod durch Lähmung des Atemzentrums. Bei Versuchen an seinen Schülern mit Akonitin beobachtete Hugo Schulz zunächst, wie er schrieb: «...das Gefühl gesteigerter Leistungsfähigkeit auf verschiedenen Gebieten, das aber bald in das Gegenteil umschlug.»

Auffällig ist bei der Akonit-Vergiftung nach Überwinden des Fieberanstieges – d. h. der üblichen Ich-Abwehr gegen das Gift – das Erkalten von den Gliedern her; der Puls wird dikrot, irregulär, zeitweilig bis zu 10 Schlägen verlangsamt, bisweilen unfühlbar, und die Körpertemperatur sinkt allgemein. Es treten exspiratorische Pausen auf, d. h. Minderung der Atemzahl und des Atemrhythmus. Angst und motorische Unruhe treten zwischendurch auf, ebenso Krämpfe, doch bleibt das Bewußtsein fast bis zuletzt ungetrübt erhalten, und nur der Willenspol wird frühzeitig ausgeschaltet. Wir haben im Pflanzlichen ein Bild vor uns, wie es z. B. das moderne Industrie-Präparat «Megaphen» lieferte, das ja bewußt fabriziert wurde, um diese Wesensseite des Menschen auszuschalten.

Auf Grund dieses Vergiftungsbildes wird einem auch verständlich, daß im Inneren Asiens der giftigere Bruder unserer Heilpflanze – Aconitum ferox, für bewußte Vergiftungen von Menschen von jeher verwandt wurde.

Bei der Charakterisierung des Mondenelementes wie des Nervenelementes in ihrer Stofflichkeit weist Dr. Steiner immer wieder auf die Zähigkeit, die relative Unvergänglichkeit bzw. das Mumienhafte dieser Substanzen hin. Die Ranunculaceen bieten uns von diesem Gesichtspunkte aus manche Parallelen, wie ich schon zu zeigen versuchte.

Nun entsteht aber gleichzeitig mit dem Nervenelement die Zweigeschlechtlichkeit und mit ihr das Sexualleben überhaupt, dem gerade das feinplastische Lebendige des Mondenwesens zugrunde liegt. Schauen wir uns da bei unseren Hahnenfüßen um, so finden wir auch diese Polarität bei ihnen weitgehend vertreten. Ich brauche nur an die Pulsatilla als Beispiel zu erinnern. Eine vielleicht noch weiter oder tieferreichende diesbezügliche Wirkung zeigt uns die bekannte Cimicifuga, Actaea cimicifuga, die amerikanische Schlangenwurz – fälschlich Wanzenkraut genannt. Bei ihr hat die neuere Forschung das «Auftreten von Hormonen» festgestellt bzw. behauptet sie das.

Daß es sich da natürlich nur um analoge Bildungen handeln kann, ist selbstverständlich. Ich will Ihnen aber zur Illustrierung ein Referat über einen Artikel aus der «Zeitschrift für die gesamte experimentelle Medizin» vom Jahre 1944 vorlesen, in dem der Experimentator Hasso v. Gizycki über seine Versuche berichtet, die er mit Cimicifuga racemosa an weißen Mäusen und Ratten unternommen hat. Es heißt dort:

«... Im Vorversuch injizierte Gizycki Mäusen und Fröschen die Urtinktur (je 10 g Maus 9,5 g, je 30 g Frosch 1 ccm). Laufend wurden bei den Tieren Vaginalabstriche genommen. Makroskopisch fiel bei den Sektionen allgemein die starke Gefäßdurchblutung der Unterleibsorgane und die Vergrößerung der Uteri gegenüber den Kontrolltieren auf. Es wurden nur solche Tiere mit Cimicifuga gespritzt, bei denen spontan Zyklusunregelmäßigkeiten auftraten. Wenn diese Tiere – sowohl Ratten als auch Mäuse –, die über Monate kaum einmal ein reines Schollenstadium (Brunststadium) im Abstrich gezeigt hatten, kurz nach den Cimicifuga-Injektionen in den meisten Fällen wieder einen regelmäßigen Zyklus bekamen, so kann das keinesfalls mehr als ein zufälliges Zusammentreffen angesehen werden. Es läßt sich vielmehr der Schluß ziehen, daß Cimicifuga das noch nicht oder nicht mehr genügend arbeitende Ovarium stimulierend beeinflußt. Versuche, ob auch ohne Ovar, das heißt an kastrierten Tieren, eine Wirkung am Uterus festzustellen wäre, verliefen negativ. Das Ovar muß also der direkte oder indirekte Angriffspunkt der Cimicifuga sein. Ohne Ovarium scheint keine Wirkung möglich. Ebensowenig scheint Cimicifuga das völlig ruhende Ovarium im Sinne eines Follikelreifungshormons der Hypophyse zu beeinflussen. Das Ovar bzw. der Follikel müssen anscheinend einen gewissen Reifungsgrad erreicht haben, ehe die Pflanzenstoffe zur Wirkung kommen. Dieser Autor kommt dann auf Grund der histologischen Bilder zur Hypothese, daß Cimicifuga im Sinne des luteinisierenden Faktors des gonadotropen Hypophysenhormons wirken könnte.» Soweit die Andeutungen über Wirksamkeiten aus dem Bereich der Ranunculaceen.

Es ist zu wünschen, daß sich einmal eine selbstlose Arbeitsgemeinschaft von Mitarbeitern bilden möge, die es sich zur Aufgabe stellen würde, die Ranunculaceen therapeutisch allgemein und organotrop so zu erarbeiten, daß wir mit Recht sagen können, den «Hahnenfußprozeß» im Menschen finden wir da und dort; wir benötigen ihn therapeutisch für diese oder jene Krankheitsvorgänge, und er leitet uns über zur therapeutischen Anwendung dieser und jener Composite, dieses oder jenes Metalls und Minerals. Wenn uns das gelingt, dann werden wir auch Heilmittel für zukünftige Krankheiten zur Verfügung haben, insbesondere wenn es dann wieder unseren Pharmazeuten gelingt, diese Heilpflanzen – der besonderen Ich-Situation angepaßt – einem solchen Synthetisierungsprozeß zu unterwerfen, wie es beispielhaft mit dem Präparat Sol. Siliceae compositum, Weleda, gelungen ist.

Blauer Eisenhut
(Aconitum napellus, L.)

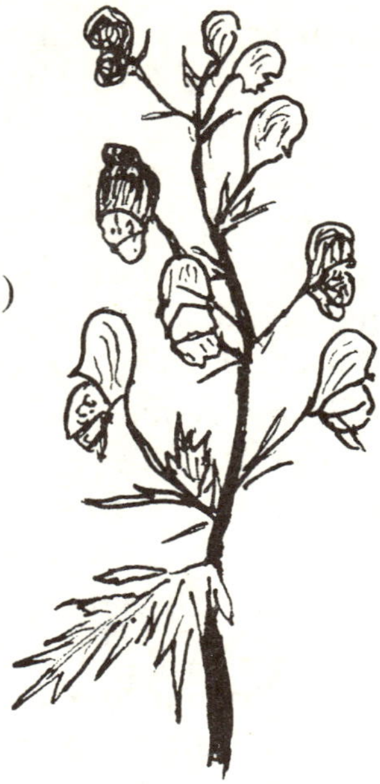

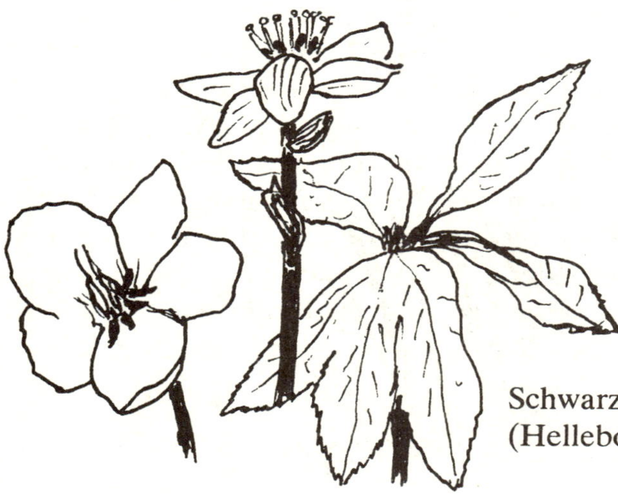

Schwarzer Nieswurz
(Helleborus niger, L.)

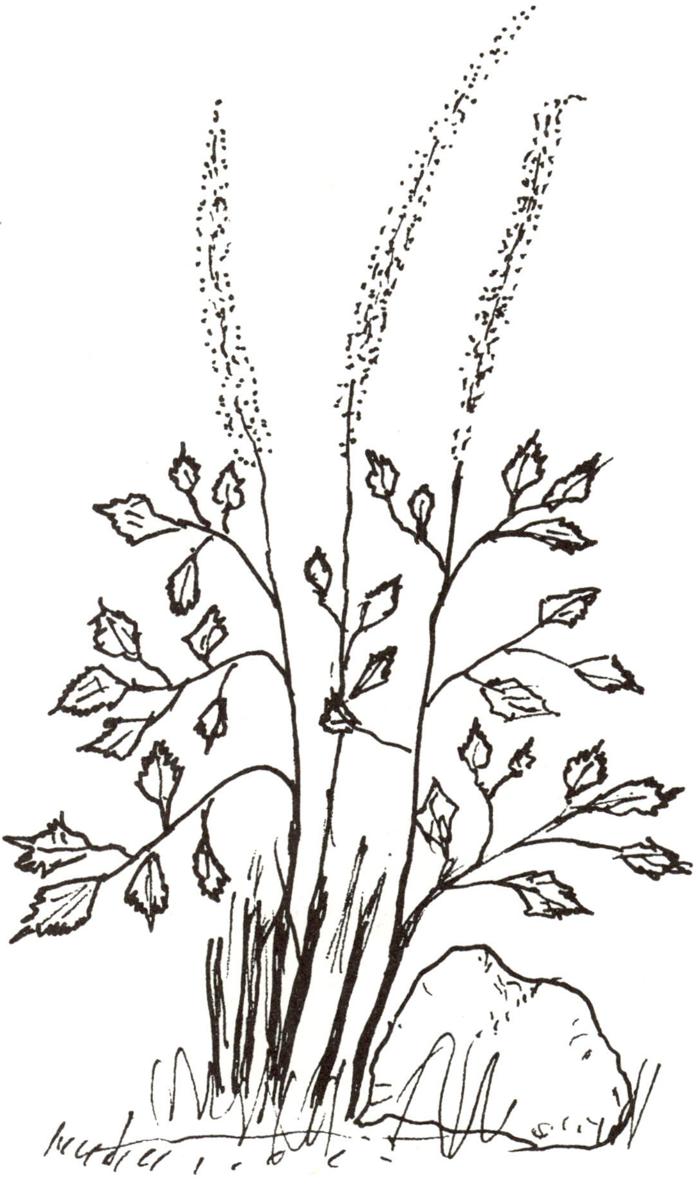

Schlangenwurz (Cimicifuga racemosa)

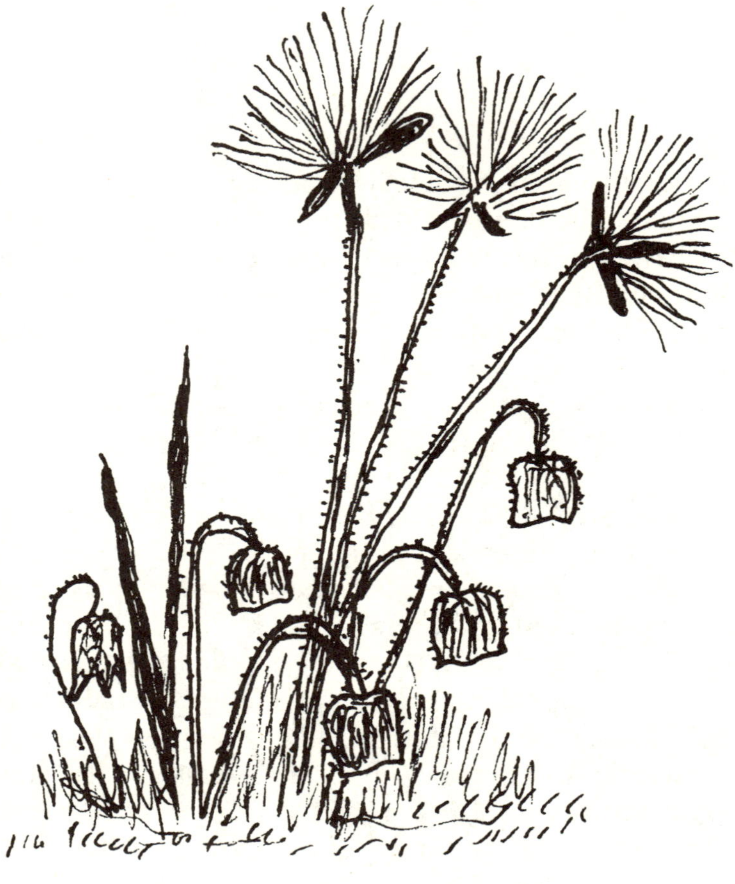

Wiesen-Kuhschelle
(Pulsatilla pratensis)

Meteorologische und planetarische Pflanzen

In «Geisteswissenschaft und Medizin» (G. A. Nr. 312) nimmt Rudolf Steiner die Pflanze als Mittel zur Verdeutlichung dessen, was er über das Meteorologische auszuführen beabsichtigt. Er lenkt dort den Blick einerseits auf die Flora als zur irdischen Atmosphäre gehörend und andererseits auf das Planetarische, das Astralische, als das zum Weltenall Gehörige und versucht, ein Verständnis zu wecken für Wechselwirkungen dieser Sphären unter sich und auf das Irdisch-Physische bzw. auf den Menschen.

An dem Beispiel des Lindenblütenduftes, dem sich der Mensch im Riechprozeß öffnet, versucht er klar zu machen, wie der Mensch sich im Riechen dem Umkreis, dem Kosmos öffnet, und wie er im Schmecken in seine abgeschlossene Innerlichkeit hineingeht. Dr. Steiner spricht dort von der Verwandtschaft des Astralischen, das im Ätherischen der Pflanze den Duft erzeugt, von der Verwandtschaft dieser Vorgänge mit dem, was sich zwischen unserem Äther- und Astralleib abspielt im Riechprozeß. Im Schmeckprozeß offenbaren sich dagegen die Beziehungen zwischen dem ätherischen und dem physischen Leib.

Riechen und Schmecken offenbaren also die ätherische Mittellage zwischen dem Astralischen einerseits und dem Physischen andererseits.

Sucht man jetzt von der Pflanze selbst ausgehend – ihre Beziehungen zu den Hüllen der Erde, um Meteorologisches zu klären, so ist es vielleicht angebracht, wieder von einem früheren Werdezustand der Erde auszugehen.

Man kann sich erinnern an die Zeit um die Lemuris. Die Sonne hatte bereits die Erde verlassen. Erde und Mond waren noch miteinander verbunden. Der Zustand wird charakterisiert als ein in sich Träg-Lebendiges, in sich Reproduktives, das den Impulsen der Sonne nicht mehr und noch nicht wieder zugänglich ist. In der umgebenden Atmosphäre leben noch Eiweißbildungsvorgänge. Dann erfogte der Mondenaustritt, der erst die echte Erdenentwicklung einleitete, indem gleichzeitig die Mars-Sphäre durch die Erde hindurchwirkte und dort alles das erzeugte, was dem Überwuchern der alten Mondenkräfte die Waage hielt. Dadurch war das Verhältnis von der Sonne zum Mond, zur Erde gegeben, wie es sich dann entwickeln konnte über die Atlantis zur nachatlantischen Zeit hin. Es hatte sich aus der einstmaligen Eiweißatmosphäre eine licht-luftige Atmosphäre entwickelt, die unten in das Wässrig-Feuchte hereinreichte und oben in das Wärmehafte. Die Eiweißbildungsvorgänge waren in die Organe hereingenommen. Mit dem Mondenaustritt und seinen mancherlei Folgen begannen die vielerlei Differenzierungen, die für den Erdenzustand charakteristisch sind. Es begann die Entwicklung – soweit es hier interessiert – der Pflanzenwelt.

Rudolf Steiner spricht von wenigen Pflanzen der irdischen Urzeit, aus denen sich die übrigen Pflanzen dann entwickelten.

Wie steht nun die heutige Pflanze in der so gewordenen Erdensituation darinnen? Ich möchte an einer Skizze demonstrieren, wie man sich da – von ungefähr eine übersichtliche Klarheit verschaffen kann.

Wir haben die Sonne – die Erde plus Mond – den austretenden Mond – die hindurchwirkende Mars-Sphäre – und die sich verhärtende Erdkruste. Das entspricht in großen Zügen der Ausgestaltung der heutigen Erdensituation, die auch der Pflanze ihre Dreigliedrigkeit vermittelt. Aber wie kommt diese zustande?

Am Baum läßt sich das erdkosmisch gegliederte Wesen der Pflanze am besten darstellen.

Der Stamm wird als die aufgestülpte Erde bezeichnet. In diese

Erdaufstülpung geht das hinein, was an Flüssigkeit plus Mineralität aus der Erde nach oben strömt. Diese lebendige Erdflüssigkeit – durchsetzt von den mineralischen Stoffen – ist ihrem Wesen nach noch der Rest, der Rückstand des alten Mondes in der Erde.

In dieser mond-erdhaften Lebendigkeit wurzelt jede Pflanze. Im Hinblick auf diese Tatsache bezeichnet Dr. Steiner jede Pflanze als Mondenpflanze!, wie er die Wurzelregion auch als «Mondenregion» anspricht.

Im Hinblick auf den Aufbau der Pflanze geht nun Folgendes vor sich: Der lebendige Erdsaft, er wird auch «Holzsaft» genannt, weil er der Holzbildner in der Pflanze ist, dieser Erdsaft muß sterben! – er verliert seine innere, reproduktive, altmondenhafte Lebendigkeit. Das heißt: Jede Pflanze wiederholt immer wieder den Mondenaustritt, den die Erde einmal während der Lemuris erfahren hat.

Die Pflanze stirbt, indem sie das lebendige Erdelement hergibt und wird nun über die Atmosphäre durch die Sonnenkräfte in der feuchten Luft von außen, wie die Erde neu belebt: Es entwickelt sich das Blatt – die Blätter. Zum Stamm-Wurzelhaften gesellt sich damit der eigentliche Sproß, der in seiner Grünfärbung, der in seinem atmosphärischen Verhalten zwischen Wasser und Luft und Luft-Wärme die Tätigkeit der Sonnenkräfte offenbart. Zu diesen Sonnenkräften gesellen sich modifizierend die Planetenkräfte und fügen die Blüte hinzu. Die Pflanze wurzelt also in der alten Mondenregion der Erde, stirbt dann in die Erde hinein, wird von der Sonne in feuchter Luft und Wärme neu belebt und wächst in den Raum zwischen Erde, Mond und Sonne hinaus. Damit weist sich die Pflanze als Partner der «Erdhüllen» aus.

Wir haben eine *geologische* Wirkung in der Pflanze: Stamm und Holz auf der Basis alter Mondenkräfte im lebendigen Erdsaft.

Wir haben eine *meteorologische* Wirkung in der Pflanze: das neue Leben durch das Blatt, d. h. Aufnahme von Lebensäther aus der Sonne.

Wir haben ebenfalls eine astralische Wirkung in der Pflanze durch die Sternengeistigkeit im Kambium und in den Blüten.

Diese Vorgänge sind bei Dauerpflanzen die gleichen wie bei kurzlebigen, nur sind die Phasen kürzer, und es erfolgen keine Ablagerungen wie bei den Bäumen.

Der Tod der Pflanze in der Erde ist übrigens früher etwas durchaus Bekanntes gewesen. Ich brauche da nur auf das Johannes-Evangelium hinzuweisen, wo es heißt: «Wahrlich, wahrlich, ich sage euch: Es sei denn, daß das Weizenkorn in die Erde falle und ersterbe, so bleibt's allein; wo es aber erstirbt, so bringt es viele Früchte!»

Wie eine jede Pflanze teilhat an dem Relikt des alten Mondes in der Erde, so hat jede Pflanze auch Anteil an dem Atmosphärisch-Meteorologischen, das die Erde umgibt. In dem Blatt lebt die Pflanze in diesem Milieu und charakterisiert es durch die Art, wie sie sich dort blatthaft darlebt.

An der Blattentwicklung also muß man die meteorologische Pflanze erkennen. Als eine solche typische, überwiegend meteorologische Pflanze stellt Dr. Steiner in einem Vortragszyklus (G. A. Nr. 149) den Lorbeer – Laurus nobilis – vor, der dem Apollo geheiligte Baum. Und im gleichen Zyklus stellt er unter dem Begriff der «geologischen Pflanze» den Ölbaum, Olea europaea, gegenüber – in Beziehung zum Paulinischen Christentum. Beide Pflanzen werden nur kurz erwähnt und als Exponenten der menschlichen Entwicklung gekennzeichnet und der daraus resultierenden Weltanschauungen.

Auf Grund der bisherigen Ausführungen ist es natürlich interessant, die beiden exponierten Pflanzen auf ihre Gemeinsamkeit und auf ihre Unterschiede hier zu untersuchen und zu vergleichen.

Beide wurzeln selbstverständlich in der Erde, bilden Stämme und auffallende Kronen. Das Holz beider ist relativ hart, beide entwickeln immergrüne, ausdauernde Blätter, beide entwickeln in den Blattachsen ihre duftenden Blütenstände, aus denen in der Reife runde, kugelige bis eiförmige Stein-Früchte entstehen. Beide sind den Menschen wegen der entwickelten Öle wertvolle Pflanzen geworden.

Ihre Unterschiede ergeben sich nun aus ihrer stärkeren Hinneigung zu dem einen oder anderen dargestellten Element, einmal zum Atmosphärisch-Meteorologischen zum anderen zu dem Geologischen, Erd-Mondenhaften. Selbstverständlich haben sie an beiden Anteil, sonst wären sie als Pflanzen auf der Erde nicht möglich.

Laurus nobilis, der edle Lorbeer, gern im wechselnden Schatten feuchter Berghänge und Schluchten wachsend, entwickelt schlanke, anfänglich fast schlangenhafte Stämme mit fein punktierter, schwärzlicher glatter Rinde, auf denen eine dichte, üppige Laubkrone sitzt, die keinerlei Licht hindurchläßt. Der Waldboden ist daher in tiefste feuchte Dämmerung getaucht, in der höchstens etwas Moos auf den feuchten Steinen gedeiht. Der Boden ist bedeckt von den abgefallenen Lorbeerblättern. Zur Blütezeit ist Wald und Atmosphäre von dem betäubenden Lorbeerduft erfüllt. Der Lorbeerbaum ist verwandt mit dem Kampherbaum und mit dem Zimtbaum.

Olea europaea – die Kulturform des Ölbaumes – offenbart nun fast entgegengesetzte Erscheinungen. Während die Lorbeerhaine dort gedeihen, wo ständige Feuchtigkeit die Atmosphäre durchzieht, bevorzugt der Ölbaum sonnige, trockene Hänge. Dort erlebt man seine gewaltigen Stämme, die in ihren bizarren, zerrissenen und teilweise zerstörten und verstäubenden Formen die ganze Dramatik des Ringens dieser Pflanze mit der verhärtenden Erde zur Erscheinung bringt. Der Kalkboden scheint sich wie ausgewaschen und zerklüftet in den Stämmen nach oben zu stülpen, und ein recht spärliches silbergrünes Blattwerk schafft eine Krone, die überall die Sonne hindurchläßt, so daß auch der Boden seinen Anteil an dem Himmelslicht hat.

Vergleicht man einen Olbaumzweig mit einem Lorbeerzweig, dann sieht man schon, was vorgeht. Der eine zeigt wenige gegenständige, lederige, in kreuzweisem Wechsel stehende Blätter in weiten Abständen voneinander – der andere eine so üppige Blattentfaltung, daß man den Eindruck bekommt, die Blätter stolperten übereinander, wenn sie sich spiralig um den Zweig drängen.

Und die Zweige selber?

Am Lorbeer bleiben sie jahrelang grün und elastisch, am Ölbaum kriecht ihnen schon beim Auswachsen das verhärtende Holzelement nach, und ihre Rinde verholzt schnell, so daß die Blüten im nächsten Jahre aus diesem Holz hervorkommen. Man erlebt hier direkt, wie das Blatt mit der Erde ringt, das Verhärtende immer wieder überwinden und ihm abringen muß, was den Ölbaum so bedeutsam macht.

Die Lebensdauer der immergrünen Blätter ist beim Lorbeer ca. 6 Jahre, beim Ölbaum etwa 2–3 Jahre; d. h. dem Lorbeer steht das Lebenselement des Umkreises und der Sonne freigiebig zur Verfügung, er lebt sich fast nur in diesem aus.

Wie stark das früher erlebt wurde, mag eine Äußerung aus dem Lebensbereich des Ölbaumes beleuchten, die im 37. Psalm steht: Dort heißt es: «Ich habe gesehen einen Gottlosen, der war trotzig und breitete sich aus und grünte wie ein Lorbeerbaum.»

Hier wird das «Grünende», unvergänglich Lebende gleichgesetzt mit «Gottlosigkeit».

Die gleichartige Charakterisierung in dieser Richtung geht noch weiter in einer Stelle bei Hosea. Da heißt es: «Ephraim weidet sich am Winde und läuft dem Ostwinde nach und macht täglich der Abgötterei und des Schadens mehr. Sie machen mit Assur einen Bund und bringen Balsam nach Ägypten.»

Damit wird darauf hingewiesen, daß sie sich zurückwenden in ihrer Entwicklung von der erdwärts gerichteten Aufgabe Israels an die Umkreis- und Vergangenheitskräfte, die hier ausgesprochen mit dem Lorbeer symbolisiert werden. Auch die meteorologische Zugehörigkeit wird besonders erwähnt.

Die Blüten beider Pflanzen sind nun wiederum charakteristisch für die wirkenden Kraftzusammenhänge.

Beim Lorbeer bleibt ein Überwiegen vegetativer Kräfte auch im Blütenbereich bestehen. Der Blütenimpuls wird in seiner formalen Gestaltung dadurch behindert: Der Lorbeer hat Blüten, wie man sie bei primitiveren Blütenpflanzen antrifft, etwa beim Aronstab, d. h. getrennt, gewissermaßen als Versuchsetappen treten auf Pollenblüten, Fruchtblüten und Zwitterblüten, also reine Staubgefäßblüten (als Repräsentanten der Sonnenkräfte), reine Stempelfruchtblüten, als Repräsentanten der Mondenkräfte und Blüten mit Staubgefäßen und Fruchtknoten, als Repräsentanten der Erdenblüte.

Die Üppigkeit der Gestaltung reicht hier noch ungehemmt bis in die Blütenregion hinein, in der die 12 Staubgefäße noch den starken Sonneneinfluß beweisen.

Der Ölbaum hat dagegen nur zwittrige, echte Erdenblüten aus 4-lappiger Krone mit 2 Staubgefäßen und 2-fächerigen Fruchtknoten, d. h. stark reduzierte Sonnenorgane. Und was sie beide an Stofflichkeiten bewirken, drückt dann ihren Wesensunterschied ganz stark aus. Der Lorbeer – das ätherische Lorbeeröl, die Olive, das Olivenöl, von dem Dr. Steiner in dem genannten Zyklus sagt:

«Wenn wir all das überblicken, dann verstehen wir eines, wir verstehen, warum dem Apoll zum Sinnbild gegeben worden ist der Lorbeer. Für denjenigen, der etwas mit Geisteswissenschaft in die Pflanzenlehre eindringt, ist der Lorbeer eine Pflanze, die stark zusammenhängt mit meteorologischen Verhältnissen. Aus dem, was Meteorologie ist, wird der Lorbeer ganz ausgestaltet und aufgebaut. Eine andere Pflanze ist viel enger an die Erde gebunden, ist sozusagen der Ausdruck geologischer Verhältnisse.

Und fühlt man das die Pflanze charakteristisch durchdringende Öl im Ölbaum wirklich so, daß man die elementarischen Kräfte aus der eigenen Seele angeregt fühlt von dem, daß der Ölbaum eine Pflanze sein kann, auf die man aufpfropft einen anderen Sprößling, der am besten an dieser Pflanze gedeiht, dann fühlt man das innige Durchdrungensein des Ölbaums von dem Ol der Erde. Im Öl fühlt man pulsieren das Durchdringende des Irdischen.»

Etwas, was eben der Ölbaum wohl allen oder den meisten Pflanzen voraus hat, ist die Fähigkeit, die wilden Sprosse direkt zu veredeln, wenn er seinen Saft durch sie fließen läßt; d. h. bei allen bekannten Pfropfungen pfropft man zumeist den edlen Spross auf den Wildling, um dessen ungebrochene Kraft für den Edling auszunützen. Bei der Olive pfropft man den Wildlingssproß auf den alten Edelstamm oder dessen Wurzel und erreicht dann aus dem Wildsproß edle Oliven; d. h. was Olea europaea der Erde abgerungen hat, bleibt erhalten und wird dem Umkreis dargeboten, so daß es eine Gabe der Erde an die Umkreiskräfte darstellt.

Diese Tatsache offenbart der Ölbaum noch in einer anderen Weise. Sein Umgehen mit dem Lebensäther prägt sich letzten Endes in der Gestaltung seiner Rinde aus. Da finden wir ein Muster vor, in dem sich Viereck an Viereck, Quadrate an Rechtecke fügen und uns eine bedeutsame Signatur entgegenhält. Die fast glatte punktnarbige Rinde des Lorbeer zeigt keine Runen solcher Art. Er lebt in und durch die Atmosphäre, wie der Ölbaum durch die Erde sich hindurchringt und seinerseits dem Umkreis sein Errungenes darbietet.

Vom Lorbeer heißt es, daß in ihn wie in den Feigenbäumen der Blitz nicht einschlägt. Der Olivenbaum erscheint dagegen oft wie von Blitzen zerfetzt und durchfurcht. Der Lorbeer kennt keine Schädlinge, der Ölbaum ist ihnen weitgehend ausgesetzt, bietet er doch schon im Anblick das Bild des irdisch sich Auflösenden, Zerfallenden. Und die Ameisen sind hier oft gewaltig an der Arbeit, das irdisch Zerstäubende zu retten.

Der Lorbeer war bei den Griechen in alter Zeit dem Apollo geheiligt und auch Sinnbild seines Sohnes, des Äskulap. Er war zugleich Vermittler von Heilkräften.

Die Olive war vor allem jenen Kreisen heilig und geweiht, die der Erde ihre Hauptaufmerksamkeit widmeten und sie als ihr

Entwicklungsziel betrachteten. Daher übt das Oliven-Ol eine Funktion aus in den Sakramenten des Todes und der Priesterweihe. Was nun die Heilkräfte anbetrifft, möchte ich heute nur darauf hinweisen, daß Dr. Steiner – soweit mir bekannt – das Lorbeer-Öl einmal verordnete bei einem Asthma-Kranken.

Von Olea europaea D12 als Injektion habe ich bei alten Menschen, die so richtig bis in ihr Knochensystem hinein vom Erdenschicksal durchrüttelt waren, auffallend günstige, belebende und kräftigende Wirkungen beobachtet, so daß die Gelenk-, die Herz- und die Hypotonie-Beschwerden kaum noch in Erscheinung traten. Es erschien so, als gelänge es den Patienten, das Überhandnehmen der Erdenkräfte in ein besseres Gleichgewicht zu den Gegenkräften zu bringen.

Sybillenkräfte werden in Beziehung zum Lorbeer erwähnt und dargestellt, Sybillenkräfte in ihrer Beziehung zu Feuer, Luft und Wasser des sternendurchwirkten Umkreises. Das sind die Kräfte, die als in den meteorologischen Organen wirkend genannt werden, Kräfte, die auf dem Wege von der einstmaligen, umgebenden, umhüllenden Eiweißatmosphäre unter gleichzeitiger Einwirkung von Sternenkräften zu zentralen, eiweißbildenden Organkräften wurden. Dort, wo sie diese restlose Erdwerdung noch nicht erreichten, wirkten sie zu Beginn der Entwicklung der Verstandesseele als Sybillenkräfte in die menschlichen Kulturen hinein. Dr. Steiner erwähnt besonders die Sybille Pythia, die durch Apollo eine Metamorphose in ihrem Seelenleben erlebte.

Es wäre durchaus denkbar, daß gerade Laurus nobilis auch eine Rolle spielen könnte bei der Empfindlichkeit der heutigen Menschen gegen meteorologische Einflüsse. Im Altertum wirkte der Lorbeerzweig durch Apollo beruhigend und reinigend auf das Blut, in dem noch die Kräfte der Blutrache ihre Ich-behindernde Wirkung ausübten. Wir haben in diesen beiden Pflanzen auch Pflanzen vor uns, die zur Lunge – als Organ der Atmung und des Rhythmus und zur Lunge als Organ der Erde und der Festigkeit eine auffallende Beziehung haben.

Aus den anfänglichen Ausführungen läßt sich nun auch leicht der Begriff der «Mondenpflanzen» ableiten. Wenn man auf das entwickelte Bild vom Mond in der Erde zurückgreift, so gibt es in einem allgemeineren Sinne zweierlei Mondenpflanzen, wie auch Dr. Steiner sie unterscheidet:

I. alle Erden-Pflanzen, die in der Mondensphäre der Erde wurzeln, und dort den Erd-Mondensaft aufnehmen; das ist nach Dr. Steiner die Region der Wurzeln,

II. solche Pflanzen, die diesen Lebenssaft nur erreichen können durch die Vermittlung einer erdengerechten Pflanze. Das sind nun Pflanzen, die das Pflanzentierhafte des alten Mondes so weit bewahrt haben, daß sie nicht direkt in der Erde wurzeln können: Schmarotzer- und Würger-Pflanzen, zu denen unter vielen anderen die Mistel gehört.

Die II. Gruppe braucht hier nicht weiter erwähnt zu werden. Ihre Vertreter sind über das ganze botanische System verteilt.

In der I. Gruppe finden sich nun alle übrigen Pflanzen: solche, die mehr dem Atmosphärisch-Meteorologischen zuneigen, solche, die mehr das geologische Element in sich hineinnehmen und solche, die sich von dem Erd-Mondenhaften in der Erde nicht lösen können und daher sogar auch noch frühe Erdenzustände in einzelnen Vegetationsphasen spiegeln.

Um gerade diese Vertreter zu finden, müssen wir in bezug auf das noch gültige «natürliche System» der Botanik an dem Anfang desselben die *einkeimblättrigen Pflanzen* aufsuchen. Schon vor dieser Pflanzengruppe haben wir das auffällige Ringen um Gestaltung und Durchformung von Blatt und Sproß: man denke an Algen, Flechten, Farne und Moose.

Bei den Monokotyledonen finden wir dann das glattrandige Blatt auf seinem Wege zur Durchgestaltung wesentlich charakterisiert durch die Parallelnervigkeit, die allmählich zum Schluß übergeht in das vielfach durchnervte Blattgepräge der höheren Pflanzen; d. h. das frühere kosmische Einheitliche der Gestaltung erfährt anscheinend bei weiteren gestalteten Bindungen an die

Erde eine ausgeprägte Differenzierung in der Blattfläche durch die Auflösung in einzelne Blattelemente wie die kosmische, pfahlige Wurzel sich in der Erde zu den typischen feinfaserigen Erdenwurzeln auffiedert.

Von Erdenpflanzen kann man im rechten Sinne eigentlich erst sprechen, seitdem das heutige Verhältnis von der Sonne zur Erde direkt und durch Vermittlung des Mondes aktiv wurde: es sind die Pflanzen, die Blüten und Samen bilden. Von diesen Pflanzen lehrt die Geisteswissenschaft, daß sie im Bereiche der zurückgebliebenen Mondenkräfte in der Erde wurzeln und daß durch das Mondenkräfte vermittelnde Wasser sich Blatt und Blüten als Irdisches bilden, während die Sonne und die Planetenkräfte durch die Erde gehen und von unten nach oben in die Samenbildung hineinwirken. Es ist klar, daß solche «Sonnenwirkungen» erst möglich sind, seitdem der Mond ausgetreten ist. Vorher vermochte die Sonne nicht auf die Erde zu wirken. Die alten Mondenkräfte hatten eine stagnierende, reduzierende Lebendigkeit in sich, die auch als «zäh» bezeichnet wurde. Es kann nun ohne weiteres verständlich werden, daß das Verhältnis Sonne zum Mond zur Erde graduell wirksam wurde in bezug auf seine Intensität. Verschiedene Zustände der Vollkommenheit oder Reife dieses Verhältnisses werden vorstellbar: dafür sind die einkeimblättrigen Pflanzen, die Monokotyledonen noch heute sprechende Bilder.

An Hand der Liliaceen läßt sich demonstrieren, was gemeint ist, weil diese Pflanzenfamilie die reinsten Signaturen der Mondenpflanzen zutage bringt.

Was aus der Eurythmie als «Ballen und Spreizen» bekannt ist, lebt in dieser Familie fast einseitig sich im «Ballen» aus, bis der Tiefpunkt überwunden wird, und auch das «Spreizen» zu seinem Rechte kommt. Das Geballteste liegt uns in der Zwiebelbildung vor, d. h. bei Allium cepa oder in der gewaltigen Scilla maritima-Zwiebel. Das sind Vegetationsformen, die anscheinend stark in der Selbstgenügsamkeit beschlossen sind, so daß diese Pflanzen aus sich selbst heraus bestehen können. Ohne Erde, ohne Wasser, fast ohne Licht sind sie in der Lage, die neue Vegetationsphase aus sich herauszusetzen. Diese Pflanzen bewahren in sich etwas in ihrer schleimigen Zähigkeit, das ihnen die «Fortpflanzung» im wahren Sinne des Wortes gewährleistet.

Die zähe Lebendigkeit verdanken sie den Mondenkräften, den alten Mondenkräften, die sie in sich hineingenommen haben und bewahren, und die sie nahezu «unabhängig» von dem atmosphärisch-meteorologischen Umkreis machen.

Was liegt nun bei diesen Pflanzen vor?

Der starken ballend-stauchenden Wirksamkeit der Mondenkräfte fällt der Sproß, d. h. Stengel plus Blatt so weitgehend zum Opfer, daß sie nur in Krüppelhaftigkeit zur Entwicklung gelangen. Schon von den Gräsern ab wird der Stengel teilweise als Rhizom in und unter die Erde gezogen und als Knolle z. B. bei den Araceen zusammengeballt. Schließlich wird bei den Liliaceen das ganze rhythmische Element des Blattes als Zwiebel unter die Erde zusammengestaucht, so daß unter der Erde eine verschleimte Karikatur eines Blattes entsteht, – bis dann die Sonnenkräfte doch so stark werden, daß das Blatt wieder freigegeben werden muß. Die Blätter schieben sich über die Erde, weil die Sonne die Ballung aufbricht. Die astralen Kräfte beschenken diese Opfer der ersten Erdentwicklung dann noch mit Blüten, zum Teil mit sehr schönen und auffälligen Blüten, ist doch die Familie der Liliengewächse die erste Familie, welche die große Einzelblüte in die Pflanzenwelt einführt. Aber bevor aus diesen Vorgängen weitere Folgen resultieren, hat die Urpflanze mit dem Pflanzensproß ein dramatisches Schicksal zu erdulden.

Haben wir den Stengel, d. h. die Verbindung zwischen Erde und Sonne, eigentlich das Erden-Sonnenorgan, bei den Gräsern und Verwandten noch in der Senkrechten sich rhythmisch gestaltend, wenn auch zum Teil schon als Rhizom unter die Erde gezogen, so wird er bei den Aron-Gewächsen zu schweren unrhythmischen Knollen unter die Erde gestaucht und geballt.

Das Stengelelement ist in der Skizze tiefschwarz dargestellt. Immer stärker wird die Stauchung, bis auch das Blattwerk mit in die Erde hineingestaucht wird und das eigentliche Erd-Sonnenorgan als flache, schleimige Scheibe in der Zwiebel in der Erde ruht, – im Bereich der alten Mondenkräfte.

So haben wir die geballteste Form der Schalenzwiebeln in Allium cepa und Scilla maritima – bis dann mit den Schuppenzwiebeln – Lilium martagon und Lilium candidum die Erlösung und Auferstehung des Blattelementes einsetzt. Anschließend erfolgt die Erlösung des Stengels bei Polygonatum, Convallaria, Paris quadrifolia und Asparagus. Bei ihnen ist jede Ballung und Stauung verschwunden. Das Stengelelement als Rhizom zeigt wieder vollkommene Rhythmisierung, wie sie die Gräser vorher hatten. Im Spargelsproß finden wir dann auch das oberirdische Sproßelement stark rhythmisiert und im Atmosphärischen sich versprühend.

Wie stark die Bindung an die untere Mondenregion aber selbst in der «Erlösungsreihe» dieser Familie ist, erkennt man an folgendem: Der Türkenbund, die Madonnenlilie z. B. entwickeln wie alle Pflanzen Wurzeln, die sie versorgen. Dabei wachsen sie mit ihrem gestauchten Sproß nach oben – eigentlich aus der Mondenzone herausstrebend. – Heraus können sie aber nicht, weil ihnen Wurzeln beigegeben sind, die nichts anderes zu tun haben, als die Zwiebel wieder in die Mondzone herunterzuziehen. So daß diese Zwiebeln – je nach Gattung – eine «optimale» Tiefenlage in der Mondzone innehalten müssen.

Hier kann man wirklich davon sprechen, daß diese Pflanzen in die Mond-Erdenzone hinein-verzaubert sind.

Ihren stofflichen Qualitäten nach haben diese Pflanzen im wesentlichen auch nur Beziehung zu den Mondenkräften und kaum Anteil an dem, was meteorologische und geologische Pflanzen sich erarbeiten.

Entsprechend ist auch ihr Einsatz in therapeutischer Hinsicht.

Über diese Tatsache täuschen uns oft hinweg sowohl die allopathischen Wirkstoffisolierungen wie die homöopathischen Arzneibilder, die auf ein Symptomensystem festgelegt sind, das mit dem Wesen der Pflanze weniger zu tun hat.

Zum Schluß sei noch auf eine besondere Tatsache hingewiesen:

Wie alle Pflanzenfamilien, welche Ballungen, Knollenbildungen durchmachen, mit rankend-windenden Gattungen beschließen, so haben wir bei den Liliaceen in den rankenden Steckwinden, die mehrere Meter lang werden, den luciferischen Gegenpol in den Knollen-Zwiebelbildnern.

Wie wir im Atmosphärisch-Meteorologischen das von Astralkräften durchwirkte Element vor uns haben, das noch nicht durch die Erdenkräfte hindurchgegangen ist, so haben wir im Erd-Mondhaften das Element, das die echte Erdwerdung nicht mehr mitgemacht hat. Entsprechend sind die zugehörigen Pflanzen zu werten bzw. wesensmäßig einzuschätzen. Der Arzt und Pharmazeut wird sie für den zwischen diesen beiden Bereichen stehenden Menschen durch metamorphosierende Behandlung zur Arznei geeignet machen müssen.

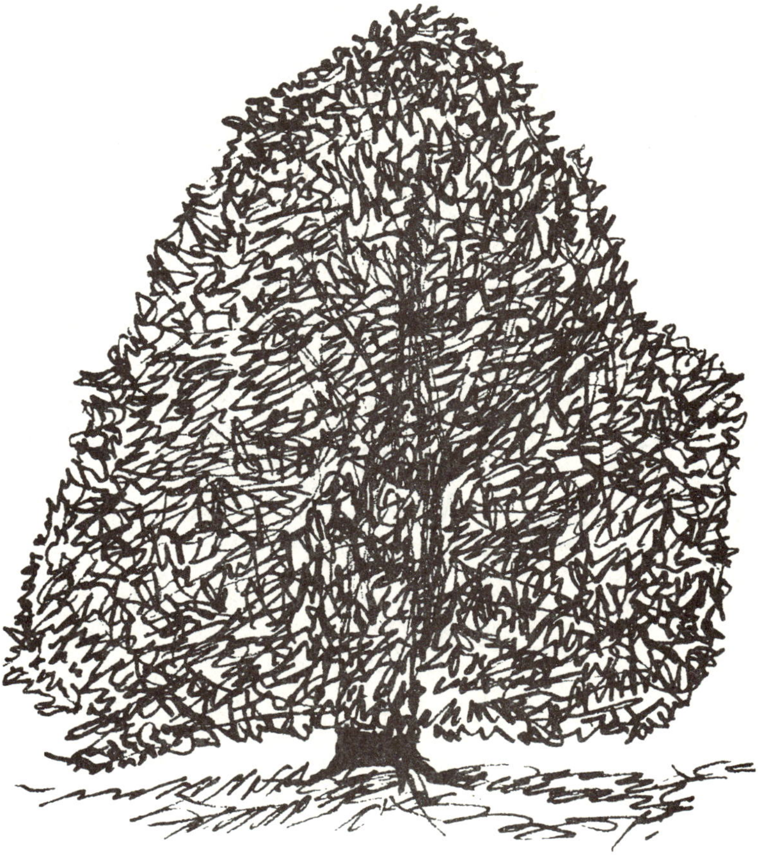

Lorbeerbaum
(Laurus nobilis)

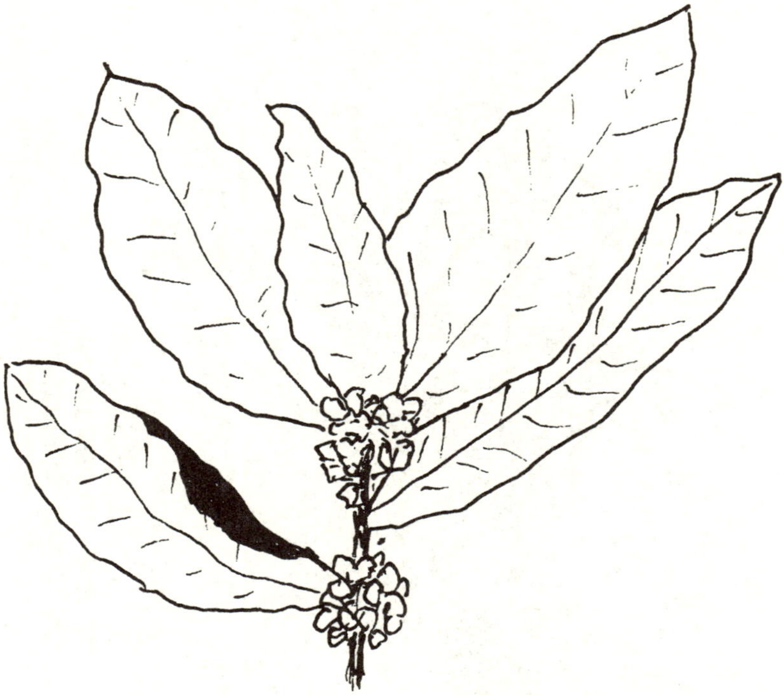

Blütenzweig – Lorbeer
(Laurus nobilis)

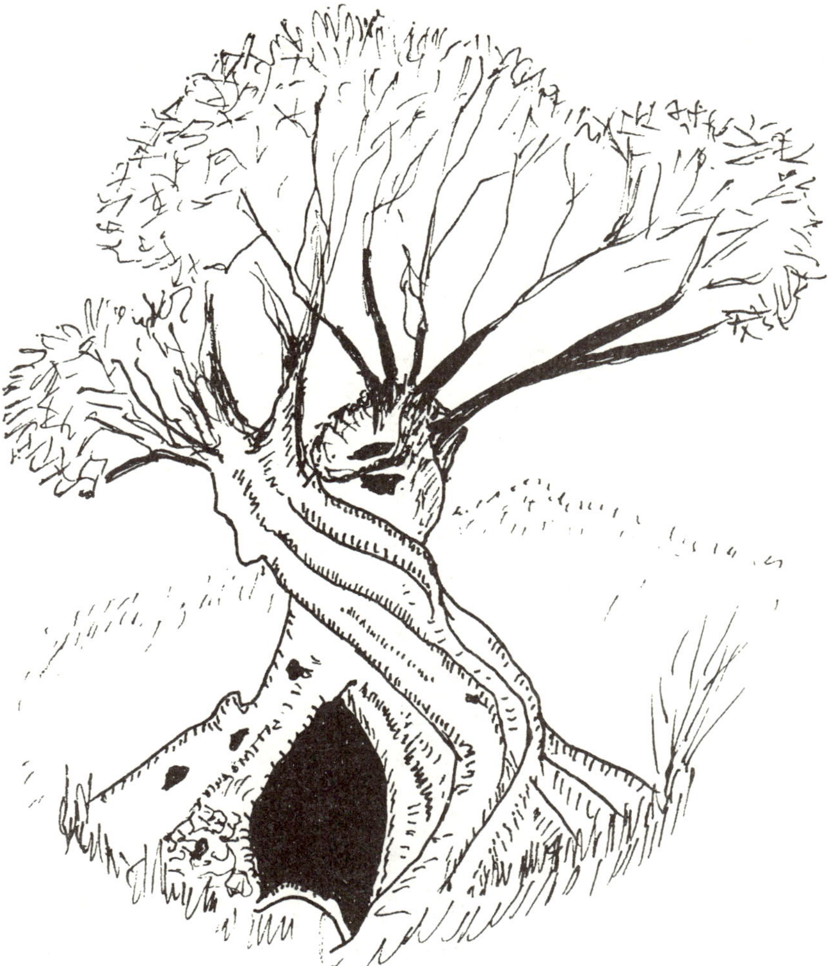

Ölbaum
(Olea europaea)

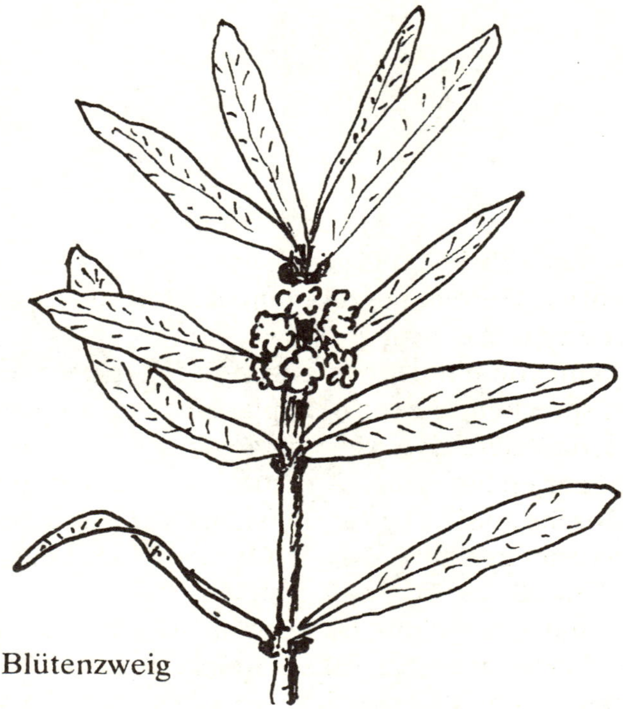

Blütenzweig

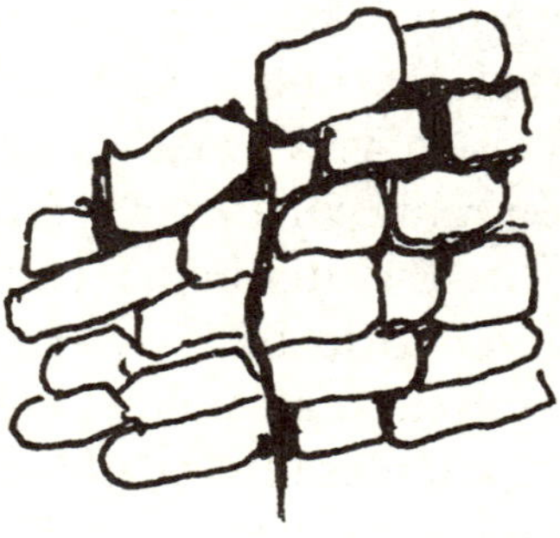

Rindenmuster vom Ölbaum
(Olea europaea)

Über Epilepsie und Heilpflanzen

Die wissenschaftliche Auffassung von der Epilepsie, wie sie einmal Friedrich Husemann zusammenfaßte, kreist um ganz umschriebene typische Begriffe.

Man kann von einer Bevorzugung des athletischen Konstitutionstyps sprechen und vom dysplastischen Typ, sowie von der Tatsache, daß diese Kranken «befangen im Geiste der Schwere» seien. Zu der epileptischen Konstitutionseigenart gehört es, daß das Ätherische an sich sehr stark ist, daß das Anschoppungs- und Stauungsvermögen des Wasser-Organismus abnorm erscheint und der Eiweiß-Stoffwechsel gestört ist.

Dem steht gegenüber das verminderte Wirken des Astralischen im Sinne einer Art Inkarnations-Impotenz, wodurch alle Symptome verständlich werden, wie etwa auch die Neigung zur Alkalose, die Verminderung des CO_2 Austausches usw.

Alle diese patho-physiologischen Einzeltatsachen, die die medizinische Forschung herausgefunden hat und mit denen sie für uns in vorbildlicher Weise das Verhalten des Ätherleibes beschreibt, diese Tatsachen führen in der offiziellen Therapie zu einem ganz bestimmten therapeutischen Handeln, dem aus dem Grunde zumeist die echte Ratio fehlt, weil zu den gefundenen Einzelbegriffen die zusammenfassenden Wesens-Begriffe des Ätherleibes und des Astralleibes fehlen, die das umfassende Geschehen erst durchschaubar machen.

Wenn ich mir nun die Aufgabe setze, kurz über Heilpflanzen zu berichten, die in der Vergangenheit eine Rolle spielten bei der Behandlung der Epilepsie, des Morbus Herculis, des Morbus sacer – oder wie immer dieses Geschehen genannt wurde, dann muß ich natürlich anknüpfen an unsere Erkenntnisse vom Atherleib und an bestimmte Werde-Vorgänge der Erde, des Kosmos und der menschlichen Wesensglieder, die uns Dr. Steiner in seinen Vorträgen vermittelt hat, die wir schon vielfach besprochen haben.

Rudolf Steiner bringt mehrfach Beschreibungen jener Vorgänge, die im Erdenwerden auftraten, als z. B. die Sonne, Mond und Erde noch eine Einheit waren, als die bekannten Trennungen auftraten und die damit verbundenen Wandlungsvorgänge.

Ich verweise hier nur auf die Zyklen:

G. A. Nr. 123 Das Matthäus-Evangelium
G. A. Nr. 106 Ägyptische Mythen und Mysterien
G. A. Nr. 99 Die Theosophie des Rosenkreuzers
G. A. Nr. 169 Weltwesen und Ichheit.

Er beschreibt in diesen Zusammenhängen das Werden der Nerven-Substanz und seine substantielle Zähigkeit als Bild jener Substanzkonsistenzen, die dem Mondenwesen eignen. Er beschreibt das Werden der Nervensubstanz als ein krankmachendes baumartiges Schrumpfprodukt einer einstmals wunderbaren pflanzlich-ätherischen Wesenheit, dem dann als heilendes Wesen das Blutswesen mit seinen Eisen-Kräften entgegengestellt wurde.

Im wesentlichen kam es Dr. Steiner anscheinend in allen Ausführungen darauf an, auf die zähen, erstarrenden Vorgänge hinzuweisen, die von den Monden-Kräften ausgingen und ausgehen. Wie nun die Verhärtungstendenzen des Mondenwesens zur Zeit der Lemuris zur Bildung der Nervensubstanz führten, so scheint mir ein adäquates – wenn auch pathologisches – Geschehen vorzuliegen in der Entwicklung jener Ätherleiber, die Träger der epileptischen Konstitution sind. Auch hier haben wir – nun allerdings in einer fortgeschritteneren Erdepoche – gewisse Erstarrungstendenzen, gegen die dann das Astralische mehr oder weniger vergeblich ankämpft, ohne daß es sich bei diesem Geschehen Organe bildet, derer es sich dann bedienen könnte, wie ehemals bei der Bildung der Nerven-Organe. Ob diese letzte Behauptung ganz den Tatsachen entspricht, weiß ich allerdings nicht. Es könnte gut sein, daß solche Verfestigungstendenzen im Ätherleibe Organe für andere Wesen abgeben.

Was uns hier nun aber besonders interessiert, ist die Tatsache, daß wir ein altes Mondengeschehen im oder am Ätherleibe des Menschen vor uns haben, nachdem der reinigende Mars-Impuls auf der Erde zur Wirksamkeit gelangte.

Im Sinne der okkulten Physiologie würden wir eine Parallele haben zu jenen Vorgängen, von denen Dr. Steiner spricht im Hinblick auf die Entwicklung des primären und sekundären Gehirns, wo er das Rückenmark als eine auf primitiver Stufe stehengebliebenen Gehirn-Neubildung bezeichnet, die für die Zukunft keine Bedeutung hat. Der normale Ätherleib des gesunden Menschen, der seine Plastizität den Sonnenkräften verdankt, verhält sich zum Ätherleib des Epileptikers, der alte Mondenkräfte reaktiviert oder konserviert, wie Gehirnbildung zur Rückenmarkbildung. Das Sonnenwesen «Mensch» wird hier anscheinend zu einem «Mondenwesen» Mensch, d. h. es steigt in Wirklichkeit ab.

Die hier aufgezeigte Parallele zwischen einstmals echter Mond-Erd-Entwicklung mit ihrer Nervenbildung und einer «Mond-Entwicklung» an falschem Platze mit einer Konsistenzerhöhung des Ätherleibes findet nun auch ganz interessante Spiegelungen im Pflanzenreich, die unserem rationellen Forschen therapeutische Möglichkeiten eröffnen... und dabei zu einer Wiederbegegnung führen mit einer großen Anzahl einstmals gegen Epilepsie angewandter Heilpflanzen.

Bevor ich jetzt auf diese eingehe, muß ich noch kurz auf einige Eigenarten im Pflanzenreich hinweisen, Eigenarten – die eng mit der angetönten Problematik zusammenhängen.

Die gleichen Vorgänge des Träge- und Zähwerdens ätherischen Geschehens und ätherischer Zusammenhänge durch Überwiegen der Mondenkräfte finden wir im Pflanzenreiche in reichem Maße wieder. Hier sind überhaupt in der Spiegelung viele Vergangenheitsvorgänge kosmischer Entwicklung aufbewahrt. Sie können uns signaturenhaft hinführen zu den therapeutischen Möglichkeiten.

Der ganze Bereich der Monokotyledonen z. B. ist sowohl hinsichtlich ihrer Formenbildungen als auch ihrer Blattparenchymbildungen charakterisiert durch eine auffallende Starre und Zähigkeit, die stark absticht von späteren und höheren Pflanzenfamilien des natürlichen Systems.

Überleitend ist da dann die zentrale Familie der Ranunculaceen, der Hahnenfußgewächse, die in Formen und Substanzen früheres Erstarrtes und späteres Aufgelockertes in ihren verschiedenen Gattungen zur Erscheinung bringt.

Eine solche Entwicklung geht aber durchaus nicht gleichmäßig durch die Pflanzenwelt hindurch, sondern oft ganz sprunghaft progressiv und regressiv, wobei fortschrittlich Erreichtes an einem Pole oft noch «bezahlt» werden muß mit stark Rückschrittlichem am anderen Pole. Dann finden wir auch in höheren Pflanzen ganz stark ausgeprägte alte Entwicklungsrelikte wieder.

Sie werden wissen, daß die Höhe der Pflanzenfamilie von der Blütenbildung abhängt, von Art und Intensität, wie das Astralische die Pflanze umspült, sie umwirbt, und es ihm gelingt, ihr mehr oder weniger seine Tendenzen der Formgestaltung und Substanzprägung aufzuzwingen – also fast schon ein Bild für die Epilepsie selber!

Gehen wir jetzt von den kurz skizzierten Voraussetzungen aus zu den «Epilepsie-Pflanzen» über unter Beachtung des Zäh- und Trägewerdens des Ätherischen, des Pflanzenstromas überhaupt, dann haben wir als typisches Beispiel die Mistel, Viscum album.

Nicht allein, weil Dr. Steiner sie als Mondenrelikt bezeichnet hat, gehört sie hierher. Ihr ganzes Wesen bis in die Substanzen hinein ist eben dadurch gekennzeichnet, daß ihr das Zäh- und Trägesein eigen ist. Wenn aus den Mistelbeeren Leim bereitet wird, um astrale Geschöpfe – wie die Vögel – daran haften zu lassen, so möchte man diese willkürliche Verwendung der Mistel fast als eine Signatur ansprechen für ihre Beziehung zur Epilepsie. – Wir sind es gewohnt, die Mistel als «Krebsmittel» zu betrachten, und haben bisher wenig Rücksicht genommen auf ihre anderen Wirkungen, unter denen die bei Epilepsie und die mangelnde Lösung der Planzenta wohl die wichtigsten sind.

Ich will hier nicht weiter auf die Mistel eingehen, aber auch die von Dr. Steiner angegebene Bereitungsweise der Mistel zum «Iscador-Präparat», durch welche die Mistel unter anderem ganz bestimmter Schwere- und Zähe-Eigenschaften beraubt wird, weist in die Richtung der angedeuteten Epilepsie-Beziehungen.

Es ist nur nicht bekannt, ob diesbezügliche therapeutische Beobachtungen und Erfahrungen vorliegen mit den Iscador-Präparaten. Jedenfalls bin ich keineswegs der Meinung, daß diese Präparate geeignet wären, Epilepsie zu heilen, denn sie zielen ja in andere Wesensbereiche.

Wenn man eine auch nur flüchtige Durchsicht älterer und alter Schriften nach «Epilepsie-Pflanzen» vornimmt, dann findet man eine ganze Menge von Heilpflanzen, von denen man nicht ohne weiteres begreift, warum sie wirken sollten, die heute natürlich auch offiziell als unwirksam abgelehnt werden.

Ich stehe da aber auf dem Standpunkte: Die Alten waren nicht dümmer als wir, und es liegt an uns, daß wir die Ganzheitsbeziehungen solcher Heilpflanzen zum Menschen nicht mehr durchschauen. Ich zähle nun einmal eine Anzahl solcher Pflanzen auf in der Familienreihenfolge des natürlichen Systems.

Da finden sich zuerst unter den Monokotyledonen: Lilium candidum (Weiße Lilie), Gymnadenia conopsea, (Fliegenartige Nacktlorche), eine Orchidee.

Dann unter den Dikotyledonen:

		Familie
den Cubebenpfeffer	(Piper cubeba)	Piperaceae
die Feige	(Ficus carica)	Moraceae
die Mistel	(Viscum album)	Loranthaceae, heute: Viscacaeae
Schwarze Nieswurz	(Helleb. niger)	Ranunculaceae

		Familie
Pfingstrose	(Paeonia offic.)	Ranunculaceae
Klatschmohn	(Papaver rhoeas)	Papaveraceae
Senf	(Sinapis)	Cruciferae
Sumpf-Einblatt	(Parnassia palustris)	Droseraceae
Mauerpfeffer	(Sedum acre)	Crassulaceae
Drüsenklee (Indien, Arabien)	(Psorales corylifolia)	Leguminosae
Apfel	(Pirus malus)	Rosaceae
Gem. Weinraute	(Ruta graveolens)	Rutaceae
Orange	(Citrus aurantium)	Rutaceae
Cajeputbaum	(Melaleuca leucadendron)	Myrtaceae
Gift. Wasserschierling	(Cicuta virosa)	Umbelliferae
Sumpf-Ölsenich	(Thysselinum palustre)	Umbelliferae
Ackergauchheil	(Anagallis arvensis)	Primulaceae
Olivenbaum	(Olea europaea)	Oleaceae
Ignatiusbohnen	(Fabae St. Ignatii)	Loganiaceae
Ostindische Kilekrone	(Calotropis gigantea)	Asclepiadaceae
Zitronen-Melisse	(Melissa offic.)	Labiatae
Gem. Betonie	(Betonica offic.)	Labiatae
Bilsenkraut	(Hyoscyam. niger)	Solanaceae
Tollkirsche	(Atropa belladonna)	Solanaceae
Nicotina tabacum		Solanaceae
Stechapfel	(Datura strammonium)	Solanaceae
Gottesgnadenkraut	(Gratiola offic.)	Scrophulariaceae
Schuppenwurz	(Lathraea)	Scrophulariaceae
Sommerwurz	(Orobanche)	Orobanchaceae
Labkraut	(Galium verum)	Rubiaceae
Holunder	(Sambucus niger)	Caprifoliaceae
Baldrian	(Valeriana off.)	Valerianaceae
Zaunrübe	(Bryonia)	Cucurbitaceae

		Familie
Geknäuelter Beifuß	(Artemisia glomerata)	Compositae
Kleine Klette	(Lappa minor)	Compositae
Gem. Huflattich	(Tussilago farfara)	Compositae
Pestwurz	(Petasitis)	Compositae
Gem. Gemswurz (Krebswurz)	(Doronicum Paradalianches)	Compositae
Gem. Kreuzkraut (Greisenkraut)	(Senecia vulgaris)	Compositae

Auf alle diese Pflanzen möchte ich – außer auf die Angehörigen einer einzigen Familie – jetzt nicht weiter eingehen, weise aber dabei auf eine merkwürdige Tatsache hin, daß unter den aufgezählten Heilpflanzen eine Anzahl sich dadurch auszeichnet, daß sie spezifisch organotrope Beziehungen haben.

1. So wirken z. B. auf den Kopf:
   Nieswurz – Bauernrose – Baldrian – Belladonna.
2. auf die Lunge:
   Nicotiana – Strammonium – Huflattich – Pestwurz.
3. auf den Kreislauf(?)
   Gottesgnadenkraut.
4. auf die Leber:
   Bauernrose – Zaunrübe – Cajeputöl.
5. auf die Niere:
   Holunder – Cubebenpfeffer – Orange – Cajeputöl – Ostindische Kielkrone – Gem. Betonie – Nicotiana und Klette.
6. auf den Unterleib:
   a) Darm: Feige – Klette – Mauerpfeffer – Ackergauchheil – Ignazbohne – Bilsenkraut.
   b) weibl. Sexorgane: Melisse – geknäuelter Beifuß

Wobei natürlich auch Wechselwirkungen unter diesen Organen berücksichtigt werden müssen. Man kann also durchaus mit gutem Recht behaupten, daß die alten Ärzte um bestimmte Organfixierungen des epileptischen Geschehens gewußt und entsprechend behandelt haben.

Zum Schluß möchte ich jetzt aus den aufgezählten Heilpflanzen Ihre Aufmerksamkeit auf die Angehörigen der «Scrophulariaceen» lenken.

Die Familie der Rachenblütler, die zwischen Winden und Nachtschattengewächsen stehen, umfaßt eine Unterfamilie, die «Antirrhinoideae», die fast alle Schmarotzer oder Halbschmarotzer sind.

In dieser Familie und ihren nächsten Verwandten – den Orobanchaceae – haben wir echte alte Mondenpflanzen vor uns, die auf Grund ihrer Blütenentwicklung höher als die Mistel stehen, dafür aber viel tiefer zur Erde hinabgestiegen sind als diese und doch jene Charakteristiken zeigen, die Dr. Steiner für die persistierende Pflanzen-Tierhaftigkeit der Mondenzeit angab.

Als wichtigstes Merkmal ist bekanntlich die Unfähigkeit, sich die Erde direkt für die Vegetationsprozesse dienstbar zu machen; – sie brauchen einen vermittelnden Wirt.

Die Sommerwurz-Gewächse – die Orobanchaceae – sind echte Schmarotzer, die niemals grün werden, wenn sie auch (nach einigen Autoren) nicht ganz frei von Chlorophyll sind. Mittels sogenannter Haustorien – die auch die Mistel entwickelt – senkt sie sich in die Wirtspflanze ein, und zwar nur in die Wurzeln: Sie vermögen weder aus Humus noch aus organischen Überresten ihre Nahrungsstoffe zu ziehen.

Von der Keimung an entziehen sie den Wirtswurzeln die frisch aus der Erde aufgenommenen Stoffe. Die aufgenommene Nahrung verwandeln sie in Stärke und speichern diese in ihrer Knolle. Stirbt der Wirt ab – dann stirbt dieses Mondenwesen ebenfalls.

Aus der Luft wird nur Sauerstoff entnommen, niemals Kohlensäure! Auffälligerweise wurden sie noch nie auf einkeimblättrigen Pflanzen, auf Farnen und Gymnospermen gefunden, dagegen bevorzugen sie die Schmetterlingsblütler und Labiaten.

Wie geht nun diese Wirtssuche vor sich?

Die Mutterpflanze entwickelt staubartig feine Samen, 100 000 an der Zahl. Der Regen wäscht diese Samenfülle in die Erde und bringt sie in die Nähe der Wurzeln der Nährpflanzen, wo dann sofort die Keimung beginnt.

Ohne einen solchen Kontakt mit einer Wurzel erfolgt niemals eine Keimung. Dabei ist zu beachten, daß der wirtslose Same 6–8 Jahre lang keimfähig bleibt.

Die Jungpflanzen senden außer den erwähnten direkten Haustorien auch Adventiv-Wurzeln aus, die wieder andere Wurzeln des Wirtes anfallen, aussaugen und derart den Wirt allmählich erwürgen.

Das Auffällige ist nun, daß die Orobanche keinen Hauptsproß entwickelt: Wenn statt der ersten Wurzelansätze des Keimlings sich Haustorien gebildet haben, dann entwickelt sich direkt aus dem Sproßscheitel, also dem etwas verdickten Hypokotyl, der Blütensproß, an dessen Stengel statt üblicher grüner Blätter kleine schuppenförmige Rudimente sitzen. Die Färbung dieses Sprosses mit Blüten ist gelblich-bräunlich, grau oder auch violett übergossen. Es wird eine Orchideen-Ähnlichkeit vorgetäuscht, doch schließt sich die Blütenform stärker an die Rachen-Blüten der Scrophulariazeen an.

Nun findet sich noch bei Geiger – dem Pharmakologen der Goethe-Zeit, die Angabe: «Von diesen vier Arten ist die ehemals gebräuchliche Radix Orobanches der Officinen abzuleiten. Sie wird durch Trocknen schwarz, schmeckt sehr bitter und wurde gegen Blähungen angewendet. Auch die etwas wohlriechenden Blumen, Flores orobanches, gebrauchte man. Das davon abdestillierte Wasser wurde gegen Epilepsie und Convulsionen der Kinder verwendet.»

Interessant ist hier nun, daß auch die Orobanche, und zwar die O. virginia in Virginien «gegen schlimme Geschwüre und selbst gegen den offenen Krebs» benützt wird. Ich erinnere da an die ähnlichen Beziehungen der Mistel.

Als nächste Mondenpflanze will ich Ihnen einen noch finstereren Burschen vorstellen.

Während die Sommerwurz noch frühzeitig zum Lichte strebt und an den Wurzeln einer lebhaft lichtblütigen Pflanzenwelt schmarotzt, übt die Schuppenwurz – Lathraea squamaria, diese Tätigkeit an Hasel-, Erlen-, Buchen-, Eichen-, Birken- und Ulmen-Wurzeln aus, wo sie überwiegend im Dämmerlicht des Baumschattens blühen muß.

Die Schuppenwurz ist wohl am meisten den Erdkräften hingegeben und damit von Kosmos und Licht abgetrennt. In ihrem Verhalten ist sie den Pilzen noch am ähnlichsten. Sie verbringt ihr ganzes Leben unter der Erde und schickt erst nach 10 Jahren ihren Blütentrieb nach oben. Er erscheint dann im zeitigen Frühjahr zusammen mit Anemone nemorosa und Hepatica. Die weißlich-rosafarbenen nickenden Blüten sitzen in Traubenform an einer Seite des Blütensprosses, ähnlich wie bei Digitalis purpurea. Auch hier erfolgt eine Keimung der Samen nur bei Berührung des Samens mit einer Wirtspflanze, dabei kann ein solcher Same sehr lange auf seine Zeit warten.

Dieser Schmarotzer entnimmt seinem Wirte, der immer ein Holzgewächs ist, organische und anorganische Stoffe. In Frankreichs Weinbergen kann er argen Schaden anrichten. Er heißt dort nur «die böse Blume»!

Auch von dieser sonderbaren Pflanze war die Wurzel als Radix Squamariae einstmals offiziell. Durch Trocknen schrumpft sie sehr zusammen und wird wie die ganze Pflanze schwarz. Frisch schmeckt sie fade, herb, bitterlich. Sie wurde gegen Koliken und Epilepsie gebraucht.

Eine Verwandte von ihr aus Südeuropa, die Lathraea clandestina, in manchem von unserer Sommerwurz unterschieden, galt als ein Mittel gegen Sterilität.

Wieder weise ich auf die Mistel mit ihrer Uterusbeziehung hin.

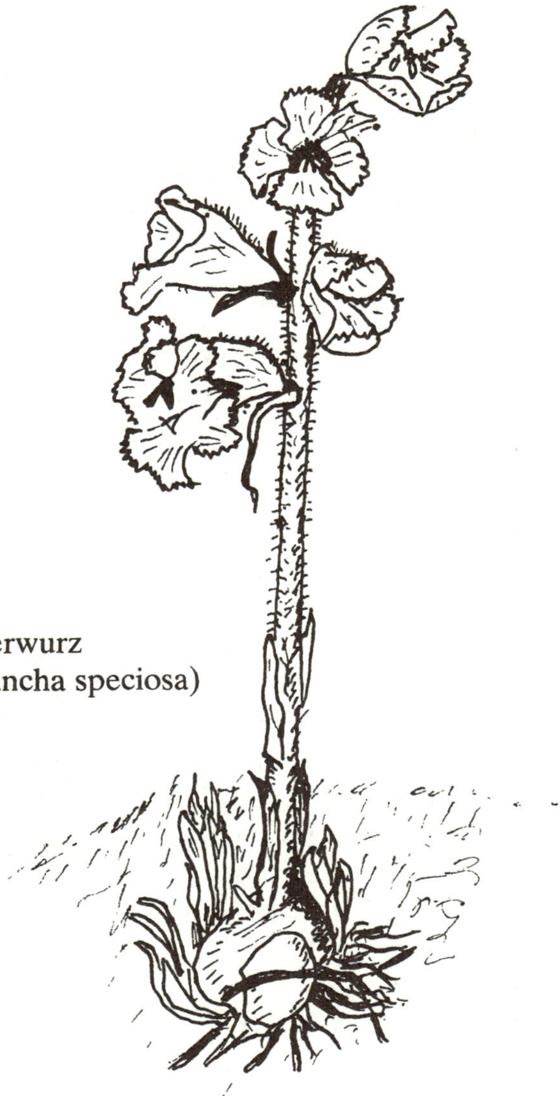

Sommerwurz
(Orobancha speciosa)

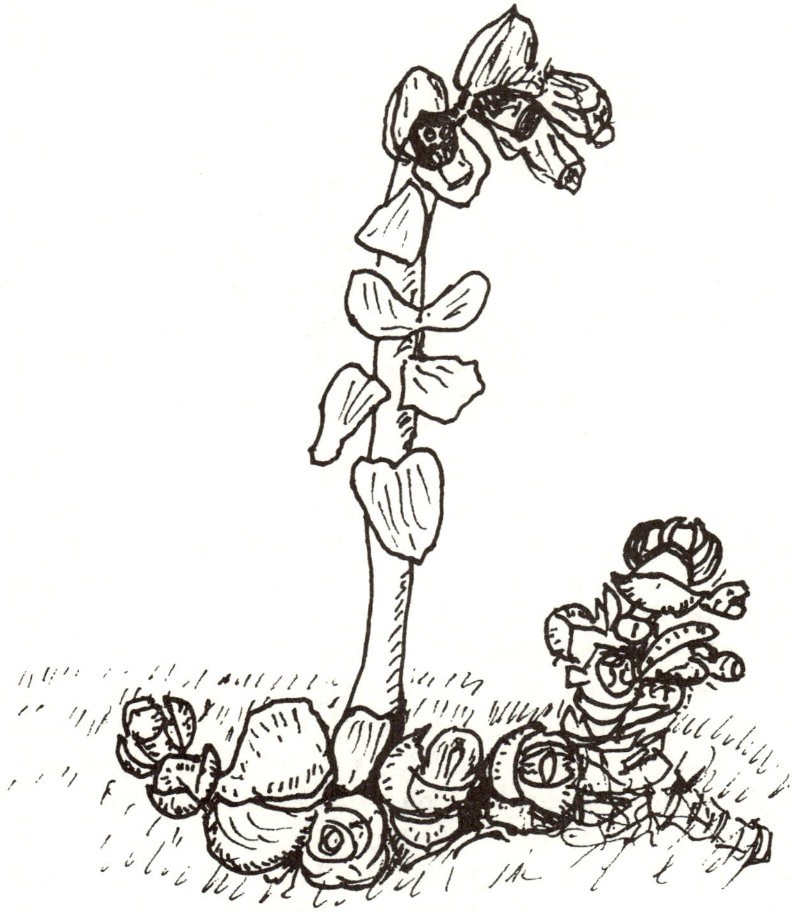

Schuppenwurz
(Lathraea squamaria)

Die Mistel – Viscum album

Heute möchte ich Ihnen einiges von der Mistel – Viscum album – vortragen. Aus Ihren bisherigen Beziehungen zur anthroposophischen Medizin werden Sie wissen, daß Rudolf Steiner sie als das Heilmittel des Carcinoms, des Krebses bezeichnet hat. Diese Pflanze, die ich Ihnen dann auch in verschiedenen Dias vorführen werde, ist unter unseren heimischen Pflanzen eine ganz besondere Erscheinung!

Gerade wenn wir ihre Formentfaltung im Räumlichen betrachten, wenn wir erleben, wie wenig die Pflanze in die Spannungsbereiche: oben – unten; Auftrieb – Schwere; Licht – Dunkel; hineingestellt ist oder sich hineinstellt, dann kann es uns klar werden, daß Viscum album überhaupt nicht wie andere Pflanzen erfaßt werden kann.

Die Mistel bringt es bekanntlich hoch in den Baumkronen zu einer durchaus anderen Erscheinungsart als andere Pflanzen. Wir werden sie auf der Erde vergeblich suchen. Sie hat überhaupt kein Verhältnis zu Auftrieb und Schwere. Aus dieser physischen Ohnmacht bringt es die Mistel – losgelöst vom Erdenboden – zur Bildung einer kosmischen Kugelform. Sie bringt die Form der Sphäre – wenn man so sagen kann – zur Erscheinung. Dabei aber unterliegt sie weder dem Einfluß des Lichtes noch dem der Schwerkraft. Sie ist losgelöst von Heliotropie und Geotropie. Es gibt bei ihr auch keinerlei Wandlungsvorgänge im Blattbereich.

Wenn im Spätherbst die Mistel-Beeren reifen, so sind sie unfähig, sich selbst auszusäen. Die Mistel braucht dazu die Hilfe der Vögel – wie Schwarzdrosseln, Wacholderdrosseln, Mistel-Drosseln und einiger anderer Vögel. Sie verzehren die reifen, weißen

Beeren und scheiden sie dann wieder – mehr oder weniger angedaut – in ihrem Kote auf den Ästen aus. Vermöge der klebrigen Substanzen in der Beere – dem Beerenschleim – haften die grünen «Samen» am Aste und erwarten dort ihre weiteren Vegetationsvorgänge. Die weitere Entwicklung ist eine sehr langsame. Im Frühjahr tritt ein sogenanntes «Würzelchen» hervor, biegt sich abwärts und wendet sich dabei der weniger belichteten Astseite zu. Es wird klebrig und verbreitert sich zu einer Art Haftscheibe, womit der Keimling sich fixiert. Im zweiten Frühjahr senkt sich aus dieser Haftscheibe die primäre «Wurzel» oder der «Senker» durch die Rinde des Wirtsbaumes in das Rindenparenchym bis in das Kambium des Baumes.

Wir finden eine dichotome Entfaltung von Blättern von Anfang an. Aus der 1. Knospe entwickeln sich immer gleich 2 Blätter, die eigentlich Keimblattcharakter zur Schau tragen. Die dichotome Sproßentwicklung, die ständig leichten Dreh- oder Spiralbewegungen unterworfen werden, führt schließlich zu den bekannten Kugel-Buschformen, die wir wohl alle kennen.

Die Mistel ist zweihäusig. Die Staubblüten sind größer als die Samenblüten. Es wird als Blütenstand eine dreiblütige Trug-Dolde entwickelt, die den Sproß abschließt und gekreuzt zu dem Laubblattpaar steht. Im Sommer werden die Blüten angelegt. Sie blühen aber erst im Februar–März des nächsten Jahres auf.

Auffällig ist an den Staubblüten, daß die Staubgefäße mit den Blütenblättern «verwachsen» sind, als hätten sie sich nicht fertig herausentwickeln können. Der Fruchtknoten ist unterständig und in den Blütenboden eingesenkt. In milden Wintern erfolgt die Blüte bereits im Januar–Februar – zu einer Zeit, in der dann die reifen, vorjährigen Beeren von den Vögeln gefressen werden.

In den Beeren sind keine echten Samen, man bezeichnet sie als «Embryonen». Auch dadurch ist die Mistel als ein Wesen gekennzeichnet, das als Pflanze nicht voll zur Erde heruntergestiegen ist.

Viscum album gehört heute zur Familie der Viscaceae – früher zu den Loranthaceae. Die Mistel ist in Nord- und Mitteleuropa der einzige Vertreter dieser Familie. Sie unterscheidet sich vom Loranthus europaeus durch ihre minder vollkommene Organisation. Loranthus ist Sommerblüher und auch nur sommergrün, während Viscum album immergrün und Winterblüher ist.

Die weiße Mistel kommt auf sehr vielen Wirtspflanzen vor, z. B. auf: Nußbäumen, Linden, Birken, Apfelbäumen, Pappeln, Kiefern, Weißtannen, auf Misteln selber, relativ selten auch auf Eichen!

Ich möchte Ihnen nun einmal eine Gegenüberstellung all der Absonderlichkeiten geben, welche die Mistel gegenüber den meisten anderen Pflanzen auszeichnet.

1. Vegetationsort nur auf Bäumen
2. Aussaat – besorgen allein die Vögel
3. Keimung – nur bei Licht: kurze Verdunkelung nimmt dem «Mistelsamen» die Keimkraft.
4. erste «Würzelchen» – sind lichtscheu
5. Samen bzw. Embryo von Anfang an grün
6. keine echten Wurzeln!
7. Wurzelähnliche Gebilde – Rindenwurzeln – grün
8. Entfaltung der Mistel frei von Geotropismus
9. Entfaltung der Mistel auch frei von Heliotropismus
10. Blattbildung
    a) kommt nie über den Charakter des Keimblattes hinaus.
    b) trotzdem hat jedes Blatt eine andersartige individuelle Stellung zum Sproß.
    c) Jedes einzelne Blatt zeigt eine mehr oder weniger starke Spiraltendenz in seiner Haltung.
    d) Die gegenständigen, stiellosen Blätter bilden miteinander Lemniskaten.
    e) Ihre Ober- und Unterseite ist in Bau und Funktion gleich.
    f) keine Wandlungsvorgänge am Blatt;
    g) Lebensdauer der Blätter – die immergrün sind – beträgt 2–3 Jahre.

11. Blätter und Zweige sind an den Sproßpunkten gelenkhaft wie Insektenbeine angesetzt und brechen dort sehr leicht ab.
12. Die Mistel ist immergrün im Gegensatz zu vielen anderen Parasiten.
13. Die Grünfärbung der Mistel hat keinen Anfang und kein Ende. Sie geht vom grünen Samen über Keimling, Würzelchen, Sproßblatt, Stengel, Stamm, Rindenbildung bis in die Blütenregion.
14. Es wird keine Borke gebildet.
15. Jeder Sproß bringt alljährlich nur einen neuen Sproß mit Zwischensproß hervor.
16. Die Mistel kennt keinen Welkprozeß.
17. Die Mistel ist unfähig, ihre eigenen Wunden zu heilen im Gegensatz zu allen anderen Pflanzen. D. h. Zell-Proliferation tritt nicht auf.
18. Blütenbildung bleibt primitiv-rudimentär.
19. Die ganze Mistel macht den Blühprozeß mit, indem sie ihr Grün zur Blütezeit gelblich auflichtet.
20. Jedes Sproß-Glied – auch die der vergangenen Jahre – kann alljährlich Blüten und bei Fruchtblütenträgern (cf. Zweihäusigkeit) auch Beeren hervorbringen.
21. Die Staubgefäße sind nicht von den Blütenblättern gelöst. Sie bilden mit ihnen eine Einheit. Sie muten wie tierische Organe an, die entwicklungsgeschichtlich eines aus dem anderen entstehen und dann auf einer bestimmten – hier unentwickelten – Stufe stehenbleiben.
22. Blütezeit: Winter (Februar–März) Reifezeit im November, also 9 Monate.
23. Die Mistelbeere ist keimfähig vor und nach der Reife.
24. Die Mistel bildet Kugelbüsche, die bis in ihr Zentrum oder aus ihrem Zentrum heraus lebendig und grün bleiben, während andere Erden-Dauerpflanzen in ihren Kronen z. B. immer nur an der Peripherie im Blattbereich vegetativ tätig sind.

Aus diesen Absonderlichkeiten werden wir manche Angaben aus der Geisteswissenschaft verstehen. Wir erkennen, wie berechtigt der Ausspruch Rudolf Steiners* ist, daß die Mistel ein «emanzipiertes Wesen» ist, das seine Emanzipation durch seine zeitliche und örtliche Dislozierung oder Distanzierung von der Pflanzennorm, durch sein besonderes Parasitentum erreicht.

Die Mistel und ihre Wirte

Meinen weiteren Ausführungen möchte ich folgende Worte Rudolf Steiners voranstellen: «Die Behandlungsart der Stoffe – das ist im Grunde genommen das Wesentliche. Die Denkungsart müßte aufhören, im Stoffe als solchem das Heilmittel zu suchen! (Aus: Ansprache vom 21. 4. 24.)

Für die Schüler Rudolf Steiners ist es eigentlich eine Selbstverständlichkeit, daß die Mistel *das* Krebsmittel ist. Diese Erkenntnis bestätigen heute aber nicht nur die anthroposophischen Ärzte und Kliniken.

Im Zuge des Ringens um diese sonderbare Heilpflanze taucht natürlich auch die Frage auf: welche Bedeutung haben die Wirtsbäume für die Mistel, bzw. ihre Heilwirkung. Diese Frage wird noch dringender, wenn man weiß, daß ganz bestimmte Misteln für Mann und Frau und für bestimmte Organregionen von Dr. Steiner angegeben sind: die Eichen-Mistel für den Mann: Verdauung und Urogenitaltrakt; die Apfelbaum-Mistel für die Frau: Verdauung und Urogenitaltrakt; die Kiefern-Mistel für Haut- und Kehlkopfkrebs; die Ulmen-Mistel für die Lunge – wobei die letzte Empfehlung nicht von Rudolf Steiner stammen soll.

Ich habe nun den Versuch gemacht herauszufinden, ob die Bäume etwas von dem Geheimnis preisgeben, inwiefern sie dem Heilmittel eine bestimmte Richtung geben könnten.

Suchen wir nach dem Gemeinsamen in Bäumen, Misteln und den Zusammenhängen im Menschen, dann werden wir durch

* Geisteswissenschaft und Medizin. G. A. Nr. 312

Rudolf Steiner in seinen bekannten Äußerungen über die Mistel in eine Evolutionsepoche der Erde verwiesen, die wir die Mondenstufe der Erde nennen.

Sprechen wir von der Lemuris, von der Mistel, von den Bäumen und ihrer Wurzelregion, dann sprechen wir eigentlich immer von dem gleichen – jeweils von anderen Aspekten aus. Wir wissen, daß der Mondenzustand der Erde in der Lemuris sein Ende fand mit dem Austritt des Mondes aus der Erde und dem gleichzeitigen Durchgang des Mars durch die Erde. Wir wissen aber auch, daß der Mond einen Teil seiner Substanz und Sphäre in der Erde zurückgelassen hat. Wäre es nicht so – so gäbe es keine Misteln, keine Bäume, überhaupt keine Pflanzen auf der Erde. In der Wurzelregion der Erde, in der die «Erdenmilch» zirkuliert, herrschen die alten Mondenkräfte weiter. Sie wirken von dort aus im Kambium – in dem der «Erdsaft» oder die «Erdenmilch» aufsteigt – in die Pflanze hinauf bis in alle Äste und Zweige. Dort trifft der Mistelkeimling das Monden-Milieu, das er braucht und sucht. Er senkt sein Hypokotyl durch die Rinde hindurch in den Mond-Erden-Saftstrom des Baumes, um dann seine Senker zu entwickeln.

Dieses Eintauchen geschieht ganz ähnlich wie das Ei im Uterus seine plazentare Einsenkung in die Uterus-Schleimhaut vornimmt. Beides sind Mondenvorgänge, denn die Mistel – so belehrt uns die geisteswissenschaftliche Evolutionseinsicht – ist ein Pflanzentier auf der alten Mondenstufe, das dort nur in lebendiger Substanz «wurzeln» konnte und die Metamorphose zur Erde nicht mitgemacht hat. Der menschliche Embryo – das zeigt uns seine Entwicklung, macht die Metamorphosenstufe mit und erreicht dann allmählich die erdengerechte Entwicklungsstufe. Wo aber das mondenhafte Implantieren weiter oder tiefer – als erdengerecht geht, da haben wir die «Blasenmole» bzw. ihre Steigerung!

Der Name «μύλη» bedeutet «Mondkalb» oder «Windei». Die Namengeber dieser Krankheit haben anscheinend noch eine Ahnung von den bestehenden Zusammenhängen gehabt.

Während nun der Mistel-Sproß seine Senker in die Tiefe und in die Breite der Äste persistierend ausbreitet und kräftig aus der Mondensubstanz der Erde ernährt wird und auch prächtig gedeiht, – d. h. eigentlich eine «gesunde Blasenmole» – oder besser Chorionepitheliom-Bildung vornimmt – ist der parallele Vorgang im Uterus ein krankhafter Vorgang, der mit einer Degeneration der «Senker», d. h. der Chorionzotten einhergeht und letztlich (in 5% aller Fälle) in einer carcinomatösen epithelialen Wucherung mit Metastasen-Bildung enden kann. Wir haben dann das «maligne Chorionepitheliom«.

Zwei Vorgänge – der eine auf dem Baume, der andere im Menschen – ähneln sich auffallend, weil sie anscheinend aus den gleichen Kräften – den Mondenkräften gespeist und unterhalten werden. Bekannt ist ja auch, daß hier die allgemeinen Mistel-Wirkungen angreifen und die Planzenta-Lösung verhindern können.

Ich will die Parallelen zwischen Mistel und Menschen nicht weiter verfolgen. Dieses Beispiel sollte nur darauf hinweisen, wie eng verbunden die Mondenvorgänge überall aus der Evolution heraus sind.

Vielleicht liegt hierin der Grund, daß Rudolf Steiner Wert darauf legte, daß bestimmte Misteln – Misteln von bestimmten Bäumen für die Therapie verwendet werden, daß insbesondere auch Metalle hinzugefügt werden, was ja nur eine andere Form des gleichen Aspektes darstellt.

Ich will nun versuchen, die in Frage kommenden Bäume vorzustellen. Ich beginne mit den

Nadelbäumen

Wenn wir uns die Kiefer (Pinus silvestris) vorstellen wollen, oder wenn wir in der Natur an sie herantreten, dann kann man das Gefühl haben, daß man – wie bei einer Rückschau – einen langen Weg zurücklegt und auf diesem Wege vieles, vieles zurückläßt, was einem als pflanzliche Umgebung geläufig ist: Gräser, niedere krautige Pflanzen, Laubbäume, Heckenpflanzen – ja, selbst die

Tannen – und dann gelangt man erst zur Kiefer. Sie steht – wie manche Erscheinungen früher Vergangenheit stark schuppig vor uns – oft einsam, vereinzelt auf dürftigem oder felsigem Boden – fern aller vegetativen Üppigkeit, aber voll Wärme und Duft – als Zeuge einer Sphäre, die als die Saturn-Sphäre angesprochen wird.

Treffen wir auf mehrere Kiefern – auf ein Kieferngehölz, dann offenbaren sich die ruhigen Kiefern unserem Lauschen wie ferne Meereswogen, die an das sandige Ufer spülen. Dort sind sie auch zahlreich zu finden, wo die nordischen Meere die Küsten umspülen. Wir hätten heute keinen Bernstein, wenn sie nicht Kiefernwälder in Massen in ihren Grund gerissen hätten.

Die Kiefer ist unter den saturnigen Nadelbäumen der Saturn-Baum! Wo kieselhaltiger Sand, wo Heidekraut wächst, da finden wir auch die Kiefer, ebenso in den Bergen.

Die 5-Zahl ist das Signum von Pinus silvestris: 5 schmale Blätter entfaltet der Kiefernsame als Keimblätter, die strahlenförmig wie ein Stern erscheinen. Jedes Jahr entwickelt die Kiefer einen neuen Trieb, der aus 5 Einzeltrieben besteht. Wachsen diese sich zu Ästen aus, so bilden sie wiederum alljährlich neue Zweig-Quirle, die aus 5 Zweigen bestehen.

Das ist der Idealwuchs der Kiefer – die schöne Regelmäßigkeit, die sich nach der 5-Zahl bildet. Aber sie ist nur ein relativ seltenes «Erreichnis», denn auch das gehört zum Saturn-Charakter dieses Baumes, daß er anscheinend – fast menschenähnlich –, man möchte sagen «Schicksalssituationen» ausgesetzt ist, welche die gerade Achsen-Führung ablenken oder verhindern.

Die bekannte, bizarre Gestalt der Kiefer, die immer individuell erscheint – keine gleicht der anderen –, wird nun dadurch erreicht, daß das Achsen-Wachstum durch irgendwelche Eingriffe am Sproßpunkt behindert wird. Die Mittelknospe der 5 Knospen, die die Leitknospe für den Wuchs der Achse und der Äste ist, geht verloren, geht zugrunde. Dann treten die Seitenknospen in die Funktion der Leitknospe, und damit ist die Unregelmäßigkeit in Wuchs und Gestalt gewährleistet. Der zum Lichte strebende, spitze, kerzenflammenartige Wuchs verschwindet, und eine breite, unregelmäßige Krone entwickelt sich. Die untersten Äste werden abgeworfen. In all diesen Erscheinungen – die Folgeerscheinungen des Standortes und der Umwelt sind – drücken sich letztere oft stärker aus als das Wesen der Kiefer selbst, das gradlinig zum Lichte streben möchte. Untergrund und Umkreis bedingen die Unregelmäßigkeiten, wenn die Leitknospen zugrunde gehen. Vielleicht verursachen sie auch den Verlust der Leitknospe selbst.

Die Kiefer folgt im Wuchs dem Druck des Windes. Sie reagiert auch auf die Untergrundsverhältnisse, wo die Kärglichkeit des Bodens, der Felsenboden und andere Faktoren eine bedeutende Rolle spielen. Zwei Faktoren will ich hier besonders hervorheben, die hinsichtlich der Mistelentwicklung von Bedeutung sind: unterirdische Wasserläufe, Erdrisse oder Verwerfungen. Eine Mistel entwickelt sich immer nur, wenn derartige Untergrundsfaktoren vorliegen und auf den Mistelträger wirken.

So finden wir alte Kiefern, die mit geradem Stamm hoch in den Umkreis hinausragen, andere, die mit krummen Stämmen und gewundenen, verrenkten Ästen wie zerzaust dastehen. Jede zeigt eine andere Physiognomie. Sie werden rundkronig oder bilden breite Schirme als Krone aus – ähnlich den Pinien der Mittelmeerufer. Die Stämme zeigen viele Reste abgeworfener Äste. Die Kiefer hat wie die Eiche eine gebärdenreiche Gestaltungssprache, wenn sie aus ihrer jugendlichen Kegelform abgelenkt wird und den geschilderten Einflüssen folgen muß. Diese Einflüsse zwingen der Kiefer – die ursprünglich wie alle Nadelholz-Gewächse durch Fixstern-Einwirkung eine rein axiale Orientierung hat – Spiral-Tendenzen im Bereich der Verzweigung auf, die sonst nicht so auffällig zur Erscheinung kommen. Sie findet man dann erst offensichtlicher in der Zapfenbildung.

Kieselsäure beherrscht die Vertikale!

Calcium – die Spirale!

Möglicherweise bewirkt der Kalkgehalt im Boden das Zugrundegehen der mittleren Spitzen- und Leitknospe der Triebe.

Auf jeden Fall ist er die Voraussetzung, daß das Astrale stärker eingreift als bei reinem Kieselboden. Nur zehn Wochen im Jahr bewirken alle vegetativen Veränderungen an der Kiefer. Anfang Mai sprossen die hellgrünen Jungtriebe aus sämtlichen Zweigen hervor. Schnell stellen sie sich waagerecht wie die alten, und Anfang August – in den Hundstagen – tritt Wachstumsruhe ein. Etwa in der Mitte dieser Zeit um die 5. Woche blüht die Kiefer. Sehr viele rötliche Blüten entwickelt sie dabei, und bei jedem Windstoß spendet sie dichte Wolken von gelben Pollen. Die übrigen 42 Wochen des Jahres steht die Kiefer anscheinend in vegetativer Ruhe da. Ihre Zapfen bildet sie nur ganz langsam aus: erst im dritten Jahre nach der Blüte sind sie reif. Wärme und Harzduft umfängt uns im Kieferngehölz. Nicht vergessen darf man die rötliche Tönung von Stamm und Ästen, um deretwillen die Kiefer auch «Föhre» heißt. Ein Wort, das «Feuer» bedeutet.

Der Harz-Prozeß, der uns das schöne Duft-Erlebnis vermittelt, härtet das Holz und läßt in diesem die rötlichen Jahresringe besonders stark hervortreten.

Wärme – Duft – rote Rindentönung und rauschendes Tönen der Wipfel umfangen uns ganz, wenn wir uns in die Kiefer versenken.

Das fern tönende Meeresrauschen in den Wipfeln der Kiefern führt uns direkt zu einem anderen Vertreter der Saturn-Reihe – «Nadelbäume» – zur Fichte - Picea excelsa. Sie trägt sehr selten Mistelbüsche, aber an ihr wurde mir klar, daß das Eindringen in das Wesen der Baumwelt auch ein musikalisches Problem ist! Die Bäume klingen und tönen unterschiedlich – so auch ihr Holz. Die Fichte steigert das musikalisch-tönende Element, indem sie es so stark in sich wirksam werden läßt, daß sie die Mutter der Musikinstrumente geworden ist. Klingendes Fichtenholz tönt uns aus Cello – Bratsche – Geige – aus Gamben entgegen. Auch das Alphorn der Schweizer verdankt dem Fichtenholz sein Tönen.

Ich erwähne hier besonders diesen Aspekt, weil er mir wichtig erscheint in unserer Problematik der Mistel-Wirksamkeit verschiedener Bäume, denn schließlich ist es der Klangäther, der chemische Äther, der in der alten Monden-Epoche wirksam wird, und mit dem gerade die Mistel auffallend verbunden ist.

Auch bei der Fichte haben wir den marshaften Rot-Einschlag in der Rinde. Sie heißt deswegen auch «Rot-Tanne». Sie ist in Europa der höchststeigende Baum, der zugleich seine jugendliche Wuchsgebärde immer beibehält. Kerzenflammengerade ist der Baum, gerade der Stamm, und wo die Fichte unbeengt gen Himmel wächst, da bildet sie einen schönen spitzen Kegel. Ihre Äste lassen die kleinen Zweige melancholisch nach unten hängen, nur der Endsproß zeigt immer wie der Johannes-Finger auf dem Isenheimer Grünewald-Bild nach oben.

Regelmäßigkeit der Zweiggestaltungen herrscht in jedem Stockwerke und zeichnet den Bauplan dieses Baumes aus, der etwa dem der Schneekristalle ähnelt. Der Gipfeltrieb aber überragt – vor allem bei älteren Exemplaren – einen kreuzständigen Wipfel: daher auch der Name «Kreuztanne». Im Winter färbt sie ihre Nadeln durch Chlorophyll-Wanderung anders als im Frühling. Die Fichte blüht zuerst mit 40–50 Jahren. Im Gegensatz zur Kiefer werden ihre Zapfen schon im ersten Jahre reif. Die Samen aber bergen ein unerklärliches Wunder: Die Keimblätter sind schon im Samen – d. h. in der Dunkelheit – grün – sie haben Chlorophyll.

Das Leben und Werden des Baumes tönt aus seinem Holze wider. Oft findet man den Berg-Ahorn in Gesellschaft mit der Fichte auf den Bergen. Er liefert dann auch dem Instrumentenbauer das Bodenholz zu den erwähnten Musikinstrumenten.

Kiefer und Fichte liefern beide aus ihrem Harz das Colophonium für die Haare der Bögen von Streichinstrumenten.

Die Weiß-Tanne: Abies alba s. pectinata

Unter den Mistelangaben Rudolf Steiners steht neben der der Kiefernmistel die der Weiß-Tanne – Abies alba –, des Jupiter-

Baumes unter den Nadelhölzern. Die Fichte ist Mars-Baum und ist anscheinend von Rudolf Steiner nicht erwähnt. Die Mistel kommt auf ihr auch recht selten vor. Dunkler und düsterer als die Fichte hat die Weiß-Tanne dem Schwarzwald seinen Namen gegeben. Die Tanne hat glatte, grauweiße Rinde im Gegensatz zur rauheren rötlichen Rinde der Fichte, und im unteren Bereich ist der Stamm astfrei. Die Nadeln der Weiß-Tanne sind dunkler als die der Fichte. Man unterscheidet beide am besten durch die Nadeln. Die Weißtannennadeln zeigen an der Unterseite 2 weiße Wachsstreifen. Außerdem trägt sie ihre Nadeln an der Spitze der Zweige gescheitelt und nicht rund herum wie die Fichte. Auch dieser Nadelbaum zeigt im Winter ein anderes Grün als im Frühling, wo es deutlich auflichtet. Sein Wuchs ist kerzengerade, nur im Alter wandelt sich seine flammenförmige Gestalt erstaunlich um. Der früher spitze Wipfel verbreitert sich nestförmig. Der Förster spricht sogar vom «Storchennest». Damit wird eine Geste offenbart wie zur Bildung einer Monden-Schale! Die Mistelbesiedlung findet man dann sehr häufig gerade im Bereich dieser Wipfel-Schale. Abies alba braucht besseren Boden als die Fichte und greift mit ihren Wurzeln tief in die Erde ein.

Die Weiß-Tanne blüht vom 30. Lebensjahr ab, ebenfalls im Mai jedes zweiten und dritten Jahres üppig – bevor die jungen Laubknospen erscheinen. Die aufrecht stehenden Zapfen – bei Fichte und Kiefer sind sie hängend – sind walzenförmig. Sie reifen schon im August und zerfallen häufig bereits im September! Der Same birgt 4–8 Keimblätter. Die Keimblätter sind nach dem Auskeimen ca. 3 cm lang, grün und haben die 2 Wachsstreifen auf der Oberseite – spätere Nadeln auf der Unterseite!

Ich gehe nun zu den Laubbäumen über.

Die Pappel nehme ich voraus. Ich habe einige Gründe, die Pappel als ersten Laubbaum zu bringen!

I. ist sie wohl der mondenhafteste unter unseren Bäumen,

II. erscheint sie gerade aus diesen Zusammenhängen heraus am meisten von Misteln besiedelt,

III. ist sie therapeutisch bei uns weniger gebraucht – während sie von anderer Seite eifrig verwendet wird: z. B. im Plenosol,

IV. ist sie der giftigste unter den Mistel-Bäumen. «Gift» ist bekanntlich ein ausgesprochener Mond-Aspekt!

Die Pappel

Die *Pappel* – als Mondenbaum – gehört zur Familie der Weiden-Gewächse. Wie diese hat sie stets engste Beziehung zum Wasser und baut sich zumeist auch an Wasserläufen, Flüssen und Bächen auf. Wir kennen hier bei uns besonders die Schwarz-Pappel (Populus nigra) mit schwarzer, grober Borke, die Weiß- oder Silber-Pappel (Populus alba) mit weißgrauer, glatter Borke und die Zitter-Pappel (oder Espe) mit grüner Borke. Die hohe Pyramiden-Pappel ist nur eine Varietät der Schwarzpappel. Die Pappel zeigt eine sehr starke Wasser-Veratmung. Sie hat angeblich eine starke Beziehung zum Erd-Magnetismus.

Das mondenhaft rege Element dieser Bäume sehen wir einmal in der mächtigen Wuchskraft, z. B. der Schwarzpappel, die sich gigantisch mit weit ausladenden Ästen in die Landschaft stellt und selbst die Eiche an Mächtigkeit übertrumpfen kann. Sie ist wie alle Pappeln ungeheuer schnellwüchsig. Wo der Baum verletzt wird, bilden sich gewaltige Wülste am Baum, die sich wieder bestocken. Sie bilden aus den Wurzeln Nebenschosse, die wieder zu kräftigen Bäumen auswachsen können. Man kann von unten bis zum Wipfel Schosse der Pappel verwenden. Sie bewurzeln sich alle und werden zu mächtigen Bäumen. Die Pyramiden- oder Napoleons-Pappeln werden auch nur durch Stecklinge gezogen. Bis vor kurzem kannte man in Deutschland nur 6 weibliche Exemplare. Bekanntlich sind diese auf Windbestäubung angewiesenen Kätzchenträger zweihäusig, und da hat man eben für die Stecklingsbereitung immer nur Pollenträgerexemplare genommen. Auf diese Einseitigkeit wird auch zurückgeführt, daß die Pyramidenpappeln so schnell «Wipfeldürre» zeigen.

Großes Wasserbedürfnis und großes Lichtbedürfnis zeichnet die Pappeln gleichzeitig aus. Wenn man selbst bei nur leichter Luftbewegung auf das seltsame Klingen der Blattbewegungen lauscht, dann hat man immer den Eindruck, als sprudele in der Nähe ein kleiner Quell oder Wasserfall. Alle Pappelarten haben das glitzernd-flirrige und zitternde Bewegen der Blätter, die alle mehr oder weniger silbern schillern. Der Name «Pappel» soll von dem griechischen Worte «papollomei» = «ich zittere» kommen. Auch das Wort «Espe» heißt – «zittern».

Das großzellige Holz ist leicht und weich. Es bildet kein Harz. Das Pappelblatt hat oft etwas Mechanisch-Konstruktives, indem einmal der Blattstiel seine Rundung verliert, oft flach zusammengequetscht erscheint, wodurch erst die bekannte Pappelblattbewegung möglich wird. Sie ist ein ausgesprochenes Hin- und Herpendeln. Zum andern ist die Blattbasis häufig linear glatt geschnitten, so daß man den Eindruck bekommt, daß die organische Formtendenz von einer konstruktiven Formtendenz überwunden wird.

Haben wir bei der saturnischen Kiefer Hartholz und Harzprozeß, so bildet die mondenhafte Pappel – Weichholz und Saftprozeß ohne Harz. Ihre Wurzeln breitet sie horizontal bis 40 m im Erdboden aus. Die Pappel war Mysterienbaum bei den Griechen.

Die Eiche – Quercus

Der Pappel kann man mit einem gewissen Recht die Eiche gegenüberstellen. In ihrem mächtigen Aufbau ähneln sie einander sehr. Was aber die eine zu wenig hat – birgt die andere um so mehr: innere Festigkeit und Härte.

Gewaltig steht die Eiche in der Landschaft. Sie zeigt aber eine ganz andere Physiognomie als die plastischere Pappel. Was diese schnell und leicht zustande bringt, erringt sich die Eiche schwer und langsam. Ihr Aufbau geht sehr langsam vor sich. Man sieht ihr aber an, wie sie – einer Individualität vergleichbar, gerungen hat, wie sie gezaust und erschüttert wurde während ihres langen Lebens, das weit länger dauert als das der Pappel. Die Blitze fahren in sie hinein – fast bei jedem schweren Gewitter, weil die Pfahlwurzel im Grundwasser steht. Die Blitze spalten und kappen die Äste, schlagen die Eiche zum Krüppel, und immer wieder treibt sie durch Jahrhunderte ihre Äste und Zweige, belaubt sie mit schön geformten Blättern und bietet einer sehr zahlreichen Tierwelt Lebensgrund im Bereich ihrer eigenen astralen Aura. Rudolf Steiner spricht im Landwirtschaftlichen Kurs davon, daß «unsere Bäume deutlich Ansammler von astralischer Substanz» sind.

Wenn die Pappel ein Mondenbaum sein soll, was ist dann die Eiche?

Man könnte fast meinen, sie wäre auch ein Mondenbaum, doch zeigt sie anscheinend gerade jene Nuance der lemurischen Evolution, die mit dem Durchgang des Mars durch die Erde verbunden ist. Daher spricht Rudolf Steiner im Landwirtschaftlichen Kurs davon, daß der Mensch, der sich auf Marsperioden versteht, mit Erfolg Eichen ziehen kann. Die Säurebildungen, der Eisengehalt weisen auf diese Beziehungen hin: Die Eiche ist ein Mars-Baum!

Kalk – Eisen – und Gerbsäure sind die stofflichen Elemente, die uns zeigen, wie stark die Eiche sich mit der Erde auseinandersetzt. Man kann wohl sagen, sie steigt tiefer zur Erde herab als manche andere Bäume – als z. B. die Pappel –, und darin wird man vielleicht den Grund suchen müssen, daß die Eichen-Mistel für männliche Patienten angegeben wurde. Die therapeutischen Wirkungen der Eiche weisen in die gleiche Richtung.

Die Eiche sendet ihre Pfahlwurzel tief in das Grundwasser – den Mondenbereich der Erde – hinunter und ist dadurch ein ständiger Leiter für Blitze. Die längsgerissene, tiefe, schöne Borke zeigt oft ausgesprochene viereckige Unterteilung wie die der Ölbäume. Diese Signatur weist auf die Beziehung zum Lebensäther der Erde. Haben die Pappeln eine besondere Beziehung zu

Klang- und Licht-Äther, so liegt bei der Eiche offensichtlich eine stärkere Beziehung zu Lebens- und Klangäther vor.

Wo die Eiche sich frei entfaltet, breitet sie breite Kronen aus. Ihre unregelmäßig entwickelten Äste lassen Licht hindurch. (Man braucht nur den Gegensatz zur Buche zu vergleichen.) Eine Fülle von Tieren – 200 verschiedene Arten – bevölkern die Eiche und leben in Verbindung mit ihrem direkten Umkreis.

Ich will weder auf die einzelnen Eichenarten noch auf die Tierarten eingehen. Neben den verschiedenen Gallwespen muß ich aber doch auf den Eichelhäher aufmerksam machen, weil dieser Vogel etwas Ähnliches mit der Eichel macht wie die Drossel mit der Mistelbeere. Nur plaziert der eine Vogel den Samen mit dem Schnabel, der andere dagegen mit dem Gegenpol.

August Bier berichtet über diesen seltsamen Vogel, dem viele Eichen, vielleicht ganze Eichenwälder ihr Dasein verdanken. Der Häher sorgt für die Plazierung der Eichel unter die Erde. Nur dort ist ihre Keimung gewährleistet, wobei bedeckendes Laub ganz ähnlich wirkt. Bier hat dem Häher eifrig auf den Schnabel geguckt. Er hat ihm das «Setzen» der Eicheln «abgeguckt» und nachgeahmt und konnte nicht verstehen, warum die von ihm «genauso» gesetzten Eicheln von den Wildschweinen herausgewühlt wurden, während die der Eichelhäher immer unberührt blieben. Man sieht, auch das Wildschwein gehört zu dem Astralbereich der Eiche dazu! Zu dem Wesen der Eiche gehört auch ihre starke Beziehung zum Kalk! Da ist es nun interessant, wie sie damit umgeht, sie scheidet ihn sehr stark in die Rinde ab. Das zeigen Vergleichszahlen vom Kalkgehalt der Aschenbefunde aus Holz und Rinde, z. B. bei Eiche und Ulme:

Die Eiche hat in der Asche des Holzes 20–36% CaO
Die Ulme 77,3% CaO

Für die Rinde ergeben sich folgende Zahlen:

Eiche 80% CaO
Ulme 84% CaO,

woraus zu entnehmen ist, daß man merkurialen Kalk aus der Ulmenrinde gewinnen könnte.

Ulme

Die Ulme oder Rüster steht als Merkur-Baum dem Mars-Baum gegenüber und nahe. Das ergeben schon die ähnlichen Kalkbefunde.

Haben wir in der Eiche den Baum, der durch die Mistel auf den Erdenmenschen – den Mann – wirkt, dann haben wir in der Ulme den Baum, der auf das Erdenorgan im Menschen – auf die Lunge – wiederum durch Vermittlung der Mistel wirkt oder wirken soll. Das ist anscheinend keine Angabe Rudolf Steiners!

Eiche – als Mars-Baum, Ulme als Merkur-Baum, die beiden Aspekte der Erde.

Die Ulme ist zumeist ein Einzelsiedler. Aus kurzem Stamm mit schwarzer, fein längsrissiger Borke entwickelt sie eine mächtige Krone aus Ästen, die sich immer mehr verzweigen und aufteilen. Ihr Verzweigungssystem ist ein ganz besonderes. Es gehört zu ihrer Eigenart, daß die Gipfelknospe schon an der Keimpflanze abstirbt, d. h. daß die axiale Wuchsrichtung abgelenkt wird. Als Folge dieses Vorganges setzt sich der Baum nur aus Seitentrieben zusammen. Die Hauptmasse des Stammes wird dann von dem ersten Seitenast gebildet. Aus einer Seitenknospe dieses Astes geht wiederum der zweite Seitenast hervor usw. Dadurch entsteht als Wuchsschema ein echtes Merkur-Symbol!

Von allen Bäumen ist die Ulme am längsten belaubt, d. h. von Mitte April – bis November – rund 220 Tage des Jahres.

Während Buche und Eiche, auch Edelkastanie botanisch sogenannte Nußbaum-Gewächse sind, gehört die Ulme, die man ohne weiteres neben diese Bäume setzen möchte, zu einer primitiveren Pflanzen-Gruppe. Ihre ganze Orientierung erscheint noch kosmischer, aber auch sie bildet als Frucht ein Nüßchen mit Flügeln.

Um die kleine Frucht legen sich zwei Flügel ringförmig herum und verwachsen miteinander. Damit dürfte auch eine Signatur für die Ulme und unsere Indikation «Bezug zur Lunge» gegeben sein. Um den Samen in seiner Beziehung zum Herzen – die ihn tragenden Flügel –, die wie die Lungenflügel sich um das Herz legen!

Charakteristisch ist wiederum, daß diese Samen schon nach wenigen Tagen die Keimkraft verlieren.

Die Ulme blüht und samt im Frühling. Die hauchdünnen Samen brauchen sofort Feuchtigkeit, sonst ist die Keimkraft verschwunden. Darin ist sie ein direkter Gegenpol zur Eichel.

Das schief veranlagte Ulmenblatt zeigt mit seiner Asymmetrie, wie die Spiraltendenz sich in die Fläche projiziert.

Wie der Nußbaum bei semitischen Völkern ein heiliger Baum war und heute noch bei den Ungarn ein Nationalbaum ist, so übernimmt die Ulme in Südfrankreich diese Rolle, wo sie als «Dorf-Linde» fungiert. Interessant ist, daß das Volk – das dem Zwilling untersteht –, die U.S.A., sich die Ulme den Merkur-Baum, als Symbol der Freiheit gewählt haben. Der anthroposophische Schreiner aber nimmt immer nur Ulmenholz als Schreibtischplatten.

Den Höhepunkt hat die Ulme in ihrem Erdendasein – das bekanntlich durch das Ulmensterben gefährdet ist – in Dornach erfahren, wo sie das Holz liefern durfte zu dem Menschheitsrepräsentanten, den Rudolf Steiner vollkommen aus Ulmenholz geformt hat.

Als letzter Mistelträger – der Apfelbaum: Malus comunis. Auch bei ihm finden wir die schon erwähnte Eigenart, daß der Haupttrieb abstirbt und nur die Seitentriebe für die Gestaltung des Baumes eine Rolle spielen. So entwickelt dieser Baum – der bis 10 m hoch werden kann – auf einem rauh-borkigen Stamme die mehr oder weniger abgeflachte Krone, die als Silhouette meistens dem Umriß der Frucht – dem Apfel – gleicht.

Die Wurzeln verlaufen relativ flach im Erdboden und erreichen in ihrer Ausdehnung gerade die Traufenzone der Krone. Die Seitenäste zweigen zumeist unter einem Winkel von 90° vom Stamm ab. Mit der Mistel hat der Apfelbaum das gemeinsam, daß die Frucht in den Blütenboden eingesenkt ist – also eine Scheinfrucht darstellt. Das Fruchtfleisch entstammt dem Blütenboden und nur das Kerngehäuse wirklich den Fruchtblättern. Damit geht die Astralisierung tiefer, als sie für andere Pflanzen normal und üblich ist.

Dieses Heruntersinken des Astralimpulses in die vegetative Sphäre und das Blühen am nackten Holz, d. h. vor Erscheinen der Blätter, hat den Apfelbaum bekanntlich auch zum Symbol des «Sündenfalls» gemacht. Auch hier finden wir die Zahl 5 maßgebend. Die honigduftenden Blüten erscheinen zu 5 in aufrechten Trugdolden. Die Blühdauer beträgt 5 Tage, 20–30 Staubgefäße umgeben 5 aufrechte Griffel!

Ich habe kurz versucht, einige charakteristische Wesensseiten der Mistelwirte herauszuarbeiten. Was geben nun die einzelnen Wirtsbäume der Mistel?

Wenn die Mistel aus der Kiefer den Erdsaft entnimmt, hat sie fraglos andere Möglichkeiten, z. B. mit dem Pflanzenkalk oder Kalium oder Phosphor in Beziehung zu treten, als wenn sie diese Stoffe aus der Eiche, Ulme, Weißtanne oder dem Apfelbaum entnimmt.

So obenhin sagt man im botanischen Schrifttum, die Mistel komme auf Pappel und Apfelbaum deswegen am häufigsten vor, weil diese Bäume das weicheste Holz haben. Das stimmt wohl nur zum Teil, ist aber doch ein zu äußerlicher Gesichtspunkt, ganz abgesehen davon, daß es unterschiedliche Mistelarten gibt, die eben nicht «untreu» sein können, weil sie auf einem anderen Baume von selber nicht gedeihen könnten. Überall kann man beobachten, wie Bäume genügend zur Auswahl da sind – die Mistel aber kommt immer nur auf bestimmten Arten vor.

Fragen wir nach den Besonderheiten der Mistelarten, die nach den Empfehlungen Rudolf Steiners ohne weiteres anzunehmen sind, dann müssen wir das jeweilige Kambium einer Baumart berücksichtigen. Über das Kambium steht die Mistel zum Baum wie die Pflanze über den Erdsaft zur Erde!

Jeder Baum trägt «Boden» nach oben hinauf, wo die Mistel sich einnistet.

Der «Salzsaft» der Erde, der «Erdsaft» oder die «Erdenmilch» wird im Kambium – der Lebensschicht des Baumes – eiweißartig!

Dieses mondenhafte Salzartige hängt ganz vom Wesen des Baumes ab, d. h. von der Anreicherung des Astralischen in ihm. Die qualitativ konzentrierte Kambiumanlage ist die Sternenanlage des Baumes!

Wir müssen auch auf die Einflüsse des Erdbodens, auf den Ätherleib des Baumes eingehen, auf die Rudolf Steiner hinweist. Baumtumor und Mistel üben im Bereich bestimmter Erdvorgänge die gleiche Funktion im oder am Baume aus: Sie nehmen ihm Äthersubstanz ab.

An diesem Punkte müßte nun ausgeführt werden, was zu diesen Störungen am Baume führt und die Voraussetzungen liefert für die Bildung von Baum-Mistelbildungen und Tumoren wie für den Mistelbefall. Im Hintergrunde all dieser Vorgänge liegen Störungen in der Einwirkung des Klangäthers unter gleichzeitiger Wirkung elektromagnetischer Besonderheiten der Erde, d. h. der untersinnlichen Polaritäten zu Licht- und Klangäther!

Viscum album hat seine therapeutischen Indikationen gegen den Krebs durch Rudolf Steiner erhalten, wenn auch Gerhard Madaus in seinem 3bändigen Werke «Biologische Heilmittel» so davon spricht, als sei die Mistel ein altes Krebsheilmittel. Das entspricht nicht den Tatsachen. Apotheker Dr. Daems und Bellmann haben in Sudhoffs Archiv nachgewiesen, daß Rudolf Steiner in der Tat der erste und einzige war, der die Mistel als Krebsheilmittel bezeichnete und anwendete. G. Madaus hatte ja durch einen Anthroposophen erfahren, daß Rudolf Steiner die Mistel als das Heilmittel gegen Krebs angegeben hatte. Er erwähnt Rudolf Steiner auch! Darauf hat er Viscum album in sein Programm aufgenommen. Bis auf den heutigen Tag wird die Mistel als «Plenosol» von der Fa. Madaus und Co. propagiert und vertrieben.

Gerhard Madaus hat manche Versuche mit der Mistel vorgenommen und auch noch manche ihrer Wesensseiten herausbekommen. In Anlehnung an Haberlandt versuchte er, mit verschiedenen Planzen die «Wundkorkbildung» bei Pflanzen zu beeinflussen. Er fand, daß Bryophyllum calycinum, Arnica montana, Echinacea angustifolia, Hamamelis virginica, Calendula officinalis und Plantago major die Wundkork-Bildung bei der Kartoffel stark förderten, während Mistelextrakte sie verhinderten.

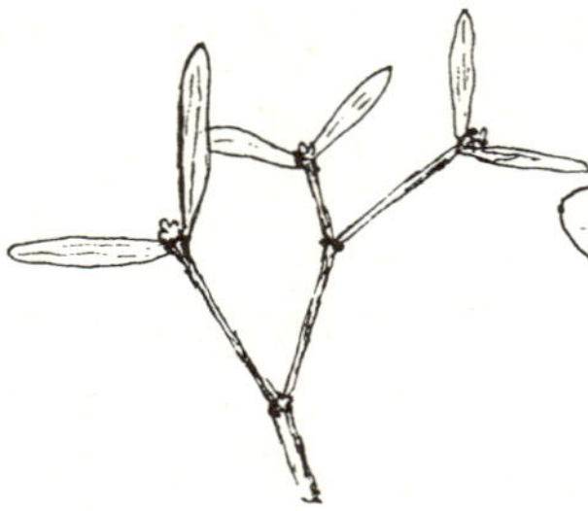

Mistel von der Kiefer
(Viscum album)

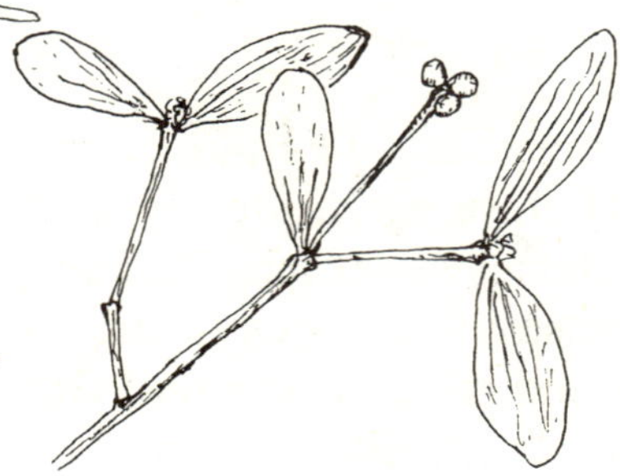

Mistel von der Weiß-Tanne
(Viscum album)

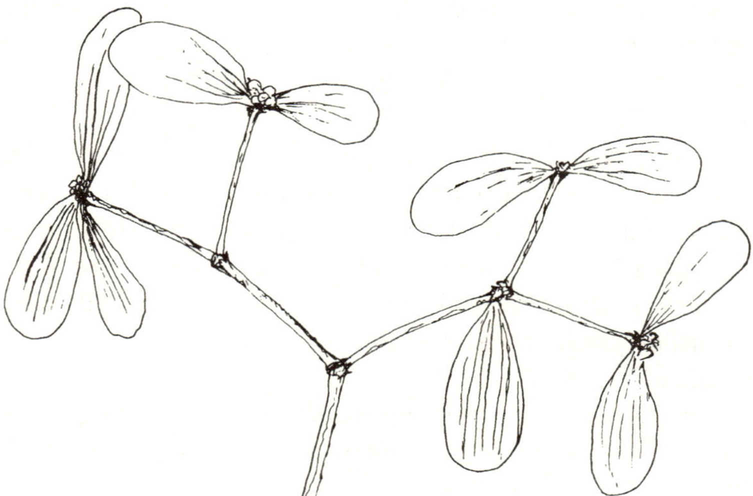

Mistel vom Apfelbaum
(Viscum album)

Der rote Fingerhut

Der rote Fingerhut – Digitalis purpurea – ist heute die meist gebrauchte Heilpflanze in der Medizin. Es lohnt sich, sie einmal auch von geisteswissenschaftlichen Gesichtspunkten zu prüfen, von Gesichtspunkten, denen die Wirkstoffprobleme nicht das wichtigste sind, weil Wesen und Gesamtheilfaktoren einer Heilpflanze die Hauptrolle spielen.

Bei der Betrachtung einer solchen Herzheilpflanze müssen wir notwendigerweise auch die Problematik der Herzlehren streifen, denn der rote Fingerhut ist in der Medizin-Geschichte merkwürdigerweise auch zur Stütze «der Pumpenvorstellung vom Herzen» geworden, obgleich dafür keinerlei Berechtigung vorhanden ist. Eine Theorie von der Wirksamkeit der Digitalis stützt die Pumpentheorie!

Geschichtlich ist interessant, daß, kurz bevor die Digitalis in den Schoß der materialistisch gewordenen Medizin aufgenommen wurde, auch die Pumpenvorstellung der Herzfunktion auftauchte – 1733 war es Stephen Hales, der sie in seinem Werke «Statical essays containing hemostatiks ---» entwickelte. Er war es bekanntlich auch, der zuerst den arteriellen Blutdruck – 1727 – bestimmte.

Seit dem Jahre 1775 verwendete Withering die Digitalis purpurea, ohne jemals in seinen Veröffentlichungen die Pumpenvorstellungen zu gebrauchen.

Am Anfang meiner Ausführung erwähne ich den Hinweis Rudolf Steiners, daß der rote Fingerhut entstanden sei, als das Herz entstand.

Suchen wir in seinem Vortragswerk nach anderen Äußerungen

über diese Heilpflanze, so treffen wir auch folgenden Ausspruch vom 29. September 1905. Nachdem er dort über Heilmittel-Erkennen und Paracelsus gesprochen hat, heißt es:

«So hängt tatsächlich Digitalis purpurea mit dem Herzen zusammen und kann daher immer noch mit Recht dafür verwendet werden. Jetzt sucht man nach neuen Heilmitteln durch Experimentieren, indem man ihre Wirkung an einer Anzahl Menschen ausprobiert. Damals suchte man Heilmittel durch Intuition. Diese so gefundenen Heilmittel behalten immer ihre Wirkungen ––, während sich bei den anderen gewöhnlich im Laufe der Zeit Nachteile zeigen, die bei den ersten Beobachtungen den Experimentierenden entgangen sind.«

In einem Vortrage vom 7. Oktober 1905 heißt es über Umbildungen im Menschen auf einer früheren Entwicklungsstufe:

«Die dritte Stufe ist die, wo das Ganze umorganisiert wird von dem hineinarbeitenden Astralleib. Das Umorganisieren ist verknüpft mit der Ausbildung des Herzens und dem Durchströmen mit dem warmen Blute. Das Fischherz ist auf halbem Wege stehen geblieben.

Das Herz wird gleichmäßig ausgebildet in dem Maße, wie die innere Körperwärme zunimmt, d. h. nichts anderes als das Einziehen des Astralleibes in den Körper hinein.»

Etwas später heißt es nochmals:

«Das warme Blut und das Herz ist das Organ des Astralleibes.» Rudolf Steiner gibt das Entwicklungsmilieu, das zur Herzbildung in der Lemuris führte, das wir in der Embryonalentwicklung wiederfinden, so an...

«daß diese Mondenmenschen nicht so geatmet haben wie der heutige Mensch. Sie atmeten nicht Luft, sondern Feuer (d. h. Wärme) ein und aus. Mit dem Feueratmen durchdrangen sie sich mit Wärme, beim Ausatmen gaben sie die Wärme wieder von sich und wurden kalt.»

Vorher «hatte er die Fischnatur noch in sich!» heißt es. «Er war ganz Seele und arbeitete von außen an seinem Leibe. Dann schied er die Fische aus.»

Der Mensch wird vom Feuer- oder Wärme-Atmer zum Wärme-Besitzer, und damit erkaltet der gesamte Umkreis!

Ganz vage kann man sich vielleicht vorstellen, wie die astrale Wärme aus dem Umkreis hereinwirkt in die Organismen und rhythmisch wieder ausströmte. Sie sollte aber darinnen bleiben – damit das Ich einziehen konnte.

Es bildeten sich daher mit Hilfe der Mars-Kräfte Organe, die zuerst Gefäßcharakter annahmen, dann aber in einer Wirbel- oder Knotenbildung jenen Stauvorgang schufen, den wir «Herz» nennen, der es überhaupt erst ermöglichte, daß Wärme im Organismus zurückgehalten und entwickelt wird.

Mit diesen Wandlungsvorgängen erfolgte eine Richtungsänderung des Körpers. Er wurde aus der Horizontalen in die Vertikale aufgerichtet. Das sind Evolutionsepochen von langer Dauer. In sie fällt nicht nur die Entstehung des Herzens, sondern auch die der Digitalis purpurea, d. h. auf dieser Stufe erscheint ätherisch der rote Fingerhut. Wird nun aus der Geistesschau mitgeteilt, daß zur gleichen Zeit, als sich das Herz bildete, die Digitalis purpurea sich entwickelte, dann muß man sich auch erinnern, daß alle Bildungen in der Außenwelt von dem Menschen in der Evolution herausgesetzt wurden. Zu derartigen Bildungen, die wir im ätherisch-physischen Bereiche finden, gehören eben auch die Pflanzen!

Auf dem Wege der Herzbildungsvorgänge setzte der Mensch eine ganze Anzahl von Pflanzen aus dieser Dynamik heraus. Sie blühen heute als: Maiglöckchen, Meerzwiebel, Oleander, Digitalis, Strophantus, Crataegus und manche andere Pflanzen neben dem Wege der Menschen. Alle haben sie einen bestimmten Anteil an den Atmungs-, Kreislauf- und Herzbildungskräften, von denen sie auf bestimmten Stufen ihres Stehenbleibens etwas mitbekommen haben. Daher können sie mit diesen Kräften dem geschwächten oder erkrankten Atmungsprozeß, Kreislauf, Blut und Herzen zu Hilfe kommen.

Es ist verständlich, daß ihre Wirkungen unterschiedlich sein müssen. Sie vermögen nur solche Kräfte herzugeben, die ihrem

Stehenbleiben auf einzelnen Stufen entsprechen. Die Zeitpunkte ihrer Eliminierung sind fraglos unterschiedliche. Für die Digitalis purpurea war es eine bestimmte Phase der Lemuris, und zwar «zur Zeit, als der Mars seinen Einfluß auf die Erde ausübte, entstand das Herz», heißt es in einem Vortrage vom 3. Oktober 1907, und zu eben der gleichen Zeit wird die Digitalis aus diesem Werdeprozeß herausgesetzt.

Betrachten wir nun den roten Fingerhut selbst, den ich Ihnen nachher in Bildern vorführen werde.

Wo finden wir ihn?

An Waldrändern, auf Kahlschlägen, auf kieseligem Sand- und Urgesteinsboden begegnet er uns. Immer steht hinter ihm der saturnische Nadelwald mit seinen Beziehungen zur Wärme und zur Sinnesorganisation. Zwischen diesen Qualitäten und der Digitalis bestehen fraglos ganz bestimmte Beziehungen. Man hat z. B. experimentell festgestellt, daß sie bei künstlichem Anbau besser gedeiht und mehr Glykoside enthält, wenn dem Boden Tannenharze zugesetzt werden.

Die Wirksamkeit der Digitalisblätter von natürlichen Standorten, d. h. nicht aus dem Anbau, an denen bis zu 5 cm Bodentiefe Tannenharze festgestellt wurde, dauert angeblich $1/2$ Jahr länger als die von Anbaupflanzen!

Aus einem winzig kleinen, rechteckig geformten Samen, dessen Kanten abgerundet sind, entwickelt sich die Digitalis. Wir erleben sie in der Natur im absteigenden Sommer aufsprießend als kleine Blattrosette, die zum Herbste hin sich kräftig in Palmettenform entwickelt und dann scheinbar aufhört zu wachsen. Im kräftigen bläulichen Grün imponiert die bodennahe Blattrosette gestaut in ihrer Wachstumskraft und ist dabei so lebenskräftig, daß sie den Winter – wenn er nicht zu kalt ist – gesund und unverändert, d. h. ohne Welkerscheinungen übersteht. Im Frühjahr setzt sie ihre Rosettenblattbildung noch kurze Zeit fort, um dann die zweite Phase ihrer Erscheinungsform zu entwickeln.

Aus der Rosettenmitte sendet sie einen Stengel aufwärts, der nur anfänglich noch und dann immer weniger mit der Blattbildung zu tun hat. Die letzten Rosettenblätter übernehmen schon die beginnende Stengelbildungstendenz und streben mit purpurdurchfärbtem langen Blattstiel nach oben. Erst später fallen sie in die Schwere und klappen die Blattflächen herab. Das Blattelement wird dann immer kleiner, unscheinbarer und primitiver. Es erscheinen sogar Blättchen, die monokotyledonenartig und parallelnervig sind. In den Achseln entwickeln sich die Blüten.

Der Blütenstand wird aus der überwinternden Blattrosette zuerst wie ein kleiner Tannenzapfen nach oben getragen, ehe er sich streckt und Blütenknospen wie Tragblättchen freigibt. In diesem Stadium sind alle Blütenknospen himmelwärts gerichtet. Im Strecken fallen sie allmählich in die Schwere und werden größer. Kurz vor ihrer Rotfärbung und Öffnung der Knospe machen sie den Eindruck, als streckten sich einem mißmutig verschlossene Fischmäuler entgegen. Langsam wachsen sie dann heran und hängen an der Achse alle nach einer Richtung und abwärts zur Erde geöffnet.

Zumeist ist es so, daß die Blütenbildung dem Walde den Rücken kehrt und nur gegen das freie Licht ausgerichtet ist. Der Botaniker spricht davon, daß die Blütentraube «einseitswendig» ist.

Die Blüten öffnen sich – eine nach der anderen – an der Achse von unten nach oben. War die Knospenanlage noch himmelwärts gerichtet, so ist die weitere Entfaltung stark erdwärts durch Schwerekräfte beeinflußt. Schließlich hängt der geöffnete rote Fingerhut glockenartig schwer nach unten und ist dann dem Umkreis und dem Insektenbesuch entzogen. Nur ein einziges Insekt, das auch der Schwere gefolgt ist, vermag von unten in die Blüten hineinzukriechen und die Bestäubung vorzunehmen – das ist die Erdhummel, die den Nektar sucht!

Schaut man sich die purpurne Blüte an – etwa von der Seite –, dann bemerkt man, daß sie schon im Profil eine Bewegung mitgemacht hat, die wir als Symbol des Astralischen kennen. Wer will, der kann sich dabei an eine ähnliche Bewegung bei der ersten

Herzveranlagung aus den Blutgefäßen erinnern, die ja auch aus den Kräften des Astralleibes geschieht.

Von vorn zeigt die Digitalis-Blüte jene Besonderheit, die ihr ein Rechts und ein Links verleiht. Sie ist nicht sternstrahlig oder aktinomorph wie andere Erdenblüten, sondern zygomorph! Wir haben bei der Digitalis ein Vorn und ein Hinten / ein Rechts und ein Links!

Mit diesen Bildungstendenzen strebt diese Pflanze schon aus dem Bereich des reinen Pflanzlichen heraus, denn diese Polaritäten gehören zu den Attributen des Tierischen!

Betrachten wir die Blüte genauer, dann zeigt sie, daß ihre 5 Blütenblätter so miteinander verwachsen sind, daß 2 die vordere und 3 die hintere Wand bilden. Die Blütenblattzipfel sind noch eben angedeutet. Dabei ragt die hintere Blütenwand über die vordere hervor, so daß man sogar von einer «Rachenblüte» spricht. Wer nach gröberen, äußeren Signaturen sucht, findet allerdings wenig Beziehung zum Herzen – höchstens zum Uterus!

Die Blüte sitzt mit einer fast kugelförmigen Glocke im Kelch, ehe sie sich zur offenen Trichterglocke formt. An der Unterseite zeigt sie eine Einschnürung, oberhalb derer die Nektarien sitzen. Ein Blick in den Schlund dieser Blüte zeigt auf den hinteren 3 Blütenblättern die bekannten purpurroten Fleckenbildungen, die von weißen Ringen umgeben sind und wie tote Augen wirken. Ähnliche Bildungen finden wir auf Schmetterlings- und Vogelflügeln, auf Tintenfischen und manchen anderen Tieren.

4 Staubgefäße gehen vom Kelchboden aus: Die oberen 2 sind gestreckt gerade, die unteren 2 machen die gleiche S-förmige Bewegung mit, die die ganze Blüte durchgemacht hat.

Der Griffel mit seiner 2teiligen Narbe steht starr in der Mitte, als sei er widerwillig der Abwärtsbewegung der Blüte gefolgt.

So finden wir die blühende Digitalis purpurea im Juni und Juli, oft auch noch im August. Die Blüten entwickeln zuerst den Pollen, d. h. das Saturn-Sonnenelement, und anschließend werden die Narben erst aufnahmefähig und wird das Mondenelement – der Kelch – reif.

Wir erleben die dunkel brummenden Hummeln eifrig von einer Blütenhöhle in die andere kriechen. Zuweilen übernachten sie auch in ihnen.

Auffallend ist, daß der rote Fingerhut immer neue Blütenknospen zur Spitze hin entwickelt – also eine recht kräftige Vitalität dem astralischen Blütenimpuls zur Verfügung stellt. Auch der Astralimpuls ist recht kräftig, ist doch der Stengel vollkommen hohl. In seiner ganzen Länge zeigt er ein recht großes durchluftetes Lumen – immer eine Signatur für starke Astralisierung der Pflanze.

Nach einigen Tagen des Blühens – zumeist sind es 6 Tage – löst sich die Blüte aus dem Kelch. Der fünfzipfelige Kelch und der starre Griffel heben sich aus der Hängelage und blicken dann wie anfangs die Jungknospen wieder direkt in den Himmel.

In dem zweigeteilten, zwiebelförmigen Fruchtknoten reifen die Samen, die rechts und links der Mittelwand aufsitzen. Sie sind in ungeheurer Fülle vorhanden und winzig klein, so daß etwa 10000 Samen auf 1 g gehen!

Der Wurzelstock ist tiefbraun und meistens auch S-förmig gestaltet. Er ist mit zahlreichen Erdenwurzeln besetzt.

Ein Blick auf die familiären Zusammenhänge dieser Heilpflanze macht die Angaben des Geistesforschers noch durchsichtiger.

Die Scrophulariaceen, zu denen die Digitalis gezählt wird –, umfassen folgende 3 Unterfamilien mit verschiedenen Gattungen, die alle bekannte Heilkräuter hervorbringen. Ihre Blütenbildungen sind auch überwiegend durch Zygomorphie – zweiseitig symmetrisch – charakterisiert. Aus der Fülle sollen nur einzelne Beispiele ausgewählt werden.

Wir haben die Verbasceae mit den Wollkräutern, Königskerzen, die Antirhinoideae mit z. B. den Leinkräutern, Braunwurzgewächsen und Gottesgnadenkraut: «Gratiola off.», und dann die Rhinanthoideae mit den Digitaleae, zu denen die Digitalis und die Veronica-Arten gehören.

Zu dieser letzten Unterfamilie gehören auch die Rinantheae,

von denen viele Halb- oder Vollparasiten sind, z. B. Euphrasia – Augentrost, Pediculares – Läusekräuter, Melampyrae – Wachtelweizen und Lathraea squamaria – die Schuppenwurz.

Pflanzen, die auf der Erde nicht allein gedeihen können und auf anderen Pflanzen schmarotzen müssen, weisen auf ihre starke Beziehung zur Mondenentwicklung hin. Als extremes Beispiel erwähne ich da die Mistel. Fast alle Schmarotzer zeigen Züge, die das Pflanzen-Tierhafte einer vergangenen Evolutionsepoche offenbaren. Dazu gehört am stärksten gerade das Schmarotzertum, d. h. die Unfähigkeit, sich mit der Erde aus eigenen Kräften auseinandersetzen zu können.

An diesen kurzen Andeutungen ist zu erkennen, wie auch innerhalb einer botanischen Systematik die Hinweise des Geistesforschers sich bestätigen und gegenseitig tragen: Wir haben den Hinweis, daß der rote Fingerhut sich zu gleicher Zeit entwickelt, als das Herz zur Entwicklung kommt, daß das Herz in der Lemuris sich bildet und dann den Hinweis auf die mondenhaften Pflanzentiere, die auf der heutigen Evolutionsstufe auf den erdengerechten Pflanzen schmarotzen müssen.

Die therapeutischen Wirkungen einzelner Vertreter dieser Reihe sind nun ganz typisch und stehen geisteswissenschaftlich verständlich in mehr oder weniger enger Beziehung auch zu den Digitalis-Wirkungen. Ihre diesbezüglichen Beziehungen zum menschlichen Ätherleib bzw. dessen Flüssigkeitsorganismus zeigen sich in manchen Heilwirkungen.

a) So ist Veronica officinalis, die als Arznei abends die Lösung des Astralleibes vom Äther- und physischen Leib erleichtert und daher als Schlafmittel wirkt, wassertreibend!

b) Abwaschungen mit Scrophularia nodosa – Abkochungen – einem alten Krebsmittel – sollen sogar entfettend wirken!

c) Man denke an die Euphrasia-Wirkungen auf die Tränendrüsen und das ganze Auge.

d) Die Digitalis-Wirkungen sind die bekanntesten Anzapfungen des Flüssigkeitsorganismus, wobei ich noch erwähnen möchte, daß gerade der Fingerhut nicht mehr zu den Schmarotzern der Familie gehört. Er hat sich zur rechten Erdenpflanze durchgerungen – ebenso wie die Verbasceae – die Wollkräuter.

e) Die Lathraea squamaria – die Schuppenwurz, die ein chlorophylloser Vollschmarotzer ist, überwiegend unterirdisch vegetiert und nur ihre rosafarbenen Blütenstände im Frühjahr aus der Erde treibt, ist ein recht wirksames Entwässerungsmittel.

So offenbart eine nur ganz oberflächliche Betrachtung dieser Pflanzenfamilie, wie sie hineingestellt ist in eine besondere Funktion – gewissermaßen »das Wässerige zu durchlüften», ein Vorgang, der das Wesen der nachlemurischen Entwicklung ist!

Vergegenwärtigen wir uns nun nochmals die Sigelabdrücke der Formbildekräfte des roten Fingerhutes, dann haben wir in der Viereckform des Samens das Wirken des Lebensäthers als Grundmotiv angedeutet. Aus ihm erhebt sich in kräftigen eurythmischen L-Gesten das Blattwerk der Rosette und bekräftigt wiederum das Wirken der gleichen Ätherart.

Der Lebensäther scheint derjenige zu sein, der von der Digitalis am stärksten angesprochen wird. In den weiteren Entfaltungsstufen finden wir erst den chemischen und dann den Lichtäther sich andeuten. Wärmeäther-Wirksamkeit offenbart sich nicht so deutlich. Immerhin haben die frühen Arztbotaniker ihm eine warm-trockene Natur zugeschrieben. Der Lebensäther in dem Samen ist so kräftig, daß er jahrzehntelang im Samen ruhen kann, ehe er ihn zur Entfaltung bringt.

Betrachtet man die fein behaarten Rosettenblätter, dann wird man etwas an Lungengewebe mit seinen feinen Lungenbläschen erinnert. Diese Blätter strömen – besonders wenn man sie zerquetscht – einen stark erdigen Duft aus, der in der Literatur oft als «widerlich» bezeichnet wird. Beim Trocknen der Blätter vergeht dieser Duft. Auf der Zunge erzeugen sie ein Geschmackserlebnis, das sehr bitter und nachhaltig ist. Das gleiche Geschmackserlebnis vermitteln die getrockneten Blätter.

Die Wurzeln wirken genauso auf Geruchs- und Geschmackssinn – während die Blüten duftlos sind, aber ebenso einen bitteren Geschmack vermitteln.

Es ist bekannt, daß William Withering ab 1775 diese Heilpflanze stets nur gegen die Wassersucht anwendete. Er kannte anfänglich keine Beziehungen der Digitalis zum Herzen! Rein aus der damals gültigen humoralpathologischen Einstellung heraus behandelte er mit dieser Pflanze. Gelegentlich stellte er fest, daß der Puls sich veränderte, aber seine Indikation für die Digitalis war immer die Wassersucht!

Im Laufe des Umgehens mit ihr, die auch Durchfälle erzeugen kann, – merkte er, daß die Entwässerung nur gelang, wenn die Droge nur in solcher Menge angewendet wurde, daß keine Durchfälle auftraten. Wurde in dieser Weise der physische Leib jedoch zu stark attackiert, dann sprach der Ätherleib nicht mehr an, und die Ödeme wurden nicht ausgeschwemmt!

Nun muß man auch wissen, daß Withering den roten Fingerhut nicht aus eigener Intuition in die neuere Heilkunst wieder eingeführt hat. Er war nur der Zauberlehrling! In der Literatur wird oft mit einem spöttischen Unterton von einem alten Kräuterweib gesprochen, das eine wirksame Kräutermischung gegen die Wassersucht hatte, die sie mit gutem Erfolg anwendete, wo die damaligen schulmedizinischen Künste versagten.

Withering konnte das Kräuterrezept, das sich in der Familie des Kräuterweibleins fortgeerbt hatte, in die Hände bekommen. Er folgte nun seinen einseitig intellektuellen Überlegungen und suchte in dieser Mischung nach dem wirksamen Kraut.

Er glaubte, es in der Digitalis purpurea gefunden zu haben. Die konsequente Anwendung dieser Heilpflanze brachte ihm dann die bekannten Erfolge in der Behandlung der Wassersucht. So vermittelte er der offiziellen Medizin die dort heute noch am häufigsten angewendete Heilpflanze.

Der weitere Entwicklungsgang des roten Fingerhutes als Heilpflanze und als Heilmittel innerhalb der Medizin und Pharmakologie entsprach nun ganz den Tendenzen Witherings. Wie er aus der gegen Wassersucht wirksamen Teemischung das angeblich alleinwirksame Kraut aussonderte, so suchten nach ihm die Pharmakologen und Chemiker später, aus diesem Kraut wiederum die allein wirksame Substanz herauszufinden und auszuziehen. Man kam im Laufe der Zeit und der sich wandelnden Vorstellungen zu den Digitalisglykosiden, die heute bekannt sind.

Aber die charakterisierte anfängliche analysierende Grundtendenz wirkte weiter! Auf der Suche nach isolierbaren Wirksamkeiten – auch nach exakt dosierbaren Wirksamkeiten ließ man die Digitalis weit hinter sich!

Man digitalisiert heute bereits ganz ohne die Digitalis!

Nicht etwa, daß man die Digitalis-Glykoside schon synthetisieren könnte – das geht noch nicht! Aber man geht einen anderen halb-synthetischen Weg, auf den ich nur kurz hinweisen kann. Über die chemisch-analytischen Methoden hat man gefunden, daß auch andere Pflanzen Steroide enthalten, und da ist man auf die Familie der Dioscoreaceen gestoßen – die Schmerzwurzgewächse –, von denen es in Europa nur einen einzigen Vertreter gibt.

Diese Familie gehört zu den Liliifloren. Sie gedeiht in unendlicher Menge in vielen Arten z. B. in Mexiko und liefert der dortigen industriellen Pharmakologie das Sapogenin «Diosgenin».

Dioscorea spiculiflora mexicana und Dioscorea barbasca sind die Hauptlieferanten dieses Sapogenins, das aus nationalen, kommerziellen Gründen nicht exportiert werden darf. Als erstes an Ort und Stelle hergestelltes Zwischenprodukt wird aber «16-Methylpregnadienolon» gewonnen, das dann in großen Mengen in die Welt – vor allem in die westliche Welt – ausgeführt wird. Aus ihm werden außer andern – nämlich Sexualhormonen – die heute angewandten «Digitalisglykoside» jeglicher Art gewonnen.

In östlichen Ländern gewinnt man die Steroide aus einem Nachtschattengewächs – der Solanacee «Solanum aviculare».

Wenn uns heute die großen Arzneifabriken Digitalis-Präparate anbieten, dann haben diese oft kaum noch eine reale Beziehung zu unserer Heilpflanze.

Unversehens sind wir jetzt auf den analysierenden Weg der modernen Chemie und Pharmakologie geraten, die uns Heilmittel unter bekannten Namen in die Hand gibt, als seien ihre Produkte das gleiche wie ehedem das Heilkraut!

Dennoch weist die Tatsache, daß aus Sapogeninen verschiedener Herkunft sowohl Sexualhormone als auch Digitalisglykoside entwickelt werden können, doch wieder darauf hin, daß die vorliegenden chemisch-ätherischen Zusammenhänge überall zurückgehen müssen auf die Evolutions-Epoche der Lemuris, wo der Mensch zuerst als Geschlechtswesen und zuerst mit einem Herzen und mit Galle begabt die Erde betrat! In diesen chemisch angerührten Bereichen, die als Steroide bezeichnet werden, durchdringen sich anscheinend Substanz-Horizonte, die offensichtlich oder verborgen pflanzliche und tierische Stoffwechselprodukte und -vorgänge als Ausdruck des Pflanzen-Tierhaften einer vergangenen Mondenepoche der Erde sind. Da berühren sich eng das Ätherische mit dem Astralischen in den Stoffen, die als solche auch zu dieser Zeit entstehen, als der chemische Äther frei wird.

Kehren wir nun zur originalen Digitalis purpurea zurück, dann stellen sich uns die Fragen:

1. Was bewirkt diese Heilpflanze?
2. Wie wirkt sie?
3. Auf was wirkt sie?

In dem Zyklus: «Offenbarungen des Karmas» Mai 1910 heißt es: «...Bei solchen Krankheiten, deren Ursache im Ätherleibe liegt, greift die Heilwissenschaft nach Mitteln aus dem Pflanzenreiche.

Und es könnte jetzt ein interessanter Vortrag gehalten werden, z. B. über die Beziehung der Digitalis purpurea zu gewissen Herzkrankheiten.»

Diesen Vortrag hat Rudolf Steiner leider nicht gehalten, weil er wohl nicht darum gebeten wurde. Obgleich er seinen Hörern die Bitte in den Mund legte, hat man die Gelegenheit verschlafen! Wir müssen nur das eine festhalten, daß er die Digitalis erwähnt im Zusammenhang mit Krankheiten, deren Ursache im Ätherleibe liegt.

Wir müssen versuchen, selber hinter die Beziehungen der Digitalis purpurea zu gewissen Herzkrankheiten zu kommen.

Im ersten Vortrage von: «Geistige Zusammenhänge in der Gestaltung des menschlichen Organismus» spricht Rudolf Steiner von den Voraussetzungen der rhythmischen Vorgänge im Organismus, die wir in Atem und Puls wiederfinden. Ich glaube, an diese Vorgänge kann man sich halten, wenn man an die Wirksamkeit des roten Fingerhutes herankommen will.

Es wird dort gesprochen von dem Sich-Konsolidierenden im Körper, das vom Haupte ausgeht und sich nach außen in der Atmung manifestiert. Es wird dann darauf hingewiesen, wie polar dazu von den Nieren aus das auflösende Element wirksam ist, das überhaupt im Stoffwechsel tätig ist, um das sich Konsolidierende wieder aufzulösen. Der Nieren-Pol bringt das lebendige Wässrige nach innen und nach außen hervor. Diese Polarität manifestiert sich in Blut und Puls.

Nun kann uns auffallen, daß der rote Fingerhut gerade da wirksam ist, wo diese beiden Polaritäten in unseren rhythmischen Organismus eingreifen.

Wir kommen nun nach meiner Meinung überhaupt nicht zu einer echten Einsicht in das Wesen der Digitalis, wenn wir nicht die eingepaukten dogmatischen, schulmedizinischen Indikationen vollkommen vergessen. Stütze dieser Indikationen ist die Pumpen-Theorie!

Das Herz pumpt nicht, also kann auch die Digitalis oder eines ihrer Zerfallsstoffe das Herz nicht zu einer besseren Pumpe machen! Aber was tut Digitalis?

Wir haben es mit dem Versagen der erwähnten Polaritäten zu tun, wenn wir im herkömmlichen Sinne es mit einer «Insuffizienz» zu tun haben, wenn eine Wassersucht nach Withering vorliegt, die er mit Erfolg mit dem roten Fingerhut behandelte.

Wie greift nun die Digitalis in diese Rhythmus-Polaritäten ein?

Bei der Geburt kommen zwei Menschen zusammen: ein Mensch, der physisch-ätherische Erdenmensch aus der Erblinie – er ist tachycard! und ein Mensch – aus dem Geistigen – der eigentliche Himmelsmensch – d. h. Astralleib und Ich!

Mit dem ersten Atemzuge ergreift dieser den Erdenleib, beginnt das Erdenherz und den Kreislauf, d. h. den Ätherleib zu bradycardieren und benutzt dann – nachdem er den Herzbau vollendet hat – das Herz!

Aus Erfahrung wissen wir, daß die Digitalis den Puls herabsetzt, verlangsamt – also den Kopfpol in seiner Wirkung fördert. Sie regt die niederliegende Atmung und dadurch die Sauerstoffaufnahme erstmal an. Dadurch wird das in der «Insuffizienz alten Stiles» vorherrschende Element des Auflösenden zurückgedrängt. Damit wird auch das überwiegende, lebendige Wasser stärker den Todes-Kopf-Prozessen ausgesetzt und ausgeschieden.

Der insuffiziente Kreislauf, der gerade durch Hypoxie charakterisiert ist, hindert das Herz an einer seiner Aufgaben – nämlich, die Nahrung richtig zu ätherisieren und wieder zu verirdischen. Dadurch ist auch eine richtige Astralisierung der Substanzen im menschlichen Sinne durch die Nieren behindert. Das heißt: Ein ständiger Circulus vitiosus spielt sich ein und bringt Leben und Rhythmus allmählich zum Erliegen. Dieser Circulus vitiosus kann erst durch die verbesserte Atmung aufgelöst werden. In dem gleichen zitierten Vortrage wird auch dargestellt, wie die Formung der Organe beeinträchtigt wird, die eben durch Kopfpol und Nieren gestaltet werden.

Auf einem Diurese-Symposion in Mailand 1964 schilderte Prof. Mach aus Genf, daß er nahezu jeden Hydrops, jede Insuffizienz durch Atmung kompensieren könne.

Wesentliche Signaturen der Digitalis – besonders der Blätter – weisen auf ihre Lungenwirksamkeit hin, d. h. auf jenen Pol, der zwar den Lebens-Äther als wirkendes Zentrum birgt, aber doch eben verlangsamend eingreift!

Der Erdenmensch ist durch seinen Ätherleib tachycard. Er ist noch in der Lage, wie Rudolf Steiner den Menschen einmal schilderte, wenn er rein dem schnellen Sonnen-Rhythmus folgen müßte – dann wäre das Erdenleben kurz!

Dadurch, daß der Geistesmensch nun abbauend am Erdenmenschen und dadurch gleichzeitig bewußtseinserhöhend wirkt, verlängert er offensichtlich das Erdenleben: Er verlangsamt den Rhythmus in Ätherleib und Puls!

Was der Geistes-Seelen-Mensch tut, unterstützt anscheinend die Digitalis purpurea.

Die gesunde Inkarnation unterdrückt das Eigenleben des physisch-ätherischen Leibes und ist abhängig davon, daß das Atemwesen, d. h. der Astralleib dem kosmischen Rhythmus entsprechend 18:72 eingreift. Verschiebt sich dieser Rhythmus zugunsten des «Erdenmenschen», d. h. zugunsten von Äther- und physischem Leib, dann wird er wieder «tachycard», und auch das Herz als Organ zeigt diese Acceleration an.

Zu starkes Eingreifen des Geistes-Seelenmenschen bringt die «Bradycardie» mit ihren Folgezuständen.

Der erste Fall ist eine allopathische Indikation für die Digitalis!

Der zweite Fall eine homöopathische!

In dem schon mehrfach zitierten Vortrage weist Rudolf Steiner noch auf folgendes hin: Es heißt da: «Nun ist innerlich der Mensch mit Bezug auf alles das, was dem langsamen Rhythmus unterliegt, sehr stark den ahrimanischen Kräften ausgesetzt, mit

Bezug auf all das, was dem schnellen Rhythmus entspricht, sehr stark den luciferischen Kräften.»

Damit ist der geistige Standort der Digitalis präzisiert! Es ist zu vermuten, daß der rote Fingerhut im Werdevorgang der Herzbildung ausgeschieden wurde, weil er sonst dieses zentrale Sinnesorgan stärker bradycardiert hätte, als dem 1 : 4 Rhythmus entsprochen hätte.

Noch nicht geklärt ist seine wirkliche oder direkte Wirksamkeit auf das Herz selbst, auf die Rudolf Steiner hinweist, ohne sie näher zu beschreiben.

Halten wir uns an seine sonstigen Angaben, dann kann diese Wirksamkeit eigentlich nur von den Samen ausgehen, die gerade bei dieser Heilpflanze sehr selten und dann isoliert verwendet werden.

Übrigens gibt auch die Schulmedizin offen zu, daß sie die Wirksamkeit nicht zu erklären vermag. Die Haftungstheorien am Herzmuskel sind bekanntlich widerlegt worden.

Einen letzten Aspekt zum Wesen des roten Fingerhutes möchte ich in folgender Weise anführen, wenn er manchem auch problematisch erscheinen mag!

In pädagogischen Zusammenhängen charakterisierte Rudolf Steiner einmal einige Pflanzen rein seelisch! z. B. Pilze als Phlegmatiker.

Wollte man für den roten Fingerhut ein seelisches Bild bringen, dann würde ich für ihn den «Zweifel» anführen. Für mich hat diese Heilpflanze eine Beziehung zu dieser Seelenstimmung. Das mag vielleicht wie an den Haaren herbeigezogen klingen. Das Zwillingshafte umschließt diese Heilpflanze und die Krankheitssituation, für die sie ein Heilmittel sein kann.

Es geht dabei um den Zweifel im weitesten Sinne. Das ständige vor dem «Zwei-Fall-Stehen», sei es im Intellektuellen, im Gefühlsleben oder im Willensleben: Die Tatsache des ständig in Zweifelssituationen geführt werden im Leben, das ja durchaus nicht in jedes Menschen Leben der Fall ist und wohl karmisch bedingt sein mag, dieses Zweifeln dürfte eine bedeutende Ursache der funktionellen Störungsvoraussetzungen des Rhythmus und des Herzens sein. Dieser Zweifel bringt immer wieder den Atem zum Stocken.

Aber dieser Zweifel ist nicht nur etwas Seelisch-Intellektuelles. Er ist auch etwas Physiologisches; er ist etwas Ätherisch-Physisches als Durchgangs- oder Dauerphase menschlicher Entwicklung von der Lemuris bis heute, wie Rudolf Steiner es für den Parcival darstellt. Da spricht er den Satz aus: «Der Zweifel ist in ihm – das Durchrütteltwerden mit dem Herz-Lungen-System!»

Was als Zweifel in dem Menschen lebt und um ihn herum von der frühesten Kindheit an waltet, das kränkt das Herz in seinem tiefsten ätherischen Grunde. Was an äußeren Krankheiten und Störungen oft noch hinzu kommt, das dürfte meistens von geringerer Bedeutung sein, wenn es auch zumeist das einzige ist, was hier und da nachzuweisen ist und anerkannt wird.

Für diese Zusammenhänge ist mir der rote Fingerhut «die Pflanze des Zweifels» geworden.

So wirkt er auch, wenn er auf Kahlschlägen fast schüchtern, asthenisch-melancholisch dasteht. Er ist da auch nie beständig. Aus unbekannten Gründen verschwindet er immer von einem Ort und tritt an einem anderen wieder auf.

Zu dem Zweifel gehört auch die Angst, die Todesangst, die in dem bekannten homöopathischen Symptomenbild der Digitalis erscheint.

Stiegele erwähnt die Digitalis-Schlaflosigkeit mit großer Angst und depressiven Erscheinungen. Auch bei anderen Autoren findet man ähnliche Äußerungen, z.B. bei Hugo Schulz.

Der rote Fingerhut ist in besonderer Weise hineingestellt zwischen oben und unten. Beiden Tendenzen gibt er wechselweise in der dargestellten Weise nach!

Aber er offenbart uns auch, daß in ihm etwas ringt, was das ahrimanische Rückständige überwinden will.

Was ihn in die Schwere ziehen will – um dessen willen er möglicherweise in der Evolution ausgeschieden wurde und mit seinen Qualitäten stehenblieb – das sucht er zuweilen auch zu überwinden. Es ist ein seltsames Phänomen, das uns diese Pflanze bietet – ein Trieb zu Höherartung aus einer abwärts gerichteten Tendenz.

Es wirkt wie ein Pflanze gewordenes Märchen! Der rote Fingerhut entwickelt sich mitunter über seine übliche Form hinaus: Er bringt eine neuartige Blütenform zur Erscheinung: sogenannte Pelorien-Bildungen. Man kann sie gewissermaßen als Assoziierungen von Blüten zu einer Gipfelblüte bezeichnen. Ich zeige sie Ihnen nachher im Bilde. Es sind Ansätze zu einer Kompositenblütenbildung, die eigentlich erst in späteren höheren Pflanzenfamilien zur Realität werden.

Daß es sich nicht nur um Spielarten äußerer Formbildungen handelt, zeigt uns das Kristallbild! Bis in die Substanz hinein überwindet Digitalis purpurea Schweretendenzen der üblichen Form. Sie wird allerdings in der Pelorienblüte unfruchtbar. Es wirkt wie ein Opfer um eines höheren Zieles willen!

Doch ist eines auffallend! Die unteren Blüten einer Digitalis-Pelorienpflanze, die zumeist keine Pelorie bilden, bringen Samen hervor, aus denen wiederum Pelorienpflanzen entstehen.

Zur Frage der Anwendung der Digitalis purpurea ergeben sich aus den Ausführungen über ihre Eigenarten und ihre evolutionären Zusammenhänge, daß Digitalis wohl häufiger und oft früher indiziert sein müßte, als sie heute angewendet wird.

Digitalis müßte ätherisch-astral da substituierend, heilend eingreifen können, wo aus der Lemuris-Situation im Menschen – die ja nicht nur im Embryologischen sich offenbart, sondern auch im Stoffwechsel bei der Nahrungsverarbeitung –, wo Schwächen bis zur erreichten Erdenfestigkeit des Kreislaufs und Herzens auftreten, wo das Konsolidieren dem Verlebendigen nicht die Waage hält. Das wäre fraglos auch oft in der Entwicklung des jugendlichen Menschen der Fall!

Sie müßte zum andern auch da eingreifen, wo der Spiegelpunkt in der ab- und aufsteigenden Kurve der Menschheitsentwicklung des alternden Menschen in unserer Zeit trifft. Das heißt, daß sie enorm gegenwartswichtig ist. Dafür spricht auch, daß die Digitalis Gebiete erobert, die sie früher nie betrat.

Zum Abschluß möchte ich noch auf die allgemeine Verbreitung des roten Fingerhutes aufmerksam machen. (Karte Europas)

Er gedeiht im Bereich der gesamten atlantischen Atmosphäre Europas – von der iberischen Halbinsel über Frankreich, auch Korsika und Sardinien,
über Belgien – Holland – Irland – Britische Inseln – Westdeutschland – Jütland – West-Skandinavien bis zum nördlichen Polarkeis!

Sein gehäuftes Vorkommen hat er in Irland und auf den britischen Inseln. In Deutschland ist er besonders stark vertreten: im Harz und im Schwarzwald.

Die östliche Vorkommensgrenze war immer die Elbe; doch wird aus der DDR berichtet, daß er im Vordringen begriffen ist.

Betrachten wir noch die Vorkommensgebiete der Digitalis lanata, des wolligen Fingerhuts, die in Südosteuropa bis nach Asien hinein gedeiht!

Von der Westküste des Balkans über Jugoslawien, Albanien, Griechenland, Bulgarien, Ungarn und Rumänien erstreckt sich ihr Vegetationsgebiet über die Nordküste des Schwarzen Meeres durch die südliche Ukraine hinweg bis an die Westküste des Kaspischen Meeres!

Auf der Karte Europas ergibt sich ein auffallendes Bild, das uns die Vorkommensgebiete der wichtigsten Fingerhüte wiedergibt!

Im Westen der rote Fingerhut wie ein Wall um Mitteleuropa! Der wollige Fingerhut scheint Mitteleuropa und Mittelrußland vom Süden und Südosten abzuschließen. Wie ein Ring umgeben sie die Digitalis-freien Gebiete, das Herz Europas!

Wenn diese Verteilung nicht Ausdruck einer vegetativen Äther-Geographie ist, dann kann der Verdacht berechtigt sein, daß wir es bei der Digitalis mit einer alten Mysterien-Pflanze zu tun haben. Die eine Art scheint von Irland aus verbreitet worden zu sein, die andere von den Küsten des Schwarzen Meeres aus.

Ein solcher Verdacht wird noch gestützt durch das anfangs erwähnte Kräuterweiblein in England. Von der Anwendung bestimmter Heilpflanzen sagte Rudolf Steiner einmal, daß ein solches «Volkswissen» immer auf geisteswissenschaftliche Zusammenhänge zurückgeht.

Zusammenfassend kann man sagen: Es gibt zwei Möglichkeiten der Digitalis-Indikation:

a) Schwäche der Lebensorganisation

b) Mangelndes Eingreifen der Seelenorganisation in die Lebensorganisation.

Beide imponieren nach dem bisherigen Sprachgebrauch als Kreislauf- oder Herzschwäche. Für beide bringt Digitalis die Voraussetzungen mit, heilend eingreifen zu können.

Liegt im 1. Falle die Schwächeursache mehr oder weniger allein bei der Lebensorganisation, dem Ätherleib, so hilft Digitalis eine Zeit lang, bis das normale Verhältnis von Lebensorganisation zu Seelenorganisation erreicht ist. Dann tritt sehr häufig Digitalis-Unverträglichkeit auf. Da kann «Convallaria» günstig eingreifen, den Fingerhut ersetzen und das Erreichte konsolidieren, ebenso Adonis vernalis.

In solchen Fällen kann das Maiglöckchen auch von Anfang an indiziert sein.

Im 2. Falle liegt zumeist ein Überwiegen der ätherischen Lebenskräfte vor, d.h. die Durchatmung aller Lebensfunktionen im Organismus ist ungenügend, so daß die astrale Seite der Digitalis purpurea die Aufgabe hat, die Seelenorganisation so weit zu unterstützen, daß diese ihre notwendigen Impulse dem Ätherleibe vermitteln kann. Auf die Aufgaben der hier unterstützenden Metalltherapie will ich nicht eingehen.

Natürlich können obige Erscheinungen auch kombiniert vorliegen. Auch da wird die Digitalis ihre heilenden Kräfte geltend machen. Die Dosierung ist eine Frage ärztlicher Kunst und Erfahrung.

In jedem Indikationsfalle für Digitalis, Convallaria oder andere Kreislauf-Herzpflanzen bekommen die Herzfunktionen in ihrer Mittelstellung zwischen Ätherleib und Astralleib eine auffallende Konsolidierung durch die unterstützende Langzeittherapie mit Cardiodoron. Dieses Mittel kann allerdings wohl in den seltensten Fällen den roten Fingerhut oder das Maiglöckchen ganz ersetzen.

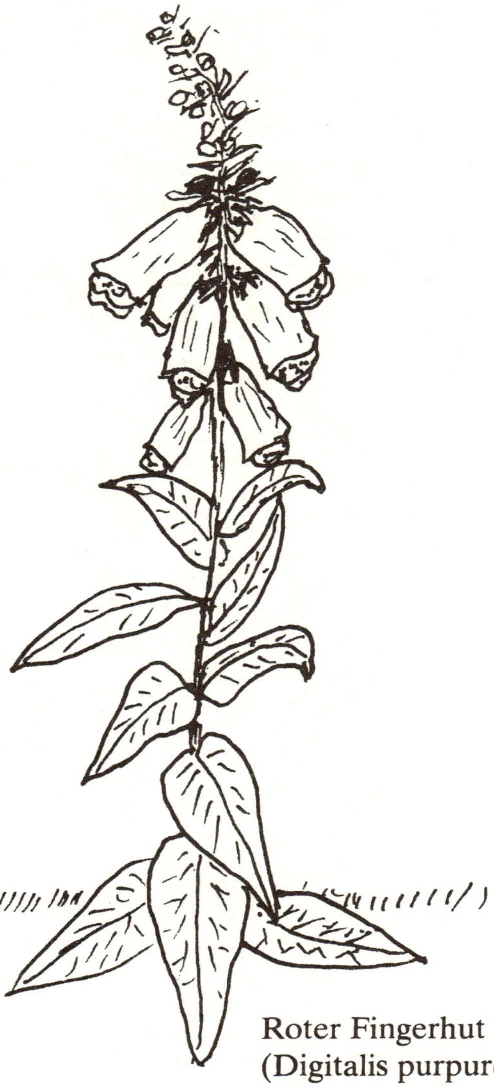

Roter Fingerhut
(Digitalis purpurea)

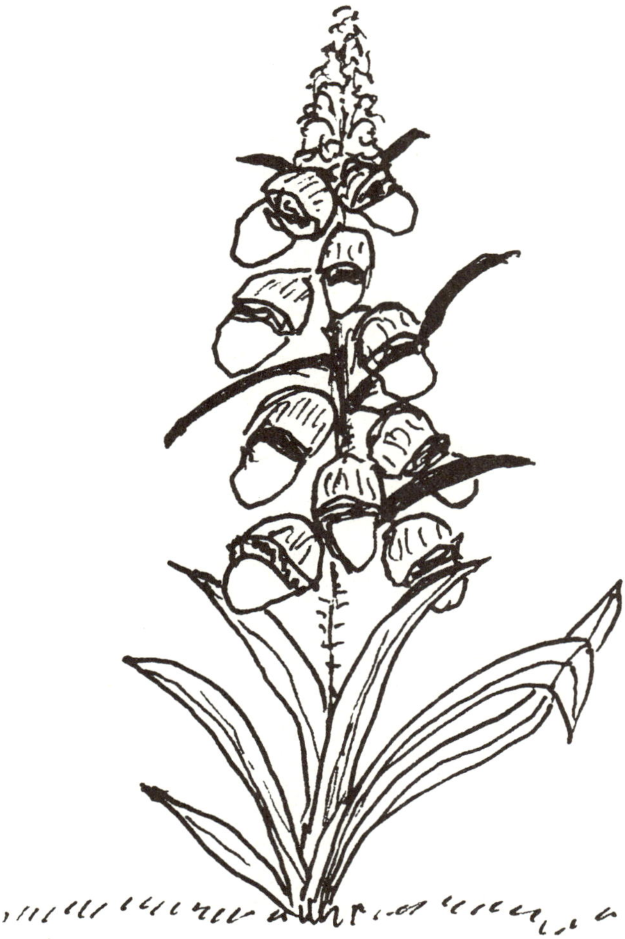

Wolliger Fingerhut
(Digitalis lanata)

Besenginster

Vor einigen Tagen durfte ich Ihnen eine Betrachtung über den roten Fingerhut vortragen. Heute will ich den Versuch machen, einen Antipoden darzustellen, der nicht das gleiche Interesse und die gleiche Berühmtheit erlangt hat wie die Digitalis. Es ist Sarothamnus scoparius – der *Besenginster,* der sehr oft mit der Digitalis zusammen vorkommt.

Man kann die beiden Heilpflanzen bei einer Herz- und Kreislauftherapie aus den Polaritäten bestens betrachten und verwenden.

Wir wissen aus der Evolutionslehre Rudolf Steiners, daß das Herz im Laufe der Evolution aus der saturnischen Wärmesphäre herabsteigt in den Bereich der *Polaritäten*; innerhalb dieser Polaritäten bekommt das physisch gewordene Herz für das Erdendasein überhaupt einen Sinn aus der Sphäre seiner Herkunft: Es bekommt einen Sinn und eine Funktion als Überwinder der Polaritäten im Menschen. Zu dieser Funktion macht es ständig seinen Abstieg rückgängig!

Als Zeuge und Repräsentant des Überpolaren erscheint es selbst im Physischen weitgehend polar gestaltet! Durch die Sphären der Polaritäten kann das physische Herz daher auch weitgehend beeinträchtigt werden. Die Störungen erfolgen zumeist – wenn nicht angeborene Fehler des physischen Organes vorliegen – aus den im Organismus gegebenen Polaritäten, die durch die planetarischen Organe modifiziert werden.

Die Störungsmöglichkeiten kennzeichnete R. Steiner einmal mit den Worten: «Der Astralleib stürmt mit seinen Leidenschaften darauf ein, er führt ihm eine Menge Herzgifte zu. Es kann nur bestehen, weil es so stark gebaut ist!» (Weltenanfang und Weltenende, Hannover 21. 9.–4. 10. 1907)

Die Ausgleichsfunktion, die Wahrnehmungsfunktion und die Ätherisierungsfunktion des Herzens wird ständig gefährdet durch die Polaritäten. Wenn wir gemeinhin von Herz- oder Kreislaufstörungen sprechen, so handelt es sich auch in Wirklichkeit zumeist um Störungen im Bereich und aus dem Bereich irgendwelcher Pole, die dann sekundär vom Herzen registriert werden – und schließlich auch das Herz verändern.

Als Urphänomen einer Therapie aus den Polaritäten hat Rudolf Steiner selber in einer der bekannten Krankengeschichten, die Friedr. Husemann gesammelt und Degenaar veröffentlicht hat, die Behandlung mit Zitrone und Schlehe angegeben: In einem Falle, der als sogenannte schwere Herz-Insuffizienz gekennzeichnet ist, wurde der Ätherleib von innen mit Prunus spinosa in massiven Gaben behandelt – während der Astralleib diesen gestärkten Ätherleib von außen durch die Zitrone zur Tätigkeit anregte.

Es ist natürlich durchaus willkürlich, wenn ich hier ausgehe von Störungen im Bereich der Polarität Lunge – Niere! Auf sie hat R. Steiner wohl am häufigsten hingewiesen, wenn er die Einordnung des Menschen zwischen Kosmos und Erde im Rhythmusverhältnis 1 : 4 veranschaulichen wollte. Als Repräsentanten der von mir ausgewählten Polarität nenne ich hier Digitalis purpurea, die ich darzustellen versuchte, und ähnlich wirkende Heilpflanzen, die alle eine starke Beziehung zum Lungenpol bekunden.

Als eine Heilpflanze des anderen Poles möchte ich den Besenginster – Sarothamnus scoparius vorstellen, der Ihnen sicher bekannt ist.

Vor einigen Jahren, nachdem ich mich intensiv mit dem roten Fingerhut beschäftigt hatte, begegnete mir in einem Frühling der an sich bekannte Ginster mit seinen typischen Formgesten. Ganz plötzlich wurde mir klar: In dieser Pflanze steht ja ein pflanzlicher Antimonspießglanz vor dir! Der muß die einstrahlende Wirkung des Astralleibes durch die Nieren unterstützen können!

Die Versuche – die ich bis heute durchführte – gaben meinem anfänglichen Eindruck recht!

Erst später wurde mir dann klar, daß auch schon andere die gleiche Idee – aus anderen Perspektiven – gehabt haben. Sie haben den Besenginster in der Tat gegen die Hypotonie oder hypotone Dysregulationen angewendet.

Von der Einstrahlung des Astralleibes durch die Nieren hängt bekanntlich der Blutdruck des Menschen ab!

Es existierten die beiden Präparate, «Sparteol» und «Spartein Asal». Es ist selbstverständlich, daß der auffällige Strauch auch schon früher vielseitige Anwendung gefunden hat.

Bevor ich Ihnen den Sarothamnus scoparius in Worten und in Bildern vorstelle, will ich nur kurz auf seine Wirkungen hinweisen. Als Tinktur und in niedrigen Potenzen steigert er tatsächlich den Blutdruck und kann recht erholsam auf hypotone Zustände einwirken.

In D6, D10 und D12 habe ich bei Hypertonie ausgesprochene Senkung des Blutdruckes erlebt – also die umgekehrte Wirkung der Tinktur! Die reinen Potenzen führt die Weleda! Bei der Blutdrucksenkung hatte ich immer den Eindruck, daß besonders der diastolische Druck beeinflußt wird.

Erwähnen möchte ich noch, daß Sarothamnus scoparius D4 bei nächtlichen Herzsensationen günstig wirkt.

Der Besenginster wird als Strauch bezeichnet, echte Baumform entsteht kaum. Das Typische ist die Entwicklung langer, schlanker Ruten als Äste und Zweige, die wie strahlend die Hauptachse verlassen. Er ist immergrün, doch wird er im Winter dunkelgrau-grün und braun. Zum Frühjahr bildet sich unter der Rinde größerer Äste ein ausgesprochenes Purpurrot.

Die Zweige lichten grün auf und an der Peripherie des Strauches setzen sich wie Schmetterlinge die leuchtenden goldgelben Blüten auf.

Explodierend entfalten sie Staubgefäße und den aufgerollten Stempel, um später Fruchthülsen – Schoten – zu entwickeln, die dann bald in das Dunkel zurückfallen. Sie werden in der Reife vollkommen schwarz!

Nahezu alle Farben des Regenbogens haben sich in der Entfaltung dieser Pflanze offenbart – ähnlich wie in der Kastanienblüte oder in feinst gewalztem Gold bei durchfallendem Lichte oder beim «Goldspiegel»! Wir finden im Besenginster ein Gift, das dem des Goldregens verwandt ist.

Die grünen Ruten sind die Hauptträger der Assimilation, deren Blätter kommen nur dürftig zur Entwicklung, – vor allem bis zur Blütezeit sind sie nicht vorhanden. Nun haben die Ginsterruten einen merkwürdigen Bau. Die xerophytisch wachsüberzogene, dickwandige Epidermis umhüllt das grüne Chlorophyllgewebe, das von unten bis oben die ganze Rute hinauf nicht gleichmäßig, sondern in Abständen in Säulenform angeordnet ist. Obgleich er grün aussieht, umgibt dieses Chlorophyllgewebe nicht den ganzen Zweig. Durchschneidet man den meistens 5kantigen Zweig, dann sieht man bei Vergrößerung auf der Schnittfläche ein strahlenförmiges Bild oder Gebilde, das durch Hartbast zusammengehalten wird. Nach innen zum Zentrum hin folgen dann Weich-Bast-Kambium + Holz und ein relativ mächtiges Markgebilde.

In den grünen Säulen sind die Chlorophyllzellen eng aneinandergeschlossen. Die interzellulären Luftgänge sind auffallend eng. Es fehlt noch das übliche, von Kanälen durchsetzte Schwammparenchym!

Aber es existieren dort, wo das grüne Gewebe an die äußere Haut angrenzt, zahlreiche «große» Höhlungen wie Einstülpungen – und anschließend Spaltöffnungen in der äußeren Haut – durch die Wasser entweichen, gewissermaßen verdunsten kann.

Man hat den Eindruck, als sei hier eine Art von Nierenbildung auf pflanzlicher Stufe versucht!

Ein ganz ähnlicher Versuch wirkt noch überzeugender bei einer Verwandten der Digitalis purpurea, die ich vorgestern erwähnte, – bei der Lathraea squamaria – der Schuppenwurz! Dort sind die unterirdischen Schuppenblätter in ähnlicher Weise umgebildet und scheiden Wasser aus.

Der Besenginster wächst mit Vorliebe auf Urgestein und sandigen Ebenen wie z.B. im Schwarzwald, den Vogesen und in der Lüneburger Heide (auch im Tessin, Schweiz).

Man gab ihm verschiedene Namen. Außer Besenginster heißt er Besenpfriem, in Norddeutschland Bram (Bramstedt und Bremen tragen seinen Namen!) Im Schwarzwald heißt er Ramser.

Sehr selten kommt er auf kalkreichen oder reinen Humusböden vor – außer die Varietäten, die in Spanien – Frankreich – Mittelrhein = Böhmen vorkommen.

Sarothamnus meidet nasse Böden. Er steigt in den Vogesen bis 1100 m, im Bergell bis 1620 m und in Spanien bis 1700 m hoch.

Interessant ist der Umgang mit dem Kalk: 1 % Kalk ($CaCO_3$) wirkt kaum auf die Pflanze, bei 3 % Kalk ($CaCO_3$) wirkt er schädlich.

Bei einem Kalkgehalt des Bodens von 0,35% fand man in der Asche knospentragender Ginsterzweige 95,03% CaO_3 / 33,06% K_2O und nur 8,10% SiO_2!

Um die Wurzeln findet in sonst kalkarmen Böden Kalkanreicherung statt. Man nimmt an, daß das Kalibedürfnis dazu führt, Kieselböden zu bevorzugen (Feldspaat).

Das Wachstum der Sprosse ist sehr rasch; der Strauch transpiriert sehr stark und ist gegen starken Frost empfindlich.

Die beiden ersten Blätter sind gegen-ständig, die späteren stehen in $^2/_5$ Spirale um die Ruten.

Bei Hummelbesuch öffnet sich die Blüte explosiv! Selbstbestäubung ist wirkungslos.

Die Samen behalten wie bei der Digitalis viele Jahre ihre Keimkraft im Waldboden – sie sind Lichtkeimer. Im Wurzelbereich fällt auf, daß die Verzweigung regelmäßig rechtwinklig stattfindet. Wie bei allen Schmetterlingsblütlern finden sich an den Erdwurzeln große gelappte Bakterienknöllchen – und zwar je ärmer der Boden um so mehr Knöllchen. Der Ginster gehört zu Pflanzen-Gemeinschaften, in denen Adler-Farn, Brombeere,

Sauerampfer, Digitalis purpurea, Walderdbeere, Teucrium scorodonium, Heidekraut, Günsel, Veronica officinalis und andere Ginsterarten vorkommen. Wo der Besen-Ginster hineindrängt in den Wald, sind seine Begleitpflanzen: Weißdorn, Schlehe, Faulbaum, Brombeere, Salweide, Geißblatt.

Wie er selber vor allem vom unteren Pol angreift, so wirken fast alle seine Begleitpflanzen auf den Stoffwechselpol des Menschen.

Man hat natürlich auch beim Sarothamnus scoparius nach Wirkstoffen gesucht und wie erwähnt – das toxische «Spartein» gefunden.

Das wenige Holz, das diese Pflanze liefert, wurde und wird zu Holzkohle, Drechslerarbeiten, Fournieren und Armbrustbogen verwendet. Besonders in Frankreich gewinnt man aus den Ruten 12–15% Rohfaser, von denen 5–7% spinnfähige Fasern sind gegenüber Flachs und Hanf mit 8–9%.

Laub und Knospen werden in Frankreich zu Salat verwendet! Die Pflanze war früher offizinell. Als Aufguß und Destillat gegen Nierensteine, Podogra, Wasser- und Gelbsucht, Blutreinigungs-Kuren. Die Zweigasche hatte gleiche Indikationen.

In der Lüneburger Heide haben die kurzschwänzigen Schafe – die Heidschnucken – eine ausgesprochene Gier nach dem Ginster. Sie geraten dadurch in einen Zustand der Aufgeregtheit, Berauschtheit bis zur völligen Bewußtlosigkeit, der oft der Tod folgt.

Das Ginsteralkaloid entwickelt ähnliche Wirkungen wie das Cytesin des Goldregens, wie das Nikotin aus dem Tabak, das Coniin aus dem Schierling oder das Lobelin aus Lobelia inflata.

Das Spartein wurde auch schon als Ersatz für Digitalis verwendet: es regt die Diurese an. Im Volke werden Abkochungen der getrockneten Triebe, der Blüten und der Samen als Diuretica und zur Darmentleerung verwendet.

Diese Heilpflanze ist leider nicht so durchforscht wie der rote Fingerhut, doch lohnt es sich, sich mit dem Besenginster als Arzneipflanze zu beschäftigen.

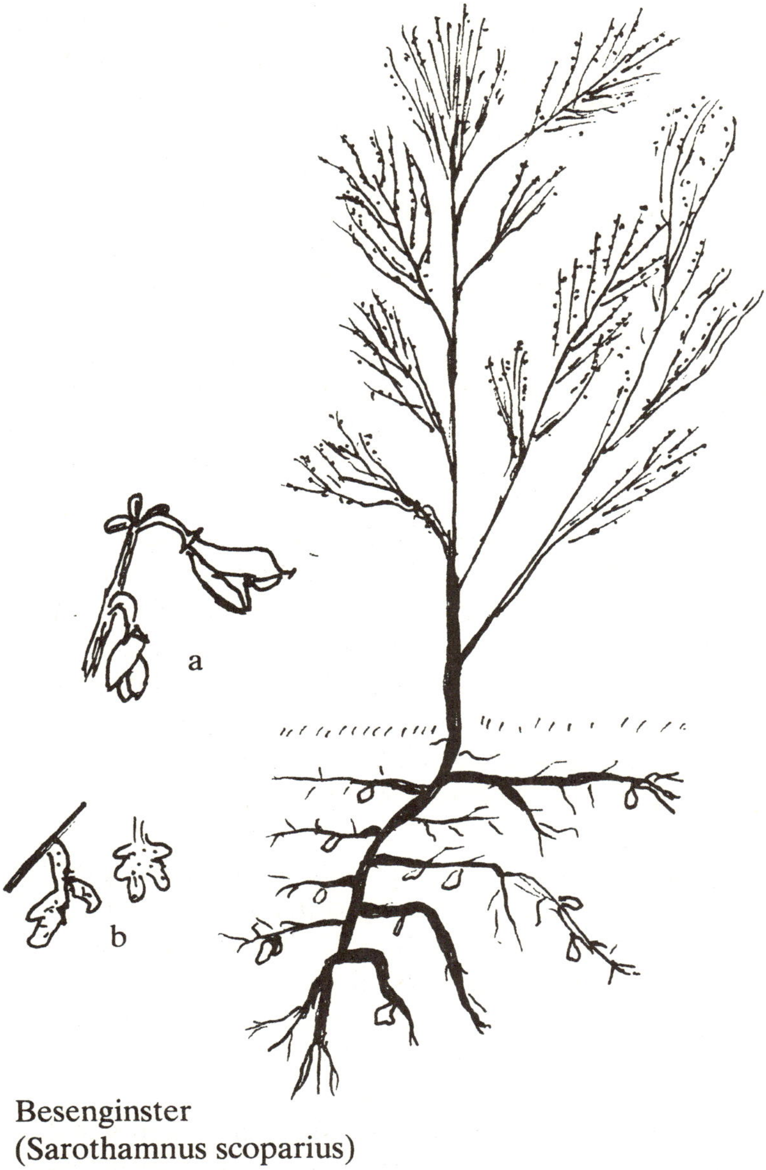

Besenginster
(Sarothamnus scoparius)
a: Blütenstand
b: Bakterien-Knöllchen der Wurzeln

Strophantus

Interessieren wir uns für die Strophanthustherapie der Herzfunktionsstörungen, dann müssen wir uns mit einer Heilpflanze beschäftigen, die nicht zu unserer heimischen Flora gehört. Sie hat allerdings einen Verwandten in unseren Wäldern, der auf dem Erdboden dahinkriecht und aus den Achseln seiner dunkelgrünen, schmal zugespitzten, glattrandigen Blätter vereinzelte hellviolette Blüten entwickelt. Es ist das «Sinngrün», die Vinca minor, die früher einmal offiziell als Heilpflanze gedient hat und heute noch in der Volksmedizin eine Rolle spielt.

Gehen wir weiter nach dem Süden, so begegnet uns der Oleander – Nerium Oleander – der ebenso ein bedeutendes Kreislaufheilmittel ist.

Im tropischen Afrika und Asien treffen wir dann auf Vertreter der Gattung «Strophanthus». Sie gehören alle zur Familie der «Apocynaceae», der sogenannten «Hundstodgewächse». Die meisten ihrer Gattungen führen noch Milchsaft in ihren Geweben, der, wie der Name schon andeutet, giftig ist. Die Gattung Strophanthus liefert verschiedene Arten, die der modernen Pharmakologie und Medizin interessant geworden sind und heute als wertvolle Herzheilmittel fungieren. Man hat inzwischen über 40 Arten gefunden. Diese Pflanzen dienten zumeist aufgrund ihrer großen Giftigkeit den Eingeborenen jener Länder als hochwirksame Pfeilgifte für die Jagd auf Tier und Mensch.

Die in die Medizin eingezogenen Arten sind Strophanthus kombé, Strophanthus gratus und Strophanthus hispidus.

Verschiedene Länder bevorzugen in ihren Arzneibereitungsbüchern je eine von diesen Arten.

Ich will den Strophanthus kombé beschreiben, der wohl die am längsten bekannte Strophanthus-Art ist. Sie wurde von Livingstone auf einer seiner Expeditionen in Afrika in der Mitte vorigen Jahrhunderts entdeckt und dann von seinem Begleiter Kirk den Ärzten wegen ihrer Wirkung auf das Herz zur Prüfung empfohlen. Es handelt sich um eine mächtige Liane, die in den Urwäldern als Einzelexemplare in die Wipfel der Urwaldriesen hinaufrankt.
Dort entwickelt sie ihre auffallenden Blüten, nach denen sie ihren Namen bekommen hat. Der Name stammt aus dem Griechischen: «Strophos» heißt so viel wie «Gedrehtes Band oder Seil» und «anthos» heißt «Blüte».

Strophanthusblüten entwickeln 5 weiß bis rosa Blütenblätter, deren Säume leicht gewellt sind. Ihre Spitzen sind in lange bandartige, herunterhängende Zipfel ausgezogen, die spiralig gedreht sind und ein Vielfaches der grünen Blattlängen zeigen. Die gestielten immergrünen Blätter selber sind etwas größer als Buchenblätter, von fast gleicher Form und glattrandig. Ihre Oberfläche ist leicht ledrig und fein behaart. Als Fruchtknoten, der von 5 schuppigen Nektarien umgeben ist, entwickelt sich eine schlanke Balgkapsel von ca. 30 cm Länge, die in der Reife ihrer Länge nach so aufplatzt, daß die beiden Hälften polar gegeneinander nach 2 Seiten auseinanderklaffen. Etwa 100–200 Samen reifen in der Kapsel. Sie fallen auf durch einen pappusartigen Haarschopf, der später abfällt. Die Samen von Strophanthus kombé sind flach, grüngelb und von gleicher Größe wie die vom Strophanthus gratus, die leuchtend gelb bis gelbbraun und kahl sind. Auch sie sind flach und 11–19 mm lang und 3–5 mm breit. Der Strophanthus-Hispidussame ist braun und kleiner.

Als Droge sind die reifen gelbbraunen Samen, von denen die pappusartigen Fortsätze beseitigt sind, im Handel. Der Geschmack der Samen ist kräftig bitter; er hält sich sehr lange. Der Duft ist dagegen schwach, er ähnelt dem frischer Erbsen. Kombésamen sind etwas graziler, schlanker als die von Strophanthus gratus, die etwas breiter imponieren.

Der Wuchs einer Strophanthus-Liane ist an sich schon eine auffallende Erscheinung. Wenn sie sich durch das Bodendunkel des Urwaldes bis in die höchsten Baumwipfel hinaufwindet, dort ihre Blätter, Zweige und dann als Abschluß derselben ihre Blütenstände entfaltet, so zeigt sie überall die ihr eigene starke Spiraltendenz. In der Knospenlage sind die Blütenblätter noch ganz ähnlich spiralig umeinandergewunden wie in geringem Maße etwa die Blättchen der Oleanderblütenknospen. Die Strophanthusblütenknospen erfahren dagegen eine enorme Verlängerung durch die spiralig aufgedrehten, riemenartigen Ausziehungen der einzelnen Blütenblätter. Diese lange Blütenknospe zeigt in ihrem Lichtstreben noch strahlig in den Himmel. Erst nach dem Aufblühen, wenn dieser Knospenwirbel sich entfaltet und der Blütentrichter voll geöffnet ist, fallen die einzelnen Blütenblattbänder in die Schwere und hängen dann an der offenen Blüte abwärts, ohne dabei sie selber oder die einzelnen Blütenblätter herabzuziehen. Auch in der Hängelage zeigen die Bänder eine stark spiralige, eng gewundene Gestaltung.

Der starke Drang nach dem Licht, aus dem Bereich der Erde und ihrer Kräfte hinauszustreben, die in der Windetendenz sich hervordrängenden astralen Kräfte, die dann auch den Milchsaft giftig durchwirken, sind die besonderen Kennzeichen dieser Gift- und Heilpflanze.

Die Naturvölker hat das Gift des Strophanthus als schnell tötende Waffe interessiert; die Weißen haben seine Heilkraft entdeckt, indem sie sich um die Gift- und Wirkstoffe im analysierenden Sinne bemühten. Die Geisteswissenschaft erkennt im Strophanthus eine Pflanze, die aufgrund ihres Milchsaftes noch starke Relikte aus der Sonnenperiode der Erde in sich trägt, die sie durch Mondenkräfte durchgiftet. In ihrer Blattkonfiguration offenbart sie, wie Licht- und chemischer Äther in ihr miteinander ringen. Auch die Samen zeigen dieses Ringen. Sie enthalten in der Reife noch die giftigen Glykoside, bis schließlich die Ölbildung in ihnen frei von jeglichem Gifte ist. Man vergleiche damit die Samen z. B. von Nicotiana tabacum oder von Papaver-somniferum

(Schlafmohn), die den Giftimpuls in sich in der Reife vollkommen überwinden!

Betrachtet man die lanzettliche, beinahe spitz zulaufende Form des Strophanthussamens, dann kann man an ihm die stark wirksamen Lichtätherkräfte erleben, denen es gelingt, die sich entfaltende Pflanze aus des Urwalds Dunkel bis in die oberen Lichthöhen der Baumwipfel zu führen. Dort entwickeln sie das giftlose, durchlichtete Samenöl, das neben den giftigen Glykosiden heranreift. Den gleichen Ätherkräften gelingt es, über die Droge im Menschen jene therapeutischen Effekte zu erzielen, die das aus den warmen Tiefen des Stoffwechsels und vom Sinnes-Nerven-System her belastete Herz befreien.

Das Öl der Strophanthussamen wird in der offiziellen Medizin bisher nicht verwendet. Für die geisteswissenschaftliche Heilkunde gibt es einen Hinweis Rudolf Steiners an Dr. Noll hinsichtlich dieses Öles. Danach ist Strophanthusöl das Heilmittel gegen die zerstörenden Wirkungen der heutigen Zivilisation auf das rhythmische System des Menschen. Besonders aufmerksam wurde darauf gemacht, daß es sich um ein «grün-rotfloreszierendes» Öl handle.

Es ist bekannt, daß die Schulmedizin ihre Erfahrungen mit dem Gift des Strophanthus-Samens gesammelt hat. Wir kennen annähernd die therapeutische Wirkung dieses Giftes, das als Pfeilgift den momentanen Tod über den Blutweg nach sich zieht. Aus den analysierenden Untersuchungen sind verschiedene Fraktionen dieses Giftes – des Strophanthus – bekanntgeworden. Ebenso ist es aber kein Geheimnis geblieben, daß im Lager der Wissenschaftler durchaus keine einheitlichen Auffassungen herrschen über die Indikationen des Strophanthus und seine Wirkensvorgänge im Menschen. In den letzten Jahren gingen heftige Kontroversen durch die medizinischen und öffentlichen Blätter um die Anwendungsmöglichkeiten dieser Arznei. Es sei hier nur auf die Streitgespräche zwischen Berthold Kern und Manfred v. Arden einerseits und bestimmten autoritativ auftretenden Ärztegesellschaften andererseits hingewiesen, die sich im wesentlichen einmal um die orale Wirksamkeit dieser Arznei, zum anderen auch um die diagnostische und therapeutische Problematik des Herzinfarktes und der Angina pectoris drehten sowie um ihre mögliche Prophylaxe durch das Strophanthin.

Der Botaniker Dr. Kirk soll 1858 folgendes Erlebnis in Ostafrika gehabt haben. Er konnte sich etwas von dem Pfeilgift «kombé» beschaffen. Das tat er dann in die gleiche Tasche, wo er auch seine Zahnbürste hatte. Beim Gebrauch dieser Bürste erlebte er erst einen bitteren Geschmack im Munde und anschließend eine Wirkung an seinem Herzen. Das war immerhin eine deutliche Erfahrung, die darauf schließen ließ, wie dieses Mittel – das man überhaupt nicht kannte – anscheinend am Herzen angreift und von der Schleimhaut des Mundes aus, sehr schnell resorbiert wird. Der Schotte Thomas Fraser (1841–1920) isolierte später bestimmte wirksame Substanzen und erkannte sie als sogenannte «Herzglykoside». Er gab ihnen den Sammelnamen «Strophanthin». Die Erfahrungen, die man mit diesem oral verabreichten Strophanthin machte, waren derart, daß es kraftsteigernd auf Herz und Kreislauf wirkte, und die damaligen Digitaliswirkungen wesentlich übertraf. Vor allem zeigten sich in ausreichenden Dosen keinerlei von den unangenehmen toxischen Nebenwirkungen, die man von der Digitalismedikation gewohnt war. Fraser führte 1885 nach 16jähriger Erfahrung und Erforschung seinen alkoholischen Auszug aus den Strophanthussamen, als «Tinctura Strophanthi» in die allgemeine Therapie ein.

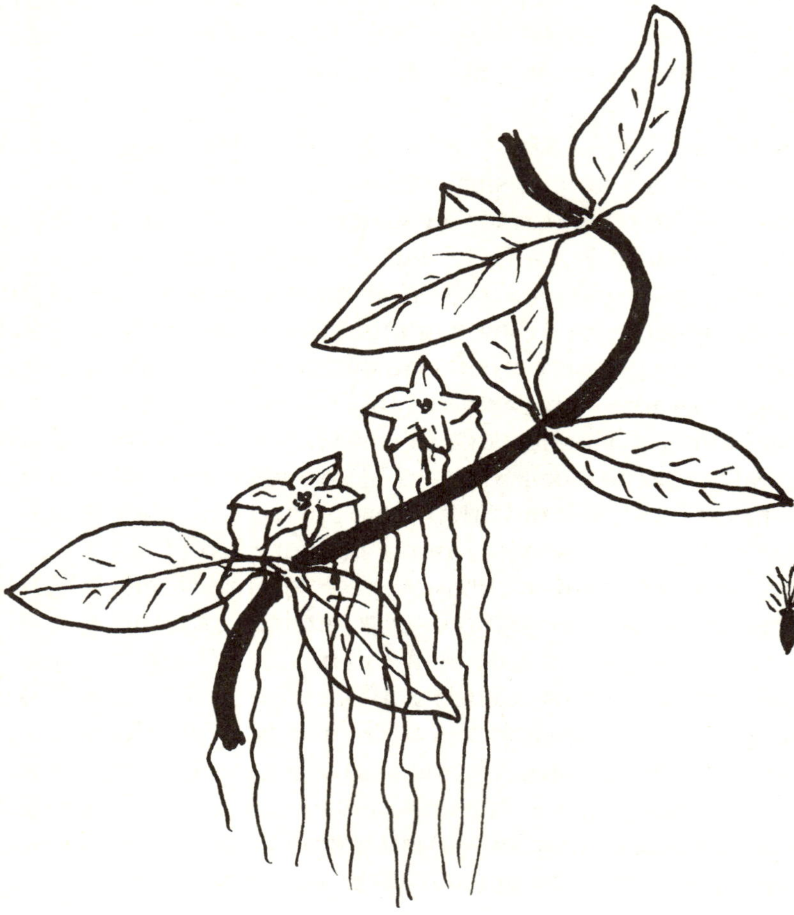

Strophanthus h. mit Same
(Strophanthus hispidus)

Der Tabak

Es soll heute der Versuch gemacht werden, ein Wesensbild des Tabaks zu entwerfen, indem ich ihn Ihnen von der historischen, von der botanischen und von der toxikologischen Seite, d. h. in seiner Giftwirkung vorstellen möchte. Über diese Seiten hinaus spielt er ja auch in unserer Heilkunde eine Rolle und ist im sozialen Leben ein nicht zu übersehender Faktor.

Allgemein dürfte bekannt sein, daß der Tabak zu den Nachtschattengewächsen gezählt wird. Die einheimischen Verwandten dieser Familie will ich Ihnen kurz im Bilde vorstellen und dann die Tabakpflanze selbst, damit wir diese Vorstellungen für die nächsten Ausführungen im Hintergrunde unseres Bewußtseins haben können: (Demonstration) von: Tollkirsche, Atropa bellad., Bilsenkraut, Hyoscyamus niger, Stechapfel, Datura stramon., Kartoffel, Tabak, Nicotiana tabacum.

Bevor ich auf Einzelheiten, die am Tabak von Bedeutung sind, eingehe, möchte ich einen kurzen, historischen Rückblick geben, soweit er uns Europäern überhaupt möglich ist. Wie dieses Indianerkraut zu den europäischen, zu den weißen Menschen gelangte und dort zur meistbegehrten Pflanze geworden ist. Es erscheint mir wichtig herauszuarbeiten, was er für die ganz anders geartete Bevölkerung seiner Heimat in Amerika bedeutete.

Durch Kolumbus kam er nach Europa. Aber der Tabak kommt sowohl in Süd- und Mittel- wie in Nord-Amerika von Natur aus wild vor.

In Brasilien, wo die ersten Forschungsreisenden ihn bei den Indianern antrafen, trug er den Namen: «Petun», «Petum» oder auch «Bitun». Es wird berichtet, daß die Karaiben am Amazonas wie die Bewohner der kleinen Antillen ein Kraut trockneten und dann verbrannten, um den Rauch einzuatmen und dadurch bestimmte Krankheiten zu heilen.

Die Priester oder Novizen pflegten aus diesem Kraute hergestellte Abkochungen zu trinken. Daher rührt der Name, «Petum» oder «Bitun» heißt = «schlürfen». Diese Indianer waren also noch fähig, den überaus giftigen Tabakabsud zu trinken.

Später hat ein französischer Botaniker den gleichen Namen einer verwandten Gattung des Tabaks gegeben. Es ist die Petunie, die als Zierpflanze eine Zuchtform ist, die in der Natur nicht vorkommt. Auch geraucht wurde sie nie. Etwas nördlicher von diesen «Petun-Rauchern» auf der Insel Guanahani – dem heutigen San Salvador –, also auf den Bahama-Inseln, wurde Christoph Columbus am 12. Okt. 1492 von Indianern begrüßt, die ihm mit «Rauchröhren» entgegen kamen. Damit begann praktisch für die Weißen der historische Einfluß des Tabaks auf Europa. Die Indianer rauchten den Weißen vor, und diese ahmten es nach! – Gehen wir etwas nördlicher und westlicher, so kommen wir nach Mexico.

Dort galt bei den Ur-Einwohnern der Tabak als Inkarnation der Göttin Cihuacohuatl. Also auch hier wurde der Tabak in Zusammenhang mit den Göttern gesehen und heilig gehalten. Es gibt Tempelbilder, die rauchende Priester darstellen. Sie stammen von den Pyramiden von Palenque.

In Nord-Amerika zwischen Missouri und Mississippi, wo einst die kriegerischen Sioux-Indianer lebten, wird folgende Tabaklegende erzählt:

Auf dem «Plateau du Coteau des Prairies», das ist die Wasserscheide zwischen Mississippi und Missouri, sei eines Tages der «Große Geist» zur Erde niedergestiegen und habe vor den Augen der Sioux aus der dortigen Erde eine Pfeife geformt, Tabak hineingestopft und ihn dann geraucht. Den Rauch aber habe er nach Norden, Süden, Osten und Westen geblasen! Darauf habe er sie ermahnt, auf dem Boden, auf dem er stehe, den Tomahawk, d. h.

die Streitaxt und das Skalpmesser, aus der Hand zu legen und alle Indianer in Frieden leben zu lassen. Dann sei er in einer Rauchwolke zum Himmel gefahren. An der Erscheinungstelle des «Großen Geistes» hatte dieser zwei Frauen zurückgelassen, die zu Stein erstarrt, noch heute von den Nachkommen um Hilfe und Rat angefleht werden.

Will der Priester mit ihnen sprechen, muß er sich durch Tabak vorbereiten und sich in eine bestimmte Seelenverfassung bringen. Das bedeutet wohl, daß seine Seele sich vom Leibe löst. Es scheint so, als führe der Tabak hier die Seele des Priesters von der Erde, aus dem Erden-Bewußtsein in ein anderes Bewußtsein. Er lockert sie vom Physischen. Der große Geist ließ zwei steinerne Frauen zurück. Das weist eigentlich recht deutlich darauf hin, daß zwei Seelenkräfte erstarrten. Auf weitere Deutungsversuche an dieser Mythe der alten Atlantier-Nachkommen will ich mich jetzt nicht einlassen.

Aber an dieser Stelle möchte ich doch auf Äußerungen Rudolf Steiners über die Indianer hinweisen. Er nannte sie «die in der Kultur stehengebliebenen und dadurch zurückgekommenen Nachkommen der Atlantier». Weiter heißt es da: «Nicht in vernunftgemäßen Begriffen und Vorstellungen erhob der Atlantier sich zu seinem Gott, sondern er spürte gleichsam etwas Heiliges in aller Natur als einen Grundakkord der Gottheit – er atmete gleichsam seinen Gott aus und ein.»

«...dazu kam noch, daß die Atlantier mit Hellsehen begabt waren und dadurch im Verkehr mit der Geisteswelt standen...»

Wir erkennen auch in der angedeuteten Indianerlegende das Hinorientiertsein auf das Atmen. Bei den Indianern, den Inkas und den Mayas wie bei den im Osten lebenden Asiaten, die in ihren Yogaübungen gerade den Atem bewußter trainieren, bei all diesen Atlantier-Nachkommen finden wir den stark betonten Bezug zum Atem. Karikaturen dieser Atemübungen sind fraglos das heutige Tabakrauchen im Westen, sowie das Opium-Rauchen im Osten.

Wie der Tabak nach Europa kam und schließlich seinen sonderbaren Siegeszug um die Erde antrat, will ich hier nicht in Einzelheiten ausführen. Zum Teil wurde er mit Begeisterung aufgenommen, andererseits auch heftig abgelehnt. Erwähnen will ich nur, daß der Name Nikotin von dem französischen Gesandten in Portugal stammt, der Jean Nicot hieß. Er hatte viel für die Einführung des Tabaks – zum mindesten als Heilpflanze – getan.

Es ist eben Tatsache, daß der Tabak zuerst wirklich überall – in seinem Ursprungsland und später auch in Europa – mehr als Heilpflanze verwendet wurde.

Aus der Botanik:

Steht man vor einer ausgewachsenen Tabakpflanze – Nicotiana tabacum –, dann kann man den Eindruck haben, daß sie in Wuchsentfaltung und Blütenstand eine schöne und stattliche Pflanze ist. Sie erscheint in ihrem geraden, aufrechten, fast ichhaft-stolzen Wuchs wie etwas Besonderes unter ihren näheren und ferneren Verwandten, die alle nicht die Würde erreichen, die Nicotiana tabacum zur Schau trägt.

Geht man gar im Sonnenschein durch Felder blühender Tabakpflanzen, dann kann man schon verstehen, daß die naturverbundenen Indianer diese Pflanze als Geschenk einer Gottheit betrachteten, daß sie sie verehrten und hüteten im Bereich heiliger Riten ihrer Medizinmänner und Priester.

Sie war ein Geschenk an die braunhäutigen Indianer – die weißhäutigen, instinktlosen Europäer haben sie dann mit sich genommen, ohne sich um die schenkende Gottheit und die geistigen Hintergründe des Geschenkes zu kümmern!

Nicotiana tabacum – der virginische Tabak – ist einjährig. Als krautige Pflanze erreicht sie eine Höhe von 80 cm bis 3 m. Wechselständig wachsen die ganzrandigen Blätter in einer Spirale um den massiven Stengel hinauf und verändern dabei ihre Form und Größe allmählich. Unten sind sie sehr groß und breit von länglich-elliptischer Gestalt. Nach oben werden sie länglicher und spitzer. Die unteren Blätter laufen am Stengel noch ein Stück abwärts und umfassen ihn wie eine kleine Halskrause, die oberen sitzen dem Stengel direkt auf oder sind leicht gestielt. Stengel und Blätter sind vom Erdboden bis in die Kelchgegend hinauf drüsig behaart und strömen einen etwas unangenehmen Tabak-Erd-Duft aus.

Die Pflanze krönt ihren stolzen Wuchs mit einem Blütenstand in Rispenform, der zahlreiche weiß-rosa, auffallend lange Blüten trägt, die keinen Duft ausströmen. Sie sitzen in spitz-zipfeligen Kelchen und strahlen nach allen Himmelsrichtungen aus. Die lange röhrenförmige Blüte öffnet sich nach oben trichterförmig und bildet einen 5zipfeligen Blütensaum.

5 Staubblätter streuen oft genug ihren Pollen auf den eigenen Stempel. Diese Selbstbestäubung ist genauso wirksam wie Fremdbestäubung, die in Amerika durch Vögel und Nachtschmetterlinge erfolgen soll. Ein einziger Blütenstand bringt ca. 360 000 Samen hervor, die winzig klein sind. Ihre Form ist ei- bis nierenförmig. Die Blütezeit reicht bei uns von Ende Juni bis zum September.

Im Boden ist die Tabakpflanze durch sehr zahlreiche faserige Erdwurzeln verankert. Ein Wurzelstock – wie bei den anderen Verwandten – wird nicht gebildet.

Was macht die Tabakpflanze heute für die Menschen so interessant? Ihr Gehalt an Gift!

Das wesentliche Gift des Tabaks ist bekanntlich ein Alkaloid – das Nikotin. Es ist neben der Blausäure, dem Cyan, das schwerste Gift, das wir überhaupt kennen. Um des Nikotins willen raucht der Raucher seinen Tabak. Das Nikotin soll auch alle anderen erstrebten Wirkungen hervorrufen. Dabei darf nicht übersehen werden, daß beim Rauchen von Zigaretten etc. infolge chemischer Bearbeitung des Tabaks und des Papiers eine ganze Anzahl anderer Gifte entstehen, die sehr gefährlich sind. Man kann das direkt als die Rache der Indianer an den Weißen empfinden, die die Indianer allmählich vernichteten.

Es ist nun interessant, daß man lange Zeit nicht wußte, wie das Nikotin überhaupt in die Pflanze kommt. Man nahm – wie üblich – an, daß dieses Eiweißgift durch Stoffwechselvorgänge in den Blättern entstünde. Nachweisen konnte man diesen Vorgang niemals. Man fand erstaunlicherweise auch, daß die reifen Samen vollkommen giftfrei sind. Rätsel über Rätsel taten sich vor den Forschern auf. Bis man begann, experimentelle Wege einzuschlagen. Auf Indizienwegen wie in einem Kriminalroman kam man dem Vergiftungsvorgange in der Tabakpflanze auf die Spur: Wie stellte man das an?

Die Nachtschattengewächse lassen sich relativ leicht auf Verwandte pfropfen. Man pfropfte also Tabaksprosse auf Tomatenwurzeln und erhielt einwandfreie Tabakblätter ohne Nikotin! Pfropfte man aber Tomatensprosse auf eine Tabakpflanze, dann enthielten die entstehenden Tomatenblätter – Nikotin!

So kam man schließlich dahinter, wo dieses Gift produziert wird. Man schnitt Tabakwurzeln ab und da zeigte sich, daß sie das Nikotin ohne die früher angenommene direkte Lichteinwirkung im Blatt vollständig im Dunkeln aufbauen und auch an die Umgebung – in der sie sich befanden – abgaben.

Die Wurzel ist der Ort des Nikotinaufbaues. Von dort kommt das Gift mit dem Saftstrom in Stengel und Blätter. Ständig mehrt sich dort die Giftansammlung. Die Tabaksprosse bilden selber keinerlei Nikotin; trotzdem steigt der Giftgehalt dauernd an. So kommt man zu dem Schluß, daß dieses Nikotin sich rein physisch in den Blättern ansammelt und summiert, weil der von den Wurzeln aufsteigende Saftstrom dort verdunstet und das Nikotin zurückläßt. So glaubt man auch, daß dieses Gift für die Pflanze selber keine besondere Funktion ausübe. Wie weit das stimmt, läßt sich wohl mit den groben Methoden des Experimentes schwer feststellen.

Es gibt keine zeitlichen und Umwelt-Einflüsse, welche die fortdauernde Nikotinanhäufung in den Blättern hemmen könnten. Vom ersten sich entwickelnden Blatte bis zum letzten Blatte nimmt der Nikotingehalt fortwährend zu. Somit haben die ältesten Blätter – solange sie gesund sind – auch die stärkste Nikotinansammlung!

In den Blättern sammelt sich das Nikotin besonders an den Rändern und an der Spitze an, da die Transpiration dort am stärksten sein soll. Als man diese Wege erst einmal klar übersah, wollte man natürlich auch wissen, wo und wann die Nikotin-Bildung beginnt. Man untersuchte die Samen: Der junge Samen – sagen wir in der Milchreife – enthält noch Nikotin aus dem Saftstrom der Mutterpflanze. Der ausgereifte Same ist dagegen frei von Nikotin. Wo es geblieben – vermag niemand anzugeben. Sowie nun der Same ins Keimen kommt, tritt in den Keimblättern sofort außer Aleuron Nikotin auf. Die Nikotinentstehung beginnt, ehe ein Würzelchen auch nur die geringste anorganische Stickstoff-Verbindung aufnehmen kann, d.h. auch im Wasser.

Sowie dann Würzelchen gebildet sind, geht die Nikotinbildung für die Lebensdauer der Pflanze nur in den Wurzeln vor sich. Nikotin bildet mit Bromzyan einen fluoreszierenden Farbstoff. Solche Fluoro-Chrome lassen sich im Fluoreszenz-Mikroskop in minimalen Mengen nachweisen, da sie ultra-violettes Licht – das für unser Auge sonst nicht sichtbar ist – in sichtbares Licht verwandeln. In einem solchen Mikroskop leuchten alle Stellen mit fluoreszierendem Farbstoff auf dunkelblauem Grunde hell auf! Dieses Verfahren wurde auch auf Tabakkeimlinge angewendet. Sie sind sehr zart, klein und durchlässig für Licht. Das Nikotin tritt im Gewebe der Würzelchen auf: an den «Bildungs-Orten» haben wir das Nikotin in gelber Farbe. Dieser gelbe, fluoreszierende Stoff wandert dann in die Leitbündel des Keimlings und durch das Saftleitungsgewebe nach oben.

Nach Bildung von Seitenwurzeln findet die Nikotinbildung auch in jeder Wurzelspitze statt. Der Saftstrom aus den Wurzeln bringt es dann in die Blätter und sammelt es dort an. Bei etwas entwickelteren Keimpflanzen erkennt man, wie das Nikotin in den Saftleitungsbahnen im Innern der Pflanze aufwärts strömt. Diese Nikotinentstehung wurde an der E. T. H. in Zürich zuerst erforscht. Das Nikotin wird von der Wissenschaft heute als ein

Endprodukt aufgefaßt. Es wird auffallenderweise beim Welken und Vergilben der Blätter nicht abgebaut oder eingeschmolzen, ja es verändert sich nicht einmal bei der Verwesung der Pflanze.

Nur Mikro-Organismen können das Nikotin abbauen – Hefe allerdings nicht. Wir haben das Merkwürdige, daß Nikotin in den Todesprozessen der Pflanze nicht verschwindet und nicht zugrundegeht – sondern nur dann, wenn die Samen dem Kosmos exponiert und zur Vollreife gebracht sind. Dann verschwindet das Nikotin, ohne eine Spur zu hinterlassen.

Sogenannte Signaturen!

Jede Pflanze offenbart ihr Wesen in ihrer Gestalt. Ihre einzelnen Formelemente, ihre Farben und Gesten sind Kennzeichen oder Signaturen – wie man es früher nannte – für die Kräfte, die in ihr wirken und zusammen ihr Wesen ausmachen.

Versuchen wir einmal, an der Tabakpflanze Signaturen zusammenzustellen, die über ihre mögliche Wirksamkeit etwas aussagen können. Das gelingt uns, wenn wir nicht allein an Wirkungen im Sichtbaren denken, sondern auch im Seelischen!

I. die große Blattentwicklung (Blatt wirkt immer auf das Rhythmische.)

II. in dem Blatt die auffallende Aderung: Alle Seitenadern streben immer wieder vom Rande weg, erreichen ihn nie – machen eine Wendung nach innen. Es ist wie die eurythmische B-Geste im Gegensatz zu anderen Pflanzen, die die A-Geste zeigen: Damit ergibt sich ein Bezug zur Niere.

III. das Blatt umfaßt den Stengel sehr stark, läuft an ihm abwärts, läßt ihn nicht frei, oder der Stengel gibt das Blatt nicht frei: Stengel ist Träger der Erdkräfte. Er vermittelt zwischen Erde und Umkreis. (Starkes Hereinwirken der Erdkräfte in das Blatthafte-Rhythmische!)

IV. Es werden Blüten entwickelt, die auffallend lange und enge Kronröhren zeigen, d.h. Hohlorgane, die eigentlich schon tierhafter Natur sind: Darin drückt sich der starke astrale Giftimpuls aus.

V. Die Blüte ist schön, aber auch so stark selbstbezogen, daß sie die Befruchtung an sich selbst vornehmen kann.

VI. Die Blütenfarbe – rosa + weiß: Farben im Pflanzenreich haben immer Bezug zu den Planeten-Kräften, die hereinwirken: rosa = Venus-Wirkung, weiß = Jupiter-Wirkung (ebenso gelb). Beide Kräfte vereinen sich hier: der Bauerntabak blüht gelb. Mit diesen Planetenkräften haben wir Bezüge zu Nieren und Leber. In deren Wechselwirken wirkt auch der Tabak hinein.

VII. Der Same selbst ist oft nierenförmig. In dieser Form offenbart sich das Wirken des chemischen Äthers, der wiederum durch die Niere wirkt. Tabak ist in der Tat ein starkes Nierengift.

Es ist eine merkwürdige Tatsache, daß Columbus auszog, um Gewürzaroma und Duftstoffe zu suchen, in einer Zeit, wo die Menschheit wach geworden war für die Wirkung solcher Substanzen.

Und was brachte er heim? Tabak, der die Riech- und Schmeckfähigkeit des Menschen allmählich vernichtete! Welche Wirkung übt nun der Tabak auf den «genießenden» Menschen aus? Das ist die entscheidende Frage. Diese Frage ist auch von den verschiedensten Seiten untersucht und beantwortet worden.

Für die Indianer – die Atlantier-Nachkommen – mit ihrem atavistischen Bewußtsein ist die Frage wohl ziemlich deutlich durch die vorgebrachte Legende beantwortet. Der Tabak versetzte sie in eine Art von jenseitigem Bewußtsein und ermöglichte ihnen dadurch die Verbindung zu den Toten, die ihnen auch Hinweise für die Zukunft vermittelten. Zum anderen wirkte er hemmend auf ihre marshafte Willensentwicklung.

Für die Europäer und das gegenwärtige Bewußtsein hat Rudolf Steiner die grundlegende und auch umfassendste Antwort gegeben, indem er darauf hinwies, daß Nikotin «auf die Blutzirkulation wirkt und die Blutzirkulation lebhafter macht» als normal.

Das klingt recht einfach und harmlos, birgt aber mehr als man obenhin vermutet. Der Tabak regt zwar die Blutzirkulation an, aber nicht die Atmung; das ist das Interessante. Er zerreißt den Menschen innerlich! Geraucht wird er um der Atmung willen, geraucht wird er, um die Atmung bewußter zu machen. Damit wird sie aber nicht angeregt, sondern eher abgelähmt. Aber das Blut wird in seinem Tempo beschleunigt: «Die Atemstöße, die bleiben dieselben. Nun paßt also der Blutkreislauf nicht mehr mit der Atmung zusammen!» heißt es bei Rudolf. Steiner. Damit wird auf die grundlegende Störung im menschlichen Körper hingewiesen.

Nikotin bringt ein kosmisch bedingtes rhythmisches Verhältnis im Menschen durcheinander, das auf die Zahlen von annähernd 18:72 festgelegt ist. Das heißt auf 18 Atemzüge kommen etwa 72 Pulsschläge, und dieses Verhältnis stört Nikotin, indem es den Puls beschleunigt, den Atem aber läßt, wie er ist.

Wenn etwas einerseits stärker arbeiten muß, als das andere Dazugehörige arbeiten kann, dann gibt es ein inneres Gezerre. Man stelle sich unter diesem Gesichtspunkte ein Gespann von Ochs- und Vollblutaraber vor einem Wagen vor!

Die Folge des durch Nikotin veranlaßten Mißverhältnisses ist, daß der Mensch und sein Blut zu wenig Sauerstoff bekommt, d. h. eigentlich ständig in einer gewissen Atemnot lebt und damit in einem ständigen unterbewußten Angstgefühl. Wer je Menschen mit Atemnot im Asthma-Anfall oder Angina pectoris-Anfall erlebt hat, weiß, wie stark die Angst damit zusammenhängt. «Angst» heißt nichts anderes als «Enge». Auch Angina heißt «Enge».

Tabak verengt nun tatsächlich bis ins Körperliche hinein die Blutgefäße. Der Raucher wird blaß, weil die Blutgefäße seiner Haut verengt sind. Damit wird auch die Blutverteilung im Körper eine andere.

Das entstandene Mißverhältnis von Atem und Puls wirkt besonders störend auf die Niere, so daß die Ausscheidungen sich verändern. Die Niere ist das Organ, durch welches das organverhaftete Seelenleben des Menschen einstrahlt und den Rhythmusanteil «72» mitbestimmt.

Der Mensch bekommt ein schnelles inneres, leicht aufgeregtes Lebenstempo. Die meisten Raucher sterben früher als Nichtraucher. Das Zuviel an Nikotin läßt den Tod früher eintreten.

Rudolf Steiner beschreibt das so:

Sie gehen «eigentlich an allerlei inneren, das Herz beeinflussenden Angstzuständen langsam zugrunde.»

Das sind in großen Zügen die Hauptwirkungen des Tabaks auf den Menschen und seine Wesensglieder. Auf einige organische Einzelheiten komme ich noch zurück.

An einer anderen Stelle heißt es bei Rudolf Steiner, daß das Nikotin das Seelische im Organismus zweiteile, das untere mehr selbständig werden lasse!

Die Naturwissenschaften und die Schulmedizin haben sich nun auch intensivst um die Wirkungen des Tabaks bemüht. Da ihrer Forschungsart ein echtes Bild vom Menschen fehlt, und man zumeist nur das beforscht, was mit Sinnesorganen oder Sinneswahrnehmungen zu beforschen ist, vermag man die hintergründigeren geistigen Zusammenhänge nicht in den Kreis seines Forschens einzubeziehen. Aber eine Fülle von Einzeltatsachen sind doch herausgefunden, welche die schon angeführte umfassendere geisteswissenschaftliche Erklärung der Nikotinwirkungen voll bestätigen.

Der grundlegende Einfluß des Nikotins geht auf das Blut und die Blutzirkulation. Man stellte eine Steigerung der Pulsfrequenz um 36 Schläge pro Minute fest und eine Steigerung des Blutdrukkes. Weiter einen Abfall der Hauttemperatur infolge Verminderung der Hautdurchblutung. Das ist eine Folge der Verengung der Blutgefäße, besonders der kleinen Haargefäße in der Haut. Diese Wirkung läßt sich schon beim Rauchen von nur einer Zigarette feststellen, wenn man mit der Lupe die Nagelfalze beobachtet. Der Temperaturabfall, an der Haut gemessen, beträgt zwischen 6–8,3° C – beim Rauchen einer Zigarette. Auch die Lunge zeigt Beeinträchtigungen, weil sie dem beschleunigten Blutrhythmus nicht folgen kann. Man hat aber auch festgestellt, daß die normale Atemfähigkeit beim Raucher eingeschränkt ist. Nicht nur die Menge der Ausatmung ist vermindert, sondern auch die Fähigkeit Luft aufzunehmen. Dabei ist die Restmenge des Atems in der Lunge, d.h. die zurückbleibende Luft – stets erhöht. Ganz leergeatmet wird die Lunge nie, aber beim Raucher ist dieser Rest größer als beim Nichtraucher. Jeder Gewohnheitsraucher hat eine abnorme Lungenfunktion, hat zu wenig Sauerstoff im Blut und somit eine Stoffwechselsituation im Blute, welche die Krebsbildung fördert.

Also die Polarität – Atem – Zirkulation – wird durch den Tabak primär stark beeinträchtigt.

Das Nikotin wirkt auch auf das vegetative Nervensystem, besonders auf die Ganglien: Anfänglich wirkt es dort erregend und dann lähmend. Mit der Aufdeckung dieses Vorganges beweist die Wissenschaft, was Rudolf Steiner so ausdrückte, daß das Nikotin den unteren Teil des Astralleibes, des Seelenorganismus, abtrenne und selbständig mache. Es dürfte nun ohne weiteres klar sein, daß ein Gift, das auf das Blut und auf das Nervensystem so intensiv wirkt, durch diese beiden Systeme auch auf die meisten Einzelorgane eine starke Wirkung ausüben muß; z. B. auf das System der inneren Drüsen, als Beispiel: die Schilddrüse.

Nikotin erhöht die Schilddrüsentätigkeit in Richtung der Basedowschen Erkrankung. Man beachte nur die Erregungszustände des Rauchers. Von der Schilddrüse aus ergeben sich nachgewiesene Wirkungen auf die Unterleibsfunktionen.

Ein anderes Beispiel ist die Wirkung auf die Nebenniere, die ja zur Niere dazugehört. Sie schüttet schon bei der ersten Zigarette etwa die vierfache Menge an Adrenalin in das Blut aus als gewöhnlich.

Darauf beruht das anfänglich gehobene Gefühl des Rauchers, das dann wie bei jeder Sucht nach dem Mehr, nach der Steigerung verlangt. Darauf – d. h. auf der Adrenalinschwemme – beruht auch das Tempo der Zirkulation und die Blutdrucksteigerung.

Man hat auch Stoffwechselstörungen festgestellt. Der Raucher zeigt z. B. nur 50% Vitamin C in seinem Blut gegenüber dem Nichtraucher. Ich kann derartige Befunde nur andeuten. Jeder einzelne Befund hat weitreichende Folgen für die Gesundheit des Menschen.

Von der Nikotinwirkung in der Schwangerschaft ist zu sagen, daß die Frau überhaupt empfindlicher gegenüber dem Tabak ist als der Mann. Diese Empfindlichkeit steigert sich, wenn sie ein Kind erwartet.

Alle Komplikationen dieser Zeit treten bei Raucherinnen um etwa 300% häufiger auf als bei Nichtraucherinnen.Ausserdem sind Totgeburten und Todesfälle nach der Geburt sowie Frühgeburten bei Raucherinnen wesentlich häufiger als bei Nichtraucherinnen.

Das Tabakgift trifft aber vor allem die Frucht! Die Kindsbewegungen vermehren sich, der Sauerstoffmangel macht sich auch im kindlichen Blute bemerkbar, z. B. durch erhöhte Zahl von Mißbildungen am Kinde.

Die Zahl der Fehlgeburten ist vermehrt bis um 250%. Was ganz wichtig ist, ist die Tatsache, daß das Nikotin auch in die Muttermilch übergeht. Das Geburtsgewicht der Kinder von Raucherinnen ist im Durchschnitt um 170–226 g niedriger.

Die Tabakpflanze verbindet Licht und Schwere in einem ausgesprochenen Maße. Sie ist eine Pflanze, die ungewöhnlich viel Asche im Verbrennen hinterläßt.

Was sie im Organismus bewirkt, ist von ganz ähnlicher Art. Der Lebensorganismus trocknet aus! Es wird ihm seine Eigenart zum Teil entzogen. Das kann man schon daran erkennen, daß der Hunger verschwindet. So wird der Stoffwechsel durch Nikotin gestört.

Auch die Ich-Kraft wird gelähmt. Man vergleiche nur, wie Tabakrauch auf das Bienen-Ich im Bienenstock lähmend wirkt.

Als letzte krankheitsfördernde Wirkung will ich nur noch die Krebsbildung durch Nikotin und seine Begleitgifte erwähnen. Bekannt ist, daß Pfeifenraucher an Lippenkrebs, Zigarrenraucher an Zungen- und Gaumenkrebs, Zigarettenraucher an Bronchial- und Lungenkrebs erkranken. Auch Blasenkrebs wird bei Rauchern vermehrt beobachtet.

Der Tabak war anfänglich Heilpflanze, wie alle Giftpflanzen Heilpflanzen sind oder waren. Heilpflanzen, die aus irgendwelchen alten Mysterienstätten hervorgegangen sind. Die Anwendung zu Heilzwecken geschieht auch heute noch von verschiedenen Gesichtspunkten aus.

Während der Tabak in der Schulmedizin heute keine Verwendung mehr findet, hat die Homöopathie noch einige Anwendungsanzeigen.

Sehr bewußt aus der angedeuteten Einsicht in das Wesen des Tabaks, wird Nicotiana in der anthroposophischen Heilkunde verwendet. Überall dort, wo das Seelische des Menschen gewissermaßen Unordnung schaffend oder deformierend in die Lebensvorgänge des Organismus eingreift, da ist dem Heilwirken des Tabaks mancherlei Möglichkeit geboten; z. B.: im Lungenbereich beim Asthma bronchiale, im Bauchbereich bei Krämpfen aller Art, bei Darmverschlingungen (Ileus) usw., im Knochenbereich bei der Rachitis.

Aber auch in der Heilpädagogik, wo das Seelische nicht richtig in die Entwicklung eingreift, wo Organe nicht richtig ihre Formung und Ausgestaltung erfahren, da kann Nicotiana tabacum ein wirksamer Helfer des Arztes sein.

Es gehört nun aber zu den illusionären Vorstellungen, wenn man bei der Verwendung des Tabaks, d. h. der Tabakblätter, immer nur auf das Rhythmische und die Mitte des Menschen hinweist.

Wichtig ist zu bedenken, daß das Nikotin ein in die Blätter eingelagertes Wurzelgift ist. Damit wird auch die starke Beziehung zur Nervensubstanz verständlich.

Der Vergiftungsprozeß durch den Tabak im Menschen ist ein

verstärkter Kopfprozeß, ein ausgesprochener Abbauprozeß in gesteigertem Maße. Daraus resultiert auch die alternde Wirkung auf den Menschen, die oft gerade bei den Frauen so erschreckend zu beobachten ist.

Wir wissen, daß der Tabak schon seit Jahrhunderten nicht mehr dem Heilbereich vorbehalten geblieben ist. Er ist aus dem Mysterienbereich herabgestiegen und – wie es so schön heißt – zu einem «Genußmittel» geworden.

Es gehörte niemals zu den Heilinstinkten der Menschen, wenn sie bestimmte, besonders giftige Pflanzen in ihren allgemeinen Gebrauch nahmen. Zumeist spielten solche Pflanzen – wie es für den Tabak angedeutet wurde – eine Rolle in den Mysterien der Menschheit. Anfangs waren sie wohl auch beteiligt an gewissen Einweihungsriten. Durch den Verfall der Mysterien gelangten sie – vielleicht auch durch Verrat – in den Gebrauch oder Mißbrauch der Laien. Diese erstrebten durch sie etwas, was früher nur durch die Mysterien zu erreichen war. Da aber bei ihren Maßnahmen nicht mehr die Menschenkenntnis der Mysterien dahinterstand, ergab sich ohne weiteres der Mißbrauch mit seinen Folgen. Kein Wissen schützte die Probanden mehr vor dem Zuviel der Haupt- und Nebenwirkungen, durch die derartige Pflanzen geeignete Mysterienpflanzen geworden waren. Ich erwähne als Beispiel noch den Mohn mit seinem Opium oder den Hanf und das Haschisch! Das gleiche gilt für den Tabak.

Die Pflanzen werden dann zu «Genußmitteln». Es tritt allmählich die «Gewöhnung» ein und schließlich die «Sucht», die bereits ein Zeichen menschlichen Seelenverfalls darstellt.

Erstaunlich ist der Weg zum Genußmittel dieser Art. Der Tabak ist schon als Pflanze übelduftend, besonders in all seinen Auflösungsäußerungen – ob als Geschmacksniederschlag auf der Zunge, im Atem des Rauchenden oder als Asche, ob als kalter Rauch oder als Absud in der Pfeife und in Zigarettenmundstükken oder Zigarettenkippen, – alles ist übelduftend, um nicht zu sagen stinkend. Trotzdem zwingt der Mensch sich von Anfang an zu immer wiederholten Erlebnissen gerade dieser Sinneswahrnehmungen. Er muß alle Abwehrreaktionen seiner gesunden Instinkte immer wieder ausschalten und überwinden, um von dem Tabak das zu haben, was er aus einem unklaren, unterbewußten Drange erstrebt. Erkrankt der Mensch, dann wachen seine Abwehrinstinkte wieder auf, das Rauchen schmeckt nicht mehr. Die geisteswissenschaftliche Untersuchung des Tabaks hat den starken Einfluß auf das Blut als selbständiges Organ und als Organ des Ich erwiesen.

Wenn in der zitierten Sioux-Legende der «große Geist» dem Saturnvölkchen der Indianer erscheint mit der Weisung, seine Mars-Anwandlungen aufzugeben und fortan den Frieden zu halten, indem er ihm als Ersatz aus der roten, d. h. eisenhaltigen Erde eine Pfeife formt und das Tabakkraut, das aufgrund seiner Blütenfarbe auch eine Venusbeziehung hat, zum Rauchen «verordnet», dann liegt darin für die Indianer ein zukunftsweisender Aspekt. Er zeigt ihnen klar die willenswandelnde Tabakwirkung im Zusammenhang mit dem Ende der alten Rassenzusammenhänge.

Tabakrauchen heißt für die Indianer «verzichten», heißt, sich zurückziehen von ihren auch Mars-bedingten Erdenzusammenhängen.

Der Wille – die Aktivität nach außen wird durch Tabak abgelähmt. Der Raucher spinnt sich stärker in sich ein. Der Kontakt mit der Außenwelt und mit anderen Menschen wird verringert. Er wird oberflächlicher. Schließlich wird der Kontakt des Rauchers mit sich selber durch die erwähnte Spaltung des Astralleibes verringert.

Diese seelischen Vorgänge haben ihre Polaritäten in dem allmählichen Versagen ihrer organischen Grundlagen. Das übersäuerte, aber Sauerstoff-unterernährte, «gehetzte» Blut ist keine richtige Grundlage für das gesunde Eingreifen und Wirken des Ichs.

Das ständig gereizte und gelähmte, vegetative und Ganglien-Nerven-System läßt den Seelenorganismus nicht zu einer einheitlichen Tätigkeit kommen, so daß er auch dem Ich nicht recht gehorcht.

Der menschliche Lebensorganismus oder Ätherleib, der von einer regelrechten Sauerstoffzufuhr abhängig ist, um seine Lebensfunktionen, sein gesundendes Wirken entfalten zu können, er kümmert und siecht allmählich dahin.

Aus den bisher aufgedeckten Beziehungen zwischen Mensch und Tabak ist es wahrscheinlich, daß es nicht allein der Willkür des Menschen zuzuschreiben ist, daß dieses stolze Kraut – das zwischen Venus- und Saturnkräften eingespannt erscheint – einen derartigen Einfluß auf die Menschheit der Bewußtseinsseelen-Zeit genommen hat.

Wie beim Weinstock und den durch chemische Umwandlung des Traubensaftes entstehenden Alkohol bestimmte geistige Kräfte einen wesentlichen Einfluß darauf hatten, als er sich den Menschen aufdrängte oder aufgedrängt wurde, so scheinen auch beim Tabak geistige Hintergründe wirksam zu sein – nur eben aus anderen Bereichen heraus.

Der Mensch konnte sich einst um seiner Entwicklung willen dem Weine und dem Alkohol nicht entziehen. Erst viel später mußte er wieder «nein-sagen» lernen gegenüber dem Alkohol.

Etwas Ähnliches liegt fraglos auch beim Tabak vor – nur mit dem Unterschiede, daß Tabak und Nikotin anscheinend keine notwendigen Voraussetzungen für die Entwicklung und Evolution der nicht-indianischen menschlichen Seele und Individualität abgeben.

Physiologisch haben beide Substanzen aber doch gewisse Voraussetzungen im Organismus. Alkohol kommt von Natur aus in der Leber vor, und ebenso kommen dort die Abbauprodukte des Nikotins auch beim Nichtraucher vor. In beiden Fällen allerdings nur in minimalen Mengen. Sie sind aber beide möglicherweise die substantiellen Angelpunkte der Sucht und daher des Mißbrauchs.

Die Entwicklung der Menschheit nach der Zeitenwende kann aus ihrem christlichen Wesen heraus keine zwingenden stofflichen Einwirkungen als Entwicklungsvoraussetzungen des Menschenwesens weder gebrauchen noch fordern oder anerkennen, wie es eine vorchristliche mit dem Alkohol tat. Ich erinnere da an die Dionysos-Legende.

So können eigentlich nur solche Kräfte daran interessiert sein, welche die menschliche Evolution hemmen oder ablenken, wie es heute auch mit dem Alkohol geschieht. Daß es sich wirklich um solche Voraussetzungen handeln kann, sieht man an den Folgen, die man der vom Tabak erzeugten Symptomatik entnehmen kann.

I. flüchtiges, schablonenhaftes Denken,
II. Minderung des Interesses am Nächsten,
III. Zunahme der Ich-Bezogenheit und des Egoismus,
IV. Minderung der Liebe und Liebefähigkeit überhaupt,
V. im ganzen zunehmende – auch körperliche, langsame Entartung des rauchenden Menschen.

Der immer mehr frei gelassene Mensch unterliegt und folgt ständig neuen ihn unfrei machenden Zwangsvorstellungen, von denen der «Rauchzwang» nicht der geringste und harmloseste ist. Hinter solchen erdumspannenden, aber auch erdverhaftenden Bewegungen, zu denen auch die Propagierung des Rauchens gehört, wirken geistige Kräfte, die an der Freiheit des Menschen kein Interesse haben.

Man überlege sich nur, wie jene Menschen wirken, die ständig das Wort «Freiheit» im Munde führen und selber so unfrei sind, daß sie dem Nikotin und Tabak restlos verfallen sind. Das gilt für Alte wie für Junge in gleicher Weise.

Ich habe den Versuch gemacht, den Tabak von den verschiedensten Seiten zu beleuchten. Man könnte über ihn unendlich viel mehr berichten. Ich habe ausgeführt, was die Geisteswissenschaft darüber zu sagen hat und die äußere Wissenschaft konstatiert. Es handelte sich bei diesen Ausführungen nicht darum, nur das Gruseln zu lehren. Für einen Menschen der Bewußtseinsseelen-Zeit können ja nur die Einsicht und die Vernunft des einzelnen Ichs leitend sein. Wie beim Alkohol, so kann und muß auch beim Tabak der Mensch nur aus der Einsicht des Ichs nein-sagen lernen zu dem, was seinem Organismus und damit auch dem Ich selber und der Gemeinschaft unzuträglich ist.

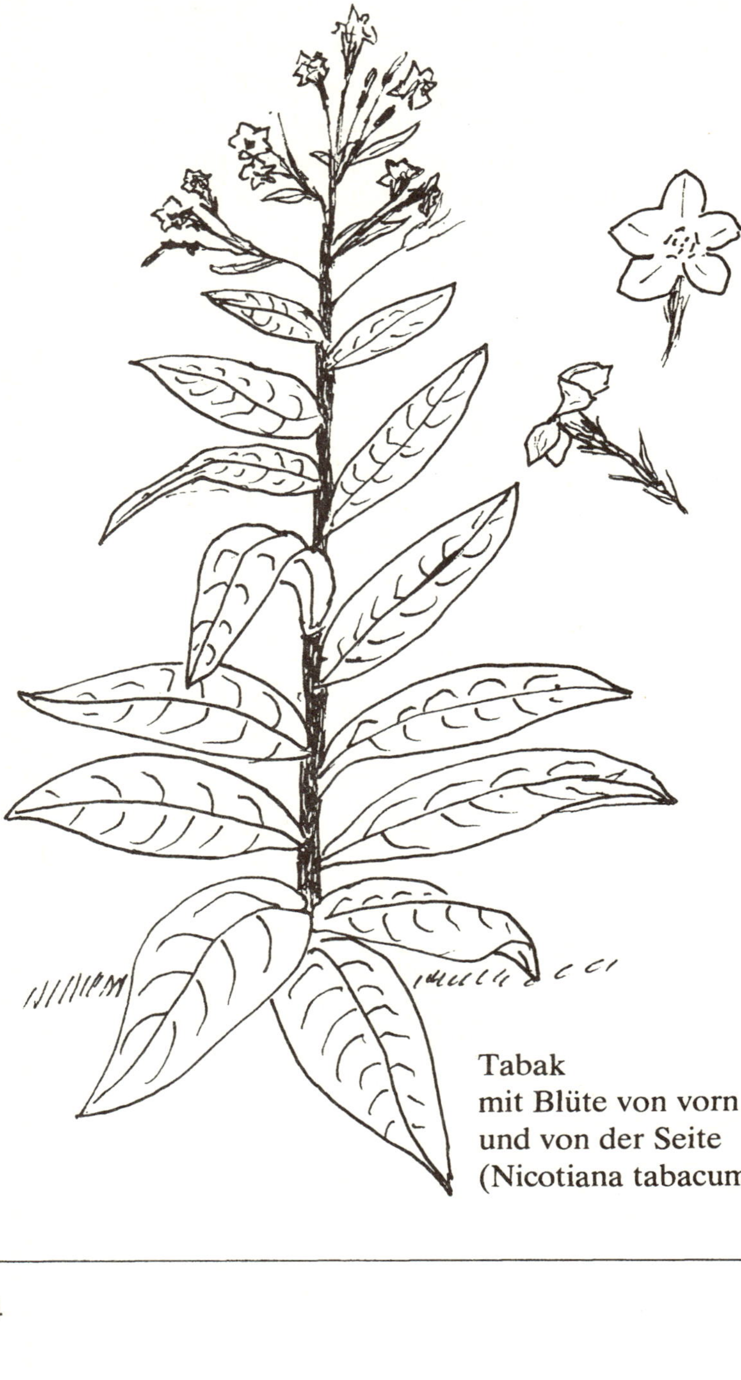

Tabak
mit Blüte von vorn
und von der Seite
(Nicotiana tabacum)

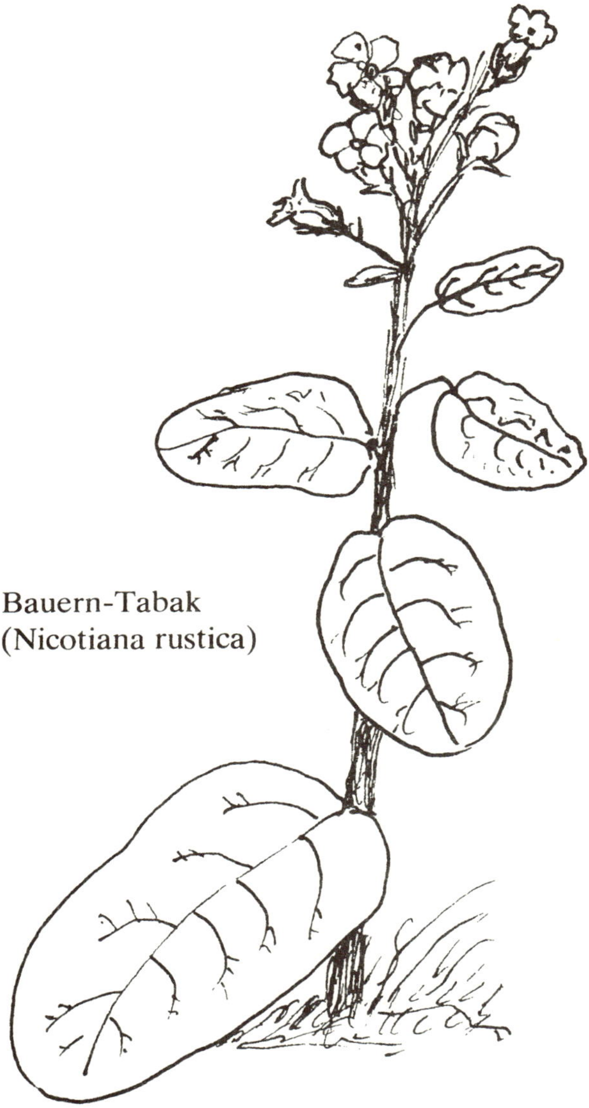

Bauern-Tabak
(Nicotiana rustica)

Taraxacum officinale – Der Löwenzahn

Eine Weile sollen uns jetzt die Kompositen, die Korbblütler, beschäftigen, – die höchste und fortgeschrittenste Pflanzenfamilie, die wir kennen. Ich möchte mit dem höchst entwickelten Vertreter beginnen – mit dem Löwenzahn, Taraxacum officinale, der uns in Zusammenhänge führt, aus denen wir vielleicht begreifen können, warum er die höchst entwickelte Pflanze ist.

Ich nehme wohl mit Recht an, daß Sie alle diese Pflanze kennen. Es gibt ja eigentlich kaum eine Pflanze, die schon in frühester Kindheit derartig in das Bewußtsein der Kinder eingeht wie gerade diese.

In der frühesten, noch plastischen Werdezeit des Kindes verbindet sie sich mit ihm. Am Löwenzahn bildet sich oft überhaupt erst der Begriff «Blume» – «Butterblume». Die Kinder pflücken dann etwas später die gelben Blütenköpfe mit mehr oder weniger langen Stielen. Noch später wird er ihnen zu einem zeitvertreibenden Spiel: Sie formen aus seinen hohlen Stielen Ketten und Ringe – daher der Name «Kettenblume» und «Ringelblume». In der Reifezeit des Löwenzahns werden die feinen, sphärischen Fruchtstände zur «Pusteblume» und zu einem Orakelspiel: d. h. die nach dem Pusten verbleibenden Fruchtschirmchen werden gezählt und geben Auskunft über die weiteren Lebensjahre und manches andere. Der Weg durch das menschliche Bewußtsein, den dieser Frühlings- und Herbstblüher nimmt, ist vielleicht noch durch die Würdigung in der biologisch-dynamischen Landwirtschaft charakterisiert, um dann bei den intellektuellen Philistern aller Stände zum «Unkraut» zu werden!

Wo begegnet uns der Löwenzahn?

Auf Wiesen, Grasplätzen überhaupt, feuchten Äckern, an trockenen Wegen, in Kiesgruben, wo andere Pflanzen kaum noch Feuchtigkeit finden. Zwischen niedrigen, mageren Gräsern auf trockenen Böden, aber auch an feuchten, schattigen Orten zwischen wiederum hohen Wiesenpflanzen und üppigen Gräsern. Er paßt sich auffallend überall an die vorhandenen Gegebenheiten an. Aber nicht nur der Ort bietet ihm keine Hindernisse für seine Entfaltung, – auch in der Zeit ist er von ungeheurer Ausdauer.

Werden seine oberirdischen Teile von den Weidetieren abgefressen, so treibt er schon nach kurzem neue Blätter in Rosettenform aus dem unterirdischen Stamme heraus. Er setzt sich in die Tiefe in eine recht kräftige Pfahlwurzel fort. Sie reicht wiederum unter Umständen bis zu den feuchten Erdschichten, aus denen Taraxacum officinale seine Ausdauer und Kräfte zieht.

Das Rhizom ist etwa finger- bis daumendick, innen hellgelb oder auch weiß mit gelbem Zentrum und von einem weißen Milchsaft durchflossen. Von dem Rhizom aufwärts strömt der Milchsaft durch die Blätter der bodenständigen Blattrosette. Jedes der Rosettenblätter ist von einer hohlen, zuweilen violett gefärbten Mittelrippe durchzogen. Die tiefgesägten Blattränder, deren einzelne Zähne nach rückwärts gerichtet erscheinen und in sich wieder gezähnt sein können, ähneln einer Schrotsäge. Daher trägt diese Pflanze eben auch den Namen Löwenzahn.

Aus der Rosettenmitte erhebt sich der Milchsaft-führende Blütenschaft, der endständig ein Blütenkörbchen von reinen Zungenblüten in leuchtend gelber Farbe entfaltet.

Wie beim Mohn ist die Blütenknospe anfänglich oft abwärts zur Erde geneigt. Sie richtet sich kurz vor dem Aufblühen auf. Lange bevor die Blüte sich entfaltet, schlägt sie die äußeren Blätter des Hüllkelches herab, während die inneren sich noch aufrecht und schützend um die empfindlichen Blüten legen, bis an einem sonnigen Morgen plötzlich auch sie sich langsam öffnen und zwar segmental – nicht auf einmal. Beginnt die abendliche Dämmerung, dann wird die Knospenlage wieder hergestellt. Diese atemähnlichen Bewegungen – morgens und abends – wiederholen sich, bis das Köpfchen verblüht ist.

Sie spiegeln recht schön eine ähnliche Atembewegung der Erde selbst, die wiederum in dem Leberrhythmus des Menschen wirksam ist und zur Erscheinung kommt. Bei kaltem oder regnerischem Wetter öffnet der Löwenzahnblütenstand sich nicht, bzw. er schließt sich wieder, wenn ein solches Wetter herannaht.

In der Reifezeit schließt der Hüllkelch sich wieder und in seinem Schutze reifen die Früchte. Wiederum neigt sich der Blütenkopf zur Erde – der Stiel fängt neuerdings an zu wachsen. Die Blütenblätter fallen ab, indem die umhüllten Samen sie aus den Hüllblättern nach oben hinausschieben. Sind die Früchtchen reif, dann hebt sich das Köpfchen wiederum, und bei Sonnenschein öffnen sich die Hüllkelchblätter wieder. Sie geben den Fruchtstand frei, der sich jetzt mit seinen feinen weichen Haaren als Pappuskugel wie eine Sternensphäre ausbreitet. Bei jedem Windstoß löst sich die Sphäre mehr und mehr auf, und durch die Luft segeln die Samen wie an Fallschirmen an ihre zukünftigen Keimorte. Es ist sehr reizvoll, alle Phasen der Entwicklung bei dieser Pflanze zu beobachten. Nur kann ich hier natürlich bloß Einzelheiten vorbringen. Die fehlenden Phasen muß man mitstudieren, sie in die richtige Reihenfolge bringen, dann wird man gerade bei dieser Pflanze zu einer Gesamtschau kommen, die einem die Vollkommenheit unter den Pflanzen offenbaren kann.

Bevor ich noch auf charakteristisches Wesensverhalten des Löwenzahns eingehe, das dann auch seine Beziehungen zu den Heilwirkungen anklingen läßt, möchte ich ganz kurz darauf hinweisen, was die offizielle Pharmakologie in dieser Heilpflanze gefunden hat, denn sie war ja lange Zeit offizinell. Heute ist sie es nicht mehr. Inhalts- und Wirkstoffe sind bekanntlich da von Bedeutung. Man fand Cholin, Bitterstoff, 15,6% Stärke als Inulin, das sich bei längerem Lagern in Fruchtzucker umwandelt, ferner Fett, Enzyme, Spuren von ätherischem Öl, Wachs, Schleim, Kautschuk, Zuckerstoff, 4,5% Eiweißstoff, Lävulin und Taraxin. In den Blättern fand man Inusit. Das frische Kraut hat hohen Gehalt an Kalium, Vitaminen, weiter Kalzium, Mangan, Natrium, Schwefel, Kieselsäure.

Was wir noch als das hoch entwickelte Wandlungsgeschehen im Löwenzahn kennenlernen werden, das zeigt sich auch in den sogenannten Inhaltsstoffen, insofern sie einem starken Wechsel in den Jahreszeiten unterliegen (wie der Vegetationsort – Flachland und Gebirge – auf die Gestaltung wandelnd wirkt); z. B. ist der Inulin-Gehalt im Frühjahr 1,5% – im Herbste 40%. Die frische Wurzel enthält im Frühjahr aber 17–20% Zucker, der eben durch Umwandlung bzw. durch Wassereintritt – aus dem Inulin entsteht, das sich zum Herbst so sehr anreichert.

Statt des Frühlingsmilchsaftes tritt im Herbst eben das Inulin auf. Der Milchsaft, ist chemisch eine Emulsion von Eiweiß, Harz, einem wachsartigen Stoff Taxarin und dem Bitterstoff Taraxin. Wenn man solche Stoffe miteinander mischen würde, bekäme man natürlich niemals das Sonnenprodukt Milchsaft sondern nur eine physische Emulsion ohne irgendeine ätherische Beziehung.

Den meisten Bitterstoff enthält die Frühlingswurzel, die August-Wurzel hat das meiste Inulin, die September-Wurzel hat das meiste Taraxin, die Oktober-Wurzel hat das meiste Lävulin.

Unterschiedliche Ergebnisse werden berichtet von der Zusammensetzung der Aschen von Wurzel und Blättern. Die Wurzel bringt im Frühling 7,8% Asche, im Herbste 5,5%.

Ohne daß der Löwenzahn auf Kochsalzböden wächst, fand man in der Asche 28,6% Na_2O. Wächst er auf Zinkböden, dann hat er Zink in sich. Er weist einen hohen Aluminiumgehalt auf.

Der Duft der Wurzeln und Blätter ist schwach süßlich, dagegen ist der Geschmack gleichzeitig – je nach Jahreszeit – von wechselnder Bitterkeit.

Einen Eindruck von den kräftigen plastischen Kräften des Löwenzahns bekommt man, wenn man Exemplaren begegnet, die die Kompositen-Entwicklung zum Blüten-Assoziativ – wie es sich schon in der Korbblütenbildung darlebt – übertreiben, so daß sie mehrere Blütenstiele zu einem verschmelzen, d. h. eine sogenannte «Verbänderung» bilden.

Dann findet man mehrere Blütenkörbchen auf einem Stiel.

Eine andere Besonderheit bietet die Löwenzahnblüte noch. Neben der Möglichkeit der Fremd- und Selbstbestäubung ist auch die sogenannte «Jungfernzeugung» nichts Ungewöhnliches. Bei vielen Exemplaren sind die Staubgefäße vollkommen verkümmert, bei anderen sind sie funktionstüchtig. Trotzdem unterbleibt die Bestäubung. Das hindert aber keineswegs die Bildung des sternhaften Pappus mit keimfähigen Samen. Und in der Reifezeit schweben diese Samen an ihren Schirmchen durch die Luft – selber ein Bild der zukünftigen Pflanze.

Bevor ich auf die arzneiliche Seite des Taraxacum officinale eingehe und auf seine Stellung im Pflanzensystem, möchte ich noch etwas über das «Milch-Röhren-System» aussagen, das dieser Pflanze eine besondere Stellung in der Evolution der Pflanzenheit gibt.

Wir wissen, daß die meisten Pflanzen durch ihren Ätherleib für die fließende Bewegung der plastischen Baustoffe das sogenannte Leitparenchym, die Siebröhren und wohl auch die Cambiumzellen zur Verfügung haben. Löwenzahn und einige andere Pflanzen – wie auch die später zu behandelnde Wegwarte – besitzen nun außerdem ein System von Milchröhren, in denen eine milchartige Flüssigkeit bewegt wird. Von den Wurzeln aufwärts durchziehen langgestreckte Milchröhren – reichlich verzweigt – sowohl Stamm- wie Blattorgane. Ihre Wandungen sind dünn und weich, so daß Plasmaverbindungen zu den benachbarten Parenchymzellen bestehen. Auch im voll entwickelten Zustande werden diese Milchröhren von plasmatischen Wandzellen ausgekleidet, die als Vermittler jener ätherischen Tätigkeiten fungieren, welche progressiv sich ausdrücken in der späteren Ausbildung von Seitenästen und bei Verletzungen der Milchröhren in der Callus-Bildung.

Im allgemeinen ist der Milchsaft weiß (Löwenzahn und Wegwarte), selten schwefelgelb (Argemone) oder orangenfarbig (beim Chelidonium).

Es handelt sich bei dem Milchsaft um eine Emulsion. In einer wasserähnlichen Flüssigkeit – dem Taraxacum-Liquor –, die verschiedene Substanzen gelöst mit sich führt, sind zahlreiche kleine Körnchen und Tröpfchen suspendiert: wie Gummi-, Harz- und Kautschuk-Körnchen, die beim Austritt der Milch leicht ineinander verkleben. Man fand darin ferner Fett- und Gerbstoff-Tröpfchen, Eiweißkristalle und bei einigen Milchpflanzen wie den Euphorbiaceen, d. h. den Wolfsmilchgewächsen, kleine Stärkekörnchen. In der «wäßrigen» Flüssigkeit des Milchsaftes sind verschiedene Salze gelöst, ferner Eiweißstoffe, Zucker, Gummiarten, Gerbstoffe und Alkaloide, wie z. B. Opium beim Mohn. Bei Carica Papaya und Ficus carica fand man auch eiweißlösende Enzyme, weshalb die erste als Stomachicum diente.

Alle Einzelheiten des Milchröhrensystems hier auszuführen, würde natürlich zu weit führen. Ich deute nur noch an, daß man «gegliederte» und «ungegliederte» Milchröhren unterscheidet.

Wir haben einen Hinweis Rudolf Steiners auf dieses Milchsystem, das uns die Besonderheit dieses Löwenzahns besonders nahe bringt. Er sagt: «Während der Sonnenzeit der Erde waren alle Pflanzen durchdrungen von Milchsäften. Da ist die Ernährung tatsächlich so bewirkt worden, daß der Mensch aus den Pflanzen die Milchsäfte sog, wie heute das Kind aus der Mutter. Die Pflanzen, die heute noch Milchsäfte enthalten, sind letzte Nachzügler aus jener Zeit, wo alle Pflanzen reichlich diese Säfte lieferten.»

Betrachten wir Taraxacum officinale von diesem Aspekte aus, dann öffnen sich uns Möglichkeiten, um seine Bedeutung zu erfassen. Sie führen uns weit über das hinaus, was eine chemische Betrachtung seiner Wirkungen vermitteln kann. Wenn diese z. B. etwa dem Bitterstoff Taraxin, dem Inulin, dem Vitamin D oder dem Cholin die Heilwirkung zuschreibt, dann bleiben wir so stark im Physischen, daß wir dem Löwenzahn nicht gerecht werden können. Die Vielheit der Indikationen – auf die ich noch eingehe –, die früher mehr aus einer atavistischen Schau der Zusammenhänge gewonnen wurde und später aus der Empirie, weist einer aufmerksamen Betrachtung den Weg, daß er in einem bestimmten Gebiete seinen Wirkensbereich hat, in einer bestimmten ätherischen Landschaft. Es ist ohne weiteres klar, daß der Bitterstoffgehalt im Frühling den Ätherleib stärker anspricht und ihn «geneigter macht, den Astralleib aufzunehmen». Der Inulingehalt wendet sich später an die Ich-Organisation usw.

Im Landwirtschaftlichen Kurs bringt Rudolf Steiner noch einen anderen Aspekt zum Löwenzahn. Er spricht davon, daß diese Pflanze durch ihr eigenes Verhältnis zwischem Kalium und Kieselsäure fähig ist, dem Dung Kraft zu geben. Er betont ihre wohltuende Wirkung in landwirtschaftlichen Gebieten, wenn sie dort vorkommt. Der Löwenzahn vermittelt zwischen der im Kosmos feinst verteilten Kieselsäure nach dem, was in einer Landschaft an Kieselsäure gebraucht wird. Diese Pflanze wird direkt als «Himmelsbote» bezeichnet.

Hier wurde auf ein bestimmtes Wechselverhältnis zwischen Kalium und Kiesel hingewiesen.

An diesen Wechselprozessen von Kalium und Kiesel, in denen wir bekanntlich mineralische Exponenten von Ätherleib und Ich-Organisation vor uns haben, nimmt auch die Wegwarte – Cichorium intybus, auf die Rudolf Steiner in «Geheimwissenschaft und Medizin» hinweist, teil. Gerade bezüglich des Kaliums wird dort gesagt:

«Nun enthält aber auch Cichorium intybus auch alkalische Salze – Kalium. Namentlich in diesem müssen wir nun suchen dasjenige, was ins Blut hineinwirkt...»

«Die Kräfte, die in den alkalischen Salzen liegen, ziehen sich in ihrer Verwandtschaft nach den Organen der Blutsverwandtschaft hin oder dem Blute selber.»

Die Wirkungen des Kaliums als Antagonisten des Natriums auf den Flüssigkeitsorganismus sind bekannt. Kalium wirkt insofern auch auf die Leber, als diese der Repräsentant des Flüssigkeitsorganismus ist. Schon darin ist die Leberwirkung des Löwenzahns begründet. Die Kieselsäure hat ihren wesentlicheren Angriffspunkt in all dem, was wir den Nerven-Sinnes-Prozeß, aber auch den Nierenprozeß nennen. Die feineren, unter der Schwelle des Bewußtseins ablaufenden «Schmeckprozesse» innerhalb der Stoffwechselorgane werden gerade durch die Kieselprozesse des Löwenzahns wieder aufgeweckt. Das gilt in ähnlicher Weise für die Wegwarte. Taraxacum officinale kann seine starke Beziehung zum Stannum-Leber-Prozeß nicht verleugnen (man denke nur an die Blütenfarbe!). Sein Wirken im Menschen deckt sich aber auch mit jenem Bereiche oder mit jener Sphäre, die umfaßt wird durch das Wirken des Sympathicus – zum mindesten aber mit jener Sphäre, die in gleicher Weise wie die «Milchpflanzen» überhaupt entwicklungsgeschichtlich ihre Veranlagung in der Sonnenzeit der Erde erfuhren. Man wird wohl seinen «Milchbruder» Cichorium intybus hinzunehmen müssen, um die so charakterisierte Wirkungsrichtung abrunden zu können.

Letzten Endes umschreibt die ganze Palette der Milchpflanzen den so vielseitig nuancierten «Sonnenbereich im Menschen.»

Nun, der Löwenzahn wirkt im Frühling wie auf der Jahreshöhe die Wegwarte innerhalb der angedeuteten Organgebiete. Er schafft durch sein erneutes Auftreten und Blühen im Spätsommer erneute Anwendungsbegründung. Es dürfte nicht ganz gleichgültig sein, die Aufgangs- und Niedergangsbewegungen des Jahres in bezug auf die Anwendung dieser beiden Heilpflanzen zu beachten.

Dabei weise ich noch darauf hin, daß diese Bewegungen auch in dem zu behandelnden Individuum zu beachten sind, wobei der plastisch-organische «Aufgang» bzw. «Niedergang» sich nicht mit Kalenderdaten oder Altersstufen zu decken braucht. Derartige in die menschliche Emanzipation von den Naturvorgängen hereingenommenen Bewegungen können natürlich in jeder Altersstufe angetroffen werden – und entsprechend in beiden Heilpflanzen ihr adäquates Heilmittel finden.

Die unterschiedliche Wirkung des Taraxacum officinale in den verschiedenen Monaten – in denen ja auch ihre Inhaltsstoffe sich ändern – sind selbst in der Homöopathie nicht geprüft und daher auch nicht in ihrem Arzneibild feststellbar. –

Bei einer sehr heftigen Frühjahrsgrippe war mir das Taraxacum officinale D3 ein ausgezeichnetes Hilfsmittel. Es war bei solchen Kranken besonders wirksam, die zwar nicht übermäßig schwer erkrankt waren, aber «die Füße nicht recht wieder auf die Erde bekamen».

Das geheimnisvolle Wechselwirken von Astralischem und «Ich-haftem» in dem kräftigen Ätherleibe dieser Pflanze, das wie spielend in die ätherischen Vorgänge einzugreifen scheint, das sich ausdrückt in dem sich ständig, variierenden Verhältnis von Blatt zur Pfahlwurzel, vom Inulin zum Milch-Bitterstoff, hat besonders dann eine bedeutende Arzneiwirkung, wenn eine solche Grippe sich – wie so häufig – an der Grenze zwischen mittlerem und unterem Organismus auswirkt. Taraxacum dürfte aber bei jeder Grippe ein Hilfsheilmittel sein.

Zusammenfassend kann man verstehen, daß der Löwenzahn die höchst entwickelte Pflanze ist, wenn man sie einmal als Korbblütler, der das Blütenassoziativ in schönster Vollendung zur Erscheinung bringt, nimmt. Sodann hat sie in diese Entwicklungshöhe mitgenommen, was an plastischen Kräften und Möglichkeiten – die primitiveren Pflanzen eigen sind –, vorhanden war. Sie hat zugunsten ihrer Höherartung nichts an die verhärtenden Erdenkräfte abgegeben. Vorwärts wie rückwärts handhabt das Löwenzahnwesen die von ihm selbst und anderen einfacheren Pflanzenwesen durchlaufenen Stufen der Darstellungsmöglichkeiten der Urpflanze. Sie verliert niemals und auf keiner Stufe an gewonnener oder erreichter Würde. Der Löwenzahn könnte das Bild eines Menschen mit modernem Erdenbewußtsein sein, der bei Aufrechterhaltung seines Ich-bewußten Tagesbewußtseins auch die «Vergangenheits-Seelenfähigkeiten» des überkommenen, imaginativen Bewußtseins gewandelt zu handhaben vermag.

Wenn zur Reifezeit der Pappus des Taraxacum officinale sich durch den Wind auflöst, dann schweben an unseren Augen vorbei die Samen dieser Heilpflanze an ihren Fallschirmchen. Sie sind im ganzen schon ein Bild – ein exaktes Bild – der werdenden, vollentwickelten Pflanze.

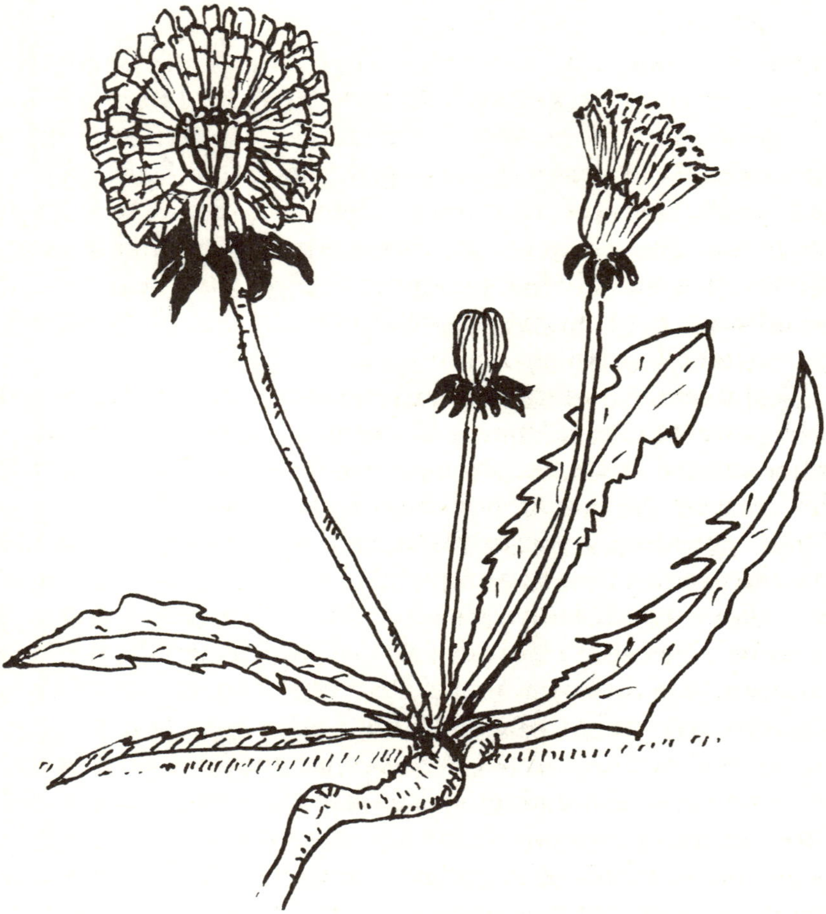

Löwenzahn
(Taraxacum officinale)

Die Wegwarte – Cichorium intybus

Die Wegwarte habe ich schon kurz beim Taraxacum erwähnt. Ich habe sie da als eine Ergänzung des Löwenzahns geschildert. Wegwarte – Cichorium intybus – entwickelt sich aus einer ähnlichen Blattrosette wie der Löwenzahn. Die Rosettenblätter sind gezähnt. Aus der langen spindelwalzigen Pfahlwurzel erhebt sich dann aus der Rosettenmitte ein graugrüner, harter und aufrechter Stengel, der hohl und kantig mit tiefen Rillen versehen ist. Er erreicht Höhen von 2 m und verästelt sich wirr und sparrig. Zuweilen hockt am Wegrande auch nur ein verhutzeltes, kleines Pflänzchen gleicher Prägung von nur 15–20 cm Höhe.

Steif und starr, kahl, oft auch drüsenborstig behaart, greifen die Wegwartzweige mit erstarrten Gesten in die Luft. Sie lassen nur wenig davon ahnen, wie in diesen Erstarrungsgesten ätherische Kräfte sich stauen.

Diesen Stauvorgängen sind die Blätter zum Opfer gefallen. Die anfänglichen Rosettenblätter waren noch kräftig und liefen den Stengel, der da noch nicht hohl war, hinauf; aber später werden sie immer kleiner, bis sie für die Blüten nur noch kleinste Stützblätter werden, in deren Achseln die zahlreichen Blütenköpfchen erscheinen. Auf dieser Wegstrecke ist die Pflanze bereits so stark astralisiert, daß die Stengel vollkommen hohl sind. Diese Entwicklung tritt aber erst im II. Jahre auf. Zahlreich sind dann die Blütenköpfchen über die Stengel verteilt. Die hellblaue Blüte öffnet sich nur bei Sonnenschein und dann zumeist nur in den Morgenstunden. Wenn die Sonne im Zenith steht, ist die Blüte zumeist schon verblüht. Ein Kranz schön geformter, zwittriger Zungenblüten, die am Ende in 5 feine Zähnchen auslaufen, bildet ein luftiges, tellerförmiges Körbchen. Alles wirkt an dieser Blüte fein ausziseliert. Keine Üppigkeit wie beim Löwenzahn ist zu entdecken. Aus dunkelvioletter, verwachsener Staubgefäßröhre ragen in weißlicher Tönung die Griffel hervor.

Die gebildeten dunkelbraunen Früchtchen zeigen wie die ganze Pflanze Stauungserscheinungen im Gegensatz zu Taraxacum, wo alles in der Fülle ausgestaltet wird. Auch der Pappus ist zurückgestaut zu kleinen borstigen Schuppen, die wesentlich kürzer als die Früchtchen sind.

Die Blütezeit reicht vom Juli bis Anfang Oktober. In früheren Jahren fand man die Wegwarte häufig auch um das Goetheanum herum.

Der Welkprozeß beginnt an den Blättern von den Spitzen aus und läßt die grünbraunen Stengel dann im Herbste erstarren und verholzend vertrocknen. Im Frühling treibt die mehrjährige Pflanze aus ihrem kräftigen Rhyzom neue Blattrosetten und neue Triebe, die den Milchsaftstrom aus den Wurzeln in Blätter und Zweige führen.

Der Wurzelstock ist außen gelbbräunlich, elastisch biegsam, schmeckt bitter und wird in trockenem Zustande hornhart.

Wir begegnen der Wegwarte auf Triften, an Weg- und Straßenrändern, an Ackersäumen, Hecken, Mauern und auf trockenen Magerwiesen, auf wüsten Plätzen, an Bahn- und Flußdämmen, an Autobahnen.

Ihr Auftreten in der Ebene und im Hügelland ist häufig; aber nur wenig steigt sie in die Berge hinauf und dann nur vereinzelt in die Täler.

Ganz selten findet man sie an den Küsten, an Nord- oder Ostsee. Sie nähert sich ihnen bis zu einer gewissen Entfernung und weiter nicht. Das allgemeine Vorkommen gibt Hegi an in Europa nördlich bis Irland und Schottland, Skandinavien, Estland, Mittelrußland, Nordafrika, Vorderasien östlich bis Persien, Belutschistan und bis zum Baikalsee.

Die Begleiter des Cichorium intybus sind häufig das englische Raygras, das einjährige Rispengras, das gemeine Kreuzkraut, das

Kanadische Berufskraut, die duftlose Kamille, der Löwenzahn, der Huflattich und der große Wegerich.

So verlassen und einsam wie die Wegwarte an den Landstraßen und staubigen Wegen steht – fast ein Bild ihres unmittelbaren geistigen Einwirkens in die zerstäubende Erdenwelt – so einsam steht sie heute abseits und unbeachtet in dem Arzneibewußtsein moderner Heiler.

Wenn sie nicht durch ihre Verwandtschaft mit der zahmen «Zichorie», die vielen den Kaffee liefert oder als Zusatz bräunt und durch den Endiviensalat im Nahrungsbewußtsein lebte, wäre sie wohl schon lange in Vergessenheit geraten.

Cichorium intybus ist ein gutes Beispiel dafür, wie auf die Dauer alte Heilmittel nicht einfach weiter überliefert werden können, wie das Bewußtseinszeitalter auch zu jedem einzelnen Heilkraut eine rationelle geistig begründete Einstellung verlangt. Sonst entfällt ein solches Heilmittel dem Bewußtsein und wird vergessen! So ist es vielen Heilpflanzen gegangen. Man weiß nichts mehr von ihnen, spottet über frühere Anwendungsanzeigen und schmückt sie mit Vorliebe mit dem Prädikat «Aberglauben» und hat damit seinen Beitrag geliefert, um die guten alten Heilpflanzen dem Vergessen zu übergeben. Es gibt eine Ausnahme für die alten Heilpflanzen: wenn sie nämlich stark hervorstechende Inhaltsstoffe enthalten, dann erwecken sie noch einmal das Interesse der pharmazeutischen Industrie und in der Folge das der von ihnen abhängigen Kliniker.

Cichorium intybus kann nicht mit starken Wirkstoffen aufwarten. Man rechnet es einfach zu den Inulin-Drogen und stellt es von diesem Gesichtspunkte aus in eine Reihe z. B. mit dem Alant – Inula helenium –, mit Arnica montana, Taraxacum officinale und anderen ähnlichen Pflanzen. Man erfaßt dabei natürlich nicht die Besonderheit der Wegwarte. Sie spielt heute weder eine Rolle in der Allopathie noch in der Homöopathie. Die sogenannte Volksheilkunde hat sie aus alten Überlieferungen noch übernommen, ohne in dieser Tradition zu wissen, warum die Alten sie so sehr geschätzt haben. Auch die vielen «Pfarrersysteme» schöpfen aus diesen Quellen und erleben dann natürlich auch die guten Wirkungen.

Versucht man, in die Vergangenheit zurückzuforschen und die Wertschätzung des Cichoriums intybus zu ergründen, dann findet man in der Literatur manche frühe Angaben über diese Heilpflanze. So erwähnt schon Dioskurides die «Zichorie», allerdings verwendet er den Begriff etwas umfassender für mehrere Vertreter der Kompositenfamilie. In ihrer Wirkung charakterisiert er sie als «adstringierend, kühlend und gut für den Magen» wirkend, worunter wir wohl mit Recht die heutige Diagnose «Gastritis» oder chronische Gastritis verstehen können.

Umfangreiche Indikationen finden wir bei Plinius. Nach ihm zerteilt Cichorium intybus, als Aufschlag verwendet, Geschwülste. Der abgekochte Saft öffnet den Leib. Günstig wirkt er bei Blasenleiden und beseitigt Beschwerden von seiten der Leber, der Nieren und des Magens. Dann bringt Plinius den Hinweis, daß diese Heilpflanze auch eine «Zauberpflanze» ist.

«Die Magier sagen» – so berichtet Plinius – «wenn man sich mit dem mit Öl vermischten Saft der ganzen Pflanze salbe, so würde man von anderen mehr Gunstbezeugungen und alles, was man wolle erhalten.»

Nach Hieronymus Bock nannten die Ägypter diese Heilpflanze «Agon». Er bringt um 1554 eine ausführliche Darstellung seiner Erscheinungsformen, seines Wesens und seiner Wirkungen, die ich dahin zusammenfassen möchte, daß die Blätter auf entzündliche Schwellung gelegt den Schmerz lindern und die Hitze vertreiben. Sie wirken beim hitzigen «Podagra», d. h. bei der Gicht. Wenn die Kinder «brennenden Rotlauf» haben, dann soll man Umschläge mit Wegwarte auf den Kopf machen.

Er führt dann an, wie man das «gebrannte Wasser», wie man früher «Abkochungen» nannte, herstellt und verwendet. Es war nach ihm «ein bewert güt wasser für die Pestilenz-blatern», wenn man sie mit feuchten Zichorium-Leinentüchlein bedeckt. «Das Wasser von den blauen blümlein gebrannt – ist ein edele Artzney zü den hitzigen und dunckelen Augen – übergelegt!» heißt es bei ihm!

Nach dem Arzte Theodorus Priscianus aus dem 4. nachchristlichen Jahrhundert rieb man in der Frühe die Warzen mit den Blüten der wilden Wegwarte ein.

Für die Ägypter war die Endivie ein magenstärkendes Gemüse.

Nach Kröber gilt und galt der aus frischem Kraut und Wurzeln gepreßte Saft in der Volksheilkunde – ebenso wie die erwähnten Abkochungen der Teile – als «auflösend, abführend, schweiß- und harntreibend, blutreinigend, stärkend und schmerzstillend».

Innerhalb des ärztlichen Schrifttums finden sich Angaben, daß Cichorium intybus gegen Katarrhe des Magens und des Darmes, gegen Stauungen in der Leber, gegen Gelbsucht, Hysterie und Hypochondrie, Skorbut, Blutharnen, Hautausschläge, Furunkel und Karbunkel mit Erfolg angewendet wurde.

Es wurden von interessierten Ärzten auch Versuche mit dieser Heilpflanze vorgenommen. Da hat sich interessanterweise ergeben, daß Wegwarte-Zubereitungen den Blutzucker um 15–20% senkten.

Ganz bewußt hat nun Rudolf Steiner Cichorium intybus wieder in unsere Heilkunde eingeführt und uns diese Heilpflanze wieder so nahe gebracht, daß wir sie aus vollem Wissen um ihr Wesen und ihre Wirkungen auf die Wesensglieder verwenden können. So spricht er in «Geisteswissenschaft und Medizin» (G. A. Nr. 312) von der Wegwarte als einem Lehrmeister der Natur, denn sie ist ein Gegenmittel gegen Verdauungsschwäche. Sie wirkt auch auf das Blut selbst, weil sie dem Blute hilft, daß in dem Blute keine Störungsvorgänge auftreten. Sie wirkt auf die Kopforgane, auf Hals und Brustorgane und auf die Lungen. Die Wirkung auf die Verdauungsschwäche erfolgt durch die bitteren Extraktivstoffe in dieser Heilpflanze, die überhaupt eine starke Beziehung zu dem haben, was unverarbeitet an äußeren Substanzen vorkommen kann. Cichorium intybus enthält auch Kalium, das in das Blut wirkt und Kieselsäure, die bis in die Knochen wirkt.

Man sollte den Originaltext genau studieren, ebenso folgende Hinweise in «Was kann die Heilkunst durch eine geisteswissenschaftliche Betrachtung gewinnen?» (G. A. Nr. 319) sowie «Anthroposophische Menschenerkenntnis und Medizin» (G. A. Nr. 319).

Soweit die Angaben Rudolf Steiners, die eigentlich keiner weiteren Ergänzungen bedürfen.

Für das moderne Bewußtsein erlebte Cichorium intybus seine wahre Auferstehung und Erfüllung als Heilmittel erst durch die zitierten Hinweise Rudolf Steiners. Sie ermöglichen uns erst, eine Wesensbeziehung zur Wegwarte zu gewinnen, die nicht am Äußeren hängen bleibt, sondern tief in die Zusammenhänge hineinleuchtet, wie sie die mittelalterlichen Kräuterbücher noch nicht offenbaren können. Durch diese Auferstehung einer alten Heilpflanze ist uns ein Lehrbeispiel gegeben, wie wir uns eine Heilpflanze in moderner, zeitbewußtseinsmäßiger Weise erschließen können. In dem landwirtschaftlichen Kurse, den ich zitierte, wird auf die äußerlich, feststellbare Beziehung zur Saturn- und Sonnen-Wirksamkeit hingewiesen, über die von anderen Gesichtspunkten aus an verschiedenen Stellen des Steinerschen Vortragswerkes auch gesprochen wird – ich verweise z. B. auf die Jungmedizinerkurse!

Wenn sich uns eine Pflanze so wie die Wegwarte offenbart, dann wissen wir heute, wie sich aufgrund derartig bekannter Signaturen – deren es natürlich noch eine Fülle von versteckteren gibt – in ihr vermittels der Sonnenkräfte die Saturn-Kräfte offenbaren. Wir wissen dann auch, wie sie dadurch gewisse Stoffe meistert, daß diese sich wiederum in unterschiedlicher Weise an die Wesensglieder des Menschen zu wenden vermögen.

Wir wissen, daß wir in Cichorium intybus ein typisches Beispiel vor uns haben für das Wahrnehmen physiologischer Vorgänge in den prozessualen Erscheinungen einer Heilpflanze und umgekehrt in ihren Relationen zu den organischen Vorgängen.

Das Zitat aus «Geisteswissenschaft und Medizin»: «das Zweite ist, daß aber auch Cichorium intybus auf das Blut selbst wirkt, daß es das Blut verhindert die ihm nötigen Prozesse nicht zu vollziehen, daß es das Blut verhindert, Störungsprozeß aufkommenzulassen in der Blutflüssigkeit selber...» erscheint vielleicht anfänglich wenig verständlich. Schlagen wir nun aber den Zyklus «Okkulte Physiologie auf, dann finden wir im III. und IV. Vortrage dort dasselbe über das Milzgeschehen ganz ähnlich ausgedrückt. Die Milz wird dort dargestellt als Rhythmus-begabtes Organ ganz eigener Prägung. Dieser Rhythmus ist unterschieden von den bekannten Rhythmen – z. B. des Blutes – weil er hineingestellt ist zwischen Außenwelt – die durch die willkürliche, rhythmuslose Nahrungsaufnahme charakterisiert ist – und eine intime Innenwelt, die zwar durch das Wesen des sympathischen Nervensystems verdeckt ist, aber doch auch die Eigenart und Besonderheit des individuellen Milzträgers darstellt. Der Milz obliegt das Umrhythmisieren des außenweltlichen, willkürlich-unrhythmischen Nahrungsrhythmus in den individuellen Rhythmus, der dann den Blutrhythmus als Ausdruck des menschlichen Ichs nicht mehr schädigen kann: «Unregelmäßigkeiten im Verdauungskanal auszugleichen, damit sie zu Regelmäßigkeiten werden in der Blutzirkulation.» Dieses Gestalten – der Wesenheit gemäß –, dieses Individualisieren, dieses Besondern durch eigenen Rhythmus, der jeder Inkarnation zugrunde liegt, wurde in alten Zeiten als das Urphänomen des Saturnischen aufgefaßt. In diesem Sinne sind alle auch heute noch vorhandenen saturnischen Zusammenhänge und Namen zu verstehen.

In diesem Sinne ist auch das Wirken der Milz im Menschen ein saturnisches!

Dieses saturnische Geschehen, dessen Urwesenheit bekanntlich Wärme ist, west – Ich-umfassend und -umhüllend – in dem Milzgeschehen, tritt auch in Erscheinung in der Kohlehydratverdauung der Leber und kommt zu einem gewissen Ende in der Gallenfunktion.

In dem Wegwarte-Zitat haben wir wiederum das Rhythmusgeschehen, das Milzgeschehen als Wegwarte-Geschehen dargestellt und identifiziert. Wir erkennen nun erst den Sinn der sehr alten, intuitiv erfaßten Indikation der Wegwarte als «Milz-Mittel». Wenn man das Saturnische im Menschen, das sich tätig wesentlich in der Wärme offenbart, in der das Ich selber lebt, und zu einer gewissen Ruhe gekommen von einem anderen Aspekt aus im Knochen vorliegt – als ein Element des individualisierenden Isolierens schlechthin auffaßt, dann kann man die Wirkung des Cichorium intybus darin sehen, daß es gerade Störungen dieses saturnischen Geschehens ausgleicht. Es nimmt, und zwar als Wurzelextrakt – die Folgen dessen fort, was einmal als Folgen der Magenschwäche, der Dyspepsie entstehen kann. Es wirkt so herein, daß die schwache Ich-Organisation selber die Schwächen der Verdauungsfunktionen ausgleichen kann.

Verfolgt man diesen Gedanken konsequent weiter, dann wird man einsehen können, daß Cichorium intybus lange gegeben werden muß, daß aber andererseits eine Anzahl naheliegender funktioneller Störungen – die dann eben auch organisch werden können – in den Wirkensbereich der Wegwarte gehören, ohne daß man die Zuflucht nehmen muß zu den Verlegenheitsbegriffen des «Aberglaubens». Es liegt keineswegs außerhalb des saturnischen Geschehens, wenn chronische oder akute Erkrankungen der Haut oder des Kopfes auf Cichorium intybus reagieren. Man braucht ja nur an die besondere Beziehung solcher Organe zu dem menschlichen Ich überhaupt zu denken!

Alle Angaben von der Vergangenheit her bis zur Gegenwart hin zielen im wesentlichen auf das, was wir durch Rudolf Steiner als das Ich, die Ich-Organisation in der anthroposophischen Begriffsbildung ansprechen.

Wenn es z. B. in alter Literatur heißt, es verleihe «dem Jäger» vermehrte «Zielkraft», oder wenn wir die zitierte Wirksamkeit auf den Blutzuckerspiegel betrachten, dann haben wir ein und dasselbe Geschehen im menschlichen Wesensgliedergefüge vor uns – unter verschiedenen Namen und von unterschiedlichen Standpunkten aus betrachtet.

Man könnte manche andere Beispiele noch bringen. Auch die schöne Sage, die um die Wegwarte sich webt, ergänzt von einer anderen Seite die Wesens- und Wirkensart des Cichorium intybus:

Sie kennen gewiß diese Legende, die von der verzauberten Jungfrau spricht, die – am Wege wartend – auf den fernen Geliebten wartet und schließlich in die blaublühende Wegwarte verwandelt wurde, beraubt mehr oder weniger aller Blätter, dürr in seinen Sprossen, verstaubt, zertreten und geschunden, doch immer wieder blau blühend – Jahr um Jahr – durch keine Elementargewalten zugrunde zu richten. Kennzeichnet diese schöne Legende die Wegwarte nicht als Kind eines Tierkreiszeichens gleichen Namens – eben der «Jungfrau»? Melancholie und Schwermut waren in früheren Zeiten eine Indikation für Cichorium intybus.

Ich habe Ihnen einige Wesensaspekte dieser Heilpflanze vorgeführt, es gibt natürlich noch viel mehr. Es gibt andere Aspekte, die vielleicht noch ebenso wichtig sind. So nenne ich einmal zwei andere, die sich in zwei Krankengeschichten der Stuttgarter Klinik fanden, die Rudolf Steiner beraten hat.

In einem Falle handelte es sich um eine 21jährige Patientin mit mangelnder Nierenfunktion, im anderen Falle um eine 61jährige Patientin mit chronischer Pyelo-Nephritis. In beiden Fällen rät Rudolf Steiner Cichorium intybus als Badezusatz zu geben und gleichzeitig Equisetum arvense.

Beide Kräuter wenden sich also hier primär an die Ich-Organisation über die Haut.

Wenn Cichorium intybus bei zu starker Tätigkeit der Leber dem Astralleib hilft, so bedeutet das immer auch, daß die Ich-Organisation den Astralleib zügelt und fördernd impulsiert.

Bei der Wegwarte erscheint es wichtig, auf ihren Saturn-Aspekt und auf ihren Sonnen-Aspekt zu schauen, die sich wirkungsmäßig miteinander verbinden wie Stengel und Blüte.

Daß es ein Unterschied sein kann, aus dem saturnischen Geschehen heraus das Heilmittel zu indizieren oder aus dem Sonnenhaften oder dem Jupiterhaften wird dem anthroposophischen Therapeuten verständlich sein, auch wenn grobe äußere Untersuchungsmethoden keine allzu großen Ergebnisunterschiede zu zeitigen brauchen, liegen trotzdem praktisch «Welten» zwischen ihnen.

Cichorium intybus und Taraxacum officinale stehen von diesem Aspekte in dieser Weise nebeneinander. Von einem andern Gesichtspunkt stehen sie polar zueinander. Ihre Farben deuten auf ihre Urständigkeit – bei dem einen auf das Saturnische, bei dem andern auf das Jupiterhafte.

Das Sonnenhafte in ihnen verschwistert sie durch den Milchsaft, macht sie zu echten «Milchbrüdern». Betrachten wir die Sonnenkurve im aufsteigenden und absteigenden Jahre, so finden wir den Löwenzahn schon frühzeitig im aufsteigenden Jahre erscheinen und seine strahlenden, gelben Blüten entfalten.

Die Wegwarte entfaltet die ihren erst, wenn der Höhepunkt überschritten ist – nach Johanni – wenn das Jahr sich anschickt zur Neige zu gehen.

Die Wegwarte begleitet eine kurze Zeit den Jahresabstieg, um dann vom Löwenzahn auch hier in bezug auf die Blütezeit noch überblüht zu werden.

Auch im Umgehen und Meistern mit dem Stoffe können sie sehr ähnlich und wiederum unterschiedlich sich verhalten. Wir wissen, daß auch die groben physischen Analysen beider Heilpflanzen nach den gefundenen Inhaltsstoffen die Beziehung zu Leber, Galle und Magen und anklingend auch zur Niere herstellen. Welche von den beiden Pflanzen nun in einem speziellen Falle angezeigt ist, das ist aus den analytischen Resultaten nicht zu unterscheiden: also setzt man sie in der äußeren Phytotherapie oft gleich, mischt sie eventuell noch miteinander auch mit Heilpflanzen mit ähnlichen Inhaltsstoffen, und glaubt dann sicher zu sein, nichts falsch machen zu können. Durch derartige unqualifizierte Vielmischereien der Kräuterrezepte schon in früheren Jahrhunderten entstand bekanntlich durch S. Hahnemann die Homöopathie, die in der Prüfung einzelner Heildrogen ihrem

Wesen und Wirken im Menschen nahe kommen wollte und wieder eine Sauberkeit in die Medikation einführen wollte, die das ärztliche Handeln überschaubar machen sollte.

Dann ist auch das Mischen wieder verantwortbar – er tat es nicht – aber es ist schon ein Unterschied, ob aus Wissen, aus Nichtwissen oder aus Halbwissen gemischt wird.

Zum Schluß noch ein Hinweis, daß Cichorium intybus D6 dil. und Injektionen auch ein wertvolles Mittel ist bei chronischer Appendicitis und Perityphlitis.

Wegwarte muß immer mit Geduld lange gegeben werden, dann enttäuscht sie nie!

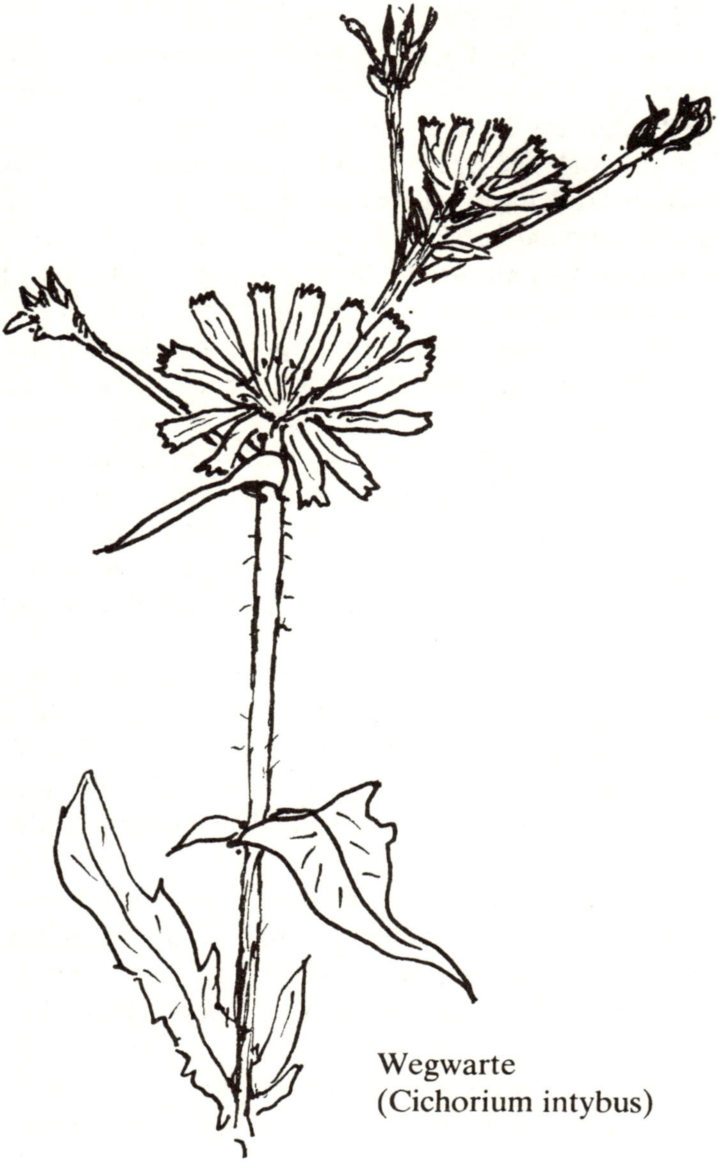

Wegwarte
(Cichorium intybus)

Arnica montana

Die Arnica montana gehört zu der großen Familie der Korbblütler oder Kompositen, auf die ich andeutungsweise schon mehrfach hingewiesen habe. Die Kompositenfamilie hat die pflanzliche und damit die allgemeine Evolution von der sogenannten «Schlüsselstellung der Hahnenfußgewächse», d. h. eigentlich dem Mondenaustritt aus der Erde weit hinter sich gelassen. Sie spiegelt die Erdensituation und ist nach meiner Meinung zum mindesten in bezug auf die Pharmazeutik noch eine zukunfttragende Pflanzenfamilie, in der es auch nicht auffallende Giftpflanzen gibt – was ja immer ein Zeichen für den Abstieg einer Pflanzenfamilie ist, insofern sie noch altes Mondenhaftes zu stark in sich trägt.

Die Kompositen sind die höchst entwickelte Familie im natürlichen System. Sie haben nach den Monokotyledonen die größte Artzahl. Sie haben in sich die schon charakterisierten Verhärtungstendenzen soweit in das Gleichgewicht gebracht, daß es in ihrem Bereich keine Bäume gibt und die Verholzungstendenz nur noch gering auftritt.

Es ist eine Familie, deren höchstentwickelter Vertreter – Taraxacum officinale – der Löwenzahn – uns schon beschäftigt hat.

Haben die Ranunculaceen ca. 1200 Arten, so sind bei den Kompositen nach Warburg 13 000 Arten, nach Hegi 14 400 Arten und nach neueren Angaben ca. 18 000 Arten bekannt.

Wir haben 1200 Hahnenfußarten mit ca. 16 gebräuchlichen Heilpflanzen; ihnen stehen die 18 000 Kompositen-Arten gegenüber mit etwa nur 19 gebräuchlichen Heilpflanzen. Es ist schon ein auffallender Unterschied und ein Zahlenverhältnis, das letztlich nur unsere eigenen Beziehungen zu diesen beiden Pflanzenfamilien und unsere mangelnden Kenntnisse von ihren Heilkräften ausdrückt. Tieferstehende Familien werden oft wesentlich mehr in der Heilkunde angewandt als gerade diese höchststehende und höchstentwickelte Familie, die noch auf ihre Entdekker wartet.

Rudolf Steiner nimmt gerade aus dieser Familie – als Nervenheilmittel – Arnica montana!

Wenn wir ganz oberflächlich prüfen, was er als Heilmomente der Arnica gerade für die Nerventherapie aufzählt, dann kommen wir zu der erstaunlichen Feststellung, daß auch in dieser Pflanze einmal der Werdeprozeß angesprochen wird, dann jene härtenden Kräfte, die sich z. B. auch ausdrücken in der Kieselsäure und in der Gerbsäure, und schließlich die mehr auflösenden Kräfte, die hier auf einer mehr mondenhaften Stufe vorkommen. Da muß man allerdings auch darauf hinsehen, daß Arnica montana ja gerade in einem solchen Milieu gedeiht, in dem die Mondenkräfte, wie wir sie hier charakterisierten, stark wirksam sind: feuchte, sumpfige Wiesen, Moorgegenden im Gebirge, zuweilen auf sumpfigen Waldlichtungen, da finden wir so um die Johannizeit die blühende Arnica montana.

Einzeln und in hellen Scharen treten sie einem entgegen mit strahlender, in sich beweglicher Blüte auf relativ starrem Stengel. Die Arnicablüte imponiert dadurch, daß sie – im Gegensatz zu fast allen anderen Kompositenblüten – etwas Individuelles, Kapriziöses in ihrem Blütenbild zeigt. Eine oder zwei Zungenblüten sind zurückgeschlagen, sie weichen immer von dem starren Sonnenstrahlenbild der übrigen Körbchenblüher ab. Dadurch sind sie eigentlich nie zu verwechseln mit gleichfarbigen Kompositen.

Im Schwarzwald, in den Vogesen, auf den verlehmten Hochflächen des Juras, auf der Baar, im Odenwald, im Pfälzerwald, im Taunus, im Harz, in Nordschlesien, im Fichtelgebirge findet man diese Heilpflanze, die im Juli zur Blüte kommt. In Österreich, in der Schweiz tritt sie ebenfalls stellenweise in großer Zahl auf.

Die von der Arnica bevorzugten Untergrundsverhältnisse enthalten vor allem Kiesel, Silikatgesteine. Oft findet man sie auch auf verdichteten, sandigen Lehmböden, in ungedüngten Magerwiesen, die nur mäßig nährstoffreich, sauer-humös sind oder auf sommerlich trockenen Torf- und Roh-Humus-Böden in Gesellschaft des Hungergrases, des Katzenpfötchens, sogar der Flechten, auf Nardusweiden und Erikaheiden. Aus einer hellgrünen, weißlich überhauchten Blattrosette, die sich aus 4–8 gegenständigen, zugespitzt-breitovalen Blättern zusammensetzt, erhebt sich in der Mitte in leicht graziöser, aufrechter Haltung der hellgrüne, auch weißlich behaarte runde Stengel. Er ist aufrecht, starr elastisch und krönt sich mit einer gelben Korbblüte.

Die Blätter der Arnica montana sind ganzrandig glatt, fast ledrig, von 5 Rippen durchzogen und weißlich behaart. Der blütentragende Stengel von etwa 20–60 cm Länge, ist hohl, d. h. also auch relativ stark astralisiert. Er ist außer von den weißen Härchen noch von zahlreichen Drüsenhaaren besetzt.

Die ockergelbe Blüte mit ihrer auffallenden Gestik erreicht Blütenstandsbreiten bis zu 8 cm. Die Drüsenhärchen des Stengels nehmen zum Blütenstand hinauf immer mehr zu.

Die Blattbildetendenz der Arnica tritt am Stengel nochmals durch 2 kleine, gegenständige, mäuseohrförmige, stengellose Blättchen in Erscheinung. Treten hie und da noch Nebenblütenknospen auf, dann werden diese von einem ganz kleinen Hochblatt getragen.

Die Arnica montana bringt zumeist im Hochsommer kleine Blattrosetten zur Erscheinung, die dann im kommenden Sommer zur Blüte kommen.

Diese Heilpflanze ist ausdauernd. Man findet in dem verfilzenden, torfig werdenden Boden horizontal bis schräg liegende, dunkelbraune Rhizome, die von Knoten zu Knoten die 2jährige, kleine Vorwärtswanderung der Arnica zeigen. Diese dadurch rhythmisch gegliederten Rhizome bilden die Rosette. Von dem Knoten gehen jeweils wenige Erdenwurzeln tiefer in die Erde, wo sie in Symbiose leben mit den schon charakterisierten Wurzelpilzen. Ich muß noch einiges über diese Erdorgane der Arnica sagen.

Die Grundachse oder das Rhizom ist nur kurz, rund-dicklich. Sie stirbt nach rückwärts langsam ab. Sie besteht aus hellem umfangreichem Rindengewebe, das zirkulär von Harzgängen durchzogen ist und von breitem Mark-Parenchym.

Die vom Rhizom ausgehenden Wurzeln sind infolge der Kaliumwirkung relativ hart und zäh. Sie dringen oft tief in den Boden, denn sie müssen im reinen Humusboden wurzeln. Sie durchdringen also auch die torfigen Schichten. Wo ihnen der Humusboden durch die Vertorfung entschwindet, dort verschwindet auch die Arnica. Auch Düngung vertreibt sie.

Eigenartigerweise ruft das kapriziöse Blütenkörbchen dieser Heilpflanze immer einen leicht melancholischen Eindruck hervor. Dabei ist ihre Haltung durchaus stolz. Bei feinster Luftströmung kann man auch erleben, wie die eine oder andere Strahlenblüte ihr Blütenblatt ganz allein bewegt oder bewegen läßt, wie wenn die Einheit dieser Blütenassoziation sich lockere. Die Arnicablüte strömt – weit in der Umgebung wahrnehmbar – einen stark aromatischen, angenehmen Duft aus, der beim Verblühen der Blüte und dem Hervortreten des Pappus noch intensiver wird und auch dem vertrocknenden Blütenstand anhaftend bleibt.

Ganz anders als beim Löwenzahn geht das Heraussetzen der Pappuskugel vor sich.

Die keusche Haltung des Löwenzahns, die diesen ganzen Werdevorgang wieder in die Hüllblätter einhüllt, kennt die stärker astralisierte Arnica nicht. Das Fruchtknötchen bzw. die Fruchtknötchen der Körbchenblüte beginnen einfach zu wachsen und drängen dabei die Kronenröhre heraus. Sie bilden dann eine kleine weißlich-gelbe Pappuskugel, die bei weitem nicht so majestätisch und schön ist wie beim Taraxacum officinale.

Sie mutet viel wilder und ungeordneter an und ist zerzauster, besonders wenn der Wind sich an sie herangemacht hat. Die Flugfähigkeit der Arnicasamen ist viel geringer als die des Löwenzahns. Sie keimen innerhalb von 14 Tagen, wobei das Licht begünstigend wirkt.

Das Welken geht bei der Arnica montana von den Blattspitzen

aus. Es zieht sich langsam an den Rändern hinab zur Mitte, beginnt mit einer Gelbfärbung, die allmählich unter einer Art von verholzender Erscheinung in tiefes Braun übergeht. Es verbleiben dann dürre, harte zusammengeschrumpfte Blätter, die in nichts mehr jene erfrischende, aromatisch in Erscheinung drängende Pflanze der Johannizeit erkennen lassen. Die Pflanze erstarrt im Vergehen vollkommen und hinterläßt auf kurze Zeit eine Art Gerippe als Ausdruck der heftigen, verbrennenden Kräfte einer astralen Welt, die sie für kurze Zeit umspielten und in sie hineinwirkten. Regen kann diesen Vorgang natürlich stören.

Alle Gesten, die ich Ihnen nur aphoristisch von dieser Heilpflanze aufzählen kann, und die Sie hoffentlich selber einmal eingehend studieren werden, sind ausgesprochene Signaturen – Anklänge an die arzneiliche Wirkung dieser Heilpflanze.

Die Beziehung zur Insektenwelt rundet das Wesen – insbesondere das Blütenwesen – einer Pflanze zumeist charakteristisch ab. Da ist es nun wirklich auffällig, wie stark Arnica montana, besonders ihre Blüte von Insekten befallen bzw. bewohnt ist. Man findet schon in den alten Kräuterbüchern Hinweise darauf, daß man beim Sammeln der Blüten auf diese Tierwelt achten solle, da sonst das arzneiliche Wirken dieser Pflanze durch sie gestört wird.

Im deutschen Arzneibuch werden daher nur ausgezupfte Zungenröhrenblüten zugelassen, nicht etwa die ganzen Blütenkörbchen. Hegi empfiehlt, sie einer raschen Hitze auszusetzen, wenn man sie trocken aufbewahren will, damit die Trypetalarven, namentlich die der Bohrfliege zugrunde gehen.

Es kommen verschiedene Trypeta-Arten in Frage, die in dem weichen Blütenboden leben. Käfer und Falterraupen zerfressen die Laubblätter. Es kommen auch eine Anzahl parasitärer Pilze auf der Arnica montana vor. Wer die schöne Falterwelt vergleicht, die z. B. die Brennessel – Urtica dioca – umgibt, wo das Pfauenauge, der kleine Fuchs die Pflanze umschweben, dann kann sich Arnica montana nicht gerade sehr vornehmen Besuches rühmen, wie stark astralisierte Wirtshäuser ja auch nicht immer die edelsten Gäste aufweisen. Bei spät blühenden Arnicapflanzen findet man dann viele Falter, besonders die schönen Bläulinge, die überall auch in der Natur zu finden sind, wo Kot abgelagert ist. Es ist ja bekannt, daß die leichteste und schönste Insektenwelt – die Schmetterlinge – mit Vorliebe dort sich hingezogen fühlt, wo irdisch Organisches zugrunde geht, wo Harnsäuresubstanzen und ähnliches freiwerden. Ich erinnere Sie da an den Zyklus von Rudolf Steiner «Der Mensch als Zusammenklang des schaffenden, bildenden und gestaltenden Weltenwortes», G. A. Nr. 230, wo über die Funktion der Schmetterlinge ausgiebig gesprochen wird.

Auf ungedüngten Wiesen und Matten, auf grasigen Abhängen, auf werdenden und austrocknenden Hochmooren, am Rande lichter, feuchter Nadelwälder treffen wir unsere Heilpflanze. Sie steigt bis zu 2800 m Höhe hinauf; denn sie ist gegen Kälte sehr widerstandsfähig. Sie liebt den Kieseluntergrund und meidet zumeist mineralkräftige und flachgründige Kalkböden. Mitunter trifft man sie in Österreich gerade in bestimmten Kalkgegenden an. (Auch einige Dias, die ich Ihnen zeigen konnte, stammen aus dem Schwäbischen Jura.)

Unkundige verwechseln die Arnica zuweilen mit ähnlichen Compositen wie Doronicum grandiflorum, mit Tragopagon pratensis – Wiesenbocksbart – Hieracium murorium, die aber alle zum Unterschied von der Arnica wechselständige Stengelblätter haben.

Unsere Heilpflanze hat eine Unmenge von Volksnamen, auf die ich hier nicht weiter eingehen kann. Aber auf ihre Anwendung in der sogenannten Volksmedizin möchte ich doch kurz hinweisen. Sie wurde gegen Fieber, gegen schwere Fieberfälle wie bei Typhus und Ruhr verwendet – die Wurzel gegen Keuchhusten. Die zu Pulver verriebenen Blätter dienten als Schnupfenmittel.

Für Arnica war die Heiserkeit eine wichtige Indikation. Sebastian Kneipp berichtet, wie er mit Arnica einem Sänger, der seine Stimme verloren glaubte, mit dieser Heilpflanze heilte. Er ließ ihn alle 10 Min. gurgeln mit einer Lösung von 40 Tropfen Arnicatinktur auf 6 Eßlöffel Wasser.

Im Vordergrunde der Arnica-Anwendungen standen eigentlich immer die Verletzungen jeglicher Art: Schwellungen, Verstauchungen, Muskelzerrungen, Venenentzündungen, Zellgewebsentzündungen, Lymphangitis, Wundinfektionen.

Man stellte sich aus Wurzeln und Blüten selbst Arnicaspiritus her und wendete ihn äußerlich gegen Rheumatismus an.

Nach ärztlichen Prüfungen wurde die Arnica montana in solchen Fällen als angezeigt befunden, wo Maiglöckchen – Convallaria – und Fingerhut – Digitalis purpurea – ihr Wirkensgebiet haben, besonders bei Herzschwäche während typhöser und anderer infektiöser Erkrankungen, und bei schweren Erschöpfungszuständen.

Zur Anregung des absinkenden Kreislaufes wurde Arnica früher häufiger verwendet... – (ebenso Veratrum album D3). Die Blüten wurden als Excitans, Antispasmodicum und wirksames Stimulans des Nervensystems befunden, während die Wurzel als ein kräftiges Stimulans des arteriellen und venösen Systems galt.

Vor Überdosierungen muß man sich bei dieser Heilpflanze aber doch hüten, denn sie kann auch Allergien hervorrufen, besonders Ekzeme.

Die Homöopathie bereitet ihre Tinkturen aus dem sorgfältig getrockneten und pulverisierten Wurzelstock mit Wurzeln. Sie verwendet sie intern zur Blutstillung, bei Muskel-Rheuma, Gicht, venösen Stauungen, Varizen, Apoplexien, Arteriosklerose und Angina pectoris. Für äußeren Gebrauch verwendet sie eine Tinktur, die aus der frischen blühenden Pflanze gewonnen ist.

Arnica montana als Gefäßmittel wurde nicht nur in der Homöopathie sondern auch in der Allopathie als bewährt anerkannt. Bei Angina pectoris hat sie eine «ausgesprochene Gefäßwirkung», die «erweiternd und krampflösend ist und damit die Durchblutung des Herzmuskels bessert.»

Arnica konkurriert in einer gewissen Weise in ihrer Herzwirkung mit Cactus grandiflorus und mit Crataegus oxyacanthus.

Die günstigen Wirkungen wurden besonders bei tiefen Dosen gefunden.

D1 wirkt günstiger als D2! Traumatische Spätschäden am Herzen nach schweren Brustquetschungen wurden mit D3–D1 behandelt.

Wenn wir uns jetzt den Ausführungen zuwenden, die Rudolf Steiner über die Arnica in seinen Vorträgen vor Ärzten und Medizinern gemacht hat, so finden wir dort ganz andere Aspekte der Betrachtung, als wir sie bisher herausgestellt haben.

Wir finden die Arnica in Beziehung gesetzt zum ganzen Menschen und zu seinen Wesensgliederbereichen und lernen daraus ihre Heilfähigkeit verstehen. Daraus ergeben sich dann auch wieder neue Anwendungsmöglichkeiten.

Ich muß Ihnen nun wieder einige umfangreiche Zitate vorlesen. Es läßt sich das aber nicht umgehen, wenn man einen Eindruck vom Wesen der Arnica gewinnen will. Sie verdient es, daß man sich mit ihr recht eingehend beschäftigt:

In dem sogenannten Therapeutenkurs vom Herbst 1924 wurde bei Besprechungen bestimmter Nervenkrankheiten folgendes ausgeführt: ...

In «Geisteswissenschaft und Medizin» (i. XIV Vortrag) finden wir einen anderen Aspekt des gestörten Einwirkens der Ich-Organisation und dadurch auch eine andere Wesensseite von Arnica montana.

Sie sehen, die Arnica montana bietet demjenigen, der ihr nachspürt und der ihrem Wesen begegnet, ein recht bewegtes Bild. Sie ist nicht einfach eine «schöne Blume», dafür ist sie viel zu tiefgründig!

Sie ist eine Heilpflanze erster Ordnung mit Vergangenheit und Zukunft. Beim ersten Begegnen mit ihr bietet sie einen angenehmen Anblick und Duft in ihrem Aroma, aber es leben in ihr auch noch andere Kräfte, die unsere ästhetischen Gefühle nicht so ansprechen, die sie aber gerade zur Heilpflanze machen. In einem gewissen Umfange ist sie sogar eine Giftpflanze. Das bedeutet bekanntlich, daß sie mehr Geistiges durch sich hindurch wirken läßt, als im allgemeinen pflanzengemäß ist.

Sie hieß früher auch «Wulfsblöme oder Wulfsblom». Also Wolfsblume, ein Name, der fraglos aus dem instinktiv-imaginativen Erleben früherer Menschen stammte und etwas über die astrale Richtung ausdrückte, aus der die Wirkkräfte dieser Heilpflanze hereinwirken.

In der angedeuteten Gestik verrät die Arnika schon ein stärkeres Hereinwirken des Astralischen. Die erwähnte Erscheinung der eigenwilligen Haltung der Zungenblüten dürfte durchaus ein Zeichen dafür sein. Der hohle Stengel ist von Luft durchatmet und Bitterstoffe und Gerbstoffe ziehen ebenfalls das Astralische herein. – Das mehr ich-hafte Element, das ganz intim in ihr verborgen lebt – denn Kieselsäure ist außer im Pappus und in den Haaren substantiell nicht anwesend, sondern nur prozessual – es geht hier wie auch im menschlichen Organismus auf den Wegen des Astralischen. Es folgt diesem, das ihm gewissermaßen den Weg bereitet. Die anderen Mineralien – wie Kali- und Kalksalze – wirken auf die Ich-Organisation in ihrem Verhältnis zu Astral- und Ätherleib.

Wie viele Pflanzen gleicher Vegetationsgegenden trägt sie ihren Blütenprozeß hoch hinaus über das vegetative Blattelement, das auch hier zur Rosette wird.

Die Rosette zeigt Blattelemente, die formhaft anklingen fast an jene der Mistel, an bestimmte Liliaceen, auch die Pinguicula (Fettblatt) zeigt ähnliche Blattgestaltungen. Man darf wohl annehmen, daß hier Mondenkräfte stark in die Arnica hereinwirken, die dann wiederum durch andere astrale Kräfte zur Rosette gestaut werden. Sie ist aber ein stark «durchsonnter Mond».

Auch das Rhizom, aus der Sonnenachse, dem Stengel, hervorgehend – lebt in der Mondenlage in der Erde, doch bleibt es immer durchsonnt. Viele Autoren haben es oft mit der Wirbelsäule verglichen, die in den wenigen durch die Kalisalze festen Wurzeln – die zum Humus streben – gewissermaßen ihre Nerven heraussendet.

Erinnern wir uns bei diesem Bilde von der Wirbelsäule, das uns das Arnica-Rhizom bietet, daran, wie Rudolf Steiner in der «Okkulten Physiologie» von einem Rückenmark I. und II. Ordnung spricht, worunter er das Gehirn und das Rückenmark verstand, so haben wir als Bereich des Heilwirkens der Arnica montana, diese astralen Organe.

Die ausgesprochene Arnicawirkung auf schwere und schwerste Nervenerkrankungen bekommt noch einen besonderen Aspekt durch die Tatsache, daß sich unter den organischen Säuren der Arnicawurzel auch die Bernsteinsäure findet, womit nach moderneren Forschungsergebnissen bei Vitamin-B1-Mangel – mit seinen schweren Neuritiden bis zu Beriberi – das Nervengewebe überladen ist. Das bedeutet, daß der Astralleib den Abbau der Kohlenhydrate nicht restlos vollzieht, sondern auf einer Staustufe – eben der Bernsteinsäure – stehenbleibt. Durch ihren Stickstoffgehalt weisen die B-Vitamine auf ihre Beziehung zum Astralleib hin. Im Muskel kommt es bei diesem gestörten Abbau zur Anhäufung von Milchsäure und dadurch zur Bradycardie. Auch Milchsäure wurde in der Arnicawurzel nachgewiesen.

Man kann sich also vorstellen, daß Arnica montana selbst den falschen Abbau des Nervensystems seitens des Astralleibes darstellt.

Die Arnica hat eine starke Beziehung zum Wäßrigen sowohl hinsichtlich ihres Vegetationsortes als auch in bezug auf ihre Gedeihensabhängigkeit von regenreichem Wetter – ohne dabei selber stark durchwässert zu sein. Ebenso wendet sich – vermöge der auftretenden Eiweiß-, Gummi- und Schleimsubstanzen – die Arnica-Astralität an das Ätherische im Menschen. Sie führt das gestörte Wechselverhältnis von Astralleib und Ätherleib wieder in ein normales Geschehen.

Wenn man die Einwirkungen auf das Gefäßsystem, auf Herzbeschwerden, auf Angina pectoris und ähnliche Zustände betrachtet, so darf natürlich die Potenzfrage nicht außer acht gelassen werden. Arnica montana führt den Astralleib heran und bewirkt dann Verengerung der Gefäße –, oder sie löst ihn auch aus seinem krampfhaften Angreifen am Ätherisch-Physischen und erweitert dabei die Blutgefäße: Im ersten Falle kommen Potenzen von D3–D6 in Frage, im zweiten Falle Urtinktur bis D2, wobei man mit oralen Gaben wohl zumeist auskommt.

Arnica montana D1 bewirkt gute Resultate bei Zuständen eines labilen Gleichgewichts zwischen Astralleib und Ätherleib, z. B. bei Föhnempfindlichkeit und ähnlichen Zuständen. Die Vorfühligkeit für Föhn wird nach kurzer Zeit überwunden.

Arnica bringt in das labile Verhältnis eine gewisse Stabilität hinein. Darauf beruht auch ihre wirklich günstige Wirkung auf die sexuelle Neurasthenie und Überreizung sowie auf Erschöpfungszustände aus vielen Ursachen, Erschöpfungszustände einzelner Organe oder ganzer Systeme, Erschöpfungszustände aus dem nicht einwandfreien Ineinanderwirken der Wesensglieder.

Wenn wir bei der Kamille, beim Löwenzahn und bei der Schafgarbe je eine andere Nuance gestörten Astralwirkens kennenlernen, so müssen wir bei Arnica montana wohl überwiegend an jenes denken, welches das Lumbalsystem als sein geeignetes oder auch weniger geeignetes Organ für sein Einwirken benützt. Alle wirklichen Nervenstörungen aus diesem Gebietsumkreis sind hinsichtlich des Arnicawirkens durch die Hinweise Rudolf Steiners ausreichend verständlich geworden.

Arnica montana ist vor allem auch ein Rückenmarksmittel. Ein anderer Autor nannte sie einmal ein «Stammhirnmittel». Sie hat jedenfalls keine oder unbedeutende Bewußtsein gestaltende Einwirkungsmöglichkeiten!

Arnica montana gehört zu jenen kompositären Heilpflanzen, die man als modernere Heilpflanzen bezeichnen kann, denn ihr Hauptwirkensbereich umfaßt vieles von dem, was als schädigende Folge des fortschreitenden Bewußtseinszeitalters im Menschen auftritt. –

Gegen Prellungen, Stauchungen und ähnliche Verletzungen wurde sie wohl schon früher angewendet, doch gab es gerade für diese Indikationen früher eine Menge anderer Heilpflanzen, die heute kaum noch angewendet werden. Diese speziellen Indikationen sind aber ein gutes Bild für jene pathologischen Trennungszustände zwischen Astralleib und Ätherleib, für die Arnica montana gewissermaßen der polarische Prozeß in der Pflanzenwelt ist.

Schädigungen im Bereich des lumbalen Reflex- und Instinktverhafteten – weniger im Bereich des Ich-haften, in das wieder andere modern gewordene Heilpflanzen wie die Solanaceen sowie die Mineralien eingreifen – sind die Domäne der Arnica.

Hingewiesen werden muß, daß Rudolf Steiner diese Heilpflanze auch in seine von ihm inaugurierte Therapie der Kinderlähmung eingefügt hat, besonders für das subakute und chronische Geschehen.

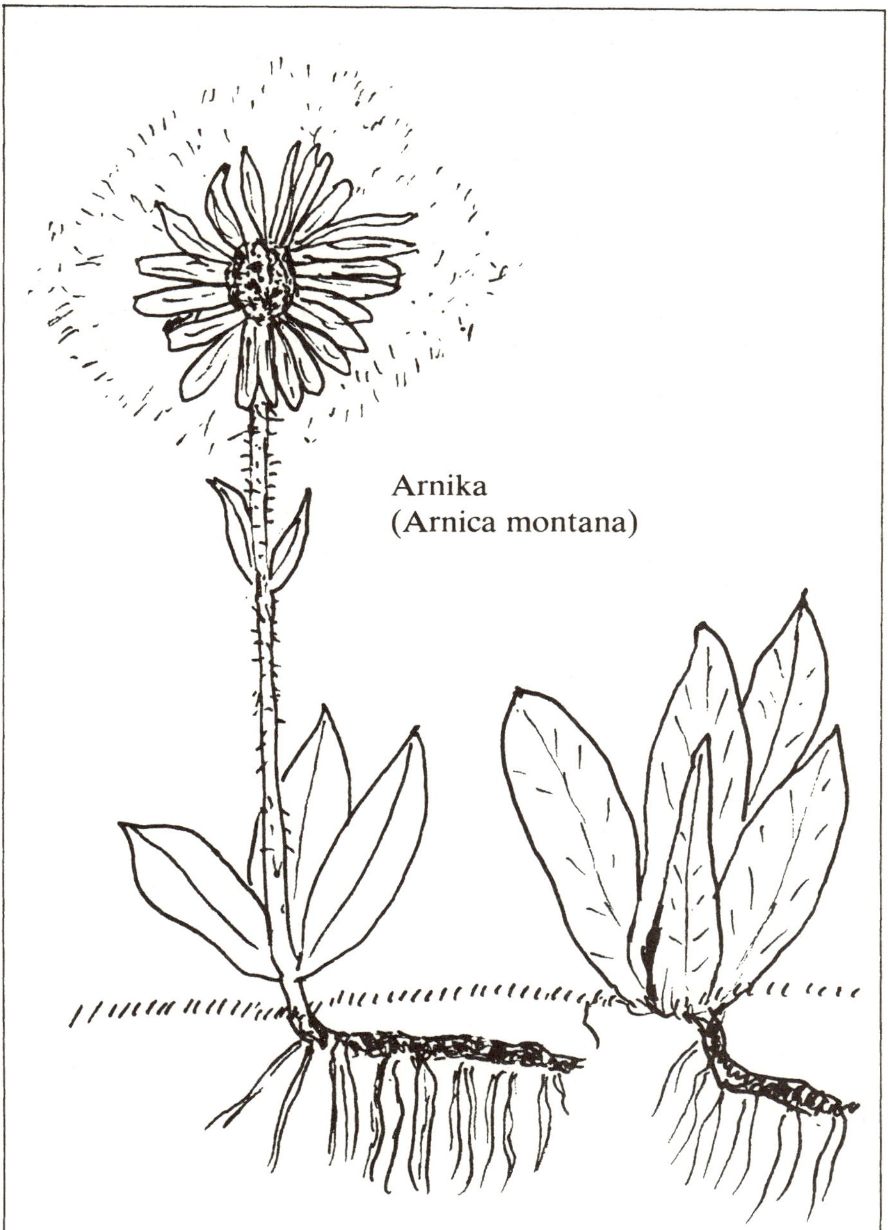
Arnika
(Arnica montana)

Calendula officinalis – die Ringelblume

Eine Komposite, die oft als Gegenspielerin zur Arnica genannt wird, ist die Ringelblume – Calendula officinalis. Sie bildet auch einen gelb leuchtenden Blütenstand, der mehr eine Tendenz zum Orangefarbenen hat. Betrachtet man die beiden Pflanzen aber nebeneinander, dann kommt man ohne weiteres darauf, daß zwischen beiden doch ein großer Unterschied besteht. Ist die Arnica eine mehr drahtige Pflanze, die alles Vegetative an sich möglichst nach unten zur Erde in eine Art Rosette herabstaut und auch am Schaft nur noch geringe Blattentwicklung zeigt, so ist die Calendula genau das Gegenteil.

Sie wirkt plastisch, mastig, überströmt von vegetativen ätherischen Kräften. Sie bildet eine Fülle von lappigen, hellgrünen Blättern aus und setzt dann auf diese ätherische Fülle eine leuchtende Korbblüte, die behaglich wirkt und auch recht plastisch überströmt von Bildekräften, so daß die Zungenblüten kaum Platz finden nebeneinander.

Wenn man die Samen dieser Pflanze betrachtet, dann erlebt man einen gewaltigen Kontrast.

Aus halbmondförmig gebogenem, verknorzt verhärtetem Samen, der am Ende kleine Flügelflächen zeigt, entwickelt sich bei Lichteinstrahlung sehr schnell – oft schon am 2. Tag – der junge, mächtig drängende Keim.

Der Calendulasamen trägt das wesentliche Signum dieser Heilpflanze schon an sich: wie in sich verkrallt und verhornt scheinen hier die Lebenskräfte nur mühsam gebändigt zusammengehalten. Sie drängen danach, die in seiner Form auch zum Ausdruck kommenden chemischen Ätherkräfte entfalten zu können. Längere Zeit der Abgeschlossenheit im Dunkel nimmt dem Samen die Keimkraft.

Zwei kräftige, langrundliche Keimblätter nehmen oft die gesprengte Samenschale mit nach oben und können sich nicht von ihr befreien. Vorbei an ihnen drängen dann die ersten weich-plastischen, feinst behaarten Blättchen, die aufgerichtet in leichter eurythmischer «L»-Geste das Leben begrüßen. Blatt auf Blatt entwickelt sich dann bei wechselständiger Stellung in eng gedrängter Blattspirale um den Stengelgrund. Sie zeigen alle anfänglich die angedeutete «L»-Bewegung und später ausgesprochene «B»-Gesten. Sie werden etwa 10–15 cm lang und 3–4 cm breit, sind ganzrandig, breitspatelig zungenförmig geformt und sitzen mit stielartig verschmälerter Blattfläche an dem Stengel. Hell- bis gelb-grün leuchten sie in der Sonne, als seien sie alle schon leicht von dem Blütenimpuls durchtränkt.

Das Blattgewebe ist plastisch-weich aber doch in sich kräftig und von spannungsvollem Zusammenhalt.

Die Hauptblütezeit der Calendula reicht vom Juni bis zum September, doch kann man bei geeigneter Witterung zuweilen noch bis in den Januar hinein hie und da Calendula-Blüten entdecken.

Diese Heilpflanze ist als Kultur- und Zierpflanze in ganz Mitteleuropa beliebt. Sie wird gern auf Friedhöfen und in Bauerngärten gezogen. So findet sie bis Finnland hinauf ihre Pflegestätten.

Die Mittelmeerflora soll ihre wahre Heimat sein. Der Name «Ringelblume», der volkstümlich ist, hängt angeblich mit der gekrümmten Form der inneren Früchte zusammen. Sie heißt aber auch «Wucherblume», weil sie infolge ihrer fast unerschöpflichen Vegetationskraft ungestört wuchert und sich weiter verbreitet. Ihr Pflanzort auf Grabstätten hat ihr auch den Namen «Totenblume» eingetragen.

Bei einem vom Samen und von der Wurzel ab bis zur Blüte so charakteristischen Entfaltungs- und Formungsbild – wie es die Ringelblume darlebt – ist es eigentlich erstaunlich, daß in der neueren Heilpflanzenkunde und in ihrer Literatur die Calendula officinalis mit der Arnica montana wirkungsmäßig immer einfach gleichgesetzt werden.

Ein kurzer Überblick über den Vegetationsverlauf eines Jahres bei beiden Pflanzen kann uns deutlich zeigen, welche Unterschiede beider Pflanzenwesen sich offenbaren, so daß ihre differenzierten Heilbeziehungen aus einem solchen Vergleichsbilde fast herausspringen.

Wir erleben auf einer feuchten Urgesteinsbergwiese, die im Sommer von Licht, Wärme und Wind und im Winter schneebedeckt von Wind, Licht und Kälte umwogt und durchzogen wird, die Kalk-fliehende Arnica montana ihre Blattrosette entfalten, die aus einem dem sonnenhaften Stengel entstammenden, unter die Erde gezogenen Rhizom entstammt. Sie hält ihr fast ledriges, festes, scharf konturiertes Blattwesen zusammen und wartet, wartet bis im nächsten Jahre der blütentragende, hohle Stengel hervorkommt. Dann wiegt sich im Winde jene genialisch-kapriziöse, rötlichgelbe, wohlduftende Blüte, aus der sich dann nach kurzer Zeit eine sphärische Pappuskugel entwickelt und mit jedem Windstoß elegant und leicht die kleinen länglich-walzigen Früchtchen durch die Luft geschickt werden zu neuem vegetativem Beginnen, während die Mutterpflanze sich wiederum vorbereitet für das nächste Jahr.

Wie ganz anders lebt da die kalkliebende Calendula. Zumeist in der Ebene – aus der warmen Mittelmeerwelt stammend – muß sie jedes Jahr von neuem beginnen. Sie ist einjährig und nicht ausdauernd wie die Arnica! Schnell keimt sie auf, bringt weichplastische, fast lappige Blätter in Fülle und in schneller Folge hervor. Sie stößt dabei mit kräftig-kosmischer Pfahlwurzel in die Erde hinunter und ist recht eifrig im Heraussetzen immer neuer Seitenstengel, die wie alle von rötlich-gelben aber wenig angenehm duftenden Blütenständen gekrönt sind. Sie entfaltet immer aufs neue Blätter und Blättchen, die bis hoch zur Blüte hinaufsteigen. Sie produziert auch unermüdlich ihre leuchtenden, etwas starren, regelmäßigen Blüten und läßt aus ihnen die halbmond-

bis ringförmigen, verkrallten, fast hornigen Samen zur Erde fallen.

Die eine Pflanze hat eine in sich bewegte, leicht astralisierte, fruchtbare Blüte mit wenig Randblüten, die einzigen Blüten, die in diesem Blütenstand fruchtbar sind.

Die eine blüht nur wenige Wochen, die andere ebenso viele Monate lang! Man möchte fast sagen, bei der Arnica neigte sich die obere Lichtwelt herunter zu ihrem Blattwesen und staut dieses zur Rosette herab, während bei der Calendula sich die Blattwelt dem Lichteswesen entgegendrängt und ihm in seine Blattwelt hinein immer wieder eine Blüte abzwingt.

Das Überwiegen der Licht-Luft-Beziehung der Arnica montana steht der lichtüberglänzten Wasser-Erd-Beziehung der Calendula officinalis gegenüber. Arnica lebt zwar stark im Wäßrigen, drängt es aber in sich stark zurück.

Calendula lebt stärker im Festen, nimmt aber das Wäßrige ganz in sich hinein und hält es fest. Ihre Samen wirken gleichsam wie ausfallende Kristalle aus einer Salzlösung. Beide aber keimen nur im Lichte! Wie steht es um die Stoffprozesse in ihnen?

Einerseits das Wirken der Kieselkräfte mit den Kalium- und Kalkkräften in der Arnica, andererseits ein Wechselspiel zwischen Kalium und Natrium in der Calendula.

Im Sinne des Ihnen sicher bekannten XIX. Vortrages Rudolf Steiners in «Geisteswissenschaft und Medizin» kann man die Arnica als eine antimonisierende Heilpflanze ansprechen und die Calendula als eine albuminisierende.

Es gibt natürlich noch manche Unterschiede zwischen beiden Heilpflanzen, aber ich glaube, der große Duktus, der sie unterscheidet, ist im wesentlichen herausgearbeitet.

Von Virgil ist bekannt, daß er die Ringelblume gegen Krebs gerühmt hat, und Albertus Magnus gab sie gegen den Biß giftiger Tiere sowie bei Milz- und Leberverstopfung – wie es hieß.

Avicenna erwähnt die Ringelblume als Geruchsmittel gegen Ungeziefer. Ihr typischer Duft machte sie auch zu einem guten Niesmittel. In Justinus Kerners «Seherin von Prevorst» findet sich die Angabe, daß der Geruch der Ringelblume gegen Kopfschmerzen helfe. Ein französischer Autor gibt an, daß die Calendula durch ihren dem Menstruationsblut ähnlichen Duft die Perioden befördernde Kraft kund gäbe. Valentinus berichtet, daß auch der Wochenfluß gefördert werde und daß – wenn kein mechanisches Geburtshindernis vorläge – die tote wie lebende Frucht ausgetrieben würde.

Wiederholtes Riechen an der Ringelblume sollte Aborte bewirken. Bei Albertus Magnus findet man die Angabe, daß sie als «Mittel zur Erzwingung der Liebe» bekannt war. Sie wird angeblich im Volke noch dafür verwendet – in England und bei den südslawischen Völkern. Der Arztbotaniker Hieronymus Bock nennt sie mit dem griechischen Namen «katananke», das heißt nichts anderes als «Zwang».

In Frankreich sollen Ehemänner, die die Ringelblume lieben, «cocu» werden, d. h. Hahnrei!

Aus allen diesen Bräuchen und Anwendungen können wir ohne weiteres erkennen, daß die Calendula officinalis genau polar zur Arnica montana auf den unteren Stoffwechselpol wirkt und immer angewandt wurde.

In der Volksheilkunde wird diese Heilpflanze als schweiß- und harntreibend, auflösend, krampfstillend, fieberwidrig und als abführend angewandt bei Leber- und Milzanschwellung, bei Gelbsucht, Drüsenverhärtungen, mangelhafter Periode, Magenkrampf, Magengeschwüren, Bleichsucht, Veitstanz, Blutharnen, Hämorrhoiden und allgemeiner Schwäche.

Unregelmäßigkeiten der Periode bei nervösen und anämischen Personen ordnet die Calendula, wenn 7 Tage vor Beginn der Periode regelmäßig von der Tinktur genommen wird.

Bekannt ist ihre Anwendung äußerlich bei Wunden, Eiterungen, Brandwunden, Quetschungen, bei Impetigo der Kopfhaut, besonders auch bei bösartigen, schlecht heilenden Wunden und Geschwüren.

«Der aus den jungen Schossen gepreßte Saft mit Eigelb verbacken und gegessen, treibt den stockenden Monatsfluß!»

Das ist so eine kleine Auslese aus dem Indikationsbereich dieser Heilpflanze. Ich könnte noch wesentlich mehr Beispiele ihrer Anwendung bringen.

Zusammenfassend kann man vielleicht über die Calendula officinalis sagen, daß der Mars und Jupiter aus ihrer stark mondenhaften Natur die Heilkräfte herausholen, daß die Lichtätherkräfte die chemischen und Lebens-Ätherkräfte zu gewaltigen Leistungen im gestörten Organgeschehen aufrufen können – insbesondere bei der Heilung kompliziertester Wunden.

Die stark stoffwechselhaften, plastischen, eher sogar überquellenden Calendula-Vorgänge stehen den beschriebenen Arnica-Vorgängen mit ihren nervenbezogenen Form-Tendenzen diametral gegenüber. Die beiden Pflanzen werden sich in der Natur niemals begegnen, aber der «Arnica-Prozeß» und der «Calendula-Prozeß» wechseln im Wundgeschehen oft ständig miteinander ab oder laufen zuweilen nebeneinander her, dann liegt es in der Hand des einsichtigen Arztes, ihre Polaritäten im heilenden Arzneigeschehen zu einer Einheit zusammenzufügen.

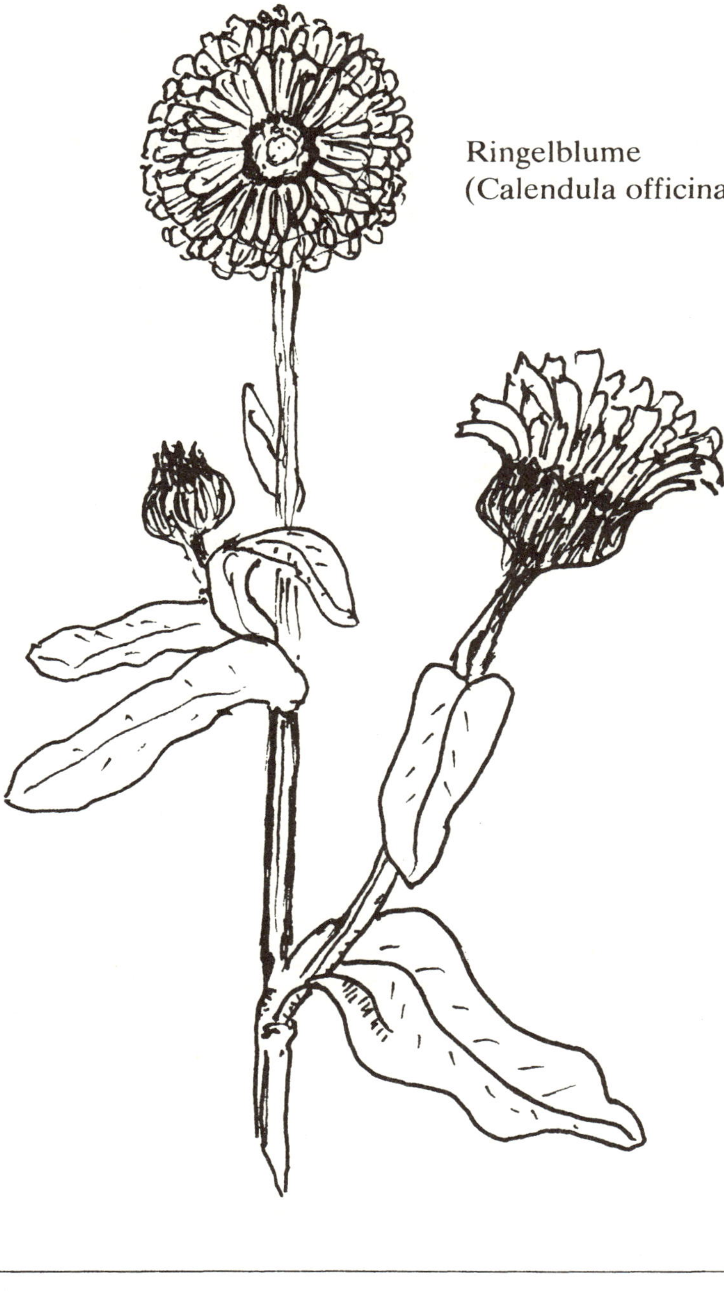

Ringelblume
(Calendula officinalis)

Vogelknöterich – Breitwegerich – Kleinblütiges Weidenröschen

Zum Abschluß unserer Heilpflanzenbetrachtungen möchte ich noch kurz einige erwähnen, die ich als Heilpflanzen mit anscheinend bestimmten Organausrichtungen aus Erfahrungen empfehlen kann. Als erste erwähne ich den «Vogelknöterich», Polygonum aviculare, der zu der weitverbreiteten Familie der «Knöterichgewächse» gehört. Man findet ihn an Wegrändern, in den Furchen der Kant- und Pflastersteine auf fast allen Straßen, Dorf- wie Stadtstraßen ebenso an anderen Weg- und Wiesenrändern im Freien wie in Anlagen und auf Äckern. Er hat in verschiedenen Gegenden der gemäßigten Zonen auch unterschiedliche Volksnamen bekommen. So heißt er in der Schweiz im Aargau «Sugras» oder auch «Chrottechrutt», im Schwäbischen «Saugras» oder «Wegsaukraut». In Norddeutschland trägt er ganz ähnliche Namen wie «Swienegras» oder «Swienekrad» und «Svinkrut». Seinen Vogelnamen hat er angeblich, weil er als Vogelfutter gedient hat. In Kärnten ist sein Name «Wegerich», nicht zu verwechseln mit Plantagogewächsen.

Der Vogelknöterich ist ein recht zierliches Kraut, das 5 cm selten auch bis 50 cm hoch wird. Aus einem mehrköpfigen, spindelförmigen, kurzen Wurzelstock mit kurzen Erdwurzeln entwickelt sich der Stengel, der überwiegend auf der Erde liegt aber zuweilen auch aufsteigt. Er ist kahl, dunkelgrün und gestreift. Die entwickelten Ästchen sind bis zur Spitze beblättert. Diese Blättchen variieren in der Form und ihrer Größe. Der Form nach sind sie elliptisch, lanzettlich bis lineallanzettlich, meist nur kurz gestielt oder aufsitzend, am Rande leicht aufgerauht. Die obersten Blätter überragen die Blüten. Es werden hellbraune Nebenblattscheiden entwickelt, die entweder durchscheinend oder hellbraun und häufig sind. Von den Blüten spricht die Botanik als von Trugdolden, die blattwinkelständig sind. Sie sind zwei- bis fünfblättrig. Die einzelne Blüte ist am Grunde trichterförmig, rosarot oder grünlichweiß. Um drei kurze Griffel stehen acht Staubblätter. Die Blütezeit reicht vom Mai bis zum November. Als Frucht wird ein dreikantiges Nüßchen entwickelt, das 2–3 cm lang wird.

Das blühende Kraut wird getrocknet und in der Volksmedizin als Mittel gegen Lungenleiden, bei Gicht, Rheumatismus und Hämorrhoiden verwendet. Deshalb habe ich es hier aber nicht erwähnt, sondern wegen seiner ausgezeichneten Wirkung gegen chronische Nierenbeckenentzündung.

«Fußtritt des weißen Mannes» wurde ehemals unser Breitwegerich – Plantago major – von den Indianern genannt. Es ging da die Behauptung, daß diese Pflanze von den Weißen einst in Amerika eingeschleppt wurde. Ob es der Wahrheit entspricht, mag dahingestellt bleiben. Jedenfalls haben die Amerikaner mit dem «Zuwachs» dieser Heilpflanze in ihrer Flora keine schlechte Erwerbung zu verzeichnen, denn sie war von Alters her ein viel geschätztes Heilkraut.

Der Breitwegerich ist eine ausdauernde Pflanze, die aus einem kräftigen Wurzelstock mit zähen Faserwurzeln eine bodenständige Blattrosette entwickelt. Im Gegensatz zu den nächsten Verwandten sind die Blätter breitelliptisch geformt. Sie sind von kräftigen, zähen Blattnerven durchzogen. Im Juni bis September, zuweilen noch im Oktober ragen aus der Blattrosette auf kurzen, runden Stielen dunkelgrüne bis braun gefärbte Blütenstände wie Ähren heraus. Sie verströmen keinerlei Duft.

Diese Heilpflanze gedeiht in der Nähe von Gräben, kleinen Tümpeln, vor allem auch auf Straßen und auf schmalen Fußwegen zumeist am Rande von Grasflächen. Man findet sie auf Dorfplätzen und auch in den Städten. Vermehrt tritt sie auch auf schlechten Wiesen, an Feldrainen auf. So gesellt sie sich von der Ebene bis in die Voralpen den Menschen zu. Wenn man weiß, daß Heilpflanzen, die in der Umgebung menschlicher Siedlungen auftreten, von den Menschen besonders gebraucht werden, dann wird man auch wieder lernen, den Breitwegerich zu beachten und zu schätzen. Gesammelt werden seine Blätter und zu Tee verwendet beim schleimigen Lungenkatarrh, sogar bei Schwindsucht, bei Blut- und Schleimflüssen, wie gegen Hämorrhoiden. Während die Sammelzeit der Blätter für Tees vor allem die Monate Mai und Juni sind, hat diese Heilpflanze auch Heilkräfte in anderen Monaten parat, wo sie besonders gegen akute, heftige Krankheitsattacken wirkt. Wespen-, Bienen- und andere Insektenstiche verlieren sofort ihren quälenden Reizzustand, wenn man Breitwegerichblätter zwischen den Fingern zerquetscht und feucht auf betroffene Hautpartien einreibt.

«Plantago-Salbe» von der Arzneifirma Weleda A. G. wirkt hervorragend gegen Schnupfen, Stirnhöhlen- und Nebenhöhlenentzündung, wenn man sie in den betroffenen Regionen öfter aufträgt. Aber Plantago major hat noch eine oder mehrere Überraschungen bereit. Man betrachte einmal die Blätter genau! Da wird man feststellen, daß an ihrer Oberfläche die Adern in das Blattwerk eingesenkt sind, während sie an der Unterseite hervorstehen, als seien sie aufgelagert. Reißt man ein Blatt ab, dann ragen diese Blattadern aus dem abgerissenen Stiel hervor. Diese Adern kann man dann in Richtung der Blattspitze relativ einfach aus dem Blattgewebe herausreißen, ein Verfahren, das man anwenden kann, wenn Menschen an Ohrenschmerzen, Zahnschmerzen und Gesichtsneuralgien leiden. Die gewonnenen Blattadern zerknüllt man, formt sie zu einer Kugel und steckt sie in das Ohr auf der Seite, wo der Schmerz auftritt. Dieses Verfahren beseitigt oft schnell Schmerzen und Entzündungen. Daß in ernsteren Fällen der Arzt zu Rate gezogen werden muß, ist selbstverständlich.

Aus einer ähnlichen, um nicht zu sagen, aus gleicher Sphäre wie der kurz beschriebene Vogelknöterich wirkt das «Kleinblütige Weidenröschen», Epilobium parviflorum, in den Menschen hinein. Diese Sphäre ist gekennzeichnet durch die venushafte rosa Blütenfärbung, die auf die Venussphäre im Menschen hinweist. In der Tat wurden früher schon ganz nahe verwandte Weidenröschen bei Erkrankungen der Nieren und der Blase angewandt.

Was diesen Vertreter einer so viel variierenden Pflanzenfamilie besonders auszeichnet, ist seine oft auffallende Wirkung auf die Prostata. Man kann beobachten, daß das blühende Kraut – getrocknet – als Teeaufguß eine auffallend reduzierende Wirkung auf die Prostata-Hypertrophie ausübt.

Man findet diese Heilpflanze zu mehreren an Bachufern, an Gräben, an feuchten Waldplätzen, in Auwäldern und auf Kahlschlägen. Sie kommt in der Ebene bis in obere Bergregionen vor: in Bayern bis etwa 1300 m, in Tirol bis 1500 m, in der Steiermark bis 1200 m, in Graubünden bis 1680 m und im Kanton Glarus bis 1700 m. Sie bevorzugt Kalkboden und ist ganz selten auf Urgestein. Die Blütezeit reicht vom Juli bis zum September.

Zweimal täglich – vormittags und nachmittags – nimmt man einen Teelöffel voll dieser getrockneten Droge und brühe sie in einer Tasse auf – niemals kochen! Es ist zweckvoll die Tasse vorher anzuwärmen! Wer die Droge selber sammelt, der nehme der Pflanze den oberen Sproß ab und lasse die übrige Pflanze an ihrem Wuchsort weiter wachsen, denn sie treibt neu aus und vermehrt sich noch durch Schößlinge. Eine derartig schonende Sammelart bewahrt die Pflanze vor dem Aussterben.

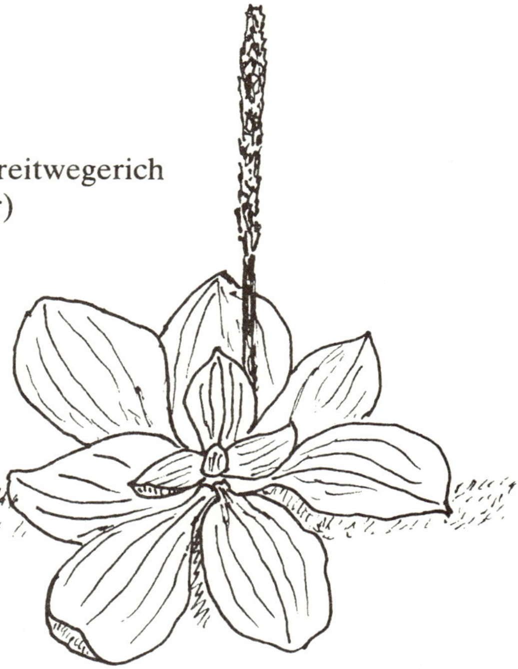

Großer- oder Breitwegerich
(Plantago major)

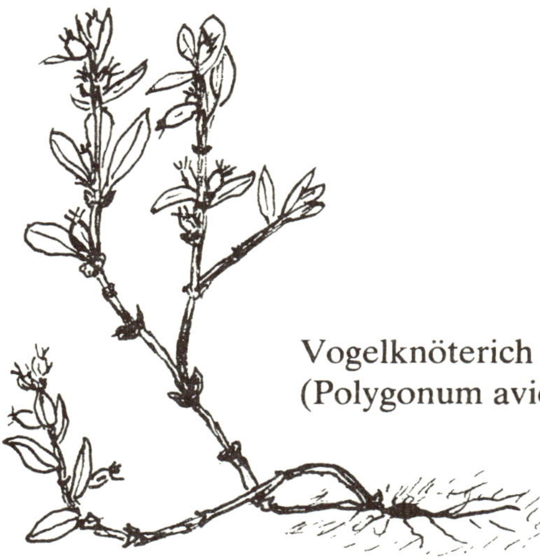

Vogelknöterich
(Polygonum aviculare)

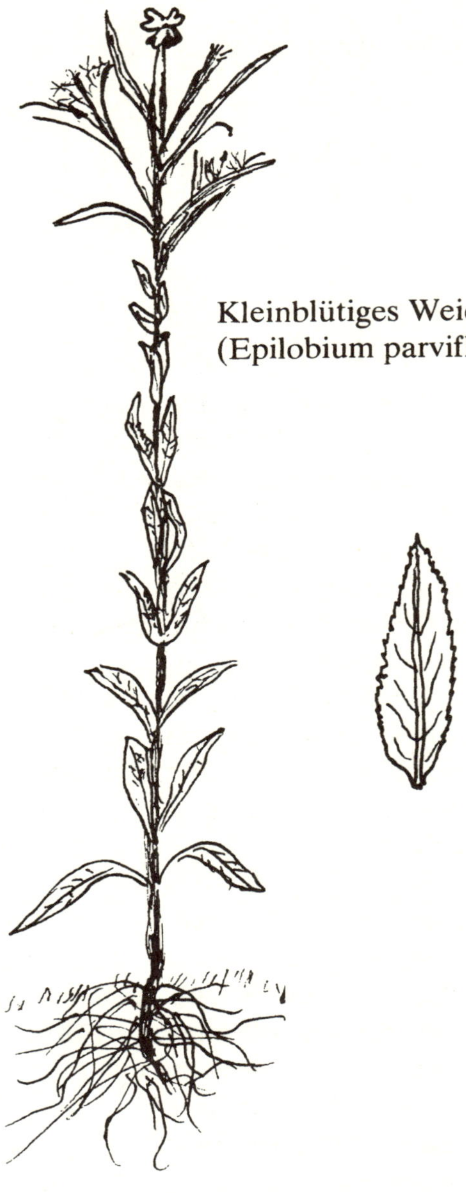

Kleinblütiges Weidenröschen
(Epilobium parviflorum)

Behandlung der Heilkräuter

Sammeln und Aufbewahren der Heilkräuter

Bevor wir unsere Heilpflanzenbetrachtungen fortsetzen, möchte ich *auf einige grundlegende* Verhaltensweisen hindeuten, nach denen man sich richten sollte, wenn man Heilpflanzengut zur Verfügung hat und es zu arzneilichen Zwecken für den Gebrauch an kranken Menschen herrichten muß.

Nachdem wir uns schon klar gemacht haben, wie die Pflanzen hinsichtlich ihrer Organik unterschiedlich ausgebildet sind, so daß man da ganz sachgemäß vielerlei Organe unterscheiden kann (Wurzel – Blätter – Blüten – Früchte, Samen), ist es wohl auch einzusehen, daß diese Organe durchaus unterschiedlich behandelt sein wollen, wenn sie im Zuge einer Heilkräuterbehandlung das Ziel ihrer Organbezogenheit und ihrer dort jeweils wirkenden Kräfte im menschlichen Leibe die kranken Organe erreichen sollen.

Von den «Blüten» wissen wir, daß sie eine besondere Beziehung zu den menschlichen Nieren, zu den Unterleibsorganen bzw. zum Stoffwechsel haben. Es wirken aber nicht alle Pflanzen rein organotrop, sondern oft oder meistens über die Anregung der Lebensorganisation und des Astralleibes.

«Blätter», die eigentlichen rhythmischen oder «Atmungs-Organe» der Pflanzen sind in ihrer Wirkung überwiegend auf die rhythmische Mitte des Menschen, auf seine Atmungs- und Kreislauforgane ausgerichtet.

Die «Wurzeln» und «Rhizome» wirken dagegen im menschlichen Organismus vorwiegend auf die Kopf- und Nervenorgane, während die «Samen» eine starke Beziehung zum Herzen haben. Diese Pflanzenorgane werden und wurden nicht immer entsprechend den hier angegebenen Bezügen verwendet. Die Unterscheidungen können oder sollten aber als Richtlinien in einer rationell befolgten therapeutischen Haltung beachtet werden.

Entsprechend den angedeuteten Differenzierungen sollte man die Heilpflanzen auch unterschiedlich behandeln, wenn man sie herrichten will etwa für Arznei-Tees, als Arznei-Umschläge, als Arznei-Badezusätze oder als Teilbäder usw. Es kommt immer auf eine schonende Behandlung des Kräutermaterials an. Man sollte Blätter und vor allem Blüten niemals kochen wie Rinden, Samen oder Wurzeln. Man wird es auch lernen, sich niemals nur dogmatisch zu verhalten, sondern sich bewußt hineinzuleben in die lebendigen Zusammenhänge.

Die Wurzeln speichern bekanntlich Salze. Deswegen müssen sie eben länger ausgekocht werden. Je höher man von Heilpflanzen Organe verwenden will, um so weniger darf man scharf auskochen. Der Same aber gehört wieder oft zu jener Region, wo ihrem Wesen nach die Wurzeln ihren Kraftbereich haben, deshalb werden manche auch regelrecht ausgekocht, doch unterscheidet da natürlich immer der Charakter der Heilpflanze das «Wie».

Der Schachtelhalm mit seiner Kieselsäure verträgt zum Beispiel – obgleich er kein Wurzelorgan darstellt, längeres Auskochen, sonst gibt er seine kolloidale Kieselsäure überhaupt nicht frei. –

Die Angaben in den Arznei- und Kräuterbüchern bezüglich der empfohlenen Mengen und den differenzierten Zubereitungen der Kräuter sind oft unterschiedlich und wohl auch mißverständlich, deshalb werden hier erst einmal einige allgemein übliche Richtlinien angegeben. So sind Angaben in Gramm-Mengen oft – vor allem in Privathaushalten – nicht recht realisierbar. Es hat sich nun die Gewohnheit herausgebildet, sich etwa nach folgendem Schema zu richten:

Wenn in den Anweisungen von 1/4 Gramm gesprochen wird, so entspricht das einer Menge, die von einer Taschenmesserspitze erfaßt wird; 1/2 Gramm ist eine große Taschenmesserspitze voll. 1 Gramm ist ein 1/2 Teelöffel voll getrockneten Krautes. Ein voller Teelöffel wird als 2-Gramm-Menge angesehen. Will man 3 Gramm verwenden, so nimmt man einen Eßlöffel gestrichen voll bis zum Rande. Ein gehäufter Eßlöffel voll wird mit 5 Gramm berechnet. Daß diese Mengenangaben alle nur annähernd gültig sein können, dürfte verständlich sein. Der Apotheker hat natürlich genauere Wiegemöglichkeiten, die dem privaten Haushalte zumeist nicht zur Verfügung stehen.

Wenn von einer Teemenge gleich einer Tasse voll gesprochen wird, dann sind das etwa 1/4 Liter. Das ist die übliche, jeweilige Menge, die als Einzelgabe einzunehmen ist. Verordnet der Arzt oder verlangt der Krankheitsfall mehr, dann müssen so viel Tassen Tee aufgenommen werden, wie der Arzt vorschreibt. Auf keinen Fall sollte man aber dem Wahn huldigen, daß «viel auch viel hilft». Heilung hat immer mit der Zeit zu tun und insbesondere mit der Geduld.

Von der Verwendung und der Zubereitung der Kräuter:

Es haben sich im Laufe der Zeiten bei den sachkundigen Kräutertherapeuten etwa fünf Zubereitungsarten entwickelt, nach denen sich der Laie auch richten kann. Der übliche und wohl allbekannte Aufguß steht als am gebräuchlichsten an der Spitze. Für einen solchen Aufguß überbrüht man die vorgeschriebene Teemenge in einer Tasse mit 1/4 l kochendem Wasser, läßt das Ganze 10 Minuten zugedeckt ziehen und filtriert dann ab. Wohlgemerkt! – nicht länger ziehen lassen als 10 Minuten. Auf diese Weise werden empfindliche und aromatische Kräuter so behandelt, daß von ihren wertvollen Substanzen möglichst das meiste in den Aufguß übergeht und als Heiltrank zur Verfügung steht.

Stellt es sich heraus, daß ein solcher Aufguß von dem Kranken beim anfänglichen Gebrauch nicht ohne objektive oder subjektive Gegenreaktion oder Antiappetit vertragen wird, dann verkürzt man die Zeit des Ziehenlassens auf 5, 6, 7 oder 8 Minuten. Die Wirkung wirkt in der erwarteten Richtung, und der Kranke gewöhnt sich an das ungewohnte Getränk.

Unter leichter Abkochung versteht man folgendes Vorgehen. Man verrühre die vorgeschriebene Menge Kräuter in 1/4 l kochenden Wassers, läßt 1- bis 2mal aufwallen, entferne das Gefäß von der Feuerstelle, decke es zu und lasse das so Gekochte noch wenige Minuten, um es dann abzufiltern.

Ein anderes Vorgehen besteht darin, daß man die vorgeschriebene Kräutermenge mit 1/4 l kalten Wassers auf die Wärmequelle setzt und dann aufkochen läßt; darauf abfiltrieren. Will man stärkere Abkochungen bereiten, geht man ähnlich vor. Man stellt die Flüssigkeit sofort nach dem Aufkochen von der Wärmequelle weg und läßt sie zugedeckt noch 10 Minuten ziehen. Das ist ein Verfahren, das vor allem für Rhizom- und Wurzelabkochungen angewendet wird.

Sogenannte «kalte Auszüge» bekommt man, wenn man die verordnete Kräutermenge mit 1/4 l kalten Wassers übergießt und sie 6–12 Stunden ziehen läßt. Je länger das Wasser auszieht, um so kräftiger wird der Auszug. Alkoholische Auszüge kommen für den Laiengebrauch wohl weniger in Anwendung.

Man kann aus frisch gesammelten Kräutern «Preß-Saft» herstellen. Da nimmt man geeignete frische Pflanzenteile, zerstampft sie in einem Mörser und preßt die bereitete Masse durch ein sauberes Tuch ab. Den so gewonnenen Preß-Saft gibt man den Kranken teelöffelweise in Milch oder Mineralwasser. Auch Heilpflanzen-Pulver kann man bereiten. Man nehme gut getrocknete Heilkräuter oder Teile von ihnen und stampfe sie in einem Mörser zu Pulver, darauf siebe man das gewonnene Pulver durch ein feines Sieb. Die Anwendung als innerliche Arznei erfolgt derart, daß man eine vorgeschriebene Menge des Pulvers jeweils in einem Eßlöffel voll Milch einnimmt.

Kräuter-Umschläge sind zuweilen gebräuchlich. Man nehme in 1/4 l Wasser eine vorgeschriebene Menge an Heilkraut – z. B. 10 g = 2 gehäufte Eßlöffel Schafgarbe – und bereite daraus einen Kräutertee. In dem abgefilterten heißen Tee werden saubere weiße, mehrfach zusammengelegte Tücher (aus Bourette-Seide) eingeweicht, dann ausgepreßt und warm (nicht heiß) als Umschlag verwendet. Darauf wird ein Stück wasserdichten Stoffes gelegt und dann ein warmes Wolltuch über die Packung. Längeres Warmhalten kann eine Gummiwärmflasche bewirken.

Eine andere Methode zu feuchten Umschlägen liegt in folgendem Vorgehen: Man füllt ein weißes Säckchen mit Kräutern, läßt es dann mit heißem Wasser durchtränken und anschließend so vorgehen wie vorstehend geschildert. Waschungen – vor allem von Wunden: Tee wie zum Trinken bereiten und die Wunde mit von diesem Tee durchtränkten Tupfern abtupfen oder bespülen. Auch zu Einläufen können Kräutertees – wie zum Trinken bereitet – verwendet werden.

Als Badezusatz kocht man 100 g Kräuter mit 1 Liter Wasser auf, filtriert ab und setzt dann den Absud dem Badewasser zu. Mit 40 g Kräutern und 1/4 l Wasser bereitet man in gleicher Weise einen Absud für Arm- oder Fußbäder.

Niemals *giftige* Heilkräuter verwenden! Das ist die Domäne von Apothekern und Fachleuten!

Das Sammeln von Heilkräutern kann eine wichtige Seite des Umgehens mit diesen Pflanzen für den werden, der in naher Zukunft auf das selber geerntete Kräutergut angewiesen sein wird. Da sollte vor allem darauf geachtet werden, daß keine Pflanzen gesammelt werden, wo in der Nähe Insekticide verwendet wurden, wo künstlicher Dünger verwendet wurde und wo Autoabgase nahe an das Sammelgut herangelangen.

Heilkräuter zu suchen in ihren natürlichen ökologischen Zusammenhängen mit anderen naturbelassenen Pflanzen ist die selbstverständliche Aufgabe des Kräutersammlers. Jeder Therapeut, der mit Heilpflanzen heilen will, sollte vor allem wissen, daß für sein Beginnen solche Heilpflanzen von Bedeutung sind, die in der Umgebung seines Praxisbereiches und in dem Bereich seiner Patientenwohnungen gedeihen. Damit ist nicht gesagt, daß diese bestimmten Exemplare für die Therapie verwendet werden sollen, sondern nur die Species. Oft weist das Auftreten bestimmter Heilpflanzen schon darauf hin, wessen die Menschen jener Gegend bedürfen. Das sind natürlich Aspekte, die für die wurzellosen Städter weniger in Betracht kommen.

Zum Sammeln gehören selbstverständlich vor allem umfassende Kenntnisse der Pflanzenwelt, die «moderne» Ärzte in ihrem Studium zumeist nicht mehr vermittelt bekommen. Man kann sich diese Kenntnisse aber auch autodidaktisch selber erringen, wenn man sich an geeignete Literatur wendet und nach den dort abgebildeten Pflanzen in Feld, Wald und Wiese sucht, um seine Kenntnisse zu vervollkommnen. Dann sollte man von Anfang an beginnen, die Pflanzen besonders in ihren Konturen zu zeichnen, später auch farbig. Solche Zeichenübungen am Naturobjekt sollten so lange wiederholt werden, bis man sie aus dem Gedächtnis reproduzieren und sie draußen auch ohne Bestimmungsbuch finden und erkennen kann. Das Wahrnehmen und Zeichnen vermittelt bald die typischen Wuchsgesten der Pflanzen, die auch für die Heilhinweise von Bedeutung sein können.

Wie verhält man sich zu seiner Aufgabe des Kräutersammelns? Man wählt tunlichst einen Tag, der trockenes Wetter bringt, da dann auch das Trocknen der Kräuter leichter vor sich geht. Vor allem sammelt man jeweils nur soviel, wie man rechtzeitig gleich verarbeiten oder herrichten kann, da andernfalls Sammelgut unnütz verdirbt und zugrundegeht. Man sollte auch bedenken, daß bei länger unsachgemäß gelagertem Sammelgut Substanzen in den Heilpflanzen sich auch verändern können.

Erntet man Blüten, so sollte man sie zu Anfang ihrer Blütezeit pflücken und sie dann gleich auf einem Trockenboden, der gut durchlüftet ist, zum Trocknen legen. Als Unterlage nimmt man sauberes, unbedrucktes Papier.

Auch für das Sammeln von Blättern gibt es ganz bestimmte Verhaltensweisen. Sie erntet man vor allem vor der Blütezeit bis zur Blüte hin. Größere Blätter reiht man auf Bindfadenschnüren auf und hängt sie so in den Trockenraum. Kleinere Blätter breitet man wieder auf sauberem Papier aus. Oft ergibt sich die Notwendigkeit, die Kräuter in ihrer ganzen Größe zu trocknen. Man hängt sie wie große Blätter zum Trocknen auf; doch muß man vorher dafür sorgen, daß in den Wurzeln und an den Stengeln haftende Erdreste sauber entfernt sind und auch welke Blätter beseitigt sind.

An der jeweiligen Art der Heilpflanzen wird man erkennen und erleben, daß das Trocknen unterschiedliche Zeit dauert. Samen, die ihrer Natur nach anfänglich noch wenig Feuchtigkeit enthalten und auf eine vegetative Ruhezeit vorübergehend ausgerichtet sind, erfordern eine Trockenzeit an einem Trockenplatz. Bekannt dürfte sein, daß bestimmte Blätter durch das Trocknen einen wesentlichen Anteil ihres Aromas verlieren. Sie müssen deshalb möglichst gleich nach dem Pflücken verwendet werden, z. B. Petersilie. Auffallend ist die Tatsache, daß die Blätter einer bekannten Rosacee frisch zum Tee bereitet – die Brombeerblätter – ohne Duft und Geschmacksnuance sind. Bereitet man den Tee aber aus getrockneten Brombeerblättern, dann meldet sich ganz leise eine Rosaceen-Geschmacksnuance. Übrigens hat ein solcher Tee eine hervorragend heilende Wirkung gegen entzündliche Vorgänge am und um den Blinddarm.

Pflanzen sind lebendige Wesen. Ihre Wirkensdauer ist immer nur eine beschränkte. Darum muß man wissen, daß man von getrockneten Heilpflanzen nach ihrem Einsammeln höchstens 1 Jahr lang wirkungsvolle Zubereitungen erwarten kann. Das gilt natürlich ebenso von Pflanzen aus dem Kräuterhandel. Darum kaufe man nur dort, wo die Gewähr besteht, daß die Apotheke oder Drogerie jeweils alle Jahre ihren Kräutervorrat erneuert. Nacktes Metall wie Blechdosen nehmen den Kräutern ihre Kräfte. Gefäße aus Steingut, Porzellan sind die besten Aufbewahrungsmöglichkeiten. Glas nur dann, wenn sie in absoluter Dunkelheit gehalten werden, denn auch Licht nimmt den Kräutern allmählich die Kraft.

Helleborus niger/Die Christrose

Der schwarze Nieswurz

Es ist immer ein gewagtes Unterfangen, im Bereiche der Pflanzenwelt eine Einzelpflanze wesensgemäß darstellen zu wollen und dabei die Familie, die Ordnung aus Gründen des eingeschränkten Themas nicht genügend zu Worte kommen zu lassen. Jede Pflanze ist außer ihrer eigenartlichen Besonderheit noch *wesentlich* bestimmt durch das Generelle ihrer Familie, sie ist der Schnittpunkt von Entwicklungstendenzen von oben und unten sowie die Spiegelung vieler differenzierender Einflüsse aus Kosmos und Erde. Das gilt besonders für die Darstellung etwa eines Vertreters der Hahnenfußgewächse, der Ranunculaceen, wie die *Christrose* es ist. Mit den Ranunculaceen haben wir jene Pflanzenfamilie vor uns, die uns am klarsten und zugleich am verschleiertsten ihre Zentralstellung im Pflanzensystem offenbart, ihre Schlüsselstellung insofern, als sich in ihr offensichtlich die Vereinigung mehrerer Entwicklungsrichtungen – einmal aus der irdisch-kosmischen Vergangenheit (gespiegelt z. B. in den Monokotyledonen), zum andern aus dem reinen Erdenzustande – abzeichnet, bzw. auch, daß beide Pole sich durchdringen. Jede einzelne Familie weist jeweils hin auf vergangene oder auch auf zukünftige Entwicklungsphasen im Pflanzenreiche und ist von diesem Aspekte her wesensbestimmt. Bezüglich der Einzelheiten und Vielfältigkeiten dieser Problematik muß auf fachbotanische Werke verwiesen werden.

In einem pädagogischen Kurse zeigte Dr. Steiner einmal den Lehrern, wie für das botanische Erfassen der Pflanzenwelt den Kindern die eigenen, sich entfaltenden Eigenschaften der Seele in eine Erlebnisbeziehung zu den Pflanzenfamilien, die wiederum

Äußerungen der ganzen Erde sind, gebracht werden müssen. Dadurch kann die durchaus rechtmäßige Familieneinteilung auch wesensmäßig nahegebracht werden. Bei der Betrachtung der Christrose – nun einmal umgekehrt vom Erwachsenenstandpunkte aus – wird man wiederum gern erinnert an Kinder um das 11. bis 12. Lebensjahr, die man erleben kann, wie sie fast einsam dastehen im Ringen um den Ausgleich von Kräften ihrer verklingenden, kindlich-träumenden Vergangenheit mit jenen, die aus ihrer Zukunft hereinwirken, sie zu einem andersartigen Wachen aufrufen und ihnen dadurch allmählich eine andere Stellung zur Umwelt vermitteln. Alle das Kind vorher umgebenden Wärmekräfte scheinen wie in einem Punkte zusammengezogen; physisch-ätherisches Wachsen ringt in neu erschlossener Verstandes- und Erkaltungssphäre um auch organisch neues Gestalten und Abbauen, d. h. um den körperlich-seelischen, beweglichen «Ruhepunkt» zwischen zwei polaren Entwicklungsphasen. Wie die Christrose in einer vegetationsfeindlichen Jahreszeit sich voll zur Erscheinung bringt, so ringt das Kind den hemmend-erkaltenden Zukunftskräften seine Blütezeit ab. –

Die ausdauernde, giftige Christrose treibt aus einem kurzen, kräftigen, schwarzbraunen Wurzelstock, der mit vielen langen, ebenso getönten, zähfesten Wurzeln und wenigen kurzen Seitensprossen versehen ist, einen oder mehrere Stengel. Dieser Wurzelstock offenbart den Bau eines Stengels. Er hat innen das Grundgewebe, an der Peripherie die Leitbündel, die ihren Gefäßteil nach innen kehren. Die später überwinternden, wurzelständigen Laubblätter bohren sich – anfänglich eingerollt und zugespitzt – durch die Erde an das Licht und entfalten sich auf Stielen bis zu 30 cm Länge zu 7 bis 9 fußförmig zusammenhängenden Abschnitten. Das Blatt ist aus einem unpaarig gefiederten Blatte hervorgegangen. Die Stiele der seitlichen Fiederblättchen sind aneinander hinaufgerückt und bleiben miteinander verwachsen, da sich der Blattstiel nicht weiter ausbildet. Die Konsistenz der Blätter ist lederig, die Färbung dunkelgrün. Die Oberfläche kann glänzend oder matt sein. Die einzelnen Blattabschnitte sind langgestreckt, schmallanzettlich bis keulenförmig, ihre Kanten tragen im Verlauf der Endabschnitte mehr oder weniger zahlreiche, nach vorn gerichtete Sägezähnchen. Die Blattnerven sind stark ausgeprägt, oberflächlich gering eingezogen und an der heller getönten, der Erde zumeist aufliegenden Unterseite stark kielförmig hervorspringend. Am Blattstiel ist eine breite Blattscheide. An dem Stengel entwickeln sich 1–2 blaßgrüne, glattrandige Hochblätter. Die aufrechten, fleischigmassiven, kahlen Blütenstiele sind hellgrün und vielfach mit rosa-violetten, mehr oder weniger langgestreckten Tupfen übersät, deren Fülle sich unterhalb der Blütenhülle staut (oft auch dort, wo Nebenknospen entstehen). Ein bis drei hellgrüne, ganzrandige, schuppenförmige Hochblätter stehen in wechselständiger Spirale um diesen Stiel und zeigen zuweilen Zeichen ihrer starken Wandlungsfähigkeit; denn neben solchen zugespitzten Hochblättern mit kaum sichtbarer Nervatur erscheinen auch solche mit 2 bis 3 Zähnchen an den Spitzen. Andere zeigen plötzlich wieder eine kräftige Mittelrippe, die sich oben nach zwei Seiten spaltet: sie geben den schuppenhaften Hochblattcharakter auf und zähneln die beidseitigen Spitzen nochmals, besonders dann, wenn in ihrer Achsel eine Blütenknospe entspringt.

Endständig erscheint aus stumpf zugespitzter, mandelförmiger Blütenknospe in leichter Hängelage die Blüte. Sie liegt, von zwei Scheidenblättern umhüllt, umgewendet in der Blütenknospe und erhebt sich beim Aufblühen mit hakig gekrümmtem Stiel aus der «geotropen» Stellung, indem sie die zwei sie bisher umhüllenden Hochblätter bei weiterem Wachstum zurückläßt. Mit dem Wegspreiten der Hochblätter wird der weiße Kelch freigegeben. Wie von Morgenröte übergossen lichtet sich die Blüte im leichten Aufrichten und beim Öffnen in Richtung der Horizontalen schneeweiß auf und erreicht einen Durchmesser von 3 bis 10 Zentimetern. Die 5 breit-elliptischen, blütenhaft weiß aufgelichteten Hüllblätter (vgl. Tulpe) umschließen eine Fülle (bis über 100) eng zusammengeballter, anfänglich in gedrungener Tannenzapfenform zusammengedrängter Staubfäden, die sich später öffnen, überragt von vorher entfalteten 7 bis 10 weißlich-grünen Stempeln. Die Blütenorgane werden von einem Kranz (bis zu 20) grüner Blütenblätter, die Honig abscheiden, wie in einer Schale zusammenhalten. Diese dütenförmigen Honigblätter sind mit Ober- und Unterlippe versehen. Vorher duftlos, entströmt bei voller Entfaltung der Staubgefäße und Honigblätter ein feiner honighafter Rosenduft, der bald wieder verschwindet.

Blickt man so recht in die Fülle einer Christrosenblüte hinein – möglichst noch im Gegenlichte –, dann erlebt man bei Aufbietung umfassender Aufmerksamkeit, wie sich in Form, Farbe und Zahl vor den Augen die beiden Weltenkräfte des Oben und Unten durchdringen und hier im Schnittpunkte ihres gegenseitigen Durchdringens ihre polaren Offenbarungsorgane erfassen, formen, färben – und hernach wieder freigeben an die Sphäre ihres Urstandes. Die blütenbildenden, farbenspendenden Sternenkräfte erfassen die Kelchblätter, durchlüften und durchlichten sie. Im Lichtesgegenschein erkennen wir, wie in das klare Winterweiß dieser Blütenhülle feines Gelbgrün, vielleicht auch zartes Rosa hereinspielt, das hier und da zum Violetten hinunterneigt, fast an das menschliche Inkarnat antönend. In diesem Farbenkreis, welcher die der «Erde zugeneigten Blütenorgane» auflichtend erfaßt hat, erscheint nun die «eigentliche Blüte», ihre «oberen» Organe, vom leuchtenden Grün der Lebenskräfte durchtränkt – die Honigblätter – und dann in einem inneren Reigen die Staubblätter, und alles gekrönt von den überragenden, blassen Stempeln.

Das geschilderte Farbenspiel geht viel weiter noch und feiner vor sich. Im durchschimmernden Lichte zeigt sich, daß die grünenden Blüten-Honigblätter den weißen Hüllblättern an ihren Ansatzpunkten von innen das Grün zurückzugeben scheinen, ein Vorgang, der von außen kaum zu erkennen ist. Ein bedeutungsvolles und wirkungsvolles Kräftewechselspiel findet hier statt und bringt sich zum Ausdruck, das seinen Höhepunkt in der Reifezeit findet, wo die Hüllblätter dann ergrünen oder grünrot werden und die Honigblätter wie die Staubgefäße abfallen. Das feine

Wechselspiel der Farben, das so wenig eindeutig geschildert werden kann wie das des Regenbogens, offenbart unserem sinnenden Schauen die Hauptwesensseite der Hahnenfußgewächse überhaupt und die der Christrose insbesondere, die Wesensseite, die sie zu diesem Namen, zu ihrer Stellung im Jahresrhythmus und insgesamt zu ihrer althergebrachten Wertschätzung als Heilpflanze geführt hat.

Es gibt nur *ein* Wesen der Schöpfung, das mit seinen höchsten Kräften ständig an jenem Scheidepunkt steht, wo es in den Bereich der «niedersten Kräfte» eingreift, und das ist der Mensch, der Mensch, der zur Winterzeit erwacht und in seinem Geistleben erblüht. Auf diesem Wege «begleiten» ihn und spiegeln seinen Weg einige Pflanzen: die Herbstzeitlose, die Christrose, die Mistel, der Huflattich und andere.

Mit der Reife der Helleborus-niger-Blüte erfolgt die geschilderte Farbrückgabe; die Hüllblätter werden noch fester als vorher, undurchsichtiger, damit weniger lufthaltig und nehmen jetzt ganz den Charakter von Kelchblättern an, in deren Mitte sich in wunderbarer Spirale die Fruchtknoten auf kurzem Fruchtträger quirlig umeinander winden. Der einzelne Fruchtknoten besteht aus einem Fruchtblatt, dessen Ränder miteinander zu einer Bauchnaht verwachsen und sich zu dem Griffel verlängern. Die einzelne Frucht ist eine Hülse, der der Griffel wie ein Schnabel aufsitzt. Die 4 mm langen Samen sitzen an der Bauchnaht. Sind die Früchte vollreif, brauntrocken, dann neigen sie sich radial auseinander, soweit es ihnen möglich ist, denn im unteren Drittel sind sie miteinander verwachsen. Die entfallenden Samen sind eiförmig und am Rücken mit einem *blasigen* Längswulst versehen.

Die Blütezeit des schwarzen Nieswurz beginnt oft schon im November, Dezember und reicht bei vielen bis in den Februar, in den April hinein. Zuweilen blüht sie im Juni zum zweiten Male. Entsprechend der winterlichen Jahreszeit ist der Insektenbesuch nur gering. Gelegentlich wird die Honigbiene beobachtet; doch verfügt Helleborus niger über die Möglichkeit zur Autogamie.

Die Narben bleiben sehr lange empfängnisfähig. Wenn kein Insektenbesuch stattfindet, kann bei schräg oder senkrecht stehenden Blüten der Pollen die eigenen Narben befruchten. – In der Kultur wächst die Christrose langsam; oft dauert es bis zu 5 Jahren, ehe Sämlinge blühen. Dafür kann sie wiederum sehr alt werden. –

«Eine märchenhafte Pracht» bieten «die Christblüten im Berchtesgadenerland», sagt Kroeber. «Ihr massenhaftes Vorkommen von der Talsohle bis zur Krummholzregion in den Gebirgswäldern der bayerischen Kalk-Alpen zwischen Salzach und Inn» erscheint ihm unergründlich, «nachdem sie in Vorarlberg, Tirol und in der Schweiz (Ref. einzig im Tessin) nur selten gefunden wird.» Auch Hegi erwähnt das Vorkommen der Christrose an steinigen, buschigen Abhängen, in Gebirgswäldern, zwischen Gebüschen der südlichen und östlichen Alpen, nur auf Kalk! Aus Gärten vereinzelt verwildert, tritt Helleborus niger auch noch sporadisch an einigen anderen Stellen auf. Die Allgemeinverbreitung erstreckt sich über die nördlichen und südlichen Kalkalpen der östlichen Alpenkette (östlich bis Niederösterreich und Kroatien, westlich bis Tessin und nordöstlich Tirol), Apennin, Serbien und Wallachische Karpathen (n. Hegi).

Fernab von jeglichem Verständnis unserer Pflanze führt nun die chemische Analyse der Inhaltsstoffe, soweit sie bisher durchgeführt und soweit Einzelstoffe erfaßt werden konnten. Wehmer gibt an, daß in dem Rhizom die glykosiden Saponine Helleborin (Drasticum) und Helleborein (Herzgift), Aconitsäure, fettes Öl, Spuren ätherischen Öles, Ca-Phosphat u. a. gefunden seien; nach neueren Angaben nur Helleborin, über 0,045%, und feine andere Glykoside. Die Blätter sollen gleiche Stoffe aufweisen wie das Rhizom. Bezüglich der Asche verweist er auf ältere Analysen von Berzelius, 1846. Kroebers Angaben sind fast die gleichen. Er weist noch darauf hin, daß Helleborus niger im Gegensatz zu Helleborus viridis keine Alkaloide enthält. Die neuesten Ausführungen verdanken wir F. O. W. Meyer (1949). Er berichtet, daß Schweizer Autoren dem wässrigen Extrakte aus Rad. hellebor. nigr. ein wesentlich stärkeres Glykosid entzogen hätten, das schwer wasserlöslich ist und eine 20- bis 40fache Wirkung gegenüber den ebenfalls von ihm angegebenen schon bekannten Glykosiden hat. Auch er führt neben Aconitsäure, fettem Öl die beiden Glykoside Helleborein und Helleborin auf. Nach ihm ist Helleborein wasserlöslich, ein «Digitalisglykosid» mit Eigenschaften eines schwach hämolysierenden Saponins, das am isolierten Herzen «typische Digitaliswirkung» erzeugt. Helleborin ist ein typisches, Schleimhäute stark reizendes Saponin.

Die frische Wurzel der schwarzen Nieswurz sieht braun aus und duftet wie ranziges Öl; getrocknet ist sie dunkelbraun.

Aus alten Zeiten ist dann der Gebrauch der Christwurz in vielfacher Hinsicht überliefert. Von den griechischen Philosophen hieß es, daß sie die Wurzeln aßen, um besser denken zu können. Herakles wurde angeblich durch diese Heilpflanze von einem Wahnsinnsanfall geheilt, ebenso die rasenden Töchter des Königs Proitos. Hier wird sogar die Anwendungsart genau berichtet: der Ziegenhirte Melampas gab ihnen Ziegenmilch zu trinken, nachdem die Ziegen Helleborus gefressen hatten. Dioscurides gibt Helleborus als Laxans, als Emmenagogum, gegen Epilepsie, Melancholie, Wutanfälle, Gicht, Schwerhörigkeit und Krätze. Horaz schreibt in seinen Satyren, daß Helleborus «den Wahnsinn heile, der sich auch als Geiz äußert» (Danda est ellebori multi pars maxima...) (zit. nach H. Sieg.) – Auf diese fernen Quellen führen die alten Angaben mit mehr oder minder klaren Indikationen zurück. Einer schreibt es von andern ab, so daß im Laufe von Jahrhunderten der Gebrauch der Christrose und ihre Indikationen immer verschwommener wurden. Bis dann wieder durch Theophrast von Hohenheim (gen. Paracelsus) unsere Heilpflanze eine Würdigung erfuhr auf Grund einer ganz modern naturwissenschaftlich anmutenden Betrachtung, die verbunden war mit klarer Erfassung ihres Wesens bis in die Beziehungen zu den einzelnen Organsystemen.

Von Paracelsus spannt sich dann ein weiter Bogen zu Rudolf Steiner, der eine ganz neue Indikation für Helleborus niger aufzeigt. Diese beiden Autoren stellen eine Polarität dar, zwischen deren Polen noch eine Fülle historischer Beweise für die Wertschätzung der Christrose angeführt werden könnte. Die meisten gehen zurück auf Paracelsus und Matthiolus. Paracelsus hatte sich mit der ganzen Macht seines Natur erkennenden Genius und seines therapeutischen Willens für diese Heilpflanze eingesetzt. Mit ihr beginnt er in seinem «Herbarius» das Wettern gegen die abstrakte Arzneianwendung, die sich auf die Bücher stützt, wie sie aus Arabien, Chaldaea, Persien, Griechenland und anderen zeit- und landfernen Gebieten überkommen waren und deren Inhalte von keinem Leser mehr an der Natur geprüft wurde. Von ihm ist es hinreichend bekannt, in welch intensiver Weise er die Natur erforschte und erkannte, wie ihm die Erscheinungsform der Naturdinge noch ein Schlüssel war zu jenen wesenhaften Kräften, die diese Formen bewirkten und auch im Menschen tätig erkannt wurden. Aus dem Erkennen und Erfassen dieser Kräfte resultierte bei ihm die Anwendungsweise der Heilstoffe.

Von Helleborus niger schreibt er in seinem Fragment gebliebenen «Herbarius»:

«So die bletter der schwarzen nieswurz am schatten getrocknet werden durch den luft von orient und nachfolgend in ein pulver gestoßen und mit sovil reins feins zucker gemischt, als schwer die bletter seind, so ist es bereit wie die ersten philosophi der arzten angefangen haben dise Prozeß, wie er ietzt beschrieben ist. die gar alten ersten philosophi haben sich großer gesuntheit gepflogen und zu komen auf ein langes Leben mit frölicher gesuntheit, zu dem selbigen end zu kommen, haben sie dise arznei von der schwarzen nieswurzen gebraucht, aber darzu auch ein ordentlich und ein ziemlich regiment gehalten, wie sich dan gebüret einem jeglichen, der zu seinem recht gegebenen ende komen wil. nun aber haben sie dises kraut angefangen zu brauchen nach den 60. jaren, das ist, nach denen jaren in denen wir ietzt sind 365 tag etc, und habent das gebraucht bis zu end ires lebens. aus dem ist nun das sie on krankheit hinaus komen sind un mit gesundem leib ir end erlanget. in inen ist nicht gefunden worden einicherlei geschwer, oder apostem weder an den lungen, lebern, milz noch sonst. auch kein fluß in die wuntarzneische krankheit, als offen scheden, wolf, ölschenkel und der gleichen. auch inwendig kein fluß gewachsen, aus den het mögen folgen der gech tot, der schlag, das podagram. das chiragram oder auch ander mer gesücht in hüften oder gleichen, die sich dan kalt oder warm gemeiniglich in allen teglich erzeigen. auch fieber, wie die seind, alltegig, dreitegig, viertegig oder mer. auch ist kein feulung in inen gewachsen, aus welchen der atem het mögen stinken oder würm wachsen.»

Weiter schreibt er von dem Kraut, «das von vil personen gebraucht ist worden die gar flüssig, rozig, mastig und plutertellig gewesen sind, die das kraut gebraucht haben nach inhalt der alten ordnung, die sich in ir natur gar erneuert haben in solche gesuntheit komen, das dem humoristischen arzt unmöglich gewesen und gar nit gleublich; dan sie beweisen nichts mit den werken, alein mit der zungen. und habent eingenommen auf einmal alle morgen teglichen bis auf das 70. jar ein halb quintlin, darnach von dem 70. auf das 80. am andern tag ein halb quintlin, von dem 80. bis auf das end am 6. tag ein ganz quintlin.»

Von der Wurzel heißt es dort:

«Von der wurzen des schwarzen ellebori verstanden, das sie hat 4 krankheiten zu vertreiben, als nemlich die fallende, das podogram, den schlag und die wassersucht...»

Wenn Paracelsus auch überall heftig gegen die alten «humoristen» wettert, d. h. ihre in die Dekadenz geratene Lehre von den 4 Säften verspottet, weil die Anhänger glaubten, mit einfachem oder vielfachem Purgieren diese Säfte reinigen, ableiten und dadurch die Krankheiten beseitigen zu können, so spiegelt sich in dieser Vielzahl der von der Heleborus-«tugent» bewältigten Krankheiten doch auch wider das Wissen um die reale Existenz der 4 «humores», der Qualitäten seines «archäus». Wir würden heute sagen: die 4 Ätherarten des Ätherleibes. Paracelsus geht dann auch in differenzierte Einzelheiten. Bei der Epilepsie («zum fallenden») schreibt er z. B.:

»Dise wurzen sol im abnemenden mon genommen werden, im

zeichen der wag, die dan mit diser krankheit am bequemlichsten ist, und im planeten venere getrocknet im schatten von dem borealischen wint, das ist von mittag.»

In ähnlichen Anweisungen wird über Apoplexie, Podogra und Wassersucht verhandelt; aber auch die anderen Christwurz-Wirkungen werden nicht vergessen:

«so folgt aus dem dass auch das menstruum der frauen alein durch mundificativa muß ausgetriben werden.»

Die Wertschätzung dieser Heilpflanze drückt sich in einem solchen Satze aus:

«wolt got das der beste doctor aller teutschen hohenschulen dise wurz und kraut gebrauchen könte, alein wie sie an ir selbs ist, für all sein kunst, do het er kunst genug...»

Im Gegensatz zu den abstrahierenden Tendenzen in der Heilkunde seiner Zeit ist nun Paracelsus nicht etwa fanatisch auf diese Heilpflanze fixiert. Im Gegenteil, er führt aus, daß man nicht etwa sollte meinen, man hätte mit dieser Heilpflanze die Leiden von Grund auf beseitigt; denn die Ursache liegt viel tiefer als nur in den 4 Säften (oder Ätherarten). Sie sind der Ort, wo diese Krankheiten aus dem Wesen des Kranken hervorgehend zur Erscheinung gelangen.

Es bedarf eines langen Studiums, um zu erkennen, daß die Paracelsischen Anweisungen nicht Vergangenheitswert, sondern zukunftstragend sind, wenn man erst einmal einsieht, was seine Begriffe und Worte bedeuten, die dem naturwissenschaftlichen Bewußtsein ganz fremd erscheinen und oft auch verlacht wurden. Oft mutet es an, als spräche aus Paracelsus ein ganz modernes, geisteswissenschaftlich geschultes Bewußtsein, für das die damalige Sprache noch nicht ganz die Mittel zum Ausdruck besaß. – Mit diesem letzten großen Appell für die schwarze Nieswurz verschwindet dann plötzlich das ernste arzneiliche Interesse für diese Heilpflanze.

Das *Vergiftungsbild,* wie es Helleborus niger heute noch erzeugt, stellt Lewin unter Hinweis auf die 2 glykosidischen Gifte: Helleborein und Helleborin dar. Als tödliche Dosis des wäßrigen

Extraktes von Helleborus niger gibt er 2 g an; von der gepulverten Wurzel erzeugen 1,2 g Vergiftung. Die Giftwirkung kann in einer Stunde und der Tod im Herzkollaps oder Krampfanfall, eventuell bei vollem Bewußtsein, in 2½ bis 13 Stunden eintreten. Rinder, die Helleborus niger gefressen hatten, bekamen Herzstörungen, beengte Atmung, Geifern, Zähneknirschen, blutige Darmentleerungen und Unterdrückung des Wiederkäuens. Ein Pferd verendete nach Verzehren von 1,2 kg Blättern. Hammel bekamen nach Fressen frischer Pflanzen Aufblähungen, blutige Entleerungen und Krämpfe. Rinder, die mit einem Essigextrakt aus Helleborus niger gewaschen wurden, um von Läusen befreit zu werden, bekamen durch Hautresorption eine schwere Vergiftung, der 3 Tiere schnell erlagen. Das Fleisch von Tieren, die Helleborus niger gefressen haben, soll vergiftend wirken.

Die Vergiftungssymptome beim Menschen treten in wechselnder Kombination auf als Salivation, Übelkeit, wiederholtes Erbrechen, Schlingbeschwerden, Magen-Leibschmerzen, Durchfall auch mit Blut, Wadenkrämpfe, Hautblässe, Schwindel, Ohrklingen, Photophobie, Dunkelheit vor den Augen, Blindheit. Später dann Delirien, Schluchzen, Zuckungen, Kleinheit und Seltenheit des Pulses, Dyspnoe, Somnolenz und Tod unter Krämpfen. Bei Genesung mehrere Tage Mattigkeit, Ohrensausen und Pupillenerweiterung.

Von den isolierten Wirkstoffen bewirken 0,12 g Helleborein bei subkutaner Applikation den Tod eines Hundes, der nach Helleborin erst bei 0,24 g eintritt. Das Helleborein wirkt kumulativ, muskellähmend, läßt die Herzarbeit aufhören (Vaguslähmung), bewirkt dyspnoische Atmung, Erbrechen, Durchfall und Entzündung der Schleimhäute. In das Auge geträufelt machen Helleboreinlösungen Anaesthesie, bei Tauben auch Hornhauttrübung. Helleborin bewirkt ebenfalls Erbrechen, Durchfall, Parese der Extremitäten sowie Betäubung und Anaesthesie und tötet durch Gehirnlähmung. Radix hellebori nigr. enthält *keine* Alkaloide. Der Leichenbefund ist zumeist diagnostisch bedeutungslos; geringe Entzündungen und Ecchymosen am Magen und Darm wurden beobachtet. Als Therapie empfiehlt Lewin bei Vergiftungen Brech- und Entleerungsmittel für Gifte, Frottieren der Haut mit warmen Tüchern, Kampfer usw. sowie Opium gegen Kolikschmerzen.

Wenn wir von dem reinen Vergiftungsbilde uns hinwenden zu dem Arzneibilde des Helleborus niger, wie es in der Homöopathie sich darstellt, so muß hier daran erinnert werden, daß es S. Hahnemann war, der vor 170 Jahren in seiner Habilitationsschrift: «Dissertatio historico-medica de Helleborismo veterum, Leipzig 1812», anerkanntermaßen eine der besten Darstellungen der Helleborustherapie nach den Quellen des Altertums verfaßte und die Indikationen und Gegenindikationen für den Gebrauch der «weißen» und der «schwarzen» Nieswurz herausschälte. Der amerikanische Homöopath Nash gibt für Helleborus niger an, daß die Verschlimmerung des Kopfschmerzes bei Schnupfen stets nachmittags zwischen 4 und 9 Uhr auftrat. Er hat diese Heilpflanze als nützlich befunden in dem vorgeschrittenen Stadium schwerer Gehirnleiden wie Meningitis oder irgendeiner Gehirnerkrankung, wo Exsudat droht oder schon vorhanden ist. Als Symptom gibt er an, daß der Kranke den Kopf auf dem Kissen hin und her wirft unter gleichzeitigem gellem Schreien; starke Betäubung oder betäubter Schlaf; ferner gieriges Wassertrinken. Kauende Bewegung der Kiefer, erweiterte Pupillen. Patient kann nicht wahrnehmen; die Stirn ist gerunzelt und mit kaltem Schweiß bedeckt. Er bewegt ständig einen Arm oder ein Bein, während die anderen wie gelähmt liegen. Der Urin ist spärlich oder ganz verhalten, zuweilen Kaffeesatz-ähnliches Sediment. Nach Gaben von Helleborus niger D33 bzw. D1000: erstes Zeichen der Urinzunahme und Nachlassen der anderen üblichen Symptome. Nach ihm wirkt Helleborus niger ausgezeichnet bei Wassersucht nach Scharlach, die schnell fortschreitet. Hier gibt es für ihn die Wahl zwischen Apis und Helleborus niger. Sehr viel ausführlicher schildert der Amerikaner Farrington Indikation und Arzneibild der Christwurz. Für ihn teilt sich das Helleboruswirken in 2 Richtungen: in Richtung der Depression des Sensoriums, wofür er vergleichsweise heranzieht Acidum phosphoricum, Opium und Spiritus nitri dulcis, und in Richtung von Wassersuchten, die wiederum von Apis, Digitalis, Therebinthina und Zincum (Hirn) angesprochen werden könnten auf Grund der bestehenden Ähnlichkeiten. Hellborus wirkt deprimierend, abstumpfend, Sopor erregend, typhöse Symptome entwickelnd, Paralyse der Muskeln, Collaps bei Temperaturen von 35,6 und zuletzt Wassersucht hervorrufend. Der Kranke beantwortet Fragen langsam, sieht unvollkommen, begreift das Geschehene anscheinend nicht. Er hört unvollkommen. Der Geschmack fehlt fast vollkommen. Patient will sich beschäftigen, hat aber nicht die Muskelkraft dazu; wie alle Sinne abgestumpft sind, so auch das Muskelgefühl. Muskeln gehorchen dem Willen nur schwer, wenn nicht der Geist sich sehr anstrengt. Bei Ablenkung der Aufmerksamkeit läßt der Patient die Gegenstände fallen, weil die tätigen Muskeln erschlaffen. Der Herzmuskel wird ganz ähnlich von lähmenden Einflüssen beeinflußt, so daß das Herz «langsam agiert». Im ganzen Körper wird Schwere oder Last gefühlt. Drückend betäubender Kopfschmerz, als ob «Hirn an Stirn oder Augen anschlägt (wie bei Belladonna)». Es besteht vollständige Gleichgültigkeit: leben oder sterben ist Patienten egal. Neben den bei Nash angeführten Symptomen, die Farrington noch differenzierter angibt, fallen folgende Erscheinungen unter den übrigen Symptomen auf, die im Original nachgelesen werden müssen: «Unterkiefer neigt zum Herabsinken», «kann besser atmen im Liegen», «schreckliche Konvulsionen mit sehr arger Kälte, rheumatische Schmerzen in den Knien». Helleborus gibt er weiter bei allgemeiner Wassersucht oder Anasarka, besonders bei Ascites, wenn aus Nephritis nach Scharlach entstanden. Für ihn muß Helleborus bei Nierenaffektionen mit Arsenicum album verglichen werden. Er schreibt dann noch: «Helleborus macht Cancer im Munde, aber die Geschwüre sind gelblich mit erhabenen Rändern.» Es ist nicht ersichtlich, ob diese Erfahrung wirklich auf Grund von eindeutigen Arzneiprüfungen am gesunden Menschen – den üblichen Grundlagen der Arzneimittelbilder der Homöopathie – gesammelt wurde. Mezger weist auf Versuche von v. Schroff hin, nach denen das «Helleborin» auf die Ganglien des Plexus coeliacus und das Herz gerichtet ist. In kleinen Dosen bewirkt es Verlangsamung des Pulses, in großen Beschleunigung und Anstieg des Blutdruckes. M. gibt außer den bereits erwähnten Indikationen Herzdekompensation an und Stauungskatarrhe der Bronchien. Wassersüchtige Anschwellung der Haut und des Unterhautzellgewebes sowie Wirkungen auf die Wärmeregulation in Form von Kälte- und Frostschauern mit nachfolgender Hitze und Schweißausbruch sind bei Mezger abrundende Symptome der Christwurz. Bezüglich der angewandten Potenzen schreibt er, daß Dahlke in seinem Buche tiefe Potenzen und Tinktur (∅-D3) empfiehlt, während Nash sehr hohe Potenzen gibt (s. oben). Bei Nierenleiden muß Vorsicht walten mit tiefen Potenzen. (Man beachte den Widerspruch in bezug auf die angeführten historischen Angaben zu dieser Frage!)

Heinigke bevorzugt 3–5 Tropfen der Urtinktur gegenüber den potenzierten Präparaten. Als Antidote gibt er an: Camphora und China. Stauffer gibt für Helleborus niger unter anderem folgende Indikationen: Hirn- und Nierenentzündung, Wassersucht, Urämie, Eklampsie, Typhus, Hydrocephalus acutus, Psychosen, schwerste Scharlachnephritis. Kroeber führt die Wirkungen der schwarzen Nieswurz auf die Gegenwart der beiden Glykoside Helleborin und Helleborein zurück und schildert in seinem Buche ihre Wirkungen ganz ähnlich, wie sie oben dargestellt wurden. Für die Behandlung der Vergiftungen mit der Christwurz empfiehlt er nach vollständiger Entfernung des Giftes durch Eingabe von schleimhaltigen Mitteln, Gerbstoffe, Tierkohle und Belebungsmittel. Nach ihm sind die in volkstümlichen Kräuterbüchern auftretenden Angaben über die vielfachen Indikationen dieser Heilpflanze zurückzuführen auf P. A. Matthiolus (1563), deren Einzelheiten hier nicht weiter ausgeführt zu werden brauchen, nachdem das Paracelsische Bild ausführlicher dargestellt wurde. Im Sinne der üblichen Indikationen für Helleborus niger bringt Madaus noch einige interessante Fälle, die allerdings schon älteren Datums sind, aber doch etwas über die übliche nur behauptete Indikation hinausgehen. Von Hauff beschreibt er aus dem Württembergischen medizinischen Journal einen Fall, nach dem dieser eine Frau mit der schwarzen Nieswurz heilte, die seit ihren Kinderjahren an drückendem Scheitelkopfschmerz litt. Dieser Kopfschmerz hatte sich seit dem Eintritt der Pubertät verstärkt; es traten Angstgefühle, Trübsinn, Hang zur Einsamkeit und Selbstmordgedanken auf. Nach 54tägigem Gebrauch von Rad. Hellebori pulv. 0,006 g (anfangs 3× tgl. bis 24mal steigend), wodurch jedesmal eine angenehme Wärme in der Magengegend erregt wurde, verloren sich die Kopfschmerzen und das Angstgefühl.

Zwei Fälle von Geistesverwirrung aus Hufelands Journal, von Mclean berichtet, verliefen wie folgt: Bei beiden waren die Zustände Folgen von Amenorrhöe.

1. Ein 15jähriges Mädchen verfiel beim Ausbleiben der Menstruation in Hysterie mit sehr heftigen Zuständen, die von einer Art Geistesverwirrung begleitet war, worin sie «auf Tisch und Stühlen wild herumsprang». Aderlaß am Fuße und Fußbad brachten eine ruhige Nacht, nach mehreren Tagen aber traten anfallsweise Lachen und Schreien, heftige Krämpfe in den Schenkeln ein, die sich allmählich über den ganzen Körper verbreiteten und in einen 2 Tage dauernden Anfall von Tetanus und Trismus übergingen. Nichts half, nur ein lauwarmes Halbbad und wiederholte Aderlässe am Fuß bewirkten eine geringe Menstruation, wodurch eine geringe Erleichterung geschaffen wurde. Die Patientin erhielt dann morgens und abends eine reichliche Gabe von Helleborus-niger-Tinctur und jeden Abend ein lauwarmes Halbbad, worauf eine reichliche Menstruation und nach einigen Wochen Genesung eintrat.
2. Eine Patientin, die durch eine heftige psychische Erschütterung in einen Zustand der Geistesverwirrung geraten war und deren Menstruation wohl auch als Folge davon einige Monate ausgeblieben war, bekam Helleborus niger. Irrtümlicherweise nahm sie das dreifache der vorgeschriebenen Dosis und bekam reichliche Menstruation, wodurch fast sofortige Genesung verursacht wurde.

Aus dem Handbuch der homöopathischen Arzneimittellehre, Leipzig 1843, zitiert Madaus von Noack und Trinks die Angabe, daß bei Tiervergiftungen mit Helleborus niger die Gehirnventrikel ohne Flüssigkeit gefunden wurden. –

Alle bisher dargestellten Einstellungen zur Christwurz nehmen ihr Wissen aus den überkommenen Erkenntnissen des Altertums. Wie ein breiter, wenn auch nicht sehr klarer Strom fließen diese hinein selbst in die empirischen Erfahrungen der Homöopathie und in die analytischen Experimente der Pharmako-Chemie, die mit dem Auffinden der Wirkstoffe bei dem abstrahierenden Begriffe des «Digitalisierens» enden. Als einziger Geist war es Paracelsus, der sich aufbäumte gegen die verflachende, abtötende Tradition. Er versuchte in Erkenntnis der umfassenden Wesenheit der schwarzen Nieswurz und ihrer Beziehungen zu dem Wesen des Menschen sie herauszureißen aus diesem dem Vergessen zufließenden Strome. Die Jahrhunderte nach seinem Wirken zeigen, daß das paracelsische Streben nicht verstanden und anscheinend vergebens war. Die Christwurz fand keine wesensgemäße Verwendung mehr.

Im Jahr 1920 war es dann Dr. R. Steiner, der in seinem großen Ärztekurs auf eine ganz andere Wesensseite der Christwurz hinwies, die polar zu allen bisher angesprochenen Wesensseiten unserer Heilpflanze steht. Damit wird Helleborus niger von einer neuen Seite wieder in die Heilkunst eingeführt, wenn die ärztlichen Zeitgenossen aus einer solchen Anregung heraus sich entschließen können, sich wesensgemäß mit der Christwurz zu befassen. Im Zusammenhang mit den Problemen des Krebses, der Mistel (Viscum album) führt Dr. Steiner im 13. Vortrage aus:

«Wenn man darauf ausgehen wird, Winterpflanzen auf ihre Antitendenz gegen die normale Tendenz des menschlichen Organismus zu untersuchen, also auch die normale Krankheitsbildungstendenz, so wird man erwarten können, daß Pflanzen, die es angemessen finden für sich, ihre Blüten im Winter zu treiben, eben ähnliche Wirkungen haben müssen. Da braucht man ja dann nur die Versuchsreihe auszudehnen auf so etwas wie z. B. Helleborus niger, die gewöhnliche Christblume, und man wird finden, daß man in der Tat ähnliche Wirkungen erzielt. Nur muß man den ganzen Gegensatz in Betracht ziehen, wie ich Ihnen wenigstens vorläufig schon charakterisiert habe, zwischen dem Männlichen und dem Weiblichen. So daß man mit Hellborus niger kaum Wirkungen bei Frauen erzielen wird, aber immerhin vernehmbare Wirkungen bei der Mannesnatur, wenn Geschwulstbildungen vorliegen und man in einer ähnlichen Weise versucht, eine höhere Potenzierung zu bekommen, wie ich es für das Viscum angegeben habe.

Beim Arbeiten in dieser Weise muß man auf solche Verhältnisse wirklich Rücksicht nehmen, ob eine Pflanze im Winter oder im Sommer gedeiht, ob sie ihre Wirksamkeit dadurch bekommt, daß sie mehr zur Erde neigt als die Mistel – die Mistel mag nicht zur Erde –; die schwarze Nieswurz, die Christblume, mag an die Erde heran, ist daher mehr mit dem männlichen Kräftesystem verwandt, das ja wiederum mehr mit dem Irdischen verwandt ist, wie ich vor ein paar Tagen ausgeführt habe, während das weibliche Kräftesystem mehr mit dem Außertellurischen verwandt ist...»

Versuchen wir eine Zusammenfassung der Hauptwesensseiten der schwarzen Nieswurz, so führt uns ihre Stellung an dem oben skizzierten Schnittpunkte der Pflanzenentwicklung und ihr Auftreten und Blühen im Winter in jenes Spannungsverhältnis der Ätherregionen, aus denen Helleborus niger in besonderer Weise seine Kräfte bezieht. Sind es auf der einen Seite chemischer und Licht-Äther, mit deren Qualitäten vor allem Paracelsus rechnet, so wirken andrerseits ebenso stark Licht- und Wärme-Äther zusammen, deren Kräfte in der Empfehlung Dr. Steiners angesprochen werden. Wenn Paracelsus in seiner Unterscheidung einer «jungen» Nieswurz (Veratrum album) und der «alten», der schwarzen Nieswurz («senior nigra», nennt er sie) diese gerade gegen Alterserscheinungen empfiehlt, so appelliert er dabei auch sehr stark an jene Eigenschaften der Heilpflanze, die die Erdenkräfte zu überwinden vermag. Es liegt eben bei Helleborus niger die eigenartige Tatsache vor, daß die angeführten Ätherarten sich zwar stark durchdringen, aber auch sich klar wieder voneinander zu lösen scheinen. Diese subtilen Vorgänge erkannte Paracelsus genau und drückt es immer wieder aus. z. B. wenn er «von den kreften der alten nieswurz, die sie in ihren blettern hat», bei der Arzneibereitung zu beachten rät, daß «sie sol in den zeichen der conservation abgebrochen werden und am schatten in truknem luft wol gedörret werden...», oder wenn er immer wieder davor warnt, die Kraft der Wurzel zu mindern durch den Bereitungs-Prozeß.

«solche kreft hat die natur mysterialiter gelegt aus der ganzen machina mundi zu erhaltung microcosmi. dan da seind vier element in eim Arcano beschlossen...» –

Die starke Sonnenverbundenheit dieser Heilpflanze offenbart schon die Fülle der Staubgefäße, das weiße Auflichten im Blütenprozeß und das damit verbundene Durchlüften, das sich im Samen nochmals kund tut. Saturns Kräfte (formal schon angedeutet in der Zapfenform des anfänglichen Staubgefäßstandes) im Wechselspiel mit den Mondenkräften, bei denen die letzten nie dominierend (vgl. Monokotyledonen-Nähe im System) werden, leuchten auf in den violetten Tingierungen, sind aber in den Wärmewirkungen, die der Christwurz erst die Kraft des Winterdaseins ermöglichen, und auch in den angeführten Arzneiwirkungen stark hervorstechen, deutlich spürbar. Im letzten liegt wohl ein Saturn-Phänomen vor (wie das des menschlichen Ichs), wenn – dem Menschen ähnlich – der monderdhaften Winterszeit ein Blühprozeß abgerungen wird, ohne daß die Astralisierung bis zur Alkaloidbildung geführt wird, wie es der nächste Verwandte, Helleborus foetidus z. B. tut. Gerade darum vermag Helleborus niger nach den besonderen Bereitungsvorschriften von Dr. Steiner auch die übermäßig wirkenden tellurischen Kräfte durch seinen Heilprozeß zu überwinden.

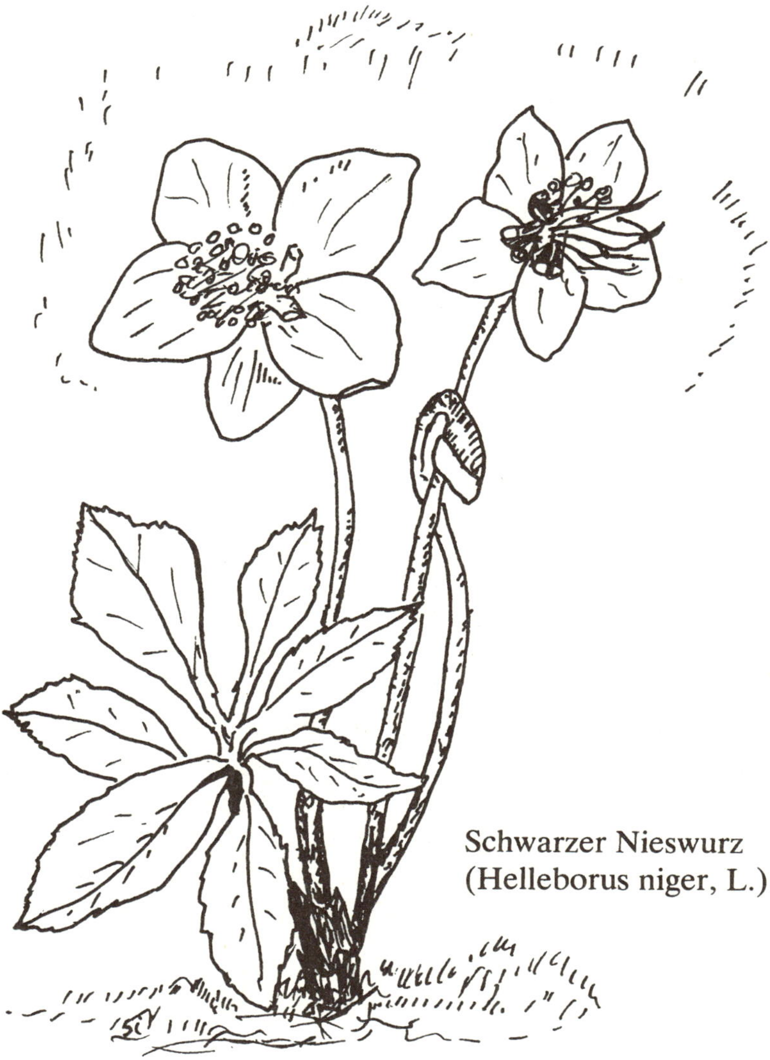

Schwarzer Nieswurz
(Helleborus niger, L.)

Adonis vernalis/Das Adonisröschen

Hieronymus Tragus (Bock) entdeckte im Jahre 1544 auf Heideplätzen bei Ingelheim zwischen Bingen und Mainz zum ersten Male unsere Heilpflanze und gab ihr in Anlehnung an orientalische Autoren einen falschen Namen, d. h. identifizierte sie mit Helleborus niger. Aus eben dieser Gegend stammen auch die dieser Abhandlung zugrunde liegenden Adonis-Beobachtungen und -abbildungen.

Auf Kalkbänken an Südhängen des Mainzer Beckens, wo es von Rhein und Taunus umsäumt wird, lebt das Adonisröschen in einzelnen stillen Inseln noch ein bescheidenes Dasein, teilweise im gelichteten Walde, soweit dieser es überhaupt zur Blüte gelangen läßt. Adonis vernalis löst ebendort die verblühende Pulsatilla vulgaris ab und trägt von ihr übernehmend den Entwicklungsauftrag der Hahnenfußfamilie weiter in Licht und Luft. Der Weg, der an den Kalkbänken vorbeiführt, die zur Talstraße des Rheines abstürzen, eröffnet den Blick auf den Rheinstrom, auf die Rheingauhänge der gegenüberliegenden Taunusseite. Überall tritt aus dem Sande der Kalkgrund hervor. Eine aufragende Düne, vom Walde wieder entblößt, läßt unser Frühlingssonnenröschen in weiter Streuung prächtig zur Entfaltung gelangen. Hier, der Südsonne ausgesetzt, entfaltet es sich im April. Aus schwarzkrumiger, oft moosig durchwobener, ehemaliger Waldbodenerde, die weitgehend sanddurchsetzt steppigen Charakter trägt, drängen aus fleischigen Blattscheiden, die wie Federkiele weiß-lila aus der Erde hervorsprießen – umgeben von einer spitzig-stachelig wirkenden Halskrause –, rundkugelige Köpfchen zum Lichte: die Blütenknospen des Frühlingssonnenröschens. Grüngrau bis graulila schimmern die umhüllenden Kelchblättchen, überzogen von einem Hauch feinster weißer Härchen. Schon vor der vollen Entfaltung schimmert durch alles Sproßgeschehen das leuchtende Innere der Blüte hindurch. 4, 8, 12 bis zu 30 Zentimeter streckt sich der leicht rillige, violett angehauchte Stengel; die «Halskrause» bleibt allmählich zurück und entpuppt sich als werdende Stengelblätter. Plötzlich weichen die 5 Kelchblätter zurück, 10–20 Blütenblätter falten sich auseinander, und eine strahlend gelbe Sonne leuchtet uns entgegen, einer sommerlichen Korbblüte von 3–7 cm Durchmesser gleich. Die gelben, wie Atlasseide schimmernden, fein gezähnten Blütenblätter, die Zungenblüten gleichen, umgeben einen zapfenförmig in das Blüteninnere hervorragenden Fruchtknotenstand, der von zahlreichen, gelben Staubgefäßen umrahmt ist. Die Vortäuschung einer Korbblüte scheint vollkommen, doch sind die Blütenblätter eben echte Blütenblätter und keine Zungenblüten, und der zum Zäpfchen erhobene Blütenboden trägt nur Fruchtknoten in großer Anzahl, die jeweils eine Samenanlage enthalten. Dieses wunderbare, der anfänglichen Wäßrigkeit oder Sukkulenz abgerungene Lichtgebilde, das jeden Betrachter in Begeisterung versetzt, kommt aus mehrköpfigem, dunkelbraunem, kurzem Wurzelstock, der zahlreiche 10–30 cm lange Wurzeln abwärts senkt.

Der ca. 3 cm dicke Wurzelstock sitzt schräg oder fast senkrecht in der Erde und treibt glänzend schwarz erscheinende, innen weiße Nebenwurzeln. Unter der dünnen schwarzen Epidermis der Wurzel sitzt eine dicke weiße Rinde, deren rundliche Zellen reich an Stärke sind. Innerhalb der Rinde findet sich rundes Holz, das durch die 4 Gefäßbündel Kreuzzeichnung aufweist. Der Duft der Wurzel ist unangenehm bis widerlich, der Geschmack scharf kratzend. Das Kraut schmeckt bitter-scharf. Im Herbste entwikkelt der Wurzelstock seitliche Adventivwurzeln und -knospen, wodurch das Rhizom vielköpfig erscheint. Aus diesen angelegten Knospen entwickeln sich die vorerwähnten Stengel – am Grunde besetzt mit spiralig gestellten, scheidigen Schuppen, die als echte

Blätter zu werten sind. Sie enden nicht selten in ein kleines fiederteiliges Blättchen und tragen in ihren Achseln Knospen. Allmählich, nach oben hin, werden die Schuppen immer mehr «echte Stengelblätter», d. h. die Blattscheide wird immer kleiner und grüner, das Blatt selber wird umfangreicher, löst sich in dreigabelige, wiederholt fiederteilige lineare Zipfel auf. So treten Stengel auf, die *nur* solche aufsitzenden Blätter entwickeln und mit einer Art von Blattschopf enden (infertile Sprosse), oder aber die dargestellte Formkraft des Lichtäthers krönt ihr Werk mit einer goldgelben Blüte, wie sie beschrieben wurde (fertile Sprosse). Zuweilen entwickeln sich bei üppigen Exemplaren aus den Achseln der oberen Blätter Seitenäste, die wieder reich mit nadelfeinen Fiederblättchen besetzt sind und in einer Blüte enden. Die Kronenblätter der Blüten stehen spiralig in mehreren Umläufen, so daß immer mehrere Blumenblätter zwischen je zwei rautenförmige, kahnförmig ausgehöhlte und gestreifte sowie gezähnelte Kelchblätter zu stehen kommen. Auch die Kronenblätter sind längsstreifig, dreirinnig und am oberen Rande unregelmäßig gezähnelt. In Fortsetzung der Blütenblattspirale sitzen die zahlreichen (Ref. zählte bis zu 180) Staubblätter. Die Beutelchen springen in der Längsrichtung nach innen auf. Die wiederum sehr zahlreichen Fruchtknoten (ca. 40–50) sind ebenfalls spiralig gestellt. Man kann 4 Spiralen in dem einen Sinne und 5 Spiralen in dem andern Sinne verfolgen. Die Stempel mit Fruchtknoten entwachsen auf schiefem Stiele dem fleischigen Fruchtboden. Flaschenförmig gestaltet weisen sie mit ihrer Narbenplatte einseitig nach außen. Veranlagt sind im Fruchtknoten 4–5 Samenknospen, von denen zumeist nur eine sich entwickelt. Die Reste der anderen verbleiben als kleine Höcker an der Fruchtwand. Sind die Früchte erst entwickelt, dann kann man die Spiralen der Fruchtknoten noch besser erkennen.

Die Früchte sind bräunlichgrün, kurzborstig, leicht runzelig und rundlich, vom Fruchtstiel aus etwas zusammengedrückt, schiefbauchig nach außen erweitert mit einem nach außen gebogenen Griffelrest, der wie bei vielen Ranunculaceen hakenförmig aufsitzt. Das Ganze könnte entfernt einem kleinen Seepferdchen gleichen. Die Samen sind tropfenförmig mit spitzer, seitlicher Ausziehung am oberen Pol und liegen mit der Spitze erdwärts in der Schale. Die Blütezeit unserer Heilpflanze ist der April und Mai, im warmen Frühjahr blüht sie eher.

Das Frühlingssonnenröschen zeigt in seinen Blühvorgängen einen eigenartigen Tagesrhythmus. Ist seine Blühzeit an sich schon relativ kurz, so ist diese noch aufgeteilt durch Öffnungs- und Schließvorgänge der Blütenblätter, die nachdenklich stimmen können. Morgens öffnet sich die Blüte anscheinend bei jeder Art von Wetter, im Laufe des Tages aber genügt an strahlenden Sonnentagen die Verdunkelung des Himmels durch Wolken, um das Schließen durch Aneinanderlegen der Blütenblattspitzen zu bewirken. Nach einer längeren Weile können sie sich wieder öffnen, auch wenn die Sonne noch nicht wieder herunterstrahlt. Bei Dunkelheit schließen sich die Blüten dann wieder und bleiben die Nacht über geschlossen. Neigt sich die Lebensdauer der Adonisblüte ihrem Ende zu, dann vermag sie am letzen Lebensabend sich nur noch halb zu schließen, und am nächsten Tage schlägt sie im Verblühen die Blütenblätter sogar leicht rückwärts, ehe sie eines nach dem anderen abfallen. – Als Besucher der Blüten kommen pollensammelnde Bienen, pollenfressende Käfer und Fliegen in Frage. Bei Sonnenschein tritt außer Fremdbestäubung auch leicht Selbstbestäubung ein.

Wie schon beschrieben, wächst Adonis vernalis als pontische Pflanze am liebsten auf kurz- und hartgrasigen, sonnigen Abhängen, denen Kalk als Untergrund mindestens beigemischt sein muß. Ihr Vorkommen wird bei Hegi in Deutschland angegeben, als im Elsaß vorkommend (Hardtwald bei Heiteren unweit Neubreisach), in Bayern (Garchingerheide bei München z. B. und an manchen anderen Orten), im Rheingebiet von Dürkheim bis Bingen (besonders im Mainzer Sandgebiet), mehrfach in Thüringen, Kyffhäuser, Südharz, um Halle, Magdeburg, in Brandenburg, Pommern, Posen, Westpreußen, fehlt aber im übrigen Deutschland vollkommen. In Böhmen, Mähren und in Niederösterreich tritt das Sonnenröschen nur verstreut auf; in der Schweiz einzig im Wallis.

Die allgemeine Verbreitung umfaßt südöstliches und mittleres Europa (nördlich bis Pommern, Insel Oeland und Gothland), in Südwesteuropa selten in Spanien, Cevennen. In Deutschland ist diese pontische Pflanze früher viel verbreiteter gewesen. Auch in dem beschriebenen Mainzer Gebiet trat sie nach der Literatur früher viel zahlreicher auf, als sie heute noch zu finden ist. Wo sie in Wäldern auftritt, kommt sie seltener zum Blühen infolge der zu starken Beschattung. In ihrer ursprünglichen Heimat in Südrußland kommt sie noch heute in riesigen Mengen vor. Von dort wurde sie für pharmazeutische Zwecke immer eingeführt, wenn man nicht vorzog, sie in Kulturen zu ziehen. Ihr Vorkommen erstreckt sich dann noch auf das nördliche Asien und Sibirien, wo gleichzeitig verwandte Arten wie Adonis sibirica, Adonis wolgensis und Adonis villosa (nach Geiger) vorkommen.

Über die der analytischen chemischen Untersuchung aufgefallenen Inhaltsstoffe der Adonis vernalis gibt *Wehmer* an:

Blätter: (Droge) Aconit-Säure als Ca- und K-Salz bis 10% der Trockensubstanz. Zuckeralkohol Adonit (4%), Quercitrin-ähnliche Substanz und «Adonidinsäure», auch Berberin und Saponin. Adonin und Adonidin.

Neuere Untersucher fanden keine Aconit-Säure, auch «Adonidin» ist fraglich. Toxische Wirkung besonders durch basische Bestandteile.

Zusammensetzung (Ref. genauer müßte es heißen: Zerfallsprodukte):

Kraut lufttrocken: 8,8% Wasser, 18,7% Rohfaser, 14,2% Pentosane, 14,1% Eiweiß, 1,1% Stärke, 0,5% Dextrin, 10,2% Asche.

Sbstz. $C_{14}H_{18}O_4$, Fp. 133° und Sbstz. $C_{31}H_{32}O_{16}$, Lävulose 1,2%, 2,9% Adonitol und Cholin. Harz 3,37% (der Droge) mit Phytosterolin $C_{33}H_{56}O_6$, Kohlenwasserstoff Pentriacontan zweifelhaft, anschein. Myricylalkohol Fp. 81–83°, Phytosterin

$C_{27}H_{46}O$, Fp 138–139° neben sonstigen Phytosterinen; Palmitin- und Leinölsäure.

Wurzelstock nach früh. glykosid. «Adonidin» 2‰ (Herzgift, Picroadonidin).

Lewin schreibt: «Die böhmische Nies- oder Christwurz (Ref. früherer Name für Adonis vernalis, vergl. H. Bock) enthält das Glykosid *Adonidin,* das gleich einem wässrigen Extrakt aus der Pflanze digitalisartig auf das Herz wirkt. Schon um die Mitte des 16. Jahrhunderts wird von ihr angegeben:

Flores cera contritae tumores hydropicos oedematosos dissipant.

Bei Kaltblütern ist Adonidin ein Herzmuskelgift, bei Warmblütern ein Gift für das verlängerte Mark. Nach mehr als 0,02 g Adonidin erscheinen bei Menschen Erbrechen und Durchfall. Die Kranken klagen über einen lang anhaltenden nauseosen Zustand neben scharfem Geschmack.»

Nach *Kroeber* war das Adonisröschen in der Medizin «infolge starker Schwankungen in seiner Wirkung der Vergessenheit anheimgefallen», obgleich es ein altes Volksheilmittel darstellt, das früher angeblich mit Erfolg gegen Gelbsucht, Gicht, Wassersucht, Stein- und Nierenleiden angewandt wurde. Die Wurzel soll stark abführende Eigenschaften besitzen. In der Schulmedizin ist die Verwendung der Adonis vernalis erst wieder aufgelebt, als einzelne Wirkstoffe isoliert wurden, die in der Analysendarstellung von Wehmer bereits aufgeführt wurden. So gibt Mercks Index die Heilanzeige für das «Adonidin» an bei: Herzklappenfehler, Angina pectoris, Myocarditis, Fettherz, Hydrops, parenchymatöse Nephritis mit Hemmung der Harnausscheidung, Nicotinvergiftung, Aorten- und Mitralinsuffizienz, Herzschwäche, Inkompensation, Herzmuskeldegeneration, Pericarditis, Arteriosklerose. Als Gegenanzeige für das Adonidin werden hoher Blutdruck, abnorm starke Herztätigkeit und nervöse Herzbeschwerden genannt (zit. nach Kroeber).

Neuere Versuche zeigen, daß heute zum Teil sogar entgegengesetzte Indikationen für Adonis vernalis herausgearbeitet sind. Chevalier und Liebreich stellen nach Kroeber die Adoniswirkung mehr der Scilla maritima gleich als etwa der der Digitalis, während Müller-Cuntz und v. Noorden die Adonis vernalis zwischen Digitalis und Strophantus stellen, wobei der letzte noch darauf aufmerksam macht, daß bei Überdosierung in Form des Infuses Darmstörungen, Erbrechen, Diarrhöen auftreten können. Nach Keßler soll die Tinktur und der Infus aus dem frischen Kraute eine bedeutende Wirkung bei Entfettungskuren ausüben. 1928 gelang es Frommherz, zwei hochwirksame Glykoside festzustellen, die als digitalisähnlich angesehen werden. Der Grad der Wirksamkeit auf das Herz ist aber unterschiedlich: das stärkere Glykosid, das «mit Strophantin und Scillaren in die Gruppe der herzwirksamen Glykoside zweiter Ordnung» gehört, wirkt dementsprechend nicht kumulierend, während das schwächere Glykosid sogar eine sedative Wirkung besitzt verbunden mit diuretischem Effekt. Nach Ripperger bewirkt unter anderem Adonis vernalis «Pulsverlangsamung» (vergl. oben die Indikationen des Merckschen Index). Adonis ruft in der Tat unter Minderung der Pulsfrequenz Beruhigung des Herzens hervor. Seine schulmäßigen Indikationen bleiben aber im wesentlichen die oben angeführten. Eine wesentliche Empfehlung findet sich noch bei Kroeber, auf die später eingegangen wird: Die Anwendung als Sedativum und als Antiepilepticum.

Wenn man die schulmedizinischen Arbeiten über Adonis vernalis, die in den letzten 20 Jahren erschienen sind, durcharbeitet, so fällt doch auf, daß sich diese eigenwillige Ranunculacee gegen alle schablonisierten Begriffe wie «digitalisieren», «Digitalis-Pflanze» usw. selbst dem nicht auf die Einheitsbetrachtung gerichteten Denken gegenüber als ganz *typisch,* Eigenwesen-gemäß durchzusetzen vermag. So schreibt Jukovski in einer Arbeit, «ein Hauptvorzug, den die Glukoside der Adonis vernalis besitzen, ist auch die Beeinflussung der Atmung. Die Dyspnoe verschwindet schnell, noch bevor eine Besserung der Herztätigkeit zu bemerken ist». Quéné führt aus: «Adonis hat den Vorteil, nicht kumulierend zu wirken, wie Digitalis. Es wirkt als Diuretikum und Herzmittel». Von einem Falle, der «schon lange an Brightscher Krankheit leidet mit starker Albuminurie, Ödemen und Lungenhyperämie», berichtet er: «Die Urinmengen vermindern sich immer mehr. Digitalis und Strophantus bewirken keine vermehrte Urinabscheidung; nur Adovern ruft eine rasche und genügende Diurese hervor.» Hahn weist in einer Arbeit ebenfalls auf die sedative, die diuretische und gefäßerweiternde Wirkung der Adonis hin. Man nimmt an, daß die Diurese nicht nur auf einer Kreislaufverbesserung beruht, sondern auch auf einer Nierengefäßerweiterung und Anregung des Nierenparenchyms. Zum Schluß dieser Referate über die schulmedizinischen Erfahrungen sei aus der schon erwähnten Jukovskischen Arbeit noch ein Krankheitsfall im Auszug gebracht, der nicht unwichtig in der Beurteilung des Sonnenröschens zu sein scheint. Es wird von einem jungen Manne berichet, der die russische Revolution und den folgenden Bürgerkrieg mitgemacht, sich später hauptsächlich mit theosophischen Studien befaßt hatte und seit dem Jahre 1926 nächtliche Anfälle mit starkem Herzklopfen, Atemnot und Extrasystolie bekam. Die Anfälle traten jede Woche auf. Der Patient erwachte dadurch, wie wenn er einen Stoß in die Herzgegend erhalten hätte.

«Der Puls stieg auf 140–160 in der Minute. Die Atmung wurde stark beschleunigt. Aussetzen des Herzens, Puls unfühlbar; der Patient beginnt das Bewußtsein zu verlieren. Dann fängt das Herz wieder an zu schlagen; der Patient fühlt deutlich die Schläge. Puls 60–80. Zwischen den Anfällen Schmerzen in der Herzgegend, Herzgrenzen normal. Keine Geräusche, Puls gleichmäßig, 80 in der Minute. Neigung zu Beschleunigung. Nervöse Erregbarkeit leicht erhöht. Dem Patienten wird Adovern verschrieben, 20 Tropfen 3mal täglich 7 Tage lang, und weitere 7 Tage 15 Tropfen 3mal täglich. Während der Behandlung zeigten sich weder Schmerzen noch Anfälle.» Nach einer Unterbrechung von 3 Wochen nimmt er nochmals die gleiche Dosis. «Die Anfälle sind kein einziges Mal mehr aufgetreten.» –

F. Weiss bezeichnet als «kardiotonisch und sedativ wirkend» außer Adonis noch Convallaria. Unter Hinweis auf das Hauptverbreitungsgebiet und die Urheimat, die Steppengebiete nördlich des Schwarzen Meeres, von wo angeblich die Wanderung westwärts erfolgt sein soll (nach Weiss!), von wo die Droge früher auch hauptsächlich eingefürt wurde, erwähnt er Adonis vernalis als «Herzberuhigungsmitel». Für ihn stehen in der Wirkung die funktionellen Beschwerden im Vordergrunde, «arterielle Hypotonie, d. h. konstitutionell niedriger Blutdruck ohne auslösende infektiöse oder toxische Schädigungen». «Astheniker mit myocardschwachem Herzen, die leichte Anregung der motorischen und gleichzeitig Beruhigung der vegetativen nervösen Funktionen sehr notwendig haben.»

Nach Hugo Schulz nähert sich Adonis vernalis in seiner Wirkung der Scilla maritima. –

In der *Homöopathie* wandeln sich die Indikationen etwas ab und erweitern sich auch. In einem Teil der üblichen homöopathischen Literatur finden sich überhaupt keine Angaben über diese Heilpflanze. Ritter weist auf die Arzneiprüfungen von Gisevius hin, nach dem die wichtigste Indikation bei Anwendung als Kreislaufmittel die «Anwesenheit rheumatischer Symptome» ist. Er vermißt Adonis am wenigsten «in der Digitalisgruppe».

Heinigke bringt sehr ausführliche Darlegungen des Arzneibildes und erwähnt auch, daß nach Gisevius Adonis vernalis im Experiment besonders die linke Kopf- und Gliederseite affizierte und heftige rheumatische Beschwerden hervorrief. Im einzelnen sieht das Arzneibild bei ihm folgendermaßen aus.

«*Gemütsstimmung:* verdrießlich, bedrückt, abgeschlagen, Angstanfälle, schwieriges Einschlafen, ruhelose Nacht mit erschreckenden Träumen. Abends fieberhafter Husten, mit heftigem linksseitigem Kopfschmerz, kalte Füße und Hände, Hitze im Kopf, Hautschweiß.

Kreislauf: Herzschmerzen, Herzdruck, Atemnot, Angst, Herzklopfen, in der linken Hand Lähmigkeitsgefühl mit Kribbeln, dabei Druck nach dem Brustbein. Wechselnd verlangsamter, beschleunigter und unregelmäßiger Puls.

Harnorgane: Urin – vermehrt, starker Harndrang, Stechen beim Harnen, Blasendruck. Bei Männern Gefühl wie Ausfluß, bei Frauen Schweregefühl im Unterleib: Menses kürzer oder länger als normal.

Nervensystem: Schwindel, linksseitiger Kopfschmerz, im Hinterkopf Schwere und Benommenheit mit dem Gefühl der Anspannung der Kopfhaut. In der linken Stirnseite schmerzhafter Druck bis zum Auge; Druck in den Augen; Gefühl, als stünden die Augen verkehrt im Kopf und wären verschleiert; Schmerzhaftigkeit und Lichtempfindlichkeit derselben. Unangenehme Ohrgeräusche; Nasenverstopfung und Nasenbluten.

Schmerzen im Genick, im Rücken und Kreuz, Steifheit längs der ganzen Wirbelsäule, Schmerzen in der linken Schulter, linker Oberarm schlimmer durch Drehbewegungen des Armes; rheumatische Schmerzen in den Oberarmen besonders links und im Ellbogengelenk, in den Händen mit Anästhesiegefühlen. Reißen in den Hüften, im linken Bein, Lähmigkeit und Wehgefühl im Oberschenkel und linken Knie – aber auch rechts; ferner in den Füßen. Schmerzen in allen Gliedern nebst Schwäche.

Verdauungsorgane: Speichelfluß, nagender Hunger, Heißhunger; nach dem ersten Bissen satt, Aufstoßen, Übelkeit, Druck- und Lastgefühl im Epigastrium, Appetitlosigkeit. Periodisch schießende Schmerzen im Magen, Schmerz im Unterleib und Schneiden über dem Magen: Verstopfung, Durchfall auch im Wechsel, Blähungen.»

Schauen wir das Adonisröschen auf dem Hintergrunde der Hahnenfußgewächse, jener bedeutsamen Pflanzenfamilie, die noch teilweise im wäßrig-mondenhaften Schwerebereich der Monokotyledonen Anschluß sucht und andrerseits die Schwere soweit überwindet, daß sie im Adonis vernalis bereits eine Kompositen-ähnliche Blüte – der ganzen Pflanzenentwicklung richtungweisend – vorweg gestaltet und später in der Actaea cimicifuga alle Schwere – stofflich-wässerig – im feinst aufgelockerten Blütenstande versprühend – überwindet! – Wenn man sich diese Tatsachen vor Augen hält, dann hat man sich einen Anhaltspunkt erarbeitet, um den «Standpunkt» des Adonis vernalis im Pflanzensystem, in der Ätherwelt und damit im Menschen allmählich zu erfassen.

Unsere Heilpflanze zeigt recht beachtliche Signaturen! Wenn die Sprosse aus der Erde kommen, könnte man nach kurzer Zeit gut der Täuschung erliegen, als entwickle sich dort eine echte, zünftige Kamille, bis die Blüte uns eines besseren belehrt, aber doch wieder uns zu narren scheint mit ihrer Korbblütenform. Nun zeigt aber auch diese Blüte wieder, daß sie nicht das sein kann, was sie vielleicht sein möchte: nicht nur die einzelnen Bestandteile offenbaren den Charakter der Einzelblüte, auch die Bewegung der Blütenblätter, die oben schon erwähnt wurde, ist wesenstypisch. Während die Kompositenrandblüten oder -zungenblüten ihre Blüten im Verwelken zusammenschließen und dadurch nochmals den Gemeinschaftscharakter der Komposite betonen, schlägt Adonis vernalis die Blütenblätter im Welken zurück. Auch in seiner Haltung zeigt das Frühlingssonnenröschen wie viele seiner Verwandten etwas Typisches: auf aufrechtem Stengel steht es in seiner Umgebung, umwittert von lastender Tragik – wie etwa auch die Pulsatilla vulgaris – von der Tragik der Erdenschwere. Adonis vernalis offenbart so etwas von dem Menschendrama, das den Sturz aus paradiesischen Bereichen in Erdentiefen und -finsternisse darstellt, dem das Erlösen der Stofflichkeit und die Erhebung zum Lichte zu folgen hat. Adonis meistert diese Aufgabe in bedeutender Weise: sie trägt ihre Blüte immer höher und voller dem Lichte zugewandt als die Verwandten, die die ihrigen in mehr oder weniger starker Hängelage tragen (vergl. Anemone nemorosa, Pulsatilla vulgaris und manche andere). Das Sonnenröschen kommt mit seinen Blütenknospen schon sonnenwärts gerichtet aus der Erde hervor. Das ganze Blattwerk zeigt den der Kamille so eigenen kieseligen Lichtgestaltungsausdruck; es kommt kaum zu Blättern, alles ist aufgelöst in strahlig versprühende feinste weiche Blattnadeln. Wenn auch Wärmekräfte stark im Adonis wirksam sind, so tritt doch noch kein Duft auf. Die Adonisblüte gehört dabei zu den ganz wenigen Blüten, die als Giftblüte sich noch traut, der Sonne direkt ins Gesicht zu schauen.

Wie das Sonnenröschen in der Natur sich darlebt, so lebt es sich auch um Menschen dar und wird ihm auf gleichen Wegen zum Heilmittel, wenn ihm das nicht gelingt, was diese Ranunculacee so meisterhaft schafft, nämlich den Luftorganismus, den Astralleib so in den Ätherleib einzugliedern, daß er nicht den Schwerekräften verfällt: Adonis senkt jene bis in das Oberbewußtsein gehobene Empfindungsfähigkeit des Herzens für die Vorgänge des unteren Organismus wieder in das Unterbewußtsein. Adonis wirkt zugleich ähnlich wie auch Chamomilla regulierend auf die einstrahlende Tätigkeit des Astralleibes und entreißt dadurch den Ätherleib den Schwerekräften bis zu einer gewissen Grenze, reguliert die Bewegung der Flüssigkeiten im Kreislauf, sorgt sogar nach oben hin, d. h. oberhalb der Herzfunktion für das Eingliedern des Atemvorganges in das Flüssigkeits-Kreislaufgeschehen. Nichts anderes drückt sich darin aus, wenn es heißt (s. oben): «Die Dyspnoe verschwindet schnell, noch bevor eine Besserung der Herztätigkeit zu bemerken ist.» Alle angeführten Indikationen weisen in die gleiche Richtung, die uns eine genaue Betrachtung der Adonisblätter signaturenhaft offenbart. Gehen wir aus vom mastigen Schuppenblatt nahe der Erde, steigen auf zu jenen Blättern, die sich an den Spitzen «befiedern», bis allmählich von dem monokotyledonenhaften, mastigen, scheidenhaften Schuppenblatt nichts mehr übrigbleibt als ein restlos durchlüftetes, entschwertes Lichtgebilde, in dem sich Astralisches und Ätherisches aneinander angepaßt zu haben scheinen. Am Herzen wird die Wirkung eines solchen Geschehens festgestellt; ob aber Adonis vernalis wirklich am Herzen anpackt, darf bezweifelt werden, wenn die Gründe für diesen Zweifel hier auch nicht ausgeführt werden können. Die experimentellen Frosch-, Mäuse- oder Katzeneinheiten sind jedenfalls noch kein Beweis dafür.

Auf eine Indikation soll hier noch eingegangen werden. Das ist die Wirkung auf epileptische Zustände, die oben erwähnt wurde. Ein Wegweiser mag sein ein Hinweis Dr. Steiners im Buche: Grundlegendes zur Erweiterung der Heilkunst, Kap. XV.: «Steht man vor krankhaften Zuständen, die sich in abnormem Herzklopfen offenbaren, so wirkt eine nicht regelmäßige Tätigkeit des astralischen Organismus auf den Gang der Blutzirkulation. Diese Tätigkeit schwächt sich dann für die Hirnvorgänge ab. Es treten epileptische Zustände ein, weil durch die abgeschwächte astralische Tätigkeit im Kopforganismus die dort hingehörige ätherische zu stark angespannt wird.»

Dr. Steiner gibt dort zwar Levisticum in bestimmter Form als Heilmittel an, «dann wird die für die Blutzirkulation unrecht verbrauchte Tätigkeit des astralischen Leibes freigegeben und die Stärkung für die Gehirnorganisation tritt ein». Die Wirkung der Adonis vernalis dürfte in so gelagerten Fällen in ganz ähnlicher Weise zu den beobachteten Erfolgen geführt haben.

Dem steht nicht entgegen, daß die isolierten Einzelstoffe «spezifisch» gerichtete, anscheinend polare Wirkungen im Organismus ausüben. Die Ganzheitsbetrachtung der Pflanze liefert ein so starkes Gesamtbild, daß die analytischen Zerfallsprodukte dieser Heilpflanze sich ihm nicht entziehen können.

Die alte Legende, die Ovid in seinen Metamorphosen bringt, mag als Abschluß zeigen, daß das Wesen unserer Heilpflanze in der Gesamtschau von alters her schon viel tiefer erfaßt wurde, als die Analyse es je vermitteln könnte: *Adonis,* der von *Aphrodite* geliebt wurde, wird von dem Eber des *Ares* überfallen und zerrissen. Die Tränen Aphrodites mischten sich mit dem Blute des Adonis und erzeugten aus dieser Mischung das Frühlingssonnenröschen, Adonis vernalis.

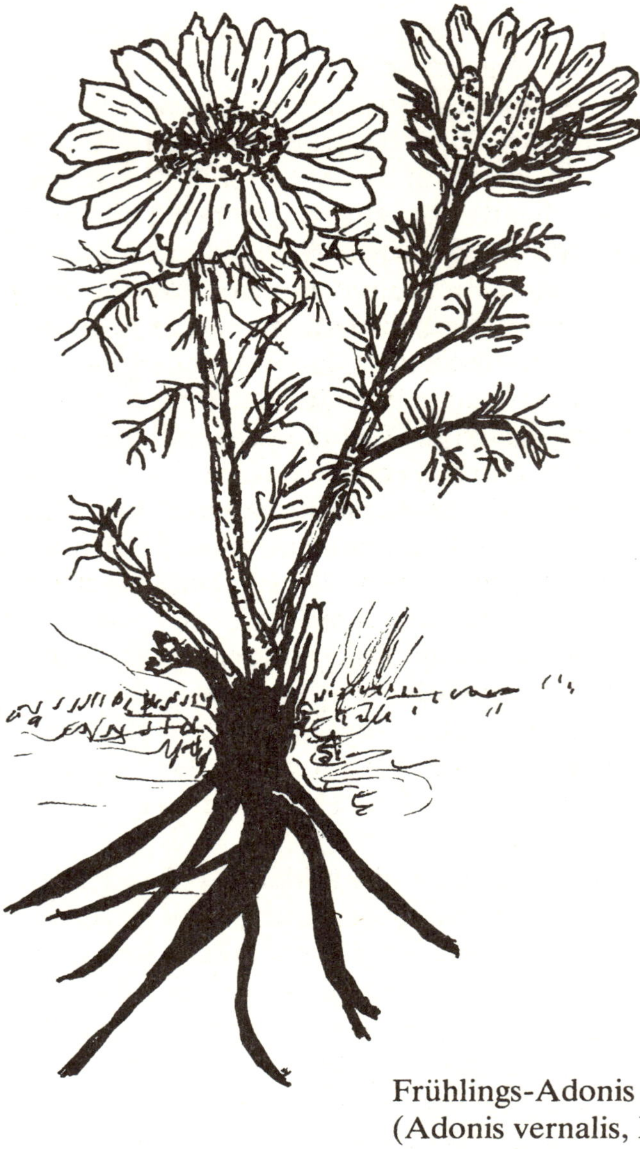

Frühlings-Adonis
(Adonis vernalis, L.)

Aconitum napellus/ Der blaue Eisenhut

Julisonne sengt seit Wochen über Berge und Täler. Trockene Winde aus dem Osten täuschen fächelnde Kühle vor. Weit und breit sind die Blüten und Früchte verdorrt. Nur die Wälder der Berge zeigen noch dunkelndes Grün; doch nagt auch an ihren Rändern und Kahlschlägen erbarmungslos die unersättliche Dürre. Himbeer- und Brombeersträucher, Waldgräser und Farne, die Jungtannen der Schonungen verbrennen rettungslos in der Glut dieses Jahres. Vergeblich sucht der Blick längs den bekannten Pfaden nach sonst üppig gedeihenden Heilkräutern. Nur hie und da schaut aus dem braunen Grase – kaum über den Boden erhoben – noch eine kleine Blüte des Augentrostes hervor. Nur Heidekraut leuchtet in Blütenpracht. Höher und höher führt der Weg in diesem östlichen Teile des Schauinslandgebietes, jenes großen «Erzkastens», der wuchtig Blei und Silber in seinem Schoße beisammenhält. Braune Matten zwischen schwarzgrünen Tannenwäldern wechseln ab mit wilden Geröllhalden, an deren Rändern rotbraun leuchtende Heidelbeersträucher dunkle blaue Früchte reifen lassen.

Wo hier einst Bäche und Bächlein zu Tale rannen, zeigt sich trockener, rissiger Grund. Sogar auf den moorigen Hochflächen, über die der Fuß trocken hinüberwandert, verschmachten Fettkraut, Sonnentau und Bleichmoos, während die letzten fruchtigen Wollgräser müde gebeugt ihre greisen Bärte willenlos dem Winde überlassen. Der Weg führt an einer wallartigen Verwerfung vorbei, die zwei flache Bergkuppen voneinander zu trennen scheint. Von diesem Wall leuchtet aus trockenem Gestrüpp verdorrter Himbeer- und Brombeersträucher, unbekümmert um all die Dürre, der *gelbe Eisenhut,* Aconitum lycoctanum. Auf hohen, kaum beblätterten Stengeln wiegt er sich im Winde in trauriger Gemeinschaft mit blühenden Disteln, mit fruchtendem Milchkraut und kümmernden Weidenröschen, umflattert vom kleinen Fuchs und vom großen Perlmutterfalter, dessen silberne Flügelflecken in der Sonne blitzen. Den gelben Eisenhut stört die dürre Not der übrigen Natur recht wenig. Er liebt es gerade so recht, wie er es hier findet. Sein Wesen ist auf die Dürftigkeit eingestellt. Aus ihr enthüllt er, was ihr innewohnt.

Endlich verliert sich der schmale Pfad in den Wald. Inmitten allem Hinsiechen und Erstarren offenbart er mit frischendem Duften nun sein unversiegbares Leben. Hier vermag der Sommer nur mit milder Wärme hineinzulichten, und auf seinen natürlichen Lichtungen spielt sprossendes und blühendes Urwaldleben. Wälder von Schachtelhalmen und Farnkräutern umschmiegen und hemmen den Fuß, der sich immer tiefer den Weg durch diese Wildnis bahnen muß. Kaum hörbar rinnen hier Bäche unter vielerlei Kräutern, von Blättern und Sträuchern bedeckt durch den Grund und netzen oftmals den Fuß, bis endlich zwischen hohen Tannen eine weite Lichtung im gleißenden Sonnenlicht sich öffnet, von mannshohen Farnen und Riedgräsern zugewachsen, durchsetzt von Holunderbüschen und Meisterwurz; hie und da ein Erlenbusch und mitten zwischen diesem üppigen Gewoge in majestätischer Ruhe und Würde – Staude an Staude – das Ziel der Wanderung: der blaue *Eisenhut,* Aconitum napellus.

Umstrahlt von der sengenden Sonne stehen die Sturmhauben der vielen Blüten unbeweglich, schauen hinab auf die vielfach geschlitzten Blätter, während tief unten um die Wurzeln ständig kaltes Quellwasser fließt und den Boden moorig aufgelockert erhält. Immer und überall stehen diese sonderbaren Pflanzen mindestens mit einem Fuße im Wasser, wo auch immer man sie antrifft. Das ist eine ihrer Signaturen: mit den Wurzeln im kalten Wasser, mit den dunklen Blüten in lichter Hitze.

Mit großer Scheu haben die Kräuterkundigen früherer Zeiten seit dem Altertum dieser Pflanze gegenübergestanden, denn «als Hercules den Cerberus oder Höllen-Hund aus der Hölle zog, ward das Kraut, so von dessen Geifer berührt ward, in Aconit- oder Gift-Wurtz verwandelt; und das war dasjenige Gifft, dessen sich die Medea bediente, um sich an dem Jason zu rächen in der Person deß Theseus seines werthen Freünds, welcher ihr aber nicht angieng» hieß es in «Die Verwandlungen des Ovidii«, einem von Johann Ulrich Krauß (geb. 1645, gest. 1715) mit Kupfern versehenen Werke. –

Im Jahre 117 n. Chr. wurden in Rom vom Kaiser Trajan die ersten Gesetze erlassen gegen Giftmischerei. Unter anderem wurde das Pflanzen des Eisenhuts in den Gärten verboten. – Um 640 n. Cr. schreibt Paulos von Aegina:

> «Akoniton oder Pardalianches hat faulende und tödtende Kraft, wird daher innerlich nicht angewandt, äußerlich dient es zum Abfaulen von Fleischtheilen; das Lykoktanon hat eine dem ersteren gleiche Kraft, speziell tödtet es die Wölfe, wie jenes die Panther.» –

«Im Mittelalter» machte man «von Kaiser und Papst gestattete antidotarische Versuche an Verbrechern, vorzugsweise um den Bezoarstein als Gegengift zu versuchen...», schreibt Lewin. – Die Scheu unserer frühen Kräuterkundigen vor dem Eisenhut spiegelt sich bei H. Bock. Er schreibt «von Wolffswurtz und Ysenhütlin» vom Aconitum lycoctanum und Aconitum napellus und setzt sie in Beziehung zu anderen Pflanzen, die heute alle zu der Familie der Hahnenfußgewächse gezählt werden, obgleich es damals noch kein botanisches System gab. Vom gelbem Eisenhut schreibt er:

> «So jemands den same kewet / der würt zu außspewen bewegt / dann er erfordert die speychel mit gewalt / ist sonst hitzig als Bertram. Dies wurtzel würt in wilden tieffen dälern / in wälden gefunden / nemlich im Schwartzwald / Spessart / Waßgau / und Ydar.»

Vom blauen Eisenhut, den Bock aus der Wildnis nicht zu kennen scheint, schreibt er:

«das ander groß geschlecht ziehn die Straßburg inn den Gärten /»

«ist mit der Gestalt vnnd geschmack dem vordersten gleich / doch höher / vnnd aller ding größer. Die blümlin stehn auch nach einander an dem stengel offen / von farben blaw / vnnd ist ein jede hole blümen anzusehen nit anderst dann ein Eisenhüt. Zu Nürnberg hat man noch ein kleynes geschlecht / das gewinnet auch blawe hütlin / vnnd abermals ein Geschlecht des selbigen / blüet gantz leibfarb.»

«Wolffwurtz vnd der blaw Ysenhüt / seind bede einer brennden qualität vnd eygenschaft / seind Eüßerlich vn gar nit in den Leib zubrauchen / dz hat man wol zu Antorff befunden / an denen / so dise wurtzel für ein Salat haben gessen / vnd darüber gestorben.»

Nur zum Töten der Läuse empfiehlt er beide Pflanzen in verschiedener Verarbeitung äußerlich angewandt.

Die erste bekannte Prüfung am lebenden Menschen schildert P. Matthiolus (gest. 1577) in seinem Kräuterwerk mit folgenden Worten:

«Wil allhie eine Historie erzehlen / die ich selbst zu Prag gesehen hab im tausent / fünfhundert ein vnd sechtzigsten Jahr / allein auß der Vrsachen / so etwa jemanden das Kraut fürkemme / er sich wissete darvor zu hüten.

Fürstliche Durchleuchtigkeit / Ertzhertzog Ferdinand / mein gnedigster Herr / hat ein berümbt puluer wider allerley gifft / ist an vielen Personen bewehrt worden / vnd insonderheit an einem Vbelthäter / der zum Tode verurtheilt wardt / dem gab man erstlich *Arsenicum* (ist ein gifftig Ding in Leib zu nemmen) da zittert er wunderbarlich / geschwall vnter dem Angesicht / vnnd thet gleich als drucket ihn die hinfallende Sucht* / da gab man ihm abgemeld Puluer / da würget er das Gifft von

* Epilepsie

sich / ward also bey seinem Leben erhalten / vnd von der verdienten Leibsstraff gefreyet. Da nun Keyserliche Majestät im obgedachten Jar zu Prag Hoff hilete / wolte man gemeldt Puluer auch wider *Napellum* versuchen / dieweil das Kraut vor allen andern Gewächsen das ärgste Gifft ist. Also holet man Napellum auff dem Behmischen Gebirge / welches die Behmen Krkonoss nennen / da die Elb ihren Vrsprung nimmet / ligt an der Gräntz zwischen Behmen und Schlesien / zwo Meil wegs von dem Stättle Hohenelb genannt / daselbst wechst diß ertzgifftige Kraut in großer Menge. Von der Wurtzel nam man ein quentle schwer / zu Pulver gestoßen / vnnd mit Rosenzukker vermischt. Solches gab der Scherge in beywesen Keyserlicher Majestät / vnnd Fürstlicher Durchleuchtigkeit / Doctorn / vnnd anderer Namhafftiger Leuth / einem starcken jungen Mann / der sein Leben mit Diebstahl verwircket hett / vnd solte als Morgen an galgen gehenckt werden. Man gabs jm aber in der Meynung / so er das Gifft durch obgenannt Puluer vberstehen würde / hette man jhn loß gelassen. Der arme Mensch nahm das Gifft willig und gerne / dann er wolte lieber sterben (so es dahin gerathen würde) an einem stillen Ort / vnter ehrlichen vnnd wenig Leuten / dann daß er solt offentlich vor allem Volck erhenckt werden. Darzu so hoffet er / es würde jhm gelingen / wie dem ersten / der das Arsenicum eyngenommen hett. Da er nun das Gifft gessen hett / saß er bey anderthalb Stunden in der warmen Stuben / vnnd fühlet nichts mercklichs von dem Gifft. Da meynten die Doctores, es würde der Behmische Napellus nicht so heftig oder kräfftig seyn / wie die alten Lehrer von dem jhren schreiben / dieweil das Behmerland nicht so warm gelegen ist / als die frembden Länder. Darzu achteten sie / dieweil das Kraut vorlängst in Stengel getreten were / Bletter / Blumen und Samen getragen hette / der Wurtzel were der Safft oder die Krafft nicht wenig entgangen / derhalben sahen sie für gut an / man solte der blumen vnd bletter beyders zusammen ein halb quentle stossen vnd dem armen Sünder vber das vorig mit Rosenzucker eynzunemmen / darreichen. Da solches geschehen / da fühlet er noch in zweyen stunden keine Beschwernuß der Schäden. Nach gemeldten zweyen stunden klagt er / der gantze Leib wer jm müde / darzu das Hertz schwer vnd matt / doch redet er mit guter Bescheidenheit vnd stark / sahe sich frisch umb. Man griff ihm an die Stirn und Pulßadern / an der Stirn empfand man einen kühlen Schweiß vnd der Pulß fing an zu schwinden. Da sich nun das Gifft dieser Gestalt genugsam beweiste / gab man alsbald das Puluer wider das Gifft in Wein zu trincken. Da ers getruncken hat / verwandt er die Augen scheutzlich / sperrete und zerrete dz maul / krümmet den halß (welches ohne zweiffel darum geschehen / daß sich das Gifft mit der Artzneyen / gleich als wann sich jhrer zween mit einander balgen / vbertreffen thet) saß auff einem Stock / vnnd were dißmal vberück auff die Erden gefallen / wo jhn der Scherge nicht gehalten hette. Dieweil besprengt man jhm das Antlitz mit Weinessig / vnnd rupfft jhn bey den Haaren / da kam er alsbald wiederumb zu sich selbst / vnd machte sich unrein. Darnach legt man jhn auff stroh / da klagt er / wie jhn ein Schauder oder Kälte anstiesse nach dem brach er sich / vnd speyete viel stinckenden wust vnd gewässer auß von Farben gelb vnnd bleichschwartz / darauff sagt er / er spürete Besserung. Aber nit lang darnach wendet er sich auf die ander Seyten / als wolt er schlaffen / so man jhm doch den schlaff verbotte / starb also sanfft ohn all andere Zufälle vnd Bewegung / gleicherweise als entschlieff er. Das Antlitz warde jhm bleichschwartz. Außer dieser Historien kan man wol mercken / wz Auicenna vnd die Arabier von Napello geschrieben haben / dz es nicht Fabelwerck sey / dann sie bezeugen / Napellus sey ein gewaltig tödtlich Gifft / das sich fast mit keiner Artzney vertreiben läßt. Vnd...»

Mit diesem wenig humanen Experiment am lebenden Menschen, das anscheinend ausgeführt wurde, um für giftbedrohte Regierungshäupter Gegenmittel auszuprobieren, sei die Reihe der Berichte aus der ferneren Vergangenheit abgeschlossen. Aus ihnen geht eindeutig hervor, daß man damals (soweit uns überhaupt Berichte vorliegen) noch kein anderes Verhältnis zu dieser Heilpflanze hatte als das der Angst und des Grauens.

Matthiolus schreibt als einziges Heilmittel dagegen folgendes Rezept:

> «Die beste vnnd gewisseste Hülff wider Napellum sey ein Feldmauß / welche die Wurtzel deß Napelli in der Erde abnaget vnd isset. Diese Mauß hab ich gesehen vnd gefangen auff dem hohen Gebirge deß thals Ananiae, nit fern von Trient gelegen. Aber nicht ein jeder sie suchet / wird sie finden vnd fangen...»

Marzell bezweifelt wohl mit Recht, daß das «akoniton» mit unserem Eisenhut identisch ist, da Aconitum napellus in Griechenland nicht vorkommt. Esser bemerkt zu diesem Namen, daß die Dichter wie Ovid und andere «das Wort ‹Aconitum› als Kollektivname für starke Gifte» gebrauchten.

Marzell bringt dann noch eine Legende aus dem Russischen, die sich in durchaus bezeichnender Weise um diese Gift- und Heilpflanze rankt.

> «Als der Satan aus dem Himmel vertrieben wurde, versteckte er sich unter das Aconit. Der Erzengel Gabriel aber durchschoß das Kraut mit dem Blitze, so daß der Teufel weglief.»

Dieser auffallende Vertreter der Hahnenfußgewächse begegnet uns oft oberhalb der 1000-m-Grenze. Er ist mit Vorliebe im Bereich der Sennhütten und Viehtränken zu finden, aber dann auch tiefer unten überall dort, wo die herabrinnenden Wasser den Samen in kleinen Schluchten und an Erdbuckeln anschwemmen. Dort baut er sich mächtig und trotzig vor uns auf. Im allgemeinen erreicht er eine Höhe von 0,5 bis 1,5 m. Aus einer rübig verdickten, fleischigen, außen hellbraunen, innen weißen Wurzel, die sogar einen zusammenhängenden Cambiumring aufweist und zahlreiche Faserwurzeln in das Erdreich schickt, sendet er einen kräftig-starren und geraden, wenig behaarten Stengel nach oben, dem wie den meisten Aconit-Organen jegliche Zartheit mangelt (im Gegensatz z. B. zu Rittersporn und Jungfer im Grün). Dabei sind die glänzend-dunkelgrünen Laubblätter ausgesprochen scharf geprägt, geformt und aufgeschlitzt. Vom Grunde aufwärts sind sie 5- bis 7teilig, fiederschnittig, wobei die rhombischen Blattabschnitte am Grunde stark verschmälert sind, so daß die seitlichen und mittleren Abschnitte gestielt erscheinen. Man findet sie doppelt eingeschnitten, mit verlängerten Zipfeln, die lanzettlich bis linear geformt sind. Den Stengel krönt ein traubiger Blütenstand, der zuweilen auch verzweigt ist. Dicht aufeinander hocken da in den Achseln jeweils eines Deckblattes mit 2 Vorblättern die vielen violettblauen Blüten, die unserer Heilpflanze ihr besonderes Signum geben. Wie kleine Wichtelmännchen – die in dieser Region nichts zu suchen haben – schaut es da unter der hochgewölbten Helmkappe hervor, bevor sich die Seitenblütenblättchen (auch Perianthblätter) seitwärts öffnen. Die sonderbare Form der Blüten in Verbindung mit der starken Giftigkeit dieser Pflanze hat die menschliche Seele viel beschäftigt und in den vielen Namen ihren Niederschlag gefunden. In der Tat, die zweiseitig geformte Blüte, die so gewalttätig und bizarr wirkt, hat ihre Blütenhüllblätter verwandt, hat sie violettblau gefärbt und hochgewölbt, um sich ein so merkwürdiges Gesicht zu geben. Das oberste Perianthblatt – eben der Helm – umschließt die ganz fein geformten zarten Blütenblätter, die als Honigblätter gestielt und bogig gekrümmt sowie mit Kapuze versehen in die Helmwölbung hineinragen. Diese Blütenform scheint auf die Hummeln zugeschnitten zu sein. Sie sind auch die einzigen, die mit ihren Rüsseln auf normalem Wege an den Honig heran können. Oft findet man den Helm verletzt, angebissen, dann haben andere Hummeln* durch den Helm hindurch an den Honigblättern genascht. Die unteren echten Blütenblätter sind winzig klein und verkümmert. Die unreifen Staubfäden sind gekrümmt, im Reifen strecken sie sich über die Griffel hinaus, stäuben und biegen sich dann abwärts. Von da ab ragen die Narben über die Staubgefäße hinaus und sind nun bestäubungsfähig. Der erste Entwicklungszustand

* Bombus mastrucatus

wird der «männliche Blütenzustand», der zweite der «weibliche Blütenzustand» genannt.

Also der Helm, das obere Perianthblatt, umfängt die vier anderen Perianthblätter, die zwei vogelkopfförmigen Blumen- oder Honigblätter, das 3. und 4. ganz flache und kleine Blumenblatt, sowie zahlreiche, in einer Spirale stehende, kahle oder gewimperte Staubgefäße und drei Stempel, die die drei einblättrigen Fruchtknoten krönen. Zumeist ist der Fruchtknoten kahl. Aus jeder Blüte entstehen aufrecht stehend drei hülsenähnliche Früchte (Balgkapseln), die an den Bauchnähten aufspringen und 10–14 Samenlagen enthalten. Die Balgkapseln sind zwischen 1,5 und 2 cm lang und ungefähr 0,5 cm breit. Der Wind rüttelt die dreikantigen, schmalgeflügelten Samen heraus. Sie sind hell- bis dunkelbraun, an den Flächen glatt, selten etwas gerunzelt. Die Blütezeit des Aconitum napellus dauert vom Juli bis September.

Außer durch Verbreitung durch Samen erhält sich der Eisenhut als Staude durch Bildung folgenden Organes. Die schon erwähnte Wurzelrübe von ca. 5 bis 8 cm Länge entwickelt aus der Achsel eines unterirdischen Scheidenblattes im Sommer einen ganz kurzen Seitentrieb, eine Neben-Rübe, die Reservestoffe für die Überwinterung speichert und die Knospe für den nächstjährigen Sproß entwickelt. Im Winter geht die alte Pflanze mit der alten Rübe zugrunde, und im Frühling setzt die neue Rübe die Familientradition fort. Die Rübe duftet scharf, schmeckt bitter-süßlich, ist das giftreichste Organ des Aconitum. Das Weidevieh meidet die Aconitumstauden. Hegi schreibt über das Vorkommen unseres Eisenhutes, daß er «häufig (oft massenhaft) und ziemlich verbreitet ist an feuchten, humosen Stellen, auf überdüngtem (stickstoffreichem) Boden, um Sennhütten, auf Viehweiden, im Erlengebüsch, an Wegen, Zäunen, Mauern, Wassergräben, Bachufern der montanen, subalpinen und alpinen Region bis gegen 3000 m (Piz Languard im Oberengadin 2925 m)». Seine allgemeine Verbreitung umfaßt die Alpen, Karpaten und zerstreut in den gebirgigen Teilen von Europa (nördlich bis Schweden).

Erwähnenswichtig ist, daß der Eisenhut sehr starke Abwandlungsfähigkeiten besitzt, über die in den Fachbüchern nachzulesen ist. Außer dem Blühvorgang geht ein echter Welkvorgang eigentlich – die ganze Pflanze erfassend – nur durch die Unbilden des Wetters vor sich, entweder durch Trockenheit oder Kälte und Frost, denen der Höhenwind seine Hilfe leistet.

Das analytische Bemühen, das den Geist so gern als kristallisierten Wirkstoff in der Hand halten möchte, hat sich natürlich weitgehend um diese Giftpflanze bemüht. So bringt Wehmer nachfolgende Resultate dieser Bemühungen:

«*Blätter:* Alkaloid Aconitin 0,2–1,25% tox! $C_{34}H_{47}NO_{11}$; ist Gemenge von Isomeren (Aconitin A u. C) $C_{34}H_{47}NO_{11}$; Aconitsäure, vorwiegd. als Ca-Salz, Inosit, Zucker, eisengrün. Gerbstoff, auch NH_4Cl u. a., Asche 16,6%. (Aconitin gibt gespalten Picroaconitin und Benzoesäure, ist also Acetyl-Benzoyl-Aconin); oxydier. Enzym.

Wurzelknollen (Eisenhutknollen): Aconitin 0,5 bis 0,8, auch 0,2 bis 1,25% etwas Pseudaconitin (?), Indacontin; die auch angegeb. Aconin, Benzoylaconin u. Isoaconitin (ident. mit Picroaconitin) wohl secund. Spaltprod.; amorph. «Napellin» (?), Inosit, Mannit (wohl secund. im gärend. Saft entstanden), Saccharose, Harz, Fett u. a.; Aconitsäure hier bislang noch nicht gefunden, dagegen früher Äpfelsäure; Citronensäure und Äpfelsäure, auch Weinsäure (?) als Ca-Salze angegeben. –

Aconitin aus deutscher und englischer Aconitwurzel chem. wie kristallogr. übereinstimmend. – Über die Alkaloide der Art herrschte keine völlige Einigkeit; vorhanden sind nach Wright: Aconitin, Pseudaconitin, Isoaconitin, Aconin (s. oben), Homisoaconitin u. eine amorphe Base; cf. dazu Rosendahl; zu reichen jedenfalls die früheren Acolyctin, Aconellin (Aconella), Napellin; ob auch die Spaltprodukte des Aconitin (Aconin, Isoaconitin, Picroaconitin)? Alkaloidgehalt nach Herkunft, Jahreszeit u. a. stark schwankend (0,296–2,971%); alkaloidfreie Pflanzen (Schottland). Gehalt der beiden Varietäten vulgare und pyramidale ist gleich, hängt aber ab von Standort, Alter und Cultur (0,4–1%). – Aconitin auch in *Stengel* und Wurzel; Enzym Oxydase in Knollen (u. Blättern) – Asche 3,5–6% bisweilen mit Cu.»

Über die toxikologische Seite des Eisenhutes schreibt Lewin, daß fast alle Akonitarten das Gift in der Wurzel enthalten, die meisten auch in den Blättern mit Ausnahme von A. septentrionale, dessen Kraut ebenso wie die Knollen von A. heterophyllum ungiftig sein soll. Über die Wirkung des Alkaloids des Eisenhutes heißt es bei ihm:

«Bei Warmblütern werden durch Akonitin die gangliösen Herzzentren, sowie die Vagi in ihrem peripherischen Teile nach einer vorübergehenden Erregung gelähmt. Es tritt in späteren Stadien der Vergiftung Pulsarhythmie auf und der Blutdruck sinkt nach primärer Steigerung. – Die motorischen Gehirn- und Rückenmarkszentren sowie die peripherischen sensiblen Nerven werden anfangs gereizt (Prickeln, Brennen), später gelähmt. Der Tod erfolgt, wie ich fand, durch Lähmung des Atmungszentrums oder der Atemmuskeln an Erstickung. Es treten exspiratorische Pausen auf, die eine Minderung der Atemzahl mit sich bringen. Die Drüsensekretionen, besonders die des Speichels, sind vermehrt.»

«An der Haut entsteht durch Einreiben von Akonittinktur oder Akonitin Jucken, Prickeln, Stechen, Taubheit und resorptiv bisweilen ein Erythem oder juckende Bläschen.«

Als Symptome der Vergiftungen an *Menschen* heißt es bei Lewin:

«Die Vergiftung bei Menschen liefert in mannigfachen Kombinationen folgende Symptome: Auf der Zunge nach dem Genuß der Wurzel ein Gefühl von Starre oder auch eine zitternde oder brennende Empfindung, Übelkeit, oft nach 10 bis 15 Minuten Erbrechen, vereinzelt auch Blutbrechen und Leibschmerzen (nach Akonitin fehlen die letzteren), ferner Schmerzen in den Unterschenkeln, Kälte in den Füßen, bleiche, mit kaltem Schweiß bedeckte Haut, Frostgefühl, bisweilen Zusammengeklemmtsein der Zähne, Steifigkeit der Zunge, mühsames Schlucken, Schwierigkeit zu artikulieren, allgemeine Müdigkeit, Schwindel, der auch öfter vermißt wird, Taubheit, Kribbeln in den Fingern und Zehen, Präkordialangst, Sehstörungen, Nebelsehen oder vorübergehende Blindheit und facies hippocratica. Die anfangs verengten Pupillen erweitern sich und reagieren schlecht auf Lichtreiz, sobald die Atmung krampfhaft, unregelmäßig u. evtl. mit trachealem Rasseln einhergeht. An den *Augen* erscheinen noch: Jucken der Lider, Tränenfluß, Pupillenstarre, Verschwinden des Kornealreflexes, Lichtscheu, Diplopie, Akkommodationsparese. Ein Mann, der aus Versehen 40 g eines alkoholischen Akonitinfuses verschluckt hatte, bekam Brennen im Halse und Magen, Angst und motorische Unruhe. Bei noch ungetrübtem Bewußtsein bestand Krampf in den Gliedmaßen, die Augäpfel waren nach oben gedreht und danach trat vollkommene Erblindung für zwei Stunden ein. Als diese geschwunden war, erschienen: Vollständige Anästhesie der Gliedmaßen und erschwerte Atmung. Erst nach sieben Stunden begann die Genesung.»

«Der *Leichenbefund* ist nicht charakteristisch. Nach der Vergiftung mit der Wurzel fand man im Munde Rötung und Schwellung, im Magen submuköse Hämorrhagien, im Dünndarm Entzündung auch nach Akonitinvergiftung. Ödem der unteren Lungenteile zeigte sich bei Menschen, während bei Tieren typisch subpleurale Ecchymosen und in der bei Menschen vergrößerten Leber punktförmige, deren Oberfläche gefleckt erscheinen lassende Blutergüsse auftreten...»

«Nach Akonitineinnahmen wird der Puls dikrot, irregulär, zeitweilig bis zu 10 Schlägen verlangsamt, bisweilen unfühlbar und die Körpertemperatur sinkt. Selten fehlen Krämpfe des Gesichts und der Gliedmaßen.»

Im Hinblick auf die große Giftigkeit dieser Heilpflanze sei hier noch die Behandlungsempfehlung von Vergiftungen angeführt, die Lewin gibt:

«Brech- und andere Entleerungsmittel für Gifte, die allgemeinen Antidota der Alkaloide (Gerbsäure, Tierkohle, Jodwasser, Lugolsche Lösung, 3 g Jodkalium 0,1 g Jod, 250 ccm Wasser), Analeptika, Hautreize (Sinapismen usw.). Das Hinausschieben des Todes für viele Stunden durch lange fortgesetzte künstliche Respiration bei tödlichen Dosen und die Möglichkeit, dadurch lebensrettend zu wirken, ist von mir nachgewiesen worden. Gerühmt wurde auch der Gebrauch von Opiaten und Tinct. Digitalis in großen Dosen. Ich empfehle dringend, außer der künstlichen Atmung, das Auflegen großer Sinapismen auf Brust, Rücken und Bauch.» –

Hugo Schulz, der Pharmakologe aus Greifswald, schildert eingehend die ersten Versuche am Menschen mit dem Alkaloid *Akonitin*, die Karl von Schroff mit seinen Schülern vornahm. Versuche mit der Akonitumtinktur in langsam steigender Dosis hat Sch. mit seinen Schülern durchgeführt und kam zu folgenden Ergebnissen, die hier nur gekürzt wiedergegeben werden können. Es wird empfohlen, die Einzelheiten im Original nachzulesen.

«Im allgemeinen entwickelt sich zunächst das Gefühl gesteigerter Leistungsfähigkeit auf den verschiedenen Gebieten, das aber bald in das Gegenteil umschlug. Die psychische Tätigkeit war dann deutlich vermindert, es stellte sich starkes Schlafbedürfnis ein, aber der Schlaf war unruhig, durch Träume gestört.» «Eine Reihe von Erscheinungen sprachen für Störung in der Blutfüllung der Gefäße des Kopfes.» «... Schmerzen im Verlaufe des zweiten und dritten Quintusastes machten sich sehr unangenehm bemerkbar. Diese Schmerzen hatten zudem das Besondere, daß sie ihre Stellen wechselten und schlimmer wurden bei jedem Versuch zu einer vermehrten geistigen Betätigung.»

Es wird von dem Sehorgan «ein wechselndes Verhalten der Pupille» berichtet, beim Gehörsinn und Geruchssinn treten Überempfindlichkeiten auf. Der Verlauf der Rückenmarksnerven vermittelte an verschiedenen Stellen Schmerzempfindungen mit besonderer Bevorzugung der Lumbalgegend und des Ischiadicus.

Bezüglich der Kreislauforgane, Herz und Gefäße, wurde festgestellt, «daß der Puls beschleunigt wurde bei gleichzeitig vermehrter Spannung der Arterienwand».

Bei verschiedenen Organen traten kongestive Erscheinungen mit starkem Herzklopfen und Angstgefühl auf. «Dann wieder entwickelten sich plötzliche Anfälle von starker, mit Frost wechselnder Hitze über den ganzen Körper, und nachfolgendem Schweißerguß. An den mit zarterer Wand ausgestatteten Schleimhautgefäßen kam es zuweilen zu Blutungen, z. B. an denen der Nase und der Trachea.» – Stauungen zu den Respirationsorganen bis zur Atemnot traten auf. – Keine deutliche Wirkung auf die Harn- und Geschlechtsorgane. – Schulz kommt zu dem Schluß, daß eine ausgesprochene Beziehung besteht zwischen der Eisenhutwirkung und dem Gefäßsystem.

Leider ist Schulz auch dem Irrtum verfallen, daß die Homöopathie angeblich als wesentliche Indikation für Aconitum napellus bei Beginn von Infektionskrankheiten den Fieberzustand betrachtet. Auf diesen Punkt wird später eingegangen. – Er führt dann noch ein wichtiges Versuchsergebnis eines seiner Schüler an. Dieser machte mit dem Rauchen stets die Erfahrung, daß es ihm die Nachtruhe durch Herzklopfen störte, wenn er eine oder gar zwei Zigaretten geraucht hatte. Diese Störung blieb aus während der Versuche mit der Eisenhuttinktur, und «die Widerstandsfähigkeit gegen den Tabakgenuß (es müßte wohl heißen gegen die toxische Tabakwirkung, Ref.) hielt längere Zeit an. Dann verschwand sie wieder», und das alte Verhalten kehrte zurück. Bei jedem späteren neuen Versuch ergab sich wieder der Erfolg gegen die Nicotinwirkung.

Esser kennzeichnete die Wirkung des Eisenhutes dahin, daß seine Wirkungen sich vor allem auf die «Nerven des Herzens und der Atmungsorgane» erstrecken. «Die Blätter der Pflanze schmecken erst matt, dann scharf brennend. Die Knolle hat frisch einen dem Rettich ähnlichen Geruch und schwach süßlichen Geschmack, der aber bald äußerst scharf brennend und zusammenziehend wird. Die Vergiftungserscheinungen treten meist schon nach wenigen Minuten ein und zeigen sich an durch Kopfschmerz,

Schmerz in der Schläfengegend, Ohrensausen, Ekel, Magenschmerz, Erbrechen, Kribbeln in den Zehen und den Fingern; später tritt Verlust des Gehörs und Sehvermögens, Schwindel, schweres Atmen, Verminderung des Pulsschlages (auf 40 bis 50 Schläge in der Minute) und bedeutende Vergrößerung der Pupille ein. Nach dem Auftreten kalten Schweißes und großer Angst erfolgt zwischen 1 bis 8 Stunden, sehr selten später, der Tod nach sehr schnellen Atemzügen. Das Bewußtsein bleibt meist bis fast zum Tode erhalten.»

Als homöopathisches Arzneibild lebt sich Aconitum napellus in folgender Weise im Menschen aus und gibt in diesen Wesensäußerungen ein getreues polares Bild zu dem, wie es gestaltlich und stofflich sich in die Pflanzenwelt hineinstellt. Der Amerikaner *Nash* rechnet Aconitum zu einer Gruppe von Heilmitteln, die er «die Trias der Unruhemittel» nennt, nämlich Aconitum, Arsenicum und Rhus Toxicodendron. Mit dieser Gruppierung ist schon ein typischer Wesenszug des Eisenhuts umrissen. Die Ruhelosigkeit des Aconit wird nach Nash «am häufigsten bei hochgradigen Entzündungsfiebern beobachtet». «Hitze und Durst, harter, voller, frequenter Puls; ängstlich, nicht zu beruhigende Ungeduld, außer sich, wirft sich in Todesangst hin und her», charakterisiert nach ihm Hering das Wesen unserer Heilpflanze. Dem einen Signum «Unruhe» fügt Aconitum das andere hinzu: «Schmerz». In bezug auf dieses Symptom astralischen Einwirkens steht Aconitum – nach Nash – mit Chamomilla und Coffea vor allen anderen gleichartig sich äußernden Heilmitteln an der Spitze, wobei der «Aconit-Schmerz» wesentlich charakterisiert ist durch «äußerste Unruhe, Angst und Furcht». Der Patient, der sich vor Schmerz umherwirft, «kann die Schmerzen nicht ertragen, verträgt weder berührt zu werden noch unbedeckt zu sein». Der Aconit-Schmerz ist gegen Abend und nachts schlimmer und unerträglich. Beobachtet wird oft – mit und ohne gleichzeitigen Schmerz – Taubheitsgefühl, Kribbeln oder Ameisenlaufen. Der Aconit-Schmerz ist ungemein reißend oder schneidend, so daß er «den Patienten zur Verzweiflung» bringt. – Ein drittes typisches Signum, ein Leitsymptom nach Nash, das «beinahe stets vorhanden» ist, wenn nach ihm Aconitum deutlich indiziert ist, ist die *Angst,* die Todesangst. Diese Angst geht aber sehr weit, z. B. «Angst, über die Straße zu gehen; Angst in Gesellschaft zu gehen, Angst, daß sich etwas ereigne; stets ist eine unbeschreibliche, grundlose Angst vorhanden». «Kein Mittel hat es (dieses Leitsymptom) in einem solchen Grade wie dieses eine.»

Zu den geschilderten drei Wesenszügen des Eisenhutes, der in seiner *äußeren* Erscheinung genau die entgegengesetzten Symptome zu offenbaren scheint, kommen nun noch zwei wesentliche Modalitäten hinzu: nämlich die Verschlimmerung durch Schreck sowie die durch trockene, kalte Luft. Alle «Leiden, welche von Schreck entstanden sind, entweder sofort oder später», erfaßt das Aconitwesen. Es gibt so eine Menge von Erscheinungen, die durch Schreck entstanden sein können, z. B. Angst im Dunkeln, weil Patient einen Schreck im Dunkeln erfahren hat; Schwindel, Ohnmachtsneigung, Zittern, drohende Fehlgeburt oder Ausbleiben der Menstruation können Erscheinungen erlittenen Schrecks sein. (Opium, Ignatia und Veratrum album führt Nash als weitere Schreck-Mittel an.)

Die trockene, kalte Luft ist jene Modalität, die zu den aconittypischen Entzündungszuständen führen kann, und wo Aconit wirklich Gegenmittel ist. Alle anderen Fieberzustände werden kaum von dem Aconitwesen erfaßt, und es ist primitiv, den Reflex zu pflegen, «Fieber – also Aconit!», oder gar Aconit mit Belladonna zu paaren, weil man nicht ganz sicher ist, ob das eine oder andere den vorliegenden Fieberzustand erfaßt. – Hier muß an eine Notiz Dr. Steiners erinnert werden, nach der jede Substanzzuführung in kleiner Menge Fieber oder zum mindesten fiebrige Zustände geringen Ausmaßes hervorruft. Auf dieser Reaktion des Organismus beruht überhaupt die Heilwirkung, indem die «kleinen Dosen einer Substanz bewältigt werden von dem Stoffwechsel, gehen sie durch die rhythmische Organisation und von da in negativer Art zum Vorderhirn».

Das auftretende Fieber ist also für Aconit noch keine Indikation, wohl aber wenn durch «trockene, kalte Luft» Krupp, Pleuritis, Lungenentzündung, auch Rheumatismus entstehen, dann kann nach homöopathischer Indikation der Eisenhut zum Heilmittel dieser Krankheitserscheinungen werden. Nash führt als Mittel, die ebenfalls das Symptom der Verschlimmerung durch trockene Luft haben, an: Bryonia, Causticum, Hepar sulfuris und Nux vomica, wohingegen «Verschlimmerungen durch feuchtes Wetter» zu den Symptomen von Dulcamara, Nux moschata, Natrium sulfuricum und Rhus toxicodendron gehören. –

Heinigke führt in seiner allgemeinen Charakteristik des Eisenhutes, bzw. der aus dem frischen, blühenden Kraut gewonnenen Essenzwirkung aus, daß «beim gesunden Menschen die Erscheinungen *gehobener* Funktionsenergie des Nervensystems bis zu ausgedehnter Exaltation» überwiegen, je nach der Größe der verabreichten Gaben, oder aber es treten «Erscheinungen *gesunkener* Lebenstätigkeit bis zu zeitweiliger Pulslosigkeit, kühler Haut und Schwäche bis zur Ohnmacht» auf. Prüft man bei Heinigke das Aconitum-Arzneibild bezüglich der einzelnen Organe, so fällt besonders auf, daß offenbar überall die Hyperämie im Vordergrunde der Erscheinungen steht; so bei Hirn und Hirnnerven: «Blutüberfüllung des Hirns und der Hirnhäute»; «Überfüllung der Blutgefäße in der Bindehaut des Auges», «Nasenbluten», «Blutüberfüllung der Rückenmarkshäute»; Blutandrang nach verschiedenen Organen; Neigung kleiner Blutgefäße zum Bersten und dadurch bedingte Blutungen besonders im Gebiet der Nasen- und Luftröhrenschleimhaut». «Blutandrang nach den Lungen, Blutüberfüllung der Schleimhaut der Luftröhren und der Lungen mit Berstung kleiner Gefäße und Blutungen». «Hohe Rötung des Schlundes...» «Entzündliche Affektion des Bauchfells, Blutüberfüllung der Nieren», «erhöhter Blutandrang mit vermehrtem Triebe» bei den männlichen Geschlechtsorganen. Im weiblichen Organismus «verlängerter Monatsfluß, Gebärmutterblutung...» Diesem anscheinend aktiven Zustande der Aconitäußerung steht nun auch ein ausgeprägter passiver Zustand gegenüber, der, wie oben mehrfach angeführt wurde, eben in der besonderen Aconitweise zum Tode führt. Einige Züge dieses passiven Zustandes, wie Heinigke sie darstellt, sind folgende:

Im Bereich der Haut, des Unterhautzellgewebes und der Muskulatur: Gefühl von Kribbeln, besonders im Gesicht, an den Händen...; gelbliche Hautfärbung, nach lebhaft gerötetem, gedunsenem Gesicht erscheint dieses eingesunken, von fahler Blässe. Große Schwäche, Gefühl von Kräftemangel in der gesamten Muskulatur, Schlaffheit der Gelenkbänder bis zu Pendelbewegungen der Glieder.

Im Bereich des Nervensystems: Nach Schwindel beim Aufrichten Gefühl von Schwanken des Hirns beim leisesten Bewegen oder Reden, von Schwere und Vollsein im Kopf, als ob das Gehirn zu den Augen hinaus wolle... Erschwertes Denken, Zerstreutsein, Gedankenlosigkeit, Gedächtnisschwäche... Wahnideen, Delirien, kurze Tobsuchtsanfälle.

Gesichtsorgan: anfangs erhöhte Beweglichkeit der Pupille, später Erweiterung mit starker Lichtscheu. Vorher auch Verengerung der Pupille, stierer Blick, konvulsivische Verdrehung der Augen... temporärer Verlust des Sehvermögens.

Gehörorgane: Neben Überempfindlichkeit Gefühl des Verstopftseins, Klingen und Sausen vor den Ohren. – Überempfindlichkeit des Geruchsorgans. –

Rückenmarksnerven: Schmerzen im Nacken, am Rumpf nach Verlauf der Spinalnerven, Zerschlagenheitsschmerz besonders in der Lendengegend und am Kreuzbein. Schmerz im Bereich der Nerven am Schuler- und Ellenbogengelenk. Neben dem Gefühl des Kribbelns und Taubseins an den Händen auch Lähmigkeit. Reißende Schmerzen im Bereich der Nn. ischiadici.

Organe des Kreislaufes: «Stürmische und heftige Herzkontraktionen, vermehrte Spannung der arteriellen Gefäßhäute; häufiger, harter und gespannter Puls; verstärkter und unregelmäßiger Herzschlag; krampfhafte Verengerung kleiner Arterien... Gefühl starken Herzklopfens mit großer Angst; klemmender, bohrender, wühlender Schmerz in der Herzgegend, Empfindung von dumpfem Druck und Stechen daselbst.»

Im Bereich der Verdauungsorgane: ... Mangel an Appetit und Ekel vor Speisen ..., vermehrter Durst. Darmkatarrh, bes. Duodenum mit verhinderter Gallenausscheidung; Stuhlverhaltungen, Auftreibung des Dickdarms, Windkoliken, Anschwellung des Leibes ...»

Kehren wir zu unserer Pflanze zurück, wie sie sich uns in der Natur gegenüberstellt, so erinnert sie uns in allem daran, daß sie ein Hahnenfußgewächs ist und damit zu jener Familie gehört, die nach allen Seiten der Pflanzenwelt den Keim der Entwicklung vorwärts oder den Rest des Werdens aus der Vergangenheit erkennen läßt. Einzelne Organe des Eisenhutes offenbaren typisch die Kräfte, die sich hier an der Gestaltung beteiligt haben. Wir sehen das rübige Rhizom, wir sehen den hoch aufschießenden Stengel, der dieses Hahnenfußgewächs hinausführen möchte aus der Erdwasserregion, in der die meisten Verwandten verhaftet bleiben. Wir sehen die scharf spitz ausgeschnittenen Blätter, die nirgends mehr z. B. die lappige Nierenform vieler Verwandter unverändert und undurchlichtet erkennen lassen, die anscheinend nur Nervatur sein wollen und auf alles Blattparenchym verzichten möchten. Wir erleben dann Blüten gestaltet, die unser Staunen erregen müssen – und alles übergossen und überzogen von einer merkwürdigen Starre, die andere hochstrebende Ranunculaceen wie Rittersporn, Jungfer im Grün oder Akeley nicht im entferntesten aufweisen.

Es gelingt dem Eisenhut mittels der kosmischen Kräfte, die durch den rübigen Wurzelstock hinaufstreben, seinen Blütenstand hinaufzuheben in den sonnig-luftigen Wärmebereich, es gelingt ihm, sich den Kräften der obersonnigen Planeten zu vermählen, aber was er nach seinem stolzen Sprossen in die Höhe zustande bringt, erreicht das Ziel nicht. Die sonderbare Blüte, die uns so wenig lieblich anstarrt, offenbart kaum Blütenkräfte, die durch Stoffeswandlung und Läuterung hindurchgegangen zu sein scheinen. Sie wird daher zu einer Maske. Nicht ohne Grund erstaunt man, dort oben im Blütenbereiche Gnomenzüge zu erkennen; denn was hier vorgeht, ist genau polar zu den Vorgängen, die bei der Christrose im Winter geschehen. Erd-Mondenkräfte werden mit Gewalt in der Blüte zu überwiegender Gestaltung hochgerissen und aufgerufen. Sie sind zwar immer in den Kelchblättern tätig, hier aber formen sie sich im Perianth zur Blüte und nehmen alles in sich hinein, was sich den Sonnen- und obersonnigen Kräften aussetzen möchte. Die echten Blütenblätter verkümmern zu 2 bis 3 unscheinbaren Reststümpfen und zu 2 Honigblättern, die in ihrer S-Form den starken Astralisierungsimpuls widerspiegeln. Was die Sonnenkräfte an Honig hervorrufen, ist nicht den Umkreishälften und ihren Wesen dargeboten, sondern nur den erdverbundenen Hummeln noch zugänglich.

Am deutlichsten werden die Vorgänge, die sich im Aconitum napellus abspielen, wenn man sie mit jenen vergleicht, die in der Christrose vorgehen genau zur polaren Jahreszeit.

Zur Winterszeit, wenn die Abwesenheit der Sonnenkräfte ein wesentliches, uneingeschränktes Wirken der Mondenkräfte für die Erde und in der Erde ermöglicht, blüht Helleborus niger auf und zeigt in dem Verhältnis seines wechselnden Farbenspiels zu seinen Formen- und Organwesen, daß er aus den im Sommer in die Erde eingestrahlten Sonnenkräften heraus zum Zeugen der Sonne wird – auch wenn diese selber fern ist und rings herum Erstarrungskräfte der Kälte und Dunkelheit walten.

Vereinigt sich dagegen im Hochsommer der ganze Umkreis des Lichtes und der Wärme mit den Erdenkräften, so daß nirgends Vereinzelung und Enge mehr möglich erscheint, dann formt *Aconitum napellus* sich zum Gefangenen von Erd- und Mondenkräften, zum Zeugen winterlicher Verhärtungskräfte inmitten von überall waltenden Auflösungs- und Verflüchtigungstendenzen des Sommers.

Schließen die Mondenkräfte im Blütengeschehen das Blütenhafte von Sonnen- und Umkreisgeschehen ab, d. h. werden Stoffwechsel- und Willensorganismus – mit denen die Blütenvorgänge korrespondieren – von ihren Urstandskräften getrennt, dann treten eine Anzahl der oben geschilderten Krankheitserscheinungen auf, die zur Lethargie, zum Absterben aller Funktionen des Stoffwechsel-Gliedmaßenorganismus führen bei noch voll erhaltenem Oberbewußtsein, bis die Lebenskräfte versagen.

Man kann auch sagen, daß die Medulla oblongata und das Atemzentrum, die Rückenmarksnerven gelähmt werden und kann sich vergegenwärtigen, daß dieser Zustand eintritt, nachdem vorher das Einstrahlen des Astralleibes über die Norm hinaus gesteigert wurde, Erhöhung des Blutdruckes und der Zirkulationsvorgänge zeitigte mit den beschriebenen Überblutungen. Der Astralleib wird durch Aconitum in das Blut und die Zirkulation und zum Teil auch in die Nervenorganisation hineingetrieben. Zwar antwortet die Ich-Organisation zuweilen mit Fieber, erlahmt aber schnell, wird überwältigt vom Aconitum, dessen Kräfte toben weiter gegen die zentralen Organe des Astralleibes, die der Astralleib dann nicht mehr sinngemäß benützen kann. Von Anfang an treten Unruhe auf, vielleicht auch Schmerz und insbesondere Angst, jener Zustand, in dem das Ich sich alleingelassen fühlt und abwehrlos dem Einbruch geistiger Kräfte (hier durch das Gift) gegenübersteht. Es findet kein Herauslupfen des Ichs statt, eher ein Hineinstauchen unter seine ihm gemäße Organebene und Mittellage.

Im therapeutischen Gebrauch ist heute meist das blühende Kraut, jene Pflanzenteile also, die das rhythmus-stoffwechselhafte Geschehen im Organismus ansprechen. Vollkommen unausgeschöpft sind bisher die therapeutischen Möglichkeiten, die sich in der Linie des Aconitwesens aus der Verwendung der Wurzel ergeben müssen. Die in diesem so sonderbar geformten Rhizom gestauten Kräfte des Lebens- und chemischen Äthers sollten doch große Möglichkeiten vermitteln können, z. B. bei Folgezuständen an der Nervensubstanz nach Apoplexien, Lähmungen und ähnlichen Zuständen.

Paeonia officinalis (Paeonia foemina) Die Pfingstrose oder Benediktenrose

Diese altbekannte und beliebte Pflanze der Bauerngärten ist bei uns in Deutschland nur durch Züchtung bekannt, allenfalls an einigen Orten auch verwildert. Wild kommt sie aber noch vor im Tessin (Schweiz) am Monte Generoso, der für viele Hahnenfußgewächse ein bekanntes Reservat ist. So wächst dort bis zu dem Gipfel hinauf in dichten Mengen Helleborus niger.

Aus einer sonderbaren Wurzelregion, deren Wurzelfasern verdickt und zu länglichen, gegliederten, rübigen Knollen umgestaltet sind, entwickeln sich aus dem ausdauernden Rhizom mehrere Stengel zu einem krautartigen Busch von 30 bis 90 cm Höhe. Der einzelne Stengel wächst aufrecht, ist unverzweigt und unbehaart. Er trägt an der Spitze die Blüte. Seine Laubblätter sind doppelt-dreizählig, mit hellgrüner, fein behaarter Unterseite und dunklerer Oberseite. Die einzelnen Abschnitte erscheinen mehr oder weniger lanzettlich und glattrandig. Das ganze Blatt läßt noch den Helleboruscharakter erkennen, doch ist hier alles gleichgerichteter, rhythmischer gestaltet als bei der Nieswurz.

Die den Stengel krönende Blütenknospe zeigt zumeist 5 bleibende Kelchblätter, die grün bis kronblattartig gefärbt und durchgestaltet sein können. Aufgeblüht entfalten sich die Kronblätter zu mehr oder weniger flacher, nach oben schauender Blütenfläche von 10 bis 12 cm Durchmesser. 5 bis 8 dunkelrote (seltener rosa oder gelblich gefärbte) Kronblätter, die ganzrandig oder unregelmäßig gebuchtet, breiteiförmig sind, glänzen mit ihrer seidenartig schimmernden Innenfläche der Sonne entgegen und lassen der Blüte rosenähnlichen Duft entströmen. Viele gelbe Staubblätter, die sich am Grunde der Blüte zu einem Drüsenring vereinigen, umsäumen den weißfilzigen Fruchtknoten, der sich in 2 bis 3 Balgkapseln darstellt. Diese, in der Reifezeit getrennt, ragen aufrecht oder abstehend aus den welkenden Kelchblättern hervor. Zahlreiche, bis zu 8 mm lange, eiförmige, glatte, schwarzblaue Samen ruhen in den Kapseln. Die Blütezeit der Pfingstrose ist der *Mai.* –

Lange bevor die Blüte sich entfaltet, zeigt sich der Blütenimpuls dieser Heilpflanze schon *an* den Kelchblättern wirksam. An ihrem äußeren Rande sitzen Nektarien, denen reichlich süßer Schleim entquillt, so daß «eine ganze Kruste von Zuckerkristallen» sich in der Umgebung findet. Francé schreibt darüber:

«Das können sich die Ameisen unmöglich entgehen lassen, und Delpino sah sie denn auch von früh morgens bis abends spät Wache halten und Feinde abwehren. Inzwischen stärkten sie sich nach guter alter Landsknechtsitte reichlich mit erquickendem Trunke.»

«Schimper gibt uns eine recht anschauliche Schilderung darüber, mit welchem Eifer die kleinen Wachtsoldaten ihr Geschäft besorgen. Der duftende Zucker lockt gewöhnlich eine Menge stattlicher Wespen (aus der Gattung Polistes) herbei, mit denen die Ameisen auf den Paeonienköpfen ununterbrochen scharmützeln. Nähert sich eine Wespe, so nehmen sie eine drohende Haltung an, richten sich auf und beißen mit einer etwas komischen Berserkerwut um sich. Die viel größeren Wespen geraten dadurch sichtlich in Bestürzung. Die Angst, die sie vor den kleinen, wutentbrannten Ameisen haben... bietet einen überaus komischen Anblick.»

«Große Fliegen, die ebenfalls zuweilen an der Zuckerspende teilnehmen wollten, zeigten vor den Ameisen noch größere Angst als die Wespen, während eine Hornisse, die die Versuchsstämme einige Male besuchte, zwar meist ebenfalls angegriffen wurde, häufig aber Herrin der Situation blieb.»

Wir haben in der Pfingstrose wieder ein Hahnenfußgewächs, das in Beziehung zu den Ameisen tritt.

Über die allgemeine Verbreitung von Paeonia foemina erwähnt Hegi Südeuropa, von Portugal bis Albanien, Kleinasien und Armenien. In Deutschland fehlt sie ganz; in Österreich tritt sie vereinzelt in Tirol auf, in der Schweiz nur im Tessin. Ihr Vorkommen ist beschränkt auf lichte felsige Berghänge und auf trokkene Kalktriften.

Hier muß noch erwähnt werden, daß eine andere Art, Paeonia corallina, von Linné mit der dargestellten zusammen als Paeonia officinalis aufgeführt wird. Ihre Blüten sind wesentlich kleiner. – Über die anderen noch vorkommenden 13 Arten orientiere man sich in den Fachwerken.

Die Pfingstrose hat in vergangenen Zeiten in der Heilkunde einen umfassenderen Ruf gehabt als heute. Über Herkunft und Namen der Paeonia schreibt Geiger:

«Paeon ist, wie Plinius sagt, der Entdecker der Gichtrose; dieser Paeon galt im Altertum für identisch mit Apoll, oder nach andern für gleichbedeutend mit dem Aesculap, der ersten medizinischen Gottheit.

Die Gichtrosen hießen auch Dactyli idaei und dienten den Korybanten und Kureten, die man als die Gründer der Arzneikunst in Griechenland verehrte, zu ihren Wunderkuren, auch ist der Wunderglaube an die großen Heilkräfte der Paeonien noch immer nicht in dem Volke verwischt...»

M. Bock stößt einen Seufzer des entsagenden Verlangens aus zu Beginn seiner Schilderung der «Paeonien-Rosen»:

«Wer ich mein tag einmal bey dem gelehrten vnd alten Peone gewesen / wolt ich von diser seiner Rosen gewisser geschribe / wir wollen aber ein versuch thun...»

Dann schildert er genau die zwei oben erwähnten Arten und weist darauf hin, daß Dioscurides

«sagt / meins bedunckens aber so seind die bletter der Christwurtzel kraut am ähnlichste /».

Eine Fülle von Namen führt er für diese Heilpflanze auf « / Benedictenrosen / Benignenrosen / Pfingstrosen / Künigsblümen / vnd Gichtwurtz...»

Paulos von Aegina schreibt, daß unsere Heilpflanze bei Plinius und Galen «Pentarobon geheißen, eine Zauberpflanze der Pharmakopolen und Rhizotomen» gewesen sei. Der Bockschen Namenaufzählung folgt sofort zu Beginn der Wirkungsschilderung der Bezug zu bestimmten Elementar- und Astralwesen, zu denen dieser Hahnenfuß nach Ansicht des Altertums immer eine Beziehung gehabt hat. Unter «Von der Kraft vnd Würckung» heißt es:

«Die wurtzel von den roten Peonien gedörrt / gestoßen / vnnd einer Mandel groß mit Wein eingegeben / reyniget die weiber nach der geburt / treibet jhre blümen / den Lenden vnnd Blasen steyn / deßgleichen die Gälsucht / stillet den bauch schmertzen / stopffet herwiderumb das außlauffen / so die wurtzel inn Wein gesotten würt / vnnd etliche tag dauon getruncken.

Zwölff Peonien körner zerstoßen und getruncken / stillet den blütgang der weiber / wehret dem aufstoßen / gelegt das kotzen / unn laßt den steyn bey den kindern nit wachsen / eingegeben.»

«Das wasser von disen Rosen vnnd wurtzelen gebrannt / stercket das hertz / dienet sehr wol zü den junge kindern / so mit der großen kranckheit* beschweret sind / jederweilen von disem wasser zü trincken geben auff zween oder drey löffel voll.»

«Eüsserlich.

Die wurtzel vnnd körner soll man anhencken für allerley böß gespenst / sonderlich aber für die große fallende kranckheit / welchs erstmal Galenus / vnd nach jm vil / vnd ich selbs hab war genommen.»

Diese Aufzählung von Indikationen findet sich in ähnlicher Art schon bei Dioskurides, wie Hovorka zitiert. Bei diesem Autor wird auch aus dem alten Theophrast referiert, wie die Wurzel der Pfingstrose auszugraben ist; denn es geht eine alte Legende, nach der sich der Wurzelgräber beim Graben der Paeonie hüten müsse, vom *Specht* gesehen zu werden, sonst drohe ihm Gefahr, daß

* Epilepsie.

dieser ihm die Augen aushacke. Diese Legende, auf die hier nicht weiter eingegangen werden soll, weist wie die obige von dem Ursprung dieser Pflanze darauf hin, daß hier Mysteriengeheimnisse der Vergangenheit verzerrt wiedergegeben werden.

Bei Hovorka und Kronfeld finden sich noch weitere Angaben über die frühere und im Volksbrauch stellenweise auch heute noch übliche Verwendung der Paeonie. So werden «die Samen zu Zahnperlen für Kinder verwendet» gegen die Zahnkrämpfe, die Gichter, wie sie früher hießen. Daher trägt dieses Kraut auch den Namen Gichtrose. Samen und Wurzel werden gegen die fallende Sucht (Epilepsie) um den Hals gehängt. Gegen Epilepsie und Blutstockung bei Frauen, Asthma und Rheuma wurde die Wurzel innerlich gegeben.

> «Oder trage die Wurzel vom männlichen Paeonienkraut (paeonia corallina) bei dir. Die Wurzel muß aber beim abnehmenden Monde und zwar im *Juli,* an einem Sonntag in der Mittagsstunde gegraben worden sein.»

An einer anderen Stelle heißt es dann wieder, daß diese Wurzel im abnehmenden Monde *vor* Sonnenaufgang gegraben werden muß.

Bei den Tschechen hängt man dem epileptischen Kinde 3 Körner der Pfingstrose um den Hals. Mit getrockneten Blumenblättern der Pfingstrose beräuchert man die Gesichtsrose bei den Slowaken, nach deren Meinung man die Rose nicht mit Wasser befeuchten darf.

Soweit der Hinweis auf die vergangene Verwendung unserer Heilpflanze, für die das Verständnis heute kaum noch gegeben sein dürfte. Man wird sich aber vor dem geistigen Hochmut wohl hüten müssen, die früheren Indikationen einfach als primitiven Aberglauben abtun zu wollen, weil man die Zusammenhänge alter Bräuche nicht mehr kennt.

An gefundenen Inhaltsstoffen führt *Wehmer* über Paeonia arborea als Paeonia officinalis an:

Blätter: Glutamin 0,001%; organ. und Gesamt-P_2O_5 s. b. Périn J. Pharm. Chim. 1911/3.

Blüten: roter krist. Farbstoff *Paeonin* (Chlorid: $C_{28}H_{33}O_{16}Cl$) (spaltet in 1 Paeonidin [$C_{16}H_{13}O_6Cl$] und 2 Glucose), P_2O_5-Bestimmung wie oben.

Same: Gift. Alkaloid angebl. wie Wurzel; Näheres unbekannt.

Wurzelstock: Rinde: (Cortex radicis Paeoniae) mit kristall. abgeschiedenem Paeonol (= p-Methoxy-o-Oxyphenylmethylketon) $C_9H^{0}{}_{0}O_3$, früher als e. Fettsäure angesehen; entsteht aus e. präform. glykosidischen Substtz. enzym. in Glucose und Päonol spaltend; das Enzym ist weder Invertin noch Emulsin. Festes äther. Öl 0,4%, im wesentl. aus Päonol bestehend (Päonol auch in Xanthorroea-Arten). Saccharose, frisch 3,83% (Monat März); etwas *Glutamin** und Arginin, Gerbstoff «Paeonia-fluorescin». Galactose- und Arabinose-liefernde Kohlehydrate.

«Paeonia peregrina (foemina), Orient:»

Same: fettes Öl 23,6%, Zucker 1,4%, Eiweiß 11% ca. Pectin, Arabinsäure 1,2%, etwas Alkaloid («Peregrinin») und die unbestimmten Paeonia-Harz, Paeonia-Harzsäure, Paeonia-Tannin bis 1%, Paeonia-Braun 4%, Paeonia-Fluorescin 4%, Paeonia-Kristallin (?). Asche 2,57%, Wasser 8,45%; fettes Öl anscheinend hauptsächlich aus Olein bestehend (?). Nach späterer Angabe sind in Paeonia-Arten keine Alkaloide vorhanden.

Wurzel: (Rad. Paeoniae peregrinae): 4–5% Glukose, 8–14% Saccharose (?), 14–25% Stärke, N-Substanz, 4–9,7%, Metaarabinsäure bis 2, organ. Säuren ca. 1, Ca-Oxalat 0,4–0,56, etwas Gerbsäure u. a., bei 15,7% Wasser und 5,39% Asche.

«Paeonia tenuifolia-Sibirien»: Gerbstoff und «Paeoniafluorescin» wie P. arborea.

Blüte: Kohlenhydrate, N und Asche (5,66% d. Blätter).

«Paeonia albiflora» – Sibirien:

Blätter: Asparagin (reichlicher in alten Blättern, vor Absterben als in frischen).

Same: «Paeoniafluorescin» u. a. wie vorige. Ebenfalls bei «Paeonia anomala, L.»

* vom Ref. kursiv.

Kroebers Angaben über die Paeonia officinalis stimmen wie die H. Schulz' ziemlich mit den schon erwähnten Indikationen überein. Er erwähnt noch, daß Paeon (= Apollo) mit Paionia den Pluto geheilt habe, und daß sie bei den Alten als Schutzmittel gegen die Faune der Fluren und Felder gegolten haben soll. Nach W. Bohn wirkt die Wurzelabkochung auf das Gehirn und ist wirksam bei der Fallsucht, bei Augenleiden im Anschluß an Blutstauungszustände des Gehirns.

Losch spricht von der in Tirol und Krain wachsenden Paeonia corallina. Die Wurzel muß nach ihm im Herbste gesammelt werden. Sie schmeckt «widerlich, anfangs süßlich, dann bitter und scharf». Frisch duftet sie stark, scharf und widerlich, während sie getrocknet fast duftlos ist. –

Die getrockneten Blütenblätter als Räuchertee und als Füllmaterial für Riechkissen erwähnt Fischer.

Madaus führt an, daß Holste (Holste, Z. experim. path. Therapie 1916) im Samen und in den Wurzeln der Paeonia ein Alkaloid Paeonin oder Peregrin fand, das «den Uterustonus steigert und die Peristaltik kräftigt». «Es kontrahiert die Nierenkapillaren und erhöht die Blutgerinnungsfähigkeit, ohne Herz und Blutdruck zu beeinflussen.» Demgemäß empfiehlt Holste sie bei Nieren- und Lungenblutungen. –

Für die Wesenserkenntnis unserer Heilpflanze ist ferner von Bedeutung, was Madaus über eine asiatische Verwandte zitiert:

«Die in der chinesischen Heilkunde als Antidiabetikum verwandte Paeonia odorata bewirkt experimentell rasche Steigerung der Blutzuckermenge, die nach 1/2 bis 1 Stunde ihr Maximum erreicht, allmählich abnimmt und nach 5 bis 6 Stunden zum Ausgleichswert zurückkehrt.» (Aus Siguhara, Fol. pharmac jap. 1930, Bd. 11.)

Die Anwendung der Paeonia officinalis in der Homöopathie hat anscheinend nur ganz umschriebene Indikationen, so schreibt *Stiegele*:

«Ein vorzügliches Mittel bei hämorrhoidalen Blutungen ist die Paeonia D1–3.»

Farrington führt aus:

«Paeonia auch brauchbar bei Afterfissuren mit vieler Absonderung, die den Anus fortwährend feucht macht und unangenehme Empfindungen hervorruft. Dabei viel Wundsein und Beißen.»

Eine wertvolle Darstellung und Würdigung der Pfingstrose liefert *Mezger*. Nach ihm wird die frische, im Frühjahr gegrabene, Wurzel zur Herstellung der Tinktur verwendet, deren Hauptwirkungen in der Arzneiprüfung folgende Symptome ergaben:

Blutandrang zum Kopf mit kongestiven Kopfschmerzen, Schwindel, entzündlicher Reizung der Schleimhäute des Auges, der Nase und des Rachens. Viele stechende Schmerzen in den Brustwandungen mit Blutandrang und Hitzegefühl sowie mit ängstlicher Beklemmung (vgl. Ranucul. bulbos.).

Symptome am After: Beißen und Jucken, das zum Kratzen zwingt, Anus scheint geschwollen; daher Anwendung bei schmerzhaften Hämorrhoiden, Analfissur und schmerzhaften Geschwüren im Anus. «Führend ist der unerträgliche Schmerz während und nach dem Stuhl sowie die feuchte Absonderung.»

Das Gehirn wird deutlich affiziert: ängstliche Erregung und Depression, schwere ängstliche Träume, die mit den Brustsymptomen zusammen die Form von Alpdruck annehmen können. Teilweise auch «verliebte Träume mit Pollutionen».

Im Kopfbereich: Kopfschmerz mit Völle, Hitzegefühl und Blutandrang. Gesicht rot und gedunsen, brennendes Hitzegefühl. Nase verstopft mit Trockenheit; Gefühl in der hinteren Nase wie verstopft.

Stechen in der Brust längs der Achse des Körpers bei jedem Atemzug. Häufiges Stechen in allen Teilen der Brust, schlimmmer durch Bewegung. Gefühl von Hitze und Blutandrang zur Brust.

Im Bereich vom Magen und Darm: Übelkeit, Erbrechen und schmerzhafter Durchfall. Viel Rumpeln im Bauch. Harnorgane:

Zusammenschnüren im Blasenhals, so daß der Harn nur tropfenweise abgeht. Häufiger Abgang von scharfem Urin, den Schlaf störend. Die weiblichen Geschlechtsorgane zeigen äußere Schwellung der Genitalien. M. empfiehlt D2 bis D3, äußerlich 10% Salbe oder Suppositorien bei Hämorrhoiden und Rhagaden.

Das Bild, das *Heinigke* von der Paeonia entwirft, liegt in der oben angedeuteten Linie. Allgemein ist sie charakterisiert durch Mattigkeit und Schwere der Glieder.

«Unsicherheit des Ganges und Schwanken, Gefühl von Prikkeln und feinem Stechen an Brust, Achselhöhlen, Schultern, nach den Armen herab und am Rücken entlang, brennendes Jucken wie von Nesseln auf der Kopfhaut, an Brust und Gliedern, brennende Hitze im Gesicht bei Kälte der Glieder, Blutandrang nach Kopf und Brust. *Schlaf* unruhig mit vielen Träumen, große Schläfrigkeit am Tage. *Gemütsstimmung* ängstlich und mißmutig.

Das *Nervensystem* reagiert mit

«Schwindel, besonders bei Bewegung, Eingenommenheit des Kopfes, Vergehen der Sinne, Schwere und Hitzegefühl im Kopfe, drückender Schmerz im Hinterkopf, Bohren und Reißen in der Schläfengegend. – Brenngefühl in Augen und Augenlidern, Stechen und Klingen in den Ohren. Kribbeln in der Nasenspitze, Verstopfungsgefühl in der Nase, stechende und klemmende Schmerzen im Rücken und in den Gliedern, gichtische Schmerzen in den Zehen mit Anschwellung.»

Verdauungsorgane: Gefühl von Hitze und Brennen im Schlunde, Druckgefühl in der Magengegend, Schneiden in der Nabelgegend, Kollern im Darm und plötzlicher breiiger Durchfall mit Schwächegefühl im Unterleib, Brennen im After nach Stuhlgang mit nachfolgendem innerlichem Frost. Heftige Schmerzen bei und nach jedem Stuhlgang.»

Die Harnorgane äußern sich durch «ungewöhnlich starkes Urinieren, tropfenweiser Abgang des Harns mit Schmerz im Blasenhalse. – H. spricht dann noch von «unterdrücktem Monatsfluß».

Für eine geisteswissenschaftliche Betrachtung unserer Heilpflanze gibt die obige Legende, nach der Paeon = Apollo den Pluto mit dieser Pflanze geheilt haben soll, bereits alle Elemente des Verständnisses, wenn man nur bestimmte Hinweise Rudolf Steiners zu Hilfe nimmt. Dann ordnen sich sogar viele äußere Befunde und Charakteristika, die aufgeführt wurden, ohne weiteres in dieses umfassende Bild ein. Wer war nach der Vorstellung der Griechen *Pluto*? – Im Zusammenhang mit den eleusinischen Mysterien, mit dem Demeter-Persephone-Mythos und dem Eros-Mysterium führt Dr. Steiner darüber folgendes aus: (Vortragszyklus: Weltenwunder s. a. Nr. 129) S. 42:

> «... Und immer wirksamer und wirksamer auf den menschlichen Leib wird das, was im Unterirdischen der Erde wirkt, was von Pluto regiert wird, so daß wir sagen können: Im Innern des Menschen wurde Pluto immer wirksamer, er verdichtete den menschlichen Leib, und er raubte dadurch Persephone. (Ref. das angeborene Hellsehen der menschlichen Seele.) Diese Verdichtung der menschlichen Organisation, sie ging bis in den physischen Leib ...»

S. 51/52 heißt es, nachdem über die Veränderung des plastischen, weichen physischen Leibes aus der Atlantiszeit gesprochen wurde:

> «Während der alte weiche, physische Leib mehr den geistigen Bedingungen des Daseins in alten Zeiten unterworfen war, ist er in den neueren Zeiten durch seine Dichtigkeit den äußeren physischen Bedingungen des physischen Planes unterworfen worden. Dadurch sind gewisse Eigenschaften dieses physischen Leibes, die früher in solcher Form gar nicht vorhanden waren, erhöht worden – namentlich im physischen Leib ist anders geworden, was man die Krankheitsbedingungen nennt. Das, was man Erkrankung, was man die Gesundheit des physischen Leibes des Menschen nennt, das unterlag in alten Zeiten ganz anderen Ursachen. Da war alles das, was menschliche Gesundheit ist, mit den geistigen Verhältnissen der geistigen

Welt in einem unmittelbaren Zusammenhang. Heute ist der physische Leib des Menschen mit den äußeren physischen Verhältnissen und Bedingungen im Zusammenhang und dadurch von den physischen Verhältnissen und Bedingungen abhängig, – und wir haben heute die Gesundheitsbedingungen mehr in den äußeren physischen Verhältnissen zu suchen. Der Mensch ist also mit seiner innersten Wesensnatur – dadurch daß Pluto, im Sinne der griechischen Mythologie gesprochen, die Persephone geraubt, in die Untergründe der menschlichen Natur hinuntergeholt hat – den äußeren Bedingungen in bezug auf die Krankheits- und Gesundheitsverhältnisse unterworfen worden...»

S. 80ff. heißt es:

«...Für das, was auch nicht bloß Affekt ist, sondern was übergeht zum Willensimpuls, zu dem Impuls etwas auszuführen, dazu ist für den Menschen dieses Erdendaseins innerhalb von Geburt und Tod notwendig der physische Leib. Der physische Leib ist alles das, was den bloßen Gedanken oder auch den bloßen Affekt zum Willensimpuls erhebt, welcher der Tat in der physischen Welt zunächst zugrunde liegt. ... Der physische Leib ist der Ausdruck der Willensimpulse, wie der Astralleib der Ausdruck der bloßen Gedanken und der Ätherleib der Ausdruck der bleibenden Affekte und Gewohnheiten ist. Damit der Wille durch den Menschen wirken kann hier in der physischen Welt, muß der Mensch den physischen Leib haben... Denn ohne daß der Mensch einen Willen hätte, würde er niemals zu einem Ichbewußtsein kommen. Wir können nun wiederum fragen – und jetzt von einem anderen Gesichtspunkte als gestern –, was fühlte der Grieche, wenn er sich fragte: Was liegt da draußen ausgebreitet im Makrokosmos als dieselben Kräfte, die in uns den Willensimpuls, die ganze Willenswelt hervorrufen, was liegt da draußen? – Da antwortete er mit dem Namen: *Pluto*. Pluto als diejenige Zentralgewalt draußen im makrokosmischen Raum, eng gebunden an den festgeballten (Ref. Verhärtungskräften unterlegenen) Planeten (Ref. = Erde), das war für den Griechen das makrokosmische Gegenbild der Willensimpulse, die hinunterdrängten das Persephoneleben in die Untergründe auch des Seelenlebens.»

Soweit die Andeutungen über den physischen Leib (Pluto). – An unserer Pflanze ist auch noch Apollo mit seinem Wesen beteiligt. Apollo war für die Griechen der Repräsentant aller Kräfte, die hinter der Sinneswelt wirkten, er war ihnen der Sonnengott, der sowohl die physischen wie die geistigen Sonnenkräfte dirigierte und harmonisierend wirkte zwischen den Lebens- und Sinnesorganen des Menschen. Dr. Steiner führt über ihn aus, daß er «durch die Musik der europäischen Kultur die Anlage zum logischen Denken einpflanzte, und zwar vor der griechischen Kultur, während der dritten Kulturperiode» (s. Arenson).

Nehmen wir jetzt diese Hinweise auf die mythologischen Elemente obiger Legende, so kann uns wirklich auffallen, daß ausgerechnet mit einer Heilpflanze aus der Familie der Hahnenfußgewächse (Ranunculaceae) der physische Leib geheilt wurde, geheilt wurde von den gleichen Krankheitsanlagen, gegen die wir Paeonia officinalis noch heute anwenden. Die Ranunculaceen-Familie ist jene Schlüsselfamilie im Pflanzensystem, die den Monokotyledonen noch am nächsten steht, sich deren Mondenkräften aber auch schon weitgehend zu entziehen versucht. Durch den Sonnenimpuls (vgl. die vielen Staubgefäße) läßt diese Familie das alte Mondenwirken allmählich hinter sich und erreicht innerhalb des Pflanzensystems oder der großen Pflanzenheit, daß sich die späteren Pflanzenfamilien durch die verschiedenen Planetenkräfte zu den stärker von Erdkräften durchwirkten Pflanzen entwickeln (s. Schnepf, Grundlagen zu einem geisteswissenschaftlich orientierten System der Pflanzenwelt). Nicht nur die Fülle der Staubgefäße weist auf die Apollokräfte hin. Die Formelemente von Samen, sogar der Knollen, an denen Wärme-Ätherkräfte maßgeblich formen, die Nektarbildungen um und in den Blüten und der starke Ölgehalt der Samen und manche Einzelerscheinungen können uns belehren, wie hier die Sonnenkräfte die obersonnigen Planetenkräfte in ihrem Wirken zusammenfassen, und der rosenartige Duft dieser Ranunculacee deutet schon die erdgerechteste Familie (die der Rosengewächse) an, die sich später erst entwickelt.

Versucht man zusammenfassend also vor der voll entfalteten Heilpflanze sich ihre Signaturen zu vergegenwärtigen, die auf das physiologische und pathologische Geschehen hindeuten können, dann beginnen wir damit, den *Wurzelbereich* richtig zu würdigen. Auffällig ist dort die Knollenbildung an den Faser-, den Erdwurzeln, eine Knollenbildung, die nichts mit dem Rhizom zu tun hat, die auch keinerlei Zusammenhang mit irgendwelchem Sproßgeschehen hat, denn diese Knollen sind vegetativ taub. In der Entwicklung der Faserwurzeln, die anfänglich ganz normal sich bilden, stellen sie eine späte Erscheinung dar. Der Wurzelfaden beginnt plötzlich an bestimmten (nicht vorauszusehenden?) Stellen zu quellen und bildet rundliche, bis spindelförmige Auftreibungen, die angeblich im wesentlichen Stärke enthalten sollen. Die ganze Form dieser Gebilde führt uns darauf, daß hier offenbar Wärmeäther sich im Erdmondenreich betätigt, Wärmeäther, der seine Wirkung fraglos in den Blattbereich hinaufwirken läßt, denn «die Blätter der einfachen Pfingstrose sind auf alte Schäden und erfrorene Glieder gelegt, außerordentlich heilsam», schreibt F. Müller. Das Quellgeschehen in dem kopfhaften Wurzelbereich gibt auch einen Aspekt ab für die Wirksamkeit gegen Epilepsie, die ja immer einhergeht mit mehr oder weniger umschriebenen oder allgemeineren Stauungen des Ätherischen bzw. seines Substrates, des Liquors humani, im Bereich der in Frage kommenden Organregionen. Aus eben den gleichen Voraussetzungen heraus ist die Wirksamkeit gegen Wassersuchtzustände überhaupt zu erklären, die in einer bestimmten Kombination mit Carduus benedictus von Dr. Steiner empfohlen wurde. Die Pflanze greift direkt am Ätherleib an, man kann sagen, wo dieser Ätherleib gegenüber dem physischen Leibe ohnmächtig wird; sie entstaut den Ätherleib und macht ihm die Astralimpulse des Astralleibes wieder zugänglich, so daß sowohl in den spiegelnden wie in den produzierenden mondhaften Organgebieten die Stagnation beseitigt wird. – Diese Wirksamkeit geht so weit, daß der Physiologe die stärkere Kontraktion der Nierengefäße und die Erhöhung der Gerinnungsfähigkeit des Blutes festzustellen vermag, was ja nichts anderes bedeutet, als daß der «Antimonisierungsprozeß» (vgl. R. Steiner, Geisteswissenschaft und Medizin!) durch die stärkere Einstrahlung des Astralleibes angeregt wird. Es macht keine Schwierigkeiten, an Hand der Tatsachen des Auftretens von Glutamin einerseits und der experimentellen Erfahrung, daß eine Verwandte unserer Heilpflanze in China als Anti-Diabeticum verwendet wird und im Experiment den Blutzuckerspiegel zu steigern vermag, sich klarzumachen, wie auch diese Fakten gut in das oben dargelegte Wesensbild der Paeonie hineinpassen.

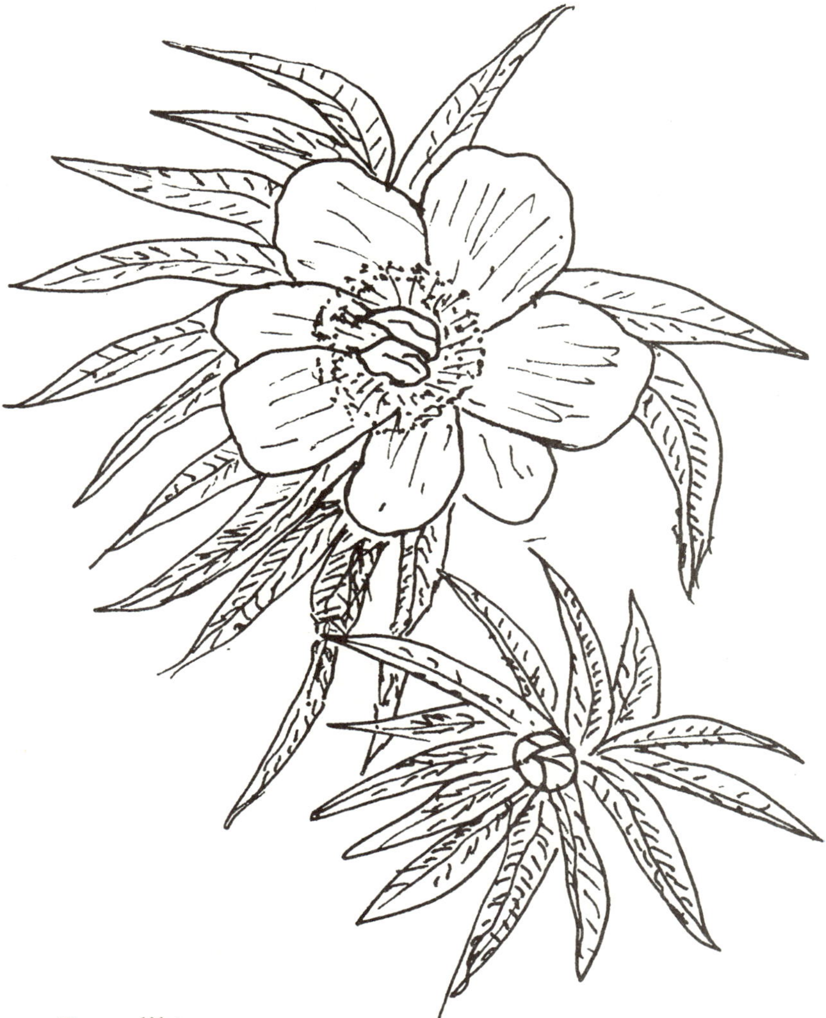

Benediktenrose
(Paeonia officinalis, L.)

Actaea spicata und Actaea racemosa (Cimicifuga) Christophskraut und Schlangenwurz

Wie der Eisenhut aus der Nähe überwiegend waltender Erden- und Wasserkräfte hinausstrebt in Licht und Wärme des Umkreises und dabei doch die Schwerekräfte nicht genügend überwinden kann, erreicht das Christophskraut, Actaea spicata, das gleiche Ziel auf bescheidenere Art. Dieser Hahnenfußgattung gelingt der Sprung in den Bereich der oberen Ätherarten vollkommener als dem Aconitum napellus, weil sie die Stoffmetamorphose intensiver durchzuführen vermag. Sie wächst nicht nur in die Höhe, sondern in ihrem Blühprozeß gelingt ihr jenes Versprühen in den Umkreis, das der Eisenhut vermeidet. Dabei erreicht sie auch innerhalb der Ranunculaceen einen gewissen Entwicklungshöhepunkt, insofern sie es zur Ausbildung einer Beerenfrucht bringt, die jeweils aus einer Blüte alleinstehend hervorgeht. Das Kunststück der Höherartung in Stoff und Form vollbringt sie dort, wo Licht und Schatten miteinander stark wechseln und der letzte vorherrscht, wo Halbdunkel des Waldrandes und der Lichtungen walten. In den Gebirgswaldungen Deutschlands und anderer europäischer Länder trifft man sie einzelstehend an. Aus relativ dikkem, geringeltem braunem Wurzelstock treibt ein ungefähr 1/2 m hoher kräftig-steifer, einfacher oder auch etwas ästiger, glatter Stengel, der nur am oberen Ende mit wenigen abwechselnd stehenden Blättern besetzt ist. Diese fast handgroßen Blätter sind doppelt oder mehrfach gefiedert; die unteren sind gestielt. Im Spätfrühjahr – Mai bis Juni – erscheint am Ende des Stengels eine 20 bis 25 cm lange Blütentraube, deren Blüten im Reifen der Früchte schwarzglänzende, saftige Beeren in Erbsengröße hinterlassen.

Von dieser heimatlichen Actaea-Art war früher der Wurzelstock offizinell. In der Homöopathie wird sie nur wenig erwähnt. Heinigke schreibt von ihrer Wirksamkeit bei Rheumatismus der Hand- und Fußgelenke, in Fingern und Zehen; bei «Magenkrebs». Allgemein soll sie ausgezeichnet sein durch ziehende, stechende Schmerzen in den kleinen Gelenken, durch Schwellung der Gelenke nach Anstrengung, durch ziehende Schmerzen in der Magengegend mit Erbrechen. Die Schmerzen verschlimmern sich durch Berührung und Bewegung. Actaea spicata «paßt mehr für Männer». – Diesen mageren Andeutungen nach dürfte Actaea spicata wenig oder gar nicht im Sinne der Homöopathie geprüft sein. –

Unsere heimische Actaea soll hier nun ihre nordamerikanische Verwandte, die Actaea racemosa, auch Cimicifuga racemosa genannt, einführen, die eine wichtige Rolle in der Homöopathie spielt und wohl noch sehr an Bedeutung gewinnen wird.

Diese Heilpflanze, die nach unserer Meinung fälschlich «Wanzenkraut» genannt wird, da dieser Name dem östlichen Vertreter, Cimicifuga foetida, zukommt, stellt im ganzen auch größenmäßig eine Steigerung unserer heimischen Actaea dar. Nur in der Fruchtbildung bleibt sie hinter ihr zurück. Aus einem kräftigen, ausdauernden Wurzelstock sprießen einzelne oder mehrere kräftige, aufrechte, hoch hinausschießende Stengel, die längsgefurcht und unbehaart sind, bis zu einer Höhe von 1,5 bis 2 Metern. Die unteren Blätter sind sehr groß und doppelt gefiedert mit Blättern, die spitz und tief gesägt sind. Wie schon angedeutet, trägt Cimicifuga ihren Blütensproß als Krönung des Stengels sehr hoch über die Blattsprossen hinaus und entwickelt dort über $1/2$ Meter lange, schmale, aufrechte oder auch überhängende Trauben, die an verzweigter Achse sitzen. Die axiale Endtraube ist zumeist wesentlich größer als die Seitentrauben. Dicht auf dicht sitzen die kleinen Blüten in dieser Traube. Ihre fast blumenblattartigen Blütenhüll- oder Kelchblätter – 4 bis 10 an der Zahl – umringen zahlreiche (15 bis 20) Staubgefäße und fallen vorzeitig ab. Die Staubgefäße sind länger als die Blütenhüllblätter und ragen strahlenförmig aus der Blüte hervor. Die Frucht ist eine einfächerige, zweiklappige, einseitig aufspringende Kapsel, mit Samen, die 3 bis 4 mm lang, braun und oval sind. Die Blütezeit liegt ungefähr in den Monaten Juli und August.

Diese nordamerikanische «Schlangenwurzel» wächst nach Kroeber häufig an Hecken und in lichten Wäldern des atlantischen Nordamerikas, insbesondere in den Staaten Michigan, Illinois, Indiana und Kentucky, vorwiegend im Blue-Ridge-Gebirge, schreibt Madaus. Warburg erwähnt diese Heilpflanze als «stinkendes Christophskraut», vorkommend von Ostdeutschland bis zum pazifischen Ozean in Wäldern und Gebüschen. Er weist darauf hin, daß «ihr Wurzelstock früher in Nordamerika offizinell» war. Unter Hinweis auf obige Bemerkung zur Namengebung darf wohl auch hier gelinder Zweifel geäußert werden darüber, daß es sich um zwei identische Pflanzen handelt. Die für unsere Arzneibereitung in Frage kommenden Pflanzen werden zumeist in Kräutergärten gezogen, was keine Schwierigkeit bereitet. Ob der Arzneigehalt dieser Pflanzen demjenigen der wild wachsenden entspricht, muß wohl bezweifelt werden, doch liegen darüber keine Untersuchungen vor.

Zur Kulturgeschichte dieser Pflanze finden sich folgende Angaben in der Literatur. Von den Indianern wurde die Wurzel als gutes Mittel gegen Schlangenbiß angewandt und zur Erleichterung der Entbindung (!). Geiger, der Zeitgenosse Goethes, berichtet, daß Cimicifuga im 17. Jahrhundert zuerst von Leon. Pluknet, dem Vorsteher des botanischen Gartens zu Hamptoncourt, beschrieben wurde, daß im Jahre 1743 Colden in einer schwedischen Zeitschrift die Wurzel in Kataplasmaform als Mittel zur Zerteilung zirrhöser Geschwülste rühmte, und die Pflanze darauf von Linné in seine Materia medica aufgenommen wurde.

Über die gefundenen Inhaltsstoffe schreibt *Wehmer*:

«Rhizom (Droge): Tannin, Zucker, alkaloidartig. Stoff, mehrere kristallin. Substanzen, eine v. Fp. 153 °. Phystosterin, Isoferula-, Palmitin-, Öl- und andere Fettsäuren. Salicylsäure. Nach früher. Alkaloid ‹Cimicifugin› neben Saccharose, Gallussäure, fett. Öl, Harz u. a.»

Lewin bringt über Cimicifuga racemosa eine kurze Notiz:

«...enthält ein scharfes Harz, das die Wirkung bedingt. Es rufen 5 g des Krautes od. 12 g des Fluidextraktes Ekel, Erbrechen, heftiges Kopfweh, Schwindel, Angst, Gliederschmerzen, Rötung der Augen und Pulsschwäche hervor.»

Auch über das Christophskraut, Actaea spicata, bringt er eine Anmerkung:

«Das Christophskraut soll auf der Haut Blasen ziehen, seine Wurzel Erbrechen und Dyspnoe veranlassen und die schwarzen Beeren Delirien erzeugen. Eine Beere tötet ein Huhn. Tiere fressen keinen Teil der Pflanze. Mitunter werden jedoch Schafe dadurch vergiftet. Ziegen fressen die Pflanze. Sie sollen dagegen immun sein.»

Über diese gleiche Heilpflanze bringt H. Schulz einen kurzen Hinweis, daß «Abkochung des Krautes bei Hautkrankheiten, Asthma und Struma» in der Volksmedizin gebräuchlich waren. –

In der Zusammenstellung, die Madaus gesammelt hat, heißt es, daß Cimicifuga in Amerika und England viel gebraucht wird bei Bronchialkatarrh, Chorea – namentlich im Pubertätsalter –, Rheumatismus, Neuralgien und gegen Amenorrhoe; ferner als Nervinum bei Delirium tremens und funktioneller Impotenz. Gut bewährt sei es als Stomachicum bei Dyspepsie der Alkoholiker, bei Kardiopathien des schwachen und des Fettherzens. Nach Leclerc soll die Tinktur ein ausgezeichnetes Mittel bei Ohrensausen sein; er läßt täglich zwei Kaffeelöffel der Tinktur nehmen und läßt – wenn diese Dosis ertragen wird – nach 2 bis 3 Tagen auf 4, sogar auf 5 Kaffeelöffel steigern. «Besänftigung der nervösen Reizbarkeit und Störungen der Reflexerregbarkeit bei Chorea» hat derselbe Autor durch das Mittel erlebt.

Bei Madaus enthält der Wurzelstock in kleinen Mengen Hesperidinsäure, Salicylsäure, Methoxyzinnamonsäure, Gerbstoff und Zucker sowie Spuren eines alkaloidartigen Stoffes, ferner eine harzige Verbindung, das Racemosin oder Cimifugin, das auf der Haut Rötung und Blasenbildung, innerlich Gastroenteritis, Dyspepsie und Delirien erzeugt. Bei Ohrensausen, auch bei Otosklerose und Otitis media wurde Cimicifuga angeblich mit Erfolg angewandt. Als Geburtsmittel evtl. kombiniert mit Calc. fluorat. verhütet es nach Janke oft operativen Verlauf.

Die offenbar Verwechslungen hervorrufende Cimicifuga foetida, also ein wirklich stinkendes Wanzenkraut, womit nicht gesagt sein soll, daß die anderen wohlduftend sind, erwähnt Geiger als

> «eine in Ungarn, Galizien, Sibirien, Kamtschatka und in Nordamerika einheimische, den beiden vorigen nahestehenden Pflanze mit zusammengesetzten Blättern, deren eiförmige Blättchen eingeschnitten und gezähnt sind. Am Ende des Stengels stehen die kleinen, weißen Blumen in rispenförmigen, behaarten Trauben. Der Kelch besteht aus 4 leicht abfallenden Blättchen, die Corolle hat 4 oder mehr etwas knorpelige Blumenblätter. Die Früchte sind vier längliche, vielsamige, an der Rückennaht aufspringende Kapseln. In Sibirien sind die widerlich betäubend, wie verbrannte Haare riechenden Blätter als Herba Cimicifugae offiziell und werden gegen Wassersucht angewendet, auch sollen sie die Wanzen vertreiben».

In der *Homöopathie* findet Cimicifuga racemosa Verwendung auf Grund der Erfahrungen amerikanischer Eklektiker, die diese Heilpflanze von den Indianern übernommen haben; doch haben auch Prüfungen am gesunden Menschen stattgefunden, so daß das Arzneibild, das die Literatur vermittelt, keineswegs einseitig ist. Aus *Heinigke* seien hier einige Auszüge gebracht und gleichzeitig auf das dortige Gesamtbild aufmerksam gemacht. Nach ihm enthält die Pflanze das Alkaloid Cimicifugin (Isoferulasäure), geringe Mengen Salicylsäure, Ameisensäure, Essigsäure, Buttersäure, Palmitinsäure, Ölsäure und andere ungesättigte Säuren neben Fett, Harz und Stärke. Als Gegenmittel gibt er an: «Camphora, Belladonna, Glonoin (?).» In der Allgemeincharakteristik heißt es:

«Hoher Erregungszustand des gesamten Nervensystems mit nachfolgender Erschöpfung, Schwäche, Zittern und Ohnmachtsanwandlungen.

Große Empfindlichkeit gegen kühle Luft, leichte Ermüdung; allgemeines Zerschlagenheitsgefühl und Steifheit der Gelenke; Unruhe und Drang zur Bewegung in den Nachmittagsstunden ohne besonderes Motiv; vorwaltendes Affiziertsein der linksseitigen Körperhälfte; Neigung zum Liegen und Ausruhen. – Öfteres Gefühl von Kribbeln und Jucken in der *Haut* und Ausbruch kleiner Knötchen und Bläschen da und dort.

Schlaf unruhig; Erwachen am frühen Morgen nach wenigen Stunden Schlafs, von da an häufig unterbrochenes, unerquickliches Schlummern; – Schläfrigkeit und Schlafsucht.

Gemütsstimmung niedergeschlagen und traurig; in der Nachwirkung heiter, fröhlich und leicht angeregt.»

Aus dem Bereich ihrer besonderen Wirkungen, die unsere Heilpflanze so recht als Angehörigen der Ranunculaceen charakterisiert, seien folgende Systeme angeführt:

«*Nervensystem, Hirn:* Aufregungszustände mit Delirien und Sinnestäuschungen (Sehen kleiner Tiere, Ratten, Mäuse u. dergl.), wie bei Säuferwahnsinn; erschwerte und behinderte Geistestätigkeit, Zerstreutheit, erschwertes und verworrenes Denken, Duseligkeit und Schwindel. Heftige Kopfschmerzen in Stirn- und Schläfengegend, im Scheitel und Hinterhaupte mit krampfhaftem Zusammenziehen der Nackenmuskeln; Gefühl von Pressen und Pulsieren im Kopfe; Gesichtsschmerzen.

Gesichtsorgan: Anhaltende Schmerzempfindlichkeit in der Tiefe des Augapfels *beiderseits,* nach Aussetzen des Mittels drei Wochen noch fortdauernd; vermehrte Tränenabsonderung; entzündliche Röte und Anschwellung der Augenlider, Überfüllung der Blutgefäße der Bindehaut. – Erweiterte Pupillen...»

«*Rückenmark:* Rheumatoide Schmerzen: Ziehen, Spannen,

Steifigkeit im Nacken, Rücken, Schultern und Kreuzgegend; Reißen in den Nerven der Ober- und Unterglieder; Lähmigkeitsgefühl, Schwäche und Zittern der Hände und Beine.»

«*Organe des Kreislaufs:* Herzklopfen mit Beängstigung und Erstarren der Arme, dumpfer Schmerz in der Herzgegend mit schmerzhaftem Ziehen im linken Arme; unregelmäßige und schwache Herzkontraktionen; ...anfangs beschleunigter und voller Puls, später – kleiner und geschwinder, auch verlangsamter und mit jedem 3. bis 4. Schlage aussetzender Puls; ungeregelte und schwache Pulsationen.»

Aus dem Bereich der *Verdauungsorgane* sind erwähnenswichtig:

«Appetitmangel, Aufstoßen, Schwächegefühl im Magen, Übelkeit, Würgen und Erbrechen. Vermehrte Blähungen, zeitweilige Kolikschmerzen mit Neigung zum Vorbeugen, mit Erleichterungsgefühl nach Stuhlentleerung. Wechselnde Verstopfung mit Durchfall einen Monat *nach* geschlossener Prüfung; *während* der Prüfung geregelter Stuhl.»

«Vermehrter Harndrang und Harnabscheidung.» –

Nash, der Amerikaner, spricht von Cimicifuga als von einem Mittel mit starkem Einfluß auf den weiblichen Organismus. Das Nervensystem bietet nach ihm eine Menge von Symptomen mit z. T. «hysterischem Charakter wie Zuckungen, Krämpfe, Konvulsionen, Neuralgien, Geistes- und Gemütssymptomen».

«Sie zittert (nervöser Frost ohne Kälte), verzagt, spricht unaufhörlich, häufig den Gegenstand wechselnd; ist bekümmert und verwirrt, seufzt viel oder ist sehr niedergeschlagen mit Schlaflosigkeit; denkt, sie wird geisteskrank...»

«Im *Kopfe* heftige Schmerzen, die ‹nach außen drücken›, als ob die Schädeldecke abfliegen wollte, oder die in die Augen gehen und furchtbar weh tun. Schmerzen sitzen auch im Hinterkopf und schießen den Nacken hinunter.»

«Es gibt wenig andere Mittel, ...die schlimmere Ciliarneuralgie haben als Cimicifuga.»

Sie heilt «Schmerzen in der Uterusgegend, welche von Seite zu

Seite schießen». Die Menstruation ist unregelmäßig; zuweilen spärlich, häufiger profus und verbunden mit oben dargestellten nervösen und Gemütssymptomen. Cimicifuga ist nach Nash eines der besten homöopathischen Mittel bei *Menorrhagie,* wenn

«heftiger Rückenschmerz die Schenkel hinab, durch die Hüften mit schwerem Druck nach unten» vorliegt.

Ein gutes Mittel ist sie bei «Schmerzen unterhalb der Brust auf der linken Seite während des Klimakteriums», sowie bei Rückenschmerz, Spinalirritation bei Uterusleiden. Bei Rheumatismus befällt das Leiden besonders den Muskelbauch. Nash spricht unter anderem noch von «neuralgischer Dysmenorrhoe», auch von «Schlaflosigkeit mit verschärftem Gehör» und von einem auffallenden «Schmerz, der von der Brustwarze nach dem Rücken zieht».

Noch eingehender befaßt sich der Amerikaner *Farrington* mit unserer Heilpflanze. Nach ihm verursacht Cimicifuga Hyperämie des Hirns und Rückenmarks und selbst Entzündung des Nacken- und Rückenmarks. Sinnesnerven werden erregt – wobei sie gleichzeitig wie die übrigen Nerven schwach sind. Das *Herz* agiert schwach und nervös, *Puls* entweder sehr schnell und schwach oder zu langsam und intermittierend. Ebenso gibt er den Urin (im Gegensatz zu oben!) als spärlich an – mit rotem oder gelbem Satz. Wiederum findet sich die Empfehlung, bei den oben schon erwähnten Herzbeschwerden Cimicifuga anzuwenden, «selbst wenn Digitalis fehlschlug» bei *Anasarka.*

Cimicifuga bei «irritabler Schwäche» mit großer Ähnlichkeit zu Sepia. Nur hat Cimicifuga mehr vervöse Erregung, die zu Delirien führen kann und Halluzinationen von Ratten usw. Die Empfindlichkeit ist überwältigend, zwar anscheinend ohne Ursache, doch kann sie vom Kranken nicht beherrscht werden. In der Erregung hat er das Gefühl, als ob die Spitze des Kopfes wegfliegt und er verrückt würde, dabei Argwohn, Reizbarkeit und schwindlig wie berauscht. Alle diese Erscheinungen *angeblich* durch Reizung des Uterus und Ovars. Cimicifuga hat in seinem Bilde mehr Neuralgie als Sepia. An Kopfsymptomen bringt F.

ganz ähnliche wie berichtet: dumpfer Schmerz vom Hinterkopf zum Scheitel, schmerzhaftes Weh in den Augäpfeln; scharfe Schmerzen von da nach dem Scheitel mit roten kongestionierten Augen – alles in Verbindung mit Flexion und Reizung des Uterus. Uterus selbst empfindlich gegen Berührung. Die Menses sind spärlich, Schmerz dauert an, nachdem der Fluß begonnen hat. Nach ihm ist die Ranunculacee Pulsatilla in ihrer Beziehung zum Uterus am verwandtesten, insbesondere bei Entbindungen, wo allerdings «Cimicifuga vorzuziehen»! Die beiden Pflanzen sind durch ihre Temperamente verschieden.

«Geschwätzigkeit» mit Unterdrückung der Regel oder mit Puerperalmanie und Teilerscheinung von Delirium tremens, sowie Chorea-Erscheinungen, wenn die Bewegungen zumeist die linke Seite befallen, wenn sie mit Myalgien und rheumatischen Beschwerden verbunden sind oder als Reflex von Lageveränderungen des Uterus aufzufassen sind, sind für F. Indikationen für Cimicifuga.

Der Cimicifugaschmerz ist schlimmer nachts als am Tage, während z. B. Spigelia mit der Sonne geht, d. h. mittags am stärksten ist und abends verschwindet. Bei Angina pectoris mit Schmerz, der über die ganze Brust ausstrahlt, und bei Hirnkongestion und Bewußtlosigkeit findet C. ihren Angriffspunkt.

Stiegele spricht von «depressiven Symptomen der Cimicifuga» und von ihrer Indikation als D 1–3 «bei Rheumatismen, die mit zyklothymen Depressionen vergesellschaftet sind». –

Soweit mögen die Erfahrungsresultate der älteren Homöopathie die in den Menschen hineinreichende Wesensseite unserer Heilpflanze veranschaulichen. In neuerer Zeit tritt nun für die Erkenntnis des Menschen eine Erweiterung der geschilderten Wesensseite dadurch in Erscheinung, daß die analytische Forschung in Heilpflanzen *Hormone* vermutet oder gar festgestellt haben will, jene Produkte der Drüsen, die ganz wesentlich Voraussetzungen bestimmter seelisch-geistiger Äußerungen im tierischen und menschlichen Organismus sind. Was liegt da in Wirklichkeit vor?

In der Darstellung des Menschen, seiner Organe und Wesensglieder weist Dr. Steiner darauf hin, daß die Drüsen Organe des Ätherleibes sind, daß ihre Tätigkeit, d. h. ihr Absondern von Hormonen davon abhängt, daß der Astralleib eingreift und sie zu dieser Absonderung veranlaßt. Wo der Astralleib zu stark eingreift, ergeben sich Übertätigkeiten dieser Drüsen. Unter- bzw. Untätigkeiten kommen durch mangelndes Eingreifen des Astralleibes zustande. Auf Urstand und Entwicklung dieser Organe kann hier nicht eingegangen werden.

Nun findet die dynamische Botanik, die analysierende Pharmakologie plötzlich «Hormone» in Pflanzen. Diese augenscheinliche Tatsache ist vom Gesichtspunkt jener Geistes- und Naturwissenschaft verständlich, die durch Dr. Steiner befruchtet wurde; denn dort, wo Astralisches Ätherisches berührt, durchdringt oder gestaltet, entstehen graduell zwar verschiedene, aber doch ähnliche Produkte. Was in der Morphologie der Botanik, der Zoologie und der Menschenkunde bekannt ist, das Entstehen analoger bzw. homologer Organe, findet sich in dem oben herangezogenen «Hormon»-Beispiel auch auf dem Gebiete des Stofflichen im Pflanzenbereich. Die «Hormone der Pflanzen» sind *analoge* Stoffbildungen zu den Hormon-Bildungen in Mensch und Tier. Hier hat die analytische Forschung einen Zipfel jener gewaltigen Zusammenhänge gepackt, die überhaupt Voraussetzungen sind, daß Pflanzen Heilmittel sein können. Diese Zusammenhänge bleiben aber dunkel und unverständlich ohne die geisteswissenschaftliche Durchlichtung, die sie durch Dr. Steiner erfahren haben.

Viele Hahnenfußgewächse sind Träger oder Offenbarer «analoger Hormonprodukte», weil gerade diese Pflanzenfamilie eine Besonderheit im ganzen Pflanzensystem darstellt, insofern das Astralische hier auf das Ätherische besonders einwirkt und nicht restlos unterzutauchen vermag im Ätherischen. Als Folge tritt auch auf, daß so viele Ranunculaceen giftig sind. Auf diese botanischen Allgemeinwesenszüge wird in der Zusammenfassung der Hahnenfußgewächse noch gesondert eingegangen.

Über seine Tierversuche, die er mit Cimicifuga racemosa unter dem Gesichtspunkte hormonähnlichen Verhaltens anstellte, berichtet Gizycki. Bekannt waren ihm vorher an empirisch-pharmakologisch erwiesenen Tatsachen nur die blutdrucksenkende Wirkung des injizierten Fluidextraktes und die diuretische Wirkung. Über Inhaltsstoffe lagen und liegen keine genauen Angaben vor.

«...Im Vorversuch injizierte Gizycki Mäusen und Fröschen die Urtinktur (je 10 g Maus 0,5 g, je 30 g Frosch 1 ccm). Laufend wurden bei den Tieren Vaginalabstriche genommen. Mikroskopisch fiel bei den Sektionen allgemein die starke Gefäßdurchblutung der Unterleibsorgane und die Vergrößerung der Uteri gegenüber den Kontrolltieren auf. Es wurden nur solche Tiere mit Cimicifuga gespritzt, bei denen spontan Zyklusunregelmäßigkeiten auftraten. Wenn diese Tiere – sowohl als auch Mäuse – die über Monate kaum einmal ein reines Schollenstadium (Brunststadium) im Abstrich gezeigt hatten, kurz nach den Cimicifuga-Injektionen in den meisten Fällen wieder einen regelmäßigen Zyklus bekamen, so kann das keinesfalls mehr als ein zufälliges Zusammentreffen angesehen werden. Es läßt sich vielmehr der Schluß ziehen, daß Cimicifuga das noch nicht oder nicht mehr genügend arbeitende Ovarium stimulierend beeinflußt. Versuche, ob auch ohne Ovar, das heißt, an kastrierten Tieren eine Wirkung am Uterus festzustellen wäre, verliefen negativ. Das Ovar muß also der direkte oder indirekte Angriffspunkt der Cimicifuga sein. Ohne Ovarium scheint keine Wirkung möglich. Ebensowenig scheint Cimicifuga das völlig ruhende Ovarium im Sinne eines Follikelreifungshormons der Hypophyse zu beeinflussen. Das Ovar, bzw. der Follikel müssen anscheinend einen gewissen Reifungsgrad erreicht haben, ehe die Pflanzenstoffe zur Wirkung kommen.»

G. kommt auf Grund der histologischen Bilder zur Hypothese, daß «Cimicifuga im Sinne des luteinisierenden Faktors des gonadotropen Hypophysenhormons wirken könnte». Entsprechende Versuche wurden nicht durchgeführt.

Schon vorher hat Bergmann (1940) seine Beobachtungen und Erfahrungen mit der Cimicifuga racemosa mitgeteilt, die sich anlehnten an die Hale'schen Veröffentlichungen, der wohl als erster darauf hingewiesen hatte, daß durch Cimicifuga Gehirn und Rükkenmark als direkt beeinflußte Organe anzusprechen sind. Dieser Autor räumte nach B. mit der «anfechtbaren» hysterischen Indikation auf wie mit den «Fernwirkungen auf andere Organe als Uterus-Reflex». Bergmann schreibt, «die Leiden, die wir mit Cimicifuga heilen, sind keine Wunschgebilde oder Verdrängungserscheinungen, sondern ernstzunehmende Auswirkungen einer echten organischen Erkrankung». Auf welchen Voraussetzungen solche kritische Äußerungen gegenüber den älteren homöopathischen Erwägungen beruhen und berechtigt sind, soll hier nicht weiter untersucht werden. Die Vorstellungen, die funktionell gestörtes Geschehen in der Entwicklungsreihe bis zu der manifesten Organveränderung als etwas Einheitliches sehen, dürften wohl durchaus berechtigt sein.

Bergmann führt dann aus, daß klimakterisch entstandene Arthrosen mit Gewichtszunahmen mit Cimicifuga D3 innerlich und Periathritis destruens Umber mit D12 gute Wirkungen zeitigten, wobei in letzten Fällen niedrigere Potenzen erhebliche Verschlimmerungen brachten. Unter Berufung auch auf Stiegele und Donner führt er als Indikationsgebiet die endokrine Fettsucht an. Cimicifuga wirkt nach seiner Meinung sowohl auf den drüsigen als auch auf den nervösen Anteil der Hypophyse.

> «... bei allen rheumatischen Erkrankungen auf dem Boden einer echten harnsauren Diathese, für die es (Cimicifuga) fälschlicherweise immer wieder empfohlen wurde»

versagt dieses Heilmittel stets; doch berichtet B. von günstigen Wirkungen bei rheumatischen Beschwerden nach Grippe und Scharlach als reflektorische Muskelstörungen. Er empfiehlt C. im Inkubationsstadium von Pocken, Grippe, Scharlach und Diphtherie. Bezüglich der Therapie bei Gebärmutteratonie redet er Hale das Wort, der skeptisch gegenüber den niederen Dosen ist und für die Geburtshilfe 10 Tropfen der Cimicifuga-Tinktur empfiehlt, die nach Bergmann ungefähr 1/2 ccm Hypophysin entsprechen soll.

B. faßt seine Cimicifuga-Empfehlungen dahin zusammen, daß er bis zur Sättigung (im Sinne eines Hormondefizits gedacht) des

Organismus D2 gibt, dann auf D3 übergeht, wo Schmerzen im Vordergrunde stehen D6 verwendet und bei sehr empfindlichen Patienten D12 vorzieht; D1 bei atonischen Nachblutungen. –

Die neueste Veröffentlichung über unsere Heilpflanze stammt von Röseler (1953), der als Nichthomöopath aus praktischen Erwägungen der Billigkeit des Preises in der Kassenpraxis die Hormonwirkung der Cimicifuga racemosa ausprobierte. Als Frauenarzt kam er für die Erkenntnis dieser Heilpflanze zu sehr weitgehenden Folgerungen, die es ihm ermöglichten, die Hormonverwendung einzuschränken. Seine erste Erfahrung bestand darin, daß

> «bei allen Neuralgien im Bereiche der Beckenorgane» eine günstige Wirkung erreicht wurde.
>
> «Frauen, klagen über Schmerzen, die vom Kreuz zum Schambein ausstrahlen, über Schmerzen, die anscheinend tief im Becken quer durch den Leib ziehen, oder auch über einseitige Schmerzattacken in der Gegend der Ovarien» ... «zuweilen mit Ausstrahlungen bis in die Oberschenkel...»

Als Störungen der Periode führt er «erhöhte Reizbarkeit und depressive Stimmungslage vor Eintritt der Periode» an. Starke Kopfschmerzen – besonders am Scheitel –, ziehende Schmerzen in der angeschwollenen Mamma, Auftreibung des Leibes, Schlaflosigkeit und reges Träumen. Typisch ist das Nachlassen dieser Beschwerden am ersten oder zweiten Tage der Menstruation.

Röselers therapeutisches Vorgehen besteht in täglich zweimaligen perlingualen Gaben von Cimicifuga D3 vom Ende der Menstruation bis zur nächsten. Trat der Erfolg nicht gleich ein, so doch sicher nach therapeutischer Beeinflussung des zweiten Intermenstruums. Er rechnet mit 7% Versagern. Sollten die Beschwerden später einmal wieder auftreten, so wurden sie zumeist in gleicher Weise erfolgreich behandelt.

Bei Behandlung des Ovulationssyndroms, das mit folgenden Beschwerden einhergeht wie vermehrte Libido, Reizbarkeit, Depression, Schlaflosigkeit und gewissen Zirkulationsstörungen, ging R. in einer großen Zahl von Fällen in üblicher Weise mit

Verordnung von männlichen Hormonen vor und in anderen mit Cimicifuga perlingual und subcutan. Die Hormonbehandlung versagte zumeist, Cimicifuga half in 82% der Fälle.

> «Am interessantesten ist die Cimicifuga-Behandlung bei den verschiedenen Beschwerden des Klimakteriums. Es kostete mich eine große Überwindung, von der gewohnten Hormontherapie zur Anwendung eines homöopathischen Mittels überzugehen...»

schreibt er. Leider ist es nicht möglich, alle seine Ausführungen im Original wiederzugeben, doch wird man im Original viele Anregungen zu eigenen therapeutischen Wegen finden. Über Ausfallserscheinungen operierter Frauen heißt es:

> «Die häufigsten Symptome waren Rastlosigkeit, Kopfschmerzen, Schlaflosigkeit und Reizbarkeit. Zum Regeltermine... Wallungen... mit migräneartigen Kopfschmerzattacken»,

zuweilen auch der übliche Regelschmerz, den er als ähnlich den Neuralgien der Amputierten bezeichnet. Im wesentlichen handelt es sich bei den operativ kastrierten Frauen um neurovegetative Beschwerden, weniger um psychische. In all diesen Zusammenhängen bevorzugt R. Cimicifuga vor den Hormonen und wendet diese nur kurz an, um wieder auf Cimicifuga überzugehen.

Ohne weitere Krankengeschichten aufzuführen, kann aus eigener Erfahrung gesagt werden, daß Cimicifuga racemosa sowohl bei sonst resistenten Dysmenorrhoen wie auch bei lästigen Ohrgeräuschen gut gewirkt hat.

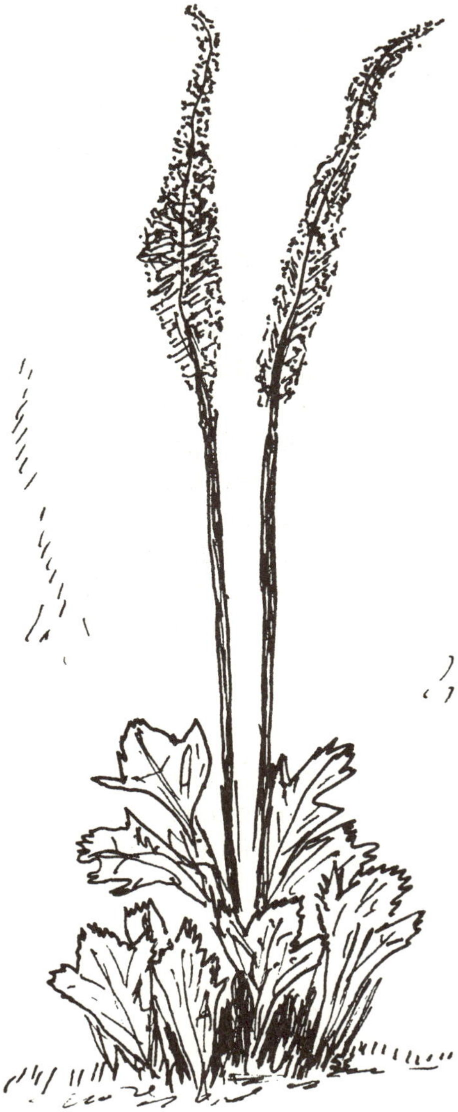

Schlangenwurz
(Actaea
racemosa, L.)

Helleborus foetidus/ Die stinkende Nieswurz

Der «edleren» Verwandtschaft der Christrose hat Helleborus foetidus kaum etwas Ebenbürtiges an die Seite zu stellen. Er artet durchaus anders oder – wenn man will – entartet ganz. Er nimmt den Astralimpuls und damit die Alkaloidbildung ungehemmt in sich auf und ist mit Seidelbast zusammen jahreszeitlich wohl unsere früheste Giftpflanze, der höchstens noch die grüne Nieswurz, Helleborus viridis, sich hinzugesellt.

Halbstrauchig wird H. foetidus fast bis 1 m hoch. Er ist ausdauernd. Aus kräftigem, schwarzbraunem Wurzelstock werden ein oder mehrere hohe Stengel aufwärts getrieben, die sich mehr oder weniger stark verzweigen, sich aber oft nicht restlos aufrecht halten können. Sie legen sich dann auf den Boden und richten sich mit den sprossenden Enden wieder auf, so daß sie teilweise schlangenartig auf dem Boden zu kriechen scheinen, in Wirklichkeit aber nur der Schwere erlegen sind. Von unten an sind die Stengel beblättert und entfalten an den Sproßspitzen viele Blüten. Nahe der Erde verholzen sie leicht. Grundständig entwickeln sich dunkelgrüne, gestielte Blätter, die überwintern. Die Blattstiele formen eine breite hellgrüne, gestielte Scheide, während die Blattfläche sich 3–9fach (überwiegend 9fach) fußförmig teilt. Die einzelnen Blattabschnitte sind schmallanzettlich und zeigen an den Kanten voneinander entfernt stehende Sägezähne. Die stengelständigen Laubblätter unterliegen einer retrograden Metamorphose, indem die Blattspreiten zugunsten von Hochblättern verschwinden, die dann fast an Monokotyledonenblätter erinnern. Diese hellgrünen, relativ großen «Hochblätter» zeigen an den Spitzen noch 2 bis 3 kurze, spitze Spreitenblattreste. Der ganze vegetative Sproß offenbart Anklänge an den Palmenwuchs.

Die endständigen, glockig-grünen Blüten hängen entweder erdwärts zusammenneigend, oder werden horizontal getragen. Wie bei der Christrose besteht die Blütenhülle aus 5 großen kelchartigen, aus Hochblättern entstandenen Perianthblättern, die hier (und bei H. viridis) grün sind. H. foetidus gibt dem Rand der Blütenhüllblätter noch einen schmalen, mehr oder weniger leuchtend rotbraunen Saum.

Die zu Honigblättern reduzierten Blütenblätter (über ein Dutzend) sind gleichfalls grün, kurz und gebogen dütenförmig. Sie enthalten reichlich Honig. Zwischen den Perianthblättern und den gelben Staubblättern stehen sie und fallen im Verblühen mit diesen zusammen ab. Ihre Stellung wie die der zahlreichen Staubgefäße und der Perianthblätter lassen deutlich eine schraubige Anordnung erkennen. Während die Blätter der Blütenregion bei H. niger schuppig sind, sind sie bei H. foetidus und ganz besonders bei H. viridis ausgesprochen laubig.

Im allgemeinen finden sich in den Blüten drei Narben, die sich vor den Staubblättern entwickeln, so daß eine Fremdbestäubung gewährleistet ist. Wenn sich die Staubbeutel dann entfalten, erweitern sie den schmalen Blüteneingang, oder dieser öffnet sich selbst weiter, womit der Versuch gemacht wird, aus der erdgebundenen Hängelage herauszukommen, was aber zumeist nicht gelingt. Veranlagt werden drei längliche, braune Balgfrüchte, die aufgeblasen, mit Querstreifen und gebogenem «Schnabel» versehen sind. In ihnen ruhen zahlreiche eiförmige, mattschwärzliche Samen mit schmalem, ölhaltigem Längswulst.

Im ausklingenden Winter und zeitigen Frühjahr entwickelt Helleborus foetidus den größten Teil seiner Vegetationsorgane und seiner Blütenstände. Die Blütezeit selbst reicht vom März bis Mai; in günstigen Jahren beginnt sie schon im Januar bzw. Februar.

Im Gesamtgeschehen der Familie der Hahnenfußgewächse übernimmt die Gattung Helleborus augenscheinlich die Aufgabe, die Erdenkräfte in ihrem konzentriertesten Wirken zu überwinden. So bringen sich die einzelnen Helleborusarten gerade im Winter am Rande von Wäldern, Gebüschen und Hecken zur Erscheinung und schöpfen für ihr Erdenwirken aus den dort ungehindert einstrahlenden Lichtkräften die Kräfte für ihr erdenphysiologisches Gestalten. Hierbei hilft dem H. foetidus später noch ein anderes Wesen, das in seinem Wirken auch die immanente Aufgabe erfüllt, erdenzerfallende Materialität wieder in den Lebensprozeß einzugliedern: die Ameise. Sie trägt die Samen fort, um die ölhaltigen Nabelschwielen zu genießen. In ihren Nestern und in Lagern an den Ameisenstraßen finden sich die Samen in Massen. Dadurch ist für ihre Verbreitung gesorgt. Die im Neste angefressenen Samen verlieren nicht ihre Keimfähigkeit. So ergibt sich, daß die stinkende Nieswurz zumeist in der Nähe von Ameisenhaufen und -straßen gefunden wird. An sich keimen die Samen schwer und benötigen dazu lange Zeit; dabei ist der Akt der Keimentfaltung ein besonderer. Die Keimblätter müssen, um sich weiter entwickeln zu können, sich aus der Samenschale herausziehen. Liegen diese nun zu locker, etwa nicht unter genügendem Erddruck, dann heben die Keimblätter die Schale mit an das Tageslicht und «ersticken» so unter der Schale. Diese notwendigen Hypomochleon-Voraussetzungen gehören hier mit zu den Überwindungsvorgängen der Erdenschwere durch die Lebensvorgänge. Ohne sie führt diese Nieswurz nicht einmal den Keimsproß zu einem Ende.

Für die relative Seltenheit des Helleborus foetidus wird als Grund angenommen, daß nach der langen Keimzeit und der skizzierten Schwierigkeit des Keimvorganges die jungen Pflanzen von Schnecken gern gefressen werden und dann zugrunde gehen.

Hegi gibt das Vorkommen der stinkenden Nieswurz an: «Auf trockenen, steinigen Abhängen, Felsen, in lichten Bergwäldern, Gebüschen, an Waldrändern, auf Rutschhalden, an Zäunen... vereinzelt bis zu 1800 m (Taney im Wallis); fast nur auf Kalk.»

In Deutschland findet sie sich wild nur im südwestlichen und mittleren Teil, besonders Rheingebiet bis Rheinhessen und den

Nebentälern, auf den Lothringer Kalkhügeln, auf der Alb zerstreut bis nach Thüringen hin und in Sachsen.

Die allgemeine Verbreitung umfaßt westliches und südliches Europa (südlich bis Calabrien, Balearen), nördlich bis Belgien, Luxemburg und England, östlich bis Untersteiermark und Südtirol.

Das Verhältnis der Helleborus-foetidus-Blätter zu Licht und Wärme ist ein außerordentlich enges. Sprechen die Formen schon für das starke lichtätherische Einwirken, so wird dieser Eindruck noch durch eine gewisse Beweglichkeit der Blätter erhöht. Sie sind in ihren «Grundgelenken» beweglich und reagieren nicht nur auf Licht, sondern vor allem auch auf Kälte und Wärme. Bei Temperaturen über 0° falten sie ihre Blattfinger breit in die Luft hinaus. Sinkt die Lufttemperatur dagegen unter den Gefrierpunkt, dann senken sie die Blätter in die sogenannte «Schneestellung» schlaff herab und ertragen so auch ohne Schnee Temperaturen bis – 24°. Steigt die Luftwärme wieder über den Nullpunkt hinauf, dann strecken sich die Blätter wieder und beginnen von neuem ihre Tätigkeit im Dienste der Assimilation und des Wachtums. Diese beobachtbaren Erscheinungen führen auf Vorgänge zurück, die im Wasserhaushalte dieser Gattung begründet sind. Helleborus verfügt über eine besondere Art, mit dem Wasser umzugehen. Damit ist wiederum auf die Zentralstellung der Hahnenfußgewächse zwischen dem Fest-Flüssigen und Licht-Luftigen, Erdbefreienden im System der Pflanze hingedeutet. Einzelheiten der angedeuteten Vorgänge, finden sich bei Francé dargestellt, der die Beobachtungen Ludwigs referiert. –

Trotz seiner prägnanten Wesensoffenbarungen ist Helleborus foetidus wenig in der Heilkunde angewandt worden.* Die ihm

* Zwar gibt Kroeber an, daß die Homöopathie aus der getrockneten Wurzel unserer Heilpflanze eine Tinktur bereitet gegen Nierenerkrankungen, Mastdarmaffektionen und Ischias, doch bringen die gängigen Fachbücher darüber nichts mehr.

gegebenen Namen spiegeln bis zu einem gewissen Grade die Einstellung des Menschen zu dieser Pflanze: Stinkkraut (Schwäb. Alb), Jauchenblume (Nordböhmen), Deuflskraut (Schwäb. Alb), Tüfelschrut (Schweiz), Zigeunerkraut (Schwäb. Alb) und manche andere bei Hegi. Losch bringt Namen wie Bärenfuß, Feuerwurz, Feuerkraut, Läusekraut, Teufelskraut und Wolfszahn.

Kraut und Wurzelabsud werden vom Volke angeblich als Mittel gegen Läuse gebraucht. Hegi schreibt, daß die zu Pulver zerriebene Wurzel zum Vertreiben von Läusen angewandt wird.

Zur Goethezeit war Helleborus foetidus noch offizinell. Geiger beschreibt in seiner Pharmacie, daß das Kraut als Herba helleboris foetidi offizinell war. Er charakterisiert es als äußerst scharf und bitter. Diese Schärfe verliert es auch nicht durch Trocknen. Die Wirkung ist stark drastisch und giftig. Die Wurzel, die außen dunkelgraubraun und innen weiß ist und von zäher, holziger Konsistenz, strömt einen widerlichen Duft aus, der durch Trocknen größtenteils verschwindet. Ihr Geschmack ist widerlich süß und nicht sonderlich scharf.

Nach *Kroeber* decken sich angeblich die chemischen Inhaltsstoffe mit denen der schwarzen Nieswurz, was wohl mit Recht bezweifelt werden kann. Es ist wahrscheinlich, daß die Untersuchungsmethoden nicht in der Lage sind, die unterschiedlichen Inhaltsstoffe festzustellen. So bringt auch Wehmer bezüglich H. foetidus unklare Angaben. Es heißt dort unter Helleborus viridis, dem angeblich einzigen Nieswurz mit Alkaloiden:

> «H. viridis L, Grüne Nieswurz – Europa – Wurzelst.: Saccharose, nur Helleborin 0,1%, keine andere Glykoside, nach früheren Helleborein (?); ebenso H. *foetidus* – auch Alkaloide Celliamin $C_{71}H_{1/15}NO_2$, Sprintillamin $C_{28}H_{45}NO_4$, Sprintillin $C_{25}H_{41}NO_3$, Alkaloid «V» $C_{25}H_{43}NO_6$ (ersten drei mit Wirkung auf Froschherz); Saccharose, grünes Fett 1% flüchtig. Riechstoff, brauner Farbstoff, Har.»

Lewin schreibt: «Helleborus foetidus verursachte bei Rindern in Intervallen auftretende, 10 Minuten dauernde epileptoide

Krämpfe mit Brüllen, Zittern, Niederstürzen, Augenverdrehen und Pupillenerweiterung.»

Nur kurz sei hier die schon mehrfach erwähnte grüne Nieswurz, Helleborus viridis, aufgeführt. Sie findet sich in bergigen Gegenden Süddeutschlands, auch in den nördlichen Alpengegenden Österreichs in lichten Wäldern, unter Gebüschen und bis in die von Menschen kultivierten Regionen feuchter Wiesen, Obstgärten, und an Gartenzäunen. Sie entwickelt einen aufrechten, oben nur wenig verzweigten Stengel, der von unten bis zur Verzweigung blattlos bleibt. Zwei zu dem Stengel gehörige grundständige Blätter, die nicht überwintern, sind langgestielt, 7–13fach fußförmig geteilt mit schmallanzettlichen, scharf und doppelt gesägten Abschnitten.

Die stengelständigen Blätter sind den grundständigen sehr ähnlich, jedoch kleiner und ungestielt. 2 bis 3 grasgrüne Blüten von 4–7 cm Durchmesser kommen im März bis April zur Entfaltung und sind dann wesentlich offener und flacher als die des Helleborus foetidus. Nach Kroeber bereitet die Homöopathie auch aus der Wurzel dieser Nieswurz eine Tinktur mit angeblich gleichen Indikationen wie Helleborus niger. –

Immerhin soll die grüne Nieswurz ein altes Arzneimittel sein, das schon die Äbtissin Hildegardis erwähnt. Otho Brunfels bildet sie sogar als «Helleborus niger» ab, unter welchem Namen sie früher überhaupt in Deutschland im Gebrauch war. Auch in der Schweiz – im Kanton Glarus und in den angrenzenden gebirgigen Gegenden, wo er häufig vorkommt – wurde dieser Helleborus früher als «schwarze Nieswurz» in den Handel gebracht und exportiert. Daraus kann man entnehmen, wie weit frühere Angaben über dargestellte Wirkungen von Helleborus niger vorbehaltlos aufgenommen werden können, und wie weit Helleborus «niger» in Wirklichkeit «officinell» war. Er wurde anscheinend in umfassendem Maße vertreten durch ein Double, das keines war, durch Helleborus viridis.

Versucht man den Gesamteindruck von Helleborus foetidus zusammenzufassen, so hat man eine Pflanze mit großer vegetativer Kraft einerseits und starker Beziehung zum Astralischen andererseits vor sich. Die erd- und wasser-verbundenen Kräfte werden in dieser Pflanze zu so starkem und vielleicht auch zu so starrem Wirken hereingenommen, daß der Lichtäther zwar formend sich bemerkbar macht, aber die Stofflichkeit nicht allzu stark zu wandeln vermag (vgl. grüne Blüten). Helleborus foetidus wiederholt in gewissen Zügen fast den Palmentypus, den Formimpuls niederer und früherer Familien. Der rote Saum um die Blütenglocke herum, eine Marseinwirkung, wie wir sie aus dem Gesamtgeschehen und aus der Entwicklung der Erde klärend und läuternd wohl kennen, deutet auch hier an, daß im Chemismus derartige Lichtäthervorgänge wirksam sind. Auf höherer Stufe gelangt diese Einwirkung z. B. im menschlichen Eisenprozeß im Menschen zur Erscheinung, der sich ebenfalls den überwiegenden Ätherkräften im Stoffwechsel entgegenstellt und das Gleichgewicht hält zwischen oberen und unteren Kräften.

Während beim Helleborus niger die Blätter vom Rhizom, d. h. dem unter die Erde gezogenen Stengel entspringen, geschieht das bei Helleborus foetidus nicht. Dort gehen die Blätter aus den aufrechten Stengeln hervor, und im unteren Stengelbereich sind die Lichtäther-Kräfte auch noch stärker wirksam als im oberen, blütennahen Bereiche. Hier wird die formende Lichtkraft immer stärker zurückgedrängt und das wäßrige, chemisch-ätherische Element überwältigt das Lichtelement, indem die Blattscheide immer breiter und mächtiger wird, nach und nach die formende Lichtätherkraft nicht mehr hereinläßt, so daß wir schließlich monokotyledonenartige Blätter und Blättchen vor uns haben, die auch in ihrer Nervatur starke Parallelnervigkeit zeigen. Sie haben dann allerdings wiederum öfter feinste Abzweigungen und endständige Auffaserungen. Schließlich reicht die Kraft des Blütenimpulses nicht aus, die Lebenskräfte so weit zurückzudrängen, daß die grüne Blattfarbe einer blütenähnlichen Färbung weicht, was aber nicht hindert, daß in der Samenbildung, in dem ölhaltigen Längswulst der Samen der Wärmeäther sich voll zur Geltung bringt. Es darf nicht übersehen werden, daß unsere Heilpflanze unter allen Helleborus-Arten die kleinste Blüte bildet.

Aus einer so gearteten Kräftefunktion versteht man, wenn Dr. Steiner den Helleborus foetidus als D-3-Injektion in leichten Fällen von Carcinom bei Männern empfiehlt. Über das gleichartige Wirken von Helleborus niger wurde bereits berichtet.

In anderen Krankheitszuständen ist die stinkende Nieswurz bisher kaum zur Geltung gelangt, obgleich sie ihrer ganzen Wesenheit nach sich eigentlich direkt anbietet für solche nicht ganz normalen Zusammenhänge, in denen das ätherische Geschehen überstark ist und Erdenstofflichkeit in sich hereinnimmt und festhält, so daß im Extremen Erdenkräfte beginnen vorzuwalten. Von der Frühjahrserkältlichkeit bis zur dauernden Verschnupfung sind die akuteren Situationen ihrer Anwendungsmöglichkeit gegeben, während die chronischen und subchronischen auf dieser Linie diejenigen sind, in denen der Astralleib dauernd nicht in der Lage ist, seine formenden Kräfte zur Geltung zu bringen. So könnte man unter anderem wohl auch sagen, daß man mit Helleborus foetidus ein pflanzliches «Pyrit» zur Verfügung hat.

Die Färbung und Formung der Blüte, die Hohlstengeligkeit und Giftigkeit sowie die enge Beziehung zu den Ameisen, denen es um die wärmeätherischen Öle der Samen zu tun ist, weisen für unsere Heilpflanze noch manche Wege therapeutischer Möglichkeiten, die hoffentlich bald einmal ergriffen und empirisch verwirklicht werden.

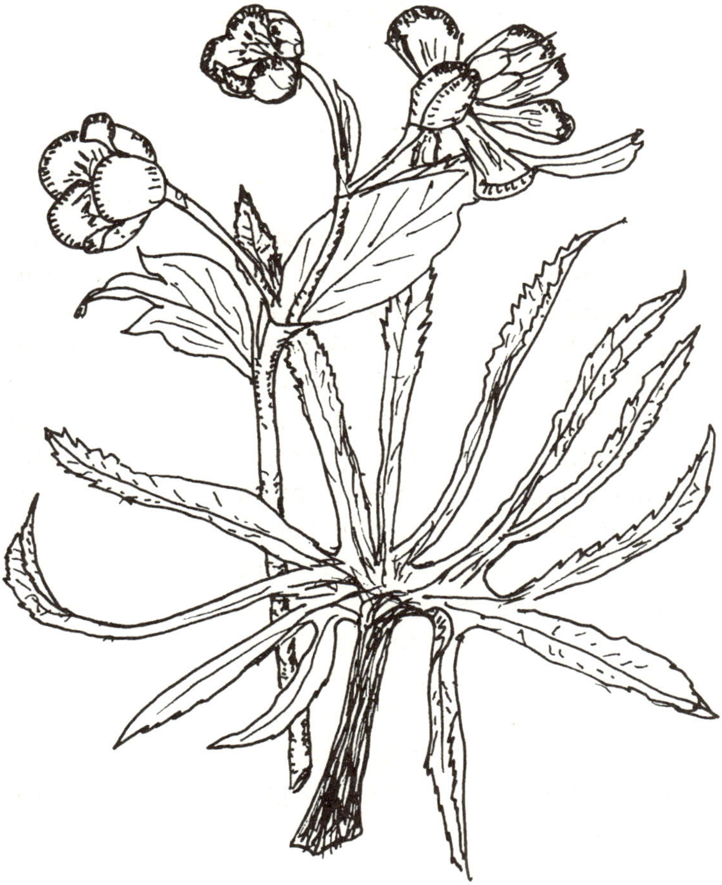

Stinkende Nieswurz
(Helleborus foetidus, L.)

Geum urbanum/Die echte Nelkenwurz

In früheren Zeiten hieß diese Heilpflanze Caryophyllata vulgaris oder officinalis, auch Benedicta, wie sie die heilige Hildegard noch nannte. Ihren deutschen Namen verdankt sie wie den alten Namen dem gewürznelkenähnlichen Duft des Wurzelstockes, aus dem diese Rosacee sich als halbrosettige Staude zu einer Höhe von 25 bis 60 cm, sogar bis zu 130 cm erheben kann.

Das rundliche Rhizom, das nach Vergehen der Erstwurzel zahlreiche, drahtige Adventivwurzeln entwickelt, liegt halbschräg bis waagerecht in der Erde. Es wird 1 bis 2 cm dick und zeigt als überwinternden Sproß eine Blattrosette von kurzgestielten Blättern, die bei einer der Leierform ähnlichen Gestaltung unterbrochen gefiedert sind. Am Rhizomkopf finden sich immer Blattreste des Vorjahres. Aus der Blattachsel eines Rosettenblattes entwickelt sich seitwärts der aufrechte dünne Stengel, der in leichtem Bogen unten von der Erde in die Senkrechte wegstrebt. Die dünnen Geumstengel sind zumeist ästig, seltener einfach. Sie sind fein behaart und durch die herablaufenden Laubblätter kantig gestaltet. – Die Stengelblätter zeigen oben Dreiteilung mit mehr oder weniger großen Nebenblättern. Sie verleugnen schon dem Anblick nach keineswegs ihre Verwandtschaft mit den Rosengewächsen. Die Ränder der Seitenblättchen sind unregelmäßig grob zwiefach gesägt. Die Blattflächen zeigen beidseitig leichte Behaarung.

Ein lockerer rispig-traubiger Blütenstand krönt die Hauptachse. Die Blüten selber entfalten sich auf langen, fein behaarten Stielen. Dreieckig zugespitzte, ovale 5 äußere und 5 innere Kelchblätter, die außen behaart und innen kahl sind, umhüllen 5

Kronenblätter. Sie ändern ihre Stellung allmählich. Anfänglich stehen sie aufrecht ab, später schlagen sie vollkommen zurück.

Die 5 Kronblätter der entfalteten Blüte sind leuchtend gelb, rundlich, umgekehrt eiförmig und fallen leicht ab. In ihrer Mitte erheben sich, von zahlreichen Staubblättern umgeben, über behaartem Fruchtboden gegliederte, etwas gewundene, knieförmig abgeknickte Griffel mit kleiner ungegliederter flacher Narbe.

Im Mai bis in den Oktober hinein ist die Blütezeit der echten Nelkenwurz. Anschließend entwickeln sich in kugeliger bis ellipsoider Köpfchenform die ungestielten Früchtchen, die an ihrer Spitze den weiter wachsenden Griffel als spitzen kleinen Haken bewahren. –

Wir finden die echte Nelkenwurz auf Schuttplätzen, an Mauern und Gartenzäunen. Es besteht eine gewisse Vorliebe zu solchen Plätzen, welche die Feuchtigkeit länger bewahren, doch trifft man sie auch an trockenen Orten. So kommt sie an Waldrändern, in Auwäldern, an Flußufern, in Eichenwäldern und an Hecken vor. Ansprüche an besondere Böden werden nicht gestellt. Kalk wie Urgestein tragen die Pflanze gleichermaßen, so daß sie eigentlich überall häufig vorkommt. Vom Flachland steigt sie hinauf in die Berge bis zu Höhen von über 1800 m.

Ihre allgemeine Verbreitung gibt Hegi folgendermaßen an:

«Gemäßigtes Eurasien, südlich bis zu den Atlasländern (im Mittelmeer vorwiegend montan) und ins Himalajagebiet, nördlich bis Irland, Schottland, zu den Lofoten…, Norrland und Österbotten, Fernkarelen und Sibirien; Nordamerika, in Australien wohl nur eingeschleppt.»

Die schon seit recht alten Zeiten gleichmäßig eingestellte Auffassung von dieser Heilpflanze kennzeichnet H. Bock (1551) wie folgt:

«Benedictenwurcz.

Dise wurtzel reücht / sie sey dürr oder grün / wie nägelin. Tregt ein kraut zerspalten / rauch / schwartzgrün / der Odermeng etlichermaß gleich. / Gewinnt ein runden rauhen harechten stengel / darauff wachsen schwartz gäle blümlin / geformiert wie ein eüglein / nach der blüet würt ein harecht Köpflin darauß / das ist der samen / je eins am andern spitzecht / braunfarb /

einer Haselnuß groß vnn gleich. Die wurtzel laßt sich ansehe / als wer sie auch abgebissen / Inwendig etwas rotfarb / bringet alle jahr ein newen stengel neben dem alten / der den winter verdorret ist. Vnd je älter die wurtzel / je stercker sie würt im geruch vnd krafft / gehört billich zu den wolriechenden wurtzeln.»

«Der gemein brauch diser wurtzel ist / das sie im Frühling inn wein gelegt würt / der selbig wein empfacht ein edelen lieblichen geruch vnn geschmack / soll das hertz erfrewe / die verstoffte Leber auff thun / vnn dem kalten verschleimten magen wol bekommen / Diese wurtzel in wein gesotten vnn also warm getrunken / stillet das grimmen...»

«Eusserlich.

Der wein darinn Benedictus wurtzeln gesotten seind / seübert vnd reunigt alle wunden / als Fisteln vnd Krebs / vertreibt auch die vnflätige anmäler / ein zeit lang allen tag damit geweschen / sonderlich in den ersten tagen der kindbett. Andere experiment mögen täglich erfunden werden.»

Matthiolus schreibt:

«Diß Kraut ist warm vnd trucken im anderen Grad. Zertheilet die Feuchtigkeit / stärckt die jnnerliche vnd eusserliche Glieder / wie der Nardus.»

«Benedictwurtzel in Wein gesotten / vnnd also warm getruncken / thut auch obgemeldte Wirckung / vnd ist ein sonderlich Experiment wider das Paralysis oder Schlag / frühe vnnd abends warm eingenommen / dann es trucknet vnnd dörret hefftig / verzehret also den Schleim / der in den Sennadern klebt.»

«Der Dampff von der wurtzel in wein gesotten / zu sich von vnten auff genommen / oder die Wurtzel also warm vber die Scham geschlagen / bringt den Frawen jhre Zeit.»

Prüft man die moderne Literatur von H. Bock bis heute, dann findet man ein ständig abnehmendes Interesse an der «Benediktwurz», bis in der Gegenwart in der offizinellen Pharmakologie nichts mehr von Geum urbanum zu finden ist. – Noch Geiger, der Pharmakologe der Goethezeit, beschreibt Geum urbanum unter den «Potentilleae» ausführlich und nennt eine große Anzahl deutscher Namen wie «Wahre Nelkenwurz, Benedictenkraut, Benedictwurz, Märzwurz, Igelkraut, Garaffel, Karniffelwurz, Nardenwurz usw.». Zu seiner Zeit war die Wurzel noch offizinell. Er führt sie an als «Radix Caryophyllatae, Gei urbani s. Sanamundae». Nach ihm hat Plinius die Nelkenwurz schon unter dem Namen «Geum» beschrieben und sie als «schwarze wohlriechende Wurzel», die nützlich gegen Brustbeschwerden sei, charakterisiert. Den Namen «Geum urbanum» verdankt die Pflanze angeblich Conrad Gessner. Im Mittelalter trug sie auch noch den Beinamen «Sanamunda», der so recht die Hochachtung vor ihren Heikräften zum Ausdruck bringt.

Geiger kennzeichnet die getrocknete Nelkenwurz als «ziemlich dunkelbraun, ins Rothe und Gelbe, hart, brüchig, eben so die Fasern, welche nicht leicht Feuchtigkeit anziehen; sie hat einen eigentümlichen angenehmen, den Gewürznelken ähnlichen, doch viel schwächeren Geruch, der durch Trocknen nur zum Theil vergeht und besonders beim Zerreiben, so wie im wässerigen Aufguß wieder deutlich wird; der Geschmack ist ziemlich adstringierend bitterlich.» Bezüglich der Anwendung heißt es bei ihm:

> «Man gibt die Nelkenwurzel in Substanz, in Pulverform oder als Latwerge, häufiger im Aufguß mit Wasser oder Wein, nicht so zweckmäßig in Abkochung.» –

Hugo Schulz weist darauf hin, daß Geum urbanum heute nur noch in der Volksmedizin gebräuchlich ist. Verwendung findet nach ihm die Nelkenwurz als alkoholischer Auszug gegen Durchfall und Erbrechen, gegen Dyspepsie der alten Leute, gegen chronische Katarrhe der Bronchien und des Dickdarms. Die Wurzel soll auch bei Malaria wirksam sein. –

In den von Kobert herausgegebenen «Historischen Studien...» berichtet v. Henrici, daß Geum urbanum bei verschiedenen in Rußland lebenden Völkerschaften als Volksheilmittel «gegen choleraartige Durchfälle» angewendet wurde. «Die Wurzel soll bei verdorbenem Magen gute Wirkung haben.» – Die Kleinrussen geben bei schmerzhaften Menses einen «spirituösen Auszug oder eine Abkochung der Wurzel» dieser Heilpflanze. –

An der Nelkenwurz demonstrierte Dr. Steiner in dem Kurs für Ärzte und Medizinstudierende vom April 1921, der unter dem Titel «Geisteswissenschaftliche Gesichtspunkte zur Therapie» im Druck erschienen ist, Grundprinzipien der Beziehungserkenntnis zwischen Pflanzen- und Menschenorganen. Er spricht in dem VII. Vortrage von «Nelke» als von jener Pflanze, die uns als Nelkenwurz geläufig ist. Es heißt dort:

«Betrachten wir von diesem Gesichtspunkte aus eine außerordentliche lehrreiche Pflanze, die Nelke, und nehmen wir dabei wiederum die Wurzel. Machen wir also wiederum eine Abkochung der Wurzel. Es ist nun außerordentlich interessant, diese Erwägungen über die Nelkenwurzel anzustellen und dann etwas zurück sich zu erinnern an das, was wir gerade über die Enzianwurzel gesagt haben. Es ist natürlich wiederum vorauszusetzen, daß wir eine Wechselwirkung zu den Kopfkräften haben, weil wir es mit der Wurzel zu tun haben. Nun haben wir aber in der Nelkenwurzel einen herben Geschmack. Der Geschmack ist außerordentlich herbe. Wir haben in der Nelkenwurzel ätherische Öle, also ein Öl, von dem wir wiederum voraussetzen müssen, daß es auf diejenigen Partien des Organismus wirkt, die noch nicht so weit gegen den Darm und in den Darm hinein gelegen sind, als jene Partien, von denen wir gesprochen haben bei der Enzianwurzel; daß wir es also mehr zu tun haben mit demjenigen, was noch im Magen, vielleicht nur in der Speiseröhre zu geschehen hat und so weiter. Dann haben wir aber das Wesentlichste zu berücksichtigen: daß wir in der Nelkenwurzel Stärkemehl haben, also daß wir gewissermaßen den Appell an diejenigen Kräfte richten, die in intensiverer Weise verarbeiten, als beim Zucker verarbeitet werden muß, denn es muß die Angriffskraft, wenn man das Stärkemehl verarbeiten will, mehr zurückverlegt werden; der Zucker muß ja erst herausgearbeitet werden. Sie sehen, man muß also die Prozesse wirklich verfolgen. Dann aber haben wir in der Nelkenwurzel Gerbstoff, und auf das muß man immer sehen, wenn man irgend etwas auf seine Heilwirkung prüfen will. Gerbstoff, das bedeutet, daß tatsächlich in einer Weise die Stärke noch nach dem

Physischen zu wirkend liegt; dasjenige wird bearbeitet, was eben dem Gerbstoff entgegentritt. So daß wir bei der Nelkenwurzel das ganze Wirken mehr hinunterlegen müssen nach dem Ich, als nach dem astralischen Leib. Wir haben da eine Verstärkung der Ichanregung. Und weil wir eine Verstärkung der Ichanregung haben, haben wir es mit demjenigen zu tun, was im («unteren»*) menschlichen Organismus vor sich geht. Es ist also eine vollständig polarische Wirkung zu der Kopfanregung, die da durch das Ich geschieht. Wir haben es zu tun mit dem, was ich nennen möchte die äußere Verdauung, das Angreifen der Substanzen noch im Magen, noch überhaupt bevor sie in die Darmtätigkeit übergegangen sind. Es wird, wenn ich so sagen darf, dasjenige, was an Nerven-Sinnesapparat im Darm noch vorhanden ist, angeregt, – alles ist ja im ganzen menschlichen Organismus ausgebreitet. Wir haben es also da mit dem prädominierenden Ichwirken zu tun.

Was wird die Folge sein? Daß wir erstens in der Nelkenwurzel eine stark fieberfeindliche Kraft haben; zweitens aber wird die Folge diese sein, daß wir von der weiter nach vorne liegenden Verdauung auf die rückwärtige Verdauung, der eigentlichen Darmtätigkeit, nicht mehr so viel zumuten. Wir werden also dadurch insbesondere Durchfälle zu bekämpfen haben, wenn wir das berücksichtigen, daß eben diese Dinge darauf beruhen, daß zuviel zugemutet wird demjenigen, was mehr nach der inneren Verdauungstätigkeit hin liegt. Sie sehen also, diese Erwägungen führen alle dazu, anzuschauen, wie die äußeren Kräfte dasjenige durchdringen, was im Innern des Menschen ist.»

Die instinktive Anwendung der Nelkenwurz in der Vergangenheit und die oben begründete rationelle Indikation dieser Heilpflanze führen uns in den Bereich des menschlichen Stoffwechsels. Wo die *aufgenommene* Nahrung, d. h. die Stoffe der Außenwelt, aus der Region der Zerkleinerungsvorgänge im

* In der I. Ausgabe stand an dieser Stelle das Wort «unteren», das in der Neuausgabe fehlt.

Munde und der mehr ichhaften Sinneswahrnehmung der bewußten Schmeckprozesse hinübergeführt wird in den mehr astralleibdurchwirkten Bereich des Magens, dort ist der Hauptwirkensbereich des Geum urbanum. Dort unterstützt es sowohl die Ichorganisation wie den Astralleib und leitet gesundend die allmählich dem menschlichen Ätherleib nahegebrachte Nahrung zu der Tätigkeit des Ätherleibes über. Die in ungenügenden Kauvorgängen und damit zusammenhängend in ungenügenden Drüsenvorgängen sich äußernde Schwäche von Ich- und Astralleibsorganisationen, die wiederum dazu führen, daß tieferen Partien des Darmtraktes Verdauungs- und Umsetzungsvorgänge überlassen werden, die früher schon hätten bewältigt werden sollen, diese Schwächen gleicht die Heilpflanze allmählich aus. Die echte Nelkenwurz bändigt – wie die Darstellung Dr. Steiners zeigt – die Ichorganisation und den Astralleib heran an ihre Aufgabe, zur rechten Zeit im Verlaufe der Verdauungsvorgänge so einzugreifen, daß den späteren Darmabschnitten graduell normal verdaute Speisen übergeben werden und sie sich durch ihre ihnen angemessene Tätigkeit restituieren können. – Wie das im einzelnen geschieht, läßt sich aus dem Zitat leicht entnehmen. Die Ich-Organisation findet in dieser Pflanze nicht einfach ihr Korrelat, den fertigen Zucker, vor, mit dem sie sich leicht verbinden kann. Sie muß aus der Stärke erst das bereiten, was sie braucht, und was sie anregt, um zu dem Ziel zu gelangen. Der Gerbstoff dagegen erreicht es, daß diese «geistigeren» Wesensglieder weniger flüchtig, sondern vielmehr intensiver sich mit physischem und ätherischem Leibe verbinden. Das bedeutet aber in diesem Falle sorgfältiger verdauen. –

Geum urbanum ist ein Rosengewächs. Vor dem Hintergrunde dieser Mittelpunktsfamilie aller zweikeimblättrigen Pflanzen stellt es auch arzneilich etwas typisch Rosaceenhaftes dar. Dem ganzen Habitus nach ist die echte Nelkenwurz in engster Beziehung zur niedrigsten Gattung Potentilla zu sehen. Haben wir bei den Fingerkräutern (Potentilla anserin., torment. und anderen) die starke Überbetonung des Rosettenwachstums und der Rhizombildung, so überwindet und verläßt Geum diese Vegetationsform schon frühzeitig zum Teil (mit dem Blattelement) und streckt sich gewaltig in die Länge in den Umkreis hinein. Es verläßt (außer im Rhizom) alle erdnahe Stauung und Stauchung und streckt sich in die hagere Dürre hinein. Das heißt, es gibt sich trotz seiner anfänglichen Rosettenbildung viel mehr dem umspielenden astralen Elemente hin, das sowohl als Luft wie als Tier – kleine Pelz- und Federträger verschleppen bekanntlich mit ihren Hüllen die Früchte – die Wahlwelt dieser Heilpflanze ist.

Die Potentilla-Arten in ihrer Rosettenform und der starken Betonung von Rhizombildungen unterliegen noch weitgehend den vom Erdenuntergrund ausgehenden Monderdkräften, welche die Pflanzen nicht aus ihrem Bereich freigeben. Eng hängen damit zusammen ihre arzneilichen Wirkungen auf die Unterleibs- und Generationsregionen des Menschen. Daß in all diesen Heilpflanzen auch Gegenkräfte gegen die übermäßige Mondenwirksamkeit vorhanden sind, zeigt beispielsweise der überall hohe Gehalt von Gerbstoffen, mit dem wiederum verbunden ist, daß zu stark auflösende, zersetzende Tendenzen sich nicht ausleben können. Im Gegensatz zu den Crassulaceen und den Steinbrechgewächsen (Saxifragaceen), bei denen das schleimig-feuchte Element durch die Mondenkräfte in jedem Blatt aufquellend gestaut erscheint, trennen die Potentillae mit rosenhafter Geste obere und untere Bereiche sehr stark. Sie fiedern die Blätter auf, d. h. sie durchlüften sie und lassen das Erdhaftwäßrige weitgehend am unteren Pol zurück. Die echte Nelkenwurz streckt sich zusätzlich in einer zweiten Wachstumsphase noch weiter in die Höhe und läßt fern dem charakterisierten Grund die Blüten erblühen. Alle blühen sie in Gelb, d. h. Jupiterkräfte sind es, die diesen Rosaceen helfen, das Gleichgewicht zu gewinnen zwischen lastender Schwere und blühender Aufschließung nach dem Umkreis. Auch Marskräfte, die den Rosaceen so stark eigen sind, durchdringen bei fast allen Potentillen und auch den Nelkenwurzen die Rhizome und geben zu dem Gelb die rötliche Färbung, die der Tormentilla sogar den Namen «Blutwurz» eingetragen haben. Ähnlich wie diese hat nach den Literaturangaben auch die echte Nelkenwurz Wirkungen im Bereich der Generationsgeschehnisse (s. oben!).

Das Wesen der Rosaceen ist hier mehr oder weniger von einer Seite aphoristisch beleuchtet worden. Im Zusammenhang mit anderen Vertretern dieser Familie wird eine umfassende Charakterisierung in späteren Betrachtungen möglich und erforderlich sein. Was sich von den Potentillen über Sanguisorba, die echte Rose, Crataegus, die Obstbäume und -sträucher bis zum Geißbart an Wesenhaftigkeit auslebt, umfaßt gewichtige Metamorphosen der Pflanze. Diese stehen sogar in engem Zusammenhang mit der Erdentwicklung. Die intensive Verbindung der Rosaceen mit der Erde und ihre eigene Durchdringung mit den Erdeneigentümlichkeiten insbesondere mit der Tendenz zu differenzieren, verschafft gerade dieser Familie die Neigung stärker zu individualisieren als sie andere kosmischer eingestellte Pflanzenfamilien besitzen, die in ihrem Habitus einheitlichere Züge offenbaren. Außerdem bereitet sich in dieser Familie der Übergang vor von dem Wirken der Marskräfte zu jenem der Merkurkräfte, welche die ersten in ihren Notwendigkeiten ablösen. –

Die besondere individuelle Note der Nelkenwurz wurde oben in ihrer pflanzlichen, stofflichen und arzneilichen Repräsentanz skizziert. Ihre Anwendung geschieht zumeist in niederen Potenzen, wenn nicht Auszüge aus der Wurzel bevorzugt werden.

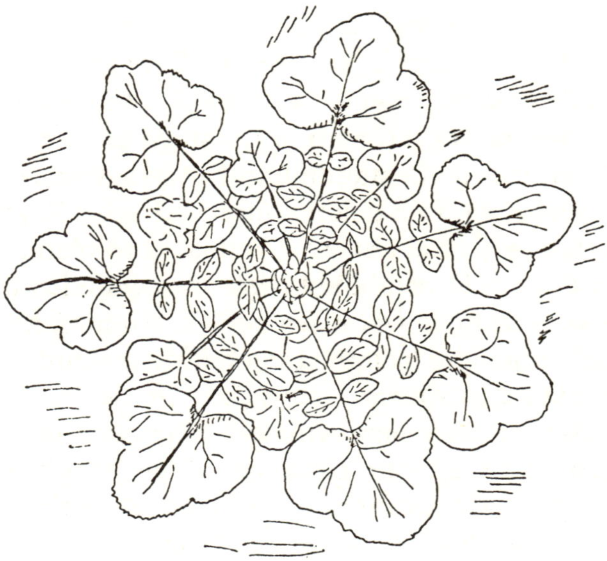

Echte Nelkenwurz
(Geum urbanum)

Aesculus hippocastanum/ Die Roßkastanie

An der Roßkastanie kann man mit Staunen erleben, wie plastizierendes, formendes Gestalten und Entfalten im Pflanzenleben mit Wucht und Kraft und dabei von unendlicher Zartheit durchzogen sichtbar vor sich geht. Aus dem großen blanken, braunen Samen mit der großen Nabelschwiele entfaltet sich im Erdreich zuerst die senkrecht abwärts strebende, noch pfahlige Wurzel, und täppisch kindhafte Keimblättchen strecken ihre ungeformten Händchen in das Erdreich.

Mit diesem Keimvorgang wird ein Pflanzengeschehen in Bewegung gebracht, das der Erde gewaltige Möglichkeiten gibt nachzudrängen und über ihre Grenzen hinaus in einem Pflanzenwesen sich zur Geltung zu bringen. Die junge Pflanze schießt fast pfeilartig zum Lichte hinauf, um dann überraschend schnell Erdenstofflichkeit und Erdenschwere lastend eingefügt zu bekommen, so daß sich rasch ein Stämmchen bildet, das sich in wenigen Jahren zu einem ansehnlichen Stamme mit schweren Ästen und Zweigen auswächst. Die Zweige des jungen wie des alten Baumes, sie verraten alle dasselbe, was schon der erste Sproß kundtat: die Gier zum Lichte! Sie verraten aber auch bald das Verhaftetsein an das stoffbringende, wäßrig-erdhafte Schwereelement! Aus den wie Lichtesstrahlen gen Himmel schießenden Zweigen werden abwärts hängende schwere Äste, die aber doch an den Spitzen immer wieder nach oben streben. So ist schon die nackte Krone der Roßkastanie ein Schattenwurf der durcheinanderwogenden Licht- und Schwerekräfte.

Alljährlich entfaltet sich vor unseren Augen das gleiche Bild, ob nun nahe dem Erdboden bei jungen Pflanzen oder ferner dem

Erdboden, gewissermaßen auf erhobenem Erdboden, d. h. auf den holzigen Zweigen: Knospen, die im vergangenen Sommer schon sich bildeten, fest eingepackt und wohl geschützt durch ihre braunen Knospenblätter, beginnen plötzlich zu «leuchten», d. h. das Licht des Frühjahrs spiegelt sich in den Knospenblättern. Je wärmer es wird, um so mehr wird die wachsige Gummihülle der Knospenblätter lebendiger und weicher, die Knospen schwellen zart an, lichten ihr Braun auf wie zu einem Feste. Es ist ein Lichtfunkeln auf diesen glatten, gewölbten Spiegeln, als spiegelte sich das sonnendurchflutete Firmament besonders gern in diesen Knospen. In der Tat, mit ihnen vermag in dieser Hinsicht wohl kaum ein anderer Baum zu wetteifern. Wohin man in die Krone blickt, alle Knospen, alle jungen Zweige sind ausgerichtet auf das Licht, als wollten sie sich direkt von ihrem Sproßgrund dorthin in die Luft erheben. –

Bald geht dieses erste Lichterspiel zu Ende. Die klebrigen äußeren unteren Knospenblätter strecken sich, klappen zurück und zeigen, daß sie an der Innenfläche noch helles Grün tragen. Die inneren Knospenblätter aber wachsen in die Länge und sind nur noch an den Spitzen braun gelackt, wachsen grün nach und lokkern allmählich ein feines seidiges Gespinst, das sie um den ganzen Sproß zusammengehalten hatten. Es sieht aus, als entfalte ein Schmetterlingswesen von mächtigem Ausmaße sich aus einem Kokon. Das zur Entfaltung drängende Sproßwesen läßt sich nicht länger aufhalten. Die letzten Knospenhüllen werden zurückgedrängt und das Kokonwesen, von dichtem Haarkleide umhüllt, drängt nach oben und reckt ganz langsam, gleich behaarten Tierhänden, ein wunderliches Blattwerk heraus. Wie verkrampft scheinen diese knochighaarigen Hände etwas zu umhüllen, als wollten sie dieses Etwas ängstlich zurückhalten und zurückdrängen. Die haarigen Stiele der haarigen Fingerblätter drängen aber weiter hinaus und zur Seite, und von innen in der Mitte schiebt sich – indem gleichzeitig die «Knochenhände ihre 7 Finger langsam nach außen herunterschlagen – der ebenfalls von feinem Haarkleid umgebende Sproß hervor, der den Blütenstand mit seinen kleinen kugelförmigen Blütenknospen an seiner Spitze zum Lichte erheben will.

Die weitere Blattentfaltung verläßt sehr schnell das tierisch anmutende Stadium. Mit den «Knochenfingern», den vorher noch nach außen gekehrten, bräunlich-grün gefärbten Blattrippen der Blattunterseiten, geschieht dann etwas wie eine Art Umstülpung. Die 7 Blattfieder schlagen sich um ihren gemeinsamen Stiel abwärts und recken ihren Ansatzpunkt nach oben wie einen walzigen Kegel, der einen feinen Siebenstern (die Ansätze der Blattrippenoberseiten) als Signum der wirkenden Kräfte erkennen läßt. Im Herabsinken der Blattfieder reißen sie die verbindenden Gespinste entzwei, und jedes einzelne Blättchen, das noch einmal in sich in der Länge zusammengefaltet war, faltet sich dann auseinander und zeigt dabei, daß auch eine Zusammenfaltung im Bereich der feinen Blattseitenadern besteht, die sich nun dehnt und die hellgrüne Blattfläche allmählich vergrößert.

Alle hier nur kurz angedeuteten Entfaltungsvorgänge führen uns noch viel zahlreichere Gesten und Phasen vor Augen, als sich in Worten darstellen und festhalten lassen. Sie gewähren einen Blick in die schaffende Ätherwelt, wie sie so vielseitig nicht jede Pflanze uns sichtbar macht.

In dem weiteren Entfaltungsgeschehen des Aesculussprosses scheint nun eine Pause einzutreten, die wesentlich dadurch charakterisiert ist, daß die bisher beobachteten Formelemente sich flächenhaft weiter ausdehnen. Die Knospenschuppen bleiben weit zurück oder fallen ab, die Blattstiele wachsen weiter heraus, und die Blattfiedern verharren während des flächenhaften Auswachsens einmal vorhandener Formen noch in der Hängelage. Dann kommt plötzlich wieder Bewegung in das Geschehen. Die herabhängenden Blätter scheinen sich wie Schmetterlingsflügel «aufzupumpen»; sie beginnen sich langsam zu heben und in 6–7 Tagen stehen sie zumeist in der Horizontalen, bzw. in einer annähernd horizontalen Schräglage, die wohl durch den Lichteinfall mit bestimmt ist.

In der Zwischenzeit ist auch der Hauptsproß nicht träge gewesen. Der Blütenstand hat an Umfang und Größe zugenommen. Wieder zeugt er wie alles andere Geschehen für das starke Streben zum Lichte. An der äußersten Sproßspitze steht er und krönt jetzt das elementare Frühjahrswirken mit einer gewaltigen rispigen Blütenansammlung, die der Volksmund nicht mit Unrecht als «Kerzen» bezeichnet.

Fügen wir der dynamischen Entfaltungsdarstellung der Aesculus-Sprosse noch einige botanische Einzelheiten hinzu um das Bild abzurunden!

Die lichtstrebigen, braunen Endzweige tragen eine 3 cm lange Gipfelknospe, die über zwei vorjährigen, gegenständigen Blattnarben steht. Die tiefer sitzenden kleinen Seitenknospen sitzen gekreuzt-gegenständig jeweils über einer hufeisenförmigen Blattnarbe. An der Sproßbasis dieser *Endzweige* zeigen sich ruhende Knospen und 4 Paar Narben von Knospenschuppen. Der vorjährige Sproß entfaltet in der Achsel der obersten Blattnarbe Langtriebe und weiter unten Kurztriebe und schlafende Knospen. – Die Knospen sind von Gummi überzogen, der aus «Drüsen» abgesondert wird, die in eine feine Haut eingeschlossen sind und schleimende Grundgewebszellen enthalten. Zwar imponieren die Knospen als kegelförmig *rund,* doch sind sie durch Kielbildung an den Schuppen auch *vierkantig.*

Es bilden sich 4–10 Paar Knospenschuppen und 3 Paar Laubblätter, die insgesamt gekreuzt gegenständig wachsen. Die äußeren Schuppen sind braun und korkdurchzogen, die inneren dagegen grün, saftig und stark behaart.

Die siebenlappigen Laubblätter sind oberseits mattglänzend sattgrün, unterseits weißfilzig, hellgrün. Sie sind fiedernervig mit parallelen Seitennerven.

Die Endknospe hat 4 Paar Knospenschuppen, 4 Paar Laubblätter und einen Blütenstand mit kugeligen Blütenanlagen. –

Neben Zweigen mit Endknospen treten Zweige in Erscheinung mit zwei Zinken wie eine Gabel. Das sind Zweige, die im Vorjahre eine Blüte trugen und jetzt an der Spitze eine Narbe, denn im Gegensatz zu den meisten Laubbäumen sind die Blütenstände immer endständig. Der Sproß wächst an der Narbe niemals weiter, ähnlich wie bei Ahorn und Syringe. – Nichtblühende Zweige wachsen stets mit einer einzigen Spitzenknospe in der Hauptrichtung des Zweiges weiter.

Die Knospenschuppe ist der Blattgrund eines nicht ausgebildeten Laubblattes, was an jungen Knospen deutlicher zu erkennen ist. Bei ihnen haben die äußeren Schuppen oft noch Blattstiele mit 1–3 Blättchen. Die inneren Knospenschuppen sind grün und zeigen *parallele* Adern und Spaltöffnungen, die beide den äußeren fehlen. Übergangsblätter gibt es bei Aesculus hippocastanum nicht. Es geht unmittelbar über in die 7 Fiederblättchen, die schon getrennt in der Knospe gefaltet liegen. Die inneren Knospenschuppen wachsen erst auf ca. 4 cm Länge heraus, drängen dabei die äußeren beiseite, dann schiebt sich das erste weißfilzige Blattpaar zusammengefaltet hervor. Darauf streckt sich der Blattstiel, und die Blätter falten sich langsam auseinander, wodurch das nächste Blattpaar sichtbar wird. Der Trieb wächst weiter und schließt mit dem dritten Blattpaar ab. Im letzten Drittel des April sind zumeist die Sprossen ausgewachsen, die Blattstiele stehen waagerecht, die Blätter sind zwar entfaltet, hängen aber schlaff senkrecht nach unten abgeknickt. Dann geht von Tag zu Tag eine Veränderung in der Blatthaltung vor sich, bis die Blätter ihre volle Länge erreicht haben und sich waagerecht einstellen. Die anfängliche Behaarung ist verschwunden. Die einzelnen Blattfiedern zeigen von ihrem Blattgrunde aus eine spitze Form, die sich zum Ende eiförmig ausrundet, um sich als Abschluß wieder spitz auszuziehen. In ihrer ganzen Peripherie sind sie mehr oder weniger spitz gekerbt.

Gleichzeitig mit dem letzten Blattentfaltungsvorgang hat sich der Blütenstand zur Entfaltung bereit gemacht. Es hat den Anschein, als ob die letzte Blattbewegung – nämlich die Aufrichtung in ihre endgültige Stellung – wartet, bis die Blüten sich entfalten oder entfaltet haben. Wie die abschließenden Blattentfaltungsbewegungen, so blühen auch die Blüten erst in der letzten Aprildekade auf, wenn das Tierkreiszeichen Stier (im alten Sinne) seine Wirkungskräfte entfaltet.

Auf den kegelförmig-walzigen, rispigen Blütenständen, die kerzengerade aufrecht stehen, blühen von unten nach oben die weißen, aminoid duftenden Blüten nacheinander auf. Dieser Vorgang ist durchaus nicht regelmäßig, da die unteren Rispenästchen noch wieder 2–3fach gegabelt sind, und die Hauptknospen vor den Nebenknospen aufblühen. Aus einem ungleich fünf-lappigen, walzigen Kelch entfalten sich fünf (oft nur vier) rundlich-eiförmige Kronblätter, die am Grunde herzförmig, am Rande wellig zurückgebogen und oft gewimpert sind. Es ist, als liefe eine wellige Bewegung rund um die frontal ausgerichteten Blütenblätter, die eine zweiseitigsymmetrische Blüte bilden, bzw. eine schief zygomorphe. Am Grunde sind die Blütenblättchen etwas faltig übereinander gelegt. Beim Aufblühen zeigen sie am Grunde ein zackiges, zitrongelbes Saftmal, das sich dann allmählich ockergelb und später purpurn färbt. Um den Fruchtknoten erheben sich aus der Blüte 7 schöne geschweifte Staubblätter heraus, in deren Schweifung oder Durchbiegung die gleichartige Form der Äste wiederzuerkennen ist. Safrangelbe Staubbeutel enthalten rotbraunen Pollen. Der fächerige Fruchtknoten wird gekrönt von einem langgeschweiften, weißen Griffel mit einfacher Narbe.

Es treten verschieden geartete Blüten auf. Abgesehen davon, daß die obersten Blütenblätter größer sind als die unteren, ist das fünfte unterste oft nur als Stummel vorhanden, also verkümmert. Dann sind neben Zwitterblüten, deren «Vorweiblichkeit» der Fremdbestäubung Vorschub leistet, scheinzwittrige Pollenblüten und scheinzwittrige Fruchblüten vorhanden, die beide wie normale Zwitterblüten aussehen. Bei den einen Blüten ist die Narbe nicht auf Pollenempfang eingerichtet. Der Pollen kann also keine Schläuche treiben. In der unteren bis mittleren Region der Blütenrispen sind dann zumeist einige Blüten, deren Staubbeutel abfallen, ohne sich geöffnet zu haben, so daß dann nur der Stempel seine Funktion erfüllt. Als Blütenbesucher kommen in Frage

Bienen und Hummeln, die den Nektar vom Grunde des Kelches holen.

Auch im Blütenbereiche findet sich wieder feinste Behaarung; so ist z. B. der dreifächerige Fruchtknoten samtig und stieldrüsig behaart. Nach der Befruchtung entwickelt sich die Kapsel kugelig bis zu 6 cm Durchmesser, wird gelbgrün und zeigt neben weichen Stacheln wieder feinste Behaarung. Sie öffnet sich zumeist in 2–3 Kugelschalen, je nachdem, ob 2 oder 3 Fächer vorliegen, in denen ebenso viele Samen enthalten sein können.

Die Samen sind halb- bis flachkugelig, von 1–2 cm Durchmesser, sehen glänzend braun aus und weisen einen sehr großen gelblich- bis graubraunen Nabelfleck auf. Die Schale ist sehr derb und zäh. Sie birgt sehr fleischig-dicke Keimblätter. Das Blattfederchen ist ungewöhnlich groß. Die Wurzel liegt gekrümmt gegen den Nabel gewendet, an dem sie beim Keimen hervortritt. Die Roßkastaniensamen keimen *nur* in der Erde. Die Samenschale ist vollkommen ausgefüllt von den ineinander verschränkten Keimblättern, deren weißes «Fleisch» sehr reich an bitterem Stärkemehl ist. Ein Endospermkörper fehlt. Beim Keimen (3–4 Wochen nach der Frühlingssaat) tritt das Würzelchen mit der Wurzelscheide aus dem Keimmund und sprengt die Samenschale. Die Keimblätter treten nicht über die Erde! Im ersten Vegetationsjahre kann die Jungpflanze bis 1/2 m hoch werden, wächst dann in den nächsten Jahren schnell, bis sie dann ab 10.–15. Jahre beginnt zu blühen. Bei dem relativ schnellen Wachstum der Roßkastanie erreicht sie allmählich eine Höhe von 25–35 Metern*. Die Wurzel der kurzen und kräftigen Roßkastanienstämme wächst flach unter dem Erdboden, streicht aber weit in die Umgebung hinein. Der Stamm zeigt eine auffällige Drehwüchsigkeit, die nach rechts verläuft. In den Jugendjahren ist die Rinde glatt, graubraun bis grauschwarz. Später setzt sie sich dünnschichtig abblätternd ab und hinterläßt an der Bruchstelle eine rostrote Narbe, die schnell nachdunkelt. Das Holz ist sehr weich und wird

* Als größter Stammumfang wurden 4 m gemessen (Francé). Roßkastanien erreichen ein Alter bis zu 200 Jahren.

außer für Schnitzarbeiten nur wenig verwendet. Es fault in der Nässe sehr schnell. Schon zu Lebzeiten des Baumes ist er häufig Gastgeber für viele Arten von Pilzen, die ihm angeblich oft auch den Garaus machen sollen.

Das heutige Vorkommen von Aesculus hippocastanum ist bei uns überwiegend durch Kultur bedingt. Man findet die Roßkastanie in Parkanlagen, an Alleen, Straßen, besonders gern in den Gärten der Gastwirtschaften; doch wird sie zuweilen auch wegen ihrer Früchte für das Wild in Forsten angepflanzt, von wo sie dann ganz selbständig verwildert. Als allgemeine Verbreitung gibt Hegi an: Gebirge von Nordgriechenland, Thessalien und in Epirus in 1000–1300 m Höhe, Bulgarien, angeblich im Kaukasus, Nordpersien und Himalaya. In Europa durch Kultur bis nördlich zu den Britischen Inseln, Dänemark, Skandinavien und Rußland.*

Francé schreibt, daß es 14 Arten gibt, von denen die meisten nordamerikanisch sind. Nur unsere gemeine Roßkastanie soll aus Europa stammen und zwar aus den Gebirgen Nordgriechenlands. Aus den Tertiärschichten Europas soll zu entnehmen sein, daß ihre Verbreitung früher eine wesentlich weitere war.

Die chinesische Roßkastanie, im nördlichen China heimisch, ist nach Warburg der unsrigen sehr ähnlich, hat aber kahle Staubfäden und blüht 14 Tage später. Sie ist in China viel in den Tempelhainen angepflanzt.

Geht man von der Fülle äußerer charakteristischer Erscheinungen dieser Pflanze über zu mehr inneren Qualitäten, so findet man wieder eine erstaunliche Vielfalt vor. «Blätter und Rinde sind reich mit oxalsauren Kalkkristallen gespickt», schreibt Francé. Frische Blätter enthalten eine schleimig-klebrige Substanz; eingeäschert liefern sie mehr Alkali als die Blätter irgendeines anderen Baumes. – Unter dem dünnen Oberhäutchen der Rinde findet sich im frischen Zustande eine grüne, und in trocke-

* In Nordgriechenland und stellenweise in Bulgarien trifft man die Roßkastanien auf ausgesprochen feuchten Böden entlang den Wasserläufen.

nem Zustande eine ziemlich zähe, biegsame Rindensubstanz ohne Harz (das gilt von 4–5jährigen Bäumen bzw. Ästen). Dann folgen Bastschichten. Die frische Rinde ist duftlos; beim Trocknen ensteht aber wieder amoniakalischer Duft. Der Geschmack ist frisch mehr herb, trocken leicht bitter.

Die fleischig-mehligen Kerne der Samen schmecken süßlich-herb bis bitter. Ein wäßriger Rindenaufguß fluoresziert bei auffallendem Licht bläulich. Die toxikologische Seite dieser Pflanze charakterisiert *Lewin* in seiner Toxikologie wie folgt: «Die grüne Schale der Roßkastanie erzeugte mehrfach bei Kindern: Pupillenerweiterung, Gesichtsrötung, Somnolenz, Delirien, Übelkeit und Leibschmerzen. Es trat jedesmal Genesung ein. – Von einem Rudel Hirsche, denen Roßkastanien sozusagen als Leckerbissen gegeben worden waren, erlagen drei. Bei der Sektion fanden sich im Herzbeutel, Brust- und Bauchhöhle seröse Ergüsse. Die Roßkastanien waren innerlich verschimmelt. Für die Todesursache ist auch an den Gehalt der Kastanien von zehn Prozent Saponin zu denken.

Das Äskulin der Kastanien ist, ebenso wie Äskuletin, ungiftig. Äskulin spaltet sich im Körper in Glykose und Äskuletin, das sich in Äskuletinsäure verwandelt. Im Harn erscheint Äskulin nur in sehr winziger Menge.»

Über die Inhaltsstoffe bringt Madaus unter Zugrundelegung der Wehmerschen Angaben einige Auszüge, die das Wesentliche anführen. Im einzelnen findet sich in dem zitierten Werke viel Material. Der Samen enthält u. a. Fuercitrin, ein glykosidisches Saponin (ca. 10%), ein Bitterstoff, der in saponinartiges Argyrenitin (Argyrin) und Glukose aufgespalten wird und Spuren von Aesculin. Die Samenschalen enthalten kristallisiertes Tannin und Enzym Aesculinase, dagegen birgt die Rinde die Glykoside, Aesculin (das selbst in millionenfacher Verdünnung noch blau fluoresziert) und Fraxin, ferner Gerbsäure (1,87%) und Allantoin, das angeblich die Muskelerregbarkeit erhöht. Der Gehalt an Aesculin steigt angeblich mit dem Alter der Bäume; es ist in allen Teilen der Pflanze zu finden, am meisten in der Rinde und in den

Knospenschuppen. Von Wichtigkeit erscheinen uns bezüglich der Inhaltsstoffe noch die mineralischen Aschenbefunde, die *Wehmer* in gegenüber liegender Zusammenfassung aufführt.

Die *Verwendung* einzelner Teile der Kastanie ist vom Volke sehr verbreitet und war es besonders in der Vergangenheit, als der Instinkt des Menschen noch zuverlässiger war. So sollen die Früchte statt Hopfen zur Bierbereitung verwandt worden sein; gemahlen dem Futter beigemischt sind sie angeblich Heilmittel bei Husten und schwerem Atmen der Pferde; mit Gerstenschrot vermengt stellen sie Kraftfutter dar für Hirsche, Pferde, Rindvieh, Schafe und Schweine. Die Samen schützen Schafe und Lämmer angeblich gegen das «Faulwerden», weshalb sie bei Regen und Nebel ein gutes Beifutter sein sollen; mit Knoblauch vermischt werden sie gegen Pocken, Räude und Husten angewandt. Schafe, Ziegen, Schweine, Rinder, alle reh- und hirschartigen Zweihufer fressen die Samen gern. Es soll zweckmäßig sein, sie für Haustiere vorher abzukochen und mit Pottasche zu versetzen. Dadurch wird die Bitterkeit entfernt.

Die Kleisterindustrie entzieht den Samen Amylum- und Paramylumstärke und macht aus ihnen Kleister für Buchbinder und Tapeziere. Der Kleister leimt gut und hat den Vorzug wegen seiner Bitterkeit nicht von Maden und Insekten gefressen zu werden.

Zu Kohle gebrannte Samen geben schwarze Farbe; geröstet spielen sie auch eine Rolle als Kaffee-Ersatz, und pulverisiert sind sie neben ebenso verarbeiteten Maiglöckchenblüten, Helleboruswurzeln und anderen Kräutern im Schneeberger Schnupftabak wiederzufinden.

Von dieser technischen und nahrungsmäßigen Verwendung, die immerhin relativ eingeschränkt war, kommen wir zu Verwendung in der Volksheilkunde und in der modernen Heilkunde. Während die alten Arztbotaniker Matthiolus und Bock sie gar nicht erwähnen, sie wohl auch nicht gekannt haben, findet sich die Kastanienanwendung später sehr verbreitet. Hufeland erwähnt sie, Geiger, ein Pharmakologe zu Goethes Zeit, gibt als offizinell

%	Asche:	K_2O	CaO	MgO	Fe_2O_3	P_2O_5	SO_3	SiO_2	Cl
Blätter:	7,69	49,3	13,2	5,15	1,63	24,4	2,45	1,76	2,24
(Mai/Sept.)	(7,52)	(19,57)	(40,48)	(7,78)	(4,69)	(8,22)	(1,69)	(13,91)	(6,37)
Blüte:									
1) Blütenblätter	4,78	61,2	13,6	3,84	—	16,97	—	—	—
2) Staubfäden	5,15	60,7	13,8	3,09	—	19,52	—	—	—
3) Fruchtknoten	5,18	61,7	12,3	5,87	—	16,63	3,73	—	—
Frucht:									
grüne Schale	3,26–5,5	76–77	9–11	0,9–1,1	—	5,3–7,5	1–1,7		
Same:									
1) Schale	1,38	53,4	16,7	2,4	—	18,9	3,62	0,85	5,28
2) Mehlkorn	1,96–2,76	56,3–61,7	11,46–11,76	0,4–0,9	—	22–22,8	1,2–1,7	—	2–10,6
Rinde:									
(1jährig)	8,68	61	9,24	4,36	1,66	19,54	—	0,67	4,54
Mai/Sept.	(6,57)	(24,2)	(61,34)	(3,99)	(0,31)	(6,95)	—	(1,06)	(1,19)
Holz:									
(1jährig)	10,9	64,19	5,92	4,08	0,31	19	—	1,80	4,97
Mai/Sept.	(3,38)	(19,42)	(50,99)	(5,17)	(0,63)	(21,73)	—	(0,71)	(1,42)

die Rinde und die Frucht von Aesculus hippocastanum an. Als Cortex et Fructus Hippocastani führt er sie auf und rät, daß die Rinde von 3–5jährigen dünnen Ästen, nicht von jüngeren und dünneren Ästen, im Frühling gesammelt werde.

Hugo *Schulz* weist darauf hin, daß der – wie schon erwähnt – besonders in der Rinde junger Zweige vorhandene glukosidische Stoff – Aesculin –, der rein ein weißes, kristallinisches, bitteres Pulver darstellt, bei Febris intermittens besser wirke als Chinin, ebenso bei intermittierenden Neuralgien. Nach ihm werden in der Volksmedizin geröstete und gepulverte Roßkastaniensamen wie Eichelkaffee getrunken gegen Hämorrhoidal- und Uterusblutungen, auch gegen chronischen Darmkatarrh und chronische Bronchitis. *Kroeber* führt zur äußerlichen Anwendung Extrakte von Kastanien als Badezusatz an bei skrofulosen Erkrankungen und bei Hautkrankheiten auf skrofuloser Basis. Als Kataplasmen, Badezusatz und Fußbäder werden sie auch heute noch angewandt. Bekannt sind in dieser Hinsicht die Schnabelschen Kastanien-Bäder, die er als Aescusal-Bäder verknüpft hat mit einer besonderen rhythmischen Bewegung des Wassers, die als Massage feinster Art auf den Flüssigkeitsorganismus des Menschen wirkt.

Nach *Madaus* ist Aesculus das am häufigsten angewandte Heilmittel gegen Hämorrhoiden, gegen Pfortaderstauung, Abdominalplethora und Varizen. In seinen Indikationsbereich gehören Mastdarmvorfall, Milzbelastung, Afterzwang, Afterfissuren. Als Wechselmittel wirken Nux vomica, Paeonia und Hamamelis. De Vevey wendet es außerdem noch an bei Hämoptyse, die von Trachealvarizen herrühren oder von der passiven Kongestion mit Milzstauung. Er erklärt sich die Wirkung entweder durch Beeinflussung der Gefäßwandungen wie auch durch hämolysierenden Saponineffekt, der die Viskosität des venösen Blutes herabsetzt und den Kreislauf erleichtert. Leclerc empfiehlt Aesculus bei Prostatahypertrophie, während Bohn die allgemeine katarrhalische Veranlagung als Anzeige bezeichnet.

Eine besondere Würdigung hat Aesculus hippocastanum in der

Homöopathie erfahren, die ihre Essenzen entweder aus geschälten Samen oder aus frischen Blüten herstellt.

Heinigke gibt ein ziemlich umfassendes Arzneibild von der Roßkastanie, das in seinen *allgemeinen Symptomen* besonders das Gefühl der Angegriffenheit, der Mattigkeit und Schwäche hat. Es spricht von dumpfem, schwerem Schlaf nach großer Tagesschläfrigkeit. Entsprechend ist die *Stimmung* verdrießlich, unaufgelegt und unlustig zur Arbeit. Viele Beschwerden, die nun folgen, sind schlimmer bei Erwachen aus dem Schlaf und werden besser durch Bewegung im Freien. Am Kopfpol treten Kopfschmerzen mit betäubungsartiger Schwere besonders über den Augen auf, Schwindel und Schmerz im Hinterkopf. Flimmern vor den Augen, andererseits «sieht das sonst kurzsichtige Auge in großer Entfernung deutlich». Müdigkeit und Lähmigkeitsschmerz in den Muskeln des Nackens und der Lendengegend, besonders beständiger Schmerz in der Kreuzbeingegend und in den Hüften vorwiegend beim Bücken, beim Aufstehen vom Sitzen, vervollständigen das Bild der abgeschwächten Lebensintensität, dabei werden die Beschwerden besser nach Gehen. Zum Rükkenschmerz tritt im Bereich der Glieder Gefühlsabstumpfung und Lähmigkeit in Arm und Hand linkerseits sowie Schmerzen in Kniegelenken und Unterschenkeln.

Der *Kreislauf* tritt in das Bewußtsein durch Herzklopfen mit Brustbeklemmungen, sowie Brennen und Stechen in der Herzgegend. Heftiger Fließschnupfen – ähnlich wie bei Arsenicum – mit wässrigem, brennendem Sekret und wunden Nasenlöchern; Empfindlichkeit gegen kalte Luft beim Einatmen tritt in Erscheinung.

Im *Bereich der Verdauungsorgane* tritt Magenschmerz, Druck- und Vollheitsgefühl im Epigastrium auf, dumpfer Schmerz in der *rechten* Unterrippengegend sowie empfindliche Schmerzen in der Lebergegend, die nach der Schulter hinaufziehen. Im Bereich der Regenerationssphäre wurde beobachtet: Anschwellung der Vorsteherdrüse, gesteigerte Erregungszustände mit Pollutionen sowie wehenartige Schmerzen vom Kreuz zur Gebärmutter mit

Weißfluß. Heinigke empfiehlt Aesculus hippocastanum besonders bei chronischen Leiden und funktionellen Störungen der Verdauungsorgane vor allem, wenn diese verbunden sind mit Stauungen im Pfortadersystem, Leberanschwellung, behinderter Gallenausscheidung, ferner bei Hämorrhoiden mit belästigenden Knoten, die *nicht* bluten, aber auch bei chronischem Luftröhrenkatarrh mit hämorrhoidaler Komplikation.

Mezger weist darauf hin, daß Dr. Steiner in der Empfehlung den Hauptwert auf den Gehalt der Roßkastanie an Aesculin legt, dem er eine Beziehung zum Fluorstoffwechsel zuschreibt. Die homöopathische Erfahrung gibt – nach Mezger – dem insofern Recht, als Erfolge bei Hämorrhoiden, nervösen Stauungen allgemein und besonders im kleinen Becken das immer wieder bestätigen. Einige Symptome, die Mezger anführt, sind oft typisch wie «schneidende Schmerzen im After», oder «Schleimabgang aus dem After». Die Hämorrhoidenknoten sind dunkelrot, brennen stark und treten hervor mit dem Gefühl, als sei der After prolabiert. Die Füße schwellen beim Gehen an. Mezger empfiehlt bei 2- bis 3maligem täglichem Gebrauch D1–D3. *Ritter* bezeichnet Aesculus hippocastanum D1 als das wichtigste Mittel gegen Hämorrhoiden, das auch bei Varizen angezeigt ist. Er weist hin auf die entsprechend wirkenden Mittel mit etwas anderen Symptomen wie Hamamelis und Paeonia.

Der Amerikaner *Nash* schreibt, daß Aesculus kein *weites* Wirkensfeld hat, aber er betont seine «Zuverlässigkeit innerhalb seines Bereiches». Dieser Bereich ist nach ihm besonders die untere Rücken- und Beckengegend, wobei immer hervorstechend ist das folgende Symptom: «Beständiger, dumpfer Rückenschmerz, der das breite Kreuz und die Hüften affiziert und durch Bücken und Gehen verschlimmert», wobei *nach* dem Gehen (s. oben) angeblich eine Besserung auftritt. Bei den Hämorrhoiden erwähnt er noch, daß ein Gefühl von Vollheit, Trockenheit und Stechen auftritt, als ob der Mastdarm voll von kleinen Holzstückchen wäre. Es besteht keine Neigung zum Heraustreten der Hämorrhoiden oder Vorfall wie bei Ignatia, Aloe und Podophyllum. Der

Rückenschmerz ist oft im Vergleich zu den äußeren Erscheinungen von Hämorrhoiden unverhältnismäßig stark. «Das Vollheitsgefühl scheint eine Art Allgemeinsymptom von Aesculus zu sein, jedoch ist es besonders vorherrschend in der Beckenhöhle.» Er empfiehlt D3 und meint, daß höhere Potzenzen gleich gut wirken (?). Während Heinigke Aesculus in Vergleich setzt zu Aesculus glabra, Aloe, Collinsonia, Mercur, Nux vomica und Podophyllum, findet sich bei Farrington vor allem ein Hinweis auf Nux vomica bei Hämorrhoiden. Er schreibt: «...wundervolles Mittel bei Abdominalplethora». Aesculus hat auch Schwächegefühl im Beckenring, als ob die Beine versagen. Die Roßkastanie steht nach ihm dem Kali bichromicum sehr nahe, hat aber nicht den «zähen, strähnigen Schleim». Sie hat das Gefühl von Trockenheit, Rauheit, Brennen im Hals und Pharynx aber keine Schwellung. Das Gesicht ist fahl, die Verdauung träge.

Wie oben schon erwähnt, wies Mezger darauf hin, daß Dr. Steiner auf eine ganz bestimmte Seite des Kastanienwesens rechnete, wenn er es therapeutisch empfahl. In «Geisteswissenschaft und Medizin» heißt es im XII. Vortrage:

> «...Da ist es sehr interessant, daß, wenn man den Versuch macht mit einem wässrigen Auszug des Saftes der Roßkastanien*rinde,* also mit einem Aeskulinauszug, und sehr verdünntes Aeskulin innerlich nehmen läßt, man dann auch regulierend auf die Zahnkonservation, auf das Zahnkonservieren einwirken kann, wenn man nur nicht zu spät kommt damit. Das ist wieder ein interessanter Zusammenhang. In dem Saft der Roßkastanienrinde liegt in der Tat etwas von dem, was unsere Zähne aufbaut. Immer ist irgend etwas draußen im Makrokosmos zu finden, was innerlich irgendwie eine organisierende Bedeutung hat. Das hängt damit zusammen, daß in diesem Aeskulin etwas liegt, was aus der Substanz, in der das Aeskulin tätig ist, den Chemismus herauswirft. Es wird der Chemismus unwirksam gemacht. Es ist ja merkwürdig, daß, wenn man den Spektrumkegel in eine Aeskulinlösung gehen

läßt, dann die chemischen Wirkungen aus dem Spektrum ausgetilgt werden. Dieses Austilgen der chemischen Wirkungen, das ist etwas, was man wiederum sieht, wenn man nun – aber es muß ein Wasserauszug sein – die wässrige Auszugslösung in den Organismus sehr verdünnt einführt; dann sieht man darinnen, daß dieses Übewinden des Chemismus, dieses Hinarbeiten auf das bloße Mineralisieren, eigentlich dasselbe ist wie der Zahnbildungsprozeß im Organismus. Nur ist dasjenige, was sonst beim Auslöschen des Chemismus bloß äußerlich geschieht, noch durchzogen von den organischen Kräften, die eben im menschlichen Organismus sind.

Dann in einer ähnlichen Weise, aber bei anderer Behandlung, wirkt sogar das gewöhnliche Chlorophyll. Die Kraft, die gerade bei der Roßkastanie und einigen anderen Gewächsen in der Rinde liegt, liegt etwas anders formiert im ganzen Blattgrün eigentlich...»

Der hier angeführte Hinweis auf das Spektrum wird im Wärmekurs im XI. Vortrage vom 11. 3. 1920 auch gebraucht. Dr. Steiner führte dort bestimmte Versuche vor mit dem Spektrum und zeigte, wie im roten Teil des Spektrums, in dem die Wärmewirkungen vorzugsweise auftreten, durch Alaun «die Wärmewirkungen aufhören», ebenso wie Jod im Schwefelkohlenstoffprisma den Lichtteil auslöscht Alaun verhindert den Durchgang der Wärmewirkungen. Über die hier interessierende Frage heißt es dann:

«Sehr interessant ist, daß man auch verschwinden lassen kann den chemischen Teil, wenn man in den Weg der Ausbreitung des Spektrum eine *Aesculin*-lösung stellt... So bleiben die Wärmewirkungen und die Lichtwirkungen vorhanden, aber es hören auf die chemischen Wirkungen...»

Zum Abschluß dieser gleichsinnigen Zitate möge eine Krankengeschichte aus der Krankengeschichtensammlung von Degenaar illustrieren, wie diese Erkenntnisse therapeuthisch praktisch angewandt wurden. Dr. Steiner beriet die behandelnden Ärzte, und so heißt es in einer Krankengeschichte Nr. XXV. (Auszug):

«Knabe von 12 Jahren; Diagnose: Augenverletzung mit Hypopion-Bildung.
Dr. Steiner (6. V. 24): Umschläge in die Nierengegend mit einer Flüssigkeit, hergestellt aus Zincum metall. D5 in Verreibung, 1 Teil aufgeschwemmt in 9 Teile Wasser.
Am 17. VII. 24: Um die Ätherarten vom Auge fernzuhalten: Umschläge auf die Augen mit 5% Alaunlösung (Wärmeäther), 5% Kal.jodatlösung (Lichtäther) und 5% Aesculinlösung (chemischer Äther); hiermit ein Tuch tränken und auf die Augen legen.»

Um keine Irrtümer aufkommen zu lassen, muß im Hinblick auf obige Äußerung Mezgers in seinem Buche «Gesichtete Homöopathische Arzneimittellehre» darauf hingewiesen werden, daß die Homöopathie ihre arzneilichen Wirkungen mit dem Extrakt aus dem Samen erzielt, während die andersartigen therapeutischen Empfehlungen Dr. Steiners sich auf den wässrigen Extrakt aus der Rinde beziehen.

Versuchen wir aus den einzelnen angeführten Erscheinungen des dynamischen Geschehens in unserer Heilpflanze ein zusammenhängendes Wesensbild zu erkennen, wie es in dem vor uns prächtig aufgebauten Kastanienbaum sich offenkundig darlegt, dann kann man vielleicht die wichtigsten Daten noch einmal zusammenstellen. Aus der halbkugeligen, zur Kugelform strebenden Frucht, die sich in die Hand so schön glatt und seidig einfügt und im Aufblick Gelenkflächen nicht unähnlich sieht, tritt der Keim selbst niemals an das Tageslicht. Er bleibt in jener Lebensregion der Erde, die Dr. Steiner einmal charakterisierte, als Lebenssaft der lebendigen Erde, der als Holzsaft dann im Baume auftritt. Aus dieser Dunkelheit aber beginnt dann das pfeilartige Hinaufschießen des Sprosses zum Lichte, was für den Erstsproß wie für die Sprosse auf Baum und Ast in gleicher Weise gilt. Diese Lichtbegeisterung kann jedoch nicht durchgehalten werden. Sie wird immer wieder zurückgestaut. Schwere fügt sich den Sprossen ein, und so resultiert die typische Haltung der Zweige und Aste, der Staubgefäße und Stempel. Dieser Schwereeinwirkung enspricht auch der kurze, gedrungene Stamm, der aber doch immer wieder im «Drehwuchs» die Spiraltendenz der einwirkenden Sternenlichtkräfte zur Schau trägt. Die Roßkastanie dankt diese Schwere dem Wirken des chemischen Äthers, dem Wirken des Chemismus, der den Blättern den größten Kalireichtum unter allen Laubblättern überhaupt vermittelt. Das mondenhafte Ätherelement prägt sich überall ein und wird wieder auch vom Lichtäther mehr oder weniger, zumeist weniger, überwunden. Man betrachte das 5- bis 7fingerige Blatt einmal als Einheit wie das Seerosen- oder Sumpfdotterblumenblatt! Dann findet man, daß dem Kastanienbaum als Grundform fast eine Zweidrittelkreisfläche zugrunde liegt, die an einer Seite eben eingebuchtet ist, und in die der Lichtäther dann unter Richtunggebung der Blattrippen gewissermaßen seine formende Schere einschlägt, um die 7 Finger herauszuschneiden und ihnen auch sein Siegel aufzuprägen. Es gelingt ihm nur teilweise. Wie die oben angeführten Organe aus ihrem Lichtstreben in die Schwere zurückschwingen, so setzt der chemische Äther auch am Ende der einzelnen Blattlappen seine breite Halbmondform dem lichterformenden Element entgegen. Dieses vermag dann wiederum dem Halbmond nochmals ein «aktives» lichtätherisches Zipfelchen aufzusetzen und herauszusaugen. Die mechanistischen Botaniker unserer Zeit mit ihren «Zweckformen» im Reiche des Lebendigen sprechen hier in Unkenntnis dieser Vorgänge von der «Träufelspitze» der Blätter, die auf den Ursprung der Pflanze aus den Tropen hinweisen soll. Als ob eine Blattfläche, die selber doch nur eine etwas fester gefügte, «Wasserfläche» darstellt, eine Ausgußspitze zum Abfließen des Flüssigen, des Regens, brauchte, wie etwa eine Kaffee- oder Teekanne! Daß in der Tat wiederum auch die Erdregionen mit dem Kräftewirken der vier Ätherarten wesentlich untereinander zusammenhängen, kann hier nicht weiter ausgeführt werden.

Der chemische Äther prägt sein anscheinend tiefer reichendes Siegel den Ästen und Zweigen nochmals auf, dort, wo das «Herz» aller Pflanzen sitzt: am Ansatzpunkte der Blätter. Man vergleiche die Abfallstelle der Blattstiele und man findet immer eine ausgeprägte halbkreisförmige Form, wie sie der chemische Äther als Baumeisterzeichen hinterläßt. Wie angedeutet liegt eine starke Kalianreicherung in den Blättern vor, die dem Blatte dunklere Färbung, zähe Konsistenz und dadurch längere Dauer verleiht. Der Welkprozeß, der längs des Randes der Blattlappen beginnt, hinterläßt dauerhafte Blattmumien, die im Winter und später nur sehr, sehr langsam vergehen. Auch die beobachtbaren zweierlei Zweiggestaltungen spiegeln im Gröberen das im Feineren vorgehende Geschehen. Die unentwegte Sproßgestaltung, die gradlinig zum Licht strebt, zeigt das ungestörte Wirken der Licht- und Sonnenkräfte. Wo aber astralisierend der Blütenimpuls einsetzt, da kommt es zur mondenhaften dichotomischen Sproßteilung, so daß wir bei Aesculus hippocastanum zweierlei Sprosse vor uns haben, wie auch bei der Syringe oder dem Ahorn.

Im Blütenbereich haben wir neben «normalen» Blüten solche vor uns, die Pollenstaub und nur Stempelträger und solche, die nur Pollenträger sind, also ein Hin- und Herwogen der zwei Kräftewirkungen, das sich dann nochmals bemerkbar macht in der Färbung der Saftmale der weißen Blüte, die erst hellgelb sind wie die hohe Primelblüte, ockergelb werden wie die offizinelle Primelblüte, um schließlich sich purpurn zu färben wie die Digitalisblüte. Es soll hier nicht unerwähnt bleiben, daß es Arten von Aesculus gibt, die diese Farbnuancen der Saftmale jeweils als Dauerfarbe ihrer Blüte tragen.

Im Stoffgeschehen stehen mineralisch im Vordergrunde der enorme Phosphor- und Kaligehalt, sodann das Aesculin und der Saponingehalt, die alle verantwortlich sind für die typischen Heilwirkungen.

Auch im Umgang mit den Aesculussamen, im einzelnen oder in Massen, kann man mancherlei interessante Erfahrungen sammeln. Wenn sie in Haufen gelagert werden, beginnen sie oft schon nach zwei Tagen zu dampfen, weil sie sich selber erhitzen. Ist der Lagerraum feucht, so entwickelt sich bereits nach 5–6 Tagen der

Schimmelpilz. Referent hat mit Aesculus-Samen die schönsten Penicilliumkulturen entwickeln können. Wo Kastanien lagern, wird der Raum wärmer und bekommt einen Duft nach lagerndem Korn. Schnabel erzählt über die Hitzekraft der Kastanie ein Erlebnis, nach dem er 2–3 Schaufeln voll Kastanien, die mehr als zwei Monate alt waren, im Ofen verbrennen wollte. Die Wirkung war so stark, daß die Ofentür weggerissen wurde. –

Eine Urgeste der Roßkastanie ist das «Ballen» und «Spreizen», das Zusammenziehen und Ausdehnen, das Stauen und Auflösen, das Einatmen und Ausatmen in jenem bestimmten Rhythmus, der dem «Ballen», dem Stauen ein gewisses Übergewicht gibt. Das längere Verharren im «Ballen» läßt die Pflanzen ungebührlich lange in die Schwere, in den Bereich der lastenden Kräfte fallen, so daß daraus die beschriebenen Erscheinungen gut zu verstehen sind. Nun muß hier daran erinnert werden, daß Aesculus hippocastanum ganz nahe verwandt ist den Sapindaceen, die durch Schwere und Hartholzigkeit noch charakterisiert sind, nachdem die vor ihnen kommenden Familien durch dieses Charakteristikum besonders ausgezeichnet sind. Es treten in ihnen die Seifensubstanzen, die Saponine, als Auflockerungserscheinungen der Verfestigungen auf. Diese Substanz ist es gerade, die nach W. Schnepf die höheren Pflanzenfamilien im Zuge der allgemeinen Entwicklung herausführen aus dem zu starken Verfallen an die Erdenkräfte und ihnen wieder das pflanzengemäße Wechselverhältnis zwischen Licht und Schwere vermitteln.

Mit der angedeuteten Saponinwirkung im Pflanzenbereich (s. auch Primula) und ihrer Dynamik in der Kastanie stehen wir dann mitten im therapeutischen Teil dieser Heilpflanze.

Die schaumigen Aesculusbäder regen die Hautfunktion auffallend an. Die Haut wird durchbluteter, das Schwitzen wird erleichtert, die Funktionen der Generationsorgane bekommen leichten Auftrieb, der Patient wird lebendiger, wacher und aktiver. Die rheumatischen Schmerzen verschwinden bald, kleinere Ekzeme, Warzen und schließlich sogar die Hämorrhoiden gehen zurück und das alles nur bei äußerlicher Applikation der Aesculus-Auszüge aus den *Samen.*

Bei innerer Anwendung der Samenauszüge ergeben sich die oben aufgeführten Wirkungen, in denen ebenfalls die Regulierung zwischen Auftrieb und Schwere, die Regulierung im Flüssigkeitsorganismus zwischen den Vorgängen des Fließens, des Lösens und Ausfallens durch die Kastanie erfolgt. Wenn wir uns erinnern, daß aus alter Intuition die Kastanie im Altertum schon dem Zeus oder Jupiter geweiht war, so erkennen wir auch in den Heilwirkungen eine ihrer Wirkensseiten als eine durchaus Stannum-artige Wirkung. Diese unbestrittenen Wirkungen bei Gelenk- und Muskelrheuma läßt den schwäbischen Bauern Kastanien im Säckchen im Bette oder in offenen Körben unter dem Bette halten. Die viel verlachte Kastanie in der Hosentasche gehört ebenfalls in diesen Bereich. –

Die Wirkung auf die Gefäßwände der Venen, die – man möchte sagen – zu «rhachitisch» werden, rühren nun wohl vor allem vom Phosphor und Aesculin her. Das Aesculin ruft hier eine stärkere Mineralisierung hervor durch seinen Astralimpuls und bewirkt dadurch eine Überwindung entzündlicher Vorgänge, während der Phosphor ein aktives Element dem Blut- und Kreislauf in der Befeuerung der Ichorganisation zufügt. Will man die *reine* Aesculin-Wirkung, wie sie durch Dr. Steiner in die Therapie eingeführt wurde, muß man «Aesculus e cortice» verordnen. Die anderen Wirkungen erzeugen die Präperate «Aesculus e semine».

Es wird von Dr. Steiner erzählt, daß er die Roßkastanie im Hinblick auf ihr Vorkommen in Biergärten als «Philisterbaum» bezeichnet haben soll. Auch dieses Bild paßt gut zu ihr. Als Philister kommt wohl kaum jemand auf die Erde. Auch der Philister war einst ein Jüngling im lockigen Haar. Er ist im Gegenteil gerade ein Typus, der in der Jugend seine Enthusiasmuskräfte möglicherweise extensiv betätigt hat. Er hat nicht hausgehalten mit ihnen. Zu unrichtiger Zeit, am unrichtigen Ort hat er sie vergeudet, bis dann auf diese Zeit des «Spreizens», das «Ballen», das in die Schwere-Fallen einsetzte, und auch der Chemismus im Pfortader- und Lebergebiet nicht mehr voll funktionierte und die hämorrhoiden-begabten Bier- und Stammtischsitzer erzeugte, die ihren Enthusiasmus nur noch betätigen können, nachdem fremde Gärung, fremder Geist sich ihrem Blute eingeprägt hat.

Einen solchen Wechsel in der Lebensdynamik zeigt auch die Kastanie vielfach: man beachte z. B. die Lichtscheu beim Keimen und die spätere Lichtgier, sowie die anfängliche Pfahlwurzelbildung, die dann später durch weitläufige, flache Erdwurzeln ersetzt wird. Man denke an die Grundform der Blätter als der des chemischen Äthers, die dann weitgehend aufgelockert und aufgelichtet wird. Versucht man eine gedrängte Zusammenfassung der charakteristischen Tatsachen an der Roßkastanie zu geben, um sich klarzumachen, wie sie zwischen Erd- und Umkreiskräften darinnensteht, so hat sich ergeben, daß sie viele Besonderheiten astralischen Einwirkens wie auch Offenbarungen einzelner Ätherarten zur Schau trägt. Das Wirken der obersonnigen Planetenkräfte haben wir in der anfänglichen Pfahlwurzelbildung, in der Blütenfarbe (weiß), in dem Farbwandel der Saftmale. Dieser Farbwandel vom hellen Gelb, zum Ockergelb und schließlich in Purpur zeigt auffallende Verwandtschaft zu Farbvorgängen im Goldbereich der Sonne. Merkwürdigerweise tritt er z. B. genauso auf bei der Purpurschnecke (Murex brandaris), die ihren gelben Farbstoff absondert, der dann an der Sonne ockergelb wird, um nachher in Purpur überzugehen. Verschiedene Ätherarten manifestieren mehrfach und auffallend sichtbar: der chemische Äther in den Formen der Samen, des Gesamtblattes und der Blattnarben, der Lichtäther in der strahligen Wuchsform der Zweige, die auch noch in den Koliskoschen Steigbildern auftreten, und der Lebensäther in den Vierecksformen an Knospen und in der Zeichnung auf den Samen so wie im Wirken des Aesculus insbesondere.

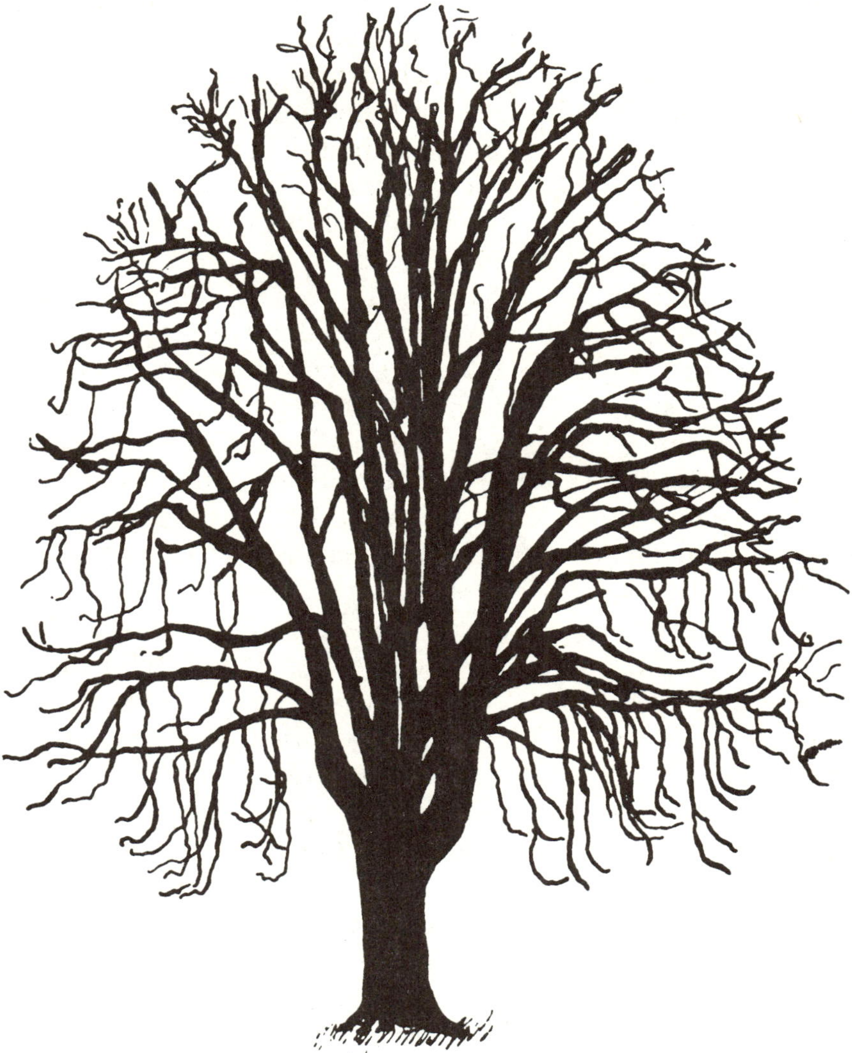

Roßkastanie
(Aesculus hippocastanum)

Urtica dioica/Die große Brennessel

Überall wo Menschen siedeln, gesiedelt haben, durchgezogen sind und ihre Spuren hinterlassen haben, trifft man die große Brennessel, die Urtica dioica, im weiteren Umkreise an, sofern nur die Lebensbedingungen dieser Pflanze gegeben sind. An Gartenzäunen, direkt an den Häusern, in den Hecken und Gärten, auf Wiesen, an Bächen, Flüssen und Quellen, an Gräben, Abflüssen von Abwässern, auf Schutthaufen und Schuttplätzen, in Schluchten, auf feuchten, selbst moorigen Waldstellen, auf Kahlschlägen, an Köhlerplätzen, an Straßen- und Wegrändern, auf Weideplätzen, Komposthaufen, unter Felsvorsprüngen, um die höchsten Alpenhütten herum, in praller Sonne und feuchtem Schatten, überall steht sie in mehr oder weniger geschlossenen Gemeinschaften oder seltener in einzelnen Exemplaren in ihrer merkwürdigen, fast abweisenden Ruhe da – in einem gewissen Gegensatz zu allen Pflanzen, die ihre Gesellschaft jeweilig ausmachen.

Die Botaniker nennen sie eine Allerweltspflanze.

Aus einem *Wurzelstock,* der meist stengelrund ist, oft auch gedrungen-walzig bis kleinrübig-verdickt imponiert, erhebt sich ziemlich aufrecht der Stengel. Von dem Wurzelstock breiten sich ästige Ausläufer mit vielen feinen, irdischen Würzelchen in der Erde aus. Wurzelstock und Ausläufer zeigen eine helle gelbe Farbe. Die aus ihnen hervorsprießenden Jungtriebe sind leicht violett. Auch sie kriechen oft unter der Erde entlang und senden dann von dort ihre Blattsprossen nach oben.

Die ausdauernde Pflanze erreicht eine Höhe von 30–150 cm.

Der einfache, aufrechte, hellgrüne *Stengel* ist hohl und hat 4 Kanten und 4 Furchen. Aus den abgerundeten Kanten, die durchzogen sind von langen, zähen Bastfasern, zweigen die Blattstiele ab. In den Furchen stehen die Nebenblätter dazwischen. In den Blattwinkeln entwickeln sich die Seitensprosse, von denen aus 2 Paar Blütenähren entspringen.

Die oben angedeutete Ruhe der Pflanze geht von den *Blättern* aus, die gegenständig sich um den Stengel in rechtwinkligem Achsenstand zueinander herumziehen, so daß jeweilig ein Blattpaar senkrecht zu und über dem anderen steht. Selten bilden sich auch 3blättrige Quirle. Die gestielten Blätter sind länglich-eiförmig bis dreieckig, lang zugespitzt, am Grunde herzförmig bzw. abgerundet. Je höher die Blätter an der Pflanze stehen, um so tiefer sind sie am Rande gesägt.

Diese gleiche Abänderung vom fast rundlich gekerbten zum spitzig-dreieckig gesägten Blattrande (s. S. 162) vollführt die Urtica dioica auch, wenn sie aus dem feuchten Schatten in helle trockene Orte überwechselt. Damit drückt sich in ihren Blättern das wechselweise Eingreifen des chemischen und des Licht-Äthers aus, eben jene Kräfte, die die Pflanze so ausgesprochen zwischen Licht und Dunkel gestellt erscheinen lassen. Die Blattabbildungen zeigen genau nach den Konturen nachgezeichnete Blätter, die in ungefähr gleicher Höhe zwei verschiedenen Pflanzen entnommen sind: das linke Blatt stammt von einer Urtica, die im feuchten Graben wuchs, das rechte von einer solchen auf sandigem, sonnigem Platze.

Die Färbung der Blätter ist an der Oberfläche dunkelgrün, unten graugrün. Auf beiden Seiten wachsen an die Blattfläche gedrückte kurze Haare, dazwischen eingemischt Brennhaare. Die Blattadern sind an der Oberfläche stark eingezogen und treten unten noch stärker hervor. Bei jungen Blättern ensteht dadurch auf der Unterseite ein Flechtwerk von kleinen Mulden wie Waffelbildung. Die Nebenblätter sind schmal-lanzettlich-spitz und meist frei von Brennhaaren wie die Keimblätter. In den Blattachseln enspringt ein kurzer, mit einer Blattknospe abschließender Laubsproß, der als Seitenzweige 2 Paar Blütenähren trägt, von denen jeweilig eine länger ist als die andere. Dieser Achselsproß gehört zu den beachtlichen Kennzeichen der Urtica dioica; denn aus ihm können sich wieder vollkommen neue, kleine Pflanzen entwickeln, die unter Umständen eine recht imponierende Größe erreichen, insbesondere dann, wenn die Hauptpflanze mit ihrem Stengel durch irgendwelche Einwirkungen aus der Senkrechten in die Waagerechte gebracht wurde, ohne entwurzelt zu werden. Unter ähnlichen Umständen bilden sich auch aus diesen Sproßpunkten heraus Wurzeln.

Die große Brennessel blüht in der Zeit vom Mai bis Oktober.

Aus den Seitensprossen in den Achseln der Blätter, stets zu beiden Seiten derselben, sprossen verschieden lang die grünlichen Blütenzweige in Scheinähren vereinigt als Trugdolden und tragen zumeist nur männliche oder weibliche *Blüten*. Männliche, durch die Blütenknospen dichter geballte Blütenzweige sind aufrecht, wickelartig mit kurzen Seitenästen, die weiblichen mit langen Seitenästen, dadurch lockerer und zuletzt hängend (siehe S. 163). Alle Blüten sind länger als ihre Stiele. Oft finden sich auf einer Pflanze auch zwittrige Blüten neben den anderen. Die Bestäubung vermittelt der Wind. Die männliche größere Blüte ist einfach, 4- bis 5blättrig mit 4 Staubgefäßen, die weibliche, kleinere mit kurzem Griffel, dessen Narbe – von wechselnder Gestalt – ist einmal kopfförmig, ein andres Mal pinsel- oder wedelförmig. Die männliche Blüte trägt die Staubgefäße in extremer Beugung nach innen, öffnet sich dann im Reifemoment ruckartig, als platzte sie und schleudert aus den herausschnellenden Staubbeuteln kleine Pollenwölkchen in die Luft. Die Fruchtblüte – etwa 2 mm lang – hat 2 kleinere Kelch- und 2 größere Blumenblätter. Der oberständige, einfächerige Fruchtknoten mit seiner grundständigen, gerade verlaufenden Samenanlage liefert nach der Reifung als *Frucht* ein einsamiges Nüßchen, das leicht vom

Winde forgetragen wird. Daher findet man die Urtica dioica zuweilen sogar auf Bäumen wie Weiden, Eschen, Buchen, Eichen oder Pappeln; doch führt vor allem die oben angedeutete vegetative Vermehrung durch Sprossen zur Bildung der Gemeinschaften, in denen man die große Nessel zumeist erlebt.

Um der äußeren Erscheinung der Urtica gerecht zu werden, müssen die *Brennhaare* noch genauer betrachtet werden. Sie sind bei intensiver Begegnung mit dieser Pflanze trotz ihrer Kleinheit etwas recht Imponierendes. Sie sind aber andererseits auch ein starker Ausdruck ihres inneren Wesens, wie die Austernschale es ist für die Auster. Sie ermöglichen wohl erst die Offenbarung ihrer anderen Wesensseite, auf die später eingegangen wird. Die Brennhaare stehen in den Stengelfurchen, am Grunde der Nebenblätter, auf der Oberseite des Blattstieles und längs den Hauptadern des Blattes ober- und unterseits. Aus einem kleinen, verdickten Grundsockel, der aus den Epidermiszellen der Blätter und der Stengel sich bildet, ragen die Brennhaare (s. S. 162) als 2 mm lange, kegelförmige, zugespitzte einzellige Zellen hervor und gehen oben über in ein kleines rundes Köpfchen. Das Köpfchen, die Haarspitze und Cuticula sind verkieselt, glashell und sehr zerbrechlich. Die übrigen Wände sind verkalkt. Bei Berührung bricht das zerbrechliche Köpfchen ab, die Haarspitze sticht in die Haut und entleert dort den im Brennhaar enthaltenen Inhalt, der in der Haut die brennende, juckende Quaddelbildung hervorruft. Selbst auf den Keimblättern treten schon einzelne Brennhaare auf, wenn auch das typische Nesselgift in jungen Pflanzen wenig enthalten ist. Ebenso verschwindet es zum späten Herbst.

Selbstverständlich ist die Behauptung töricht, daß die Pflanze diese Organe und Vorgänge entwickelt, um zu stechen, um sich zu schützen. Der beim Stich entleerte eiweißartige Stoff soll Ähnlichkeit mit Schlangengift haben, nach anderen Autoren wie z. B. F. Flury (nach Kroeber zitiert) handelt es sich um eine nicht flüchtige, ungesättigte, stickstofffreie Verbindung von saurer Natur, die nach ihren Eigenschaften den Harzsäuren nahe steht. Es handelt sich nicht – wie früher immer behauptet wurde – um Ameisensäure.* Neben den Brennhaaren existieren die oben erwähnten, zahlreichen, dickwandigen, ebenfalls einzelligen Borstenhaare (s. S. 162), die keinerlei Hauterscheinungen hervorrufen und vorwiegend auf den Stengelkanten sprossen und auf dem Blattparenchym. Der *Welk*-Prozeß geht bei der Urtica dioica zumeist von der Blattspitze und der Peripherie aus.

Dieser morphologischen Betrachtung mag hier die Aufführung der Inhaltsstoffe eingefügt sein, die die vielfachen chemischen Analysen ergeben haben. Die Befunde waren: viel Gerbstoff, sehr viel Chlorophyll, relativ viel Eisen, Lecithin, Phytosterin, hautreizendes Glykosid, Sekretin, Kieselsäure, Kalium-, Kalzium-, Chlor- und Natrium Salze, Vitamin A und ca. 10% Asche und in den Brennhaaren das «Nesselgift». Nach einer anderen Angabe (zitiert nach Kroeber) wurde im Kraut nachgewiesen: Lecithin, Glykosid, ein Enzym, Ameisensäure, Karotin, Wachs, Schleim, ein «Sekretin», Vitamin A und C, reichlich Kalium- und Kalziumnitrat, Kieselsäure, Eisen und im Blätterdestillat Spuren von Methylalkohol. Das Phytosterin soll identisch sein mit Sitosterin und frei von Stigmasterin.

* «Untersuchungen von Emmerlin und Feldberg haben ergeben, daß die Reizwirkung durch 2 chemisch wohlbekannte Stoffe zustande kommt, nämlich durch die Gewebshormone *Histamin* und *Acetylcholin.* Diese beiden Verbindungen kommen auch im menschlichen Körper vor und spielen hier eine wichtige Rolle: das Acetylcholin bei der Übertragung von Nervenerregungen, das Histamin hauptsächlich beim Zustandekommen allergischer Reaktionen (Serumchoc, Überempfindlichkeits-Krankheiten wie Asthma bronchiale, Heuschnupfen, Nesselsucht usw.). Das Histamin, das in der hohen Konzentration von 0,1% in den Brennhaaren vorhanden ist, verursacht die Hauterscheinungen, die ja praktisch dieselben sind, wie man sie nach intrakutaner Injektion von Histamin sieht. Der Schmerz wird interessanterweise nur durch die gleichzeitige Einwirkung von Histamin und Acetylcholin ausgelöst. Getrennte Zufuhr der beiden Gewebshormone führt nicht zum Auftreten von Schmerzen.» (Aus J. Physiol. 106. S. 440.)

Wenn wir das Urtica-Wesen in der Außenwelt dynamsich zu erleben versuchen, so lassen sich schon die erforderlichen Stigmata herausfinden, die sicherlich noch ständig vermehrt werden könnten. Man findet eine Pflanze, die von unten nach oben sich vom Gelb direkt in das Violett, dann in ein helles Grün zum Dunkelgrün metamorphosiert, nur das reine Rot scheint zu fehlen. Vor uns steht sie unscheinbar, in ernster, ja abweisender Ruhe, tief verbunden mit jenen Kräften, deren physischste Äußerung der Wind darstellt. Der Wind beherrscht eine Seite ihrer Offenbarungsmöglichkeiten: er sorgt für die Befruchtung, er trägt die Früchtchen oder Nüßchen fort, und wiederum ist es die Luft, die den hohlen Stengel durchzieht; und doch – wenn der Wind über die Urtica hinfährt, bringt er sie nicht so sehr in Bewegung und Unruhe wie andere Pflanzen. Die Kieselkräfte in den Bastfasern geben ihr einen Halt, der anderen fehlt. Wie stark formende Kräfte neben den chemischen am Werke sind, zeigen auch die schön geformten Blätter mit den gesägten Rändern, mit dem gewaffelten Aderwerk der Jungblätter und zeigen nicht zuletzt die Brennhaare, in denen diese Formkräfte sich bis zur letzten, fast kristallhaften Erstarrung ausleben.

Gehen wir in dem Chemismus der Urtica auf, dann erleben wir durch die herbe Bitterkeit der kräftigen Gerbstoffe wieder jene astralischen Kräfte, die im Elemente von Luft und Wind an der Pflanze wirkten, aber nicht ihr wahres Wesen ausmachten; denn diese Wesensseite hat die Urtica mit anderen Pflanzen gemeinsam. Dem Geruch bietet die Urtica keine wesentlichen Anhaltspunkte, erst bei der Verarbeitung wird es anders, wie W. Pelikan schreibt: «Das Eiweiß neigt stark zum Zerfall, der Preßsaft aus den Blättern fault leicht, spaltet dabei schnell den Schwefel ab, aber auch den Stickstoff, der dem zerquetschten Pflanzenbrei als braune Dämpfe von Stickstoffoxyd entweichen kann.» Das Wichtigste und Wesentlichste der Urtica dioica steht vor uns in dem starken Eisen-Prozeß, der sich in der Pflanze darlebt. Der Eisen-Prozeß gibt der Urtica in den dunklen Bättern eine unnachahmliche Würde.

Es ist auffällig, wie in allen Botaniken so sehr darauf hingewiesen wird, daß die Brennessel überall dort vorkommt, wo Menschen leben, lebten oder überhaupt auch nur einmal hindurchgezogen sind. Unbewußt kommt in diesen Hinweisen etwas zum Ausdruck, was das *Wesen* der Urtica ist: sie ist der Gegenprozeß des menschlichen Bluts-Prozesses und dadurch ein Wächter der im Blute inkarnierten menschlichen Wesenheit zwischen Auftrieb und Schwere. Sie wacht am Rande der Zivilisation! Und wäre nicht der Eisenprozeß im menschlichen Blute das Mittelpunktwesen, dann würde statt der Urtica vielleicht eine andere Pflanze die gleiche Rolle spielen. Der Eisen-Prozeß in dem Chlorophyll der Urtica schreitet über seine erreichte Stufe hinaus, wenn er sich mit dem tierischen Eiweiß verbindet, d. h. wenn die Raupen von den Blättern fressen, dann taucht auch das Rot auf. Nach ihrer Verpuppung umflattern sie als Schmetterlinge in ihren leuchtenden, differenzierten Rotfärbungen die Brennessel als Pfauenauge oder als Kleiner Fuchs. Sie zeigen des Prozesses höchste Stufe. Wir stehen vor einem zum Teil manifestierten, zum Teil prozessualen Regenbogen, wenn wir der Urtica dioica gegenüberstehen. Sie übt auch die gleiche «versöhnende» Funktion im Physischen des Menschen zwischen Auftrieb und Schwere aus, wenn sie dort im roten Blute ihre heilenden Einflüsse geltend machen kann. Wie das vorgeht, hat Dr. R. Steiner eingehend zum Ausdruck gebracht; doch bevor an diese Prozesse herangegangen werden kann, müssen wieder die Brennhaare in den Mittelpunkt unseres Interesses gerückt werden; denn sie ermöglichen es, daß der Eisen-Prozeß in der Weise im Urtica-Blatt gegenwärtig sein kann. Wie die Auster ihren Eiweiß-Prozeß gesund hält durch Abscheidung des Kalk-Prozesses, der sich in der Austerschale niederschlägt, so befreit die Urtica ihren Eisenprozeß, indem sie den als Nesselgift auftretenden Eiweiß-Prozeß in den Brennhaaren in Kalk und Kiesel einschließt, indem sie auch mit dem Schwefel in einer bestimmten Weise verfährt. Man könnte fast meinen, die Urtica «entanimalisiere» sich durch ihren besonders gearteten Eisen-Prozeß.

In den Vorträgen der Medizinischen Woche in Stuttgart vom 26.–28. X. 1922 spricht Dr. Steiner über das Urtica-Wesen. Im 4. Vortrage ist die Rede davon, wie eine zu starke Nierenstrahlung des Astralleibes, deren Stoffesstrahlung das Nerven-Sinnes-System nicht mit genügender Kraft begegnet, weil es im oberen Menschen zu tätig ist und sich von der Verdauungstätigkeit, Herz- und Lungentätigkeit zurückhält, wie diese Situation zu dem Symptomenkomplex gesteigerter Blähungsbildung, Krampfbildung und Stockung der Periode führt. Es wird als Heilmittel auf die Kamille hingewiesen.* Diesem ganzen Symptomenkomplex wird nun ein anderer gegenübergestellt, der sich wie folgt darstellt:

«Nehmen wir an, statt der zu großen, zu stark ausstrahlenden Nierentätigkeit hätten wir eine zu schwache Nierentätigkeit, d. h. es würde zu wenig von den Nahrungsmitteln in die Astralität hinein aufgesogen.»

«Nehmen wir an, wir haben es im Gegenteil zu tun mit einer zu schwachen astralischen Tätigkeit. Die Nierentätigkeit strahlt zu wenig, nicht genügend, so daß tatsächlich der astralische Organismus des Menschen nicht geneigt ist, dasjenige zu liefern, was er der gestaltenden Kraft, in sie einschlagend, liefern soll. Die gestaltende Kraft kann sich nicht hineinarbeiten bis zum astralischen Organismus; der kommt nicht genügend an die Peripherie, so daß kein reger Kontakt eintritt zwischen der gestaltenden Kraft und zwischen der Kraft des Nahrungsmittel-, des Stoff-Umlaufes, der Stoff-Verteilung. Der Stoff wird verteilt, ohne von der gestaltenden Kraft in Anspruch genommen zu werden. Es ist eine zu geringe plastische Kraft vorhanden, der Stoff wird seinem eigenen Leben überlassen, der astralische Leib bleibt zu flüchtig, er arbeitet nicht ordentlich in der Verarbeitung des Stoffes. Sehen Sie, solch eine Sache können wir durchaus auch als einen Symptomenkomplex betrachten. Wie wird er ausschauen, dieser Symptomenkomplex? Nun ja, vor allen Dingen dasjenige, was in den Blutbahnen

* Siehe auch die Darstellung: Matricaria Chamomilla.

läuft, das wird nicht in der richtigen Weise aufgenommen von der zu schwach wirkenden astralischen Organisation. Es fällt gewissermaßen herunter. Die *Hämorrhoiden* sind da, die zu *starke Periode** ist da. Der Kontakt fehlt, und der Stoffwechsel verfällt in sich selber. Namentlich treten dann, wenn diese Lage des Organismus vorhanden ist, sehr leicht so eine Art *okkulter Fieberzustände**) ein, sogar Wechselfieberzustände.»

Es wird dann darauf hingewiesen, wie dem Symptomenkomplex, d. h. der hier gemeinten zu schwachen astralischen Tätigkeit, zu begegnen ist. Die Regulierung des Eisengehalts des Organismus wird in Frage kommen, doch kann das oft ein sehr labiles Ergebnis zeitigen. Dann heißt es weiter:

«Aber, während im Verdauungstrakt vorzugsweise Hilfen sind die Dinge, die also irgendwie Schwefel enthalten, während im Nerven-Sinnes-System, das wir als gestaltendes Prinzip auffassen, solche Stoffe vorzugsweise Hilfen sind wie Kieselsäure und alkalische Salze, sind die reinen Metalle dasjenige, was in der richtigen Weise das Gleichgewicht zwischen Schwere und Auftrieb reguliert. Wir müssen nur ausprobieren, wie wir sie zu verwenden haben, um eben in der mannigfaltigsten Weise das gestörte Gleichgewicht zu erhalten, ausgehend vom Eisen. Bald wird es das Gold sein...»

«...wenn also zunächst dieses Verhältnis zwischen Lungen-, Herz-System und Nieren-System nicht in Ordnung ist, so kommen wir dem, wenn die Sache wirklich so liegt, sogar am besten mit dem Eisen bei.»

Es folgen noch Hinweise darauf, daß wenn durch längere Störungen in solchen Prozessen Organe bereits deformiert sind, Quecksilber angebracht ist.

«Den Gleichgewichtszustand können wir dadurch erreichen, daß wir zum Beispiel die Eisenwirkung unterstützen dadurch, daß wir Schwefelhaltiges in den Verdauungsstrakt einführen, und dem die Gegenwirkung geben durch alkalische Salze in dem Nerven-Sinnes-Organismus. Dann haben wir in dem

* Vom Referenten kursiv.

mittleren Menschen, in dem rhythmischen Menschen, das Eisen wirksam – es verteilt sich dann das wunderschön – wir haben im Nerven-Sinnes-Organismus Kalium und Kalzium oder alkalische Salze wirksam, und wir haben im Verdauungsrhythmus das Schweflige wirksam. Dadurch kriegen wir besser zustande die Herstellung des Gleichgewichtes.
Nun ist sehr merkwürdig, daß wir da den *entgegengesetzten Zustand** in den Blättern gewisser Pflanzen haben. Wenn Sie zum Beispiel die Blätter der Urtica dioica richtig zubereiten – es müssen aber die Blätter sein der Urtica dioica, der gewöhnlichen Brennessel – so haben sie darin das Heilmittel, das aus Schwefel, Eisen und den nötigen Salzen besteht, die in dieser Weise wirken. Man muß nur imstande sein, wirklich zusammenzuschauen die entvitalisierende Kraft, die in der Pflanze vorhanden ist (ein Hinweis auf früher Vorgebrachtes! Ref.), und die vitalisierende Kraft, die im menschlichen Organismus vorhanden ist. Tatsächlich ist es bei Urtica dioica so, daß in der Wurzel der ganze Schwefelprozeß allmählich nach dem Unorganischen hingeht. Der menschliche Organismus nimmt den umgekehrten Gang, setzt den Schwefel auf dem Umwege durch das Eiweiß so um, daß er allmählich die Verdauung in Ordnung bringt. Das Eisen in Urtica dioica wirkt von den Blättern aus schon dahingehend, daß Urtica dioica auch im Samen und dadurch wiederum in den nächstjährigen Blättern eben dasjenige *auseinanderschmeißt**, was den rhythmischen Prozeß im menschlichen Organismus *zusammenbringt.** Es ist der entgegengesetzte Prozeß in Urtica dioica. Und es ist tatsächlich so: was Sie da in der Urtica angreift von den Blättern aus, das ist dieses Zerstörende, das überwunden werden muß, wenn der rhythmische Prozeß im menschlichen Organismus in Ordnung kommen soll. Und wiederum dasjenige, was Sie da in der Pflanze drinnen haben an alkalischen Salzen, das ist am allerwenigsten umgewandelt in Anorganisches, das hat daher den längsten Weg zu nehmen, geht bis zu der Nerven-Sinnes-

* Vom Referenten kursiv.

Organisation geht leicht hinauf, weil wir ja ohnedies wissen, daß bei dem Symptomenkomplex, den wir im Auge haben, die Nierentätigkeit schläft und unterdrückt ist; wir haben im menschlichen Organismus wirklich die entgegengesetzte Verteilung desjenigen, was sich äußerlich an der Pflanzenbildung darlebt.»

Was sich äußerlich an der Pflanzenbildung darlebt, hat also im menschlichen Organismus die entgegengesetzte Verteilung: im menschlichen Organismus prinzipiell die Durchdringung aller Stoffesprozesse im Zusammenwirken der Wesensglieder unter regulierender Wirkung des Eisen-Prozesses, in der Urtica dioica der polare Antagonimus der Stoffesprozesse insofern, als die Durchdringung nicht nur verhindert wird, sondern sie außerdem in einem ausgesprochen entgegengesetzten Vitalitätszustande vorhanden sind. Diese Tatsache ist das Entscheidende für den gemäß obigem Symptomenkomplex erkrankten Organismus. Bekommt er als Heilmittel Urtica dioica, muß er sich energisch mit ihr auseinandersetzen, denn er kann aus dem Prinzip seines eigenen Aufbaues heraus nur Stoffesprozesse in sich dulden, die als Grundlagen des Wesensgliederwirkens sich diesen im gegenseitigen Durchdringen und Voneinanderlösen fügen. Daß der Organismus diese Vorgänge außerdem noch selber bewirken muß (durch Abbau und Wiederaufbau) und sie weder als Stoff noch als Prozeß fertig übernehmen kann, steht noch auf einem anderen Blatte. –

Ein Blick auf die historische Stellung der Urtica dioica zu den Menschen rundet die Erkenntnis über die Pflanze ab. Vergegenwärtigt man sich Anwendung und Wirkung der großen Brennessel, soweit sie im Volke oder in den einzelnen Richtungen der Heilkunde noch angewandt wird, so wird man erkennen, daß im tiefsten Grunde das wesentliche Wirken der Urtica auf oben ausgeführte Einwirkungen im Wesensgliedergefüge beruht und nicht auf den aus den Analysen bekannten Substanzen. Ein Wissen um das so geartete Wirken kommt – wenn auch in einer anderen Bewußtseinslage der menschlichen Seele – besonders in dem zum Ausdruck, was der Volksglaube mit dieser Pflanze verbindet. Daß der Organismus sich auch mit den Inhaltsstoffen auseinandersetzen muß, ist selbstverständlich, aber sie sind ja wesentlich die Träger oder Vermittler der Wesenswelten, die in Frage kommen. Im Volke wird die große Brennessel außer zu «abergläubischen» Zwecken, auf die noch hingewiesen wird, vorwiegend zum Durchpeitschen der Haut mit dem Kraute bei akutem und chronischem Gelenkrheuma, bei Lähmungen und Rippenfellentzündungen angewandt. Die jungen Pflanzen bzw. Blätter dienen als Gemüse zur Frühlingskur.

In der Homöopathie hat die Urtica dioica keine Rolle gespielt; dort wird nur die Urtica urens oder die Eiternessel verwandt. Sie hat ein anderes Wesengefüge, so daß sie für die vorliegende Betrachtung nicht in Frage kommt.

In der Pflanzen- und Naturheilkunde wird die Wirkung wie folgt zusammengefaßt: Urtica dioica wirkt vornehmlich auf das Blut, blutstillend, blutsverbessernd, blutreinigend, schleimlösend, Auswurf fördernd, Wasser treibend. Die inneren Indikationen sind dort: Verschleimung der Brust und Lunge, Blut-Brechen, -Husten, und -Harnen sowie gesteigerte Periode; bei Hautausschlägen zur Blutreinigung, harntreibend bei Urinverhaltung und Entzündung der Harnwege.

Ist unter diesen Indikationen eine, die nicht in das Bild oben skizzierten Wesensgliederwirkens paßt? Äußerlich findet die große Nessel ihre Anwendung als Kräuterbad für das Haar zur Haarwuchsanregung. Technisch werden Urtica dioica und die seltenere «urens» wegen ihres hohen Chlorophyllgehaltes zur Gewinnung von Chlorophyll ausgenützt. Urtica dioica wurde eine Zeitlang wegen ihrer kieselhaltigen Bastfasern zur Gewinnung derselben gesammelt und verarbeitet.

Zum Abschluß noch ein kurzer Hinweis auf den Volksglauben, der als Relikt eines früheren Wissens um die Wesenskräfte dieser Pflanze noch heute eine gewisse Rolle spielt. Nach Marzell dient Urtica in der «sympathetischen» Medizin dazu, Krankheiten des

Menschen und der Tiere auf sie zu verpflanzen. Als magisches Abwehrmittel gilt sie in der Sonnenwendnacht gegen böse Mächte in Oberösterreich. Die Ungarn der Szegeder Gegend sammeln in der Pfingstnacht Brennesseln und schlagen damit die Kühe, auf daß die Hexen sie nicht schädigen können. Auch gegen Sauerwerden des Bieres wird die Nessel oft verwendet, besonders bei Gewitter. In Mecklenburg heißt sie sogar die «Dunnernettel».

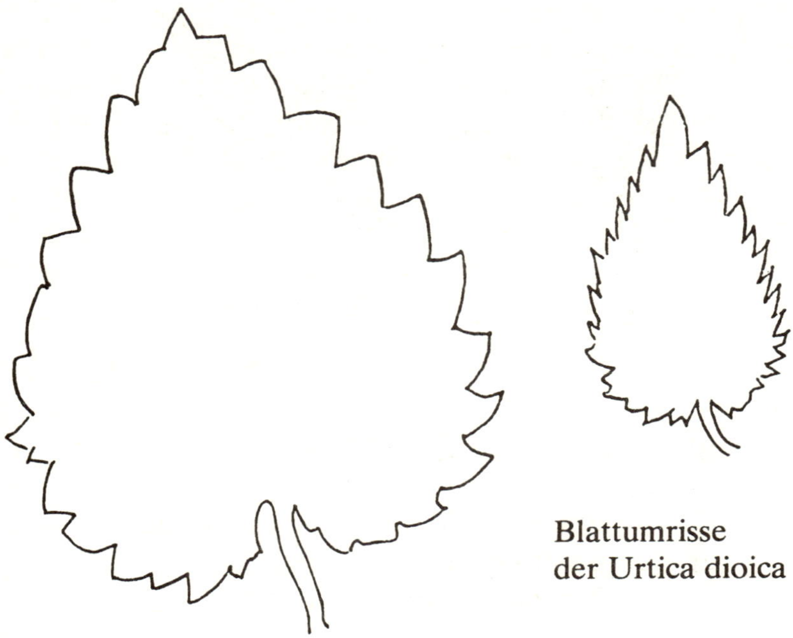

Blattumrisse
der Urtica dioica

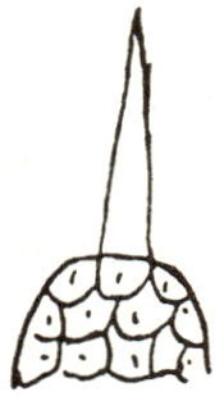

Borstenhaar

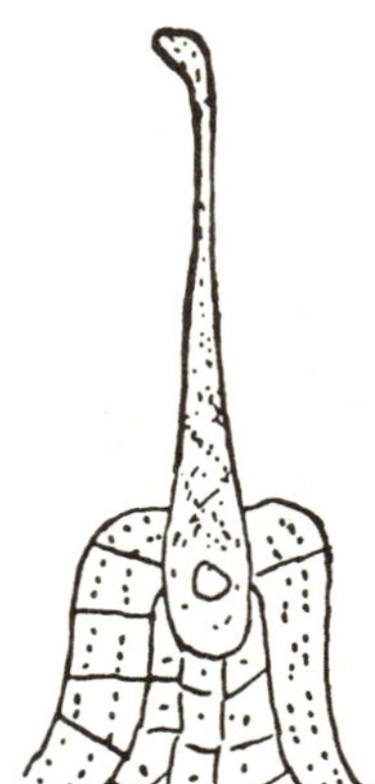

Brennhaar

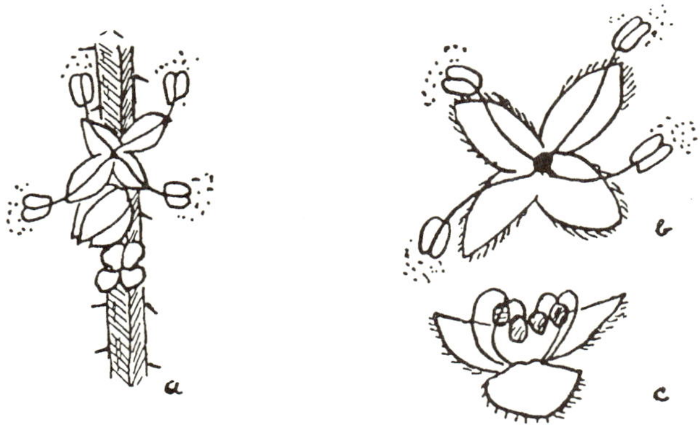

Blütenstand männlicher Blüten:
a) am Stiel,
b) wesentlich vergrößert: geöffnete Blüte
c) Beugehaltung der Staubgefäße
vor Öffnung der Blüte

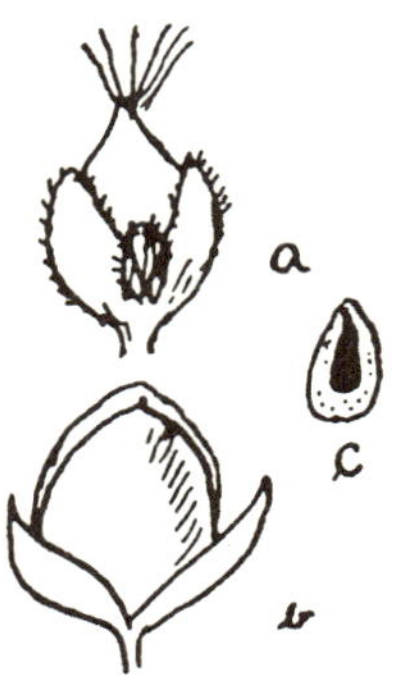

a) weibliche Blüte m. pinselförmiger Narbe
b) reifer Fruchtknoten
c) Same

Cyclamen europaeum/ Das Alpenveilchen

In einem Gürtel rund um die alte Welt, vom äußersten Osten Asiens bis nach West-Europa, ziehen sich die Primel-Gewächse den Gebirgen folgend, die den Parallelkreisen parallel verlaufen. Wenige Arten nur (z. B. Pr. farinosa) finden sich abseits dieser Regionen, etwa in Afrika oder Amerika. Die östliche Welt scheint durch die Primelgewächse wie in eine nördliche und eine südliche Hälfte geteilt zu sein. Es wird mehr als nur ein Bild sein, wenn der Eindruck entsteht, daß die beiden «Hälften» zu Polaritäten werden für diesen Gürtel, der im Laufe der ständig wirksamen Wandlungszeiten unserer Erdoberfläche in gewisser Breite hin und her schwingt, einmal breiter, einmal schmäler werdend, und immer doch eine rhythmisch schwingende Konstanz bewahrend, in der gerade diese Pflanzenfamilie ihr Wesen auszuleben vermag. Kaum eine zweite Pflanzenfamilie wird es geben, die im Verhältnis zur ganzen Erde ein so umfassendes und zugleich ein so konzentriertes Vorkommen aufweist, wodurch sie dann innerhalb der gesamten Pflanzenwelt zu einem ganz bestimmten Funktionsausdruck des Ätherischen zu werden scheint.

Studiert man in den Botaniken die Schlüsselblumengewächse, so findet man dort zumeist – gemäß der zugrundeliegenden Systematik – anfangs die Primulae behandelt, dann etwa die Androsaceae, die Cortusae, die Soldanellen, Hottoniae, die Cyclamines, dann die Lysimachiae, Trientales, Glaux und schließlich den Gauchheil. Welche Gesichtspunkte maßgebend waren für eine derartige Familiengliederung, die den Typus nur wenig oder undeutlich hervortreten läßt, mag auf sich beruhen bleiben. Eine glücklichere Hand offenbart da – nach unserer Meinung – W.

Schnepf in seiner Botanik*. Er gliedert diese Familie dreifach, setzt an die Spitze I. den Cyclamen-Typ (Cyclamen und Dodekatheon), läßt folgen II. den Primel-Typ (Androsaceae, Primulae, Cortusae, Soldanellae u. a.) und beschließt mit III. dem Lysimachia-Typ (Lysimachia, Trientales, Glaux, Anagallis u. a.).

Er stellt das *Alpenveilchen* an die Spitze der Primulaceen und an das Ende die Lysimachia punctata (der punktierte Gelbweiderich). Der medizinisch-botanischen Betrachtung dieser Familie erleichtert eine solche Gliederung das Auffinden des typischen Wesens, das hier zugleich das *heilende* Wesen ist und in der Primula officinalis seine zentrale Heilwirkung, man kann genausogut sagen, seine umfassende Heilwirkung offenbart, die von den anderen Vertretern in mehr oder weniger abgewandelter, weniger prägnanter Weise ebenfalls dargestellt wird. Als Heilpflanzen kommen aus dieser Familie hauptsächlich in Frage:

das Alpenveilchen (Cyclamen europaeum)
der Himmelschlüssel (Primula officinalis)
die Mehlprimel (Primula farinosa)
das Münzkraut (Lysimachia nummularia)
der Ackergauchheil (Anagallis arvensis).

Vergleicht man einmal das Alpenveilchen, die Androsaceen, besonders Androsacea Helvetica und die Primula farinosa miteinander, so ist das Auffallendste, wie sich bei ihnen die «Sphäre» in verschiedenen Regionen der Pflanzengliederung auslebt. Beim Cyclamen haben wir sie unter die Erde gezogen, bei der A. Helvetica als Kugelpolster auf der Erde aufsitzend und bei der Primula farinosa (auch bei Pr. elatior u. a.) einmal im Blütenstand in den Umkreis erhoben und zum anderen in der Blattrosette in die Fläche projiziert. Die Saturn-Sphäre lebt sich rein im Monden-Erdbereich (= Hypokotyl des Alpenveilchens) aus, sie gestaltet den Monden-Sonnenbereich (im blattstengelhaften Kugelpolster der Androsaceensprossen) und rückt wieder hinauf in

* «Das Pflanzenreich» ist nicht erschienen.

ihre eigene Region bei den kugeligen Blütenständen der Primula farinosa, elatior, denticulata, obconica u. a. Auch bei der Primula officinalis ist diese Bildung angedeutet, wird dort aber weitgehend an der formalen Ausgestaltung verhindert. Immer wieder aber spiegelt sich diese Saturnsphäre noch in dem Mondenhaften der zusammengestauten Blattrosetten. Das sonderbare Wechselspiel zwischen den gestaltenden Monden- und Saturnkräften findet dann formal seinen Ausgleich durch die ständig latent wirkenden Sonnen-Kräfte in einer so auffallend rhythmisch gegliederten Pflanzenerscheinung wie die der Lysimachia punctata, die den hochaufgeschossenen (bis zu 1,5 m) Stengel in ganz gleiche Sproßabschnitte gliedert und an jedem Sproßpunkte Quirle von Blättern und in deren Achseln ganz regelmäßig gestaltete Blüten entfaltet. (s. b. Hegi).

Die hier formal zur Erscheinung gelangende Kraft der Rhythmik liegt immanent im Wesen dieser Familie als die wirkende Sonnenkraft, die es allmählich zustande bringt, das anscheinend getrennte Unten und Oben in rhythmischem Schwingen wiederum zu vereinigen. Diese Wesens-Funktion kommt dann besonders bei der Primula officinalis im Heilprozeß zur Offenbarung.

Das formale Darleben der Primulaceen im Durchkraftetwerden durch das sphärische Prinzip in allen Regionen der Pflanzenorgane wirft ein schönes Licht auf jene Funktionsverhältnisse im Menschen, die wir gemeinhin den «Kreislauf» nennen. Die Primelgewächse zeigen uns im Bilde, daß der Kreislauf, der in sich ruht (oder wenn man will, in sich kreist) im Erdbereiche zur «Erdscheibe», im Blattbereiche zum «Kugelpolster» und im Blütenbereiche zur «Kugeldolde» wird. Diese Pflanzenfamilie zeigt uns aber noch mehr. Wenn sich zwischen Saturn und Mond-Erde die Sonnenkraft wirksam geltend macht, dann wird die Kugelkraft, die Sphärenkraft, in Bewegung gebracht, ihre formalen Gestaltungen werden in der weiteren Entwicklung aufgelöst und statt der ruhenden «Kreisläufe» entstehen lemniskatische Bewegungen und Gegenbewegungen, deren Schnittpunkte *an der*

Achse sichtbar werden in den Anfängen als Blattrosetten, im Fortschreiten als die regelmäßig, rhythmisch auftretenden Vegetationspunkte mit ihrem quirligen Sproßgeschehen, wie sie sich darstellen z. B. bei Lysimachia punctata, wie sie sich auch darstellen in den Fruchtständen z. B. der Primula japonica und anderen. So geartete «Kreisläufe» sind ein Bild für den «Kreislauf» des Blutes im Menschen, der kein Kreislauf sondern ein modifizierter Kreislauf, d. h. ein vielgestaltiges Lemniskaten-Geschehen darstellt. Von diesen Gesichtspunkten aus wird es verständlich, daß ein Vertreter der Primulaceen zentrales Kreislaufheilmittel sein kann, wenn man das Wesen des Kreislaufs richtig erfaßt und sich nicht durch die überlebten Pumpenideen des Herzens ablenken läßt. Primula officinalis aber übt diese Kreislaufheilfunktion aus, weil sie das angedeutete Kräftewirken dieser Familie im Formalen immer nur andeutet, niemals in die Form gehen läßt (wie Lysimachia punctata z. B.) und somit dieses Kräftewirken abgeben kann an den Menschen.

Betrachten wir als ersten Vertreter der Primulaceen das *Cyclamen europaeum,* so treffen wir in ihm auf den in der allgemeinen Betrachtung erwähnten erdgebundenen Vertreter der Schlüsselblumengewächse. Aus einer dunkelbraunen, kugeligen, 1,5–5 cm dicken Knolle, die bei vielen Pflanzen an den Polen abgeplattet erscheint und über die ganze Oberfläche hin zerstreut von feinfaserigen festen, braunen Haarwürzelchen besetzt ist, entwickeln sich die blatttragenden Sprosse in regelmäßig rhythmischer Gliederung. Schon als Keimling weist das Alpenveilchen seine Besonderheiten auf. Als dikotyle Pflanze kommt es nur mit einem Keimblatt aus sich heraus. (Hegi spricht von «pseudomonokotylen» Keimpflanzen.) Sodann treibt es das Hypokotyl knollig auf. Die sich entwickelnde Hauptwurzel stirbt frühzeitig ab, um dann durch Adventivwurzeln ersetzt zu werden. Aus dem knollig aufgetriebenen Hypokotyl des Embryos entsteht der beschriebene, knollige Wurzelstock, der infolge der Tätigkeit des Markgewebes an Umfang und Dicke allmählich zunimmt und Träger des ausdauernden Sprosses ist.

Die sich entwickelnde *Laubsproßachse* zeigt je nach Alter und Tiefenlage der Knolle mehr oder weniger lange, knotige Stengelglieder und verläuft ohne sich zu verzweigen oder sich zu bewurzeln unterirdisch parallel zur Erdoberfläche. Von dem jeweiligen Jahres-Stengelglied wachsen die Laubsprosse aufwärts zum Licht.

Die *Laubblätter* haben ein ganz charakteristisches Aussehen (Cyclamen-Typus). Sie sind nach den Arten wiederum verschieden. Während bei den Zier-Alpenveilchen (C. persicum) die Blattstiele direkt aufwärts zum Lichte streben, kriechen sie bei den anderen Arten, auch beim C. europaeum, eine Strecke weit (bis mehr als 15 cm) im Boden dahin, ehe sie sich daraus erheben. Die erstsprießenden kriechen weiter, d. h. bilden längere Blattstiele als die späteren. Die zu einem Laubsproß gehörigen Blätter können dadurch eine ziemliche Fläche mit ihren Blattspreiten bedecken (beim C. neapolitanum wurden Kreisflächen von Blättern beobachtet mit bis zu 75 cm Durchmesser). Als Knospe ist die Blattfläche, auf dem Blattstiel liegend, mittelwärts nach oben gefaltet und aufwärts wie rückwärts gebogen. Bei entfalteter Blattfläche zeigt sich die allen Cyclamenarten ähnliche Blattnervatur. Der Mittelnerv und die wenigen basal abzweigenden Seitennerven ragen an der Unterseite aus der Blattfläche hervor, ohne daß diese oberwärts wesentlich eingezogen erscheint. Unterschiedlich ist die Färbung und die Zeichnung der Oberflächen. Hellgrüne bis silbrige, rhythmisch gestaltete Zeichnungen und Flecken ziehen sich nahe dem Blattrande hin und reichen zuweilen bis in die Blattmitte. Nur eine Art (C. coum) hat rein dunkelgrüne Blätter. Bei dem europäischen Alpenveilchen sind die Nerven silbrig tingiert. Durch Einfügung von Lufträumen in das Blattgewebe unter die Oberhaut entstehen die Hellfärbungen. Die Blattunterseite ist zumeist durch Anthocyan oder Erythrophyll mehr oder weniger tief rot bis rotbraun gefärbt, eine Färbung, die bei älteren Blättern wieder verschwindet. Das Blatt ist von plastisch-lederiger Beschaffenheit, oben blank und bei unserer Heilpflanze immergrün.

Die rundlichbreiten, zumeist herz- bis nierenförmigen Blätter, bei denen die unteren stielnahen Lappen nicht übereinandergreifen, sind an den Kanten buchtig gezähnt.

Im Gegensatz zur lichtstrebigen Knospe der Blattspreite bleibt die *Blütenknospe* erdwärts gebogen. In angedeuteter spiraliger Stielbewegung (s. Abb. 1) entwickelt sie sich aus der Blattachsel und wendet sich zumeist direkt nach oben, während beim Cyclamen neapolitanum der Stiel auch noch ein Stückchen unter der Erde kriecht. Nicht aus jeder Blattachsel entspringt ein Blütensproß. Die Blütenknospe, die sich aus den Laubblättern ähnlichen Kelchblättern hervordrängt, zeigt die freien Blütenblattzipfel spiralig eng zusammengedreht. Im Entfalten drehen sich diese Zipfel zurück, biegen sich am Grunde auswärts, so daß sie von der Blütenröhre sonnenstrahlig abstehen. Nur kurz dauert dieser Zustand, dann biegen sich die Kronblattzipfel weiter rückwärts, bis sie sich um 180° zurückgebogen haben; dabei drehen sich die einzelnen Kronblattlappen mehr oder weniger spiralig noch um ihre eigene Achse. Dieser ganze Vorgang geht einher unter gleichzeitigem Wachstum der Blütenblätter. Die Färbung der Blüten ist leicht rosa mit feinstem violetten Anflug; andere Arten sind weiß (C. creticum) bis dunkelrot. Die verwachsene und sehr feste halbkugelige Kronröhre zeigt am Rande des Zipfelumschlages oft ein schönes Pentagramm als Öffnung zum Kronengrund, der dunkler getönt ist als die Zipfel, aber stellenweise leicht durchlässig erscheint. Unsere Heilpflanze duftet von allen Arten am kräftigsten (ähnlich Cycl. Persicum). Der Duft entsteigt der Krone und den Antheren. Hegi berichtet, daß empfindliche Personen beim Riechen an Cyclamensträußen Nasenbluten bekamen.

Die dreieckigen Staubgefäße – um den Griffel herum sich diesem zuneigend und gemeinsam eine Art Kegel bildend – öffnen sich auf der Innenseite durch Aufreißen von oben nach unten. Der Griffel überragt nur wenig den Antherenkegel, der selbst nicht aus der Kronenröhre hervorschaut. Die Griffelnarbe ruht in einer endständigen, halbrunden Einhöhlung des Griffels. Da der Griffel die Staubgefäße bereits überragt, wenn diese sich öffnen, ist zunächst eine Selbstbestäubung nicht möglich. Der Pollen bleibt im Raume zwischen den Staubgefäßen und dem Griffel, und die Bestäubung erfolgt durch Insekten, vor allem durch Bienen und Schlammfliegen. Im Laufe der weiteren Entwicklung greift aber in das Pollengeschehen noch eine Wandlung ein. Der Pollen, der anfänglich von feiner Ölschicht umkleidet zusammenklebt, wird trocken, die Ölschicht trocknet ein, verliert die Klebkraft; der Pollen wird staubartig und weiß, der enge Zusammenschluß der Staubgefäße lockert sich; nun kann die leichteste Erschütterung den Pollen zum Stäuben bringen, und die jetzt stärker erdwärts geneigte Griffelnarbe bestäuben (sofern nicht vorher schon Insektenbestäubung stattfand). Hegi schreibt dazu: «Die Cyclamenblüte bietet also das interessante Schauspiel, in der Jugend Insektenblume zu sein und später zum Windblütler zu werden.»

Nach der Befruchtung fällt die Krone ab und die Kelchblätter legen sich eng dem nun fast kugelrunden Fruchtknoten an, dem oben der Griffel eine leicht spitzige Ausziehung verleiht. Diese reifende Fruchtknotenform findet sich bei sehr vielen Primulaceen wieder (Pr. Japonica, Anagallis arv. usw.). In diesem Zustande wird der Blütensproß von einem neuen Wachstumsimpuls erfaßt, der Blütenstiel biegt sich um, geht in die Spiralbewegung hinein, rollt sich 3- bis 5mal auf und bringt dadurch die Früchte an den Erboden und unter die Laubblätter. So können Uhrfeder- und Spulenspiralen entstehen, in deren Mitte die Frucht liegt. (Einzelheiten vergleiche bei Goebel und K. Troll).

Die Fruchtreife aller Cyclamenarten erfolgt gegen den Sommer hin, und zwar sowohl für die Sommer- und Herbst-, als auch für die Winter- und Frühlingsblüher.

Die *Samen* sind nierenförmig und verhältnismäßig sehr groß. Die Keimung der Samen geht bei Cyclamen europaeum im Dunkeln viel rascher vor sich als bei Licht. Daher bleibt der *Keim* auch längere Zeit ganz unterirdisch und kommt bei Aussaat im Sommer erst im nächstfolgenden Sommer zum Vorschein. Das

Würzelchen tritt aus dem Samen zuerst heraus und strebt senkrecht in den Boden. Dann erst bildet sich der Keimblattstiel und treibt mit der Spitze den Samen lichtwärts. Die Spreite des Keimblattes liegt noch eingefaltet im Samen und nimmt das Sameneiweiß in sich auf. Aus diesem Vorgange heraus wandelt es die Stoffe, beginnt seine vegetative Stoffestätigkeit für die folgenden Wachstumsvorgänge, indem es dann die Nährstoffe den Blattstiel *abwärts* schickt zum Hypokotyl, das zu einem glasigen, spindelförmigen Knöllchen mit wenig Haaren anschwillt. Das weitere Wachstumsgeschehen wird nun von diesem Knöllchen, dem Pflanzenhalse, abhängig. Hat dieses eine bestimmte Größe erreicht, so hebt der Blattstiel durch Streckung die Samenschale über die Erde, wo sich dann endlich die rundlich-eiförmige, glattrandige Blattspreite entfalten kann. Dieses Keimblatt ist gestaltlich charakteristisch für die einzelnen Cyclamenarten. Die Oberseite einheitlich dunkelgrün ohne Silberzeichnung, die Unterseite dunkelviolettrot. Im Gegensatz zu anderen Arten entwickelt das Alpenveilchen in der gleichen Vegetationsperiode noch 3–4 Laubblätter, von denen das 2. Blatt im Embryo schon als kleiner Wulst veranlagt ist. Hier handelt es sich also eigentlich um das 2. Keimblatt, das sich nach dem 1. entwickelt und bei den anderen Arten erst erscheint, wenn das erste bereits abgefallen ist, d. h. nach der Vegetationsruhepause. Die weiteren Blätter wachsen schnell zu ihrer normalen Gestalt aus. Außer bei Cyclamen europaeum werfen die anderen Arten alle Blätter zu Beginn der Ruhepause ab. Die weitere Knollenentwicklung geht so vor sich, daß die glasartige, gelblich-weiße Durchsichtigkeit bald verschwindet; der immanenten Lichthaftigkeit wird durch die Verstofflichung eine wesentliche Beschränkung auferlegt, die Spindelform geht in die Kugelform über, die sich nachher oft wieder abplattet. An der Knollenoberfläche bildet sich beim C. europaeum statt der Oberhaut dann eine dicke, braune Korkschicht, wo andere Arten gleichsam ein Haarkleid entwickeln.

Die *Wurzel*entwicklung nimmt bei den einzelnen Arten einen verschiedenen Verlauf. An der Knollenunterseite wachsen neben der ersten Hauptwurzel Adventivwurzeln, die dann die erste Wurzel ersetzen (C. rependum). Bei anderen Arten rücken die Adventivwurzeln von der primären Wurzelstelle an der Knollenunterseite aufwärts. Beim C. persicum besetzen sie die ganze untere Knollenhälfte, während sie bei unserem europäischen Alpenveilchen sich über die ganze Knolle verteilen und schließlich beim C. neapolitanum nur noch an der Oberseite der Knolle wachsen. So wird das Hypokotyl allmählich immer mehr heruntergezogen in den Bereich der reinen Erdenkräfte, in dem eigentlich nur die Wurzeln an ihrem Platze sind.

Das Vorkommen von C. europaeum wird angegeben als auf steinigem, humusreichem Kalkboden in Gebüschen, Laubwäldern und Auen: in Deutschland einzig in Bayern verbreitet in der Berchtesgadener und Reichenhaller Gegend und in einigen wenigen bedeutenden Vorkommen; in Österreich in Böhmen und verschiedenen anderen Gegenden. In der Schweiz im südlichen Tessin.

Die allgemeine Verbreitung: nördliche und südliche Kalkalpen von der Provence bis nach Niederösterreich und den Sanntaleralpen, südlicher (französicher) und mittlerer Jura, zerstreut im Vorland, kroatisches Bergland, Bosnien, Herzegowina, West- und Zentralkarpaten, mittelungarisches Bergland, Südserbien, Bulgarien, Transkaukasien.

Die Ergebnisse der chemischen Analyse für Cyclamen europaeum finden sich bei Wehmer folgendermaßen verzeichnet.

Blüte: Ätherisches Öl (aus Blütenextrakt) mit Nerol und Farnesol; Ketone, Aldehyde, Phenole, Ester und Alkohole frei. Falbstoff «Cyclamin» (vielleicht mit Oenin identisch) ist ein Oenidinmonoglykosid, spaltbar in Oenidin und d-Glucose.

Knolle: Glykosidisches Saponin Cyclamin $C_{25}H_{42}O_{12}$ oder $C_{26}H_{56}O_{18}$?; bei der Spaltung Lävulose, «Cyclose» und Cyclaniretin liefernd – (dieses vielleicht Sapogenin früherer) – oder letzteres neben Dextrose und Pentose. Apfelsäure als Salz, Cellulose, keinen Mannit, der nach früheren Spaltungsprodukt des Cyclamins sein sollte, Polysaccharid Cyclamosin, frühere «Cyclamose» – sollte Spaltprodukt des Cyclamin sein –. Stärke 2,2%, Knolle mit 73,5% Wasser, 2,45% Rohprotein, 1,646% Asche. – Aus Knollen wilder Pflanzen (getrocknet) neuerdings 35% Cyclamin, lieferte bei Hydrolyse Cyclamiretin. – Nach anderen Angaben enthält die Knolle aber neben viel Fett (trennbar in grünes Öl und unlöslich feste Masse) das Saponoid Cyclaminsäure, Fp. 212–214° (spaltet in Glucose und unlösliche Substanz), Glucose Polysaccharid Cyclamose (zu Glucose hydrol.).

Blätter: Ca-Malat, K-Acetat (?) u. a. nach älterer Angabe.

Lewin, der in seinem Vergiftungsbilde des Alpenveilchens ähnliche Inhaltsstoffangaben aufführt, schreibt, daß 8 g Wurzel abgekocht beim Menschen Erbrechen und Diarrhöe erzeugen; größere Mengen fördern Schwindelerscheinungen, kalte Schweiße und Konvulsionen. Bei Fröschen wird die Erregbarkeit der quergestreiften Muskulatur gelähmt. An den Injektionsstellen entsteht nach Lewin Entzündung und Gangrän. Ähnliche Giftigkeit zeichnet Cyclamen persicum aus. Als Köder zur Betäubung der Fische wird (schon im Mittelalter) Cyclamen in den Mittelmeergegenden verwandt, wobei die seifenartigen Erscheinungen der Saponine die Kiementätigkeit der Fische außer Funktion setzen.

Müller rät, die Wurzeln im Herbste zu sammeln, zu zerschneiden, auf Faden zu ziehen und dann zu trocknen. Nach ihm wirken 30 g abgekocht und als 3–4 Tassen Tee getrunken gegen Untätigkeit des Darmes, zur Zerteilung von Drüsenanschwellungen und des Kropfes. Mit Wasser getrunken führt die Knolle gelinde ab, beseitigt aufgetriebenen Leib; Schnupfen und Unreinigkeiten des Kopfes werden vertrieben, wenn man den Saft in die Nase laufen läßt. Als Salbe (früher genannt: Unguentum de Artanita) auf den Bauch gerieben, vertreibt Cyclamen die Würmer und die Wassersucht und führt auch ab.

Cyclamen europaeum ist eine schon im Altertum bekannte Heilpflanze. Sie wird von Dioscurides erwähnt als periodentreibend, gegen Schlangenbiß und als Abtreibemittel; den Hippokratikern war sie als Gebärmuttermittel bekannt. Nach Kroeber war sie bei den alten Griechen Heil- und Zaubermittel. Im 1. Jahrhundert n. Chr. berichtet auch Plinius, daß sie bei den Römern als Zaubermittel und gegen Schlangenbisse verwandt wurde. Wie Conrad v. Meggenberg, so nennt sie Bock im Ausgang des Mittelalters: erwärmend, austrocknend, lösend, anziehend, heilsam bei geschwollenen, aber nicht fließenden Hämorrhoiden. Von Matthiolus ist folgende Äußerung interessant: «So man einer geberenden frawen die wurtzel an den schenckel henckt, gehet die geburt desto eher von statten.» Ob dieser Weg therapeutischen Einflusses bei der heutigen Wesensgliederkonfiguration der Frauen noch gangbar ist, mag allerdings bezweifelt werden, müßte aber schon einmal experimentell untersucht werden. Kroeber bringt ganz ähnliche Indikationen wie die alten Kräuterbücher. Unter neueren Autoren führt er H. Leclerc an, der Cyclamentinctur tgl. 2- bis 3mal 10–15 Tropfen gibt als ein gutes Mittel gegen Ohrensausen. Auch er erwähnt, daß die Knollen von den Wildschweinen gern gefressen werden (daher ihr Name Saubrot), daß bereits die Ägypter die Cyclamenknollen den Schweinen zur Mast und zur Brunst allmählich beibrachten. Die Mastwirkung wird nach Kofler auf den Saponincharakter des Cyclamins zurückgeführt, wodurch die Darmresorption gefördert werden soll. Die Wirkung der Saponine geht ja in der Richtung der Schleimverflüssigung, des Harntreibens und Abführens, daher sind Saponindrogen oft auch Blutreinigungsmittel, wofür die Alpenveilchenknollen im Volksbrauch verwandt werden.

Das Arzneibild des Cyclamen europaeum in der Homöopathie gibt eine sehr schöne Herausarbeitung der Wesenszüge. *Heinigke* führt unter anderen Erscheinungen an: Großes Müdigkeits- und Mattigkeitsgefühl, Muskelschwäche, Schmerz in den Oberschenkeln und Knien, stechende und reißende Schmerzen an verschiedenen Stellen. Der Schlaf ist unruhig mit spätem Einschlafen trotz Müdigkeit. Pulsationen im Kopfe während der Nacht. Heftiges Jucken und feine stechende Empfindungen auf der Kopfhaut, die zum Kratzen reizen. Schwindel mit Gefühlstäuschungen, als bewegte sich das Gehirn. Ziehende Schmerzen in der Gegend der Scheitelbeine und Schläfen, Schmerzen im Hinterhaupt. Starke Erweiterung der Pupillen besonders rechts. Rheumatoide Schmerzen in der Muskulatur von Nacken, Rücken, Brust, Lendengegend und Gesäß. Herzklopfen mit einem Gefühl drückenden Schmerzes in der Herzgegend. Gefühl von Druck und Schwere in der Oberbauchgegend; Kolik und Blasenkrampf bei Hämorrhoidalbeschwerden. Der Amerikaner *Nash* spricht beim Cyclamen von Schwindel bei Gesichtstrübung und führt zum Vergleich Gelsemium und Nux vomica an; ebenso Schwindel bei unterdrückter Periode; Blutungen bei Menorrhagien, Abort und post partum zeichnen sich nach ihm durch dunkle Färbung besonders aus. «Cyclamen bei Schmerzen in den Fersen», ist ihm ein wichtiges Symptom. *Stiegele* hat mehr organischere Cyclamenindikationen: «adenoider Husten», pathologische Auswüchse des lymphatischen Schlundringes, Zwang zum Räuspern bei älteren Kindern, quälender Nachthusten. Bei solchen Kindern finden sich oft «Schleimklumpen an der hinteren Rachenwand». Wesentlich eingehender setzt sich der Amerikaner *Farrington* mit unserer Heilpflanze auseinander. Nach ihm ist Cyclamen der Pulsatilla sehr ähnlich, denn beide passen für chlorotische und anämische Frauen, beide haben Digestionsbeschwerden und Nachteile von fetten Speisen. Kolik und Unregelmäßigkeiten bei der Regel sind bei beiden fast identisch, ähnlich auch die beiden eignende Melancholie. Oft hat Cyclamen *mehr* Durst als Pulsatilla, während Pulsatilla Besserung im Freien empfindet, fehlt diese Erscheinung beim Cyclamen.

Der Cyclamenkranke leidet an einer eigentümlichen Art von Schwäche oder Torpor sowohl des Geistes als des Körpers mit Schlaffheit: er kann nicht denken. Er fühlt sich besser, wenn er aufgerüttelt und gezwungen wird zur Arbeit. Wenn er morgens aufsteht, so fühlt er sich so schwerfällig und matt, als könnte er seine Pflichten kaum erfüllen; einmal begonnen – so geht es bis zum Abend ganz gut. «Benommenheit der Sinne mit Flackern vor den Augen.» Cyclamen ist nach Farrington angezeigt bei Frauen von zartem Bau, deren Schwäche zerebrospinal ist. Cyclamen-«Blindheit» mit halbseitigem Kopfschmerz der linken Schläfe bei blassem Gesicht. Frösteln bei den Schmerzen, weinerliche, tränenreiche Stimmung, Dyspepsie, schlimmer nach Fetten und Kuchen. Menstrualkolik, Blähkolik von Gasentwicklung in den Därmen, die nachts auftritt und sich oft nur bessert durch Aufstehen und Umhergehen. – Soweit das homöopathische Arzneibild, das außerordentlich gut das besondere Verhaftungsverhältnis des Astralleibes am physischen Leibe im Bereich der Cyclamenwesenheit offenbart.

Geisteswissenschaftlich betrachtet bietet uns das Cyclamen europaeum als Vorläufer der Primula officinalis bezüglich des astralen Eingreifens recht bedeutsame Hinweise. Kündet schon das monokotyl-ähnliche Verhalten bei der Keimung stark mondenhaftes Einwirken, so ganz besonders dann die Schwellung des Hypokotyls bis zur beschriebenden Form und Größe. Auch die Sproßachse – der sonnenhafte Stengel – verläuft einem Tierrückgrat nicht unähnlich parallel der Erdoberfläche unterirdisch und hört auf zu wachsen, wo er je die Oberfläche, damit das Sonnenlicht, erreicht. In diesem Zusammenklingen der Erd- und Mondenkräfte überwiegen schließlich die Erdkräfte so stark, daß die Wurzeln das Hypokotyl in und unter ihre Region zwingen. Wird das Sonnenorgan, der Stengel, auch in die Mondregion gezwungen, so verfällt er doch nicht gänzlich den Erdenkräfen: er bildet keine Verzweigungen und keine Wurzeln aus und wird darum nicht als Rhizom gewertet. In ihm beginnt schon die Lichtsehnsucht der ganzen Familie zu wirken. Die Zusammenballung wäßrig-ätherischen Wirkens wird allmählich durch die einzelnen, rhythmischen Glieder andeutungsweise der nächsten Ätherregion nähergebracht. Die Blattsprosse offenbaren dann ungehemmt in ihrem senkrechten, phototropen Knospenwachstum das Lösungswort der Familie, wenn sie auch in ihrer Formgestaltung immer noch den Stempel des chemischen Äthers zur Schau tragen. Aber schon sind sie durchlüftet in ihrer fast rhythmischen

Silberfleckenbildung; und der lockere Blattkreis deutet auch schon die Projektion der Sphäre in die Fläche an, wie sie die Primelrosetten dann stark zur Schau tragen. Wo die Blattform die Herzform erreicht, offenbaren sich Licht- und chemischer Äther in ihrem gemeinsamen Wirken. Die Blattunterseite bewahrt in ihrer weinrotvioletten Anthocyanfärbung die Zeichen wärmeätherischen Wirkens, das dann später nochmals stark in Erscheinung tritt. Der in den Blattachseln (nicht in jeder) entsprießende Blütensproß vermag die formale Auflockerung beim Cyclamen nur wenig weiterzutreiben. Die geotrope Haltung der Blütenknospe bewahrt auch die aufgeblühte Blüte; nur die Kronblattzipfel wenden sich um 180° *trotzdem* zum Lichte, während die Antheren sich in Dreiecksform formieren, deren Spitze zur Erde gerichtet ist, wird auch der Kronengrund wieder zur erdwärts schauenden, hohlen Halbkugel umhüllt von Kelchblättern, die fast wurzelhaft aufgespaltene Aderung zeigen. Aus dieser Halbkugel strömt starker Duft, der endlich das wärmeätherische Wirken nochmals bezeugt. Der Fruchtknoten, die Fruchtkapsel wird dann wieder zur Kugel.

In dem Zusammenhang der Formenwandlungen innerhalb der Familie der Primulaceen, bei denen die Kugelbildungstendenz sich so häufig offenbart, müssen als Etappen und als Ausdruck dieser Tendenz auch gesehen werden die Haltungen der Blüten, die vom Cyclamen über Soldanellen bis zur Primula farinosa langsam Richtungsänderungen von rund 180° vornehmen und damit sich langsam den Schwerekräften der Erde entziehen, wobei die sphärischen Blütenstände alle Winkelstellungen zur Erde in sich bergen.

Läßt man das Alpenveilchen auf sich wirken, so wird einem unmittelbar verständlich, wie es zu verschiedenen Sagen Anlaß bieten müßte. Die Blütentriebe und -knospen kommen heraus aus der Erde gleichsam wie verzauberte, erdgebannte Wesen, die am Lichte des Tages scheu und ängstlich aufzuatmen scheinen und dann mit Sehnsucht und Hoffnung dem Lichte entgegenstreben. Hochauf schießt der Blütenstiel, als wollte er die Sonne in einem Anlauf schon erreichen; doch der Bann der Schwere läßt auch hier das Alpenveilchen nicht frei. Der Blütentrieb kann sich dieser Verzauberung nicht entringen. Die Blüte bleibt erdwärts gerichtet, der Blütengrund – zur starren Halbkugel geformt – schaut zurück auf die durch Mondenkräfte zusammengeballt gehaltene Sphäre des Hypokotyls; noch einmal drückt die Lichteshoffnung nun sich aus in den lichtwärts umgewendeten, zurückgeschlagenen Kronblattzipfeln, die in ihren leichten spiralen Drehungen das erlösende Sternenwirken andeuten und versprechen – für die weitere Familie der Primelgewächse. Für das Alpenveilchen selbst führt diese höchste Erhebung sofort in die Umkehrung, und spiralig wird die Frucht der Zauberin Mond- und Erdenschwere wieder übergeben. Das weitere Schicksal der Familie im Umgang mit der Sphäre lösen dann die nächsten Gattungen langsam auf.

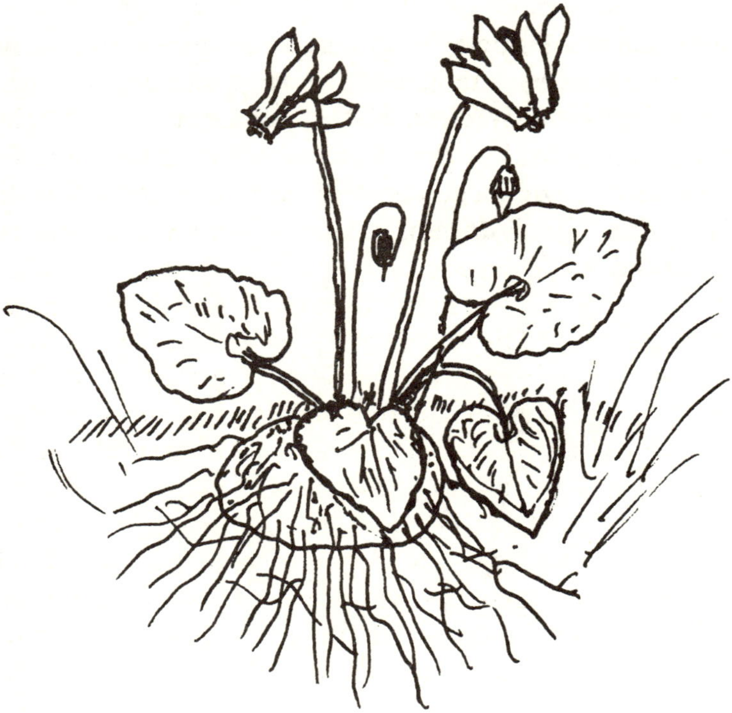

Alpenveilchen
(Cyclamen europaeum, L.)

Primula farinosa/Die Mehlprimel

Stark «exponierte» Pflanzen, wie etwa die alpinen, die Steppen- oder die Moorpflanzen, zeigen uns am einprägsamsten, wie die Pflanze sich mit den Umweltverhältnissen, mit dem Oben und Unten auseinandersetzt, wie sie oft Ausdruck ist der sich in der Umwelt darlebenden gleichen oder ähnlichen Ätherkräfte, die sie selber vielleicht – nur differenzierter oder «individualisierter» – zur Schau trägt. Andererseits sind sie oft auch ein Bild dafür, wie sich polare ätherische Kräfte trotz bestimmter Umweltsgegebenheiten durchsetzen. Man stelle sich vor die Pinguicula (das Fettkraut), die Parnassia palustris (das Sumpfherzblatt), die Primula elatior oder unsere Mehlprimel und nicht zum geringsten etwa die Arnica montana, sie alle – und viele mehr – haben ihren Lebensbereich in einem Erd- und Vegetationsgeschehen, das man vielleicht umfassen könnte mit den Begriffen Sumpf und Moor und den Übergängen zu den am nächsten liegenden, sich anschließenden, aus ihnen hervorgehenden Entwicklungsstufen der lebendigen Erde. Es gehört daher auch zum Verständnis unserer Mehlprimel ein wenigstens ahnendes Hineinschauen in das Bildungsweben von Sumpf und Moor, das hier deshalb kurz und aphoristisch angedeutet werden soll.

Betrachtet man *Sumpf* und *Moor* in ihrem Werden, Bestehen und Vergehen, wie sie sich ausdrücken in dem Wandel ihrer Pflanzengemeinschaften, so wird einem klar, daß dieses Gesamtgeschehen ein Ausdruck ist des Verhaltens des Wassers, des Elementes des Lebens, und der Pflanze. Das Verhalten des lebendigen Grundwassers scheint dafür ausschlaggebend zu sein, ob eine Wiese, ein Gehölz, ein Landstrich überhaupt, versumpft oder gar vermoort. Daß bestimmte Bedingungen des mineralischen Erdreichs – auch struktureller Art – fördernd wirken können, ist selbstverständlich. Zu den fördernden, anscheinend äußeren Faktoren treten unter anderem auch hinzu das Klima mit seinem Temperaturwechsel vom Warm zum Kalt, die Niederschlagsmengen, die Luftbewegungen und manches mehr. Aber alle diese Einzelfaktoren setzen schon ein entsprechendes Wesensgliederverhältnis des betroffenen Erdstrichs voraus, denn sie sind nur Ausdruck für dieses. Die Ätherbildungen dieser Regionen in ihrem Zusammenspiel mit dem Astralischen, das das Strömen oder Stocken des Grundwassers verursacht, entscheidet über das vorwiegende Walten einer Ätherart und zuletzt über das Auflösen ihres Wirkens, den Tod des Grundwassers. Ist das horizontale Bewegen des Grundwassers solchermaßen bedingt, so greift die vertikale Bewegung desselben im Aufgesogen- und Fallengelassenwerden durch die Pflanzenwelt weiter belebend ein, ehe im Verdunsten die letzte Steigerung dieser Richtung erreicht wird. Aber schon geringe Grade von Temperaturabkühlungen genügen, um aus einem Sumpf ein Moor, um aus üppiger Vegetation besonderer Prägung ein eintöniges, ödes Moor mit wenig Pflanzen werden zu lassen, in dem das Wasser nur stagniert, in dem nach Aufhören seiner Horizontalbewegung auch die Vertikalbewegung abstirbt, weil die Pflanzen, besonders die Moose, nur halten, was sie – wie ein Schwamm – gerade halten können. Die Bodenorganismen verbrauchen schnell den Sauerstoffgehalt des stagnierenden Grundwassers, üppiger entfalten sich Sumpfbakterien, und die Träger des unterirdischen Wärmeelementes, die Mykorrhizen (Wurzelpilze), können sich nicht mehr entfalten: damit siecht eine früher üppige Vegetation bald dahin. Auf gut von abgestorbenen Organismen durchsetztem Boden wird sich vielleicht einmal später Baumwuchs wie Erlen und Birken entwickeln, auf Rohhumus die Moorheide, andernorts, wo die Sphagnummoose vorherrschen, wird sich Torf aufschichten, und wo Kalk vorliegt, den die Sphagnummoose nicht vertragen, werden diese wieder vertrieben, wenn der Kalk vom Untergrunde her durchwirkt oder durch Zuflüsse anreichert. Im Sumpfgelände ist bis zum festen Boden hinunter alles Pflanze. Eine Pflanze lebt auf der anderen und von der anderen. Von den Formen der ersten Urlebewesen im Plankton bis zu den höchst entwickelten Pflanzen lebt sich die Pflanze dort in ungehemmter Üppigkeit aus. Dadurch wird auch der Sumpfboden lebendiger als jeder Humus und deckt, in der Tiefe unerreichbar, jede unorganische Substanz ab. «Milliarden von Hülsen einstiger Pflanzen bauen ihn (den Sumpfboden) auf, Bakterien, Kieselalgen, Pilze, Desmidien, Gewebereste, alle fortwährend aufs neue durchwühlt... von ebenso unzählbaren Tieren, von Wurzelfüßlern, Infusorien, Würmern, Schnecken, Milben, Insekten, Fischen und Lurchen – das ist Sumpfboden» schreibt Francé.*

Ein Auf und Ab im Werden und Entwerden, das ist die Welt der Sümpfe, wo immer sie auf Erden auftreten, und sie werden überall gleichartig angetroffen. In einem solchen Geschehen liegt dann ein Anklang an jene Anfangszustände unserer Erde vor, wo sich die Elemente noch nicht klar voneinander geschieden hatten. Feuchtigkeit und Dampf durchzogene Atmosphäre – am stärksten heute natürlich in den Tropen – lagert über allem schlammhaften chemischen und antichemischen Geschehen solcher Erdzustände.

Das Entstehen von Mooren, von Hochmooren insbesondere, geschieht oft auch ganz anders und originärer. Extrem hohe Luftfeuchtigkeit in Verbindung mit undurchlässigen Bodenschichten sind Voraussetzungen, denen ein entsprechendes erdätherisches Verhalten zugrunde liegt. Hier findet das Bleichmoos, Sphagnum, günstige Entfaltungsbedingungen, hier wächst und wuchert es langsam aber beharrlich. Hier stirbt es – nie vergehend – nach unten ständig ab, und wie ein Schwamm saugt es vermöge der unendlich vielen Zwischenräume zwischen den unzählbaren Pflanzen und ihren Blättchen das Wasser auf und hält es, – nicht etwa durch ein Leitungssystem. So bilden sich ganz

* Francé, R. H., Das Leben der Pflanze, Stuttgart 1906.

verstreut «Moorinseln» (gleich Myogelosenbildungen beim Menschen) von geringster Ausdehnung bis zu großen Flächen.

Wer wird bei derartigen Erlebnissen eines Naturgeschehens nicht an manche Schilderungen Dr. Steiners in seinen Vorträgen über den Mondenzustand bestimmter Prägung erinnert?

«Die Mondmasse selbst war ein Pflanzenmineralreich, es war wie ein Torfmoor, eine Masse von Pflanzen, halb lebendig...» (Weltanfang und Weltenende, Hannover 21. 9. bis 4. 10. 1907). Wenn man die angedeuteten Vegetations- und Erdmetamorphosen lokalerer Artung in ständigem Übergange – vor- und rückwärts – sich genügend lebendig verbildlicht, ohne eine bestimmte Stufe für wesentlicher zu halten und an ihr haften zu bleiben, dann wird es nicht schwer – auch an Hand der Fachliteratur – alle Formen, die hier nicht weiter ausgeführt werden können, sich in ihrem Werden vorzustellen: von den Sümpfen – dem Kalksumpf, dem Quellsumpf am Berghang, den Sümpfen der Tropen – zu den Flach- oder Wiesenmooren, den Zwischenmooren und den Hochmooren. Entscheidend wandelt sich z. B. das Sumpfgeschehen, wo es allmählich zu Bildungen von Rieden und Brüchen und von dort aus zu Wiesen- oder Flachmooren kommt.

Torfbildung ist das Charakteristikum aller Moore, Torfbildung vor allem aus bestimmten Moosen, dem Bleichmoos, Sphagnum – zumeist Torfmoos genannt –, das bei uns in 27 Arten vorkommt. Es lebt in den Hochmooren oder bereitet ihre Bildung vor. Aus Milliarden von kleinsten Moospflanzen, die nur in ihren obersten wenigen Zentimetern leben und nach unten wohl meterlang abgestorben sind, bildet sich der Torf. Es enthält bis zu 96% organische Stoffe und bietet darum grünen Pflanzen keine Ernährungsgrundlage. Die Moose sind selber nur auf die aus der Atmosphäre aufzunehmenden Mineralien angewiesen. Drum ist das Torfmoor, der Torf an sich, ein Fremdkörper im Erdgeschehen geworden. Die Erde vermag nicht mehr hindurchzuwirken, ihre Strahlung verbindet sich nicht mehr mit jener des Umkreises, des Kosmos. Sie strahlt praktisch die kosmische Strahlung einfach zurück, und wieder haben wir ein mondenähnliches Verhalten, in dessen Bereich das Gedeihen anderer Pflanzen von einem bestimmten Grade eines solchen Zustandes ab unmöglich wird (z. B. für Arnica montana usw.). Wo die Torfschicht von den Wurzeln nicht mehr durchdrungen wird, verschwinden die Pflanzen, abgesehen davon, daß die Säurebildung des Torfmooses ihnen schon meistens das Lebenslicht vorher auslöscht. Zwar wird dieses Moos durch Kalk vertrieben, doch treten dann andere Moose an seine Stelle, und mit ihnen zusammen bewirken andere Pflanzen die Vertorfung. In den *Übergängen* zu diesen stärksten Ausbildungen der Moore finden wir nun auch unsere oben erwähnten Heilpflanzen.

Die Mehlprimel, Primula farinosa, gedeiht im Flachmoor, in sumpfigen Wiesen, im Hochgebirge, in den Alpen bis an den Fuß der Berge. Dort überzieht sie zur Blütezeit im Mai strichweise die sumpfigen Wiesen und flacheren Moorgegenden mit einem rosavioletten Schleier.* Aus kurzem, etwas schräg im Boden liegendem, walzenkegelförmigem Wurzelstock, der lange, relativ harte Wurzeln ohne viel Nebenwurzeln durch das Erdreich sendet, erhebt sie sich über das in der Umgebung wachsende Hartgras mit einer dicht gestauten Blattrosette. Die einzelnen länglich- verkehrteiförmigen Blätter sind eng gedrängt um ihren spiraligen Ansatzpunkt. Im Knospenstadium sind sie nach rückwärts eingerollt. Das entfaltete Blatt zeigt oberseits dunkelgrüne Färbung, leicht wachsartigen Glanz und ist etwas runzelig; unterseits zeigt es eine weiße Färbung infolge eines dichten mehlstaubartigen Belages, der nur die Nervatur des Blattes frei läßt. Die Blätter entfalten sich aus einem kurz-breiten oder aber aus einem langschmalen Blattstiele und sind an den Rändern besonders der Spitze fein gezähnt, oft aber auch glattrandig. Sie erreichen eine Länge von 1,5 bis 8 cm und eine breite von 0,3 bis 2 cm. Aus der

* Nicht das reine Sumpfgeschehen, in dem noch freier Kalk im Wasser vorkommt, ist für Primula farinosa das Lebenselement. Sie bevorzugt die sauren und die Torf-Böden. Zwar braucht auch sie Kalk; doch holt sie ihn sich aus dem Torfe selbst heraus, wo er gebunden enthalten ist. In der Torfasche finden wir ihn nachweisbar.

Rosettenmitte erhebt sich der Blütenschaft in einer Länge von 1 bis 25 cm, zumeist um ein Vielfaches länger als die Blätter. Wie wir es vom Mohn (Papaver somniferum) her kennen, trägt er sich vor der Blütenentfaltung gebeugt, und die Knospen der Dolde schauen zur Erde hinab, ehe sie sich im Aufblühen ganz aufrichten und sich dem Sonnenlichte voll darbieten. Das obere Schaftende und der Kelch in den Ausschnitten sind ebenfalls hell bestaubt. Die Hüllbätter kommen aus breitem, verdicktem Grunde hervor, werden schmallinealisch spitz, leicht gezähnelt und sind zur Blütezeit zumeist länger und später, in der Reifezeit, kürzer als die Blütenstiele. Der Kelch ist grün, stumpfkantig-walzig von 3–6 mm Länge mit tiefen Einschnitten. Die Kelchspitzen zeigen eiförmig-spitze bis abgerundete Zähne. Die vielblütige Dolde kann sich bis zu einer Kugelform entfalten, doch sind zumeist nicht so viele Blüten vorhanden. Die Blütenkrone ist rotlila bis hellpurpur, ganz selten bläulich, dunkelpurpur oder weiß. Im Kronenschlund leuchtet intensives Gelb, während die Kronenröhre außen und innen grünlichgelb schimmert. Der Kronensaum bildet einen flachen Teller mit verkehrt herzförmigen, spreizenden, eingeschnittenen Lappen und hat einen Durchmesser von 1,0 bis 1,6 cm. Die Fruchtkapsel ist walzenförmig, 5–9 mm lang und 1- bis 2mal so lang wie der Kelch. Sie erscheint merkwürdig verkrallt und verhärtet in sich, so daß der ganze Fruchtstand nichts mehr aufweist von der graziösen Lieblichkeit der Mehlprimel im Mai. Die Hauptblütezeit ist der Mai, doch reicht sie strichweise bis zum August hin. Die Mehlprimel ist stellenweise ausdauernd, stellenweise muß sie jedes Jahr neu aussäen. Sie tritt zumeist gemeinsam mit Gentiana verna und Tofielda calyculata, der Simsenlilie, auf, als wären sie eine Funktionsgemeinschaft im Frühlingsgeschehen der Flachmoore.

Auffallend ist, daß Primula farinosa die weitverbreitetste Art der Primulaceen ist. Wie ein Gürtel zieht sie sich im ganzen gemäßigsten und subarktischen Gebiet der nördlichen Halbkugel um die Erde und strahlt in Ostasien in die Arktis hinein und bis nach Japan, in Nordamerika bis Colorado südwärts. Auf der südlichen Halbkugel ist sie die einzige Primelart und tritt dort in den südamerikanischen Anden bis nach Patagonien und auf den Falklandinseln auf. Nach Hegi wird sie dort von *Dusén* als Wiesenpflanze des Steppengebietes und als Sumpfpflanze geschildert. In Europa trifft man sie im südlichen Skandinavien, an den Ufergebieten der Ostsee, in Nordengland und Schottland, in den Pyrenäen, Zentralspanien, Karpathen (Tatragebiet), Kroatien; in Norddeutschland im nordöstlichen Mecklenburg, in Vorpommern, Uckermark und Memelgebiet. Sie bevorzugt kalkhaltiges vor kalkarmem Gestein. Das gilt besonders für ihr Vorkommen in den Alpen.

Über die der Mehlprimel eigenen Inhaltsstoffe gibt Wehmer nach älteren Untersuchungen einige Angaben, die natürlich nachgeprüft werden müßten, die aber doch interessieren können, wenn sie sich auch nur auf die Aschenbestandteile beziehen.

Asche der *Primula farinosa:*

	Asche	K_2O	Na_2O	CaO	MgO	Fe_2O_3	P_2O_5	SO_3	SiO_2	Cl
Wurzel:	8,37%	2,5	21,1	25,86	4,8	1,2	3,87	2,7	30,2	3,6
Blätter:	11,7%	20,2	8,7	25,8	19,3	1	4,5	5,9	9,5	11,0
Stengel:	5,9%	32,6	8,4	21,2	9,8	0,2	8,2	1,6	6,3	11,2
Blüten:	5,8%	37,7	4,7	14,3	10,4	0,6	10,1	6,5	12,9	6,3
Zum Vergleich die Aschenergebnisse der Blätter von *Primula officinalis:*										
Blätter:		36– 38,8	6– 10,5	10,5– 6,0	7,4– 9,7	1,6– 2,2	3,6– 5,4	1,7– 2,2	8– 12	8,6– 20,6

Wie alle Primulaceen enthält auch die Mehlprimel Saponine. – Den überreich auftretenden, «staubigen» Blätterüberzug bezeichnet Wehmer als fast reines *Flavon,* das ein in der Richtung des Blütenstaubes liegendes Pflanzenprodukt darstellt. Der Blütenstaub gehört wiederum rein der Wärmesphäre an. Treten solche Stoffe in der Blattregion auf, so sind sie ein sprechender Ausdruck für den intensiven Blütenprozeß, der sich aus den Kräften des aufsteigenden Jahres über die Pflanze ergießt und doch klar von ihr beherrscht wird.

Das oben geschilderte Versumpfungs- und Vermoorungsgeschehen, in dem das Stagnieren des irdischen Flüssigkeitswesens und seine mangelnde Durchlüftung in umschriebenen Regionen den örtlichen Ausdruck finden, war vor Jahren in einem Gespräch zwischen W. Pelikan und dem Referenten ein Bild für den träge ablaufenden Eiweißstoffwechsel im Menschen mit seiner mangelnden Harnsäureausscheidung als Schwächeausdruck der Ich- und Astralorganisation.

Inmitten eines ähnlichen Stagnierens natürlich lebendigen Geschehens wächst nun unsere *Mehlprimel.* Aus ihrer gestauten, gehäuft zähblättrigen Rosette trägt sie fernab vom absterbenden oder entartenden Boden in wundervoller graziöser Stengelhaltung ihre wärmehaft impulsierte, rötlich-violette Blüte. Es gibt wenig Blütenstände, denen ein so graziöser, langer, das Sonnenhafte klar aussprechender Stengel als Thron dient, ein Triumph obersonnigen, astralischen Geschehens, das dem absterbenden Moorleben abgerungen ist. Eine solche Pflanze muß Heilwirkungen haben, Heilwirkungen in der angedeuteten Richtung.

Die vieljährige Anwendung gab den rationellen Überlegungen recht. Eine neue Heilpflanze war gefunden für alle möglichen Gelenkerkrankungen! Leider hatte der Krieg viele der alten Krankengeschichten vernichtet. So mußten nun neue Behandlungen durchgeführt und neue Krankengeschichten gewonnen werden, die den Heilwert der Primula farinosa neuerlich ausweisen können und anregen möchten zu weiteren Versuchen und Anwendungen.

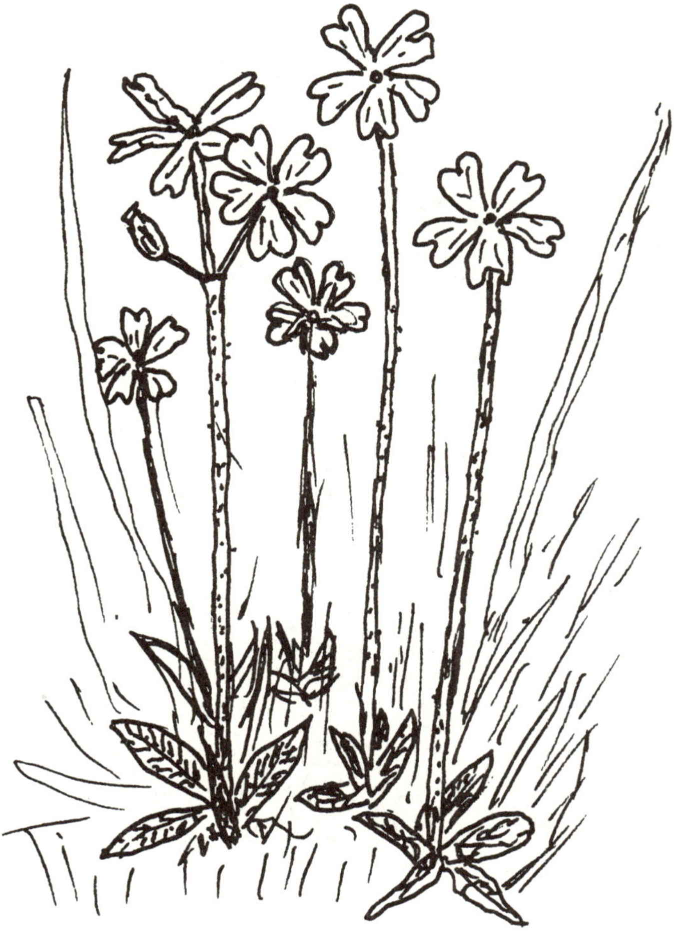

Mehlprimel
(Primula farinosa, L.)

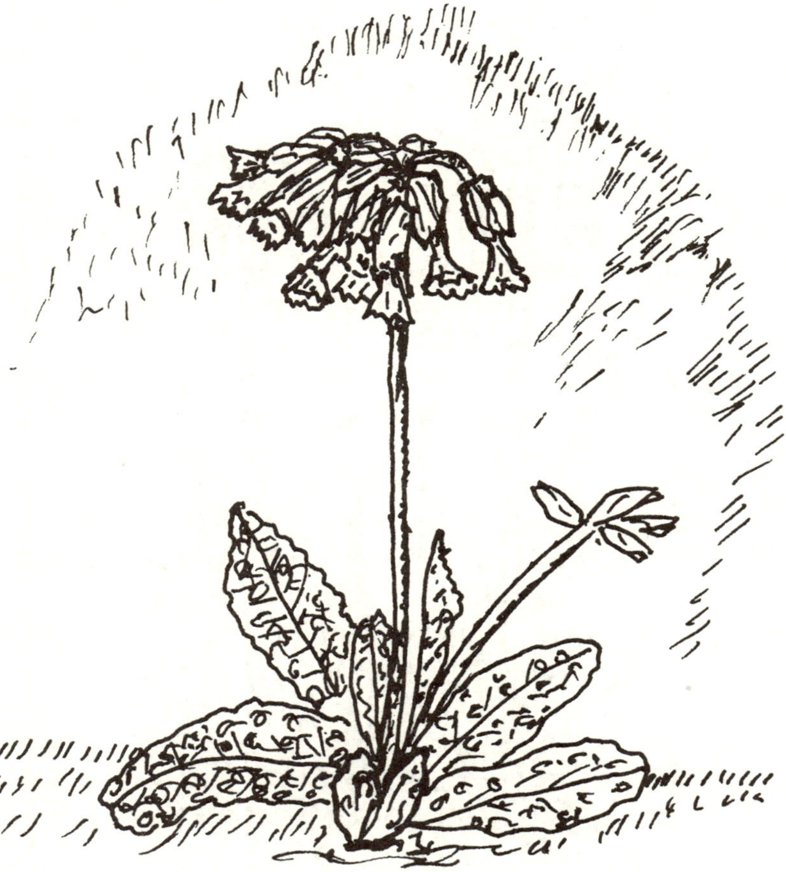

Primel
(Primula officinalis, L.)

Primula elatior und Primula officinalis

Die hohe und die Frühlings-Schlüsselblume

Greift man das gestaltlich sich äußernde Entwicklungs- und Wandlungsthema auf, das beim Cyclamen europaeum angeschlagen wurde, so erscheint die kugelbildende Gestaltungskraft nach ihrer Betätigung am Hypokotyl des Alpenveilchens allmählich über der Erde und beschränkt sich auch nicht mehr auf die Hypokotylregion. Sie geht über auf die Blattregion und bildet auf der Erde Kugel- und Halbkugel-Polster, wie sie Hegi schematisch darstellt als «Radialvollkugelpolster» von der Androsace Helvetica, L. (s. Textabbildung a) und als «Flachhorstpolster» von der Androsace alpina, L. (Abb. b). Bei den Androsaceen, den Mannsschildgewächsen, finden wir diese ausgesprochene kugelbildende und sphärende Tätigkeit bereits oberhalb der Erdfläche in Bewegung, denn sie wirkt hier sogar übergreifend auf mehrere Individuen (Abb. b). Andrerseits kann es z. B. bei Androsace Hausmanni auch zu vollkommener Kugelbildung kommen, wenn diese Pflanze ein bis zu 4 cm hohes Stämmchen bildet. In diese Blattkugel sind wie bei allen Androsaceen die Blüten «hereingezogen» oder nicht voll aus dem Blattbereich entlassen. Alle Einzelheiten dieses Themas hier durchzuführen, ginge über den Rahmen der gestellten Aufgabe hinaus. Das wäre die Aufgabe einer geisteswissenschaftlichen Botanik. Da die Androsaceen unseres Wissens kaum eine arzneiliche Bedeutung haben, wenn auch bei ihnen Saponingehalt festgestellt wurde, so rücken anschließend die in dem gekennzeichneten Formgeschehen nächsten Heilpflanzen dieser Familie in den Blickpunkt unserer Betrachtungen. Das sind vor allem die Primula farinosa und die Primula elatior, dann die Primula veris oder officinalis.

Bei der Darstellung der Mehlprimel wurde die häufig auftretende Kugelform der Blütendolde kurz beschrieben. In ihr spiegelt sich die Sphärenkraft in ihrer eigenen Region, in die sie durch den Blütenstiel hinaufgehoben ist. Ganz ähnlich, aber doch abgewandelt, liegen die Vorgänge bei der hohen Schlüsselblume, für die auf das Formgeschehen hier nochmals eingegangen werden soll. Wenn bei der Mehlprimel nicht ausführlicher dabei verweilt wurde, so geschah es, weil dieselben gestaltenden Formkräfte dort als Milieu gestaltende Kräfte in Sumpf und Moor dargestellt werden sollten.

In der Beschreibung des Cyclamen europaeum wurde darauf hingewiesen, daß sich das sphärende Gestalten bei Primula farinosa einmal in den Umkreis erhebt in der Blütenstandsgestaltung und zum andern in der Blattrosette, als in die Fläche projiziert, erscheint. Ganz ähnlich wirken diese Kräfte bei der Primula elatior, obconica, denticulata u. a. Während unser hohes Himmelsschlüsselchen teilhat an diesen Formgestaltungen und auch an ähnlichen Umweltsverhältnissen, die der Mehlprimel zur Heimat werden, nimmt doch Primula elatior (ebenso Pr. vulgaris und officinalis) noch ein anderes Wirken in sich hinein, das ihr in der Blütenfarbe ein neues Signum aufprägt.

Primula elatior lebt in den Übergangszonen jener bei der Mehlprimel charakterisierten Landschaftsverhältnisse. Sie steigt allerdings nicht so weit hinein in die «absterbenden» Erdgebiete wie Primula farinosa, findet sich aber doch in den Randzonen von Moor und Sümpfen, besonders dann in feuchten Wiesen, in Flußauen, in feuchten Auwäldern und Gebüschen und steigt von der Bergzone hinab bis in die Ebene. Die Nordhänge und der feuchte Schatten sind ihr Lebensbereich. Wohl trifft sie zuweilen auf die Primula veris (= officinalis), doch durchdringen sich niemals die von beiden Arten belebten Areale, zumal die Ansprüche der «echten» Schlüsselblume etwas anders geartet sind als die der «hohen» Schlüsselblume.

Aus kräftigem Wurzelstock entwickelt *Primula elatior* schon im Spätsommer und Herbst eine kleine Blattrosette, die grundständig bleibt. Dicht behaarte, anfänglich rückwärts eingerollte, mehr oder weniger runzelige Knospenblätter drängen sich zusammen, um sich dann früh im neuen Jahre – oft schon im Februar – kräftig zu strecken und bis zur Blütezeit eine Länge von 3–6 cm zu erreichen. Nach der Blütezeit wachsen sie noch wesentlich länger aus. Die Blätter sind in der Jugend unterseits leicht graugrün, stark behaart, besonders auf den Blattrippen, die mit den Seitennerven ein stark profiliertes Blatt gestalten, das anfänglich schmal-eiförmig und an den Spitzen abgerundet ist. Später erscheint es in der Streckungszeit zugespitzter, während die Blattränder dann in die Fläche sich ausbreiten und durch die vortretenden Blattnervenenden unregelmäßig spitz gezähnt sind. Die Hauptrippe der Blätter ist im ausgewachsenen Zustande oberwärts eingezogen und liegt unterseits stark auf. Ähnlich, nur feiner ist das Bild, das die Blattnerven bieten. Die Blattspreite, die sich zum Blattgrund spitzig verschmälert, setzt sich noch schmalflügelig am Stiele fort.

Früh im Jahre schieben die Blütenschäfte sich aus der bodenständigen Blattrosette nach oben und tragen die Blütenknospen in der anfänglich erdwärts gerichteten Hängelage dem Lichte entgegen. Im Entfalten richten sich diese auf und bilden eine zumeist einseitswendige, vielblütige Dolde, die unter geeigneten Lichtverhältnissen wie bei der Mehlprimel zu einem vollen sphärischen Blütenstand werden kann. Die Blütenschäfte überragen die Blätter zumeist und werden bis zu 30 cm hoch. An ihrem Ende teilen sie sich auf in feine bis zu 2 cm lange Blütenstielquirle, die jeweils aus trockenhäutigen Hüllblättern die Blüten entlassen. Der eng umschlossene Kelch ist walzenförmig und scharfkantig. Während die übrigen Teile blaßgelb sind, zeigen diese Kanten grüne Färbung. Die oft duftlose Blütenkrone ist zumeist blaßschwefelgelb und wird beim Trocknen wieder grün. Die Kronröhre ist so lang wie der Kelch, oft sogar etwas länger. Ihr Schlund ist mit blassem grünlichgelbem bis blassem hellorangem Farbring umsäumt. Der Kronensaum ist flach oder weit trichterförmig, von einem Durchmesser bis zu 2,5 Zentimetern. Der Saum ist geformt aus 5 verkehrt-herzförmigen Zipfeln, die der Blüte ein stark durchgestaltetes und wohlgeformtes Aussehen verleihen. Die fast zylindrische Kapsel überragt den Kelch mehr oder weniger. Dunkelbraune Samen von 1–2 mm Länge füllen die Kapseln und zeigen grubigwarzige Oberflächen, die sich über ein ganz unregelmäßiges Vierflächnergebilde hinziehen. – Die Blütezeit der hohen Primel reicht zumeist vom März bis Mai.

Wer die *Primula veris* (= officinalis) in ihrem Lebensbereiche aufsucht, dem begegnen andersartige Erscheinungen der elementarischen Umwelt, als Pr. elatior sie für ihr Dasein auswählt. War ihr Element die kühle, halbschattige Feuchte, so lebt die offizinelle Primel im Bereich der lichthaften, windigen Kühle auf offenen Wiesen, an wiesigen Berghängen, über die unablässig ein kräftiger Bodenwind hinfegt. Selten gedeiht sie auch in lichten Gebüschen.

Die Arzneiprimel ist ebenso ausdauernd wie die Schwester, hat aber nur einen ganz kurzen, federkieldicken, walzigen, schuppig-höckerigen Wurzelstock, aus dem zur engen Blattrosette zusammengedrängt schon im Herbst die jungen Blattknospen und Blättchen hervorkommen. Der Wurzelstock ist im frischen Zustande hellgrau bis hellbraun, innen weißlich-gelblich. Aus dem Rhizom streben zahlreiche weißgelbliche, feste Wurzeln in den Erdboden. Ihr Duft ist angenehm aromatisch, eine Mischung von Salicylsäure- und Anisduft. Der Geschmack ist bitter und reizend.

Die jungen Blättchen sind anfangs rückwärts eingerollt und bieten mit ihren runzeligen Blattflächen und dem welligen Blattrande noch verschiedene Formmöglichkeiten. Zumeist werden sie eiförmig, mehr oder weniger langgestreckt und vorn abgerundet. Die Blattfläche verschmälert sich abrupt in den Blattstiel, den sie mit einer schmalen Flügelung begleitet. Ist die Blütezeit gekommen, dann haben die Blätter zumeist eine Länge von ca. 6 cm, die sich späterhin noch weiter streckt. Der ehemals wellige

Rand zeigt jetzt unregelmäßig geschweifte Zähnelung, die durch kleine stumpfe Zähnchen unterteilt wird. Die Blattnerven, im unteren Teil stärker hervortretend, sind oberflächlich eingezogen und liegen unterseits stärker auf. Gegen die Blattspitze und gegen die Ränder sind sie weniger aufdringlich, stärker verzweigt und bergen zwischen sich die gestaute, schrumpfige, typische Primelblattfläche. Die Blätter sind duftlos und schmecken schwach bitter.

Ebenfalls aus dem Wurzelstock erhebt sich der Blütenschaft bis zu 20 cm Höhe. Er ist von geringerer gequollener Plastizität als die Blattstiele und zumeist länger als die Blätter. Er entwickelt eine vielblütige Dolde aus weißlich-gelben Hüllblättern heraus. Diesen Blüten entströmt angenehmer, honigartiger Duft, der durch Trocknen verschwindet. Ihr Geschmack ist honigartig, süß. Die einzelnen Blütenstiele werden 1–2 cm lang, tragen einen weißlich-grüngelblichen, glockenförmigen, aufgeblasenen Kelch mit scharfen Kanten, die oft in stacheligen Spitzen auslaufen. Die wohlduftende Blumenkrone ist dottergelb. Die enge Kronröhre kann länger oder kürzer als der Kelch sein. Am Schlunde zeigen sich 5 orangefarbene Flecken. Der Kronsaum ist leicht glockig geöffnet, von 1–1,5 cm Durchmesser und zeigt herzförmige Lappenbildung, wobei die Herzform mit ihrer Spitze zum Lumen der Kronröhre zeigt. Die Herzöhrchen neigen oft zur Achsenmitte, wodurch die ganze Blüte eine Ähnlichkeit mit den Unterhosen der Urgroßmütter bekommt. In dem Kelch – nur halb so lang wie dieser – sitzt die ovale Kapsel, in der sich die Samen entwickeln. Diese erreichen eine Größe von 1–2 mm, sind dunkelbraun, feinwarzig-grubig und zeigen zumeist Formen, die von verzerrten Vierecken begrenzt werden, wobei nach den beiden Polen eine gewisse unregelmäßige Zuspitzung stattfindet. Sie sind etwas kleiner als die Samen von Primula elatior, auch ihre Oberfläche ist nicht so grobwarzig wie jene. – Die Blütezeit der Arzneiprimel ist später als die der hohen Primel, etwa April und Mai; aber sie ist auch kürzer.

Versucht man die Primula officinalis vergleichsweise der Primula elatior gegenüberzustellen, so ergeben sich etwa folgende auffälligere, äußere Unterschiede, die aber durchaus nicht immer alle anzutreffen sind.

	Pr. officinalis	Pr. elatior
Lebensmilieu:	lichte, trockene Kühle	halbschattige, feuchte Kühle
Wurzelstock:	kürzer als bei Pr. elat.	länger als bei Pr. offic.
Blattrosette:	oft von Anbeginn flacher	Jungblätter anfangs aufrecht
Blütenschaft:	kürzer und plastischer	länger und drahtiger
Haarkleid:	verkahlt leichter rotköpfige Drüsenhaare	verkahlt seltener, ausgesprochen starker Flaum
Blüte:	kleiner, gedrungener, in sich gestauter und plastischer als bei Pr. elat.	größer und flächiger als bei Pr. offic.
	goldgelb	blaßgelb
	rötliche Flecken am Schlunde	.V.
	duftend	oft duftlos (nicht immer!)
Samen:	kleiner als b. Pr. elat.	größer als bei Pr. offic.
Blütezeit:	April und Mai, d. h. später und kürzer als Pr. elatior	März bis Mai, d. h. früher und länger als Pr. officinalis.

Eine Besonderheit beider Primelarten ist die sogenannte «Heterostylie», die «Verschiedengriffeligkeit». Es gibt bei beiden Arten Blüten, die in ihrem Aufbau offenbar den eingreifenden Kräften in verschiedener Weise gehorchen; so treten Blüten mit kurzen oder mit langen Griffeln auf. Bei Vorhandensein von kurzen Griffeln überragen die Staubgefäße die Griffel, bzw. sind sie höher an der Kronröhre angesetzt als bei langen Griffeln, die dann wieder die Staubgefäße überragen. Einzelheiten sind in den fachbotanischen Schriften nachzulesen.

Als festgestellte Endprodukte der stofflichen und stoffwandelnden Prozesse hat das chemisch-analysierende Bemühen in beiden Heilpflanzen folgende Stoffe aufgefunden, die in der Literatur laut Wehmer verzeichnet sind:

«Primula officinalis (P. veris) Arzneiliche Primel oder Himmelsschlüssel – Europa, Kleinasien – Radix und Flores Primulae, früher Drogen.

Wurzel enth. Volemit, doch keinen vorher angegeben. Mannit.; glykosid. Saponin Cyclamin, wohl Primulin früherer, auch ist glykosid. Saponoid Primulinsäure beschrieben (in Primulingeninsäure, Volemit und reduz. Zucker spaltend); neuerding saures krist. Saponin Primulasäure angegeben (wirksam. Prinzip, brechenerreg. 5%), andere Saponine angebl. nicht vorhanden; 8–10% Saponine. Sogen. «Primelkratzstoff», flüchtiger anisartig duftender Primulacampher; ist β-Methoxyresorcylsäure-Methylester und nicht fertig vorgebildet, sondern enzym. Spaltprodukt eines Glykosids. Vorhanden sind nach späteren aber 2 isom. Glykoside (frisch bis 0,2%): 1) Primverin $C_{20}H_{28}O_{13}$ Fp. 203° (spaltet mit Säure in 1 β-Methoxyresorcylsäure-Methylester und 2 Monosen (Hexose und Pentose), mit Enzym Primerase dagegen in den Ester und 1 Primverose $C_{11}H_{28}O_{10}$); 2) Primulaverin $C_{20}H_{28}O_{13}$. Fp 163° (als solches nicht isoliert, spaltet in m-Methoxysalicylsäure-Methylester, obigen β-Ester und 2 Monosen). Enzym Primverase, wohl ident. mit Betulase bzw. Gaultherase.

Die beiden Glykoside Primverin und Primulaverin sind neuerdings auch (weshalb?) als Primverosid und Primulaverosid bezeichnet (ihr Spaltprodukt Primverose = Xylosido-Glucose soll ident. sein mit Xyloglucose aus Gentiacaulosid [Gentiacaulin], Monotropitin [Monotropisid] und Rhamnicosid); das Enzym wird gleichzeitig als Primverosidase bezeichnet. – Primverose ist 6-β-d-Xylosido-d-Glucose.

Wurzel gibt etwas äther. Öl: Primelwurzelöl (0,0864%), enth. beide Ester, vorwiegend den β-Methocyresorcylsäure-Ester (früherer Primulacampher).

Blätter enth. dieselben 2 Glykoside und das Enzym, kein Primulin, Saponin 2%. – Asche (%?) enth.: 36–38,8% K_2O, 6–10,5, Na_2O, 10,5 bis 16 CaO, 7,4–9,7 MgO, 1,6–2,2 Fe_2O_3, 3,6–5,4 P_2O_5, 1,7–2,2 SO_3, 8–12 SiO_2, 8,6–20,6 Cl.

Blüten enth. gleichfalls beide Glykoside und das Enzym, liefern ca. 0,00826% äther. Öl mit denselben beiden Estern, Unverseifb. 10–15%; gelber Farbstoff (aus Flores Primulae). Im Destillat der Blüten: NH_3.»

Wohl erwähnt Wehmer die Primula elatior, doch versteht er darunter die rotblühende Gartenprimel, die eine Spielart der gelben hohen Schlüsselblume ist.

Nach *Boas* fallen die beiden Primelarten auf «durch reichen Gehalt an Vitamin C». Pr. elatior ist gefärbt durch den wasserlöslichen Farbstoff Xanthochlor. Pr. officinalis durch den Farbkörper, Chromatophor, Karotin. Boas stellte bei Schlüsselblumenblüten fest, daß P. elatior etwa 295 mg C, während P. officinalis (= veris) etwa 250 mg C enthält.

Lewin schreibt: «Primula veris. Die Schlüsselblume enthält neben der Saponinsubstanz Zyklamin die Glykoside Primverin und Primulaverin, von denen das erstere den sogenannten Primulakampfer liefert, der der Methylester der m-Methoxysalizylsäure ist. Das ätherische Öl, das sich aus dem Primulaverin durch Hydrolyse bildet, ist ein Gemenge von den Methylestern der p-Methyläther-β-Resorzylsäure und der m-Methoxysalizylsäure. Das Ferment ist die Primverase. Auch die Schlüsselblume übt an Schleimhäuten Reizwirkungen aus.»

Unsere Arzneiprimel ist in früheren Zeiten im Bereich ihres Vorkommens schon ein geschätztes Heilkraut gewesen. Dafür sprechen einmal die noch heute lebenden Volksbräuche, zum andern aber die Kräuterbücher der ersten Arztbotaniker. So schreibt H. Bock über sie:

«Bey den Apoteckern vnd jhren Meystern / heyßt diß gewächß Herba paralysis». / »Das Schlüsselblümenkraut ist warmer vñ etwas druckener substantz...» / «Schlüsselblümen Conserua oder Zucker / vnd auch das gebrant wasser dauon / gibt man den schwachen onmechtigen menschen / so gar keyn krafft haben / vnd durch lange siechtagen verfallen seind / deßgleichen denen so der schlag gerürt hat / vnd soll ein experiment sein. Mag auch wol zü andern innerlichen presten genützt werden

/ dann es ist Schlüsselblümen ein sonderlich confortatiuum / vnd sterckung züm hertzen.»

«Die blümlin vnnd auch die bletter seind heylsam / drucken nider die geschwulst von gifftigen thiere entstanden / heilen auch andere Wunden / mit dem gebrannten wasser geweschen / vnd die bletter darüber gelegt.»

«Schlüsselblümen wasser ist ein experiment für hauptweh / dz von hitzen kompt.» / «Die stoltzen weiber lassen jne allein außgerupffte blümlin distillieren / züuer mit wein besprenget / mit solchem Wasser wäschen sie jhre angesichter / der hoffnung es sollen alle flecken / rysame / masen vñ anders / dardurch mit täglichem nützen außgetilget vnd vertriben werden.»

Auch Brunfels, Fuchs, Matthiolus und Geßner erwähnen die Primel unter verschiedenen Namen. Madaus zitiert folgende Verse über sie, in die der Arzt J. Becker (um 1662) in seinem «medizinischen Parnas» die Wirkungen zusammenfaßt:

«Die Schlüsselblume wärmt, sie trocknet und erweicht,
Stillt Schmerzen, in dem Schlag sie bald ein Mittel reicht,
Vertreibt die lauffend Gicht, zu böser Tiere Biß
Hält man die Schlüsselblume für köstlich und gewiß.»

Aus den von Hovorka-Kronfeld angeführten Volksbräuchen seien nur folgende wiedergegeben: nach ihm ist die Arzneiprimel angeblich das Geheimmittel der Seiltänzer, das sogenannte Schwindelkraut, dessen Wurzel sie vor dem Betreten des Seiles kauen. – Um sich gegen böse Halsdrüsen zu sichern, soll man nach dem Rat der Bukowiner Rumänen 3 Primelblüten verschlucken.

Fr. Müller gibt an, daß die ausdauernde gewürzhafte Wurzel zur Verbesserung des Bieres verwandt wurde. Er behauptet, daß für Schafe, Ziegen und Schweine die Primel ein gutes Futter sei, dagegen nicht für Rindvieh.

Auch Marzell führt über die Primula officinalis verschiedene historische Daten an. So ist sie im alten Griechenland – da sie dort nicht vorkommt – nicht angewandt worden, wohl aber in Norditalien. Nach ihm nennt Hildegard von Bingen sie zum ersten Male «Hymelslozel» (= Himmelsschlüssel). Im Gart der Gesundheit (Mainz 1485) führt sie auch den Namen «slysselblomen». Bei Brunfels heißt sie «herba paralysis», bei Fuchs «Verbasculum odoratum», bei Matthiolus «primula veris». Geßner nannte sie «arthritica». Auch Marzell führt verschiedene Volksbräuche an. So sollen die Ruthenen Schlüsselblumentinktur gegen das Stottern trinken wie früher gegen die Sprachstockungen nach Schlaganfällen. In Ost- und Westpreußen werden im Frühjahr 3 Schlüsselblumen verschluckt als Schutz gegen «Fieber».

Eigenartig ist der Volksglaube in Frankreich und England, daß die jungen Hühnchen nicht aus den Eiern schlüpfen, wenn Schlüsselblumen in das Haus gebracht werden.

Nach Kroeber ist die heutige Anwendung in der Volksmedizin für Primula officinalis «Bronchialkatarrh, nervöse Schwäche, Gliederzittern, Lähmungen, Nieren-Blasenkrankheiten, Gicht, Rheumatismus, Schwindel, Migräne, Verstopfung, Erkältungskrankheiten, Würmer und offene Wunden». Nach Kahnt wirkt Schlüsselblume anregend auf das Gehirn, schweiß- und harntreibend, beruhigend, schlaffördernd und schmerzlindernd. W. Bohn empfiehlt sie bei halbseitigem Kopfschmerz, Gicht und Gelenkrheuma. Von Geiger stammt die Empfehlung der Wurzel als Ersatz für Rad. senegae. Die pulverisierte Wurzel wurde nach ihm auch im Niespulver verwandt.

Als angebliche «Träger der Primula-Wirkung» werden die Saponine bezeichnet, die wie in allen Primelgewächsen auch in unserer Arzneiprimel vorhanden sind. Ihre Wurzeln sollen bis zu 10% Saponine enthalten; die übrigen Teile weniger. Nach Madaus stellte Kofler im Archiv d. Pharm. i. Ber. dtsch. pharm. Ges. 1928 fest, daß zwischen den Saponinen der Primula *elatior* und der Pr. *officinalis* durchaus unterschiedliche Wirkungen beständen:

> «Auszüge aus Primula elatior führen in geringer Verdünnung zur Agglutination der Blutkörperchenaufschwemmung. Erst bei stärkerer Verdünnung tritt Hämolyse ein. Bei Primula offi-

cinalis unterbleibt auch bei stärkerer Verdünnung die Hämolyse. Auch die Saponine der beiden Arten unterscheiden sich. Das Saponin von Primula officinalis, die kristallisierte Primulasäure, wirkt bei intravenöser Anwendung als Nierengift, während das amorphe Elatior-Saponin vor allem die Leber schädigt. Beide Stoffe schädigen im Gegensatz zu anderen Saponinen Milz und Knochenmark nur wenig.»

Im übrigen scheint die analytische Chemie sich noch nicht ganz einig zu sein über die Saponinverhältnisse innerhalb dieser Primulaceen. Es geht fraglos zu weit zu behaupten, die Heilwirkung hinge allein an den oben aufgeführten Saponinen. Primula officinalis und auch Pr. elatior üben als ganze Heilpflanzen eine ganz typische Heilwirkung aus, die sich niemals aus den Zerstörungsprodukten der Analyse ableiten lassen. Um im Bilde der alten Pflanzenbezeichnungen (Hl. Hildegard usw.) zu bleiben: die Saponine führen an die «Himmelstüre» heran, öffnen sie und bleiben selber außerhalb, während die heilenden Begleitstoffe einzugehen vermögen. Mit einem solchen Bilde stehen wir direkt in der Bilderwelt der alten Legenden, die sich um unsere Schlüsselblume gebildet haben. So heißt es oft in den nordischen Sagen, daß die Elfen, Nixen, Undinen oder Najaden der Germanen die schöne Blume liebten und beschützten. Marzell und H. Sieg erwähnen beide noch andere Legenden. Eine österreichische lautet etwa: Vor langen Zeiten wollte ein Jüngling mit einem goldenen Schlüssel, den ihm holde Geister angefertigt hatten, die Himmelspforten öffnen. Er stürzte damit aber wieder zur Erde hinab, und als er erwachte, war der Schlüssel in seiner Hand zur Blume geworden, die neben ihm in der Erde wurzelte. – Ähnliche Legenden sind jene, in denen dem Hl. Petrus die Himmelsschlüssel entfallen sind. Wo sie dann auf der Erde auftrafen, wuchsen von da an Schlüsselblumen.

Ein Schäfer in Kolbenkamm in Baden wurde von einer Jungfrau auf eine Wiese geführt, auf der viele Schlüsselblumen blühten. Mit einer Schlüsselblume öffnete er eine versteckte Tür. Er trat in einen Raum, in dem drei Kisten mit Schafszähnen standen, weiter nichts. Der Schäfer war recht sehr enttäuscht. Er steckte einige Hände voll davon in seine Tasche. Über Nacht aber verwandelten sich die Zähne in lauter Gold. Nun wollte er nochmals durch die geheimnisvolle Türe zu den Kisten, aber er hatte sein «Schlüsselchen» nicht mitgenommen, so daß er den Weg nicht mehr fand.

Eine ganz ähnliche Legende wird aus Schwaben erzählt. Ein Kuhhirte bei der Ruine Blankenhorn war recht guter Dinge und steckte sich vor lauter Freude über die schöne Frühlingswelt eine Schlüsselblume an seinen Hut. Plötzlich erschien ihm sein Hut so über die Maßen schwer, und als er nachsah, hatte sich die Schlüsselblume in einen silbernen Schlüssel verwandelt. Während er in dieses Wunder versunken war, erschien ihm eine Jungfrau. Sie zeigte ihm eine bisher verborgene Tür im Heuchelberg und hieß ihn sie aufzuschließen. Er könnte sich von allem, was er dort finden würde, soviel mitnehmen, als er wolle; er solle aber das Beste nicht vergessen. Der Hirt tat, wie ihm geheißen und füllte sich die Taschen mit lauterem Golde, das er dort fand. Als er aber die Türe wieder hinter sich hatte und sie ins Schloß fiel, merkte er, daß er das Beste – die aufschließende Schlüsselblume – vergessen hatte.

Diese Legenden sind Schlüssel sowohl für unsere Heilpflanze als auch für sich selber, und einer Zeit, in der noch mehr Verständnis für eine Bildersprache bestand, waren diese Bilder direkt Wesensvermittlung unserer Primeln. Wir müssen sie uns erst wieder deuten, um dann wieder vor dem zum Teil schon beschriebenen Wirkungsgeschehen der Schlüsselblume zu stehen. Es wird später nochmals darauf eingegangen.

In dem homöopathischen Arzneibild liefert uns das Wesen der Schlüsselblume ein etwas abgewandeltes Bild. Wenn man es auch in den meisten homöopathischen Arzneimittellehren vergebens sucht – woraus wohl auf das geringe Interesse der Homöopathen für die Heilpflanze zu schließen ist –, so bringt Heinigke doch ein ganz anschauliches Bild von ihr. Leider ist dieses in seinem allgemeinen Teil zu stark durch die unphysiologischen Laboratoriums- und Tierexperimente beeinflußt.

Im Bereich des *Kreislaufes* erzeugt Primula officinalis nach Heinigke Herzklopfen mit Schwächegefühl, innere Hitze und Angst, als ob der Schlag treffen sollte. Verlangen nach Kälte. Schweiß auf der Stirn, kalte Hände und Füße. Heißer Kopf mit umschriebener Wangenröte; andrerseits schwitzende Hände und Füße, und der übrige Körper ist kalt. Flüchtige Hitze im Gesicht, Blutandrang nach dem Kopf, aber auch Gesichtsblässe.

Verdauungsorgane: Dünnflüssiger und schmerzloser Stuhl und Übelkeit, die durch Druck auf den Kopf vermehrt wird. Neigung zu Erbrechen mit Speichelfluß. Kollern im Leibe, Stuhldrang. Zunge ohne Belag, aber mit Zahneindrücken. Papillen am Rande sehr rot. Leeres Aufstoßen. Gefühl, als ob die rechte Hälfte der Zunge und Speiseröhre taub wäre. Hohlgefühl und Brennen im Magen und Duodenum. Während des Stuhlganges fieberartige Erscheinungen. Aftertenesmus nach dem Stuhlgang.

Bereich der *Rückenmarksnerven:* Schwere und Zerschlagenheit der Glieder besonders der Schultern. Kurzer, punktförmiger Druck in der rechten vorderen Axillarmuskulatur. Kurzer, intensiver Schmerz neben dem Ansatz des rechten Sternocleidomastoideus. Steifigkeit des Genicks rechts. Bohrender Schmerz im rechten Schultergelenk, Patient kann daher den Oberarm nicht bewegen: besser im Bett und durch Liegen auf dem kranken Teil. Zittern an Händen und Füßen, Prickeln der 4. und 5. Finger beider Hände. Jucken in den Handflächen. Ziehen im Daumen bis zum Vorderarm und in der großen Zehe bis zur Wade. Brennen im rechten Handteller, in den Armen besonders links. Reißen im linken Unter- und Oberschenkel. Gefühl, als ob der linke Fuß geschwollen sei; Reißen und Ziehen darin.

Bereich der *Gehirnnerven* und des *Gehirns:* Hämmerndes, bohrendes, klopfendes, auch dumpfes Kopfweh in beiden Schläfen, im Hinterkopf und über der Stirn; vorwiegend rechts in der Schläfe und morgens; besser durch Druck, schlimmer durch Bükken, Bewegen und während der Eisenbahnfahrt, besser im

Freien, schlimmer im geschlossenen Raume. Gefühl eines Bandes um Stirn und Hinterkopf, muß Kopfbedeckung ablegen. Spannen der Stirnhaut, Brennen und Jucken der Kopfhaut rechts über der Schläfe und am Hinterkopf; Gefühl, als ob man ohnmächtig werden und rücklings hinstürzen würde, als ob das Gehirn schwankte und austreten wollte, als ob ein schweres Gewicht auf dem Kopfe liege. Flimmern vor den Augen, heftiger Schwindel, als ob die Gegenstände sich im Kreise drehten. Völlegefühl im Kopf, Eingenommenheitsgefühl; Gefühl, als ob die rechte Hälfte des Kehlkopfes, der Speiseröhre und Zunge taub wären; brennender rechtsseitiger Halsschmerz, Stechen in der Schilddrüse rechts beim Atmen.

Bereich der *Gesichtsorgane:* Beißende, brennende, stechende Schmerzen in den Augenhöhlen, Empfindlichkeit gegen Licht. Dunkelheit tut gut. Flimmern vor den Augen.

Bereich der *Gehörorgane:* Sausen und Klingen im linken Ohre.

Bereich des *Geruchsorgans:* Druck in der Nase nahe der Nasenwurzel, rechts stärker als links.

Bei all diesen möglichen Erscheinungen ist das Allgemeinbefinden gut; es besteht auch heitere Gemütsstimmung und guter Schlaf mit Träumen.

Heinigke empfiehlt Primula officinalis anzuwenden bei Kranken mit obigen Symptomen bei leichten Hirnkongestionen, die ohne psychische Depressionen einhergehen; bei Migräne, Neuralgien, Schwindelgefühl, geringen Fiebererscheinungen, Nierenaffektion, unreiner und schwacher Stimme, sofern diese nicht durch organische Veränderungen bedingt ist.

Die Einstellung der geisteswissenschaftlichen Medizin zur Primula officinalis ergibt sich aus der nachfolgenden gekürzten Krankengeschichte, in der Dr. Steiner beratend mitgewirkt hat. Es handelt sich um eine 24jährige Frau.

«Vater an Tb gestorben. Die Patientin wurde seit 1921 wegen Tb mit Tuberkulin in höheren Dosen behandelt, später mit Pneumothorax. Dr. Stei-

ner fragt nach schlechter Verdauung. Die Patientin gibt an, daß der Stuhlgang manchmal 4–5 Tage aussetzte; früher war er regelmäßig.
Dr. St.:
Es ist keine von der Atmung ausgehende Krankheit, sondern sie geht vom Darm aus. Die Lunge wird nicht ernährt. Wir müssen versuchen, sie zu behandeln mit

1. Blüten von Johanniskraut, Primula, Hornklee zu gleichen Teilen, jeden Abend eine Tasse Tee;
2. Kupfersalben-Umschlag auf den Leib, ständig darauf lassen – 14 Tage lang;
3. 2 × wöchentlich nachhelfen mit Carbo animalis D6;
4. nach 2 Wochen 8 Tage lang jeden 2. Tag ein Schwefelbad.

Dann von vorn anfangen!
Es ist natürlich schrecklich, in diesen Prozessen mit Tuberculin zu behandeln. Die Lungenkrankheiten gliedern sich in diese zwei Teile:
I. Folgen von krankhaften Atmungsprozessen.
Die sind ganz verschieden von denen, wo
II. die Krankheiten von der Lunge ausgehen.
In diesem Falle handelt es sich um eine ganz und gar nicht richtig mit Nahrung versorgte Lunge, die dadurch alte Bestandteile ausscheidet, die sich entzünden. Wenn man nun diese Sache mit Tuberculin behandelt, dann macht man etwas Entsetzliches, weil man eigentlich nichts kuriert; denn was man zur Not mit Tuberculin kurieren kann, ist ja nicht da; und das wuchert darunter weiter.
Da kommen in Betracht möglichst viel ganz primäre Blüten, die dadurch ihre Wirksamkeit für die Entstehung des in das Blut übergehenden Speisesaftes ankündigen, daß sie namentlich ins Gelbe aufschießen, saftig gelb sind. Das ist die Grundlage. – Die Kupferstrahlung reguliert dann die innere Verdauungstätigkeit. Dann muß man eben den Körper dadurch in Bewegung bringen, daß man ihn badet.
Die Blüten wirken auf den Übergang des Verdauungssaftes in die Organe».

Will man die Wesensäußerungen unserer Arzneiprimel zusammenfassen, so wird man finden, daß ihr «anti-diaphragmatisches» Verhalten eigentlich das Kennzeichnendste an ihr ist, d. h. ihre Fähigkeit, trennende Grenzen zu überwinden oder aufzuschließen. Dieses Verhalten ist schon erkannt von der Hl. Hildegard, die angeblich der Pflanze den Namen «Himmelsschlüssel» gab; dieses Verhalten ist von Dr. Steiner charakterisiert in dem obigen

Zitat: «...Die Blüten wirken auf den Übergang des Verdauungssaftes in die Organe». Dieses Verhalten legt die Pflanze aber auch in ihrem Vegetationsprozeß zur Schau, worauf W. Pelikan einmal hinwies. Die im Lichte keimenden Samen führen im ersten Jahre nur bis zur Blattrosettenbildung. Dann tritt anscheinend Sproßruhe ein. Licht und Sommerwärme bewirken kein Blühen; «aber im Herbste, wenn die Lebensbildekräfte der Erde sich ins Untätige zurückziehen, und überall Abwelken und Sterben beginnt, wenn die direkte sinnenfällige Sonneneinwirkung mehr und mehr abnimmt und die indirekte, während des Sommers im Erdboden gesammelte ihr heimliches Schaffen entfaltet; dann beginnt die Primel ihre Blütenknospen auszubilden». Sie trägt sie dann durch die Winterkälte und im Frühjahr aufblühend den Licht- und Sonnenkräften des neuen Jahres entgegen. Auch hier, also im Zeitlichen, d. h. im Jahreszeitlichen, findet das oben charakterisierte Wesensverhalten der Primel ihren Ausdruck. Primula officinalis steht offenbar am Schnittpunkt eines lemniskatischen Geschehens, in dem das vorher noch äußere Geschehen plötzlich zu einem inneren wird, das obere zu einem unteren und umgekehrt. Auch in ihrer Stoffeszusammensetzung nimmt sie diese Stellung ein. So schließen die Salizylsäure- und Glykosidprozesse wie auch die Saponinprozesse das Stoffgeschehen sowohl in der Pflanze wie auch im Menschen (als Heilmittel) einerseits an die Luftvorgänge an, andrerseits ermöglichen sie eine stärkere Verbindung mit den Flüssigkeitsvorgängen. Im Sinne des anfänglich angeschlagenen Formwandlungsthemas der gesamten Primelfamilie befindet sich die sphärende Tendenz bei unserer Arzneiprimel in ihrem arzneilichen Wirken im Begriffe sich aufzulösen und überzugehen in eine rhythmisierende. Darum erscheint es naiv und willkürlich, den Namen – Himmelsschlüssel – allein von der Blütenform ableiten zu wollen, wie es zumeist geschieht. Diese bildhafte Namengebung nimmt einfach und prägnant Bezug auf das Wesen dieser Heilpflanze und auf das damit verbundene Wirken derselben im Menschen; denn sie schließt wirklich «den Himmel» auf, indem sie die Erdenstofflichkeit der Nahrung in das Geistige verwandeln hilft, bevor sie zur Menschenstofflichkeit wird. Wo dieser Vorgang gehemmt und gestört ist, ist Primula officinalis Heilmittel. So verordnete die Hl. Hildegard sie auch gegen «Melancholie», gegen jenen Zustand im Menschen, der einhergeht mit einem zu starken Physischwerden der inneren Stoffwechselorgane, so daß diese den Vergeistigungsprozeß der Nahrung im Umwandlungsgeschehen nicht mehr vollständig bewältigen können. Wir haben also ein ständiges Wirken lebensätherischer Kräfte in die chemisch-ätherischen hinein. Nichts scheint an unserer Primel äußerlich darauf hinzuweisen, daß neben starker Einwirkung lichtätherischer Kräfte (vgl. Durchlüftung und Stofflichkeit der Pr.) auch dieses Wirken mit ihr verbunden ist. Wenn wir uns allerdings den Samen genauer betrachten, so offenbart er doch in seinen Formen tatsächlich den Siegelabdruck des Lebensäthers. Er zeigt einen unregelmäßigen 4-seitigen und 4-kantigen Körper, der in dieser Art immer wieder ähnlich vorhanden ist, doch niemals absolut gleichmäßig, als ob dadurch sich ausdrücken wollte das ständig labile Verhältnis zwischen chemischem und Lebens-Äther, wie es in den Legendenbildern sich ausdrückt als «silberner Himmelsschlüssel», als «Tür zur Erde» sogar noch in dem Bilde der Schafszähne.

Liegt in der Blütenhaltung der Dolde nicht schon eine Andeutung dessen, was sich in der Samenform nachher wesentlich fester legt?

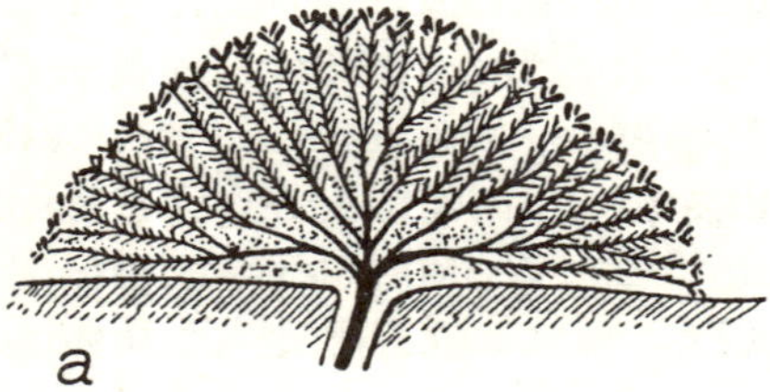

(Androsace Helvetica)

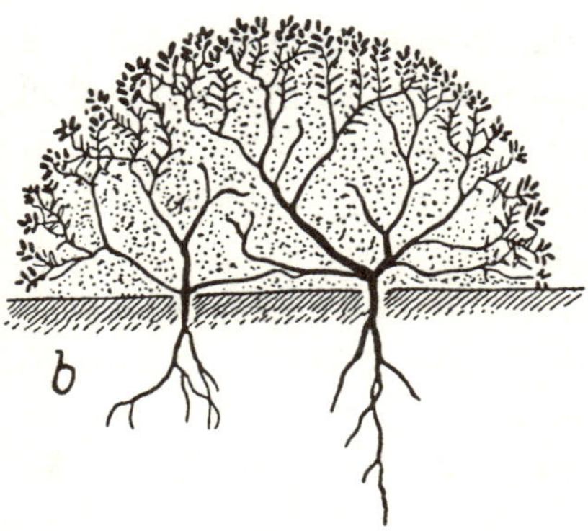

(Androsace alpina)

Teucrium scorodonia
Salbeiblättriger Gamander

In früheren Jahren wurde aus dem Thüringischen zuweilen ein geheimnisvolles Heilmittel gegen eine Unzahl von Krankheiten angeboten, das auf Grund seiner guten Wirkung von Mund zu Mund weiter empfohlen wurde. Ein Geheimmittel war es, bestehend aus 12 Pülverchen mit ebenso geheimnisvoller Gebrauchsanweisung: es mußte um Mitternacht eingenommen werden unter Beachtung bestimmter Fastenvorschriften – vorher und nachher. Vor allem wurde es in Beziehung gebracht zum Monde (ob zum Voll- oder Neumonde ist dem Referenten nicht mehr erinnerlich), dergestalt, daß an 3 aufeinanderfolgenden Tagen, von denen der Mond-bezogene Tag in der Mitte lag, die Pulver trocken eingenommen wurden. Sie waren erschütternd bitter, verfehlten ihre Wirkung aber nicht, zumal wenn diese Kur, wie vorgesehen, vier Monate hintereinander durchgeführt wurde. Nach Aussagen eines längst verstorbenen Kollegen, dem Referent die Begegnung mit diesem Mittel verdankte, bestand es aus nichts anderem als aus pulverisiertem Teucrium scorodonia. Das Wissen um seine große therapeutische Wirkung, dem allgemeinen Wissen entfallen, war in einigen Familien noch bekannt, von Generation auf Generation vererbt und als Familiengeheimnis bewahrt und wurde lukrativ ausgenutzt.

In seinem Handbuch der homöopathischen Arzneiwirkungslehre, Verlag Dr. W. Schwabe, Leipzig, berichtet Heinigke von einem Dr. Martiny, der in der Belgischen homöopathischen Revue 1895 über das gleiche Kraut schreibt, «wie er eines Tages in den Ardennen einen im letzten Stadium befindlichen Schwindsuchtskandidaten untersuchte, dessen Lunge in der einen Spitze eine Kaverne hatte, und welchen er vollkommen aufgab. Ein Jahr später traf Martiny gelegentlich in demselben Orte den schon längst totgeglaubten Patienten in blühender Gesundheit wieder an. Dieses wunderbare Resultat schob der letzte auf den in dortiger Gegend viel wachsenden Gamander, dessen innerlicher Gebrauch ihm von einer alten Frau angeraten sei.» Seit dieser Zeit wandte Dr. Martiny mit gutem Erfolge Teucrium scorodonia an.

Mit diesen Beispielen von dem überkommenen Wissen der Laien von dem Heilwerte eines Krautes mag es sein Bewenden haben. Dr. Rudolf Steiner verdanken wir heute eine rationelle Beziehung zu diesem wertvollen Heilkraute. In den moderneren Heilkräuterbüchern aller bekannten Autoren finden wir Teucrium scorodonia nicht aufgeführt, nur in dem 4bändigen Werke, Biologische Heilmittel von Dr. G. Madaus, ist es aufgenommen.

Von den Homöopathen erwähnt ihn noch Stauffer als indiziert bei Tuberkulose der Knochen und Gelenke, bei Karies, Fisteln, Fungus, Drüsentuberkulose besonders der Hoden und Mesenterialdrüsen; Phtisis pulmonum in allen Stadien; chronische Bronchialkatarrhe.

Die Kennzeichen dieses Heilkrautes sind:

Aus kurzem, kräftigem Wurzelstock, der unter der Erde Ausläufer und viele feine Erdenwürzelchen treibt, strebt an Waldrändern, aus Hecken und Heidedickicht in sehr zahlreichen Exemplaren dieser Gamander mit seinen grünen, starren, leicht behaarten und 4kantigen *Stengeln* zum Licht. Schräg oder aufrecht stehen sie dort und erreichen oft eine Höhe bis zu 50 cm. Im oberen Drittel, wo sie Träger ihrer Blütenregion werden, biegen sie leicht durch. Sie treiben nur wenige Nebenzweige und enden in einer langen Schein-Traubenblüte. Die Blattbildung steht nicht sehr eng und ist nicht üppig. Die gestielten *Blätter* des Teucrium scorodonia wachsen gegenständig, dergestalt, daß die Mittelrippen eines jeden Blattpaares «nach vorne» miteinander einen Winkel von ca. 150° und «nach hinten» einen solchen von ca. 210° bilden. Dieses «Vorn» und «Hinten» wandert spiralig von Blattansatz zu Blattansatz um den Stengel herum. Die gegenständigen Blattpaare mit ihren kleinen Achselblättchen treten in den höheren Stockwerken jeweils in die Lücken der unteren. Die Blätter sind eiförmig, an den Rändern gekerbt und beiderseits behaart. Die Blattrippen und -äderchen sind an der dunkelgrünen Oberseite soweit eingezogen, wie sie an der hellgrünen Unterseite aufliegen. Dadurch und verbunden mit der Bildung des gestaut-quellenden Blattparenchyms entsteht ein runzeliges Aussehen; dem Tastgefühl stellt es sich zäh-schwammig-ledrig wie Safianleder entgegen. Die Blätter ähneln stark den Salbeiblättern: daher der Beiname dieses Gamanders.

Die Blütenregion beherrscht das ganze Bild der Pflanze, reicht sie doch sehr weit hinunter, beinahe über das obere Drittel der Pflanze hinab und dann noch wiederum oft in manche Blattachseln tieferer Blätter hinein. Die langen, endständigen Schein-Trauben-Blüten sprossen zumeist, wie eine dreizinkige, lange Gabel hervorragend, aus den oberen Blattwinkeln, doch tauchen sie auch oft in tieferen auf. Noch stärker als die Blätter diese Tendenz schon andeuten, bilden sie ein «Vorn» und ein «Hinten»: paarweise zumeist entsprießen sie ihrem Sproßpunkte, wobei das eine Paar mehr eine leichte Wendung nach links, das andere eine solche nach rechts macht, – aber die «Rückenlinie» lassen sie frei! Jedes 3. Blütenpaar steht übereinander. Über einem zierlichen, breitlanzettlichen Deckblättchen entsprießen die einzelnen *Blüten,* kurzgestielt, ihrem hellgrünen, 2lippigen Kelch, dessen untere, umfangreiche Lippe in 4 Zacken oder Zipfeln ausläuft, während die obere in einen Zipfel endet. Die Blütenfarbe variiert vom Weißlich-Grün zum Grüngelb bis zu blassem Gelb. Die Blüte trägt nach Lippenblütlerart ihre dorsiventrale Orientierung zur Schau. Ihre Kronenröhre ist 2lippig: die Oberlippe tief gespalten, die dreizipfelige Unterlippe zeigt dann eine charakteristische Formung: der mittlere Zipfel hat sich zu einem großen, herabhängenden, einförmigen, fast gastrulaähnlichen Lappen gebildet. Aus der Kronenröhre ragen 2 lange und 2 kürzere

Staubgefäße und der oben gespaltene Griffel weit hervor, als schössen sie frei in die Luft hinaus.

Wenn im Spätsommer und Herbst die Blütezeit, die im Juni beginnt, vorüber ist, dann stehen die Blütenzweige rank und schlank verholzt da mit ihren gebräunten, paarweisen Fruchtknoten, die 4 kleine, braune runde Nüßchen nach der Reifung entlassen. Unter ihnen grünen aber noch lange die festen Blätter weiter, bis der erste schärfere Frost ihrer oberirdischen Vitalität ein Ende bereitet. Inzwischen haben Wurzeln und ihre Ausläufer viele Ansätze für Jungpflanzen gebildet, die dann im Frühling, oft schon im Herbst, sehr früh hervorsprießen, wie überhaupt diese vegetative Vermehrung im Vordergrunde zu stehen scheint.

Ein eigentliches *Welken* aus sich heraus kennt Teucrium scorodonia kaum. An Teucriumpflanzen, die aus Demonstrationszwecken auf Kalkboden, wo sie nicht heimisch sind, in einen Garten gepflanzt waren, konnte Referent beobachten, daß sie bereits früh auf ihren Blättern Welkerscheinungen zeigten.

Teucrium scorodonia gehört zu der großen Familie der Lippenblütler oder *Labiaten,* die ungefähr 3000 Arten in über 150 Gattungen umfaßt, die sich zumeist als Kräuter, Halbsträucher und Sträucher ausleben. 8 Unterfamilien werden unterschieden; unter diesen die *Ajugoideae,* die in 10 Gattungen über die ganze Erde verbreitet sind. In Deutschland sind die beiden artenreichsten heimisch: Teucrium oder Gamander und Ajuga oder Günsel.

5 Arten umfaßt Teucrium in Deutschland, darunter salbeiblättriger Gamander, Teucrium scorodonia – überwiegend in West- und Süddeutschland, den gemeinen Gamander, T. chamaedrys, mit 5zähnigem Kelch und purpurroten Blüten. Ihn findet man an sonnigen Hängen Süd- und Mitteldeutschlands. Der Katzen-Gamander, T. marium, ist zu uns aus dem westlichen Mittelmeergebiet zugewandert, duftet besonders stark. Er wird wie Baldrian und Katzenminze von den Katzen aufgesucht.

In kurzen Zügen ist das äußere Bild unserer Heilpflanze mit ihren nächsten botanischen Verwandschaftsbeziehungen solchermaßen umrissen. Wie stimmen nun ihre Nuancierungen zu den Erfahrungen in der Therapie bzw. zu den bisher befolgten Indikationen? Welche Anhaltspunkte zur Ableitung einer rationellen Indikation für die Anwendung dieser Labiate ließen sich finden?

Wie oben schon angedeutet, verdanken wir Dr. Rudolf Steiner einen Hinweis, der zugleich die Antwort auf die Frage darstellt. Wenn man diesen Hinweis aufnimmt und seinen Konsequenzen nachgeht, dann können sich auch Grundlagen für eine rationelle Anwendung ergeben, die der traditionellen ihre Bestätigung und ihre Grenzen geben und darüber hinaus neue Perspektiven eröffnen.

In dem Krankengeschichten-Material der Stuttgarter Klinik, das von Dr. Degenaar veröffentlicht wurde, ist eine Äußerung Dr. Steiners über Teucrium scorodonia aufgeführt: Er nennt «Teucrium – ein Spezifikum für Ausgleichungen im Uterus». Ferner: «Das Teucrium wirkt im Ganzen so, wie wenn man eine plastische Nachbildung machen würde dieser ganzen Gegend da, die vor dem Mastdarm liegt, sowohl bei der Frau wie beim Manne.» –

Die Abbildung 1 zeigt einen Querschnitt durch die weiblichen Beckenorgane. Man vergleiche einmal den Verlauf des Peritoneums in Abbildung 1, soweit es die Excavatio recto-uterina überzieht. Vom Rectum ist es leider etwas weit abpräpariert. Und nun betrachte man die Blüte in Abbildung 2. Kehrt man – wie in Abbildung 3 dargestellt – die Blüte um und läßt alle jene Teile fort, die nicht «eine plastische Nachbildung jener Gegend vor dem Mastdarm» sind, dann haben wir plastische Kongruenzen vor uns, die ein Hinweis sein können auf die Signatur des Teucrium scorodonia, auf die Dr. Steiner uns aufmerksam gemacht hat. Man kann dieses Vorgehen ablehnen oder anerkennen; allemal ist ein Ausgangspunkt für das Verstehen der therapeutischen Wirkung dieser Pflanze gegeben, insbesondere wenn man aus geisteswissenschaftlichen Entwicklungshinweisen bezüglich des Verhältnisses von Pflanze zum Menschen weiß, welche Beziehungen be-

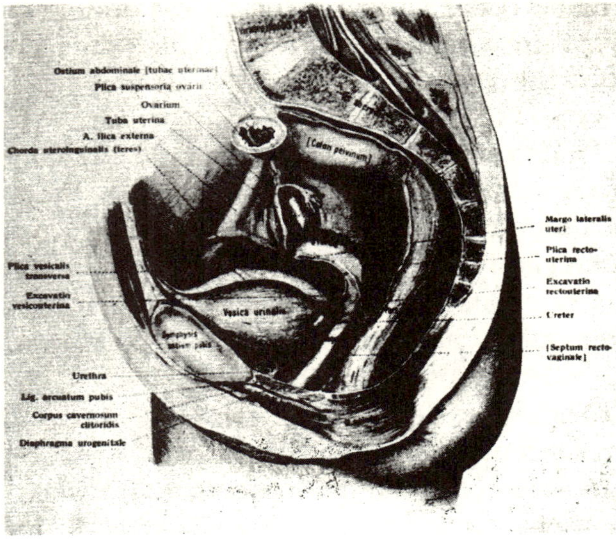

Abb. 1
Querschnitt durch das weibliche Becken
(aus Rauber-Kopsch)

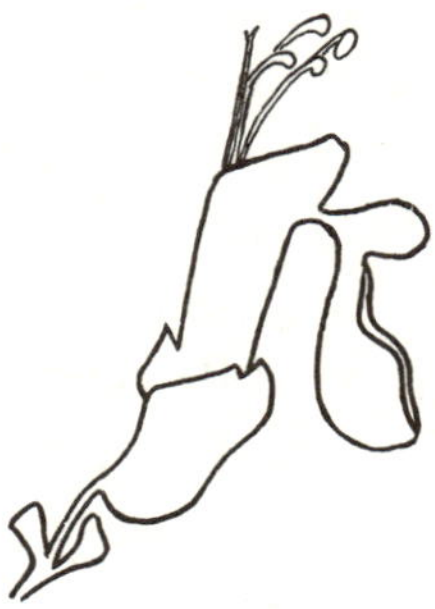

Abb. 2
Umriß der Teucrium
scorodonia-Blüte

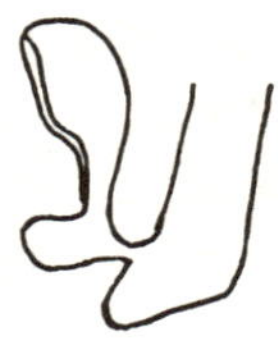

Abb. 3
Der gleiche Umriß
umgekehrt unter
Fortlassung von
Kelch, Staubblättern
und Stempel

stehen zwischen dem Krankheitsgeschehen bzw. der Pflanzenwerdung und dem Organgeschehen; sie stellen jeweilig verschiedene Seiten bestimmter Zusammenhänge unter jeweilig verschiedenen Bedingungen dar.

Selbstverständlich darf das Wesen der Signatur nicht so aufgefaßt werden, daß in äußeren Ähnlichkeiten das «Signum» erscheint oder gesucht wird. Diese Einstellung ist das Produkt einer Vermaterialisierung früherer spiritueller Erfahrungen. Die Signaturenlehre fußt rein auf ätherischen Wahrnehmungserfahrungen, die dem derzeitigen Bewußtsein nicht mehr und noch nicht recht zugänglich sind. Ganz selten – wie im vorliegenden Falle – tritt im Bereiche des Signaturenwesens auch ein in das physisch Gestaltete hineingehendes Signum auf. Das Signaturenwesen setzt sich im Teucrium scododonia noch weit in das Prozessuale fort und begegnet da mehrfach und vielfach den anderen Labiaten. Bei der Erarbeitung des Typus würde es noch sichtbarer werden.

Es ergeben sich nun ausgesprochene Indikationen für Teucrium scorodonia:

1. das bekannte Gebiet der Lungentuberkulose, Lungenkatarrhe und
2. das weniger bekannte Gebiet der nervösen klimakterischen Störungen bei Frau und Mann, zwei Gebiete, die durchaus nicht soweit von einander getrennt sind.
3. all jene anscheinend «leichteren» Erkrankungen im Bereiche des Respirationstraktes, die mehr oder weniger Spiegelerscheinungen von Vorgängen der Generationssphäre in ihrem Wandlungsgeschehen sind.

Aus der *Empirie* heraus wissen wir, daß der Salbeigamander bei der Lungentuberkulose günstig wirkt. Hier mag kurz darauf hingewiesen werden, was Dr. Steiner über das Wesen dieser Krankheitsvorgänge in «Geisteswissenschaft und Medizin» S. 57 schreibt: «Nun besteht das Eigentümliche, daß beim Menschen die Tätigkeiten, welche sich nach unteren Niveaus abspielen sollen, zurückgestaut werden, wenn sie nicht dort sich abspielen können. Wenn also im Unterleibe die Unmöglichkeit vorhanden ist, daß sich gewisse Prozesse, für die dieser Unterleib organisiert ist, abspielen, so werden die Prozesse zurückgeschoben.» Und weiter: «Wenn nicht das richtige Wechselverhältnis zwischen dem oberen Menschen und dem unteren stattfindet, dann schieben sich diese Prozesse zurück.»

Im gleichen Kapitel wird auf die Licht-Metamorphose im menschlichen Körper hingewiesen (s. dort!). Findet eine solche aus irgendwelchen Gründen nicht oder nur ungenügend statt, oder ist das Umwandlungsprodukt des Lichtes, das im Innern des Menschen auftritt, nicht richtig eingeordnet, dann ergeben sich bekanntlich die Voraussetzungen eines üppigen Gedeihens der Tb-Bazillen. Es wird hingewiesen, daß mit dieser Metamorphose des Lichtes im Menschen etwas vorgeht, was eigentlich nicht vorgehen sollte und die Ursachen der Tuberkulose abgibt. Seite 61: «Und der Mensch steht in einem solchen Falle vor einem Dilemma, entweder sein Oberes erkranken zu machen, oder seinem Unteren zu entziehen dasjenige, was er für das Obere braucht, d. h. das Untere erkranken zu machen, indem er ihm das metamorphosierte Licht entzieht.» «Dieses Entziehen des metamorphosierten Lichtes muß man paralysieren mit dem, was aus den Heilmitteln kommen kann.» Es braucht hier nicht auf alle Einzelheiten, die Dr. Steiner im genannten Buche über die Tuberkulose ausführt, hingewiesen zu werden. Die Voraussetzungen und Zusammenhänge sind wohl zumeist klar, wenn man sich entschließt, die für diese Krankheitszustände angegebenen Arzneien zu verwenden, bzw. zu verordnen. Sie sind ja im Wesentlichen hingeordnet auf das Licht-Prinzip: die Phosphor-Medikation beruht darauf; die Metalle der einzelnen Tuberkulose-Mittel wirken als Lichtkatalysatoren, ihre Auswahl ist durch die spezifische Organ-Beziehung bestimmt. Durch diese Ausführungen sollte nur auf die Richtung hingewiesen werden, in der die heilenden Zusammenhänge auch für Teucrium scorodonia gesucht werden müssen. Betrachten wir gerade die zuletzt genannten Heilmittel, so wissen wir, daß ihre Zusammenhänge zum menschlichen Ich nicht unwesentlich sind, daß gerade in Verbindung mit diesem ihr besonderes Wirken zustande kommt. Das wird man wohl auch vom Salbeigamander sagen können, insofern er als Labiate deren Wärmeprozesse in sich trägt, die durch die ätherischen Öle eben auch mit den Ich-Prozessen zusammenhängen. Ausgesprochen ist aber auch seine Beziehung zum menschlichen Astralleibe durch die Bitterstoffe in den Blättern, auf die noch hingewiesen werden wird. Sofern der Astralleib in dem oben angedeuteten Wechselverhältnis eine Rolle spielt, und er spielt eine wichtige Rolle, ist er auch zugleich wieder der Wegbereiter der Ich-Organisation. Von diesen Aspekten kommen wir mit unserem Verständnis heran an das Bewirken des Salbeigamanders. Teucrium scorodonia erfüllt im unteren Organismus Funktionen, die sonst dem Astralleibe bzw. der Ich-Organisation obliegen, so daß er jene Voraussetzungen rückgängig macht, die zu den oben zitierten «Rückstauungen» führen. Die einfache Erfahrung des Patienten bestätigt dieses Wirken: er berichtet z. B., daß der Urinabgang zunimmt. Für die behauptete Wirkungsweise spricht auch seine beruhigende Wirkung «als Spezifikum für Ausgleichungen im Uterus» und jene Wirkungen, die ausgeübt werden im Klimakterium (wie an oben zitierter Stelle angeführt ist) bei «Herzpalpitationen. Hitzewellen nach dem Kopfe, Schweißausbrüchen, anfallsweise Kopfweh, Schwächeanwandlungen nach leichten Anstrengungen, Schlaflosigkeit.» –

Teucrium scorodonia wächst nur auf reichlich saurem Boden und liebt vorwiegend Kieselboden. Um ihn herum treten auf: Adlerfarn, Sauerampfer, Brombeeren, Walderdbeere, Ruchgras, Habichtskräuter, Sauerklee, zahlreiche Moose, wiederum Heidekraut, Urtica und noch manches andere Kraut. Schon seine Standorte weisen darauf hin, daß er mit der Feuchtigkeit nur lokkere Verbindung hat bzw. sich gegen sie zu wehren hat, denn als Labiate gebührte ihm eigentlich der Platz an der Sonne. Seine Wesens-Heimat ist die Wärme. An ausgesprochen nassen Plätzen oder Gräben kommt er aber nicht vor. Wohl wirkt er, wie schon erwähnt, *auf* das flüssig-plastische Element kräftig formend ein: er geht mit ihm um, als lägen Stannum-Wirkungen vor, die in die katarrhalischen Zustände eingreifen. Kaum handelt es sich um Mercur-Wirkungen. Die Blütenfarbe könnte in die Richtung weisen; die formend-wärmehaften Kräfte aber, die ihm innewohnen und ihn auch lange bis in den Winter hinein jugendlich erscheinen lassen, sind es, die das «Überquellende» durch kraftvolles Plastizieren meistern und von neuem das Wirken vom unteren Pole aus anfeuern. Auch die sphärische Form der Samen läßt das Wirken des Wärmeäthers erkennen. Daß Teucrium scorodonia andrerseits wieder Neigung hat, der Erdenschwere zu verfallen, das sehen wir an seinen Stengeln, die mit ihrer Schwere sich herabziehen lassen; aber der Blütenimpuls der Labiate reißt sie wieder heraus und gibt den Stengeln dann die rutenhafte, charakteristische Biegung nach oben.

Als bekannte Inhaltsstoffe werden angeführt für Teucrium scorodonia wie für die meisten Labiaten: Bitterstoff, Gerbstoff, ätherische Öle und zusätzlich «Scordein».

Bitterstoffe machen nach Dr. Steiner «den Ätherleib geneigt, den Astralleib in sich aufzunehmen». Sie wirken andererseits aber auch auf das Ich (Vergleiche Geisteswissenschaft und Medizin, Kap. X und Medizinischer Kurs 1921, S. 83/86). Auf die ätherischen Öle wurde schon hingewiesen.

Trotz ähnlicher Inhaltsstoffe haben die aufgeführten Gamander-Verwandten andere Indikationen.

Noch ein kurzer Hinweis auf das Wirken im klinischen Geschehen. Referent hatte Gelegenheit, T. scordonia als Tee einem Kollegen, der an einem Lungen-Sanatorium arbeitet und selber an Colon-Tb erkrankt war, zu empfehlen. Er hat den Tee bei sich und bei seinen Patienten, die ebenfalls an Colon-Tb litten, ausprobiert und sehr gelobt. Die Patienten verlangten immer wieder diese an heutigen Heilstätten ganz ungewöhnliche Medikation. Die Wirkung wird vorerst dahin geschildert, daß der Tee auf die heftigen, schmerzhaften Spasmen ausgesprochen lindernd und lösend wirke. Im Bereiche seines Wirkens liegt fraglos das Lösen von Verkrampfungen, die durch obige Indikationen bis zu einem gewissen Grade mit umfaßt werden.

Zwei Fälle mögen die Abhandlung abschließen.

1. Eine 47jährige, vollschlanke Frau, bei der die Blutungen seit über einem halben Jahre nicht mehr aufgetreten waren, klagt über zeitweise Unruhe und plötzliche Hitze, «wie wenn die Periode kommen soll». Bei Erwachen Kopfweh bis in die Augenhöhlen hinein. Dieser Kopfschmerz hält oft bis abends an. Sie bekommt Teucrium scorodonia D3 dil. 3mal täglich 5 Tropfen. Nach 10 Tagen gab Patientin an, daß die Beschwerden *plötzlich* weggeblieben seien.
2. Ein 53jähriges Fräulein, das über Wiederauftreten fliegender Hitzen klagte, «oft wie ein Ausstrahlen nach unten», bekommt Teucrium scorodonia D3 innerlich wie oben. Nach 3 Wochen gibt sie an, daß sie ein schmerzhaftes Ziehen im Unterleib bekommen hätte wie vor der Periode und 1mal nächtlicherweile eine leichte Blutung (gynäkolog. kein pathol. Befund). Daraufhin wird Teucrium abgesetzt. Die Unterleibsbeschwerden verschwinden wieder und traten nicht wieder auf.

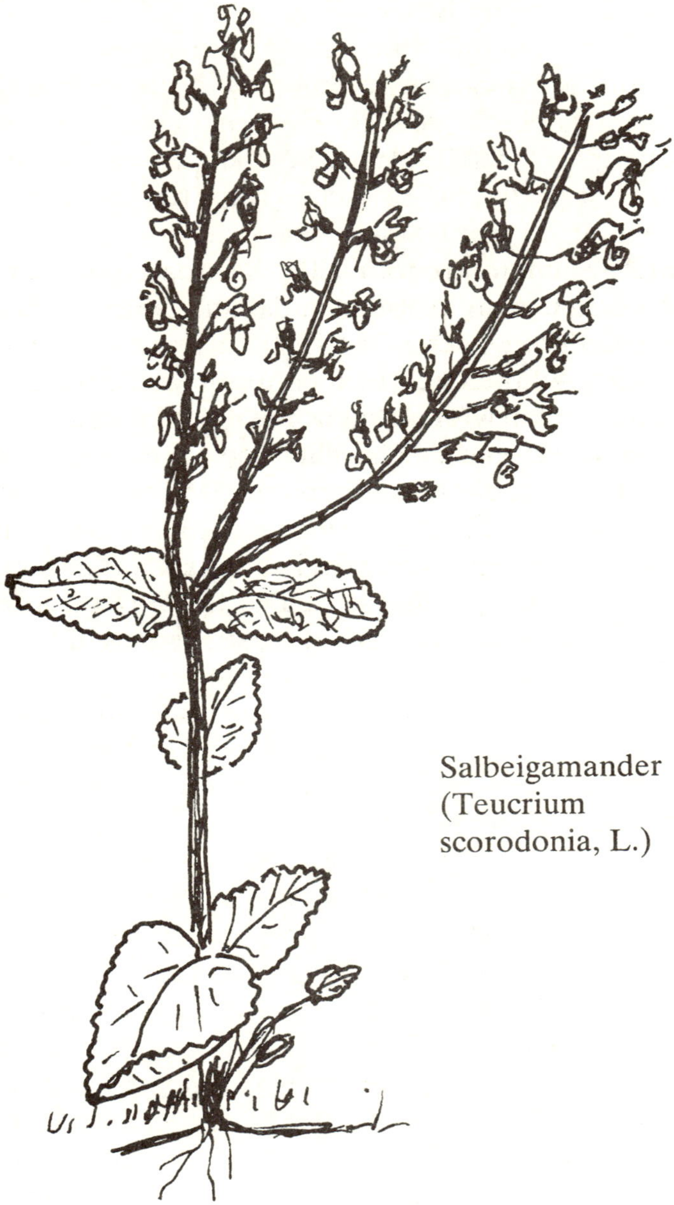

Salbeigamander
(Teucrium
scorodonia, L.)

Atropa belladonna/Die Tollkirsche

In Bergwäldern, am Rande der Waldstraßen und -wege, in welche die Sonne im Laufe des Tages mehr oder weniger schräg ihre Strahlen einmal sendet, an Waldeslichtungen der Tannen-, Buchen- oder Gemischtwälder erhebt sich aus dem Halbschatten des wenig buschbedeckten Waldbodens die Tollkirschenstaude. Oft findet sich im buschfreien Hochwalde mitten in einer Lichtung ein ganzer Miniaturwald dieser sonderbaren Pflanze. In zahlreichen kleinen, einjährigen oder größeren mehrjährigen bis 1 oder gar 1,5 m hohen, nicht sehr laubreichen Büschen stehen sie oft plötzlich vor uns wie ein Fremdling in der übrigen Pflanzengemeinschaft. Ähnlich findet man sie auch an den Rändern oder auf den offenen Flächen der Kahlschläge; doch hat sie an solchen Orten keinen Bestand. Nach wenigen Jahren ist sie dort verschwunden, als könnte sie das helle Sonnenlicht nicht ertragen.

Der *Stengel,* der den Boden in leicht geneigter, dem Lichte zustrebender Richtung verläßt, ist stumpfkantig bis rund, 1–2 cm dick und zeigt in seiner olivgrünen, zuweilen auch tief violetten Färbung im unteren Verlauf einen gewissen Glanz, der nach oben hin durch eine feine Behaarung unscheinbarer wird. Bei älteren Stauden sprießen zumeist 2 oder gar 3 solche «Hauptstengel» zugleich aus dem Boden. Bei diesen stockt dann in ungefähr einem halben Meter Höhe das Wachstum des Stengels plötzlich, und wie aus einem an den Kanten sphärisch abgerundeten Blütenboden erheben sich aus diesem Sproßscheitel des Hauptstengels drei oder mehr gleichstarke Seitenäste. Auch sie verhalten bald wie von ungefähr in ihrem Längenwachstum, gabeln sich und werden (wickelig-sympodial) durch Neusprossung von Stengeln aus der direkten Lichtrichtung abgelenkt. Diese Verzweigungsart bewirkt, daß das Laubwerk der Tollkirsche regenschirmähnlich den Standort der Pflanze in weitem Umfange überspannt. Bei jüngeren Pflanzen erlebt man das typische Sproßsystem nicht so ausgeprägt; doch Jahr um Jahr nach dem allwinterlichen Absterben der oberirdischen Stengel nähert sich die neue Stengelsprossung der *typischen* Form.

Die Blätter legen sich fast mosaikartig nebeneinander und bieten von oben den Anblick einer nahezu einheitlichen Fläche. War ihre Entfaltung im Bereich der unteren 50 Zentimeter noch wechselständig-spiralig, so sitzen sie später im Verlaufe der Seitenäste und -stengel, leicht behaart und rechtwinkelig zueinander, scheinbar gepaart, auf kurzen Stielen am Stengel und sind von verschiedener Größe derart, daß einem größeren Blatt (von ca. 14 cm Länge und 7–8 cm Breite) immer ein kleines Blatt (von ca. 8 cm Länge und 3,5 cm oder geringerer Breite) gegenübersitzt. Das wickelig-sympodiale Wachstum ist der Ausdruck für die Tatsache, daß die Stengel aus lauter eingliedrigen Sprossen sich zusammensetzen, die immer – wie geschildert – aus einem großen und einem kleinen Blatt bestehen und mit einer Blüte abschließen. Die Färbung der Blätter ist an der Oberfläche blaugrün, unterwärts um ein geringes heller. Gering gewellte, ganzrandige Blattränder fügen sich zu einer etwas schiefen breitelliptischen, nach beiden Enden mehr oder weniger spitz zulaufenden Blattfläche, in der die Blattrippen – heller getönt – oberflächlich um so viel eingezogen erscheinen, als sie an der Unterfläche erhaben auftreten. Das Blatt fühlt sich kühl und feucht an und duftet leicht muffig. Oft ist es von Blattkäfern und Erdflöhen zerfressen und durchlöchert. Auch ohne diese Einflüsse von außen ist die Neigung zu welken groß.

Aus der Achsel des beschriebenen kleineren Blattes erhebt sich in der Zeit vom Juni bis August und September auf dünnem, mit zwei Vorblättern versehenen Stiel die feinweißlich behaarte reseda-grüne *Blütenknospe,* die anfänglich wie ruhend auf dem größeren Laubblatte daliegt und anscheinend nur passiv die

Sproßbewegung aufwärts mitmacht. Nach ganz kurzer Zeit aber beginnt auch die Blütenknospe im Laufe ihres Wachsens eine bestimmte Entfaltungs- oder Entwicklungs-*Bewegung* durchzumachen. Aus der «Ruhelage» bewegt sie sich bei gleichzeitigem Anschwellen langsam durch Drehung ihres Stieles *unter* das große zugehörige Laubblatt. In der nun entstandenen Hängelage entfaltet sie sich zu voller Größe von etwa 2–3 cm Länge mit der Blütenöffnung zum Erdboden gerichtet. Auch während dieser Entwicklung wächst der Sproß weiter und läßt als endenden Sproß die Blüte hinter sich. Diese Blüten bieten mit ihrer Wärme, besonders bei Regen und Gewittern vielen Fliegen und kleinen Käfern ein gern besuchtes Nachtquartier.

Die glockig-röhrige *Blumenkrone* ist außen braunviolett, innen übergehend bis zum schmutzigen Gelb, das von purpurroter Aderung durchzogen ist. Das Blumenkronen-Gewebe wirkt auf den Betrachter in seinem leichten Glanz oft wie Insektenflügel, etwa wie die von Libellen oder Pferdefliegen. Der Saum der verwachsenen Blumenblätterkrone besteht aus fünf zugespitzten, gering nach außen gerollten Zipfeln. Aus dem bauchig erweiterten Grunde der Blumenkrone erheben sich fünf Staubblätter, die unten leicht verdickt und behaart, oben aber kahl sind. Sie neigen sich unter gleichzeitiger graziöser «S»-Krümmung des Staubfadens mit ihren Staubbeuteln der Kronenmitte zu. Die dicken, gelblichen Staubbeutel sitzen mit der Rückseite auf den Staubfäden. Aus der Blumenglocke schaut – zumeist über die Staubbeutel herausgewachsen – die zweiteilige, grüne Narbe des Stempels hervor, die auf fadenförmigem, oben grünlichem, unten violettem Griffel sitzt und einen kegelförmigen, oberständigen, zweiblättrigen *Fruchtknoten* krönt. Dieser Fruchtknoten ruht auf einer wellig-ringförmigen, rundgewulsteten Polsterung, die Nektar absondert. Der Nektar findet sich in fünf kleinen Grübchen, die der Fruchtknoten bildet in Verbindung mit Längsleisten der Kronenblätter, an denen die Staubfäden haften, die wiederum unten stark behaart sind. Diese Haare sperren den Zugang zu den Honiggrübchen für zahlreiche Insektenbesucher; die Hummeln (seltener Bienen), welche die eigentlichen Bestäuber darstellen, dringen durch diesen Haarwald hindurch. Nach der durch sie erfolgten Bestäubung fallen gar bald Blumenkrone, Staubblätter und Griffel ab. Die Kelchblätter beginnen zu wachsen. Es entwikkelt sich die *Frucht* als spitzzipfelige, glänzend-grüne Beere. Der Glanz dieser Beere nimmt allmählich bis zur Reife und der damit einhergehenden vollkommenen «Schwarzfärbung» zu, während sich die zipfelige Ausziehung abstumpft. Diese zipfelige Erhebung der Beere verschwindet in ausgereiftem Zustande, und auf den fünf eiförmig-spitzzipfeligen *Kelchblättern* ruht wie auf einem Teller mit breiter Fläche – einer Kirsche nicht unähnlich – die reife Frucht, die wie ein böses Auge aus dem Blätterwerk der Pflanze den Beschauer *anglotzt.* Die Atropafrucht ist nicht rund, sondern macht höchstens $^2/_3$ einer Kugel aus und sitzt mit *breiter* Basis auf dem Kelchteller, von dem nur Amseln oder Drosseln sie ohne Schaden verzehren. Die oft angeführte sogenannte Kugelform der Beere besteht in Wirklichkeit zumeist aus fünf sphärischen Seiten, die durch fünf stumpfrunde Kanten miteinander verbunden sind und durch dieses allgemeine Rundungsbestreben sich weitgehend der Kugelform – dem Aussehen nach – nähern.

Nach der Befruchtung der Blüte vollführt sie oft wieder eine Bewegung; sie macht ihre Entfaltungsbewegung rückgängig, indem sie eine langsame Rückwärtsbewegung in ihre anfängliche Stellung vor das Laubblatt vollführt, wenn nicht die inzwischen erfolgte Stärkung des Laubblattes und andere mechanische Momente eine solche Bewegung unmöglich machen, woraus hervorgeht, daß nicht in allen Fällen die Frucht vor oder auf dem Blatte gefunden wird. Die Innenseite der Fruchtblätter wandelt sich zum roten Saft, der sich an der Luft violettschwärzlich verfärbt, während die Außenseite zur Fruchtwand wird mit ihrem schwarzglänzenden, faszinierenden «Glotzen». Gegen Ende des Sommers finden sich dann in allen Stadien Blütenknospen und Blüten neben reifen und unreifen Früchten. Dann sind auch manche geschilderte *typische* Einzelheiten nicht mehr so auffällig wie zu Anfang der Blütezeit.

Die schwarze, in Wirklichkeit also tief, tief violette *Beere* bietet sich dem tastenden Finger als zäh- bis weich-elastische, ungefähr 1–1,5 cm große Frucht dar, deren Fleisch von dem violetten Safte durchblutet und von vielen, auf verdickten Samenleisten sitzenden Samen besetzt ist. Der Geschmack der reifen Beere ist süßlich-fade und hinterher kratzend.

Die *Samen* sind überwiegend nierenförmig, weniger eiförmig, sehr hart und haben eine rauhe Schale, auf der kleine Erhebungen mit kleinen Grübchen abwechseln, so daß sie krustig, verhärtet wirken.

Obgleich die Tollkirsche eine ausgesprochene Schattenpflanze ist, keimen die Samen nur bei Licht. Die aus den Samen gezogenen Pflanzen entfalten sich im ersten Jahre sehr langsam, in einem Frühling-Sommer ungefähr zur Höhe von 10–15 cm. Diese Sämlinge treiben mattgrüne Blättchen und sind von dunkelgrün-violetter Tönung durchzogen. In der Natur erfolgt ihre Aussaat im weiteren Umkreise zumeist durch Drosseln, Amseln, Spatzen und Wildtauben, die die giftigen Beeren gierig und ohne Schaden fressen und die Samen später wieder von sich geben.

Gräbt man mit kräftigem Spatenstich – oft geht es nicht ohne Spitzhacke – eine *ausgewachsene* Tollkirschenpflanze aus, so trifft man wieder auf charakteristische Eigenarten der Atropa. Sie liebt besonders den Kalkboden, doch findet man sie auch überall auf Urgestein. Bei einer solchen Entwurzelung zeigt sich nun, daß man dann mit vieler Mühe aus der Erde einen mehrköpfigen, walzenförmigen, wenig verästelten, zäh-fleischigen Wurzelstock an das Tageslicht fördert, der bis über einen halben Meter in die Erde eindringt. Auf Kalkboden wird dieser Wurzelstock viel gewaltiger als auf Urgestein. Es entwickeln sich nur sehr wenig «irdische» Faserwurzeln. Die Färbung der Wurzel ist außen braungelb. Der Stock dauert bis zu acht Jahre aus.

Das *Welken* der Tollkirschen-Pflanze im Herbste bringt einige Erscheinungen zutage, die auffällig sind. Die Blätter beginnen immer *im* Parenchym zu welken, so gut wie nie vom Rande aus. Diese Absterbetendenz im lebendigen Gewebe führt dort sehr bald zu trockenen, leblosen Blattstellen. Der Welkprozeß geht einher mit bestimmten Farbbildungen vom Violett zum schmutzigen Graubraun. Ist die ganze Pflanze verwelkt, so starrt ihr durch das Welken vollkommen verhärteter Stengelorganismus gespenstisch in die nassen Herbstwindtage und wird erst durch das Faulen, das das Wetter und seine Helfershelfer an ihm bewirken, langsam überwältigt.

So wie im Frühjahr beim Keimen die violette Farbe sich bemerkbar macht, sich während der ganzen Blüte- und Reifezeit offenbart, so ist diese Farbe auch bis zuletzt im Vergehen dieser Pflanze immer gegenwärtig. Um den Mai herum erscheinen die Tollkirschsprosse, im November gehen sie zugrunde. Juni und Juli ist die Hauptblütezeit, August und September liefern die reifen Beeren.

Die Atropa belladonna ist eine Erscheinung in der Pflanzenwelt, von der man den Eindruck haben kann, sie brauche die ganze Ätherizität und Wasserfülle eines Waldes als Hintergrund ihrer Wesensoffenbarung; ohne diese vermag sie ihre ungeheure geistige Kraft, die sich physisch in ihrem Gifte auslebt, nicht zu jener Formung hereinzureißen, die dann in dem glotzenden Auge kulminiert.

Bestätigt uns diese Tatsache nicht der einfache Versuch? Ein Tollkirschenzweig abgerissen welkt sofort! Ihn umgehend ins Wasser gebracht, vermag dieses Welken selten rückgängig zu machen. Dagegen spricht auch das kurzfristige Auftreten auf Kahlschlägen nicht; denn ein Teil der Waldesätherizität bleibt noch. In ihrem Schutze gedeihen gerade so unendlich viele Pflanzen und Heilkräuter!

In Mittel- und Süddeutschland kommt Atropa belladonna teilweise häufig, teilweise zerstreut vor; während sie in Norddeutschland selten ist, findet sie sich in Österreich und in der Schweiz ziemlich verbreitet. Die allgemeine Verbreitung erstreckt sich auf die Britischen Inseln, Dänemark, Nordfrankreich, Belgien, Spanien, Deutschland, Österreich, Schweiz, Italien, Dalmatien, Ungarn, Siebenbürgen, Serbien, Thessalien, Nordafrika, Kleinasien bis zum Kaukasus und Persien. In Nordamerika wurde sie eingeführt.

Wenn auch immer wieder erwähnt wird, daß die Wiederkäuer die Tollkirsche «ängstlich meiden», so kann doch durch Erfahrung und Beobachtung gesagt werden, daß die meisten Tiere gegen die giftigen Tollkirschenblätter recht widerstandsfähig sind (sowohl die Wiederkäuer als auch z. B. Kaninchen, oben erwähnte Vögel, Schweine usw.). Ohne Schaden werden sie genossen, eine Tatsache, die einleuchten wird, wenn die späteren Ausführungen Dr. Steiners über das Wesen der Tollkirsche aufgenommen sein werden. Der kleine Käfer, Haltica Atropae, lebt ausschließlich von den giftigen Blättern unserer Pflanze.

Durch manche Eigenart der Tollkirsche wird es verständlich, daß sie das ängstliche und das forscherische Interesse der Menschen in weitgehenderem Maße auf sich zog als viele andere Pflanzen. Sie ist für uns der Typus einer Giftpflanze schlechthin, und an ihr erlebt der Mensch instinktiv oder bewußt den Unterschied zwischen den gewöhnlichen und den giftigen Pflanzen. Entsprechend der Art der modernen Naturforschung lenkt diese ihr Hauptaugenmerk auf den giftigen «Wirkstoff», dem sie die Schuld an der Giftigkeit der Pflanze überträgt, vergessend, daß der giftige Wirkstoff auftritt, weil die Pflanze eine Giftpflanze ist, über deren besondere Wesenheit in den späteren Zitaten Dr. Steiners Grundlegendes ausgeführt wird.

Die Bemühungen um die chemische Analyse der Atropa belladonna sind ungeheuer vielfältig. Die historischen Daten und oft interessanten Einzelvorgänge der Untersuchungen um diese Tatsachen können hier nicht weiter berücksichtigt werden und sind in den Fachwerken nachzulesen. C. Wehmer bringt unter Zugrundelegung der Literatur von den ersten Analysen bis zum Jahre 1933 folgende Angaben:

«Alle Teile sehr giftig. Folia Belladonnae schon seit 18. Jh. Arzneimittel.»

«In allen Teilen Hyoscyamin als Atropin (Atropinum, frei u. in Salzform), Atropinum sulfuricum im Drogenhandel. Nach früher. Hyoscyamin u. Atropin, nicht gleichmäßig in allen Teilen (beide tox.!), ersteres überwiegend; letzteres kann aber (bei der Verarbeitung) aus ihm entstehen, so daß ältere Untersucher nur Atropin fanden.»

Blätter: (der wildwachsenden «Belladonna nigra») mit vorwiegend Hyoscyamin $C_{17}H_{23}NO_3$ (Tropasäure-i-Tropinester), wenig opt. isomer. Atropin, zusammen ca. 0,4%; i. M. 0,26% Alkaloid, hauptsächlich Hyoscyamin; andere fanden fast nur Atropin, 0,38–0,75%. Später wurden noch angegeben flüchtige Alkaloide n-Methylpyrrolin C_5H_8N? und n-Methylpyrrolidin $C_5H_{10}N$, Pyridin C_5H_5N, ein 1,4-Diamin unbek. Art. – Außerdem Leucatropasäure und Chrysatropasäure (= Scopoletin, ist ß-Methylaesculetin, = Gelseminsäure sog. Schillerstoff od. fluoreszierende Substanz der früher. Literatur), wohl Spaltprodukt des Scopolin (= Methylaesculin); Bernsteinsäure und Cholin, Zucker, Phytosterin, Asparagin; nach früheren auch Belladonnin, ist vielleicht Umwandlungsprodukt. Labenzym.-Belladonnabalsam (?).

Gesamtalkaloidgehalt der trockenen Blätter i. M. 0,547% (0,140–1,32), auch 0,507% (0,09–1,23%) gefunden; in 1-, 2- und 3jährig. Blättern* 0,48, 0,48 u. 0,49% Alkaloid, aber auch nur 0,27%; in Schattenblättern nur Bruchteil; nach anderen sind diese aber alkaloid-reicher. – Sonnen- u. Schattenblätter ohne erhebliche Unterschiede, 0,40 u. 0,35% (s. auch weiter unten bei Wurzel!). – Ungar. Blätter (Handelsdroge) mit 0,2% Alkaloid, 17% Asche, 5,6% Sand.

Mg-Salze organ. Säuren, Salpeter, Ammoniaksalze. – *Asche* 13–15%, nach älterer Analyse mit (%) 31,6 K_2O, 17,5 Na_2O, 15,4 CaO, 9 Cl, 7,86 P_2O_5, 5,9 SO_3, 5,9 SiO_2, 6,47 MgO, 0,27 Fe_2O_3; vorwiegend Ca- u. K-Carbonat, auch 0,012 CuO. - Stengel: Labenzym.

Wurzel: Entgegen früherer Annahme kein Atropin, sondern Hyoscyamin, aber nach neuerer Angabe 0,29–0,35% Atropin; in

* Gemeint ist wohl: Blätter v. d. mehrjährigen Pflanzen, denn A. bell. zieht im Herbst vollkommen ein.

jüngeren Wurzeln nur 1–Hyoscyamin, in älteren daneben etwas Atropin; Scopolamin $C_{17}H_{21}NO_4$, Atropamin (= Apoatropin) zeitweise (beide nur in Wurzel!); ß-Methylaesculetin = Schillerstoff, s. Blätter!, wohl aus Methylaesculin entstehend; Atropasäure (wohl secund.) Phytosterin, Stärke, Labenzym, Oxydase, Saccharose. *Asche* 4–7% mit Spur Cu. – Alkaloidgehalt ca. 0,5%, davon 0,1% Hyoscyamin neben Scopolamin; durchschnittlich 0,44% (0,31–0,64%), nicht selten erheblich weniger; nach anderen i. M. 0,56–0,57% (niederster Wert 0,25–0,48, höchster Wert 0,67–0,69). Alkaloidgehalt 1–4jähriger Pflanzen 0,72, 0,65, 0,66 u. 0,6%, in 1jährigen, 2- u. 3jährigen Wurzeln 0,4%, 0,45% u. 0,44% Alkaloid. – Ungar. Wurzeln (Handelsdroge) mit 0,59–0,66% Alkaloid, 6,4–7,4% Asche.»

«*Blüte:* In der Blumenkrone der wilden Belladonna: 0,39% Alkaloid, nur Hyoscyamin, kein Scopolamin. – Kelch: mit jungen Fruchtknoten 0,79% Alkaloid, wesentlich Hyoscyamin.

Früchte von wilden Pflanzen enth. reif nur Atropin, unreif ganz vorwiegend Hyoscyamin, wenig Atropin; nach späterer Angabe in beiden nur Hyoscyamin; von kultivierten Pflanzen: reif Atropin u. Hyoscyamin. An Alkaloiden in Frucht 0,107–0,132%, trocken 0,476–0,884%, – Pigment der Frucht ist «Atrosin» benannt.

Same: 0,86% Atropin, Atropin u. Hyoscyamin; Alkaloide *nur* in Samenschalen (speziell in obliterierten Schichten derselben); Alkaloidgehalt (reife S.) 0,831% wesentlich nur Hyoscyamin. – Samenfett (Belladonnaöl) ungiftig (sollte als Brenn- u. Speiseöl verwandt werden).»

«Keimlinge sind zunächst alkaloidfrei!»

«Bei Pfropfung auf Tomaten entstehen in ihr keine Alkaloide.»

In einem Ergänzungsbande gibt Wehmer unter Atropa belladonna noch folgendes an:

«*Blätter* (Droge, Folia Belladonnae, ungar. Handelsmuster) enth. 0,2% Alkaloid, 17% Asche, 5,6% Sand. – Alkaloid-Verluste bei längerem Trocknen sollen durch Enzyme entstehen, vor dem Trocknen sterilisierte Blätter zeigten keinen Verlust. Alkaloidgehalt von im Tessin kultiv. Pflanzen in verschiedenen Entwicklungsstadien, in Blätter u. unreifen Beeren höchster Alkaloidgehalt 0,97 bzw. 0,89%, verholzte Stengel enthalten noch reichlich Alkaloide.

Wurzel (Radix Belladonnae, Droge, ungar. Handelsmuster) enthielt 0,59 bis 0,66% Alkaloid, 6,4–7,4% Asche, 0,6–0,73% Sand.»

Nach Dr. G. Madaus sollen bei der Atropa-Kultur das Wachstum und die Inhaltsstoffe durch Zusammenpflanzen mit Galega und Artemisia vulgaris gefördert werden, während Sinapis alba stark hemmen soll. Es ist natürlich zu beachten, daß eine solche Pflanzengemeinschaft in der Natur niemals auftritt. Die Tatsache an sich wirft aber doch ein bezeichnendes Licht auf die Giftwesenheit der Atropa belladonna, worauf später zurückgekommen wird.

Wie bei Arnica montana angedeutet wurde, gehört auch Atropa belladonna zu jenen Pflanzen, deren arzneilicher Wirkungsbereich in vergangenen Zeiten – soweit in dieser Hinsicht Überlieferungen vorliegen – nur zum geringen Grade erfaßt wurde oder erfaßt werden konnte. Marzell schreibt, daß im klassischen Altertum allein Theophrast die Tollkirsche (unter anderem Namen) erwähnt. Heute wird die Atropa belladonna nur an wenigen Stellen in den Bergwäldern Thessaliens gefunden. Im Mittelalter war sie auch schon bei uns bekannt. Die heilige Hildegard erwähnt sie als «dolo» (= toll?) und bringt sie auf Grund des Giftgehaltes mit dem Teufel in Verbindung. Im Gart der Gesundheit (Mainz 1485) ist sie unter dem Namen «uva inversa» und «dolwortz» zu finden. Es heißt dort unter anderem «das krut und wurtzel sind kalt und fucht an dem andern grade. Diß krut und wurtzel nutzet man in der artzney. und ist gut genutzt vor große hitz ußwendig und ynwendig des lybes. Aber sie macht und meret die melancoly und darumb sollen sich die selbigen disses kruts und wurtzel myden. Dioscorides spricht welcher groß hitz habe der drinck von dißer wurtzeln mit gersten oder endivien waßer. sie kulet fast wole. Item welche frauwe diß kruts oder wurtzel nutzet die fellet gern in ein krankheit mania genant das ist hirn wüstig und darumb sollen alle Menschen diß myden die von natuer kalt und fucht ist. und diß krut yn solich complexion meret und nit mynnert.» Dieses Zitat zeigt, wie tief das Wesen der Tollkirsche erfaßt war. Auch H. Bock (1551) kannte die Atropa belladonna gut. Bei ihm heißt sie «Wald Nachtschatt», merkwürdigerweise nennt er sie «zam Nachtschatt». Er schreibt: «Die erst vnnd zam Nachtschatt wachß nit in den gärten / man wölle sie dann darein pflantze / sonder würt auff den hohen waldtgebirgen funden / nemlich Ydar in der Grafschaft Veldentz / auff der Nahe / deßgleichen habe ich sie auch vmb hornbach im wald (der Scheyd genannt) funden Ist ein feiner staud / etwan iij elen hoch / mit neben runden äasten / als ein bäumlin / die stengel werden züm theil kestenbraun / die bletter vergleiche sich dem andern gemeinen Nachtschatte kraut / doch breyter vñ von farben schertzer. Im Meyen vñ Brachmonat gewiñt diser Nachtschatte lange hole blümen als schellen / braunfarb vnd bleych / als die halb zeitigen feigen. Wann die schellen außfallen / wachsen runde grüne kirßen oder beer hernach / ein jede beer sonderlich an seim stiel / die werden gen den Augstmonat zeittig vnd schwartz / als Heydelbeer: jnwendig gantz braun / voller kleiner körnlin wie Erdtbeeren / am geschmack süß vnd vngeschmackt. Die wurtzel ist weiß vnd fingers dick / knöpficht / lang / verkreücht sich hin vnnd her im grund / bleibt im Winter der kelt halbe vnuersehrt / im Aprillen stoßt sie järlichs jre newe dolden oder Spargen.» Bezüglich der Anwendung und Wirkung findet man ebenda, wo er angibt, daß die Tollkirsche auch «Sewkraut» genannt wird, folgende Ausführungen: «dañ es ein köstliche artzney zü den schweinen ist / wann sie im Brachmonat von hitz oder sonst kranck werden / als dann pflegen die einwoner das kraut im gebürg zü süchen / vnd den sewen in der kost einzügeben / als ein recht preseruatiuum für alle gifftige schnelle kranckheyt».

Bock berichtet auch über einen Vergiftungsfall in einem

«Kreutterbuch». «Gieng der selb man im wald vnd als er vngefähr diß gewächs mit seinen lustigen beeren ersahe / aße er derselben ein güte schüssel voll / ward aber darnach am andern tag so doll vnd vngeschickt / das man jnen wolt gehn Widersdorff haben gefürt... / ich beschied auff der leüt anbringen / man solt jm des sterckten weins zütrincken geben / also geschach das er entschlieff / vnnd ward widerumb gesundt / vnnd lebet noch zü diser zeit.» Über die Anwendung «eusserlich» schreibt er: «Die grüne bletter in dem grossen hitzige hauptweh vbergelegt / stillen den schmertzen mit nidertruckung der grossen hitz. Das gebrant wasser also genützt / hat gleiche Würckung. Diß kraut zerschnitten vnd vbergelegt / dempft vnnd drucket nider alle hitzige geschwär der augen vñ ohren. In gemelter massen auffgelegt / leschet den hitzigen magen / die entzündte leber / alle hitzige brennende schaden / das wild oder heilig fewr / stillet auch den weibern jren fluß / den safft mit wollen vbergelegt / vnd pessaria darauß gemacht / vnd in den leib genommen.

Der safft mit eyer klar temperiert / vñ auff die brennende fliessende augen gelegt / stillet den fluß mit hinlegung des schmertzens.

Zur heylung der hitzigen offenen fließenden schade mag man disen safft mit Bleyweiß vnd Sylberglett vermischen / vnd ein edele salb darauß machen.»

Diese historischen Hinweise genügen, um zu erkennen, *daß* die Tollkirsche bei den zünftigen Heilern der Vergangenheit eine Rolle gespielt hat. In der Volksheilkunde scheint sie aber weniger von Bedeutung gewesen zu sein, soweit Mitteleuropa und besonders Deutschland in Frage kommen. Hilde Sieg erwähnt, daß unsere Pflanze am Naheufer den Namen «Deiwelskersche» trägt. Geht man aber die Berichte durch, die über östlicher gelegene Gegenden Europas vorliegen, so wird das Bild ein anderes. In der Bukowina, wo sie den Namen «Wolfskirsche» trägt, wird sie zu Abtreibungen benutzt, wobei allerdings oft auch eine Verwandte, *Skopolie* (Scopolia carniolica), eine Rolle spielt. In Westböhmen wendet man außer zu äußeren Praktiken auch Abkochungen von

Tollkirschen an bei Hundswut oder «Wasserscheu». Getrocknete Tollkirschen werden dem Liebhaber in Speis und Trank gemischt, um ihm zu gefallen. Daß diese giftige Pflanze dort im Aberglauben und in den Zauberbräuchen eine Rolle spielt, ist ohne weiteres verständlich, da das dortige instinktive Bewußtsein noch etwas vom Wesen derartiger Pflanzen erfaßt. So betrachten die Rumänen der Bukowina die Tollkirsche als den Sitz eines Hausgeistes, wenn solche Pflanzen in ihrem Garten wachsen. Man darf sie darum nicht ausgraben, sonst stirbt die Hausfrau oder das Hausmädchen. Aus dieser Beziehung der Tollkirsche zu den Frauen des Hauses leuchtet unserer Meinung etwas auf, was sich in der italienischen Namengebung der «Belladonna» widerspiegelt. Man ist gewöhnt, diesen Namen mit der Erweiterung der Pupillen zusammenzubringen, die angeblich den Frauen ein schönes Aussehen geben sollen. Wer eine so beglückte Frau im Zustande der Pupillenerweiterung einmal gesehen hat, der kann doch ehrlicherweise nicht behaupten, daß das schön aussieht. Ist das astralische Wesen nicht vielmehr, das sich gerade bei der Belladonna besonders bemerkbar macht, mit dieser «schönen Dame» gemeint, so wie es sich andrerseits oben auch als «Wolf», als «Deiwel» entpuppt, denn schließlich wirkt ja die Beere durchaus augenhaft im Grün der Pflanze, als Auge der insgesamt astralisierten Pflanze. In diesem Zusammenhang sei auch erwähnt, daß die Tollkirsche stellenweise den Namen «Walkerbeere» trägt, Walkürbeere, woraus sich nach Kronfelder-Chevalier ein Zusammenhang mit den Walküren ergeben würde. In der Schweiz finden wir nach Hegi folgende Volksbenennungen: Wolfschriasi (St. Gallen), Chrotten-Blueme, = Beeri, Tûfelsberi.

In «Geisteswissenschaft und Medizin», im XIX. Vortrage betrachtet Dr. Steiner in folgender Weise die Atropa belladonna:

«Pflanzen können sich wehren gegen die unmittelbaren Erdenkräfte. Dann sparen sie viel auf von ihren Bildungskräften für die Zeit, in der es zur Blüten- und Samenbildung kommt. Unsere gewöhnliche Pflanzenbildung, die den eßbaren Pflanzen zugrunde liegt, die beruht ja gerade darauf, daß eine ganz bestimmte Summe von Erdenkräften zur Bildung der Pflanze verwendet wird. Wehrt sich die Pflanze gegen diese Erdkräfte, dann ist sie ausgesetzt den außerirdischen Kräften, wenn es zum letzten Abschlusse der Samenbildung, der Fruchtbildung kommt, und dann wird sie zu einer solchen Pflanze, die eigentlich möchte in die Welt so hinausschauen wie die höheren, über dem Pflanzenreiche liegenden Wesen in die Welt hinausschauen. Dann zeigt sie die Begierde zum Wahrnehmen. Nur hat sie keine Organisation dafür wahrzunehmen; sie ist Pflanze geblieben und will entwikkeln so etwas, wie es im menschlichen Auge liegt. Aber sie kann kein Auge entwickeln, weil sie eben einen Pflanzenkörper, nicht einen Menschen- oder Tierkörper hat. Deshalb wird sie eine Tollkirsche, wird eine Atropa belladonna. Ich versuchte Ihnen etwas anschaulich und bildlich diesen Prozeß zu schildern, der da beim Tollkirschewerden vor sich geht. Sie wird eine Tollkirsche, und sie wird, indem sie zur Tollkirsche wird, indem aber schon in ihren Wurzeln diese Kräfte darinnen liegen, die sie dann zuletzt zu der schwarzen Beerenbildung bringen, verwandt mit all dem, was gerade im menschlichen Organismus so wirkt, daß es nach dem treibt, was eigentlich nur in der Sphäre der Sinne vor sich gehen kann, daß es also den Menschen heraushebt aus der Sphäre seiner Organisation in die Sphäre seiner Sinne. – Der Prozeß, der vor sich geht beim Aufnehmen kleiner potenzierter Quantitäten von Tollkirsche, der ist außerordentlich interessant, denn er ist furchtbar ähnlich dem Prozeß des Aufwachens, das mit Träumen durchmischt ist. Da geht gewissermaßen normalisiert dieser Prozeß vor sich. Beim Aufwachen, wenn man gerade noch nicht sinnlich wahrnimmt, sondern wenn die sinnliche Wahrnehmung noch innerlich potenziert ist zum Durchsetztsein des Bewußtseins mit Träumen, da ist eigentlich immer so eine Art Tollkirschenwirkung im Menschen. Und die Vergiftungen durch die Tollkirsche beruhen darauf, daß derselbe Prozeß, der sonst im Menschen verrichtet wird beim Aufwachen, wenn das Aufwachen von Träumen durchsetzt ist, im Menschen hervorgerufen wird durch das Tollkirschengift, aber dauernd gemacht wird, nicht vom Bewußtsein wiederum übernommen wird, sondern diese Übergangserscheinungen bleibend werden. Das ist das Interessante, daß man sieht: die Prozesse, die auch durch die Vergiftungserscheinungen hervorgerufen werden, sind so, daß wenn sie mit dem richtigen Zeitmaß im Menschen hervorgerufen werden, sie dann zu der ganzen menschlichen Organisation dazugehören.

Wie ich vorhin charakterisiert habe, ist das Tollkirschewerden ein tolles Hinstreben zum Menschwerden; so könnte man sagen: das Aufwachen des Menschen hat etwas in sich vom Tollkirschewerden, es ist nur ein abgemildertes Tollkirschewerden, ein Maßhalten des Tollkirschewerdens, ein solches, das sich eben auf den Moment des Aufwachens beschränkt. Wollen Sie daher den Körper entlasten von den inneren Albuminisierungsprozessen, wollen Sie ihn so beeinflussen, daß Sie die zu stark wirkenden Albuminisierungsprozesse zurücknehmen, gewissermaßen das Körperliche ins Seelische ableiten, so daß dasjenige was sonst in den körperlichen Substanzen als Halluzinationen wirkt: dann geben Sie potenziert Belladonna; da legen Sie etwas in die Seele hinein, wovon Sie den Körper entlasten wollen. Das ist dasjenige, was nun ja auch wiederum, allerdings verwirrend und mit Illusionen eben durchdrungen – wie ich am Anfang des Vortrages sagte – bei der gewöhnlichen makroskopischen Wirkung der Belladonna einem entgegentritt. Natürlich, wenn Sie den Menschen stoßen, daß er nicht aus dem Aufwachzustand in den Wachzustand übergeht, sondern beim Aufwachzustand bleibt, töten Sie ihn gerade.»

In einem Vortrage in Dornach vom 11. 2. 1923 heißt es:

«Wenn man in der Natur Gifte hat, sagen wir z. B. das Gift, das in der Belladonna, in der Tollkirsche, sitzt, dann entsteht ja die Frage: was sind denn die eigentlichen Gifte gegenüber den gewöhnlichen Stoffen, die wir in unserer Umgebung finden, und die ja nicht Gifte sind, weil wir sie essen können.

Wenn wir unsere Nahrungsmittel essen, dann bekommen wir in den Organismus etwas hinein, was in der Natur draußen auf ähnliche Weise gebildet wird wie unser unsichtbarer Mensch. Wir bekommen etwas in uns hinein, was von einer geistigen Tätigkeit ausgeht, in eine astrale Tätigkeit, dann in eine ätherische und dann in eine physische Tätigkeit hineingeht. Wenn eine solche Tätigkeit, die in der Natur von oben nach unten geht, die also gewissermaßen von dem Umkreis herein auf die Erde wirkt, eine Tätigkeit, die unserer inneren Ichtätigkeit, die eine rein geistige ist, verwandt ist, wenn also das, was sich auf dem Wege vom Astralischen, weiterhin auf dem Wege vom Ätherischen umwandelt, dann ins Physische geht, dann nimmt die Pflanze in der Regel eine solche Tätigkeit auf. Die Pflanze wächst dieser Tätigkeit von unten nach oben entgegen und nimmt diese ätherische Tätigkeit auf, die aber schon von oben richtig die astralische und Ich-Tätigkeit, also die seelische und geistige Tätigkeit, in sich hat. Aber es kann auch so geschehen, wie es bei dem Gifte ist. Die Gift-Stoffe haben die Eigentümlichkeit, daß sie sich an das Ätherische wenden wie – sagen wir – die gewöhnlichen grünen Stoffe in der Pflanze, sondern daß sie sich direkt an das Astralische wenden, das ich hier rot gezeichnet habe, das in diesen Stoff hineingeht.

Bei der Tollkirsche ist es so, daß die Frucht außerordentlich gierig wird, und durch ihre Gier nicht sich damit befriedigt, das Ätherische aufzunehmen, sondern daß die Frucht direkt das Astralische aufnimmt, bevor dieses Astralische die Lebenskräfte durch das Ätherische beim Herunterströmen in sich aufgenommen hat. Ich möchte sagen, es tropft immerfort, statt in das Ätherische hineinzugehen, auch Astralisches aus der Weltenumgebung auf die Erde nieder. Und solche Tropfen astralischen Wesens, die nicht in der richtigen Weise durch die Ätheratmosphäre der Erde hindurchgegangen sind, finden sich z. B. in dem Gift der Tollkirsche. Auch in dem – sagen wir – des Stechapfels, in dem Hyoscyamin, dem Gifte des Bilsenkrautes usw. haben wir gewissermaßen ein Niedertropfen des Kosmisch-Astralischen in die Pflanze hinein.

Dadurch ist aber dasjenige, was in diesem Pflanzenstoff lebt, und was in der Belladonna, in der Tollkirsche, lebt, verwandt jener Tätigkeit, die direkt vom Ich oder astralischen Leibe hineingeht in die menschlichen Nerven und in den menschlichen Sauerstoffkreislauf. Wir bekommen also, wenn wir das Gift der Tollkirsche aufnehmen, eine wesentliche Verstärkung der Abbau-Prozesse in uns, derjenigen Prozesse, die sonst vom Ich direkt in den physischen Leib hineingehen. Das menschliche Ich ist nicht so stark, daß es solche Verstärkung vertragen kann. Wenn die entgegenwirkende, von unten nach oben in den Blutbahnen gehende Wirkung einmal zu groß ist, dann kann man ihr entgegenschicken solche Abbauprozesse, und es kann – in einer kleinen Dosierung – das Atropin, das Gift der Tollkirsche, ein Gegenmittel sein gegen die zu starken Wachstumsprozesse. Aber in dem Augenblick, wo zuviel kommt von diesem Gifte, da kann nicht mehr die Rede davon sein, daß ein Gleichgewicht da ist; dann werden zunächst die Wachstumsprozesse zurückgedrängt, und der Mensch wird ganz benebelt von einer geistigen Tätigkeit, die er noch nicht in seinem Ich ertragen kann, die er vielleicht in zukünftigen Zuständen, in dem Venus- und Vulkan-Zustand wird ertragen können. Dadurch treten die eigentümlichen Vergiftungserscheinungen auf.

Zuerst wird untergraben der Ausgangspunkt der im Blute liegenden Tätigkeit. Es treten dann jene gastrischen Erscheinungen auf, die – wenn Tollkirschengift genossen wird – den Anfang bilden. Dann werden die Kräfte stark abgehalten von unten nach oben zu wirken, und es tritt dann völlige Bewußtlosigkeit, die Zerstörung des Menschen von den Abbau-Prozessen aus, ein.»

In einem Vortrage vom 22. 3. 1923 sagt Dr. Steiner unter anderem über die Atropa belladonna folgendes:

«Machen wir uns einmal klar, worauf denn das Pflanzliche beruht; ich habe das ja schon öfter angedeutet. Wir stellen uns die Erdoberfläche vor. Die Pflanze hat ihre physische Organisation. Sie ist von ihrem Ätherleibe durchdrungen; aber die Pflanze würde sich nicht entfalten können, wenn sie nicht – wie ich das schon öfter dargestellt habe – von oben herunter zur Blüte hin berührt würde von dem astralischen Elemente, das überall ausgebreitet ist. Die Pflanze hat nicht einen astralischen Leib in sich, aber das Astralische berührt überall die Pflanze. Die Pflanze nimmt in der Regel das Astralische nicht in sich auf, sie läßt sich berührt werden davon. Sie verarbeitet das Astralische nicht. Sie lebt nur in einer Wechselwirkung; nach oben, nach dem Blühenden und Fruchtenden zu lebt sie in einer Wechselwirkung mit dem Astralischen. Das Astralische verbindet sich nicht mit dem Ätherleibe oder dem physischen Leibe der Pflanze in der Regel. *Bei der Giftpflanze ist das anders:* Bei der Giftpflanze liegt das Eigentümliche vor, daß das Astralische in das Pflanzliche eindringt und sich mit dem Pflanzlichen verbindet. So daß, wenn wir die *Belladonna* haben, oder sagen wir das *Bilsenkraut,* dann saugt gewissermaßen eine solche Pflanze stärker oder schwächer das Astralische auf und trägt ein Astralisches in sich, natürlich auf eine untergeordnete Weise. Denn trüge sie es in geordneter Weise in sich, müßte sie ja Tier werden. Sie wird nicht Tier, sie trägt das Astralische in einer Art gepreßten Zustandes in sich.

Dadurch stellt sich ein besonderes Wechselverhältnis ein zwischen dem, was da – ich möchte sagen – in einer gesättigten Pflanze und in dem tierischen und menschlichen Organismus vorhanden ist. Es stellt sich ein besonderes Wechselverhältnis ein. Essen wir Pflanzen, die nicht giftig sind, – wie man sagt –, so nehmen wir nicht nur das von der Pflanze auf, was der Chemiker im Laboratorium von der Pflanze verarbeitet, wir nehmen nicht nur das Stoffliche auf, wir nehmen auch das Ätherische, Lebenskräftige auf, müssen es allerdings, wie ich ja auch hier einmal ausgeführt habe, gerade während unseres Ernährungsprozesses zur vollständigen Tötung bringen. Er muß also in sich das Ätherische aus dem Pflanzlichen herausarbeiten.

Nun haben wir im *unteren* Menschen, im Stoffwechselmenschen diesen merkwürdigen Prozeß: wir genießen die Pflanze, das Pflanzlich-Stoffliche; es ist auch noch beim Gekochten der Fall, aber besonders stark der Fall, wenn wir rohe Birnen oder rohe Äpfel oder rohe Beeren essen. Wir pressen das Ätherische heraus und nehmen in unseren Ätherleib das Kraftgebilde auf, welches der Pflanze zugrunde liegt. Die Pflanze hat ja eine bestimmte Form, eine bestimmte Gestalt. Die Gestalt, die wir da aufnehmen (das zeigt sich dem hellseherischen Bewußtsein), die ist sogar nicht immer gleich der Gestalt, die wir äußerlich sehen. Es ist etwas Verschiedenes. Es quillt die Gestalt der Pflanze in uns auf, und sie paßt sich in einer merkwürdigen Weise dem menschlichen Organismus an.

Nun tritt etwas sehr Merkwürdiges auf. Denken Sie sich also, – man muß dabei natürlich etwas paradox reden; aber die Dinge sind doch so richtig – nehmen wir an, Sie essen Kohl, so ist da im unteren Menschen ein ganz bestimmtes Gebilde zunächst aufleuchtend. Es besteht eine Tätigkeit im Stoffwechsel-Menschen, im unteren Menschen, die die Folge ist davon, daß der Mensch diesen Kohl gegessen hat. In demselben Maße, in dem diese Tätigkeit im unteren Menschen auftritt durch das Kohlessen, entsteht im *oberen* Menschen, im Kopfmenschen, das Negativ davon, der leere Raum, der dem entspricht, ein Abbild, ein richtiges Negativ. Wenn ich also – sagen wir – die Form, die da unten entsteht, so zeichne, dann entsteht im oberen Menschen ein Abbild, ein Hohlgebilde. Es ist tatsächlich so: der Kohl erzeugt in uns eine bestimmte Form, und das Negativ davon, das entsteht in unserem Kopf. Und in dieses ... Negativ des Kohls nehmen wir nun die äußere Welt auf. Die kann uns ihre Eindrücke hereingeben, weil wir den leeren Raum in uns tragen – so gewissermaßen; es ist natürlich alles nur approximativ ausgedrückt. Und so wirken alle Pflanzen, die Nährpflanzen sind, in uns. Nehmen Sie an, wir haben das, was man gewöhnlich Nährmittel nennt, so besteht der Zusammenhang ihrer Form nur insoweit intensiv, daß wir ihn fortwährend im Laufe von 24 Stunden auflösen müssen. Einmal Wachen und Schlafen löst ihn auf. Er muß immer wieder neu gebildet werden. Das ist bei denjenigen Pflanzen der Fall, die in ihrem natürlichen Wachstum physischen und Ätherleib haben und sich von dem Astralischen nur umspülen lassen.

Nehmen wir aber an, wir nehmen zu uns den Saft des *Bilsenkrautes*. Da haben wir eine Pflanze, die in sich ... das Astralische aufgesaugt hat, einen viel stärkeren Formzusammenhang hat, so daß da unten eine viel festere Form entsteht, die wir nicht so leicht verarbeiten können, die sich sogar als selbständig geltend macht. Dadurch entsteht ein ausgesprocheneres, intensiver wirkendes Negativ.

Und nehmen wir jetzt an, ein Mensch hat ein seine Struktur nicht ordentlich aufrecht erhaltendes Gehirn. Er neigt zu Dämmerzuständen, weil sein astralischer Leib nicht fest genug im physischen Leib des Gehirns drinnen ist. Er nimmt den Saft des Bilsenkrautes zu sich. Dadurch entsteht eine intensive Pflanzenform, die ein starkes Negativ bildet; und so können in dem Menschen, dessen Gehirn gewissermaßen zu weich ist, dadurch daß man den Ätherleib seines Unterleibes verstärkt, da eine starke Form durch das Bilsenkraut hineinbringt, können in dem deutliche Gedanken entstehen; der Dämmerzustand kann abdämmern. Wenn er dann in seiner übrigen Organisation stark genug ist, um – wenn er das öfter als Arznei verordnet bekommt gegen seine Dämmerzustände – um dann seine entsprechenden Lebenskräfte aufzurufen, so daß dadurch, daß seine Lebenskräfte wieder reger gemacht werden, das Gehirn wieder in Ordnung kommt, dann kann er dadurch eben über seine Neigung zu Dämmerzuständen wieder durch ein solches Gift hinausgebracht werden.

In einer ganz ähnlichen Weise wirkt z. B. *Belladonna* auf den Menschen. Sie wirkt durchaus so, daß folgendes auftritt: ich möchte es schematisch zeichnen. Durch den Belladonna-Genuß, der ja kein ‹Genuß› ist natürlich, wird der Ätherleib von einem starken Gerüst durchzogen. Wenn sie also in einer entsprechenden Dosis genommen wird, so daß der Mensch sie vertragen kann, – aber man kann ja überhaupt nur durch eine Arznei geheilt werden, wenn man sie vertragen kann –, so wird also gewissermaßen dem Ätherleib des Unterleibes ein starkes Gerüst eingebaut. Dieses starke Gerüst erzeugt sein Negativ richtig im Kopfe. Und auf dieser Wechselwirkung des Positivs und Negativs beruht der Heilungsprozeß, auf den man bei Belladonna rechnet.»

In einem Vortrag (vom 2. 6. 1923) vor Arbeitern spricht Dr. Steiner auch einmal über Giftpflanzen und wählt die Atropa belladonna als Beispiel, um die gemachten Ausführungen zu illustrieren. Er sagte dort:

«... eine der giftigsten Pflanzen ist ja die Tollkirsche. Wenn Sie eine Tollkirsche haben, so ist die Tollkirsche so schwarz, wie Sie sie haben, dadurch, daß eben in sie das Astralische aufgenommen wird. Also die Tollkirsche nimmt das Astralische auf.

Dadurch aber, daß die Tollkirsche das Astralische aufnimmt, zerstört sie sich in Wirklichkeit ganz; sie hat die Kraft in sich, immerfort die physische Materie zu zerstören. Wenn wir daher eine Tollkirsche essen, so fängt der Tollkirschensaft, sobald er in uns ist, gleich an, unsere innere Materie zu zerstören. Da müssen wir unter der Tollkirsche zugrunde gehen. Die Tollkirsche hat innerlich die Kraft, die physische Materie zu zerstören.

Denken Sie, wir bringen nun in der richtigen Weise, indem wir ihn einimpfen, ganz verdünnten, richtig verdünnten Tollkirschensaft ins Blut des Menschen. Dann können wir, wenn die Linse anfängt, Salze abzusetzen, dunkel zu werden, gerade durch den Tollkirschensaft, wenn er richtig verdünnt ist, keine Giftwirkung mehr hat, so verdünnt worden ist, diese Starkrankheit bekämpfen, dasjenige zerstreuen, was als Absatz entstanden ist.

Wenn wir also den Zerstörungssaft der Tollkirsche, der überall alles andere auseinandertreibt, durch eine richtige Impfung hierher gebracht haben auf die Linse, dann treibt die Impfung auch die Salze auseinander, die sich dort abgelagert haben, und die Linse kann unter Umständen geheilt werden.

Man kann natürlich, wenn der Star schon zu weit fortgeschritten ist, nicht allzuviel bauen auf diese Geschichte; aber wenn man bei einem Menschen, bei dem der Star noch nicht so stark fortgeschritten ist, die Sache zur rechten Zeit bemerkt, dann kann man noch, ohne daß man die Linse später herausoperiert, den Star bekämpfen.

Daher ist es gewöhnlich nichts, wie es die homöopathischen

Ärzte machen; die geben die verdünnte Tollkirsche ein (d. h. in die Verdauungswege, Ref.); da wirkt es zwar auch, aber nicht sehr stark, die Sache kommt immer wieder zurück. Also auf diese Weise kann man gewöhnlich nichts bewirken. Aber man kann sehr viel bewirken, wenn man es ins Blut einimpft (d. h. durch Injektion, Ref.). Das Blut geht dann überall hin, geht auch ins Auge.

Aber, meine Herren, daran sehen Sie auch gleich wiederum etwas anderes. Nämlich Sie sehen dies: Wenn wir viel von der Tollkirsche essen – es genügt natürlich wenig, aber das ist viel in diesem Falle – wenn wir verhältnismäßig viel von der Tollkirsche essen, so zerstört es uns vom Magen, schon vom Schlunde aus unsere physische Materie. Wir können nicht mehr leben. Wenn wir immer mehr und mehr diesen Tollkirschensaft verdünnen, dann werden dadurch die physischen Teile nicht mehr angegriffen, aber der Tollkirschensaft wird verdaut und greift noch sehr stark den Kopf an. Man kann dann den Tollkirschensaft dazu verwenden, wenn Menschen ganz nervös geworden sind, schwummelig geworden sind, sie dadurch wieder zurechtzurücken, daß man ihnen starkverdünnten Tollkirschensaft zu essen gibt, der das, was sich da abgelagert hat, heraustreibt.

Aber wenn man ihn so dünn nimmt, daß er auch den Kopf nicht mehr angreift, so wirkt er noch immer auf das Auge. Das Auge ist dasjenige Organ, das empfindlich ist für die dünnsten Mengen von Tollkirsche. «Belladonna» heißt sie, «die schöne Frau», die Tollkirsche, weil sie so schön schwarzäugig ist. Also das Auge ist für die kleinsten Mengen von Tollkirschensaft noch empfänglich. So ist es merkwürdig, daß unser menschliches Wesen für die verschiedenen Stoffe der Umgebung in der verschiedensten Weise empfänglich ist. Für den Tollkirschensaft ist das Auge – wie schon gesagt, zu viel zerstört das ganze Auge – aber in der Verdünnung ist das Auge für den Tollkirschensaft empfänglich. Für andere Säfte sind wieder andere Organe empfänglich. So daß für jede Substanz irgend etwas in unserem Leib besonders empfänglich ist und verschiedenes bewirkt.»

«... Wir können gewissermaßen die Linse im Auge wiederum hell machen, wenn sie sich verdunkelt hat, dadurch den Astralkörper in dieses Stücklein Menschen wiederum hineinschicken, wenn wir dem Menschen aus der Umgebung etwas einimpfen, was das Auge besonders angreift. Das ist also der Tollkirschensaft in entsprechender Verdünnung. Daraus sehen Sie: im Tollkirschensaft haben wir etwas, was gerade im Auge das Astralische wieder heranzieht; und das Astralische zieht dann wiederum das Ätherhafte heran.

Deshalb möchte ich auch sagen: Auch wenn die Tollkirsche draußen wächst, zieht sie das Astralische an, – das Ätherische ist ja schon drinnen, das braucht nicht angezogen zu werden –, sie zieht das Astralische an. Wenn man daher diesen feinen Vorgang, der bei der Tollkirschenheilung bei starkranken Augen geschieht, richtig studieren kann, dann versteht man nämlich auch, was draußen in der Tollkirsche vor sich geht. Das ausgeschlossene Astralische, das wird durch die Tollkirsche herangezogen. Also zieht der Tollkirschensaft auch aus der Welt das Astralische heran. Der Tollkirschensaft ist eine Anziehungskraft für das Astralische. Und wenn wir vergiftet werden mit Tollkirsche, so wird eben zu viel Astralisches in uns hereingezogen, und dieses Astralische fängt zu kochen an, und dieses Kochen zerstört unser Physisches.

Wenn aber zu viel Physisches zerstört ist, – im starkranken Auge ist es dadurch zerstört, daß zu viel abgelagert ist – dann müssen wir es wieder wegschaffen. Dann könnte man ja hoffen, daß man mit Belladonna, mit Tollkirsche, auch heilen könnte, wenn sonst sich irgendwo Salze oder ähnliche Stoffe im Körper ablagern. Wenn der Mensch z. B. Gallensteine oder Harnsteine bekommt, so lagert sich auch etwas Festes ab, was eigentlich nicht sein sollte. Dann müßte man hoffen, daß, wenn man das in der Linse im starkranken Auge mit Belladonna heilen kann, man auch die Gallensteine und die Blasensteine mit Belladonna heilen könnte. Das kann man auch, wenn man die Sache nur richtig verwendet.»

An anderer Stelle heißt es über die Belladonna:
(Initiatenbew. G. A. Nr. 243, S. 190/91)

«Die Tollkirsche, Belladonna, sie zieht ihre Wesenheit noch aus anderen Welten herein. Ich kann das auch so charakterisieren: man lernt eine gewöhnliche Pflanze kennen, indem man sieht, sie hat ihren physischen Leib, sie hat ihren Ätherleib; und dann sieht man, daß die Blüte und die Frucht umschwebt wird von dem allgemeinen Astralischen im Kosmos. Sie sehen also auf die Pflanze hin. Überall sprießt aus der Erde das Physische der Pflanze heraus. Überall hat die Pflanze ihren Ätherleib, und darüber, wie in Wolken gelagert, das Astralische. So ist es bei solchen Pflanzen wie bei dem Veilchen.

Bei einer Pflanze wie der Tollkirsche wird es anders. Bei der Belladonna ist es so: die Pflanze wächst, hat hier ihre Blüte, hier drinnen entwickelt sich die Frucht. Da aber geht das Astralische in die Frucht hinein. Das Veilchen entwickelt die Frucht bloß im Ätherischen. Die Tollkirsche saugt mit der Frucht das Astralische ein. Dadurch wird sie giftig.

Alle Pflanzen, die in irgendeinem ihrer Teile Astralisches aus dem Kosmos einsaugen, werden giftig. Dasselbe also, was, wenn es ins Tierreich kommt, dem Tier den Astralleib gibt, das Tier innerlich als ein Empfindungswesen ausgestaltet, es macht, wenn es in die Pflanze eintritt, die Pflanze zur Giftpflanze.

Das ist sehr interessant, weil wir sagen können: unser astralischer Leib trägt Kräfte in sich, die, wenn sie in die Pflanze kommen, als Gift sich darstellen. Und so muß man auch das Gift auffassen. Nur dadurch kommt man zu einer innerlichen Erkenntnis des Giftes, daß man weiß: normalerweise hat man als Mensch in seinem astralischen Leib eigentlich die Kräfte aller Gifte in sich, die es gibt, denn das gehört zum Wesen des Menschen.»

«...Wir haben ein Veilchen. Wir haben eine Tollkirsche. Wir sehen, wenn wir für jede Welt das richtige Bewußtsein entwickelt haben, in dem Veilchen ein Wesen, das in seiner richtigen Welt verbleibt, nichts herauszieht aus einer ihm fremden Welt. Bei der Tollkirsche sehen wir, daß sie etwas heranzieht aus einer ihr fremden Welt. Die Belladonna eignet sich etwas an, was eigentlich eine Pflanze nicht haben darf, was erst ein Tier haben soll. Und so ist es durch alle Giftpflanzen. Sie eignen sich dasjenige an, was sie als Pflanzen nicht haben sollen, sondern was erst dem Tiere gebührt.»

Zur Wesenserkenntnis unserer Heilpflanze bräuchte nicht mehr allzuviel hinzugefügt werden. Wenn alle Hinweise Dr. Steiners ausgeschöpft würden, dann steht Atropa belladonna aus ihrer Hintergründigkeit heraus klar vor unseren Augen. Der Hinweis, daß Nährpflanzen solche Pflanzen sind, die sich mit Erdenkräften anfüllen und durchdringen und darum den Menschen eben erdenfähig und erdenzugehörig machen, während das Wesen der Giftpflanzen von der Art ist, daß es diese Tendenz zurückdrängt, beleuchtet den Weg zum Erkennen. Wo aber Erdenkräfte zurückgedrängt werden, strömen kosmisch-geistige Kräfte ein und werden in der Pflanze zu «Gift»-Erzeugern. Sie stellen in der Pflanze dann das dar, was in den höheren Erdenwesen die Voraussetzung zur Wahrnehmung, zur Sinneswahrnehmung abgibt. In dem wechselnden Ablauf der Vorgänge des Schlafens und Wachens oder des vegetativen, albuminisierenden, aufbauenden Organgeschehens und des wahrnehmenden, abbauenden Organgeschehens schiebt sich als Übergangsprozeß der Aufwachprozeß ein, in dem das Hinstreben zur Sinneswahrnehmung (= Wachsein) noch gehemmt wird von den stark nachklingenden, hemmenden Albuminisierungsvorgängen des Schlafes, in denen eben auch die Halluzinationen dieser körperlichen Substanzen und Substanzvorgänge nachklingen. Dieser Vorgang findet sein pflanzliches Gegenbild in der Atropapflanze, und gerade darum kann Belladonna in potenzierter Form die Überleitung zum Wachen, zum klaren Gebrauch der Sinnesorgane fördern, weil es den Zwischenzustand auf Grund seiner Wesensbeziehung zu ihm zurückdrängt. Wir haben hier bei einer Pflanze eine fast greifbare Signatur für funktionelle Vorgänge vor Augen, wie sie uns nicht alle Heilpflanzen so offensichtlich bieten. In dem zweiten Zitat wird darauf hingewiesen, daß das direkt abbauende Eingreifen,

d. h. die Umgehung einer Einwirkung auf das Ätherische seitens des geistigen Astralischen in der Nerventätigkeit genau so vorliegt, wie das Astralische direkt auf das Physische der Pflanze einwirkt. In diesen Vorgängen, also im Prozessualen, liegen hier die Verwandtschaften in beiden Erdengeschöpfen. Die Belladonna-Vergiftung ist nichts anderes als eine Verstärkung der geschilderten abbauenden Ich-Tätigkeit und Astraltätigkeit, die aber segensreich eingreifen kann, wo diese Tätigkeit im Menschen dadurch behindert ist, daß vom anderen Körperpol aus die Stoffwechselvorgänge die geistigen Vorgänge nicht ablaufen lassen, d. h. wo das Aufwachen nicht voll eintritt.

In dem zitierten Arbeitervortrage wird von wieder einem anderen Aspekte aus deutlich gemacht, wie ein solches Verhältnis des Astralischen zum Physischen sowohl in der Pflanze wie in Tier und Mensch physische Materie zerstört, und es wird verständlich, daß die *Alkaloide* solcher Pflanzen den *Verwesungsgiften* in Tier und Mensch so ähnlich sind, daß sie kaum voneinander zu unterscheiden sind. –

Das homöopathische Arzneimittelbild der Belladonna wird – richtig gelesen – nochmals die gleichen Verhältnisse der Wirksamkeit illustrieren.

Der Amerikaner *Nash* nennt Belladonna ein Kopfmittel, da bei den meisten Beschwerden «die Kopfsymptome überwiegen». «Alles Blut scheint nach dem Kopf zu drängen. Der Kopf ist heiß, während die Extremitäten kalt sind. Die Augen sind rot und blutunterlaufen. Das Gesicht ist ebenfalls rot, beinahe purpurrot. Die Halsschlagadern klopfen so stark, daß es deutlich sichtbar ist.» «Zustand der Benommenheit tritt ein.» Es werden sehr heftige Delirien mit oder ohne Schmerzäußerung beobachtet. Dabei bildet sich der Patient ein, «Geister, schreckliche Gesichter, Tiere und Insekten zu sehen». «Kein Mittel hat so ausgesprochen heftige Delirien wie Belladonna.» Charakteristisch im Gegensatz zu Hyoscyamus und Strammonium ist die «Blutüberfüllung des Gehirns».

Belladonna gilt als ein Hauptmittel bei lokalisierten Entzündungen, das oft schlagartig hilft, wenn die Erscheinungen plötzlich aufgetreten waren und die charakteristischen Kopfsymptome mitbrachten. «Dieses Mittel ist nur in dem ersten, kongestiven oder aktiven Entzündungsstadium am Platz.»

Bei Kinderkrankheiten ist es neben Chamomilla eines der besten Mittel nach Nash.

«Sie kommen plötzlich, fast ohne Vorboten.» «Das Kind ist in einer Minute wohl, in der nächsten krank;...» «das Kind ist sehr heiß mit rotem Gesicht und wie benommen; es fährt jedoch alle Augenblicke in die Höhe und zuckt im Schlafe zusammen, als wenn es in Krämpfe fallen wollte.»

«Es ist nicht leicht zu sagen, warum die Schmerzen von Belladonna plötzlich erscheinen und nach einiger Zeit ebenso plötzlich, wie sie kamen, verschwinden.» «Belladonna-Kopfschmerzen, ob kongestive oder neuralgische, werden schlimmer durch Sichnachvornneigen, Hinunterbeugen oder Niederlegen, durch alles, was den Patienten aus seiner aufrechten Lage bringt.»

Starke Beziehung des Mittels zum Halse! Als typische Bauchsymptome gibt Nash noch an: «Empfindlichkeit des Bauches, durch die leichteste Erschütterung verschlimmert, z. B. beim Gehen oder Auftreten, oder selbst durch die Erschütterung des Bettes oder Stuhles», ferner «Drängen nach unten, als wenn der Bauchinhalt durch die Vulva herausgepreßt würde, morgens schlimmer!» Gefühl, als bräche der Rücken ab. «Auffahren und Zucken im Schlaf» oder beim Einschlafen ist oft charakteristisch, «schläfrig, aber kann nicht schlafen» und «stöhnt im Schlaf».

Heinigke weist noch darauf hin, daß manche Belladonnabeschwerden nachmittags oder abends schlimmer werden. Auch er kennzeichnet die Belladonnawirkung auf das Nervensystem so, daß «anfangs die Wirkungen den Charakter hoher Erregung zeigen, der später teilweise oder vollkommen in den Zustand von Schwäche und Lähmung übergeht».

Metzger gibt die Belladonnawirkung etwas einseitig vom

Atropinbild bestimmt an, das wie angedeutet nur ein eingeschränktes Wirkensfeld spiegelt. Zwar weist Metzger auch darauf hin, doch zeigt seine Darstellung ein weniger verständnisvolles Erfassen der Belladonna überhaupt, wenn auch das Arzneibild in üblicher homöopathischer Weise angeführt wird. Nach ihm ist Atropinum sulfuricum statt Belladonna angezeigt, wenn man die vagotrope Beziehung berücksichtigen will, z. B. bei Gallenkoliken, Magenkrämpfen, Krampf an Glottis, Blase und Uterus, bei Asthma, Magenulcus und Nierensteinkoliken. Atropinum stellt nach Metzger eine Wirkungsverschiebung mehr nach dem Nervösen hin dar auf Kosten des Entzündlichen im Gegensatz zur Belladonna. Auch in diesem Falle erscheint das nervöse Element in seiner Funktion als Entzündungserzeuger nicht richtig erfaßt zu sein; doch kann in diesen Zusammenhängen nicht darauf eingegangen werden und muß auf die geisteswissenschaftliche medizinische Literatur hingewiesen werden.

Seit Hahnemanns Zeiten ist Belladonna wohl die meist beachtete und geprüfte Arzneipflanze in der Homöopathie. Es liegt eine unermeßliche Literatur vor, die dem speziellen Studium empfohlen werden mag. Aus Raumgründen ist es unmöglich, das umfassende homöopathische Arzneibild hier erschöpfend darzustellen. Einige Angaben des Amerikaners *Farrington* erscheinen aber doch noch erwähnenswert. Er weist auf die Ähnlichkeit der Symptome bei Belladonna, Hyoscyamus und Datura strammonium hin. Nach ihm wirken sie (auch Solan. nigrum) vorwiegend auf das Gehirn im Gegensatz zu Nicotiana tabacum und Solan. dulcarmara.: «Es gibt einige Symptome von Belladonna und Hyoscyamus, die entgegengesetzt sind, nicht so sehr in der Phraseologie, durch die sie ausgedrückt sind, denn sie lesen sich fast ganz gleich; sondern sie wirken in entgegengesetzter Richtung und dienen daher zuweilen als Antidote gegeneinander. Dies gilt hauptsächlich von den Haut-Symptomen.» – Auf diese Zusammenhänge wird nochmals in der Gegenüberstellung der drei heimischen Hauptsolanaceen eingegangen.

Betrachten wir unsere Heil- und Giftpflanze nochmals zusammenfassend, so fällt vor allem ihre schon dargestellte Wuchsart auf. Nahezu jede andere Pflanze ist in ihrem Wuchswesen gekennzeichnet durch ihr heimliches Zwiegespräch mit den Umkreiskräften einerseits und den Erdenkräften andrerseits, deren Einflüsse im Zusammen- oder Gegeneinanderwirken in jeweils typischer Weise von der Urpflanze geduldet, gesucht und dadurch typus-mitbestimmend werden. Bei der Tollkirsche hat sich der Einfluß von oben in das Unten unter Umgehung des vermittelnden Ätherischen zu einer ausgesprochen verschobenen Vegetationsart entwickelt. Das drückt sich dann auch in der Zusammensetzung ihrer Stengelsprossen und deren Verschiebungen gegeneinander aus (vgl. Hegi u. Troll).

Schaut man auf die Achse der Atropa belladonna, die in einem bestimmten Punkte plötzlich in ihrem Wachstum gehemmt wird dadurch, daß sich dort durch die drei Seitenzweige eine auf die Spitze gestellte Pyramide entwickelt, in deren Raum hinein sich alle Vegetationsvorgänge mehr oder weniger abzuspielen scheinen, dann wird es einem klar, daß dem typischen Zwiegespräch der Pflanzen mit oben und unten hier eine besondere Variante abgewonnen wird, die monologischen Charakter zur Schau trägt. Wenn der Blühvorgang aber einsetzt, dann durchbrechen die unter die Blätter wandernden Blütenknospen nach unten hin die Pyramidenkanten und geraten in deren feuchten Schatten in ein direktes Wechselgespräch mit den waltenden Erden-Mondkräften, denen die Pflanze sich vollkommen verschrieben hat. In diesem Zusammenhang mag auch daran erinnert werden, daß Rutengänger immer wieder davon sprechen, daß sie die Tollkirschen überwiegend im Bereich der sogenannten «Reizstreifen» oder «Wasseradern» angetroffen haben, im Bereiche jener ätherischen Felderungen der Erde, die wesentlich durch Einflüsse des chemischen Äthers charakterisiert sind.

Von Bedeutung ist auch die Beobachtung, daß die Tollkirsche bei –4 °C erfriert, während z. B. der Kohl 15–20 ° Kälte erträgt.

Vom klinisch-medizinischen Standpunkte aus betrachtet, kann

man sagen, wir haben in der Atropa belladonna die große «Aufwach»-Pflanze vor uns, wie sie als solche erstmalig von Dr. Steiner erfaßt und erkannt wurde. Zwar lag die Symptomatologie in diese Richtung weisend schon lange vor, doch wurden die Zusammenhänge nicht erkannt. Die Belladonna-Symptome weisen vielfach hin auf das Grenzerleben der Sinnesregionen, der Sinnesorganregionen, auf das zu starke Eintauchen in dieselben oder auf die Unfähigkeit hindurchgehen zu können durch die Sinne, d. h. voll aufwachen zu können. Darum werden im Belladonna-Bild Licht, Geräusche, Erschütterungen, Kälte oder Zugluft immer als verschlimmernd empfunden. Die vegetativen Krisen im Frühjahr und im Herbst liegen auf der gleichen Linie. Die auch für Schulärzte wichtige Tatsache, daß Kinder, die nicht richtig in ihren Organismus hineinkönnen, sowohl morgens beim Aufwachen (häufige Symptome: morgendliches Weinen, Schreien oder unwirsche Stimmung), als auch überhaupt im Zuge ihres Inkarnierungsweges, von der Belladonna-Medikation wichtige Hilfe bekommen können, ist durch vielfache Erfahrung bestätigt.

Von diesen Gesichtspunkten aus können die meisten Anregungen verstanden werden, die Dr. Steiner bezüglich dieser Heilpflanze gegeben hat. Dr. Degenar berichtet in seinen privaten Mitteilungen aus den schon öfter angeführten Ärztebesprechungen mit Dr. Steiner, die die Herausgabe eines sogenannten «Vademecums» zum Gegenstand hatten, wie er gelegentlich einer Diskussion über das Thema «Epilepsie» und einige in Behandlung stehende Krankheitsfälle über Belladonna unter anderem folgendes ausführte:

«...beim Sinnes-Nerven-System kommen die Dinge in Betracht, die auf einer feineren oder gröberen Art der Wahrnehmung beruhen. Bei der Epilepsie der Kinder hat man es zu tun mit einer Abnormität im Sinnes-Nervensystem selbst. Man müßte erst die Epilepsie als solche beschreiben, erst das Krankheitsbild geben und müßte dann auf charakteristische Ursachen hinweisen... Man beschreibt also die äußeren Symptome. Nun handelt es sich darum, daß man nicht darauf los gehen soll zu sagen: man verwendet das und das. Denn mit den Symptomen, die man beschrieben hat, hat ja das Heilmittel nichts zu tun. Wir haben – nehmen wir an – eine Verwachsung der Hirnhäute entdeckt. Nun, wie heilen wir? Dadurch, daß wir *Belladonna* geben, und wir erwarten, daß durch die Belladonna das Willenssystem durchgreifend angeregt wird und der Patient in einen regelmäßigen organischen Prozeß hineinkommt, der in sich schließt eine regelmäßige Lagerung der Hirnhäute, um mitzureißen die Hirnhäute im Organisieren. Man rechnet also mit etwas ganz anderem als dem Symptomenkomplex, aber der Symptomenkomplex führte einen dazu. –

Wir können nicht sagen, daß *Belladonna* wirkt auf den Sympathicus. Das ist nur bei *Atropin* in großen Dosen. In Wirklichkeit wirkt es auf die Gefäße, in welchen die Ganglien des Sympathicus eingelagert sind. Es entsteht eine Gefäßabsonderung gerade im menschlichen Mitteltrakt, und dadurch entsteht eine lebhafte Tätigkeit des Sympathicus; aber das ist *sekundär*! Da wirkt es so, daß man es höchstens in ganz bestimmten Fällen anwenden kann. Will man aber wirken auf den *Kopftrakt,* wo organische Deformitäten vorliegen, dann muß man es verwenden in dieser Dosis hier: D15–D60!

Man könnte sagen, es wirkt auf die Gehirnnerven; aber das können wir eben nicht sagen! Wir müssen da sagen: auf den *Willens*-Organismus oder auf das organische System des Wollens wirkt es ... Man muß halt anführen beim Bilde des Gesunden, bei der Beschreibung der Therapie, was bei der Behandlung der Patienten eingetreten ist. Man kann z. B. sagen, daß der Patient nach dem Einnehmen dieser Dosis *schwitzt,* daß sogar leichtes *Fieber* eintritt. Dann haben Sie in ganz populärer Weise ausgedrückt, was eine Wirkung auf das Willenssystem ist.

Belladonna wirkt exzitierend auf diese und jene Erscheinungen, bewirkt z. B. Schwitzen, leichtes Fieber; der Patient wird empfindsamer im ganzen Wahrnehmungssystem. Belladonna wirkt erregend auf dieses System, das man so beschreibt, daß man auf die Realien hinweist. Wir nehmen Belladonna, weil das unmittelbar auf die Dinge losgeht, während *Brom* darauf ausgeht, den ganzen Menschen herabzustimmen. Dadurch werden Reaktionen hervorgerufen, wodurch die Blutzirkulation selbst, nicht ihr Rhythmus, sehr unregelmäßig gemacht wird, in latente Entzündlichkeit kommt. Das ist eine Roßkur, die eine sehr starke Reaktion hervorruft, und die kann unter Umständen glücken.»

«... *Belladonna* wird immer dann besonders gut wirken, wenn man sicher weiß, daß im *Gehirn* Abnormitäten sind oder wenigstens in den Organen, die mit dem Sinnes-Nervensystem zusammenhängen.»

Aus eben der gleichen Krankengeschichtensammlung von Degenar liegen einige mehr oder weniger ausführliche Berichte vor über die Medikation von Belladonna, so ein Fall eines 60jährigen Herrn, dessen Diagnose lautet: Diabetes, Arteriosklerose mit apoplektiformem Insult – RR. 210! Es wird empfohlen Belladonna D3, täglich 5 Tropfen sowie Injektionen mit Cortex betulae bis zum Auftreten von Fieberreaktion. Dr. Steiner sagte dazu:

«Belladonna hat immer eine sehr gute Wirkung, wenn man den Versuch machen will, die Versteifungen aller Gewebe, aber namentlich wenn sie auftreten in Form von irgendwelchen Einschlüssen, rückgängig zu machen. Es ist hier Diabetes, das ist eigentlich eine «Stockung». Die apoplektischen Anfälle sind auch «Stockungen», nicht Gefäßerweiterungen, sondern Gefäßwandaustrocknungen. Mit 40 Jahren ist er ergraut, das weist auch auf Vertrocknungen hin. Auch lokale Vertrocknungen kann man damit bekämpfen, z. B. Star, Gallensteine. Wenn man Belladonna dem Organismus beibringt, so tritt eigentlich sofort eine sehr starke Reaktion des Ätherleibes ein, die gegen die Tendenz der Verkrampfung des Ätherleibes wirkt, und die sind die Ursachen von solchen Dingen, wie er sie hat. Wenn z. B. die Symptome solche sind wie Worttaubheit, Wortblindheit, so kann man auch Belladonna sehr gut anwenden, überall wo Verstopfungen auftreten und dadurch Versteifungen. Manchmal möchte man der ganzen gegenwärtigen Menschheit Belladonna geben, weil sie alle so früh altern...»

So finden sich verschiedene und differenzierte Verordnungen von Belladonna bei Linsentrübungen, Gallensteinkoliken, bei Epilepsie, grauem Star und Dispositionen zur Arteriosklerose.

So weit mag vorläufig die Wesenserfassung der Atropa belladonna geführt sein, um erst einmal eine andere Solanacee darzustellen, das Bilsenkraut, Hyoscyamus niger, das zur Tollkirsche in seiner Dynamik polar steht, wenn man die Beziehungen zum Menschen ins Auge faßt. Der Stechapfel, Datura strammonium, wird sich zwischen diese beiden stellen, und eine Zusammenfassung und Gegenüberstellung aller drei wird ihre Wesensbeschreibungen abrunden.

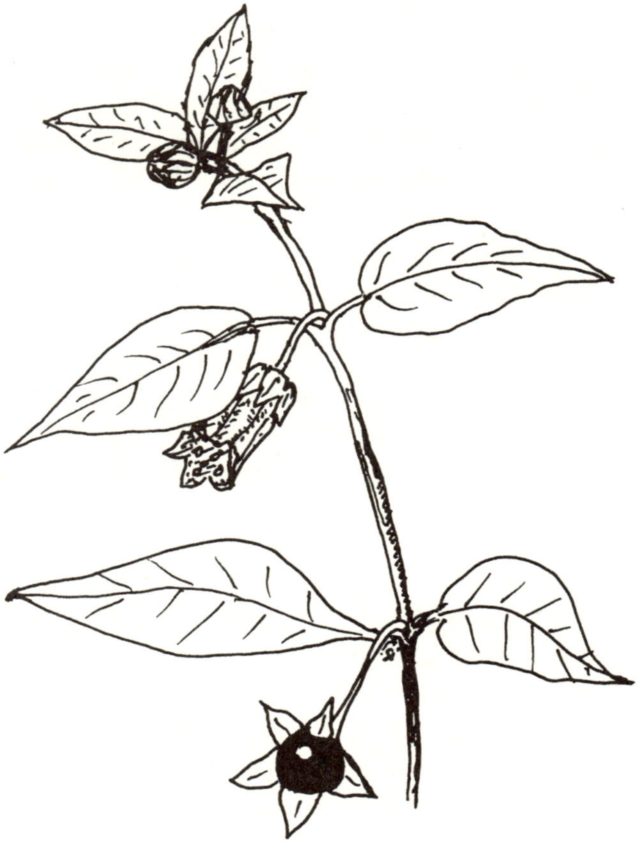

Tollkirsche
(Atropa belladonna, L.)

Hyoscyamus niger/Das Bilsenkraut

Auf sonnigen Plätzen, an Dorf- und Gartenrändern, an Friedhöfen sowie auf Komposthaufen gedeiht ohne jede Stetigkeit das ein- bis zweijährige Bilsenkraut in enger Gemeinschaft mit vielen anderen Pflanzen, die Schutt und Abfallplätze lieben.

Schwerfällig wiegend schwingt der Bilsenkraut-*Stengel* im Winde. Wie ein weit geschweiftes «S» erhebt er sich in einer Länge von 25–90 cm und mehr über seinen Standort. Selten zeigen sich Astabzweigungen vom Hauptstengel; doch findet man bei kräftigen Pflanzen zuweilen 2–3 an einen Punkt zusammengedrückte Seitenäste. Wo solche sich entwickeln, fällt zumeist die untere «S»-Windung fort, und nur im oberen Teil biegt sich der Stengel abwärts, als rollte sich die Pflanze in sich zusammen. Der Stengel ist hellgrün, rund, ungefähr 0,5–0,75 cm dick und im unteren, der Erde nahen Teile zu leichter Verholzung neigend. Kurz vor den Blattansätzen zeigt er geringe Auftreibung bis zur Stumpfkantigkeit – eine Veränderung, die augenscheinlich im Zusammenhang steht mit dem neuen Triebe. In seiner ganzen Länge ist der Stengel besetzt von einem weißlichen Haarkleid, das zur Blütenregion hin kräftiger und länger wird (bis zu 4,5 mm lang) und fast zottig wirken kann. Infolge der in den Haarspitzen vorhandenen Drüsen fühlt sich der Stengel besonders in den oberen Teilen klebrig an und strömt einen intensiven, als unangenehm bis widerlich empfundenen Duft aus, der sich mit den Ausdünstungen gewisser Raubtiere vergleichen ließe. Die Bildung von Seitenzweigen ist selten, und wo sie auftreten, entspringen sie in den Blattachseln.

Die *Blätter,* zumeist ungestielt, ganz an den Stengel gerückt, umfassen mit der breiten Blattflächenbasis den Stengel. Sogar die Blattrippe zeigt oft Neigung, den Stengel teilweise zu umfassen. Zuweilen strebt von den wechselständig auftretenden Blättern, am Stengel entlang abwärts zum vorherigen Blatte, ein schmaler, fledermausflügelähnlicher Blattflächenstreifen hin. In die Blütenregion gelangend rücken die Blätter infolge wickelähnlicher Anordnung der Triebe so nahe zusammen, daß sie fast wie gegenständig wirken. Die Blattanordnung zur Hauptachse bildet daher – von oben gesehen – durch die Schrägstellung der Blätter einen stumpfen Winkel, der sich zur Erde öffnet. Die ganze Pflanze erweckt den Eindruck, als schwebe sie mit ihren noch zu beschreibenden Organen (Früchten) auf dieser sonderbaren Blattflügelstellung. Die längliche Blattform beginnt breitelliptisch am Grunde, endet geschweift zugespitzt und bildet mit ihren an sich glatten aber doch leichtbehaarten Rändern mehr oder weniger geschweift-zugespitzte Seitenlappungen, die aus runden Einbuchtungen hervorschießen. Die Oberfläche zeigt ein kräftiges Graugrün, das an der Unterseite in Gelbgrün übergeht. Im basalen Teile des Blattes liegt die Blattrippe an der Oberfläche leicht auf, während sie an der Unterseite um das Doppelte dieser Auflage hervorsteht. Zur Blattspitze hin ist die Blattrippe (ebenso wie die Seitenrippen) an der Oberfläche um soviel eingezogen, als sie unterwärts erhaben über die Fläche ragt.

Im Gegensatz zu Atropa belladonna und Datura stramonium zeigt Hyoscyamus schon sehr früh während seiner Vegetationszeit in den unteren Partien verwelkte, herabhängende Blätter.

Die *Blüten* stehen «einzeln» in den Blattachseln und sind im Knospenstadium noch überwiegend in dem halbentfalteten Blatt eingebettet. Diese anscheinend einzeln stehenden Achselblüten bilden zusammen einen dichten, beblätterten Blütenwickel, der der Pflanze eine absonderliche Gestalt vermittelt. Die Blütenknospen scheinen sich in der Sagittalebene wie aus einer unsichtbar wirkenden Spirale von vorn oben in das Stengelblattleben der Pflanze wurzelwärts hineinzudrängen und ihr dadurch etwas zu geben, was weniger pflanzenhaft ist: nämlich ein «vorn» und ein «hinten». Von vorn nach hinten schieben sich die Blüten in die Pflanze und hinterlassen schließlich «hinten» wie auf dem Rükken der Pflanze die Fruchtbecher. Die Blüten bilden mit ihren verwachsenen, in fünf rundspitze, leicht zurückgebogene Zipfel auslaufenden Blütenblättern eine offene Glocke, die zur Erde gerichtet sich öffnet und eine blasse Gelbfärbung offenbart, die von violettem Adernetz durchzogen ist. Der Blütengrund ist dunkelviolett gefärbt. Die beiden unteren Blütenblätter bilden miteinander einen tiefeinschneidenden Spalt, der die Blüte im unteren Teile wie halbiert. Fünf verschieden lange Staubgefäße sitzen am Grunde (je eins an jedem Blütenblatt) der Blüte. Die beiden längsten Staubgefäße haften an den gespaltenen Blütenblättern. Zu Beginn der Blütenentfaltung stehen die violetten, unten behaarten Staubfäden in der Tiefe eng zusammen, und der Griffel überragt sie mit seiner weißen Narbe. Später rücken sie auf und sind mit dieser in gleicher Höhe oder gar länger. Der violette Staubbeutel springt der Länge nach an der Innenseite auf. In der Blütentiefe sondert der *Fruchtknoten* Nektar ab. Die *Frucht* ruht in dem netznervigen, drüsigen und behaarten, in fünf stacheliggeschweift-spitzige Kelchblätter auslaufenden Kelch. Sie ist im Grunde bauchig aufgetrieben, verengt sich nach oben und bildet eine zweifächerige, vielsamige Kapsel, deren Deckel oben quer abspringend nur bei heftigen, durch den Wind verursachten Stengelbewegung den Inhalt freigibt.

Die *Samen* sind nierenförmig und ungeheuer zahlreich. Ihre Färbung ist graubraun. Die *Wurzel* des Bilsenkrautes ist spindelförmig lang gezogen und zeigt ebenfalls eine gebogene Form wie die Andeutung eines «S». Nach oben zu verdickt sich die Wurzel fast rübenhaft.

Die jungen *Sämlinge* entwickeln sich verhältnismäßig schnell und liefern sehr stark, fast silbergrau behaarte Blättchen, die als einzige – bevor der Stengel sich recht zu seiner typischen Stellung geformt hat – eine gewisse Stielentwicklung aufweisen.

Das *Welken* des Bilsenkrautes zeigt Erscheinnungen, die sich von denen der Tollkirsche oder des Stechapfels wesentlich unterscheiden und dadurch zugleich Ausdruck der Bilsenkrautnatur sind. Wenn bei der Besprechung der Blätter erwähnt wurde, daß bereits früh während der Vegetationszeit in den unteren Partien verwelkte, herabhängende Blätter zu beobachten sind, so beruht dieses Welken anscheinend nicht auf einfachen Entquellungsvorgängen oder reinen Einwirkungen auf den physischen Organismus der Pflanze seitens einer physisch beeinflussenden Umwelt wie bei Trockenheit oder ähnlichen Anlässen. Hyoscyamus niger zeigt auch Welkvorgänge aus dem Parenchym heraus, doch ebensogut solche, die von der Peripherie ausgehen. Die Verfärbung dieser Welkspuren spielt zwischen gelb und orange, wird nie sehr leuchtend und ergreift nach Beginn schnell das ganze befallene Blatt. Trotz dieser Welkvorgänge am Blatt bleibt dieses noch eine ganze Zeitlang weichlappig wie die übrigen Blätter. Erst wenn die gesamten Blätter verwelkt sind, zieht langsam eine Welkdarre über die ganze Pflanze, wodurch dann die Kelche ungemein gehärtet werden; doch wird die Pflanze nie so starr wie Atropa belladonna und Datura stramonium.

Bezüglich des Vorkommens gibt Hegi an von der Ebene bis in die Voralpenstufe hinauf; fehlt aber in Mähren in den Gebirgsgegenden fast ganz, auf dem Westplateau selten. Allgemeine Verbreitung: Europa (nördlich bis Tutterö, Lom, Norrland, Süd-Österbotten, Nord-Karelen); Nord- und Westasien; Indien, Nordafrika; Ostasien, Nordamerika, Australien z. T. eingebürgert.

Hyoscyamus albus:

Neben dem dargestellten einjährigen schwarzen Bilsenkraut tritt an steinigen Stellen, an Mauern und Wegrändern zuweilen, aber recht selten ein helles Bilsenkraut auf, das seinen Verbreitungskreis besonders in Österreich, im Küstengebiet Dalmatiens, in Istrien hat (nach Hegi). Hyoscyamus albus ist zweijährig. In seiner Größe ähnelt er unserer heimischen Art. Unterscheiden läßt er sich dadurch, daß seine Laubblätter alle gestielt und rundlicher sind als beim schwarzen Bilsenkraut. Die Blüten sind kleiner, hellgelb, nicht geadert mit violettem Schlunde, der stärker in Grün hinüberspielt. Blütezeit ist Mai und Juni. Staubbeutel sind gelb und die Samen gelblich mit groben Wärzchen. Die allgemeine Verbreitung wird angegeben für Südeuropa, von Südfrankreich bis nach Dalmatien, Griechenland, Albanien, ferner in Nordafrika und auf den Kanarischen Inseln. –

Hyoscyamus muticus L., kommt in Ägypten, Persien und Arabien vor und soll sich vor allem durch wesentlich höheren Giftgehalt auszeichnen. Es wurden 0,8–1,4% Alkaloidgehalt festgestellt. Die Wurzel wird in Ägypten gesammelt und in den Drogenhandel gebracht. Hegi schreibt, daß Anbauversuche in Spanien und Bern mißlungen sind.

Im ganzen zählt die Gattung 14 Arten, die in Europa, Nordafrika und im gemäßigten Asien wachsen. Sie im einzelnen aufzuführen erübrigt sich.

Die im Altertum bereits bekannte Bilsenkrautentwicklung bei den Babyloniern, Ägyptern, Indern, Persern und Arabern wird weniger mit unserem heimischen Hyoscyamus niger als mit Hyoscyamus albus, aureus und reticulatus zusammengebracht.

Über die Inhaltsstoffe, soweit sie sich in den analytischen Untersuchungen ergeben haben, führt C. Wehmer für Hyoscyamus niger auf Grund der Literatur von 1830–1933 folgendes aus:

«*Blätter:* Hauptalkaloid Hyoscyamin, tox.!, $C_{17}H_{23}NO_3$, Atropin 0,17%, 1-Hyoscyamin, gewöhnlich 0,059–0,070% (Trocksbstz.), doch nicht immer gleichmäßig gefunden, auch 0,0169% i. M. und bis 0,5% (?). Anscheinend etwas reichlicher in Blättern 1jähriger Pflanzen (0,064–0,70%, gegen 0,059–0,069% der Blätter 2jähriger Pflanzen), in Droge des Handels auch weniger, 0,03–0,06% ungefähr an Alkaloid. – Scopolamin scheint für Blätter bislang nicht angegeben (nur im Samen!); bittres Glykosid ‹Hyoscypicrin›, Cholin, Spur äther. Öl und fettes Öl (mit Buttersäureester); Kaliumnitrat bis 2%, im Extrakt Kristalle von Chlorkalium, Harz u. a. – Asche 18–23% bei 6–7% Wasser (Droge). Microchemischer Nachweis der Alkaloide s. Unters. v. Klein u. Sonnleitner. – *Wilde Blätter* gehaltvoller als solche kultivierter Pflanzen; Mehltau-befallene Blätter nur Hälfte des Alkaloidgehaltes; in Blättern und Fruchtwand 0,073–0,102% Alkaloid, in trockenen Blättern 0,057–0,065%, im Stengel 0,052–0,057% Alkaloide, bei völliger Extraktion aber ca. 0,234%. – Blattstiele sind alkaloidreicher als Spreite. – Ungar. Blätter (Handelsdroge) mit 0,11% Alkaloid, 22,1 Asche.

Wurzel ist reicher an Alkaloid als Blätter und Same, 0,081%; dasselbe gleichfalls im Mark des Stengels.

Same: 1-Hyoscyamin (reichlicher als Blätter), 1-Scopolamin $C_{17}H_{21}NO_4$ (= Hyoscin und Atroscin nach andern); Atropin (ist erst Umwandlungsprodukt des Hyoscyamins); Ausbeute anscheinend sehr schwankend, von früheren zu 0,52%, auch nur zu 0,57–0,160% und 0,028% gefunden; 0,34%; Glykoside, ‹Hyoscypicrin›, Hyoscerin und Hyoscresin sind nicht näher bekannt und wohl zweifelhafter Art. – Alkaloide *nur in Testa* (obliter. Schicht). –

Fettes Öl (Bilsenkrautsamenöl, als Heilm.) 15–24%, mit Triolein, Tripalmitin und Glyzerid einer noch fraglichen Säure der Linol- oder Linolensäurereihe. Phytosterin. – Samen-Zusammensetzung nach alter Untersuchung: in %: 15,6 fettes Öl mit Harz, 41,8 Rohfaser, 5,8 Rohprotein, 6,2 Gummi, 2,3 Extrst. (Spur Zucker), 28,3 Wasser; auch 24,2 fettes Öl u. gelbes Harz. – Asche 2,35% mit 44,7 P_2O_5, 21 MgO, 18,5 K_2O.»

In seinem Ergänzungsbande gibt C. Wehmer noch folgende Angaben aus der Literatur:

«Blätter enthalten vorzugsweise Hyoscyamin, nur wenig Scopolamin; der Alkaloidgehalt zeigt keine gesetzmäßige Abhängigkeit von der Düngung. – Droge (Folia Hyoscyami, ungar. Handelsmuster) enthielt 0,11% Alkaloid, 22,1% Asche und 7,4% Sand. – Blattverletzungen bewirken eine Veränderung in der Verteilung der Alkaloide. Der Alkaloidgehalt der Blätter soll durch Kalidüngung vermindert werden, durch P und N erhöht werden...» Diese Angaben sind nach etwas neueren Veröffentlichungen zusammengestellt als die vorherigen. Einzelheiten auch bezüglich der Quellen müssen im Original nachgelesen werden. –

Bezüglich der historischen Stellung des Bilsenkrautes im Brauch und Bewußtsein des Menschen soll es nach Marzell zu den ältesten benutzten Giftpflanzen im Bereiche der indogermanischen Völker gehört haben. Gemäß seinem allgemeinen Vorkommen in Europa, Asien bis China und Japan hin, südlich bis zum Himalaya sowie in Nord-Afrika wird angenommen, daß es diese starke Verbreitung einem alten Anbau verdankt. Babylonier, Ägypter, Inder, Perser und Araber kannten Hyoscyamus gut, allerdings in der Form des H. albus, aureus und reticulatus. In den hippokratischen Schriften (V. Jh. v. Chr.) findet sich H. albus als Giftpflanze angegeben. Dioscurides beschreibt vier «Arten», die bei Genuß des Krautes Wahnsinn und Lethargie verursachen, während die frischen Blätter aufgelegt Schmerz beseitigen. Plinius, Konrad von Megenberg erwähnen das Bilsenkraut. Es soll im 15. Jahrhundert bei Operationen als Betäubungsmittel verwandt worden sein.

H. Bock erwähnt das Bilsenkraut eingehend. Er schreibt: «In vnsern Teütschen Landen wissen wir nur von einem Bülsenkraut züsagen.» Dann führt er die vielen Namen an, die das Kraut bei den verschiedenen Autoren des Altertums geführt hat. Über die Wirkung heißt es dort:

«Bülsen kreütter / blümen vnnd samen / seind kalter natur / sollen selten in leib genommen werden / Darumb das diß gewächß in leib genommen nit alleyn den Menschen / sonder auch allem Vihe schädlich ist. Solches kan man an den Fischen im wasser warnemen / wann die Fisch durch die Landstreicher mit Bülsen vnnd Kokilien körner im aaß betrogen werden / Also das sie daruon doll werden / springen auff / vnnd keren zületst das weiß vbersich / das sie mit den händen in solcher dollheyt gefangen werden. Die Hüner auff den balcken fallen heraber / wann sie den rauch von Bülsen gewar werden. Solche künstlin treiben die Zygeiner vnd jre gesellschaft.»

«Bülsen kraut blümen vnd samen / dienen züm schlaff / stillen

schmertzen / machen aber (zü vil gebraucht) schellig und doll.
Der safft von dem kraut außgedruckt / düchlein darinn naß gemacht / vnd vber die hitzige schmerzliche trieffende augen gelegt / leschet die hitz / stillet den fluß vnd den schmertzen. Der safft oder das öl vom samen in die oren gethon / legt nider die stich vnd den schmertzen. Die bletter also grün vber alle geschwulst gelegt / ist ein Repercußiuum / dann es benimpt den schmertzen / vnd druckt nider die geschwulst allen orten.
Bülsenbletter mit mäl zerstossen / stillet vnnd vertreibet das gliderwehe / vnnd das hitzig Podagram darüber geschlagen. Obgemelte heylung thüt auch das Bülsenöl vom samen gemacht. Ein füßwasser oder dampff von Bülsen gemacht / bringt den schlaff. Das öl mit Eßig gemischt / vnnd vber die stirn vnd schläff gestrichen / thät dergleichen. Solche artznei stillet auch den schmertz der harten zerschwollenen brüsten vnd gemächten / darauff gelegt.
Das gebrant wasser von Bülsen kraut hat obernante Würckung vnnd krafft. In summa / grüne Bülsenbletter / der samen vnnd gebrant wasser / sollen alleyn Eüsserlich schmertzen zü stillen /vnn den schlaff züfordern / gebraucht werden.
Die wurtzel von Bülsen mit Eßig gesotten / ist güt zü den schmertzlichen zänen / darmit warm geweschen.
So jemand im argwohn were / das er Bülsenkraut oder samen genossen hette / der trinck von stund Geyßmilch / Honigwasser / Zirber nüßlin / oder Kürbssamen mit süssem wein. Wa deren keyns vorhanden / mag man darfür Nesselsamen / Cressensamen / Senfsamen / Rhetich / Zwibel oder Knoblauch / welches man haben mag / mit wein getruncken / so ist er aller sorgen ab der schölligkeit.

Bezüglich des inneren Gebrauches führt Bock den Dioskurides an:

«Dioscorides schreibt der weiß Bülsensame sey nützlich / mit wein eingenommen / für die scharpffen hauptflüß / auß welchen der schmertzlich hüsten erweckt würt / solches thüt auch weisser Magsamen.»

Wie Bock immer eine gewisse Abneigung gegen unsere Giftpflanze (übrigens gegen die meisten Giftpflanzen) nicht unterdrücken kann, so wird auch aus der Zeit berichtet, daß vielfach Unfug mit den Bilsenkrautsamen getrieben wurde. Marzell referiert aus einer in München aufbewahrten Handschrift: «Pilsensam in der padstuben auf den Ofen gegossen macht dy läut an einander slahen mit den padschefflein.» Er berichtet aus dem Lettischen, daß dort angeblich in den Badestuben noch heute der Brauch sein soll: «Wollte man sich an jemand rächen, so legte man auf den Ofen der Badstube Bilsenkraut, worauf diejenigen, welche sich daselbst badeten, wie besessen sich auf den Schwitzbänken bis zum Morgen mit dem Besen peitschten.»

Bekanntlich wurde bei Shakespeare im «Hamlet» der König ebenfalls durch Bilsenkraut ermordet. Der gemordete Vater schildert dem Dänenprinzen, als er ihm als Geist erschien, den Vorgang:

«– – – Da ich im Garten schlief,
Wie immer meine Sitte nachmittags,
Beschlich dein Oheim meine sich're Stunde
Mit Saft verfluchten Bilsenkrauts im Fläschchen
und träufelt in den Eingang meines Ohrs
Das schwärende Getränk, wovon die Wirkung
So mit des Menschen Blut in Feinschaft steht,
Daß es durch die natürlichen Kanäle
Des Körpers hurtig wie Quecksilber läuft.»*

Daß das Bilsenkraut verwandt wurde in früheren Zeiten zu den vielfältigsten Zwecken, um seine das Bewußtsein verändernde Wirkung auszunutzen, mag noch heute durch viele der ihm beigelegten Namen bezeugt sein: Kraut des Apollo (Appolinaris), Py-

* Diese Applikationsweise des Hyoscyamusgiftes dürfte kaum eine Tod erzeugende Wirkung haben.

thonion (pythonisches Kraut: Pythios = Apollo, Pythia = Priesterin des Apollo zu Delphi). Der von Dioskurides angegebene keltische Name «belinuntia» wird – nach Marzell – mit einem keltischen Gotte «Belenos» zusammengebracht. Im Zauberbrauch und -glauben der Völker spielte das Kraut an vielen Orten eine Rolle: z. B. als Regenzauber.

Aus den Hexenprozessen wird «bezeugt», daß das Bilsenkraut in der sogenannten «Hexensalbe» eine wichtige Rolle gespielt haben soll, um Halluzinationen hervorzurufen. Die Einwirkung auf das Geschlechtsleben wird in den durch Folter veranlaßten Bekenntnissen oft zugegeben. Die von Marzell angeführten Zitate aus solchen Prozessen weisen alle in diese Richtung. Auch Albertus Magnus spricht davon, daß die «nigromantici» (Zauberer) sich des Bilsenkrautes bedienten.

Marzell schreibt: «Wenn man sich Bilsenkraut kocht und diese Abkochung jemandem eingibt, glauben die Litauer, so wird derselbe nachher alles *tun*, was man sich beim Kochen gedacht hat.» Als zauberabwehrendes Mittel wird Bilsenkraut hie und da auf dem Lande am Johannistag mittags zwischen 11 und 12 Uhr gepflückt und dann das durch Behexung erkrankte Vieh mit dem «Dulldill» (= Bilsenkraut) beräuchert.

Neben der oben schon erwähnten alten Kultur als Ursache der weiten Verbreitung des Hyoscyamus weist Marzell auch noch auf die Zigeuner und anderes fahrendes Volk hin (wie Bock oben auch!), die ihre «Künste» mit dem «Zigeunerkraut, oder -korn» ausführten. Ihre Wege sollen angeblich durch das Vorkommen der Giftpflanze gekennzeichnet sein.

Aber nicht nur die fahrenden Betrüger verwandten Bilsenkraut. Eine alte Verordnung vom Jahre 1507 verbietet den Bierbrauern schon die Verwendung der Bilsensamen, um das Bier berauschender zu machen.

Der Name des Bilsenkrauts, der bei den Griechen «hyoscyamus» lautet, was soviel wie Saubohne heißt (hys = Schwein, kyamus = Bohne), wird an verschiedenen Orten, so in Ostfriesland zu «Swienekruud», auch «Dull-Dill» oder «Dullkraut». Andrerseits soll das Wort «bilsen» die Abwandlung eines Wortstammes sein, der schon bei den Indogermanen bestand.

In Österreich heißt es «Teufelsaug'n».

Kroeber erwähnt, daß das Hyoscyamus ehemals dem Herakles geweiht war. Auch bei ihm findet sich Bilsenkraut erwähnt in Gemeinschaft mit Tollkirsche, Stechapfel und Mandragora als Mittel für Zauber- und Liebestränke und für die Hexensalben. Diese wurden in die Achselhöhle in die Haut eingerieben oder in Scheide und Mastdarm gebracht. Nach Resorption des «narkotischen» Giftes traten dann die Halluzinationen auf.

Nach dem Merckschen Index führt Kroeber bezüglich der Verwendung der Hyoscyamusblätter noch an, daß sie in der Medizin angewandt werden oder wurden als: Antispasmodicum, Anodynum, Narkoticum und Mydriaticum; innerlich bei Affektionen der Luftwege mit Hustenreiz, Krampfhusten, Keuchhusten, Tuberkulose, chronischer Bronchitis, bei Neuralgien, Zahnschmerzen, bei schmerzhaften (rheumatischen und gichtischen) Affektionen der Gelenke, der Knochen, der Urogenitalorgane (Uteruskrämpfe, Blasensteine, Gonorrhöe), bei Magenkrampf, Kolik, Angina pectoris, Schlaflosigkeit, geistiger Aufregung, Hysterie, Epilepsie, Geisteskrankheiten mit großer Erregbarkeit. Äußerlich bei Krebs, Drüsengeschwülsten, Geschwüren, Ekzemen usw. Als Infus zu Augenwässern, zu Klistieren, Inhalationen, Salben und als Rauchmittel (näheres siehe im Original!).

Wie Atropa belladonna findet Hyoscyamus niger große Beachtung in der Homöopathie, die sein Arzneibild gut herausgearbeitet hat, so daß es viele Wesensseiten dieser Heilpflanze, die diese auch im ganzen aufweist, im Bereich des Menschen zur Erscheinung bringt.

Der Amerikaner *Nash* äußert sich über Hyoscyamus unter anderem folgendermaßen: «Das Gesicht der Belladonna-Patienten ist rot, das des Hyoscyamus-Patienten bleich und eingefallen.» Er ist schwach, die Schwäche nimmt zu. Deliriumsausbrüche können wegen der Schwäche nicht lange anhalten. Betäubung nimmt schnell zu bis zur Bewußtlosigkeit. Nash spricht auch von typhusähnlichen Symptomen. Der Unterkiefer sinkt herab. Stuhl und Urin gehen unwillkürlich ab. Nach ihm ist bei typhusähnlicher Lungenentzündung Hyoscyamus das beste Mittel. Er bezeichnet Hyoscyamus von engerem Wirkungskreis als Belladonna. Bei chronischen Manien, sagt Nash: «Wenn das akute Delirium in die ruhige Form, Manie genannt, übergeht, ist dieses Mittel weitaus am zuverlässigsten. Es ist viel häufiger von Nutzen als Belladonna.» Ebenso bezeichnet er nach akuten Krankheiten bei Manien Hyoscyamus als ein Hauptmittel: «Patient ist sehr argwöhnisch, will die Arznei nicht nehmen, weil er glaubt, man wolle ihn vergiften. Er ist eifersüchtig auf andere, oder die erste Ursache des Anfalls ist Eifersucht.» «Manie nimmt oft eine laszive Form an. Der Patient deckt sich auf und entblößt sich, singt und schwatzt verliebtes Zeug.» Patient ist «zu einer Zeit so sanft und ängstlich, daß er sich vor jedermann verbergen möchte, dann ist er wieder so heftig, daß er angreift, schlägt, kratzt und jeden, der in seinen Bereich kommt, zu verletzen sucht». Bei der Hyoscyamus-Manie ist der Kranke gewöhnlich schwach. «Die nervösen Manifestationen dieses Mittels sind nicht auf Gehirnsymptome beschränkt, sondern scheinen das *ganze* System zu umfassen. Jeder Muskel im Körper zuckt, von den Augen bis zu den Zehen.» Bei Konvulsionen, auch epileptischen, ist dieses Symptom eine Hauptanzeige. Ein bestimmter Reizhusten, der sich beim Niederlegen steigert und beim Aufsitzen bessert, ist etwas Typisches für Hyoscyamus. Stiegele spricht da von «nächtlichem Reizhusten»; «sobald sich die Patienten abends ins Bett begeben, fängt der quälende, unaufhörliche Reiz an. Hier ist das Wirkungsfeld für das Bilsenkraut, Hyoscyamus D3 abends um 8, 9, 10 Uhr je 5 Tropfen.» Auch Farrington spricht bei den epileptischen Konvulsionen von einem Rucken und Zucken, von «eckigen Bewegungen». Aus dem Arzneibilde des Bilsenkrautes, wie es Heinigke bringt, seien noch einige Züge angeführt, wobei nochmals – wie früher schon – darauf hingewiesen werden muß, daß die angeführten Symptomenseiten nicht vollzählig sind. Sofern vollkommene homöopathische Arzneibildskizzen gewünscht werden, muß in der homöopathischen Literatur nachgelesen werden. Heinigke weist darauf hin, daß viele der Beschwerden bei Hyoscyamus gern nach eingenommener Mahlzeit auftreten und besonders heftig in den Abendstunden. Es besteht unwiderstehlicher Hang zum Schlafen, wachendes Träumen, langer und tiefer Schlaf, betäubungsartiger Schlaf (auch mit Zähneknirschen). Als ungewöhnliche Gemütszustände können auftreten: Erregung bis zur Ekstase mit großer Unruhe, Beweglichkeit und vielem Reden; leidenschaftliche Heftigkeit, Eifersucht, Raserei, Wutanfälle, ebenso auch herabgedrückte Stimmung bis zu Melancholie und stumpfer Gleichgültigkeit. «Störungen der intellektuellen Funktionen von Hirn und Hirnnerven mit dem Charakter der Erregung und der Schwächung: alberne Reden, Gebärden und Handlungen, Begriffsverwirrung, Delirien, Denk- und Gedächtnisschwäche, Abstumpfung der Fassungskraft.» Anfälle von epileptischen Krämpfen, von Starrsucht, Konvulsionen, Kinnbakkenkrampf. Im Bereiche des Gesichtsorganes: «Krämpfe der Augenmuskeln, Hervortreibung und Verdrehen der Augen, stierer Blick und ungewöhnlicher Glanz der Augen.» Blutandrang und Blutüberfüllung der Nasengefäße, Nasenbluten; Geruchsmangel. Spannung und schmerzhafte Steifigkeit der Nacken- und Schultermuskeln aber auch Lähmung der Unterglieder wie viele andere Symptome im Bereich der Glieder und Muskeln. Der Kreislauf zeigt verstärkte, stürmische, unregelmäßige Herzkontraktionen, beschleunigten, vollen und kräftigen Puls, starkes Pulsieren der Halsschlagadern, dann wieder kleiner, etwas beschleunigter Puls, verlangsamter, kleiner, kaum fühlbarer, aussetzender Puls, Verminderung der Pulsschläge von 85 auf 59 in einer Zeit von einer Stunde. Die Fieberbewegung geht vom Frostschauer, anhaltendem und heftigem Frost mit darauffolgendem Schweiß, vermehrtem Blutandrang nach der Haut mit erhöhtem Wärmegefühl bis zum Brennen, starker Hitze mit vielem Durst und allgemeinem starkem Schweiß. Im Bereiche der Geschlechtsorgane scheinen gleichgerichtete Erscheinungen vorzuliegen. So zeigen sich beim Manne Erregung des Triebes mit Erektionen ohne, auch mit gesteigerter Tätigkeit der auf die Geschlechtsliebe gerichteten Phantasie bis zur Satyriasis, auch temporäre Impotenz. Beim Weibe tritt gesteigerter Trieb mit heftiger Erregung der Phantasie (Nymphomanie) auf; hysterische Launen, um 14 Tage zu frühe Perioden und zu starke Blutungen.

Ein Bild darüber, wie sich Hyoscyamus in das Geschehen außerhalb und innerhalb des Menschen hineinstellt, geben Andeutungen, die Dr. R. Steiner hie und da gemacht hat. Auf das Zitat in der Darstellung der Atropa belladonna (Vortrag v. 22. 3. 1923) wird nochmals hingewiesen. In den schon öfter angeführten «Vademecum-Besprechungen mit Dr. Steiner, die Dr. Degenar zitiert, heißt es gelegentlich der Epilepsieerörterung (s. Atropa belladonna-Darstellung): «...In diesem Falle ist offenbar die Obstipation die Ursache. Die Überanstrengung ist deshalb wohl wesentlich, daß sie sich abgewöhnt hat, ihre Entleerungen regelmäßig zu vollführen, im richtigen Moment an die Entleerungen zu denken. Dadurch hat sie Stockungen verursacht, und innerlich Insulte der Darmwände, die dann einfach nicht funktionieren. Wenn man also in diesem Falle Belladonna aber namentlich *Hyoscyamus* anwendet, dann ist der Vorgang derart, daß Hyoscyamus sehr stark entgegenwirkt. Das wirft entgegengesetzte Wellen den Wellen, die von den Darmzotten kommen, und dadurch werden angeregt die Lymphgefäße, und die saugen dadurch mehr auf. Belladonna wird dann besonders gut wirken, wenn man sicher weiß, daß im Gehirn Abnormitäten sind, oder wenigstens in den Organen, die mit dem Sinnes-Nervensystem zusammenhängen. Aber sobald man im unteren Trakt etwas hat, muß man sehen, daß Hyoscyamus wirkt.» In dem Vortragszyklus «Geisteswissenschaft und Medizin», im XV. Vortrage heißt es über unsere Heilpflanze:

«...Die Amsel... ist ja nicht gerade ein ganz asketisches Tier und frißt daher zuweilen Kreuzspinnen. Aber wenn sie eine Kreuzspinne gefressen hat, und es anfängt ihr recht unbehaglich zu werden – denn es wird der Amsel recht unbehaglich, wenn sie eine Kreuzspinne frißt – und wenn dann ein *Bilsenkraut* in der Nähe ist, geht sie gleich ans Bilsenkraut und sucht sich dort das entsprechende Heilmittel. Es ist ein Heilmittel, denn wenn kein Heilmittel in der Nähe ist, so bekommt die Amsel Konvulsionen und stirbt unter den furchtbarsten Krämpfen und Zuckungen. Sie wird durch ihren eigenen Heilinstinkt davor bewahrt, indem sie sich – wenn Bilsenkraut in der Nähe ist – an das Bilsenkraut begibt und dort das entsprechende Heilmittel aufpickt...

...Was geschieht denn da eigentlich, wenn die Amsel eine Kreuzspinne frißt? Die Kreuzspinne ist in ihrer ganzen Organisation sehr eingespannt in gewisse kosmische Zusammenhänge außerirdischer Natur. Von diesem Eingesponnensein in solche außertellurischen Prozesse rührt ja die ganze Gliedmaßenbildung und auch die Zeichnungsbildung der Kreuzspinne her, so daß – wenn ich so sagen darf – die Kreuzspinne viel planetarisches Leben in sich hat; außerirdisches planetarisches Leben hat die Kreuzspinne in sich. Der Vogel ist eben hier hinter dem Miterleben des planetarischen Erlebens zurückgeblieben; er hat es mehr nach dem Innern seines Organismus verlegt. Wenn er die Kreuzspinne frißt, so machen sich die planetarischen Kräfte in ihm bemerkbar. Da wollen die planetarischen Kräfte, die noch die Tendenz haben, Gestalt anzunehmen, den Vogel durchdringen, und damit hat er zu kämpfen. Er wird in dem Augenblicke, wo er die Kreuzspinne gefressen hat, mit seinem inneren Wollen zu einem Abbild des außerirdischen Lebens. Und da begibt er sich zu der entsprechenden Pflanze hin, die wiederum durch ihr Herauswachsen aus dem Boden und sogar dadurch, daß sie etwas nicht ganz verarbeiten kann unter dem planetarischen Einfluß, sondern es als Gift zurückbehält, dem Entgegengesetzten vom Planetarischen, nämlich dem Irdischen ähnlich geworden ist.» –

In einem Vortrage des Jungmedizinerkurs von Ostern 1924, wo Dr. Steiner einiges über die Artung der Menschen im Mittelalter und die Methoden, das Geistige damals in ihnen zu erkennen, ausführt, heißt es mit Bezug auf das Bilsenkraut:

«Wenn man einem Menschen, den man für gesund halten konnte, nun sagen wir, Melisse gab in einem bestimmten Präparat, wenn er Melisse bekam in einer bestimmten Art verabreicht, wurde sein Bewußtsein mit einem kleinen Anflug von Traumhaftigkeit durchzogen. Er wurde träumerischer, als er sonst war vor der Melissenverabreichung. Dafür aber lagerten sich in das Bewußtsein leise Imaginationen ein. Behandelte man ihn z. B. mit *Hyoscyamus* in einer bestimmten Weise, dann bekam er eine sehr starke Anlage zu Inspirationen. Man fand durch solche Untersuchungen z. B. das Folgende: man fand, daß, wenn man das Sonnengeflecht anregt durch Hyoscyamus, daß dann das Sonnengeflecht durchgeistigt wird, man fand, daß wirklich dann der Astralleib und die Ich-Organisation stark in das Sonnengeflecht eingreifen. Oder man merkte, daß die ganze Blutversorgung des Großhirnes eine um einen geringen Grad – aber der wirkt sehr bedeutsam – stärkere wurde, wenn man dem Menschen Melissensaft beibrachte, weil die Ich-Organisation durch das Großhirn stark eingreift.»

Etwas später heißt es im gleichen Vortrage:

«Wenn wir das Astralische überleiten durch Hyoscyamus, leiten wir einfach das, was im Wärmemantel der Erde lebt, womit die Atmosphäre abschließt, das leiten wir über in das Sonnengeflecht des Menschen, schon auch mit in das Zwerchfell des Menschen. Wenn wir Melisse aber nehmen, das nicht ein eigentliches Gift ist, dann bekommen wir diese leise Wirkung des Geistigen, die sich nur in der Benommenheit zeigt. Man möchte sagen, bei der Melisse ist die Giftentstehung im statu nascendi.» –

In der schon mehrfach erwähnten Krankengeschichtensammlung, die von Degenar zusammengestellt wurde, finden sich einige Hinweise Dr. Steiners, durch die er den Ärzten der ehemaligen Stuttgarter Klinik die Dynamik des Bilsenkrautes ganz im Sinne der zitierten Hyoscyamuscharakterisierung nahe brachte. Seine Ratschläge zielen gerade auf jenen Wesensteil des erkrankten Menschen, der im Willen urständet, der in den Inkarnation impulsierenden Kräften geschwächt zu sein scheint. So wurde einer 44jährigen Frau, die nach einem Sturz von einer Treppe auf das Gesäß, Schwellungen im Kreuz und Schwerfälligkeit vom Kreuz abwärts, Veränderungen des Menstruationsablaufes bekam, weil «der Astralleib nicht richtig in die Unterleibsorgane eingriff» Hyoscyamus in verschiedener Form neben anderen Medikamenten verordnet. – Einem 21jährigen Manne mit einer Art septicämischen Endocarditis (es wurden Staphylococcen und Streptococcen im Blute gefunden) wurden unter wiederum anderen Applikationsformen Hyoscyamus beigebracht, «bis der Ätherleib faßt». Neben anderen Medikationen wurde dann noch Tabacum verordnet. Es war das Ziel, wie es dort heißt, «auf eine Wiederherstellung der Vollfunktion des astralischen Leibes hinzuarbeiten». – Injektionen von Hyoscyamus niger 0,5:10,0/0,5 ccm wurden einer 35jährigen Frau verordnet, die während der Menstruation Erregungszustände bekam und auch sonst zu Depressionen neigte. – In einem Falle spinaler Kinderlähmung, der in Rückbildung begriffen war, wurde Arnica D3 zur Erhöhung der Sensitivität gegeben, Hypophyse D6 zur Belebung der Wachstumskräfte und Hyoscyamus D6 zur Anregung des motorischen Systems. – Bei einem jungen Manne von 30 Jahren, der seit 10 Jahren an «progressiver Muskelatrophie» litt, wurde in Verbindung mit Aranea Diadema D6 (Kreuzspinne) Hoscyamus niger injiziert. Von der Aranea Diadema wird dort gesagt: «Das wird dann eine starke Tendenz im Astralleib hervorrufen, den Astralleib regulär zu bewegen, wie es seine Tendenzen sind. Um dieses zu mildern, daß es innerliche Wachstumskräfte und nicht Krampfzustände werden, und auf die Ansatzstellen der Muskeln wirken kann, müßte man ihn dann oben am Brustbein mit Hyoscyamus niger D6 impfen.» Diese Verordnungen mit Levico abgewechselt wurden rhythmisch nach gewissen Zeiten angeordnet. – Bei einem 35jährigen Fräulein, das viel unter Angst gelitten hatte und seit Jahren bei der kleinsten Aufregung, bzw. wenn sie überhaupt mit Menschen zusammenkam, zitterte, wurde um «die Schwäche ihres Astralleibes, die nur gefördert worden ist während der Kindheit durch den strengen Vater» zu beheben, Arsenikkur verordnet, verbunden mit Salbenapplikationen auf die Nierengegend, die Kupfersalbe mit Hyoscyamus D6 enthielten. –

Aus eigenen Erfahrungen kann gesagt werden, daß es wohl kaum ein besseres Mittel als Hyoscyamus niger D4 gibt, um Frauen, die an Abführmittel gewöhnt sind, eine allmähliche Normalfunktion des abscheidenden Darmes zu vermitteln, die dann zumeist die Abführmittel entbehrlich macht. Bezeichnenderweise wirkt Hyoscyamus beim Manne in dieser Richtung nicht. –

Versucht man zusammenfassend das Wesen des Bilsenkrautes zu charakterisieren, so ist es in seiner Wirkung im Menschen überwiegend auf das Stoffwechselhafte und Willensgebiet gerichtet. In seinem eigenen Ausgestalten ist es gekennzeichnet durch große Plastizität des Blatt-Stengelgewebes, das durch das gifterzeugende Eingreifen des Astralischen wiederum gehemmt wird und frühzeitig den Blütenimpuls in die Blattregion bis in die Blattachsel hinein aufnehmen muß. Es ist wohl zu beachten, was Wehmer anführt, daß das Alkaloid beim Samen *nur* in der Samenschale auftritt, nicht im Keimling, d. h. das Alkaloid bildet sich in der Mutterpflanze und wird von dieser dem Keimling nur in der Schale als Hülle mitgegeben, wie der menschliche Astralleib in den Eihüllen um den Embryo herum wirksam ist. Der Bilsenkrautkeimling muß selbst die giftende Astralisierung erst aufs neue erfahren, um dadurch zur Giftpflanze zu werden. Bei Atropa belladonna wurde schon darauf hingewiesen, daß in der Gegenüberstellung zum Hyoscyamus erst für beide das Wesen klarer zum Ausdruck gelangt. Dasselbe gilt umgekehrt auch für das Bilsenkraut; doch fordert diese Gesamtdarstellung vorweg noch die Beschreibung des Stechapfels, Datura stramonium.

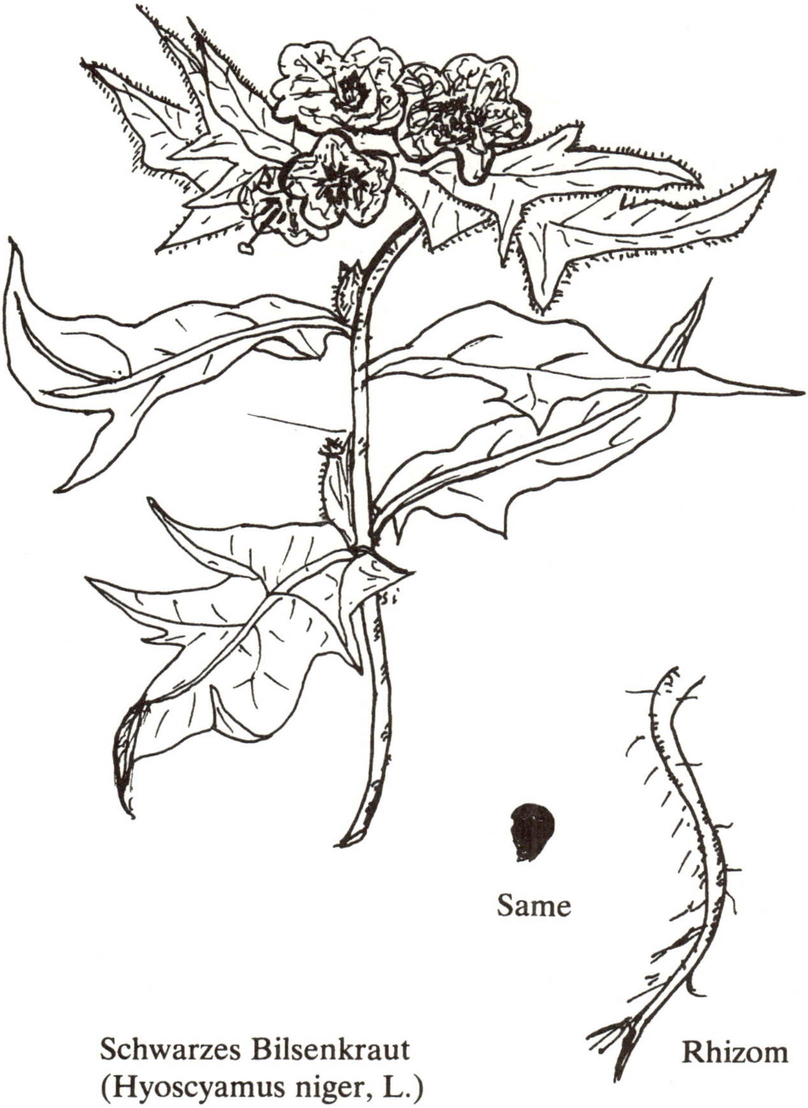

Schwarzes Bilsenkraut
(Hyoscyamus niger, L.)

Datura stramonium/Der Stechapfel

Auf Schutt- und Trümmerplätzen, in praller Sonne, im Gartenland, an Ackerrändern, unfern menschlicher Behausungen, am liebsten um Dunggruben oder Müllplätze der Dörfer und Städte trifft man zuweilen den Stechapfel. Er ist nicht gerade selten, dafür aber unzuverlässig in seinem Wiedererscheinen. Er verschwindet plötzlich von einem Platze und taucht unerwartet an einem anderen auf, geleitet durch das Vorkommen von Nitraten im Boden, ohne die er (nach Francé) nicht zu leben vermag.

Datura stramonium ist einjährig und sticht im Verhältnis zu anderen Pflanzen, welche die Wissenschaft ihr als verwandt zuteilt, in mehrfacher Hinsicht von diesen ab: einmal durch die Blütenbildung, dann durch die auffallende Fruchtbildung, der die Pflanze ihren deutschen Namen verdankt, aber vor allem auch durch das starke rhythmisch gemeisterte Ausleben des *Stengel*-Elementes, das derart im Vordergrunde der Pflanzenerscheinung steht, daß man die übrigen Sproßelemente fast als zweitrangig ansehen möchte. Sie geben ihr eine Gesamthaltung, die bei der durchschnittlichen Gedrungenheit des Wuchses etwas durchaus Edles an sich hat, nichts Hastiges und doch im profilen Schattenwurf etwas leicht Dämonisches, wenn man derartige Begriffe überhaupt einer Pflanze beilegen darf.

Aufrecht, mit nur geringer Seitenneigung erhebt sich der stielrunde Stechapfelstengel in hellem, leuchtendem Grün; seltener in violetter Färbung, die dann die ganze Pflanze bis in die Blüte hinein tingiert. Starr-elastisch, fast einem Metallrohr ähnelnd, strebt der hohle Stengel vom Erdboden fort bis zu einer Höhe von 25–60 cm, wird oben stumpf dreikantig und gabelt sich dort in einem stumpfen Winkel von ungefähr 120 Grad. Die seitwärts strebenden Äste gabeln sich wiederum nach kurzer Wachstumsstrecke ganz symmetrisch, um nach etwa einer weiteren, jeweilig rechts und links hinausstrebenden Gabelung sympodialwickelig zur Sproßruhe zu gelangen. Die an der Außenseite unbehaarten Stengel und Seitenäste glänzen im Sonnenlichte und geben der Pflanze eine Gesamthöhe bis zu 1,3 Metern. Auf der Innenseite sind die Äste fein behaart. Größere Exemplare wirken oft – infolge ihrer Stengel-Blattausbreitung – wie auf die Spitze gestellte Kegel.

Die langgestielten, eiförmigen *Blätter* sind wiederum hervorstechend durch die straffe Formtendenz, die ihnen mit ihren vielen, mehr oder weniger tiefen Ausbuchtungen, die jeweils in feine lange Spitzenlappen auslaufen, doch ein gewisses starres Gepräge geben, ein Gepräge, das für den Empfindsamen durchaus ähnliche Gefühle weckt wie die oben erwähnten Schattenprofile der Stengel, Empfindungen, die im Bereiche der Blätterwelt sonst nicht gerade häufig sind, da diese zumeist etwas Befreiendes vermitteln: hier spürt man die Angst, die dem Daturawesen zugehört. Die jungen Blätter sind fein behaart, die älteren tragen Härchen nur auf den Blattnerven. Die buchtigen Blattränder sind kahl. Die Blattspreite – basal breitelliptisch, in den Stiel verlaufend und dort beiderseits verschieden weit vordringend – wird schnell zugespitzt und ist wohl doppelt so lang als breit. Der Blattstiel ist fast rund und oberseits mit einer Furche versehen. Blatt-Rippen – Haupt- wie Nebenrippen – sind an der Oberseite eingezogen und liegen unterwärts stark auf. Die dem Lichte ausgesetzte Oberfläche der Blätter ist dunkelgrün von feinem Mattglanz, unterwärts – der Erde zu – schimmert das Grün etwas heller. Im Bereich der nackten, unteren Stengel findet nur wenig Blattbildung statt; doch zeichnen sich die dort gebildeten Blätter vor allem durch ihre Größe aus (bis zu 20 cm Länge und 15 cm Breite). Die Art der Stengelbildung verhilft der gut entwickelten Pflanze bei ihrer sympodialen Entfaltung der Blattsprossen zu einer dachförmig oder regenschirmförmig ausgebreiteten Blätterfläche, deren Einzelelemente an keiner Stelle durch Beschattung untereinander vom Lichte ferngehalten wird. Ein Blick unter dieses Blätterdach zeigt einen kahlen, mattgrün durchlichteten Raum, – von der Erde bis «zum Dach» nur durchbrochen von den leuchtenden «Streben» der Stengel, durchzogen von einem schwülen und beklemmenden Duft.

Einzeln stehen in den Stengelgabeln oder zuletzt an den Astspitzen die auffallend großen, weißen, seltener leicht violetten *Blüten,* die sich erst als fünfkantige, 4–5 cm lange Blütenknospen in ihrer ebenso gekanteten, hellgrünen Kelchblätterumhüllung schräg nach aufwärts recken. Solange der Kelch noch geschlossen ist und die Blütenkrone umhüllt, ist er reichlich mit Wasser gefüllt (Wasserkelch). Der fünfkantige, röhrenförmige Kelch ist später leicht luftaufgeblasen und endet in einen fünfzähnigen Saum. Aus ihrer knospenhaften, leichten Spiralwicklung entfaltet die Blüte sich langsam in den späten Nachmittag- bis frühen Abendstunden zur reinen aktinomorphen Form und strömt zur Dämmer- und Nachtzeit einen schwülen, orchideenhaft-fauligen Duft aus, einen Duft, der eine Steigerung des oben geschilderten Duftes der ganzen Pflanze darstellt. In der Knospe ist die weiße Blumenkrone gefaltet und entfaltet sich im Aufblühen in linkslaufender Spirale zu trichterförmiger, langgezogener Glocke mit fünfzipfeligem Saume. Jedes Zipfelchen ist ganz fein zugespitzt und im Sinne der erwähnten Spirale abgebogen. Fünf gleichlange Staubfäden, die im unteren Verlauf mit den Blütenblättern verwachsen sind, umgeben den ebenso langen Griffel mit seiner zweigeteilten Narbe, ohne jedoch die Krone zu überragen. Die Staubbeutel – der Länge nach aufspringend – sind basal angewachsen. Die Blüte erreicht oft eine Länge bis zu 7,5 cm. Nur eine Nacht währt die Blütezeit, in der Nachtfalter die Besucher sind. Am Grunde des Fruchtknotens wird Nektar ausgeschieden. Durch Verwachsung der Staubfäden mit den Kronblättern haben sich fünf Röhren gebildet, die zu diesem Nektar hinführen. Mit dem sich ausbreitenden morgendlichen Tageslicht faltet die Blüte sich wieder zusammen, welkt schnell und fällt mitsamt dem Kelche ab. Sie hinterläßt einen ringförmigen Kelchgrund, aus dem sich hernach die stachelige Frucht entwickelt.

Die Blütezeit des Stechapfels ist die Zeit vom Juni bis Oktober.

Der *Fruchtknoten* formt sich zu einer eiförmigen Kapsel, mit kurzen, weichen Stacheln besetzt, die von Verzweigungen der Gefäßbündel versorgt werden (Strasburger). Nach dem Abfallen von Blüte und Kelchblättern verharrt der Kelchgrund eine Zeitlang wie ein flaches Teller-Pentagramm und läßt darauf die Frucht langsam schwellen, bis er die voll entwickelte Frucht später wie eine abwärts gewendete Halskrause umgibt. Die Stachelfrucht, die eine Größe von 5,5:4,9 und mehr Zentimeter erreicht, gibt im Laufe ihres Reifens allmählich ihre saftig grüne Farbe auf, wandelt sie unter gleichzeitiger Eintrocknung in ein helles Braun. Jetzt starren die früher weichen Stacheln trocken-hart in die Luft, wieder jenes Gefühl einer verschleierten Angst erweckend. Ist die Reifung vollendet, die Austrocknung auf ihrem Höhepunkte angelangt, dann spaltet sich die Frucht vom Scheitel aus in vier Schalen, die sich mit ihren oberen Zipfeln zuweilen auch nach außen biegen. Der Fruchtknoten, der oben zwei- und unten vierfächerig ist, schüttet nun bei Windstößen zahlreiche braunschwarze, platte, punktförmig oder netzgrubig genarbte, milzförmige *Samen* aus, die in der gewundenen Samenanlage ruhten, welche der Kiemenanordnung der Rippenqualle stark ähnelt.

Die *Wurzel* des Stechapfels ist eine spindelförmige Pfahlwurzel, die zumeist in leichter S-Windung aus der Erde heraus in den Stengel übergeht. Um diese Pfahlwurzel verzweigt sich ein zahlreiches feines Wurzelwerk. Die Wurzelfarbe bleibt zumeist weißgelb bis hellbraun.

Der *Welkvorgang* bei Datura stramonium ist vom Bilsenkraut stark unterschieden. Frühes Welken findet überhaupt nicht statt. Erst sehr spät zeigen sich Welkspuren sowohl von den Blattspitzen aus als auch aus dem Parenchym heraus.

Die Samen keimen langsam und oft recht unregelmäßig. Die sich entfaltenden jungen Pflanzen zeigen unbehaarte Blätter, die stark – sowohl in der Blattspreite wie in den Blattrippen – violett durchfärbtes dunkles Grün zur Schau tragen. Auch der Stengel ist anfangs violett tingiert. Bei einigen Pflanzen verliert sich diese Violettfärbung der Stengel während ihrer ganzen Vegetationszeit nicht. Sie tingiert dann das Blattwerk, das dabei ein blaues Grün entwickelt, sie tingiert die Blüte, und selbst die Spitzen der Stacheln an den Früchten zeigen diese Art Atropa belladonna und Solanum dulcamara so typische Färbung. Diese Varietät wird als Datura tatula L. aufgeführt.

Als Schmarotzer treten auf dem Stechapfel auf die minierende Larve der Blumenfliege, zuweilen Blattläuse, Spinnmilben, mehrere Arten von Erdflöhen und gelegentlich die Raupen von Acherontia atropos L. (= Totenkopf, nach Hegi).

Über das Vorkommen gibt Hegi an: im Alpengebiet selten (im Wallis bis 1260 m, in Graubünden im Puschlav bei Brusio noch bei 1730 m). Im Gebiet wohl nicht einheimisch, sondern nur verwildert und eingebürgert. Im Wallis auch als Gräberpflanze kultiviert (Christ 1917). Die allgemeine Verbreitung geht über Mittel- und Südeuropa, Griechenland bis nach Transkaukasien, Syrien, Ägypten, Asien, Afrika, Nordamerika; in Neuseeland durch Kultur eingeführt. Sie wird demgemäß heute als Kosmopolit der gemäßigten und warmen Zonen bezeichnet.

In Südasien kommt noch vor Datura Metel L., in Ägypten, Ostindien Datura fastuosa und in Amerika baumartig Datura arborea, in ähnlicher Wuchsform Datura sanguinea in Peru und Columbien. Alle diese Arten sind bei uns zum Teil als Ziergewächse in Gewächshäusern und in südlicher gelegenen Gegenden auch in Gärten in Kultur.

Wo auch immer wir dem Stechapfel begegnen, stets erzeugt er in uns den Eindruck eines Fremdlings unter den übrigen Begleitpflanzen, ein auffallend freies und ungebundenes Pflanzenwesen ohne Zusammenhang mit irgendwelchen Pflanzengemeinschaften. Wie von ungefähr taucht er auf und ebenso unberechenbar verschwindet er wieder: der Zigeuner unter den Pflanzen! Wie es noch heute mit seinem Auftreten in der Vegetation geschieht, so geschah es einst, als er zum ersten Male zu uns nach Mitteleuropa kam. Die Historie vermag nicht recht anzugeben, wann Datura stramonium im Bewußtsein oder im Pflanzenbilde Europas auftrat. Es wird angenommen, daß er aus der Gegend des Kaspischen Meeres von Asien kommend seinen Zug nach Westen gemacht hat und auch dann über die übrige Welt hinzog. Bezeichnend ist da eine von Usteri angeführte alte Zigeunerlegende, welche die Entstehung unserer Pflanze und das Wesen der Zigeuner eng miteinander verknüpft: «Ein Zauberer ist unzufrieden mit seiner Frau, obschon sie ihm zahllose Kinder geschenkt hat. Er verwandelt sie in eine Stechapfelstaude und verhängt einen Fluch über sie und ihre Nachkommen. Sie soll fortan heimatlos über die Erde hinwandern.» –

Kroeber und Marzell weisen in ihren historischen Angaben über Datura stramonium darauf hin, daß es ungewiß ist, ob unsere Heilpflanze in der Antike bereits bekannt war, ob sie überhaupt damals schon im europäischen Pflanzenreiche wirksam war. Bock erwähnt Datura, aber man nimmt an, daß es Datura metel ist, die anscheinend zuerst arzneilich angewandt wurde. Auch Matthiolus erwähnt die Pflanze und rät bei Vergiftungen als Gegenmittel «warme Butter trinken, Hände und Füße in warmes Wasser halten und sich bis zum Brechen bewegen zu lassen». Es mag sein, daß unser Stechapfel Ende des 16. Jahrhunderts bereits als seltene Gartenpflanze vorkam; wild oder verwildert wird er außerhalb unserer engeren Heimat erst Ende des 17. Jahrhunderts angetroffen und in Deutschland kaum vor Beginn des 18. Jahrhunderts. In die Heilkunde hat sie der Wiener Hof- und Leibarzt A. von Stoerck eingeführt (1762). Kroeber schreibt, daß J. J. Becher hundert Jahre vorher noch erwähnt (in seinem «Medicinischen Parnass»), daß «in der Apotheke nichts von dieser Pflanze zu gebrauchen sei» und warnt vor ihr. Aus seinem späten Auftreten im mitteleuropäischen Kulturkreis kann geschlossen werden, daß der Stechapfel im Gegensatz zu den häufigen dahin gehenden Behauptungen keine Rolle im Rahmen der Hexenprozesse gespielt hat. Auch als Volksmittel trat er bei uns nie in Erscheinung, während er in östlicher gelegenen Gegenden ungeachtet seiner Giftigkeit häufiger angewandt wurde und wird. Nach Marzell bekämpft man an der Wolga den Zahnschmerz mit Stramoniumräucherungen (vgl. Bilsenkraut). Die frischen Blätter werden auf Brandwunden gelegt. In der Walachei benutzt man den Preßsaft der Pflanze bei Verbrennungen. «Im Gouvernement Kursk gilt der Stechapfel als Mittel gegen Rotlauf. Die Ruthenen gebrauchen ihn zu Bähungen bei Rheuma.» «Im Gouvernement Woronesch bringt man die Pflanze in das Bier (ähnlich in China), um diesem stark narkotische Eigenschaften zu verleihen.» Zu Vergiftungen oder Betäubungen mit verschiedenen Zielen wird Datura stramonium immer wieder – laut Literatur – angewandt, und man findet bei verschiedenen westlichen Völkern diese sonderbare Pflanze ziemlich spät noch in den Aberglauben aufgenommen. Die größte Rolle spielt sie aber fraglos bei den Zigeunern, die sie angeblich auf ihren Wanderungen während des Dreißigjährigen Krieges bei uns verbreitet haben sollen. Wenn es historisch (s. oben) vielleicht nicht ganz stimmen mag, so ist ein Zusammenhang wesensmäßig wohl nicht ganz abzustreiten. Nach den Forschungen, die v. Wislocki bei den Zigeunern anstellte und die Marzell erwähnt, sollen «die ‹Zauberfrauen› der Zeltzigeuner einen Leinwandbeutel mit Stechapfelsamen bei sich haben, dem sie geheime Zauberkräfte zuschreiben. Mit diesem Mittel reibt die Zauberfrau bei ihrem ersten Besuche den Körper des betreffenden Kranken ein. Wer an chronischem Kopfweh leidet, soll zur Mittagszeit auf einen ‹glücklichen Berg› gehen, auf dem Gipfel sich niedersetzen und Stechapfelsamen hinter sich werfen, dann aber so viel Speisen zu sich nehmen, als er nur imstande ist. (Vgl. die Erklärungen über das Wesen der Migräne!) Die von den Woiwoden (Anführern) den Sippenvorständen und einzelnen Stammesmitgliedern verliehenen Abzeichen bestehen u. a. aus einer gewissen Anzahl von Stechapfelsamen. Ganz besonders aber wird der Stechapfel von den Zigeunern als Orakelpflanze benützt.»

Kroeber erwähnt noch, daß der Stechapfel im Rahmen erotischer Verirrungen vielfach gebraucht wurde, was allerdings weniger verständlich ist, wenn man aus den späteren Ausführungen* noch eingehender entnimmt, wie die Lockerung des Astralischen durch diese Giftpflanze ganz anders bewirkt wird als durch ihre Verwandten, was auch zum Ausdruck kommt, wenn sie als Pflanzenerscheinung den erwähnten ‹freien und ungebundenen› Eindruck hinterläßt.

Die frühere Verwendung der Stechapfelsamen in der Medizin gibt Kroeber nach dem Merckschen Index wie folgt an: als Nervinum und Hypnoticum bei Asthma, chronischer Laryngitis, Bronchialkatarrh, Lungenemphysem, Phtisis, Hustenreiz, Tussis, Parkinsonismus, Keuchhusten, Kardialgie, Neuralgien, Veitstanz, Epilepsie, Tetanus, bei Geisteskrankheiten, Puerperalmanie, Nymphomanie, rheumatischen Gelenkleiden, syphilitischen Knochenschmerzen.

Vorstehendes aphoristisches Bild des Stechapfelwesens in der Pflanzenerscheinung und in seinen Raum- und Zeitzusammenhängen mit dem Menschen findet eine gewisse Erweiterung durch das, was als chemische Stoffeszusammenhänge analytisch erfaßt werden kann, vor allem aber durch das, was mit spirituellem Verständnis für das Menschenwesen von seinem Wirken im Menschen aufspürbar wird. Gleich jeder Pflanze, die in der Außenwelt in Erscheinung tritt, hat Datura stramonium ihr inneres Gegenbild im Menschen, dessen Spuren wir zu einem kleinen Teile verfolgen können, wo sie für den Menschen Heilmittel wird, wo ihr kosmisches Außenweltswesen mit dessen Chemismus sich in den Menschen hinein fortsetzt und ihn «vergiftet», Vorgänge, die bekanntlich beide auf einer Linie liegen.

Wehmer gibt für Datura stramonium als aufgefundene Inhaltsstoffe an: «Alkaloid: hauptsächlich Hyoscyamin». «Ältere Literatur gibt dafür ‹Atropin› (altes Daturin) an. Als ‹Daturin› noch heute das Hyoscyamin aus Datura im Handel.»

«*Blätter:* Hyoscyamin als Hauptalkaloid in allen Teilen,

* s. besonders unter: Datura tatula

$C_{17}H_{23}NO_3$ (Tropasäure-i-Tropinester), 0,329–0,347% Gesamtalkaloid (auf Trockensubstanz), auch 0,3%; 0,2–0,6%; 0,6 und 0,4% sind angegeben bzw. gefunden; wohl meist 0,3–0,5%. Mutmaßlich auch kleine Mengen von Atropin und Scopolamin (wie im Samen) vorhanden. – Ein- bis zweijähriges trockenes Aufbewahren verändert den Alkaloidgehalt der Blätter nicht; Alkaloidgehalt lebender Blätter bleibt von Juli bis Oktober anscheinend unverändert; junge und alte Blätter zeigen keine nennenswerten Unterschiede. – Sitz der Alkaloide ist vorwiegend *obere Epidermis* (nicht Mesophyll) u. Gefäßbündel (1,39% ca. in den Nerven).» «Nachts u. bei mehrtägiger Verdunkelung bleibt der Alkaloidgehalt unverändert: dasselbe ist kein Reservestoff. – Alkaloidgehalt wächst mit Alter u. Größe der Blätter, unabhängig von Düngung, morgens größer als abends; Maximalgehalt zur Blütezeit 0,416% trocken. Pilzbefall vermindert Alkaloidgehalt. 0,32% Atropin, 0,045% dunkles äther. Öl. Carotin (Caroten), 0,177% trockener Blätter, Salpeter, Asche 17,4%, auch 15,5–18%.

Ungar. Blätter (Handelsdroge Folia Stramonii) mit 0,22–0,33% Alkaloid, 8,7–27,7% Asche.

Wurzel und *Stengel* (u. Same) enthalten gleichfalls Alkaloid; Art desselben ist nicht näher bestimmt. Microchemisch nur Hyoscyamin nachweisbar (in allen Teilen).

Same 0,38% Atropin, nach früheren nicht Atropin (altes Daturin), sondern hauptsächlich Hyoscyamin, bei nur wenig Atropin und Scopolamin (= Hyoscin); an Alkaloiden ungef. 0,33–0,48%, Alkaloide an Äpfelsäure gebunden; in unreifen Samen Labenzym; ein Hämagglutinin. Alkaloidgehalt weißer Samen (unreif) 0,34% und 22% fettes Öl; brauner Samen (unreif) 0,3% u. 23% Öl, schwarzer Samen (reif) 0,3%.» «Sitz der Alkaloide sollen die obliterierten Schichten der Samenschale sein, *nicht* Endosperm u. Embryo, nach anderen aber auch im Keimling. – Fettes Öl (Daturöl) gegen 25%, auch nur 16,7%, neuerdings 25,8%.

Daturöl mit Daturinsäure 2,5%, Palmitinsäure 10%, Linol-

u. Ölsäure 62%, Glycerin 9,6%, Unverseifb. (Phytosterin v, Fp. 128°) 1%, setzt beim Stehen etwas Stearin, Fp. 60°, ab; nach anderen 2,13% Unverseifb., 1,74% freie Ölsäure, 13,1% gesätt. Fettsäuren. Alte «Daturinsäure» sollte Gemenge von Palmitin- u. Stearinsäure sein, was bestritten ist; sie ist ident. mit n-Heptadecylsäure (Margarinsäure findet sich auch im Kaffeebohnenöl); nach letzter Untersg. ist sie doch Gemisch von Palmitin- und Stearinsäure.

Asche 2,9% (3,1–4,5%), bei 8,6% Wasser, davon viel Alkaliphosphat; nach älterer Analyse rund (%): 34,7 P_2O_5, 20 K_2O, 17,6 MgO, 14 Na_2O, 5 SiO_2, 4 CaO, % Fe_2O_3.

Keimpflanzen enth. im Licht 0,67% Alkaloide, im Dunkeln gekeimt 0,66%, waren alkaloidreicher als *Same;* nach ander. 0,274 u. 0,13%. – Fruchtkapseln waren alkaloidfrei. – Bei Pfropfung auf Kartoffeln und Tomate in diesen Alkaloid.

Gehalt an Alkaloiden: (%) Same 0,33–0,48, Hauptwurzel 0,10, Seitenwurzeln 0,25, Stengel 0,09, Zweige 0,36, Blätter 0,39; Blütenteile: Krone 0,43, Kelch 0,3, Pistill 0,54; reifes Pericarp 0,082, Plazenta der reifen Frucht 0,28. Andere fanden: Wurzel 0,15, Stengel 0,24, Blatt 0,27, Samen 0,30% Alkaloid; auch wieder Bltr, 0,511, Stengelteile 0,566–0,122, Wurzeln 0,304% Alkaloide.»

«Stengel, Bltr. und Blüten gaben im Destillat: Methylalkohol, Äthylalkohol, Butylalkohol (Trimethylcarbinol?), Aldehyde, Ketone, Ester, darunter u. e. Aldehyd v. höher. Kp., Aceton, hochsiedend. Keton; Ester als Acetate. Formiate; bei Destill. d. Krautes wird CO_7 u. anscheinend Formaldehyd entwickelt. – Im Extrakt der Blätter 7 Salze: KNO_3, KCl, K_2SO_4, $Al_2(SO_4)_3$, 24 H_2O, K-Oxalat, $MgHPO_4$, $Mg_3(PO_4)_2$.»

In der Homöopathie findet Datura stramonium unter dem Namen «Stramonium» Verwendung und scheint dort gut durchgeprüft zu sein, wenn es auch nicht so angewandt wird wie Belladonna und Hyoscyamus. Der Amerikaner *Nash* gibt einige recht lebhaft geschilderte Züge des homöopatischen Arzneibildes dieser Heilpflanze. Er nennt Stramonium «vorzüglich das Mittel für hochgradiges Delirium, welches sich von den beiden anderen (Ref. gemeint sind Belladonna und Hyoscyamus) hauptsächlich durch den Grad der Heftigkeit unterscheidet. Die Raserei ist manchmal furchtbar. Singen, Lachen, Grinsen, Pfeifen, Schreien, kläglich Beten oder gräßlich Fluchen und mehr als bei allen anderen Mitteln *Geschwätzigkeit.* Ferner wirft sich der Patient in alle möglichen Lagen, die seinem veränderlichen Delirium entsprechen, kreuzweise, lang ausgestreckt, rollt sich wie eine Kugel zusammen oder macht sich steif, oder fährt plötzlich mit dem Kopf aus den Kissen in die Höhe. Die Gegenstände erscheinen ihm verkehrt und schief.» «Später kann vollständiger Verlust des Gesichts, des Gehörs und der Sprache eintreten, mit erweiterten, starren Pupillen und profusem Schweiß, der aber keine Linderung verschafft.»

«Von allen Mitteln hat Stramonium am meisten Geschwätzigkeit.» «Wankt im Dunkeln oder mit geschlossenen Augen.» «Verlangen nach Helligkeit und Gesellschaft.» «Gesicht heiß und gerötet, umschriebene Wangenröte.» «Konvulsionen, schlimmer durch Licht.» Ein anderer amerikanischer Homöopath, Farrington, gibt eine ausgiebige Darstellung vom Stramonium. Für ihn steht Stramonium zwischen Hyoscyamus und Belladonna. «Die Spezialsinne sind affiziert. So das Doppeltsehen. Die Gegenstände erscheinen doppelt oder schief.» «Manie oder Delirium wilder Art, das Gesicht hellrot; die Augen sehen wild und blutunterlaufen aus, obgleich sie nicht so stark kongestioniert sind wie bei Belladonna. Halluzinationen erschrecken den Kranken; er sieht Dinge, die aus jeder Ecke hervorspringen; Tiere unmöglicher Art erheben sich und ängstigen ihn.» Auch Farrington gibt die Geschwätzigkeit an, mitunter gemischt mit Lustigkeit. «Zuweilen bildet sich der Kranke fest ein, mit Geistern sich zu unterhalten. Zuweilen wird die Manie dämlicher Art. Er spricht närrisch und unsinnig und lacht über seine eigenen Witzversuche.» «Ein glänzender Gegenstand erregt wütendes Delirium, Krampf im Hals und schreckliche Konvulsionen.» «Die Krampfbewegungen von Stramonium charakterisieren sich mehr durch Grazie als durch Eckigkeit; sie sind mehr kreisförmig* als stoßend. Besonders wird dies bemerkt bei Exanthemen, wenn der Ausschlag nicht herauskommt bei jungen Kindern. Stramonium wirkt besser auf Kinder und junge Leute als Belladonna.» Farrington führt unser Heilmittel an für das nervöse Asthma, das durch Sprechen verschlimmert wird. Bei Ataxia locomotrix ist es ebenfalls indiziert: «Der Kranke kann nicht im Dunkeln oder mit geschlossenen Augen gehen. Versucht er es, so taumelt und schwankt er.»

«Der Kranke bildet sich ein, daß er sehr groß ist, oder daß der eine Arm sehr groß ist. Zuweilen hat er das Gefühl, daß er doppelt sei, oder daß er drei Beine statt zwei habe.» «Wie bei allen Mitteln, die das Gehirn reizen, finden wir Zähneknirschen. Wir können auch Stottern finden, das nebenbei gesagt, verglichen wurde mit dem spastischen Harnlassen der Kinder, wenn die geringste Erregung dieselben veranlaßte, den Harn absatzweise zu lassen; in ähnlicher Weise werden Worte ausgestoßen. Speziell wird es dem Kranken schwer, die Vokale mit den Konsonanten zu verbinden.»

«Die Stühle sind sehr stinkend, riechen fast wie Aas. Sie sind weiß-gelblich. Sie können dunkel sein oder nicht, aber der Gestank ist das wichtigste Symptom. Fehlen des Schmerzes ist charakteristisch für Stramonium, ausgenommen bei Abszessen, besonders wenn das linke Hüftgelenk affiziert ist, in welchem Fall er so intensiv sein kann, daß der Kranke in Konvulsionen verfällt. Antidot bei Stramonium-Vergiftung ist Zitronensaft.»

Metzger führt in seiner Arzneimittellehre die Stramonium-Symptome ganz ähnlich an; unter ‹Geschlechtsorganen› schreibt er: «Starke Erregung des Geschlechtstriebes bei beiden Geschlechtern, unanständig in Reden, schlimmer vor der Regel. Regel stark, dunkel, klumpig, übler Geruch des Körpers während der Regel; dabei die typischen Veränderungen des Geistes und

* Vgl. die Ausführungen über Bewegungen des Ätherleibes bei Datura metel etc.

Gemütes (z. B. allzugroße Geschwätzigkeit).» Bezüglich weiterer Einzelheiten muß auf die homöopathische Literatur hingewiesen werden. Zu erwähnen ist noch, daß Heinigke für Stramonium als Gegenmittel anführt: Essig und Zitronensäure –, Nux vomica, Opium, Tabacum; während Stramonium antidotarisch sich verhält zu Mercur und Plumbum. –

Das reine Vergiftungsbild von Datura stramonium, das in dem homöopathischen Arzneibild weitgehendst zum Vorschein kommt, schildert Lewin in seinem Lehrbuch der Toxikologie. Nach ihm kommen Vergiftungen zustande: «durch Verwechslung der Samen mit Mohn- oder Nigellasamen. Verschlucken derselben beim Spiel, Verwechslung der Blätter, durch Verzehren der Wurzel statt Pastinak...» Er erwähnt auch die verwandten Arten Afrikas und Asiens. Von einem Vergiftungsfall schildert er die auftretenden Symptome, unter denen besonders bemerkenswert zu sein scheint: «Puls von 150–160 und eine Atmung von 55–60.» Lewin bestätigt an den angeführten schweren Vergiftungsfällen die Symptome des homöopathischen Arzneibildes, so daß es sich erübrigt Einzelheiten aus seinem Buche anzuführen. Wichtig wäre vielleicht noch die Feststellung: «die Sektion dadurch (d. h. durch Datura str.) Gestorbener lieferte bisher anatomisch keinen sicheren Anhalt für die Todesursache.» –

Hugo Schulz erwähnt, daß im Vergiftungsbilde der Datura auffällt, daß «die unwillkürlich erfolgenden Bewegungen einen gewissen Rhythmus erkennen lassen.» Im übrigen setzt er unverständlicherweise die Vergiftungssymptome einfach ziemlich gleich mit denen von Belladonna und Hyoscyamus. Nach ihm sollen auf Grund einer Angabe Wymans, die frischen Stechapfelblätter als Gelenkwickel in solchen Fällen von akutem Gelenkrheumatismus günstig wirken, wo durch Salizylsäure keine Beeinflussung mehr zu erreichen war. Stechapfelblätter in der Verwendung als Asthmazigaretten nennt Schulz als die heute einzige Anwendungsweise unserer Heilpflanze. In ähnlicher Weise schreibt F. Müller: «Im Morgenlande läßt man mit gutem Erfolge vor Anfällen des Wahnsinns und Veitstanzes 2–4 g von den Blättern rauchen; es wird dadurch in der Regel nicht allein dem Anfall vorgebeugt, sondern auch das Übel geheilt.» «Asthma-Pulver besteht aus Stechapfelblättern, die mit Salpeter getränkt sind, und denen meist Belladonna, Fingerhut und Salbeiblätter beigemischt sind.» Asthma-Zigaretten und -zigarren enthalten die gleichen Kräuter. F. Weiß spricht beim Stechapfel davon, daß er «eine besondere Eignung» für die Verwendung als Räucherpulver besitzt. Von der Tinctura Stramonii spricht er als von einem «Tremormittel». «Bei Paralysis agitans und anderen Tremorarten sieht man gute, freilich nur symptomatische Erfolge.»

Versuchen wir, die erlebten einzelnen Wesensoffenbarungen des Stechapfelwesens zusammenzufassen, so ergibt sich noch von einer etwas höheren Warte aus, als ob die Urpflanze zu gewissen Zeitpunkten der Bewußtseinsentwicklung des Menschen ihre dekadenten Geschöpfe (zu denen die Giftpflanzen wohl gehören) plötzlich auf die Wanderschaft schickt. Ungefähr zu gleicher Zeit, als vom Westen der Tabak seinen «Siegeszug» in Europa antritt, kommt vom Osten her der Stechapfel, beides Pflanzen, die anscheinend ganz ausgesprochen auf die Mitte des Menschen wirken, auf Atmungs- und Zirkulationswesen: die eine verfestigend, die andere verflüchtigend. Beide haben sie ganz enge Beziehungen zur Angst; die eine schaut die Angst von unten, die andere schaut die Angst von oben. Beiden ist der Atmungsweg als Eingangspforte in den Menschen primär eigen in allen Anwendungen, gleich zu welchem Ziele sie führen wollen.

Datura stramonium vermittelt als Wesensausdruck dem Beschauer etwas seltsam Freies, Ungebundenes, etwas durchlichtet Sonnenhaftes, das dann in sonderbarer Weise sich dem Mondenhaften verbindet und sich von ihm gestalten läßt. An unbeschatteten, sonnenumfluteten Standorten entwickelt er sich; alles was er dem Sonnenwesen zu verdanken scheint, bietet er den Mondenkräften dar, die in fast mathematischer Exaktheit das ständige stengelige Sonnenstreben der Sprosse zweiteilend auflösen durch die astralisierenden Kräfte des Blütenbildungsprozesses, der die

Blüte mitten in die Teilung hineinsetzt. Was erreicht wird, ist in der Wurzelbildung zur Erscheinung gekommen: kosmische Pfahl- und irdische Haarwurzeln charakterisieren die Stechapfelpflanze als stark erdverbundenes und zugleich kosmisch durchwirktes Wesen. Die weiße Blütenfarbe, die einige als sonnenhaft ansprechen, Dr. Steiner aber im landwirtschaftlichen Kurse mit der gelben Blütenfarbe zusammen als ausgesprochenes Jupiterwirken charakterisiert, der lange Blütentrichter mit seinen schwülen Nachtdüften als typisch mondenhaftes Organ, das bei Violettingierung diesen Einfluß noch stärker erkennen läßt, und die Marswirkung in den Stacheln der Fruchtkapsel zeigen, welche astralen Qualitäten im Vordergrunde des Wirkens stehen. Die späte Tageszeit des Aufblühens, die nur eine Nacht anhaltende, schwül duftende Blühdauer mit ihrem nächtlichen Falterbesuch kennzeichnen typische Mondeinflüsse und offenbaren, wie gewaltig hier Sternenkräfte gleich einer Symphonie hineinwirken, heilend und verführend. Freisein und Enge kennzeichnet auch das Halluzinatorische des Vergiftungsbildes; Lockerung des Ätherischen, zu tiefes Hereinwirken oder zu starkes Gelockertsein des Astralischen sind die Spuren des Daturawesens im Menschen. Freisein und Enge mag auch als Kennzeichen des vermittelnden Wesens des rhythmischen Organismus angesehen werden, in das gerade das Daturawesen störend und ausgleichend eingreifen kann. Sprossen und stauen, sprossen im Stengelwesen, stauen in dem dichotomischen Verhalten, bis in die Stachelbildungen der Fruchtkapsel hinein, stauen in dem Hereinstauchen des Blütenprozesses unter Wahrung einer starken Rhythmik sind die typischen Kennzeichen für Datura stramonium.

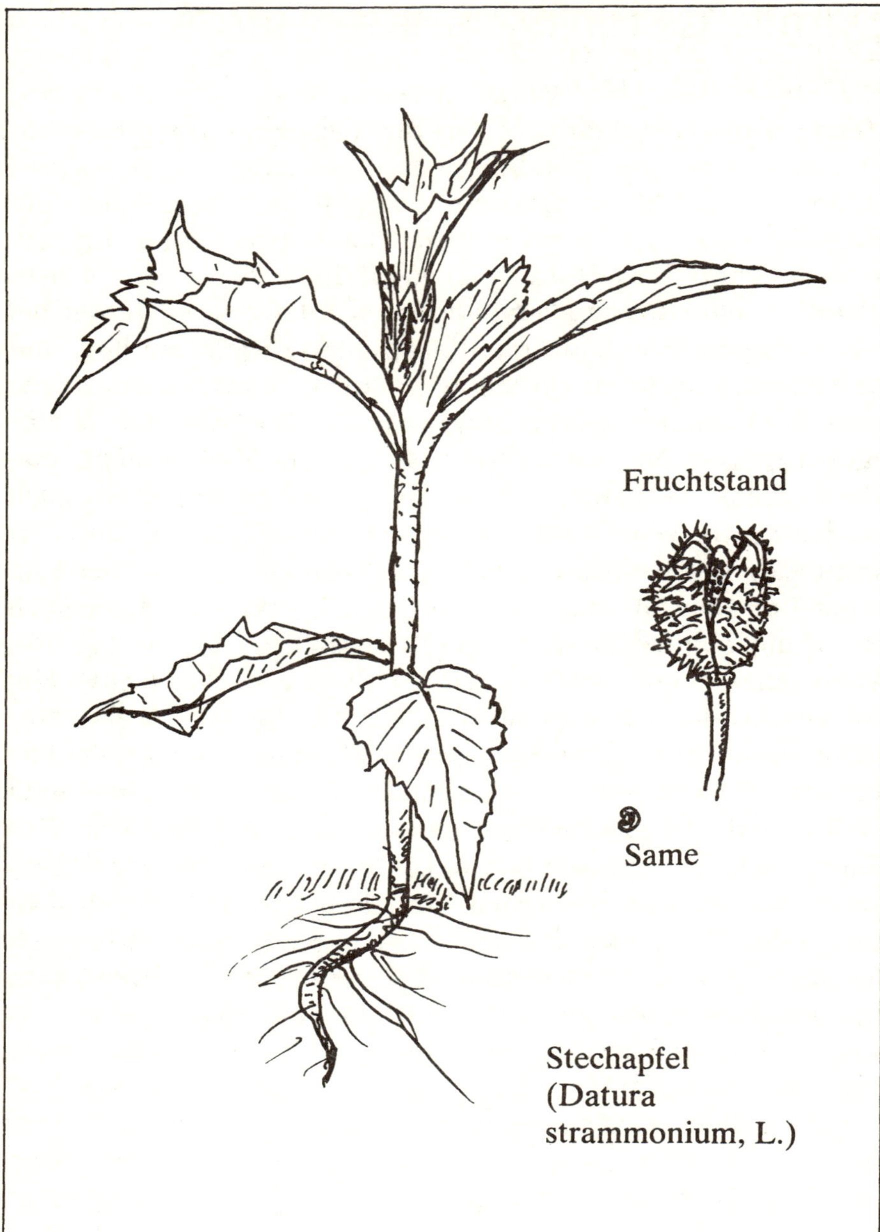

Fruchtstand
Same
Stechapfel
(Datura
strammonium, L.)

Datura metel/Datura tatula/ Datura fastuosa Datura arborea/Datura sanguinea

Wie schon bei Datura stramonium erwähnt, ist die *Datura metel* wohl die älteste europäische Arzneipflanze dieser Gattung, und man nimmt an, daß H. Bock von ihr in der ihm typischen ablehnenden Weise spricht. Sie ist wie Datura stramonium eine einjährige Pflanze, die im ganzen südlichen Asien, in Afrika und auf den Kanarischen Inseln heimisch ist. Sie kann bis doppelt so hoch werden wie unser heimischer Stechapfel. Der Stengel ist auch bei ihr aufrecht und ästig aber von wesentlich üppigerer Blattbildung umkleidet als Datura stramonium. Die Blätter sind ungleich herzförmig, beinahe ganzrandig oder nur leicht buchtig gezähnt, wobei die «Zähne» nicht in scharfe Spitzen ausgezogen sind. Die Blattform erinnert stark an unsere Solanum-Arten. Die Blattrippen sind wiederum oberflächlich eingezogen und unten stark aufliegend. Stengel, Blätter und alle übrigen grünen Organe sind stark von feinen filzigen Haaren besetzt. Die Färbung der Blätter ist von hellgrüner bis graugrüner Tönung. Hier wie bei Datura stramonium tritt die Blüte stauend in den Sproß hinein, zwischen zwei und mehr Blätter, doch wird sie bei der stark plastichen Art des ganzen Pflanzenwesens noch umfangen von den überwiegenden, von Flüssigkeit durchzogenen Geweben. Schräg aufwärts ragt auf kurzen Stielen die Knospe an den Zweigenden in die Luft, von feinen Kantensäumen abgegrenzt, die niemals so scharf herausgearbeitet sind wie bei unserer heimischen Art oder wie bei Datura arborea und sanguinea. Zusammengefaltet strebt dann die weiße Blüte durch die Kelchumhüllung aus ihrer spiralen Knospenlage zu kurzer Blüte heraus, um dann auch ihren Duft in den Abend zu senden. Nach dem Verblühen bildet sich eine kugelrunde in die Hängelage strebende Fruchtkapsel von der Größe unserer Roßkastanie, die dicht besetzt ist mit kurzen, dikken, stechenden Stacheln. Die Samen sind nierenförmig, beidseitig zusammengedrückt, glatt, ockergelb, von einem runden, gefurchten Rande ringsumher umgeben. Ihr Duft gleicht dem unserer heimischen Art.

Die giftigen Eigenschaften unseres Stechapfels sind auch bei diesem Vertreter in hohem Maße vorhanden und sind anscheinend besonders von den arabischen Ärzten frühzeitig benutzt worden. In Ostindien und auf Java werden sie noch heute gebraucht und mißbraucht. Aus den Samen wird eine besondere Mischung bereitet, die zusätzlich Opium, Hanf und einige Gewürze enthält. Dieses Produkt wird als Berauschungsmittel von den Eingeborenen aufgenommen. Es wird beschrieben (Geiger), daß es ein unbeschreibliches Wonnegefühl erzeuge. 1838, wo dieses Giftgemisch angeblich zuerst nach Europa eingeführt wurde, und zwar in Marseille, wurden auch die ersten Vergiftungssymptome beschrieben. Warburg berichtet: «Aus den Samen von Datura metel bereiten die Araber ein berauschendes Getränk.»

Linné führte in seiner ersten Ausgabe seiner Materia medica die Samen der Datura metel unter dem Namen Semina Daturae auf und vertauschte sie erst später mit denen der Datura stramonii. Geiger erwähnt, daß Dale bereits in einer vom Jahre 1705 datierten Ausgabe seiner Pharmakologie zwei Datura-Arten als offizinell anführt, «und zwar zuerst unter dem Namen Stramonium Officinarum, den gemeinen Stechapfel, der, wie es da heißt, selten gebraucht wird und einen schlafmachenden Samen hat, sodann Datura Officinarum, worunter den hinzugesetzten Bemerkungen nach Datura ferox verstanden ist und ausführlich von der Kraft der Samen, Wahnsinn zu erregen, gesprochen wird.» Datura ferox L. oder der langdornige Stechapfel, ist in Cochinchina heimisch und von ähnlichem Habitus wie unser heimischer Stechapfel mit herzförmigen, leicht gelappten, flaumhaarigen Laubblättern. Er unterscheidet sich durch die an der Spitze der Früchte stehenden, verlängerten und gegeneinander geneigten vier Stacheln. Datura ferox soll die giftigste Art sein. Sie ist in Spanien, Italien und Sizilien eingebürgert.

Wehmer bringt über Datura metel, daß er in Südasien, Südamerika, Afrika und im Mittelmeergebiet vorkomme. Die *Blätter,* die wie unser Stechapfel gebraucht werden, enthalten nach neuerer Angabe nur 0,16% Alkaloid; nach früheren hauptsächlich 1-Scopolamin («Typische Scopolaminpflanze»), 0,55% i. M.; gleiches Alkaloid auch in Samen, Kelch mit Fruchtknoten, Blumenkrone mit Staubblättern, Stengel und Wurzeln.

Samen: Scopolamin 0,50% i. M.; geringe Mengen Hyoscyamin und Atropin. Andere fanden im Samen dieser Species weder diese Alkaloide noch Glykoside, sondern nur Allantoin (?). Die Alkaloide (Scopolamin, Hyoscyamin) sind jedoch richtig vorhanden, so daß jenen wohl eine andere Pflanze vorlag. – Neben Hyoscyamin neues Alkaloid Norhyoscyamin.

Lewin schreibt: «Datura metel L. ist, abweichend von Datura stramonium, eine typische Skopolaminpflanze. Sie wächst hauptsächlich am Nordwest-Himalaya und den Bergen von Dekan und wird in Ostasien viel zu verbrecherischen Zwecken benutzt, z. B. durch leichtes Anblasen des Pulvers gegen die Nase eines Schlafenden oder durch Verabfolgen in Kaffee oder Tee. In den Wurzeln auch kleiner Pflanzen findet sich nur Skopolamin (0,2–0,22%). Auch die Samen enthalten dieses Alkaloid. Die Wirkungen gleichen denen von Datura stramonium.»

Datura fastuosa L., der rote Stechapfel, ist eine der vorigen nahe verwandte, auch einjährige, in Ägypten und Ostindien einheimische Art mit geflecktem Stengel, eiförmigen, buchtig-eckigen, glatten Blättern. Große, schön violettrote, angeblich wohlduftende Blüten und stachellose, nur mit stumpfen Höckerchen besetzte Fruchtkapseln mit hellblauen Samen zeichnen diese Art aus. «Die Wurzelrinde dieser Pflanze wurde mit Erfolg gegen krampfhafte Engbrüstigkeit gebraucht» (Geiger). Die Blüte ist nur außen violett; innen ist sie weiß.

Lewin behauptet, daß diese Pflanze synonym mit Datura stramonium sei. Er erwähnt, daß sie in tropischen Gegenden Indiens sehr verbreitet sei ebenso wie die Kenntnis ihrer Wirkung. «Sie wird verbrecherischerweise nicht zur Tötung, sondern zum Einschläfern oder auch als Zusatz zu berauschenden Getränken, Toddy usw., bzw. zum Rauchen benutzt. Indessen kommen doch Tötungen durch zu große Dosen zustande, auch wenn die Verwendung für arzneiliche Zwecke geschieht. In einem Vergiftungsfalle entstanden: Akute Verwirrtheit mit retrograder Amnesie, Pupillenerweiterung, Rötung des Gesichtes. Krampf der Schließmuskeln von Blase und Mastdarm. Genesung erfolgte nach drei Tagen.»

Wehmer führt diese Pflanze als Datura fastuosa (D. alba Nees) und schreibt: «Ostindien, China, trop. Afrika; auch als Zierpflanze; Folia Daturae albae als Heilmittel vielfach off. Das Alkaloidgemisch hat auch bei dieser variable Zusammensetzung (Klima, Entwicklungsstadium scheinen von Einfluß).»

Blüten hauptstächlich Scopolamin («Hyoscin»), 0,51%, wenig Hyoscyamin, 0,03%, und Atropin 0,01%.

Samen (ausländ. Pflanzen) fast nur Hyoscyamin 0,41%, wenig Atropin (0,05% als Chlorid); spätere Unters. von Samen (Erfurter) ergab hauptsächlich Scopolamin, im einzelnen: Scopolamin 0,216%, Hyoscyamin 0,034%, etwas Atropin (in der Varietät «flor. coeruleis plenis»); in der Var. «flor. albis plenis»: 0,20% Scopolamin, 0,023% Hyoscyamin, sehr wenig Atropin. – An Hyoscyamin auch 0,149% gefunden. – In Samen von Formosa 0,02% Hyoscyamin neben 0,24% 1-Scopolamin, 0,0025% Atropin (als Au-Salz) u. eine Base mit Goldsalz von Fp. 220. – Neuerdings für Chinesische Pflanzen: Samen enth. am meisten Alkaloid, bis 0,561% der Trockensubstanz, es folgen Blüten, Stengel, unreife Früchte u. Blätter, in dieser Reihenfolge. – Pflanzen von Philippinen enth. in Blättern, Samen, Frucht, Wurzel und Blüte ähnliche Mengen an Alkaloid wie andere Arten, mit Alter zunehmend, beim Reifen der Frucht wandert es von der Fruchtwand in die Samen. –

Ähnliches gilt für Datura alba Nees (ist laut Index Kew. synon.).»

«Fettes Öl der Samen (11%): 6,18% feste Fettsäuren (Palmitinsäure, u. a.), 60,80 Ölsäure, 23,55 a-Linolsäure, 2,92 ß-Linolsäure, 1 Capronsäure; 2,9 Unverseifbares mit Phytosterin (1%).

Geiger weist in seinem «Handbuch der Pharmacie» darauf hin, daß diese Art sich in mehrere Unterarten, die er genau beschreibt, gliedert.

Als *Datura tatula L.* wird eine Stechapfelpflanze bezeichnet, die unserem gewöhnlichen Stechapfel formal sehr ähnlich ist, sich von ihm aber unterscheidet durch violette Stengel. Blattstiele und -nerven sowie der Kelch sind purpurrötlich, während die Blumenkrone hellblau ist. Die ganze Pflanze wird im allgemeinen etwas höher als Datura stramonium. Sie wird als Varietät unseres «heimischen» Stechapfels bezeichnet und ist auch über das gleiche Gebiet verbreitet wie dieser, nur ist sie viel seltener. Die eigentliche Heimat soll Nordamerika sein.

Über diese Datura und ihre Wirkungen schreibt in seinem Buche «Magische Gifte» V. A. Reko ausführlich unter dem Titel: *Toloachi.* Datura tatula, L. Toloachi ist ihr Name in Lateinamerika. Ihr Genuß soll nach kurzer Zeit irrsinnig machen. Die indianischen Zauberer, die Wurzelhändler und die Dorfhexen, «Brujas» genannt, haben sich dieser Giftpflanze liebevoll angenommen. Oft spielt sie bei Racheakten eine Rolle!

> «Das Wort Toloachi kommt her vom aztekischen ‹*toloa*›; das heißt: ‹den Kopf neigen, einschlafen›. Die Nachsilbe – chi ist die aztekische Reverenzialpartikel ‹-tzin›, die man den Namen der Götter oder sehr verehrter Wesen anzuhängen pflegte. Das Wort Toloachi bedeutet also geradezu göttliches oder sehr geschätztes Narkotikum.»

An sich stellt dieses Wort aber einen Sammelbegriff dar für alle ähnlich wirkenden Giftpflanzen, die auch damit belehnt werden. Über die Wirkung auf den Menschen wird manches Interessante ausgeführt:

«Die Blätter des Toloachi in Wasser geworfen und dieses in die Ohren getan, das hilft bei Taubheit. In Kissen getan oder in Polster gefüllt, bringen sie Schlaf und sehr angenehme Träume denen, die darauf ruhen. Die Samen aber, gegessen, machen irrsinnig.»

Harmlose Vielgeschäftigkeit, närrische Einfälle und kindisch-läppisches Wesen zeigen die Menschen unter der Toloachi-Wirkung. Bemerkenswert ist dabei, daß diese Lockerung des Astralischen im mittleren Organismus stark suggestiv auf andere Menschen wirkt, die unter gleichem Gifteinfluß stehen. Reko schreibt, daß die unsinnigen Handlungen dann «eigentümlich ansteckend sind. Einer beginnt z. B. im Kreise zu gehen und dabei fest aufzustampfen. Sofort schließen sich andere, die von dem gleichen Gift genommen, ihm an und stapfen mit. Dabei glauben sie, aneinander zu kleben und gar nicht anders handeln zu können.» Reko meint, daß ähnlichen Vorgängen im deutschen Märchen vom Hans mit der goldenen Gans ein Rausch – durch Datura verursacht – zugrunde läge. Daß er hier auf Irrwegen der Deutung wandelt, ist klar; aber bei beiden äußerlich so ähnlich auftretenden Vorgängen gehen sich ähnelnde Geschehensabläufe im Bereich der höheren Wesensgliederzusammenhänge vor. Nur sind die Veranlassungen verschiedener Natur. «An Gewalttätigkeiten denken diese Leute nie. Sie sind die richtigen ‹Narren›, wie sie sich das Volk vorstellt...»

Die Erscheinungen, die man am Toloachi-Rausch beobachten kann, werfen ein bezeichnendes Licht auf das Daturawesen. Zuerst zeigen sich «glänzende Augen». «Schon hat er die Augen der Gottheit...», sagen die Mayo-Indianer, sobald sie dies beim Raucher bemerken. Dann ergreift ihn eine Ungeduld, ein Ziehen in den Gliedern und ein unbeherrschbarer Bewegungsdrang. Mitunter wird in diesem Stadium über schlechtes Sehen geklagt. Alles erscheint wie im Nebel. Es folgen dann lebhafte Bewegungen, ein Auf- und Abschreiten, das immer schneller und erregter wird, wobei die Berauschten, wie um sicherer aufzutreten, mit den Füßen laut stampfen. Manchmal wird der Marsch sogar gegen eine Mauer oder eine Wand fortgesetzt und trotz des offensichtlichen Hindernisses wird sozusagen «an Ort und Stelle gegangen...» «Mit welch geradezu übermenschlicher Ausdauer dieses sinnlose Stampfen und Herumgehen im Kreise mitunter ausgeführt wird, davon kann sich jemand, der derlei nicht mitangesehen hat, kaum eine Vorstellung machen.» Hier lebt sich das rhythmische Element unter der Giftwirkung in eindeutiger Weise aus, wie man es zuweilen bei kleinen Kindern beobachten kann, wenn sie anscheinend sinnlos auf kurzen Strecken immer hin und her laufen.

«Auf dieses Stadium der Unruhe folgt ein tiefer, meist von Träumen sexuellen Inhalts begleiteter Schlaf, die Hauptursache*, warum dem Toloachigenusse überhaupt gefrönt wird.» Reko berichtet, daß die Vorstellung, in Tiere verwandelt zu sein, charakteristisch sei für den Toloachirausch. Er schildert einen Rauschfall bei einem jungen Manne, der angeblich von einer «Bruja» Gift bekommen hatte und daraufhin dann auf allen vieren laufen mußte. Bei der Vernehmung vor dem Polizeiarzt drohte der Trunkene, ein schmächtig magerer Mann, dem Vernehmenden:

»Ich werde dich gleich auffressen, du!... Ich bin der Tiger von Tabasco...»

«Nein, das bist du nicht», erwiderte ihm der Arzt. «Sag lieber deinen Namen.»

«Dann bin ich doch ein Leoncito (ein kleines Löwchen)?»

«Nein, das bist du auch nicht. Du bist wieder betrunken von deinen verdammten Indianerkräutern... Pack dich!«

«Na, wenn nicht, dann nicht... Verzeihen Sie die Belästigung.»

Als Folgen der Berauschung insbesondere bei häufigerem Genuß tritt eine Art von chronischem Rauschzustand auf: «Die Kranken taumeln schwach, schlapp wie Alkoholtrunkene herum, solange sie nüchtern sind, werden aber stramm und rüstig und finden ihre alte Kraft, sobald sie wieder das Gift nehmen. Später tritt eine leichte, aber anhaltende Verblödung ein, die sich zu-

* es muß natürlich heißen: Hauptmotiv oder Hauptgrund.

nächst in einer Art Schwerhörigkeit, in einem, erst nach längerer Pause erfolgenden Erfassen des Gesagten, in Unwilligkeit und Reizbarkeit, schließlich aber in vollkommener Apathie gegen die Mitwelt manifestiert. – Die Yaqui-Indianer nennen solche Leute Hiepsa mucuchim, d. h. lebendige Leichname.»

Bezüglich der aphrodisiakischen Wirkung bestehen durchaus verschiedene Ansichten: Die anregende Wirkung scheint sich nach den Berichten weniger auf den durch den Willen betätigten Sexualorganismus zu richten als auf das anregende Erleben geschlechtsbetonter Bilder in der Phantasie des Betroffenen. Wie überhaupt das ganze Giftbild sehr klar zum Ausdruck bringt, daß der Berauschte sich in sich abschließt, sich in sich einkreist, ein Vorgang, der in dieser Art eben nur im Bereiche des rhythmischen Organismus möglich ist, wo der Mensch in gewisser Weise gerade nur er selber ist. Anregungen des Willens- oder des Denkorganismus durch Gifte müssen durchaus andere Erscheinungen zeitigen, die dann vor allem immer wieder den Zusammenhang mit der Umwelt herbeiführen und dabei zu Katastrophen führen müssen. Hier kreist alles in sich und verlischt dann anscheinend sang- und klanglos in sich! Wenn dieses die Wirkung des chronischen Mißbrauches sein soll, so zeigt doch auch der akute Vergiftungsfall schon die gleiche Wirkung. Dafür liefert Reko zwei Berichte, die hier als Abschluß dienen mögen:

«Bei einer Razzia in den Kneipen am Ufer des Rio Grande stöberte die Polizei kürzlich einen Mann auf, der in seltsam apathischem Zustand den Kopf auf den Tisch hängen ließ und sich nicht rührte. Auf Befragen der Beamten erklärte der Wirt, der Mann hocke schon seit zwei Tagen so da, gehe nicht weg und gebe auf alle Fragen keine Antwort. Er wäre mit einem Indianerpaare gekommen, mit dem er eine relativ kleine Zeche gemacht hätte. Die Frau habe alles bezahlt und sei dann mit dem Indianer weggegangen. Wo die beiden seien, wisse er nicht. Die Beamten hoben den Kopf des Fremden hoch und erkannten in ihm einen Europäer, der vermutlich erst vor kurzem aus Mexico herübergekommen sein mochte... Man brachte den halb Bewußtlosen, der nur unverständliche Worte vor sich hin murmelte, eilig ins Krankenhaus. Nach gründlicher Untersuchung stellten die Ärzte eine Vergiftung durch eine Datura sp. fest, die in El Paso Texas in den letzten Wochen schon einige Male zur Beobachtung gekommen war. Derartige Vergiftungen rufen einen drei- bis vierwöchigen Betäubungszustand hervor, bei wiederholter Zufuhr des Giftes jedoch dauernde Verblödung.»

Der zweite Fall:

«In einem Nachtkaffee in der Calle Ribera de San Cosme wurde ein Mann aufgegriffen, der dort seit Stunden mit einem jungen Mädchen saß, und anscheinend plötzlich jede Erinnerungsfähigkeit verloren hatte. Das Mädchen gab an, er hätte mit ihr seit Mittag gekneipt, verschiedene Restaurants und Bars aufgesucht, aber bei aller Gastfreundschaftlichkeit sich nicht als der erwartete feurige Liebhaber erwiesen. Sie habe ihm dann ein Pulver, das sie im Markte gekauft und das Männer außerordentlich verliebt machen solle, in den Kaffee gegeben ... ganz wenig nur. Nach dem Genuß dieses Kaffees sei der Mann in seinen jetzigen Zustand verfallen ... Die Ärzte stellten eine Vergiftung durch Datura sp. fest.»

Über die Neigung des Menschen, sich im Kreise zu drehen, führt Dr. Steiner einmal in einem Vortrage vor Arbeitern einiges aus, das für die oben angeführten Phänomene der Datura-Vergiftungen auch erhellend wirken kann. Es wird dort erklärt, wie das Drehen beim Träumen bzw. beim Erwachen und beim Schwindel andere Ursachen hat als jenes Drehen bei der Ohnmacht, bei dem bekannten Herumirren im Nebel und in der Wüste, wo der Mensch sich nach längerer Zeit an derselben Stelle wiederfindet. Unter Hinweis darauf, daß der menschliche physische Leib sich zur Erde in die «Senkrechte» einlebt und sich darauf hinorientiert, führt Dr. Steiner aus, daß der Ätherleib keineswegs diese Tendenz mitmacht. Er bleibt kosmisch orientiert. Er hat gewissermaßen die Tendenz, die *Drehung* der Erde mitzumachen. Bei der Ohnmacht geht dann aus dem physischen und ätherischen Leibe das Geistig-Seelische (= Ich und Astralleib) heraus: Es tritt das Gefühl davon auf, «daß der Ätherleib sich drehen will». Beim Schwindel «da will sich bloß das drehen, was *seelisch* ist». Beim Wandern im Nebel, in der Wüste oder in ähnlichen Situationen, die eine rechte physische Orientierung, auf die unser physischer Organismus angewiesen ist, nicht zulassen, überläßt sich der Mensch nur seinem Ätherleibe; der will wiederum «nur seine eigene Bewegung machen, und die ist eine runde. Da folgt er der runden Bewegung; da zieht er den physischen Leib mit! Wenn Sie bloß träumen oder Schwindel haben, da macht der astralische Leib die Bewegung».

Auf der Tatsache, daß der Ätherleib im Menschen das nicht mitmacht, was auf der Erde ist, beruht auch die Neigung des Menschen sich zeitweise den Rund-Tänzen hinzugeben; d. h. der physische Leib wird im Rundtanz bewegt entsprechend der Bewegungstendenz des Ätherleibes: «... der gewöhnliche Tanz, der besteht einfach darinnen, daß der Mensch nicht seinem physischen Leib folgen will, sondern seinem Ätherleib. Die Begierde zu tanzen, die ist gerade dazu da, daß der Mensch seinen physischen Leib vergessen kann und sich fühlen kann als ein Wesen, das der *Welt** angehört.» «Der Ätherleib, der will sich himmelsgemäß bewegen. Die Planeten bewegen sich im Kreise, also die Erde bewegt sich im Kreis: der Ätherleib möchte sich im Kreis bewegen; der physische Leib möchte aus diesem Kreis heraus.» Wenn der Mensch, aus dem physischen Leibe leicht entrückt, dem Ätherleibe bewußt folgt in seinen runden, kreisförmigen Bewegungen, dann entwickelt sich in ihm ein gewisses Wohlgefühl.

Bei jenem Drehgefühl nun, das der Mensch haben kann, wenn er ruhig im Bette liegt, das sowohl als Krankheitssymptom als auch als Vergiftungssymptom der Trunkenheit auftritt, da dreht sich der *Astral-Leib*.

* gemeint ist der kosmischen, der Sternen-Welt (Ref.).

Diese zwei Arten des Drehens werden in dem erwähnten Vortrage einander gegenübergestellt. «Das Trinken geht in den Astralleib; das Drehen geht mehr in den Ätherleib (Ref. gemeint ist das Drehen beim Tanzen). Da versteht man auch, was für ein Unterschied da ist. Denn schaue ich hin auf einen, der betrunken ist – ja, der dreht sich nicht wie einer, der auf runden Wegen geht, sondern bei dem dreht sich ja alles, wie wenn sein Astralleib selber nun die Erdkugel geworden wäre; der dreht sich, wie die Erde sich dreht.»

«Man kann also am Leben unterscheiden, an dem, was der Mensch tut, ob es der Ätherleib ist, der das macht, oder der Astralleib.»

Aus diesen Andeutungen wird es nicht so sehr schwer, Zugang zu finden zu einigen der oben dargestellten Datura-Phänomenen. Es muß natürlich unterstellt werden, daß die der Literatur entnommenen Schilderungen den Tatsachen entsprechen, wobei auch darauf hingewiesen werden soll, daß die in Frage kommenden Giftwirkungen an den verschiedenen Erdregionen auf die verschieden entwickelten Menschentypen und -rassen auch differenzierende Erscheinungen zeitigen entsprechend dem mehr oder weniger starken Überwiegen des Nerven-Sinnes-Menschen im Menschen, des rhythmischen Menschen oder des Stoffwechsel-Willenshaften im Menschen.

Bei den angedeuteten Datura-Vergiftungen treten nun offenbar bei den Einheimischen als erste gröbere sichtbare Wirkungen auf: Lockerungen des Ätherischen vom physischen Leibe, die sich in den Drehbewegungen kundtun. Diese harmlosere Wirkung wird anscheinend später oder bei manchen bereits ohne Auftreten des ersten Zustandes abgelöst durch die Wirkung auf den Astralleib, der nun nicht im akuten Zustand wie bei der Alkoholtrunkenheit reagiert, sondern erst im chronischen «nüchternen» Zustand der Datura-Gewöhnten. Im akuten Zustand, bevor der Tiefschlaf einsetzt, treten anscheinend die ersehnten Bilder sexuellen Inhaltes auf. Das bedeutet, daß der Astralleib in seiner Lockerung soweit vorgeschritten ist, die Imaginationen im

Ätherleibe wahrnehmen zu können. Diese Imaginationen ergeben sich bei der inneren Blickrichtung auf die Sexualorgane als sexuelle Bilder. Warum diese Blickrichtung anscheinend einseitig orientiert ist, darf wohl zusammenhängen mit der Tatsache des stark mondenhaften Einflusses auf die Datura wie auf die meisten Giftpflanzen. Aus diesen Zusammenhängen wird auch ohne weiteres klar, daß diese Pflanzen keine aphrodisiakische Wirkungen haben, denn der Ätherleib ist es, der diese Organe durchkraftet, und der Astralleib ist es, der sie betätigen muß. Wenn er aber zum Schauen verwandt wird, ist er vom Tun abgezogen.

Diesen eigentlichen Stechäpfeln, die krautig die alte und nördliche neue Welt «mit aufrechten, trichterförmigen, mittelgroßen Blüten und aufspringenden aufrechten oder hängenden Kapselfrüchten, die meist von Stacheln bedeckt sind», bevölkern, stehen nun gegenüber die südamerikanischen baumförmigen Arten, die bis zu 30 cm lange, große hängende, langröhrige, auf Kolibri-Befruchtung angewiesene trompetenförmige Blumen und große längliche Beerenfrüchte bilden. Bei uns werden mehrere in Gewächshäusern oder bei günstigem Klima auch im Freien gezogen: z. B. Datura arborea.

Datura arborea L., (Brugmansia candida Persoon), der baumartige Stechapfel, wächst in Peru und Chile. Als Vertreter der ausdauernden, verholzenden Datura-Arten bildet er seine Blätter ganzrandig. Sie sind fast handgroß, länglich-eiförmig zugespitzt und haben entfernte Ähnlichkeit mit den Blättern der Atropa belladonna. Auch hier werden die Blattrippen oberwärts eingezogen und unterwärts aufliegend. Im Gegensatz zu unserer heimischen Datura öffnen sich die Blüten anscheinend bei Tage. Schneeweiße bis 25 cm lange Trichter gewähren dann einen Blick in den tiefen Blütengrund, aus dem die anfänglich dem Stempel eng anliegenden Staubgefäße, von diesem überragt, hervorstehen. Aus dem fünfkantig geprägten Kelch, der in der Blütezeit luftig aufgeblasen erscheint, hängt die Blüte abwärts und verwelkt auch nicht am gleichen Tage. Wie unsere Art aber verströmt sie besonders gegen Abend einen starken Duft. Diese Blüte ist angeblich auf die Kolibri-Befruchtung angewiesen. Die sich bildenden hängenden Früchte (Beeren) sind glatt.

Lewin schreibt, daß diese Art in Brasilien *Floripondio* genannt wird. In ihrer Wirkung soll sie wie die bereits beschriebenen Arten sein. –

Nach *Wehmer hat Datura arborea L.* als «Alkaloide Hyoscyamin und Scopolamin. Art und Menge der Alkaloide schwankt anscheinend infolge äußerer Bedingungen. *Blüten,* Blätter, Stamm und Wurzel enthalten nach früherer Untersuchung (kultiv. Pflanzen) hauptsächlich Scopolamin, in letzteren beiden daneben etwas Hyoscyamin, später sind von denselben Untersuchern im *Samen* (Handelssamen) Scopolamin und Hyoscyamin (Verhältnis 1:4), im Stamm viel Hyoscyamin, wenig Scopolamin, in Wurzel etwas Atropin, wenig Hyoscyamin gefunden.

Blätter enthalten nach anderer Feststellung i. M. 0,444% Scopolamin, Blattstiele 0,223–0,230%. – *Keimlinge* alkaloidfrei. – Nach älteren Angaben Atropin, Hyoscyamin.» – Über die Zusammensetzung der Blätter, Rinde, Kapseln verweist Wehmer auf die in der Literatur zitierten Untersucher. –

Zum Abschluß sei noch erwähnt die *Datura sanguinea,* Brugmansia bicolor Persoon, die in hochgelegenen Gegenden von Peru und Columbien an wüsten Stellen heimisch ist; sie wächst sowohl strauchartig als auch baumartig und wird nach Warburg bis zu neun Meter hoch. Die Blätter dieser Pflanze sind halb so groß wie die von Datura arborea, weniger geprägt, ganzrandig, doch ist der Rand wellig, zuweilen mit geringer Andeutung von Buchtung. Am Ende des Sprosses erscheint die Blüte zwischen den letzten beiden Blättern sitzend und lang herabhängend. Der Zweig hat in seinen Blattstellungen eine Ähnlichkeit mit den Blattstellungen unseres heimischen Bilsenkrautes, so daß der Eindruck entsteht, als sei der Zweig beflügelt. Die flaumig behaarte, gestielte Blütenknospe ist stark fünfkantig geformt und reißt an der Spitze in fünf schmale Spitzen auf, wenn sich die duftlose Blüte zur Entfaltung hindurchdrängt. Von allen Datura-Arten haben wir hier wohl die längste und schönstgeformte Blüte vor uns. Unendlich graziös in der Linienführung des schmalen Blütentrichters, der gut die Länge einer Manneshand hat, und eurhythmisch schön in der Gestik der Zipfelentfaltung, ist auch die Färbung von ganz besonderer Art. Aus den hellgrünen Kelchblättern ragen Kronenblätter von der Basis bis zur Mitte in sattem Gelb hervor und färben sich dann allmählich bis zu den Spitzen fast apfelsinenrot, wobei die Kronenblätter noch von ca. fünfzehn feinen hervortretenden, zuweilen blutroten Längsrippen durchzogen sind. Aus den Früchten dieser Pflanze bereiten die Peruaner einen Trank, Tonga genannt, der – wenn er verdünnt ist – Schlaf bereitet, konzentriert aber leicht Wutanfälle verursacht, die dann durch häufigeres Trinken von kaltem Wasser besänftigt werden. Geiger schreibt, «die Priester des Sonnentempels in der Stadt Sagomoza, dem indischen Orakelsitze, kauten, um sich zu inspirieren, Körner dieser Datura. Auch jene, die die unterirdischen Guacos, wo große Reichtümer aufgehäuft sein sollen, besuchten, beobachteten dasselbe Verfahren. (Humboldt et Bonplan Synopsis.)»

Warburg berichtet, daß die Peruaner aus den Früchten der Datura sanguinea ein stark narkotisches Getränk bereiten, das als Aphrodisiacum* genommen wird und zugleich die Verbindung mit den Geistern der Ahnen herstellt.

Mit der Datura sanguinea schließt sich in schöner Weise ein Farbenkreis dieser abendblühenden Gattung. Wie im frühen Sommer bei feinstem Wolkenbehang des Horizontes der Abendhimmel sich bei Sonnenuntergang im Osten leicht violettblau verfärbt und im Westen brennend gelb-rot aufleuchtet, so spiegeln die Daturae den Osten mit Farben, die in das Blauviolette spielen und den Westen mit gelb-orange-roten Sonnenuntergangstönen.

* siehe oben.

Atropa belladonna/Tollkirsche
Hyoscyamus niger/Bilsenkraut
Datura stramonium/Stechapfel

Eine Zusammenschau

Die Darstellungen der Atropa belladonna, des Hyoscyamus niger und des Datura stramonium haben in leichten Skizzenstrichen das Wesen jeder einzelnen Pflanze umrissen und, soweit es möglich war, auch hie und da in den Wesenskern hineingeleuchtet. Daß bei dauerndem Umgang mit solchen Gift- und Heilpflanzen sich auch ständig neue Wesensseiten offenbaren, ist selbstverständlich. So werden dem Leser beim Lesen schon neue Nuancen aufgehen, die das Bild weiter beleben. Hier soll nun noch *die* Wesensseite besonders hervorgehoben werden, die den Menschen in seiner Dreigliederung stärker in Beziehung setzt zu unseren drei Heilpflanzen. Natürlich ist jede Heilpflanzendarstellung ein Versuch, den typischen Bezug dieser Pflanze zum Menschen aufzudecken. Dieser Bezug ist kein willkürlicher, vom selbstsüchtigen Nützlichkeitsstreben des Menschen konstruierter Bezug, sondern er ist ein tief in Mensch, Erde und Welt veranlagter Entwicklungsbezug, wie jeder weiß, dem das Wirken Dr. Steiners, seine Geheimwissenschaft im Umriß und viele seiner Werke Stützen des Erkenntnisstrebens geworden sind.

Die gesamte Pflanzenwelt hat der Mensch in seiner kosmisch-irdischen Entwicklung einst aus sich herausgesetzt, um jene weiteren Schritte tun zu können, die ihm Bewußtsein und Selbstbewußtsein, die ihm freies Wollen, Fühlen und Denken ermöglichten. Der menschliche Ätherleib, als Träger des Lebens, hat aus jener Entwicklungsphase seinen Bezug zur Ätherwelt der Pflanzen, zur Urpflanze. Die vom menschlichen Ätherleibe konstituierten Einzelorgane, die ihre nuancierenden Qualifizierungen und Ausgestaltungen der astralen und der Ich-Organisation verdanken, haben wieder ihren besonderen Bezug zu bestimmten einzelnen Pflanzen. Dieses Wechselverhältnis der Pflanzenwelt, der Heilpflanzenwelt zum Ätherleibe (oder zum Archäus, wie Paracelsus den Lebensorganismus im Menschen nannte) und seinen Organen erlebten die Heiler früherer Zeiten und vergangener Bewußtseinszustände instinktiv und direkt und fanden so die jeweils erforderliche Arznei. Wir Menschen des Bewußtseinsseelenzeitalters müssen diese Beziehungen mit unserem modernen, sachlichen, nach allen Seiten offenen Bewußtsein wieder aufspüren und aufsuchen, um die Heilsbeziehungen zwischen Organismus und Pflanzenwelt erst wieder umfassend wirksam zu erleben.

Versucht man einmal sich unsere drei Solanaceen nebeneinander vorzustellen, in der ihnen jeweils typischen Umgebung, so ergeben sich Bilder, die doch recht aufschlußreich sein können.

Wir erleben die *Tollkirsche* an der Grenze zwischen Licht und Dunkel, an Waldesrand und -wegen und auf einsamen Lichtungen in vielen Exemplaren, im Hintergrunde immer die mächtige Wesenheit des Waldes, die ihr die Kraft spendet, sich in ihrem sinnenhaften Streben darzustellen und zu erhalten. Wie im Menschen das Nerven-Sinnessystem zerfallen würde, wenn es nicht immer wieder im nächtlichen Schlafesweben durch die Stoffwechselvorgänge aufgebaut würde, so ist die Ätherwelt des Waldes die schützende, tragende und erhaltende Hülle, die es den Astralkräften der Atropa belladonna ermöglichen, sich in einer Pflanzenerscheinung ausleben zu können. Ohne diese Voraussetzungen würde eine Tollkirsche verkümmern. Dagegen spricht auch nicht die Tatsache der kulturellen Anpflanzung von Atropa belladonna. Wo das hüllenhaft, ätherisch Ernährende der Umwelt durch Nachahmung ähnlicher Verhältnisse, wie sie der Wald bietet, nicht erreicht wird, dort kümmern die Pflanzen hin und können sich nicht zu jener Licht abtastenden Gestaltung verbreitern und formen, wie es eben für die Tollkirsche typisch ist. –

Ganz anders das *Bilsenkraut!*

Zusammengeduckt, als hätte es alle seine Energien in sich zusammengeballt zu einem gewaltigen Sprung in das Leben, so erscheint es im *Lichte!* Seine nährend-erhaltenden Kräfte sitzen an anderem Orte als bei der Tollkirsche. Der Erdengrund, den es sich wählt, spiegelt in besonderer Weise jene Kräfte, denen Hyoscyamus niger es verdankt, sich darstellen zu können. Im Zusammenklang mit diesen Kräften stößt sich das Bilsenkraut trotzig finster in das Dasein und ist durch sich selbst von Bestand für die Vegetationszeit, die seinem Wesen gegeben ist. Es welkt unbekümmert vom Beginn seines Daseins an schon in die Erde zurück und opfert ihr und den starken Astralkräften seine Lebensorgane. Es tritt zumeist in Einzelexemplaren auf, die dann wieder in mehr oder weniger weiten Abständen voneinander sich behaupten.

Das Bilsenkraut zeigt in vielen seiner Lebensäußerungen ein durchaus polares Verhalten zur Tollkirsche. Die Verzweigungsneigung ist gering, der energie-geladene Sprung in das Leben kommt nie zum vollen Verausgaben, es wird immer etwas geballt zurückgehalten. Die Tollkirsche verzweigt sich weitgehend, dagegen ist sie recht zaghaft mit ihrem Hinausstreben in das Leben. Ihre Keimvorgänge gehen sehr langsam, bei dem Bilsenkraut sehr schnell; ebenso setzt bei diesem der Blühvorgang frühzeitig ein. Und die Blüten beider! Die Tollkirsche wirkt immer so, als schäme sie sich ein wenig der Tatsache, daß in ihr astralische Kräfte sich unrechtmäßig stark mit dem Pflanzenwesen verbinden. Sie versteckt ihre Blüten, gestaltet sie zu engen Glocken und läßt das dämmerhaft saturnisch-mondenhafte Braunviolett nur im Innern etwas auflichten durch ein wenig unsauberes Gelb.

Bilsenkraut kennt keine Scheu! Voll öffnet es seine Blüten dem Lichte mit einem spürbaren Mangel an Keuschheit, der seinem ganzen Wesen eigen ist. Sein stoffwechselhafteres Wesen, das aus allen Drüsen tierhaft duftet, färbt die ausgebreiteten, flachen Blütentrichter blaßgelb und tingiert den Grund hie und da mit jenem Braunviolett, das die Tollkirsche ausgiebig verwendet, um sich darin zu verbergen. –

Der *Stechapfel* steht in all seinen Wesensäußerungen zwischen

Bilsenkraut und Tollkirsche. Er nimmt die starke Willensgeste von der einen Seite und die sich ausbreitende Sinnesgeste von der anderen Seite und nimmt in dem eigenen Gestalten beide in sich hinein, indem er diese Themen durchaus rhythmisch gelockerter variiert. Daß er dabei eine gewisse Starre in sich hineinnehmen muß, verdankt er fraglos den reinen Erdenkräften.

Auch er stellt sich frei in den licht- und luftdurchfluteten Raum, wo er zumeist in Einzelexemplaren sich darlebt. In weiterer Entfernung steht vielleicht wieder ein Exemplar! Er offenbart stärkere Verzweigungsneigung als Hyoscyamus niger und tastet im Verzweigen den Umkreis ab. Sein Blühprozeß staut auch in ihn hinein ein astralisches Element, das dem reinen Wachsen immer wieder Halt gebietet, so daß er damit stets von neuem zu beginnen scheint. Ihm ist der tierisch-triebige, stoffwechselhafte Duft nicht fremd, doch sind seine Blüten schon befreit von den Kräften, die bei Atropa und Hyoscyamus noch in Farbe und Form (Zygomorphie) die erdhafte Verstrickung der Astralkräfte offenbaren. Daturablüten sind rein aktinomorph (sternstrahlig) und zeigen dadurch das offene, kosmisch verbunden bleibende, reine Sternwirken, das nicht mehr von den Erdenkräften gefesselt wird. –

Wie die ganze Familie der Solanaceen so charakterisiert auch unsere drei Heil- und Giftpflanzen der abnorme Einbruch der astralischen Kräfte, die normalerweise die Pflanzen peripherisch berühren und zu Metamorphosen anregen bis zur Umbildung des Blattes in Blüten. Er ist typusprägend für sie; und dieser Typus ist dadurch ganz besonders darauf angewiesen, sich mit der Erde auseinanderzusetzen. Einerseits zeigt er nach dem Umkreis gerichtet sehr starke Blühfreudigkeit, in der sich das besondere Umwerben dieser Pflanzenfamilie seitens der Astralkräfte ausdrückt, bis es dadurch zu einem ausgesprochenen Bedrängtwerden mit der daraus hervorgehenden Giftbildung kommt, und der Blühvorgang überall stauend, verzerrend in das rein vegetative Geschehen eingreift. Je mehr dieser Vorgang zunimmt, desto kosmischer und pfahliger wird die Wurzel, desto energischer wird das Erdenwirken innerhalb dieses Pflanzenpoles, bis es seinen tiefsten (oder auch höchsten) Punkt in der Mandragora officinalis erreicht. Erleben wir an Tollkirsche, Stechapfel und Bilsenkraut immer noch den Versuch eines rhythmischen Ausgleiches zwischen Erd-, Pflanzen- und Astral-Wesen, ein Ausgleichen, das zwischen diesen drei nochmals sich isoliert in Datura stramonium auslebt, so scheint Mandragora officinalis diesen Ausgleich nicht schaffen zu können: in die steinig nackte Erde ihrer Heimat drückt der ganze astrale Überwältigungsprozeß hier die lappigen Blätter zur Erdenblattrosette zusammen und staut alles Entfalten in absonderliche, rübige Wurzelstöcke hinein, die sich gewaltig entwickeln. Dennoch schafft die Mandragora den rhythmischen Ausgleich zwischen astralischem Wirken und Erdenverbinden, nur schafft sie es nicht in *einer* Vegetationsperiode. Sie holt das Zeitelement wesentlich zur Hilfe und liefert alljährlich immer größere – wenn auch nur kurzlebige – Blätter, bis sie sich dadurch reif und fähig macht, grünlich-weiße, fast entastralisierte Blüten zu bilden, die wiederum aktinomorph sind. – Auf Einzelheiten dieser Vorgänge wird in einer gesonderten Darstellung eingegangen. –

In der oben begonnenen Weise lassen sich die Wesensseiten unserer drei Solanaceen noch vielfach in Einklang oder Dreiklang bringen, und immer werden sie wieder irgendwie das dreigliedrige menschliche Wesen spiegeln. Bei der medizinischen Betrachtung wird sich das nochmals besonders stark zeigen. Die nun folgende *botanische* Gegenüberstellung reiner Beobachtungstatsachen bietet wie eine Palette mit vielen Farben noch vielfache Gelegenheit, das Bild der Zusammenschau in immer neuen Farben zu erweitern und zu metamorphosieren. Diese Zusammenstellung macht dabei nicht Anspruch auf Vollständigkeit; sie wird fraglos noch erweitert werden können:

Botanische Gegenüberstellung:

	ATROPA	DATURA	HYOSCYAMUS
Wurzel:	Walzenförmiger Wurzelstock, in Schräglage in der Erde mit wenig Seitenästen.	Spindelförmiger Wurzelstock, senkrecht in der Erde mit zahllosen feinen Nebenwurzeln.	Spindelförmiger Wurzelstock, senkrecht in der Erde, mit wenig Seitenästen.
Stengel:	aufrecht, senkrecht verlaufend / massiv fein behaart mittlerer Glanz einmalige Gabelung dann sympodiale Entfaltung gut entwickelt	aufrecht, senkrecht verlaufend / hohl unbehaart starker Glanz mehrfache Gabelung erst zum Schluß sympodial ausklingend kräftig-röhrig entwickelt	aufrecht, geschweift verlaufend / hohl stark behaart kein Glanz kaum Seitenzweige im Blütenbereich sympodiale Wickelbildung weniger kräftig als Atropa, aber unten zur Verholzung neigend.
Blätter:	kurz gestielt glattrandig, wenig gewellt Form: breitelliptisch-beidendig spitz Gewebe: relativ fest leicht behaart Größe: abwechselnd ein großes und ein kleines Blatt Blattrippen: oben soviel eingezogen, als unten aufliegend	lang gestielt stark gebuchtet Form: basal breitelliptisch, vorn zugespitzt, Buchtenzipfel auch fein zugespitzt. Gewebe: straff bis in die Zipfel nicht behaart Größe: gleichbleibend Blattrippen: oben eingezogen, unten stärker aufliegend	aufsitzend lappig gebuchtet Form: basal breitelliptisch, oft abwärts laufende Flügelbildung am Stengel, Spitze geschweift zugespitzt Gewebe: schlaff an den Rändern behaart Größe: gleichbleibend Blattrippe basal oben aufliegend, Unterseite um das Doppelte dieser Auflage aufliegend
Blüte:	Glocke bis 3 cm lang leicht zygomorph Farbe: violett überwiegend / gelb gering	Glocke bis 7,5 cm lang aktinomorph Farbe: weiß, selten gering violett	Glocke bis 3 cm lang zygomorph Farbe: gelb überwiegend / violett geadert und Blütengrund

Bestäubung:	Fremd-	Fremd- und Selbst-	Fremd-
Duft:	Blattregion: gering muffig Blüte: duftlos	Blattregion: stärker muffig Blüte stark zur Nachtzeit	Blattregion: stark tierhaft Blüte duftlos
Frucht:	weiche Beere leicht ablösbar schwarz-violett Samen zusammenhaltend	feste Kapsel festsitzend hellbraun Streuung bietend	von Beere in Kapsel übergehend, dann festsitzend hellbraun Streuung bietend
Kelchblätter:	Kelchblätter tellerhaft zurückgeschlagen	halskrausenhaft zurückgeschlagen	hochgeschlagen, Kapsel umschließend, mit verhärtend
Samen:	vielsamig nierenförmig Größe wie 1 *Farbe: dunkelbraun*	vielsamig nierenförmig *schwärzlichbraun*	vielsamig nierenförmig *hellbraun*
Sämlinge:	langsam wachsend Blätter: matt dunkelgrün / violett durchzogen	schnell wachsend Blätter: glänzend dunkelgrün / violett durchzogen	schnell wachsend Blätter: weißlich behaart hellgrün
Lebensdauer:	bis zu 8 Jahren	1 Jahr	1–2 Jahre
Welkvorgänge:	aus dem Blattparenchym heraus	aus dem Blattparenchym heraus	vom Rande und aus dem Blattparenchym heraus
Farbe:	violett bis schmutzigbraun	braun	gelb bis hellbraun
Zeit:	spät dann zu Verholzungserscheinungen führend es überwiegt von Anfang an das Starre	spät ebenso! ebenso!	frühzeitig anfänglich lappiger Welkvorgang

In der bisherigen Betrachtung war der Blick auf das ganze Wesen der einzelnen Heilpflanzen gerichtet und konnte dadurch auch wirkliche Wesensseiten erfassen. Gehen wir aber auf die Resultate der chemisch-analytischen Erfassung unserer Giftpflanzen ein, so erleben wir, daß uns das Wesen dieser Pflanzen wieder vollkommen entschlüpft. Die Auffassung, die im Stoffe das Wesentliche sieht und im «Wirkstoffe» den Schlüssel zu den Heilpflanzen in den Händen zu haben glaubt, verliert bei diesem Vorgehen vollkommen den Zusammenhang zwischen Pflanze und Mensch. Die Beziehungslosigkeit, Zusammenhangslosigkeit und Willkür in der analytischen Stoffeserfassung geht anscheinend sogar so weit, daß dabei bestimmte Richtlinien zu fehlen scheinen, wenn man die paar herausgearbeiteten Reaktions- und Reduktionsmittel und -verfahren nicht etwa als Richtlinien ansehen will. Daß dabei dann aber nicht der zu untersuchende Stoffeszusammenhang das Handeln maßgeblich bestimmt (wodurch unvoreingenommene, voraussetzungslose Wissenschaftlichkeit gewährleistet wäre), sondern allein die beschränkten Reaktions- und Untersuchungsverfahren, leuchtet ein. Ebenso klar geht daraus hervor, mit welchen starken Vorbehalten die analytischen Befunde in der Gesamtbetrachtung einer Heilpflanze betrachtet werden müssen. Es besteht offenbar kaum das Bedürfnis, die Untersuchungsmaßnahmen, z. B. bei Aschenuntersuchungen, wenigstens nach gleichartigen Gesichtspunkten auszurichten. Dementsprechend finden sich dann in der wissenschaftlichen Literatur über die eine Pflanze bestimmte Angaben von Stoffen, über die bei der anderen Pflanze nichts ausgesagt werden kann. Die dementsprechenden Lücken in der nachfolgenden Gegenüberstellung ergeben sich aus der in der wissenschaftlichen Literatur niedergelegten Bedürfnislosigkeit nach umfassenden Überblicken über das, was selbst im analytischen Erkennen noch als Erfahrensmöglichkeit gegeben wäre.

Die nachfolgenden Angaben sind C. Wehmer, «Die Pflanzenstoffe» entnommen. Aus dem schon bei den Einzeldarstellungen angegebenen analytischen Befunden ergeben sich an

Asche: aus *Blättern* v.	*Atropa b.*	*Datura str.*	*Hyoscyamus n.*
	13–15%	17,4%	18–23%
Ungar. Blätter	17%	8,7–23,7%	22,1%
do: Sand:	5,6%	2,8–9,6%	
Asche: aus *Samen:*	—	2,9%	2,35%
Ungar. Samen:	—	3,1–4,5%	—

Aschen-Analyse v.	Atropa-*Blättern* %	Datura-*Samen* %	Hyoscyamus-*Samen* %
K_2O	31,6	20	18,5
Na_2O	17,5	14	—
CaO	15,4	4	—
Cl	9	—	—
P_2O_5	7,86	34,7	44,7
SO_3	5,9	—	—
SiO_2	5,9	5	—
MgO	6,47	17,6	21
F_2O_3	0,27	4	—

Über die weiteren qualitativen und quantitativen organischen Inhaltsbefunde müssen die Daten bei den einzelnen Darstellungen der Atropa, des Hyoscyamus und Datura nachgelesen werden. In der späteren Zusammenfassung aller Solanaceen zur Herausarbeitung des Typusbildes wird auf sie nochmals eingegangen werden.

So wenig einer auf den Menschen bezogenen Pflanzenbetrachtung entgehen kann, daß unsere drei Solanaceen dreifach in ihrer Dynamik auf den Menschen ausgerichtet sind, so wenig ist es auch der Homöopathie in ihren Arzneiprüfungsbildern entgangen, nur daß sie die Begriffbildung des «dreigliedrigen menschlichen Organismus» – die erst durch Dr. Steiner herausgearbeitet wurde –

noch nicht zur Verfügung hatte oder später noch nicht anwandte. Alle bekannten physiologischen, pharmakologischen und toxikologischen Erfahrungen, die sich in den homöopathischen Arzneimittelbildern bekanntlich überschneiden, erweisen sich bei richtiger, unvoreingenommener Würdigung als ausgerichtet auf die Menschengliederung. Die Gegenüberstellung der in der homöopathischen Literatur niedergelegten wesentlichen und typischen Erscheinungen dessen, wie sich das Atropa-, Hyoscyamus- und Daturawesen *im* Menschen ausleben, mag die botanischen Gegenüberstellungen ergänzen und abrunden.

So weist Heinigke darauf hin, wie Atropa belladonna und Hyoscyamus niger außer durch ihre Alkaloide charakterisiert sind durch ihre mineralischen Salze: Atropa durch seine Calciumsalze und Hyoscyamus durch sein Kaliumnitrat. – Als die jeweiligen Gegenmittel (Antidote) führt er an

bei *Atropa:*
Camphora, Coffea, Hepar s. c., Hyoscyamus, Opium, Pulsatilla vulg., Zincum und Wein;

bei *Datura:*
Nux vomica, Opium, Tabacum, Essig, Zitronensäure. Selbst ist er antidotarisch zu Mercurius und Plumbum;

bei *Hyoscyamus:*
Belladonna, Camphora, Chininum, Opium, Stramonium und Zitronensaft in größeren Mengen.

Farrington weist darauf hin, daß *Belladonna* nicht giftig ist für Nagetiere und Vögel, während *Hyoscyamus,* auch Hühnertod genannt, giftig für Vögel ist. Die bei ihm aufgeführten Symptome werden im nachfolgenden mit denen bei Nash zu findenden, insoweit sie von ihm abweichen, zusammen aufgeführt, um Wiederholungen zu vermeiden.

(Nash) «Belladonna kann ebenso gut *Kopf*mittel genannt

werden»; es überwiegen die Kopfsymptome. So macht Belladonna wesentlich stärkere Kongestion des Gehirns als Hyoscyamus, ebenso stärkere Entzündung des Gehirns und seiner Häute. Die dabei auftretenden Symptome sind durchaus gegensätzlich: Hyoscyamus hat oft das Symptom, daß Schütteln und Vorbeugen des Kopfes bessern, während bei Belladonna dann eine Verschlimmerung eintritt. Bei Belladonna ist das Gesicht hochrot, die Augen sind blutunterlaufen, die Halsschlagadern klopfen heftig; bei Hyoscyamus fehlt das heftige Klopfen der Karotiden, die intensive Gesichtsröte und die blutunterlaufenen Augen; das Gesicht ist eher bleich und eingefallen. Auftretende Delirien haben bei Belladonna heftigste Form, eine ruhige und besonnene Art ist dort direkt Ausnahme; beim Hyosycamus gerade umgekehrt. Belladonnadelirium ist wild, der Patient will davonlaufen, er beißt und schlägt; während der Hyoscyamuspatient zwar ein gewisses Verlangen fortzulaufen zeigt, fehlt ihm aber die Kraft dazu. Hyoscyamus wirkt mehr wie ein adynamisches Mittel im Gegensatz zu Belladonna. Belladonnakranke sind relativ beweglich, die Pulse rasen; beim Hyoscyamus sind die Kranken schwach, dem Puls fehlt das Volumen. Der Unterkiefer sinkt herab, Stuhl und Urin gehen unwillkürlich ab, und die Schwäche nimmt ständig zu. Es geht in eine gefühllose Betäubung über. Hyoscyamus hat mehr nervöse Irritation mit weniger Kongestion als Belladonna und Stramonium. Beim Hyoscyamus umfassen die nervösen Manifestationen das ganze System: «Jeder Muskel im Körper zuckt von den Augen bis zu den Zehen» (Nash). Während der Patient sonst still liegt, zuckt es überall, er zupft und langt in die Luft. Die Schlaflosigkeit der Belladonna ist eine relative helle Wachheit mit absolutem Unvermögen einzuschlafen, während Hyoscyamus nervös schlaflos ist, wimmert, zuckt und auch schreit. Er hat eine auffällige Furcht, «vergiftet und verraten zu werden» (Farrington). Während Belladonna im Wochenbett reflektorische Erregbarkeit, nervöse Gemütsbewegung zeigt, ist die Hyoscyamuswirkung auf die Frau gekennzeichnet durch angebliche Folgen von unglücklicher Liebe und Schreck, ferner durch

Eifersucht. Ein gewisses Bedürfnis sich zu entblößen, das bei Stramonium auftritt, ist auch hier vorhanden, fehlt Belladonna aber vollkommen. Sie hat hingegen die Erscheinung, daß sie beim Einschlafen oder Erwachen hochfährt oder aufspringt. Bei epileptischen Konvulsionen hat der Hyoscyamuskranke Zucken und Rucken im Körper, eckige Bewegungen, die anscheinend durch Essen hervorgerufen werden, speziell bei Kindern. So sollen diese hungrig aus dem Schlaf erwachen, das Gesicht ist dunkelrot, Schaum steht vor dem Munde; die Zunge wird gebissen, danach fast immer tiefer Schlaf. Zwischen diesen beiden Vergiftungs- oder Krankheitsbildern der Atropa belladonna und des Hyoscyamus niger steht nun das Bild des Datura stramoniums. Wie der rhythmische Organismus zwei Pole zeigt, einmal in der Atmung, zum andern in der Zirkulation, so ergeben sich bei Stramonium in vielen Symptomen einmal eine gewisse Hinneigung zur Belladonna, zum andern eine solche zum Hyoscyamus, doch offenbart es auch durchaus eigene Dynamik, wie der rhythmische Organismus sie ebenfalls in sich hat.

Stramonium zeigt auch Kongestion mit mehr sensorieller Erregung; Delirium ist wild, die Augen sehen wild und blutunterlaufen aus, doch ist dieser Zustand nicht so stark ausgeprägt wie bei Belladonna. Der Kranke wirft sich umher, fährt mit dem Kopf aus den Kissen auf, seine Schwäche ist lange nicht so ausgeprägt wie bei Hyoscyamus. Von allen drei Mitteln fällt hier aber die ungeheure Geschwätzigkeit auf! Der Erwachsene ist in seinem Delirium so geschwätzig und wechselt dabei zuweilen von Lustigkeit zu einem Zustand des Grauens. Er lacht, singt, macht Grimassen, andererseits kann er dann plötzlich laut beten und nach Hilfe rufen. Der Kranke wird durch Halluzinationen erschreckt: er sieht angeblich Erscheinungen, die aus jeder Ecke hervorspringen, Tiere unmöglichster Art erheben sich und ängstigen ihn. Kinder schreien nach der Mutter, selbst wenn diese bei ihnen ist. Oft besteht Angst vor Dunkelheit und Verlangen nach Licht, im Gegensatz zu Hyoscyamus, der Abneigung gegen Licht hat.

Man kann sagen, daß Belladonna primär auf das cebro-spinale

Nervensystem wirkt und sekundär auf das sympathische, während Hyoscyamus genau umgekehrt zu wirken scheint. Zwischen ihnen bleibt der Stechapfel in seiner Wirksamkeit.

Für den Beurteiler aufgeführter Symptomenbilder bedarf es selbstverständlich einer großen Aufmerksamkeit, um in der Urteilsbildung nicht fehl zu gehen, sonst lassen sich die erhaltenen Symptome nicht abschätzen und auswerten. In jedem Pharmakologielehrbuch finden sich vielfach falsche Begriffs- und Urteilsbildungen in dieser Richtung, und zwar überall dort, wo Bemerkungen auftauchen wie, Hyoscyamus wirkt wie Belladonna oder ähnliches. In einem solchen Falle ist der Irrweg aus dem analytischen Denken heraus schon betreten, was natürlich verständlich ist, da kein umfassendes, der Wirklichkeit entsprechendes Bild vom Menschen bei diesen Urteilsbildungen leitend war und ist. Wo die Analyse über ihre Berechtigung hinaus als *eine* Arbeitsmethode den Menschen in seinem Denken bestimmt, wird der Irrgarten betreten. In diesem Sinne mag hier nochmals auf einige angeführte Symptome hingewiesen werden. Wenn z. B. bei Belladonna steht, «bewirkt Gliederbewegungen», oder bei Hyoscyamus «bewirkt Schlaf», dann muß man sich schon klar machen, ob man es jeweils mit einer primären oder mit einer sekundären Wirkung auf die polaren Wesensseiten der Menschen zu tun hat. In diesem Sinne seien die homöopathischen Arzneimittelbilder zu eingehendem Studium empfohlen, ebenso die Ausführungen H. Schulz' über Belladonna. Andererseits ist natürlich auch erforderlich, sich dem Wesen des Willens- und Denkorganismus, des rhythmischen Organismus, wie sie Dr. Steiner erarbeitet hat, so weit als möglich erkennend zu nähern, daß auch von dieser Seite her eine Begriffsverwirrung vermieden wird.

Für die hier gemeinten Verhältnisse sind die Blüten von Atropa belladonna und Hyoscyamus niger ein schönes Bild. Das Farbbild, das sie darbieten, drückt eindeutig ihre Beziehungen zum Menschen aus. Die Atropablüte, außen braunviolett – innen gelb, zeigt in der Dunkelfarbe ihre überwiegende Beziehung zum Nervensinnessystem und in ihrem wenigen Gelb innen ihre geringe, vielleicht indirekte Beziehung zum Stoffwechselsystem. Ganz anders Hyoscyamus niger! In der Fülle seines nach außen gekehrten Gelbs offenbart er seine direkte Beziehung zum Stoffwechselsystem und das wenige innere Violett die geringe oder indirekte Beziehung zum Nervensinnessystem. Man kann mit einer kühnen kurzen Formel sogar sagen: Belladonna wirkt im Bereiche des Ichs der vorigen Inkarnation, während Hyoscyamus im Bereiche des werdenden, des sich inkarnierenden Ichs der Gegenwart sein Wirkensfeld hat. Entsprechend dem Wesen des mittleren, rhythmischen Organismus, der beide miteinander vereinigt, in den beide ihre Impulse hineinleiten, spiegelt Datura stramonium diese mittlere menschliche Gliederung.

Orobanche ramosa/ Ästige Sommerwurz

Die Familie der Rachenblütler (Scrophulariaceae) umfaßt eine Unterfamilie, die «Antirrhinoideae», deren Arten fast alle Schmarotzer oder Halbschmarotzer sind. Auch die Familie der Orobanchaceae, der Sommerwurzgewächse, die eng verwandt mit der vorigen ist, vermag nur durch Schmarotzer sich zur Erscheinung zu bringen. Während die Schuppenwurz, Lathraea, früher zu den Orobanchaceae gerechnet wurde, zählt man sie heute zu den Rachenblütlern. Es wird hier deswegen vor der Schuppenwurz auf die Sommerwurz eingegangen, zumal sowohl geisteswissenschaftlich wie medizinisch noch Verwandtschaften vorliegen, von denen die Botaniken nicht reden. Die Gründe, warum diese «primitiveren» Vertreter vorweggestellt werden, sind in der Abhandlung über die «Euphrasia» näher ausgeführt worden. –

Die Sommerwurz-Gewächse – die Orobanchaceae – sind echte Schmarotzer, die niemals grün werden, wenn sie auch (nach einigen Autoren) nicht ganz frei von Chlorophyll sein sollen. Mittels sogenannter Haustorien, die auch die Mistel ähnlich entwickelt, senkt sie sich in die Wirtspflanze ein, und zwar *nur* in die Wurzeln, und das ist ein wesentlicher Unterschied gegen die Misteln. Die Sommerwurzgewächse vermögen weder aus Humus noch aus organischen Überresten ihre Nahrungsstoffe zu ziehen.

Von der *Keimung* an entziehen sie den Wirtswurzeln die frisch aus der Erde aufgenommenen und umgewandelten Stoffe. Die entnommene Nahrung verwandeln sie in Stärke und speichern diese in ihrer Knolle.

Stirbt der Wirt ab, – dann stirbt auch dieses schmarotzende

Mondenwesen. Aus der Luft wird *nur* Sauerstoff entnommen, *niemals* Kohlensäure, und es wird auch nur Kohlensäure abgesondert. Auffälligerweise wurden die Orobanchaceae noch niemals auf Monokotyledonen, auf Farnen und Gymnospermen gefunden; dagegen bevorzugen sie die Schmetterlings- und Lippenblütler.

Wie geht nun diese Wirtssuche vor sich?

Die Mutterpflanze entwickelt fast staubartig feine Samen in Hunderttausenden von Exemplaren. Der Regen wäscht diese Samenfülle in die Erde und bringt sie in die Nähe der Wurzeln von Nährpflanzen. Dort beginnt dann sofort die Keimung. *Ohne* einen solchen Kontakt mit einer Wurzel erfolgt niemals eine Keimung. Der Same bleibt 6 bis 8 Jahre lang in der Erde keimfähig, so daß er nicht auf baldigen Kontakt mit einer Wirtswurzel angewiesen ist, wenn er die Mutterpflanze verlassen hat.

Die Jungpflanzen senden außer den erwähnten direkten Haustorien, welche die Wurzeln «umgarnen», auch Adventivwurzeln aus, die dann andere Wurzeln des Wirtes anfallen, aussaugen und derart den Wirt allmählich erwürgen.

Das Auffällige ist nun, daß die Orobanche *keinen* Hauptsproß entwickelt. Wenn statt der ersten Wurzelansätze des Keimlings sich Haustorien gebildet haben, dann entwickelt sich direkt aus dem Sproßscheitel, also aus dem etwas verdickten Hypokotyl, der Blütensproß, an dessen Stengel statt üblicher grüner Blätter kleine schuppenförmige Rudimente sitzen. Die Färbung dieses Sprosses mit Blüten ist gelblich-bräunlich, gelblich-grau oder auch violett übergossen. Man wird an eine Ähnlichkeit mit Orchideen erinnert; doch schließt sich die Blütenform stärker an die Rachenblüten der Scrophulariaceen an. –

Die Familie der Orobanchaceae umfaßt ca. 120 Arten, von denen allein ungefähr 100 Arten auf die Orobanche entfallen, deren Mehrzahl der nördlichen Halbkugel angehört, wobei die wärmeren Zonen, besonders die Mittelmeergegenden, bevorzugt sind.

Von den vielen Arten erwähnt Dragendorff einige als medizinisch ehemals im Gebrauch, doch sind darüber keine Einzelheiten angegeben, so daß anzunehmen ist, daß dieser Gebrauch schon längst der Vergangenheit angehört.

Hier soll wegen der Verwendung gegen Epilepsie die *Orobanche ramosa,* die ästige Sommerwurz, beschrieben werden, die eine Zeitlang noch im vorigen Jahrhundert offizinell war, wobei man sich aber bezüglich dieser bestimmten Indikation auch der anderen Orobanchen bediente.

Diese Pflanze trägt wegen ihres Vorkommens im Volke auch den Namen «Tabakstod», Hanfblume = «Hempblom» im Alten Lande bei Hamburg, Hanftod in Oberelsaß. Zur Blütezeit, im August bis Oktober, trifft man die ästige Sommerwurz, ca 5–50 cm hoch zwischen ihren Wirten an. Der Blütenstandstengel steht aufrecht, etwas dicker als die abzweigenden Äste, besetzt mit drüsigen Haaren und vereinzelten, weit voneinander stehenden Schuppen zwischen den Blättern des Tabaks (s. Abb.). Am Grunde zeigt sich eine leicht knollige Verdickung. Die Färbung wird angegeben als blaßgelb, doch finden sich auch dunklere bis violette Färbungen. Die Blütenähre ist weit auseinandergezogen und vielblütig. Die Blüten selber, von einem Tragblatt und 2 Vorblättern gestützt, sind blaßgelb mit blauem oder violettem Saume bzw. Aderung. Die Blumenkrone, ca. 1–1,2 cm lang, ist röhrig, rachenförmig, über dem Fruchtknoten leicht verengt. Im vorderen Verlauf der Röhre zeigt sich leichte «S»-Biegung und Erweiterung; auch hier drüsig flaumiges Haarkleid. Die 2lappige Oberlippe wird vorgestreckt; die Unterlippe zeigt 3 gleich lange Lappen. Die Staubgefäße entwachsen dem verengten Kronenteile. Der Griffel ist kurz. Er trägt eine trichterförmige, 3–4teilige Narbe. Der Fruchtknoten ist einfächerig.

Die Wirte dieser Schmarotzerpflanze sind Hanf und Tabak, wo sie innerhalb dieser Felder zerstreut vorkommt. Nur bei massenhaftem Auftreten kann sie schädlich werden. Nach Hegi besonders in Südwestdeutschland. Das allgemeine Vorkommen gibt er an: «England, Belgien, Frankreich, Deutschland, Schweiz, ganz Südeuropa, Kaukasusländer, Nordafrika, Kapland (hier in der var. interrupta Per).»

In älteren Arzneipflanzenbüchern wie in pharmazeutischen Werken finden sich die Orobanchen erwähnt. So schreibt Matthiolus über sie:

> «Von Sommerwurtz. Eruenwürger*.
> Eruenwürger ist ein feyster / rauher / rötlechter / zarter Stengel ohn bletter / anderthalb Schuch lang / vnd offt lenger. Hat bleichgelbe Blumen / eine wurtzel Fingers dick / vnd so der Stengel verwelcket / wirdt die Wurtzel hol. Diß Kraut wechst vnter der Eruen / vnnd andern Hülsenfrüchten / vnd es erstickt dieselben / daher es auch den Namen Orobanche, das ist Eruenwürger / bekommen hat.»
> «Sommerwurtz ist kalt vnd trucken im dritten Grad.»
> «Diß Kraut nennet man auch Herba tauri, vnnd Herba vacce, dieweil die Kühe diß Kraut versuchen / alsbald der Ochsen begeren / wie solches die Hirten wargenommen.»

Matthiolus erwähnt dann noch verschiedene Orobanchenarten, sowie die Tatsache, daß die Sommerwurze roh oder gesotten wie die Spargel mit Baumöl, Salz und Essig gegessen wurden. «So mans mit den andern leguminibus oder Hülsenfrüchten seudet / kochen sie desto eher darvor.» –

Geiger schreibt nun, daß Dioscorides die Orobanche pruinosa unter den Arzneipflanzen aufführt und obige Bemerkung über den Gebrauch als Gemüse und Erweichungsmittel anderer Gemüse bringt. Vier heimische Orobanchen führt Geiger auf; die O. Rapum, O. gracilis, O. caryophyllacea und O. alba. Dann heißt es:

> «von diesen vier Arten ist die ehemals gebräuchliche Radix Orobanches der Offizinen abzuleiten. Sie wird durch Trocknen schwarz, schmeckt sehr bitter und wurde gegen *Blähungen* angewendet. Auch die etwas wohlriechenden Blumen, Flores Orobanches, von O. caryophyllacea, alba und gracilis gebrauchte man. Das davon abdestillierte Wasser wurde gegen *Epilepsie* und *Convulsionen* der Kinder verwendet.» –

Dragendorff berichtet, daß die Orobanche Rapum genistae – als Adstringens und bei Hautkrankheiten gebraucht wurde. Von

* Eruen = Erven = Erbsen = also Erbsenwürger.

der O. alba heißt es: «Wurzel bei Kolik, als Nervinum, Antispasmodicum, Wundmittel...» –

Das sind die spärlichen Spuren vergangener Anwendung dieser Pflanzen in der Heilkunde. Moderne Werke erwähnen sie natürlich überhaupt nicht mehr, denn die Orobanchen enthalten als «Wirkstoffe» im günstigsten Falle *Aucubin,* dessen Wesen angeblich noch nicht erforscht ist.

Lathraea squamaria/ Die Schuppenwurz

«Diß ist ein wunderbarlich Kraut / gibet sich alsbald in Früling herfür / mit einem feysten Stengel einer guten Spannen hoch / darauff sind leibfarbe Blumen / zuweilen bleichgelbe / etwas rauchlicht wie an der Orobanche, der Same ist klein / in Hülsen. Alsbald nach dem Maio verdorret dieses Kraut / vnd hat kleine Bletter / derwegen man es Cordus Aneblatum nennet. Die Wurtzel ist weißlicht / als von Schuppen zusammen gesetzt / am Geschmack zusammenziehend / vnd ein wenig bitter.

Krafft jnnwendig.

Auß diesem Kraut vnd Wurtzel wirdt bey vns in großer Menge ein Wasser gedistillirt / wider die Flüß in Jungen vnd Alten / Item zu dem Freißlich den Kindern gar viel gebraucht... wirdt genannt Freysamkraut / Anblat / Schuppenwurz / ... Radix squamata.»

So schildert Matthiolus diese seltsame Pflanze «Ohneblatt» – «Anblat». Matthiolus hat recht, «ein wunderlich Kraut» ist die ausdauernde Schuppenwurz, eine stets blattgrünlose Schmarotzerpflanze, die im braunen Vorjahrslaub versteckt oder es durchbrechend, 10 bis 25 cm hoch, im April bis Mai ihre Blütenstände aus der Erde hervorsprießen läßt. Der Blütenstandsschaft erhebt sich «S»-förmig geschweift in die Senkrechte. Er ist dick, saftig, kahl, rosarot, mit vielen bleichen, flachen Schuppen besetzt. Die Blüten stehen in einer gedrängten, einseitswendigen Traube (ähnlich wie Digitalis), die sich aus ihrer anfänglich nickenden Haltung später streckt. Der fünfzähnige Kelch ist glockig, ebenfalls rosarot und mit Drüsenhaaren besetzt. Die zweilippige, rosarote Krone überragt den Kelch nur gering und ist ca. 1,5 cm lang. Die Oberlippe ist ungeteilt, die weißliche Unterlippe zeigt 3 Zipfel, von denen der mittlere sich über die seitlichen legt. 4 Staubblätter wachsen nahe dem Schlunde der Krone hervor. Sie liegen neben den zwei Narben unter der Oberlippe. Der Fruchtknoten ist einfächerig, eiförmig und zum Griffelende hin behaart. Bei Öffnung der Blüte steht die Narbe hervor und die Staubgefäße sind einwärtsgekrümmt. Wächst die Blumenkrone dann weiter, richten sich auch die Staubgefäße gerade, während der inzwischen bestäubte Griffel verwelkt. Zuweilen öffnen die Blüten sich überhaupt nicht; doch ist nur Fremdbestäubung möglich. Nach der Befruchtung entwickelt sich eine vom Kelch eingeschlossene Kapsel von ca. 1 cm Länge, die einfächerig ist und an zwei Samenleisten sehr viele Samen birgt. Die aus zwei Fruchtblättern bestehende Kapsel öffnet sich am Rücken.

Diese äußerlich sichtbaren Erscheinungen sind nun nicht das Wesensbestimmende an der Schuppenwurz. Die Samenverteilung und die Keimungsvoraussetzungen gehen bei ihr genau so vor wie bei der Orobanche. Der sich entwickelnde, etwa 0,5 cm dicke Stamm entspringt einer etwa 1,5 cm dicken Knolle, die der Wirtswurzel aufsitzt. Er verzweigt sich sehr stark, bleibt immer unter der Erde und umspannt ca. 1 qm. Er erreicht ein Gewicht bis zu 5,0 kg. Gekreuzt-gegenständig hocken dicht nebeneinander dicke, weißliche, saftige Blätter um diesen unterirdischen Stamm. Aus der gleichen Knolle entspringen viele dicke Wurzeln, die etwa halb so dick sind wie der Stamm, und verzweigen sich ausgiebig im Bereich der Wirtswurzeln. Mittels unübersehbarer Mengen von Saugwärzchen schmarotzen sie an den Wurzeln. Etwa hanfkorngroß sitzen die Saugwarzen in einer Reihe nebeneinander und verwachsen vollkommen mit der Wirtswurzel.

Eine Besonderheit stellen auch die unterirdischen Blätter dar. Das etwa 1 cm lange Schuppenblatt ist in der Länge eingeknickt und von da ab mit der Spitze nach unten in Richtung des Stengels umgeschlagen. Die Spitze liegt dem Stengel an. Es entsteht, da auch die Seiten verwachsen, durch diesen Gestaltungsvorgang ein Hohlraum, der von der Unterseite des Blattes ausgekleidet ist. In diesem Hohlraum befinden sich viele Wasserspalten und Köpfchendrüsen. Hegi schreibt: «Immerhin ist der Hohlraum kein einheitlich zusammenhängender; er besteht vielmehr aus einem System von Kammern und Gängen, die dadurch zustande kommen, daß die an der Unter- bzw. Innenseite der Schuppen vorspringenden Nerven miteinander verwachsen.» (Weitere Einzelheiten s. in d. Fachliteratur!) Die Blätter sind außen von der Oberhaut bedeckt. Darunter liegt stärkehaltiges und -speicherndes Gewebe. Die Wasserspalten scheiden besonders im Frühjahr viel Wasser aus. Dadurch wird die Erde im Umkreis stark durchwässert. «Alte Schuppen weisen in den Höhlungen nicht selten größere Mengen von auskristallisiertem kohlensaurem Kalk auf, der offenbar mit dem Wasser und den übrigen Nährsalzen von den Drüsen ausgeschieden wird» (Hegi).

Woher kommt das Wasser?

Diese «Wasserausscheidung» ist der «Verdauungsrest» des dem Wirte entnommenen Saftes. Nachdem dieser Saft die Blätter durchströmt hat und ihm dort die Nährstoffe entzogen sind, fließt er wie durch offene «Nierengefäße» ab. – Er hinterläßt sogar «Steine». –

Die Schuppenwurz schmarotzt nur auf Wurzeln von Holzgewächsen. Sie erreicht ein Alter von ungefähr 20 Jahren. Ihr Hauptvorkommen wird an Hasel-, Erlen-, Buchen-, Eichen-, Birken- und Ulmenwurzeln und anderen angegeben; doch wird man sie überwiegend an Hasel- und Erlenwurzeln finden. Aus dem rein unterirdischen Leben schickt diese Pflanze erst nach 10 Jahren ihren Blütentrieb nach oben, ungefähr zu einer Zeit, wo Buschwindröschen, Leberblümchen und andere Zeitgenossen eben verblühen.

Das Vorkommen ist entsprechend den bevorzugten Wirten in feuchten Wäldern und Auen, in alten Gärten und Parks ziemlich ausgedehnt und häufig.

Die allgemeine Verbreitung gibt Hegi an: «Europa (nördlich

bis Bergen; fehlt im nordwestdeutsch-belgisch-holländischen Flachlande), gemäßigtes Asien (ostwärts bis zum Himalaya).

Von dieser «Heilpflanze» sprechen nicht viele Literaturstellen. Außer Matthiolus schreibt Dodonaeus (1608) nach Hegi über die Wirksamkeit bzw. Anwendung zu seiner Zeit gegen die «fallende ciekte» (Fallsucht). – Bei Geiger heißt es:

> «...Davon war die Wurzel, Radix Squamariae, Dentrariae majoris, Anblati, officinell. Durch Trocknen schrumpft sie sehr ein und wird wie die ganze Pflanze schwarz. Frisch schmeckt sie fade, herb, bitterlich. Sie wurde gegen Kolik, Epilepsie usw. gebraucht.»

Hugo Schulz schreibt ganz ähnlich von der volksmedizinischen Anwendung des Wurzelstocks der Schuppenwurz: von Abkochungen des Wurzelstocks gegen «krampfhafte Zustände des kindlichen Lebensalters, sowie gegen ausgesprochene Epilepsie...». «Irgendwie genauer untersucht ist die Lathraea... bisher noch nicht.»

Versucht man zusammenfassend sich Rechenschaft über das Wesen dieser beiden alten, so eng verwandten Heilpflanzen zu geben, so steht ihr Schmarotzertum fraglos im Vordergrunde. Wir haben echte alte Mondenpflanzen vor uns, wie die Mistel eine ist, nur daß sie auf Grund ihrer Blütenentwicklung höher als die Mistel stehen, dafür aber viel tiefer zur Erde und in die Erde hinabgestiegen sind als diese und doch jene Characteristica zeigen, die Dr. Steiner für die persistierende Pflanzen-Tierhaftigkeit der Mondenzeit angab: als wichtigstes Merkmal bekanntlich die Unfähigkeit, sich die Erde *direkt* für die Vegetationsprozesse dienstbar zu machen, – sie brauchen einen vermittelnden Wirt.

Während die Sommerwurz einjährig bleibt und noch früh in ihrem Leben zum Lichte strebt und an den Wurzeln einer lebhaft lichtblütigen und durchastralisierten Pflanzenwelt sich gütlich tut, übt die Schuppenwurz diese Tätigkeit nur an Holzpflanzenwurzeln aus und wagt sich kaum im Frühjahr im Dämmerlichte des ersten Baumlaubes an das Licht. Dieser finstere Bursche, der in den Weinbergen Frankreichs argen Schaden anrichten soll, heißt dort nur «die böse Blume», ist am meisten den Erdkräften hingegeben und damit von Kosmos und Licht abgetrennt. In seinem Verhalten ist er den Pilzen am ähnlichsten. Er verbringt sein ganzes Leben *unter* der Erde und schickt erst nach 10 Jahren Blütentriebe ans Licht. Es ist schon merkwürdig, dieses Leben in der Finsternis!

Wenn man dann einmal die Aschenanalyse dieser Pflanzen vergleicht, dann muß man mit Erstaunen feststellen, daß die Asche bis zu 13,5% P_2O_5 enthält. Orobanche gracilis bringt es bis zu 9,2% P_2O_5. Im Gegensatz dazu finden sich keinerlei Phosphorangaben bei den Misteluntersuchungen. Primula farinosa enthält in der Wurzel 3,87% P_2O_5; in den Blättern 4,5%; in den Stengeln 8,2% und in den Blüten 10,1%. Die Wegwarte enthält nach den Literaturangaben in den Wurzeln 4,4 bis 12,8% (?) P_2O_5, in den Blättern 5–6% und in den Samen 28,8%.

Es gibt manche Erscheinungen, die es verständlich machen können, daß die Mistel eine alte Mondenpflanze im Sinne des Pflanzentieres darstellt. Die Erscheinungen aber, die Orobanche und Lathraea bieten, lassen noch heute starke tierhafte Züge erkennen: die ausschließliche Einatmung von Sauerstoff und Ausatmung von Kohlensäure, das beschriebene Schmarotzertum und bei der Schuppenwurz die sonderbare Bildung von Hohlorganen auf halber Stufe, indem reine Atmungsorgane aus der Fläche in die Gastrulierung geführt werden und zu Filterorganen werden.

Die mondenhafte Astralisierung bleibt im Ätherischen stekken, die Höherartung zum Tiere ist nicht gelungen und als Folge der tiefe Sturz in den Bereich der Erdenkräfte. Die früheren Indikationen für diese Heilpflanzen zeugen für die geniale Zusammenschau solcher Zusammenhänge mit Vorgängen im Menschen. Man verwandte sie bei solchen Zuständen, wo in ähnlicher Weise der kindliche Astralleib nicht in der Lage war, den Ätherleib zu durchdringen und daher die kindliche Epilepsie hervorbrachte. Das tiefe Eindringen astralischer Kräfte in pflanzlich-irdische Zusammenhänge sollte den fehlenden Impuls im Kinde verstärken. Wie weit die Wirkungen gingen, ist unbekannt. Jedenfalls steht niemals beschrieben, daß diese Heilpflanzen gegen die Epilepsie der Erwachsenen angewandt wurden. Eine geisteswissenschaftliche Betrachtung solcher Zusammenhänge kann Verständnis wecken für therapeutische Maßnahmen, über die der Verstand oft erhaben und spöttisch lächelte, weil er sie nicht begriff.

Von der südeuropäischen Lathraea clandestina wird berichtet, daß sie als Mittel gegen die Sterilität der Frauen galt. – Von der Orobanche virginia sei noch erwähnt, daß sie in Virginien «gegen schlimme Geschwüre und selbst gegen den offenen Krebs» benutzt wurde. –

Es erscheint uns nicht abwegig, die Schuppen der Schuppenwurz (evtl. auch mit dem Rhizom zusammen) gegen hydropische bis urämische Zustände der Nieren anzuwenden und sie auch heute noch einmal einer gründlichen Prüfung gegen die kindliche Epilepsie zu unterziehen. –

Selbst wenn man derartige Pflanzen nicht mehr verwendet oder anwenden will, so kann man aber doch nicht umhin, sich mit ihrem Wesen und ihren Beziehungen zum Menschen vertraut zu machen, um dadurch sich echte Wesenserkenntnis anderer Familienangehöriger zu erarbeiten; denn man kann Wesen und Wirkung der Digitalis oder des Augentrostes nicht verstehen, wenn man sie nicht auf dem Hintergrunde der angedeuteten Charakterzüge obiger Schmarotzerpflanzen zu sehen vermag.

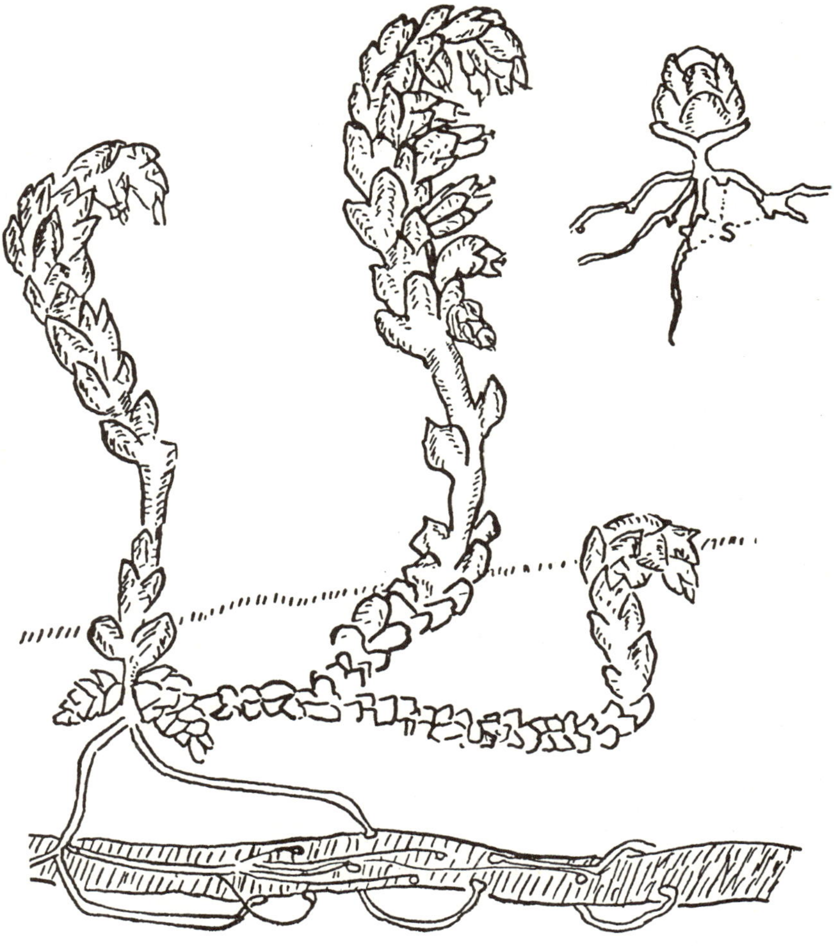

Schuppenwurz
(Lathraea squamaria)

Die Wegeriche

Der Breitwegerich/Plantago major
Der Spitzwegerich/Plantago lanceolata
Der mittlere Wegerich/Plantago media
Der Flohsamen-Wegerich/Plantago psyllium

Die Wegerichgewächse sind eine merkwürdige Allerweltssippe. Es gibt kaum einen Fleck in der Landschaft, wo man sie nicht trifft; als hefteten sie sich an unsere Sohlen! Wo immer man ihnen dann begegnet, hat man stets das Gefühl, nicht nur einem alten Bekannten zu begegnen, sondern zugleich auch in ihnen einer Pflanze gegenüberzustehen, die direkt im Urwüchsigen wurzelt, als wäre sie eine jener Pflanzen, von denen die Vielfalt einst ihren Ausgang genommen hat. – In der Tat, mancher Wegerich ähnelt in seiner Tracht den Gräsern oder grasartigen Liliengewächsen, andere zeigen Blätter wie der weiße Germer oder der gelbe Enzian. Der Blütenstand bewahrt dabei das Aussehen grasartiger Ähren. Wie sie die Kräfte untereinander verteilen und dabei ihre Hauptorgane «abwandeln», das macht sie zu einer beachtenswerten Familie, die im «natürlichen» System der Pflanzenordnung auf ziemlich hoher Stufe eingeordnet werden. –

«Kein wunder ist», – schreibt Hieronymus Bock von ihnen –, «das Chrysippus vom Wegerich ein besonder buch zugericht vnnd geschrieben hat / dieweil Wegerich also zu mancherhand presten dienstlich ist.»

Der Hochachtung der Arztbotaniker vor dem Wegerich steht in unserer Zeit eine hoffnungslose Verlegenheit der heutigen Medizin gegenüber. Ihr sind die Wegeriche nichts, denn man konnte bisher nicht die geringsten «Wirkstoffe» in ihnen entdecken. Im Volksgebrauch dagegen und im Arzneigebrauch naturnaherer Ärzte ist der Wegerich wie in früheren Zeiten eine bedeutende Heilpflanze geblieben, die ihre Kräfte zwar nicht grobstofflich beweist, aber niemals versagt, wo sie wesengemäß angewendet wird.

Um an den Quell der innewohnenden Heilkräfte heranzugelangen, sollen hier erst die wichtigsten Arten beschrieben werden. Sie werden nicht alle in der Heilkunde verwendet, aber sie sind die offenbaren Stufen ihres Heilwesens überhaupt, an denen dieses ohne weiteres zu erkennen ist. –

Als die formale Basis dieser Familie kann der *Breitwegerich, Plantago major* (Abb. 1), erscheinen. Als ausdauernde Pflanze entwickelt er einen fast daumendicken, kurzen (Hegi schreibt «abgebissenen») Wurzelstock, dem eine riesige Fülle langfaseriger, bärtiger Wurzeln entwachsen. Oberhalb der Erde entfaltet sich eine spiralig aufgebaute, grundständige Blattrosette mit zahlreichen breitlöffeligen oder breiteiförmigen, glattrandigen Laubblättern, die von sieben Nerven durchzogen sind. An der Spitze ist das Blatt stumpf abgerundet, zuweilen leicht eingerollt und verschmälert sich in einen kurzen fleischigen Stiel, in dem der Verlauf der Blattnerven gut zu erkennen ist. Reißt man das Blatt ab, dann reißen diese Nerven viel tiefer zum Rhizom hin ab und hängen dann aus dem Blattstiel heraus.

Inmitten der Blattrosette entwickelt sich senkrecht aufwärts der ährentragende Schaft, dessen kürzerer, blütenfreier Teil etwa Blattlänge erreicht. Er selber wird ca 10 bis 30 cm hoch. Die dünnwalzige Blütenähre ist zumeist doppelt so lang als ihr freier Stengelteil. – Auf ganz kleinen grünen Tragblättern sitzen spiralig um den Schaft dicht nebeneinander die Blüten mit unscheinbaren, feinhäutigen, gelbweißen Blumenkronen. Um mehr als das Doppelte ihrer Länge überragen sie die entfalteten Staubgefäße, die erst weißblaßlila sind und nach Pollenabgabe schmutziggelb erscheinen. Vor ihrer Entfaltung sind die Stempel bereits voll entwickelt zum Empfang des Pollens aus anderen Blüten. Nach der Befruchtung entwickelt sich eine etwa eiförmige, 2–4 mm lange Fruchtkapsel mit acht sehr kleinen, dunkelbraunen, leicht runzeligen Samen. – Die Hauptblütezeit des Breitwegerichs ist der Juni; doch blühen manche Exemplare auch bis in den Oktober hinein. – Die Blätter sind duftlos und schmecken krautartig, salzig-bitter, die Wurzel schmeckt leicht salzig-süß.

Dieser behäbigste aller Wegeriche ist wohl auch der verbreitetste von ihnen. Man trifft ihn in ganz Europa, in Nord- und Mittelasien (nach Hegi). Er soll von diesen Gebieten aus über die ganze Erde verschleppt worden sein. Seine Lieblingswuchsorte sind häufig überschwemmte Plätze, Ränder von Gräben und Tümpeln, Viehweiden, Weg- und Straßenränder, Dorfplätze, zwischen Pflastersteinen, neben Eisenbahnschienen, neben den Häusern in Stadt und Land und an vielen anderen Plätzen. Der Breitwegerich findet sich von der Ebene bis in das Hochgebirge hinauf.

Hegi berichtet, daß Plantago major an sandigen, feuchten Standorten klein bleibt mit wenigen Blüten – zuweilen nur einjährig; Dunghaufen haben dagegen schon Riesenexemplare von über 50 cm Höhe mit über 1000 Blüten gezeitigt.

In einem gewissen Gegensatz zum Breitwegerich steht nun der *Spitzwegerich, Plantago lanceolata* (Abb. 3), insofern dieser in die Länge streckt, was der andere ausbreitet oder staut.

Wie fast alle anderen ist auch dieser Wegerich ausdauernd. Er entfaltet einen langgestreckten, spitzzulaufenden Wurzelstock senkrecht in die Erde hinein, der mit zahlreichen Wurzeln besetzt ist. Wieder entwickeln sich hier die Blätter in grundständiger spiraliger Rosette, doch stehen sie – die schmallanzettlich oft nur bis zu Grasbreite erscheinen – zuweilen aufrecht um den bis zu 50 cm hohen Blütenstandsschaft. Diese schmalen, von drei bis sieben Blattnerven durchzogenen Blätter verschmälern sich in einen breiten, leicht wollig behaarten Stiel. Sie sind zugespitzt, ganzrandig oder zeigen vereinzelte Zacken.

Der aufsteigende Schaft ist gefurcht und leicht behaart. Er ist unter den Wegerichen der längste und trägt dabei den kürzesten Blütenstand. Die Mitte in bezug auf alle Organgrößen nimmt Plantago media ein. Der Lanceolata-Blütenstand ist kurz zapfenförmig bis elliptisch. Auf braunen, trockenhäutigen Tragblättern entwickeln sich die feinen, winzigen Blüten mit bräunlicher Krone, von weißlich-gelben Staubblättern um fast das Dreifache eigener Länge überragt.

Die Blütezeit des Spitzwegerichs ist wesentlich der Mai, geht aber weit in den Sommer hinein.

Die Fruchtkapsel schwillt nach der Bestäubung zur Eiform auf, wird etwa 3–4 mm lang und bringt zwei längliche, schwarze, 2 mm lange Samen zur Reife.

Spitzwegerichs allgemeine Verbreitung reicht über fast ganz Europa, Nord- und Mittelasien. Er ist eingeschleppt in Nordafrika, Zeylon, Nordamerika, Brasilien, Chile, Feuerland, Australien und Neuseeland (nach Hegi). Wie weit seine Verbreitung von der des Plantago major sich unterscheidet, war nicht festzustellen. – Man findet ihn auf Viehweiden, Wiesen und anderen Grasplätzen, an Wegrändern und Dämmen, an Autostraßen, auf Sandheiden und Schutthaufen. Auch er geht von der Ebene bis in die höheren Voralpen hinauf. Im Gegensatz zu dem Breitwegerich sucht er weniger feuchte, dafür oft lichtere Orte auf.

In den Formtendenzen der Blattgestaltung kann man noch folgende Arten neben den Spitzwegerich stellen, die in der Verschmälerung ihrer Blätter immer weiter gehen: Plantago altissimo – Hoher Wegerich, Pl. montana – Bergwegerich, Pl. maritima – Strandwegerich (Salzpflanze) und Pl. serpentina – Schlangenwegerich. Über die arzneiliche Verwendung dieser Arten ist nichts bekannt.

Zwischen Plantago major und Plantago lanceolata steht bezüglich der Blattform der *mittlere Wegerich, Plantago media* (Abb. 2), der ebenfalls ausdauernd ist. Seine bodenrosettige Blattentfaltung zeichnet sich besonders dadurch aus, daß die Blätter zumeist so gut wie stiellos der Achse aufsitzen und dadurch ein geschlosseneres Rossettenbild liefern. Die Blätter selber sind zugespitzt, breitelliptisch von fünf bis neun Nerven durchzogen. Der Wurzelstock zeigt wie bei Plantago major eine kurze, dickwalzige Form, die aber wie bei Plantago lanceolata in eine lange, schmale, spitze Form ausläuft. Auch bei dieser Art entwickeln sich zahlreiche langfaserige Erdwurzeln.

Wie hinsichtlich mancher anderer Erscheinungen steht dieser Wegerich auch in bezug auf die Länge des Blütenstandes in der Mitte zwischen beiden. Der aufrechte, stielrunde Schaft überragt die Laubblätter weit an Länge, wird aber nicht so lang wie jener des Spitzwegerichs. Er trägt eine walzenförmige, zugespitzte, 2–6 cm lange Ähre, die sehr kleine weißliche, auf feinen grünen Tragblättern sitzende Blüten trägt. Vier- bis fünfmal so lang als diese sind die lila Staubfäden mit ihren blaßlila Staubbeuteln, die dem Blütenstand ein echt blütiges Aussehen verleihen. Die Blüten strömen als einzige Art einen angenehmen Duft aus und werden im Gegensatz zu all den Windblütlern dieser Familie auch von Insekten besucht.

Das Blühen des mittleren Wegerichs erfolgt ungefähr zur gleichen Zeit wie beim Spitzwegerich, vorwiegend im Mai, aber stellenweise eventuell bis zum September.

Die allgemeine Verbreitung erstreckt sich über Europa und die gemäßigten Zonen Asiens. – Wie Plantago lanceolata bevorzugt Plantago media trockenere Plätze. Man findet sie auf mageren, trockenen Wiesen, an Wegrändern, vergrasten Plätzen von der Ebene bis in die Alpenregion hinauf.

Als Schlüssel des Wegerichwesens muß hier nun eine Art erwähnt werden, die bei uns nicht vorkommt aber in Italien und rund um das Mittelmeer herum heimisch ist: *Plantago psyllium,* der *Flohsamen-Wegerich* (Abb. 4), oder das Flohkraut. Es ist eine einjährige grazile, sogar etwas dürre Pflanze, die mit kleiner Pfahlwurzel senkrecht in der Erde steckt und eine Höhe von etwa 20 bis 35 cm erreicht. Bei dieser Pflanze ist die übliche Rosettenbildung aufgelöst und rhythmisch über den erdnahen braungefärbten Stengel verteilt. Man erkennt bodennahe einige schmale Blättchen und dann in gleichen Abständen aufwärts 2–4 gegenständige, grashalmschmale Blätter von etwa 3 cm Länge. Den Achseln dieser Blätter (das eine oder andere Blatt auslassend) entwachsen die Blütenstandsstiele mit ihren endständigen Blütenständen. Sie ragen weit über die Blätter hinaus. In doldiger Traubenform stehen die rundlichen Ähren hervor. Kleine behaarte Tragblättchen mit feinem, häutigem Rande tragen und umhüllen zum Teil die kleinen Blüten.

Die Blütezeit fällt in die Monate Juli und August.

Dann reifen glänzende, dunkelbraune, harte Samen, deren eine Seite gewölbt, die andere ausgehöhlt erscheint. Sie sind dreifach so lang als breit, duftlos und quellen unter Schleimbildung in der Feuchtigkeit auf.

Diese Samen waren noch zu Geigers Zeiten (Goethes Zeitgenosse) als «Semen Psyllii» offizinell und sollen das «Psyllium» des Dioscorides gewesen sein. Geiger schreibt selber, daß 1 Quentchen Samen 500 g Wasser stark schleimig macht. Um dieses Schleimes willen wurden diese Samen in Abkochungen einst innerlich und äußerlich angewendet.

Die letzte Wegerichart, die aufgeführt werden soll, rundet für uns das Wesen dieser Familie sehr schön ab. Es ist *Plantago cretica,* der kretische Wegerich, eine einjährige Wegerichart, die aus einem sehr kurzen Hauptstamm, der die Erdoberfläche wenig überragt, eine Rosette schmaler, langer Blätter entwickelt. In seiner Mitte erheben sich dann büschelig, steif aufrecht stehende Stengel, an deren Enden eine Anzahl kleiner, vierzähliger Blüten steht. Wenn die Fruchtreife einsetzt, beugen sich diese fruchtstandtragenden Stengel nach außen, zur Peripherie hin abwärts, und rollen sich gleichzeitig flach wie Uhrfedern in eine Spirale ein. Dadurch entsteht zusammen mit den Trocknungs- und Schrumpfungsvorgängen ein so starker Zug an dem kurzen Hauptstamm und an der senkrecht in die Erde entwickelten, einfachen Pfahlwurzel, daß die Pflanze abreißt. Das wird noch begünstigt durch Austrocknung und Rissigwerden des Bodens.

Wie diese Pflanze in ihrer Vegetationszeit eine fast kugelige bzw. halbkugelige Form (Art von Halbkugelpolster) entwickelt, so schafft sie durch diese «Reifevorgänge» eine nahezu vollkommene «Umstülpung» der ersten Kugelform. Es resultiert ein sehr leichter, ellipsoider, lockerer, von zwei Seiten her zusammengedrückter Pflanzenballen, der die fruchttragenden Stände in sich birgt. In dieser kosmischen Form werden die reifen, samentragenden Pflanzen vom Winde über den Boden dahingerollt. Dabei und bei Anstößen an Steinen und anderen Hindernissen fallen die Samen unterwegs heraus und gelangen so an ihren Keimungsort. –

Die beigegebene, schematische Skizze (nach Kerner) zeigt links die beschriebene, blühende Pflanze, in der Mitte über den Erdrissen den «Pflanzenballen», der einem Seeigel nicht unähnlich sieht, und rechts den «wandernden» Ballen von der Unterseite aus gesehen.

In der Art, wie die Plantago-Arten sich darleben, zeigt sich dasselbe Phänomen, auf das wir in früheren Arbeiten* erstmalig bezüglich der Primulaceen hingewiesen und damit die rhythmusbelebende Wirkung der Primula officinalis im Cardiodoron in Zusammenhang gebracht haben. Wie die Primelgewächse eine Familie darstellen, «die das Umgehen mit der Sphäre und deren Auflösung zu ihrem Leit- und Formmotiv gewählt hat**», so finden wir bei den Wegerichgewächsen etwas Ähnliches vor. Plantago cretica formt neben einer Blattrosette auf der Erde ein halbkugelförmiges Blütenstandspolster, das sich in der Reife- und Trockenzeit in einer Umstülpung nochmals als luftig-lockeres Sphärengebilde vom Winde über das Land kugeln läßt. Demgegenüber bilden Plantago major, media und lanceolata sowie viele andere Arten nur Blattrosetten, die nichts anderes sind als die auf die Erde projizierte Sphäre. Im Blütenbereich bleiben diese Arten in der schwerelosen, axialen Sonnenrichtung, ohne in der Lage zu sein, das Sphärische zu erreichen oder aufzulösen. Die

* s. «Cardiodoron», Beiträge z. e. Erweitg. d. Heilkunst, VIII. Jahrg. 1955/IX–X.

** s. «Cardiodoron», Korrespondenzblätter f. Ärzte, Jahrg. 1956, Nr. 27.

Auflösung des Schwere-behafteten Sphärischen in dieser Familie vollzieht Plantago psyllium, indem diese Art in vollkommen *gleichen* Abständen an der Achse Blatt und Blütenstände entwickelt und dann die letzten wieder sphärisch formt. Hier lebt sich das immanent Rhythmische dieser Familie ganz formal in der rhythmisch-regelmäßigen Verteilung der Blatt- und Blütensprosse über den Stengel hin aus. Die bei uns heimischen Heilpflanzen, Plantago lanceolata und major, führen dieses Rhythmische als Wesenshintergrund noch nicht in die Form hinein und können deshalb damit Heilungen bewirken.

Zusammenfassend charakterisiert die Botanik die Familie der Wegerichgewächse in ihren wichtigsten morphologischen Seiten dahin, daß sie zumeist krautige bis halbstrauchige Pflanzen verschiedenartiger Tracht darstellen, deren Laubblätter überwiegend wechselständig sind, aber auch in die Gegenständigkeit übergehen. Sie ordnen sich oft in grundständigen Rosetten, gliedern sich zuweilen in Blattstiel und Blattspreite und zeigen dabei parallel oder gebogen verlaufende Blattnerven. – Die Blüten, meist in ährigen bis ährig-kopfigen Blütenständen, sind strahlig nach der Zahl 4 gebaut, mit 4 Staubgefäßen, 1 fadenförmigen Griffel mit federig-haariger Narbe. Die Staubfäden sind sehr lang mit beweglichen Staubbeuteln. Der Fruchtknoten ist oberständig und aus zwei Fruchtblättern gebildet. Es werden in jedem Fruchtfach ein bis viele Samen entwickelt. – Die besondere Art der Verteilung der Blüte und Kelchblätter weist auf Zusammenhänge hin mit der zygomorphen Blütenbildung der Scrophulariaceen (s. Hegi).

Dem Blick des Arztes eröffnen die Plantaginaceen aus ihrem funktionellen Verhalten heraus zwei ganz wichtige Aspekte, die für ihre Heilkraft ausschlaggebend sind. Diese Familie lebt sich mehr als manche andere, trotz ihrer physisch kräftigen Erscheinungen, stärker im Ätherischen als im Physisch-Mineralisch-Geformten aus und offenbart dadurch auch im Morphologischen in auffallender Weise ein Leben im Rhythmischen. Dieses Leben im

Rhythmischen kommt in dem Nebeneinander der Arten an der ganzen Familie zur Erscheinung. Was diese *dadurch* erringt, gibt sie im Heilprozeß dem Menschen, so daß dieser ätherisch gekräftigt die Impulse des Astralischen aufnehmen und eingliedern kann. Man erlebt an diesen Pflanzen fast ein Wirken, das dem Antimon ähnlich ist und doch im letzten mit dem Mineralischen nicht unmittelbar etwas zu tun hat. Die vermittelnde Rolle der Heilwegeriche liegt in der Fähigkeit dieser Familie, starke Schleime zu entwickeln. Dadurch findet alles Ätherische einen leichten Übergang zur Eingliederung mineralischer Vorgänge, die diesen Pflanzen wiederum auch nach außen ihre starke Widerstandsfähigkeit gegen Einflüsse aus der mineralischen Natur geben.

Rhythmus und *Schleim*-prozeß bringen uns diese Pflanzen nun in ganz bestimmte Entwicklungszusammenhänge. Der Schleimprozeß birgt Mondenvorgänge in sich, der Rhythmus zeigt die starke Sonneneinwirkung, und in allem, was an Mineralität vorhanden ist, zeigt sich die relativ harmonische Verbindung beider Impulse mit dem Physisch-Irdischen. –

Auf nichts anderes weisen aber auch die morphologischen Aspekte. Die starke Erdwurzelentwicklung zeigt das Hingegebensein an Erdenkräfte. Die Rhizomentwicklung spricht für stauchende Kräfte, die im Mondenhaften der Erde (d. h. also in den alten Mondenkräften) den Stengelimpuls festzuhalten trachten. Dadurch wird auch das rhythmische Blattelement zur Rosette auf die Erdoberfläche niedergezwungen. Die Blätter selber bewahren dabei Gestaltungsformen der Mondengewächse (etwa der Gräserlilien oder des Germers). Die Nerven werden fest durch nachdringende Erdkräfte. – Der Blütenstand befreit sich von diesen Gebundenheiten, gibt sich der grasartigen Ährenform mit den vorwiegenden Staubgefäßelementen und dem Windblütlertum ganz den Sonnenkräften hin. Im Samen aber kehrt die Pflanze wieder zu ihren Erd-Mondenkräften zurück, indem sie ihn fast mineralisch-körnig formt und seiner Hülle das Schleimelement einverleibt.

Betrachten wir nun die Heilwirkungen der Wegeriche, so können wir die überlieferten Wirkungen aus dem Altertum der Griechen und Römer kurz streifen. Diese lobten sie zumeist insgesamt, doch kommt von unseren häufigsten Plantaginaceen der Plantago major und lanceolata auch in Griechenland vielfach vor. Austrocknende und zusammenziehende Kräfte werden ihnen nachgesagt und bei Blutflüssen werden sie empfohlen (Dioscorides). Gegen Drüsenschwellungen, Brandwunden, Geschwüre und Geschwülste finden sich Empfehlungen. Auch Albertus Magnus empfiehlt den Wegerich wärmstens gegen Geschwüre.

Der oben zitierte Hieronymus Bock gibt unter seinen umfangreicheren Ausführungen folgende Lobpreisungen auf den Wegerich:

«Under vilen kreüttern ist der Wegerich mit seinen geschlechten in der artznei am breüchlisten / in den leib vnnd außerhalb zu brauchen / einer zimlichen külen druckenen substantz / umb des willen Wegerich zu aller hand wunden dienen / beide vihe vnd menschen.»

«Grün Wegerich kraut gekocht / vnd in der speiß genossen / deßgleichen der samen / oder das puluer vn jn beden eingenommen / heilt alle verserung des leibs / vnnd stopffet alle bauchflüß / dienet wol denen / so das abnemen besorgen Phtisis genannt.

Das gebrant wasser ist in diesem presten lieblicher zubrauche / dient auch für blut harnen / für blut spewen / vnd für das abnehmen...

Gemelt Wegerich / oder der außgedruckt safft daruon / stopfft den weibischen vberfluß Menses / ettliche tag nacheinander gedruncken. Der safft vnd wasser heilen allerlei jnnerliche verserung / ettlich tag genützt / vnd ist erfaren.»

«Eüsserlich.

Der Wegerich safft vnd Wasser benemen das grausam hauptwee / leine düchlein darinn genetzt vnd vbergeschlagen / ist ein experiment*. Wegerich safft in die augen gethan / reiniget sie

* d. h. es ist eine Erfahrung!

vnd leschet die hitz / in die oren gethan / heilet das verseret ist / vnd bringt wider das gehör.»

Hugo Schulz berichtet, daß der nur auf salzhaltigem Boden vorkommende Meeresstrandwegerich, Plantago maritima, – häufig am Ostseestrand –, als besonders heilkräftig gilt bei Nierensteinleiden und «den diesen Zustand begleitenden Harnbeschwerden». –

Auch Kroeber führt die seit alten Zeiten bekannten Indikationen auf, für welche die moderne Medizin weder Ohr noch Verständnis hat. Er nennt die «blutreinigenden, blutstillenden, schleim- und krampflösenden, fieberstillenden, magenstärkenden und wundheilenden Eigenschaften» der Wegeriche, auf Grund derer diese Heilpflanzen noch heute im Volke angewendet zu «Frühjahrskuren, bei Blutspucken, Blutharnen, Hämorrhoidalblutungen, Nasenbluten, Erkrankung der Harnwege, Leberleiden, Gelbsucht, Fieber, Kopfweh, Asthma, Ruhr, Durchfall... usw.» Solche Aufzählungen geben natürlich keine Anhaltspunkte für das wirkliche Wirken einer Heilpflanze, weil ihnen das Verbindende zum Funktionellen des menschlichen Organismus mangelt. –

F. Müller wendet die Blätter der Breit-, Mittleren und Spitzwegeriche zum «Gerben» an mit dem Ziele, auf Schleimhäute in den Lungen, Urinwegen, Magen und Gedärmen einzuwirken. Er erzielte dadurch Erfolge bei «Lungenverschleimung, alten Katarrhen mit viel Auswurf, Magenverschleimung und davon herrührender Appetitlosigkeit», bei langwierigen, schleimigen Durchfällen, bei Blasenschwäche und Blasenhämorrhoiden. Seine Empfehlung lautet, den Saft aus dem Kraut zu pressen und davon 2–3 Löffel voll unter das Getränk, Milch oder Fleischbrühe, zu mischen und im Laufe des Tages davon zu trinken. – Alte, träge Wunden mit Eiterung heilen nach ihm in kurzer Zeit, «wenn man Verbandstoff mit dem Saft getränkt und beträufelt auflegt.»

Bekannt sind Spitzwegerichsaft und -bonbons als Hustenmittel der Kinder. Auch Engbrüstigkeit reagiert günstig auf Wegerichsaft.

In Verbindung mit anderen Heilkräutern werden die Wegericharten in der Literatur oft erwähnt. Auch die Kneippschen Anwendungen gehen auf die althergebrachten Empfehlungen der Vergangenheit zurück. Zu solchen Empfehlungen fügt Marzell in seinen historischen Betrachtungen oft den Begriff «Aberglauben», weil er sich die Wirkung nicht erklären kann. Dann wird er an anderer Stelle wiederum stutzig und schreibt z. B. folgende Sätze, die sich auf die behauptete Wirkung des Wegerichs gegen Skorpions- und Schlangenbisse beziehen:

> «Ist aber der Glaube an die Wirkung des Wegerichs bei Schlangenbissen wirklich nur «Aberglaube»? Wohl kaum! Zum mindesten ist es auffällig, wenn nordamerikanische Indianerstämme, die das Mittel ganz gewiß nicht aus dem alten Plinius kennen, den Breit-Wegerich gegen Schlangenbisse verwenden. Das tun z. B. die Odschibwä-Indianer, ein Stamm, der in Norddakota noch mehrere Reservationen hat. Die frischen zerhackten Blätter und Wurzeln werden auf die gebissene Stelle gelegt. Der amerikanische Ethnologe F. Densmore, der sich eingehend mit den Heil- und Nutzpflanzen des genannten Indianerstammes beschäftigte, erzählt einen Fall, wo ein Indianerweib beim Beerenpflücken von einer Giftschlange in den Arm gebissen wurde. Der Mann der Frau eilte herbei und umwickelte deren Arm fest oberhalb der Wunde, dann suchte er einen Breit-Wegerich. Bis er ihn gefunden hatte, war der Arm der Frau schon stark geschwollen. Dann machte er kleine Schnitte in den Arm, feuchtete die Wegerichwurzel an und legte sie auf die Wunde. Das Leben der Frau war gerettet. Vielfach tragen auch diese Indianer die Wegerichwurzel in der Tasche bei sich, um sich gleich bei Schlangenbissen helfen zu können.» –

Als Aberglauben bezeichnet Marzell auch die bekannte erfrischende Wirkung der Wegerichblätter auf Füße und Beine, wenn man die Blätter in den Schuh legt und damit den Tag über geht.

H. Bock spricht von den drei Wegerichen als von «des Wegerichs drey geschlecht». Über eine solche Bestimmung schreibt Marzell aus Frankreich, «daß der Spitz-Wegerich ein Heilmittel für Männer sei, der Breit-Wegerich ein solches für Frauen».

«Sehr auffällig muß es erscheinen, daß man in Bosnien genau das gleiche behauptet. Hier wird ein Absud der Blüten gebraucht, um Leibeswürmer damit zu vertreiben: Knaben erhalten den vom Spitz-Wegerich, Mädchen den vom Breit-Wegerich. Auf welche *gemeinsame* Quelle geht dieser Glaube zurück?» –

Hegi erwähnt noch die Anwendung zerquetschter Plantago-major-Blätter bei Verstauchungen.

In Rußland ist der Wegerich ein Volksmittel gegen den Biß toller Hunde (nach Hovorka). Man gibt dreimal täglich 10–15 g eines Pulvers der zerriebenen Wurzel innerlich und macht Breiumschläge aus dem Kraut auf die Wunde, bis Eiterung eintritt (Hundebißwunden eitern bekanntlich sehr schwer!). Dann wendet man Salbe aus der Wegerichwurzel an. –

Die *moderne* Einstellung zu diesen Heilpflanzen spiegelt vielleicht Geßner am besten wider, indem er diese Pflanzen unter den «Mucilaginosa» aufführt und darin ihre Hauptwirkung sieht. Vom Plantago lanceolata heißt es, daß er «in allen Organen Schleimstoffe» enthalte, «außerdem (im Samen 1%) Glykosid Aucubin-Rhinantin, aber entgegen früherer Angabe kein Saponin». «Auf zinkhaltigen Böden speichert die Pflanze Zink. Plantago lanceolata ist in 1. Linie Mucilaginosum.» «Die antidiarrhoische Wirkung der Pflanze wird auf die Schleimstoffe zurückgeführt. Das Kraut (10%iges Decoct) fördert (im Gegensatz zu älteren Angaben) in vitro und (5 ccm 10% i. v.) in vivo die Blutgerinnung.»

Soweit die Auszüge aus der Literatur. –

In den obigen geisteswissenschaftlich begründeten Charakterisierungen der Wegerichgewächse liegen die wesentlichen Hinweise auf die Wirkenszusammenhänge zwischen Heilpflanze und

Mensch, bzw. zwischen Entwicklungsstufen in der Wegerichpflanze und den dazu verwandten Seiten der Wesensglieder des Menschen. Durch Hinweis auf ein von Dr. Steiner inauguriertes Heilmittel kann an einem praktischen Beispiel erkannt werden, wie dort bewußt die typische Wesensseite des Plantago lanceolata eingespannt wurde in das «Myodoron» (Weleda), dessen Indikationen «Muskelschwächen aller Art, Muskelverfettung, Muskelschwund und schlechte Bluternährung des Muskels» sind. Wenn man sich die Vorgänge des Muskelwerdens an Hand von Ausführungen Dr. Steiners z. B. in der «Okkulten Physiologie» vergegenwärtigt, dann kann man an diesem Muskelmittel ermessen, welche Rolle Plantago lanceolata darin spielt. Sie greift da an, wo Muskel «wird» und weniger dort, wo Muskel «geworden ist», weil in solchen Krankheitsfällen «die ätherische Tätigkeit sich nicht recht entfalten kann». Die Wegeriche bereiten den Ätherleib vor, den Kräften des Astralleibes zugänglicher und empfänglicher zu werden. Sie führen wie in ihrer äußeren Erscheinung vermöge ihrer vermittelnden Mondenkräfte in günstiger Weise das Umkreiswirken an die Erdenstofflichkeit heran und fördern daher den Aufbau im Organismus. Ihrer ganzen Eigenart nach sind Wegerichgewächse daher den analytischen und industriellen pharmazeutisch-chemischen Manipulationen wenig zugänglich und daher in der offiziellen Medizin von geringem Interesse.

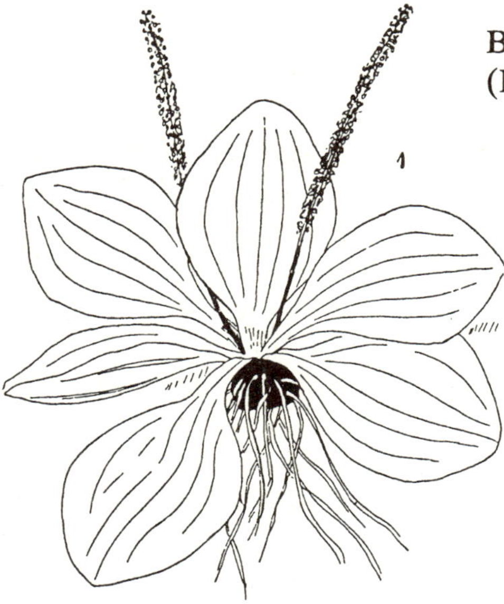

Breitwegerich
(Plantago major)

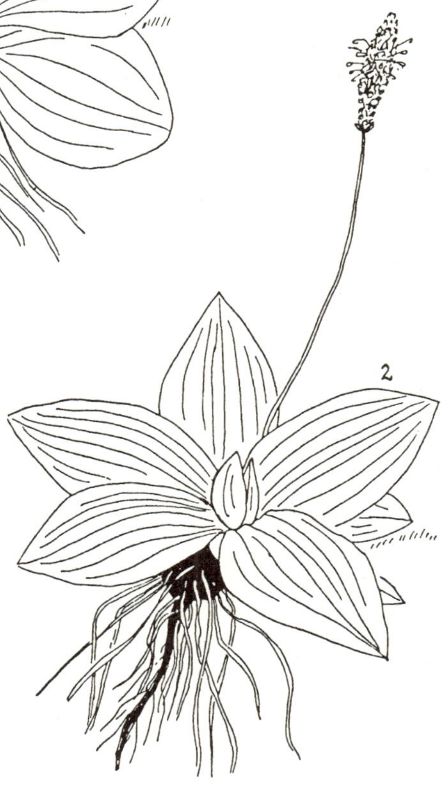

Mittlerer Wegerich
(Plantago media)

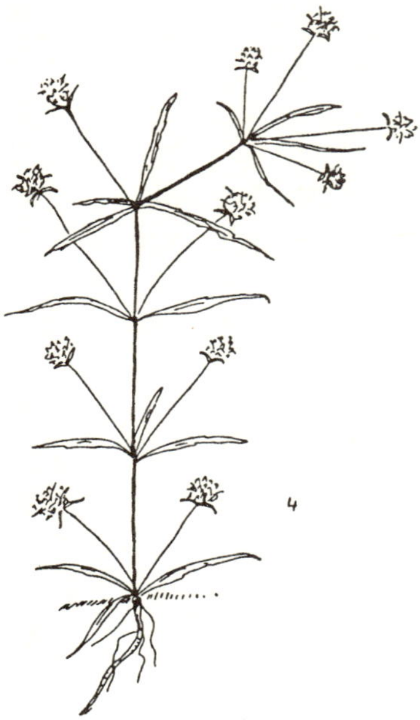

Flohsamen-Wegerich
(Plantago psyllium)

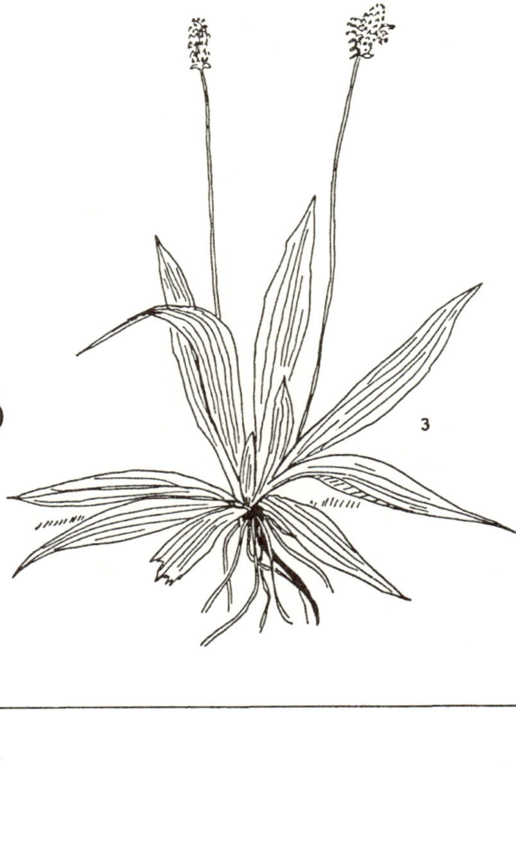

Spitzwegerich
(Plantago minor)

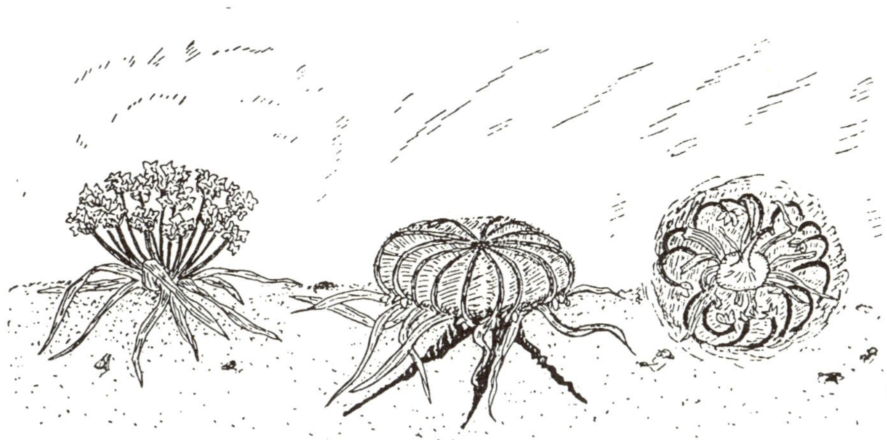

Kretischer Wegerich
(Plantago cretica)

Im Juni 1924, zu Beginn des Landwirtschaftlichen Kurses in Koberwitz – Schlesien – beobachtete eine teilnehmende Persönlichkeit, die Rudolf Steiner half, wie dieser sich in seinem dortigen Zimmer einrichtete, wie er in einem schweren Beutel etwas mit sich schleppte, das er dann unter seinem Bette verteilte. Erstaunt fragte der Helfer Steiner, was er denn da in dem Beutel mitbrächte. Rudolf Steiner – keineswegs betroffen von der Neugierde seines Helfers, sondern erfreut über die Frage – antwortete, das seien Zwiebeln, die einzigen pflanzlichen Produkte, die solche Stoffe enthielten, welche «Fremdwirkungen» von dem Schläfer fernhalten könnten.

W. Chr. Simonis

Gratiola officinalis
Das Gottesgnadenkraut

«Gottesgnadenkraut» nannte die fromme Dankbarkeit einst eine Heilpflanze, die heute fast vergessen ist und kaum noch angewandt wird. Im Mittelalter und zur Zeit der ersten Kräuterärzte und Arztbotaniker wie Bock, Matthiolus und Fuchs war diese Pflanze ein sehr geschätztes Heilkraut.

Aus einem ausdauernden, kriechenden, stark rhythmisch gegliederten, gelb- bis hellbraunen, schuppigen Wurzelstock, der weitreichende, unterirdische Ausläufer bildet, läßt Gratiola unregelmäßig rhythmisch gegliederte Stengel entsprießen. Die einzelnen Glieder des Wurzelstocks sind in rhythmisch gleichen Gliedern wie zylindrische Kegel ineinander geschachtelt. Der aufrecht aufsteigende Stengel, – ca. 15–40 cm hoch – schwankt kahl und hohl im Winde und ist zumeist unverzweigt. Nur ganz selten bildet sich einmal ein Seitenästchen. Überwiegend hellgrün zeigt der Stengel von unten aufwärts zuweilen auch feinste Braunfärbung mit Verholzungsneigung in geringem Ausmaße, die so stark zurückschlagen kann, daß selbst freigelegte Wurzeln und Rhizome noch wieder vergrünen können. Aus den Rhizomabschnitten bilden sich in genau den gleichen Abständen und Stellungen wie die Blätter am Stengel Sproßanlagen zu neuen Vegetationssprossen, d. h. kreuzweise gegenständig. Von den Schuppenblättchen des Rhizoms aufwärts zu den Stengelblättern, die gegenständig-paarweise wechselständig erscheinen, wandelt sich die Blattform vom Breitlanzettlichen zu ganz feiner spitzer Schmallanzettlichkeit, die aber doch immer nahe dem Stengel etwas bauchig erscheint und breit, den Stengel umfassend, aufsitzt. In den Spitzenpartien sind diese Blätter ganz fein gesägt. Sie sind kahl, von einem Hauptnerv und zwei Nebennerven parallel durchzogen. Der Hauptnerv ist an der Oberseite eingezogen und liegt unten kielförmig auf. Verzweigungen zwischen den Nerven bestehen nicht. Das Blattparenchym ist drüsig punktiert. Der Stengel ist beim Gnadenkraut das im Vordergrunde stehende Organ; von einer fast eleganten Sukkulenz durchzogen, erinnert er mit seiner abgesetzten Sproßgliedbildung stark an Gräser, an das Zuckerrohr oder ähnliche Pflanzenformen. Überall dort, wo ein Blütensproß aus der Blattachsel entsteht, zeigt der Stengel eine Längsfurche, und der entstehende bzw. entstandene, weit herausgestreckte Blütenstiel wirkt, als wäre er aus dem Material dieses Stengels im Bereiche dieser Furche geformt. So betont auch dieser Blütenstiel wieder stark seine sonnenhafte Achsenzugehörigkeit, die – wie angedeutet – in der schmalen Blattform und in der Parallelnervigkeit der Blätter ihr Signum überall aufdrückt. Aus den unteren Stockwerken des Stengels entsprießen zumeist aus jeder Blattachsel Blütensprosse, aus den oberen oft nur jeweilig aus einer und zwar derart, daß bei der Wechselständigkeit der Blattpaare auf der Spiralleiter immer die einander nächststehenden Blätter eine Achselblüte entfalten. Dadurch ergeben sich dann eigentlich 2 Spirallinien – eine blütentragende und eine nur blattragende Spirallinie – die sich, einander durchflechtend um den Stengel winden. Die Blütenstiele sind ebenfalls kahl, kürzer als ihr Tragblatt aber energisch in ihrer strahlenden Haltung, mit der sie die Blütenknospe bzw. die Blüte aus dem Blattgeschehen hinausstrecken. Eine sehr feine und zarte weiße Blüte (selten lichtviolett) – umgeben von 2 Hochblättern und 5 fein zugespitzten, sehr schmalen Kelchblättern – streckt ihre bis zu 10 mm lange weitröhrige, oben leicht trichterförmig wirkende, zweilippige Blumenkrone wie fortstrebend aus dem Sproßgeschehen schräg nach oben hinaus. Der Blütensaum ist fünfspaltig mit flachen Lappen. Das Blütenweiß wird aus der Richtung des Kelches ganz fein grünlich tingiert und im Laufe der Blütezeit noch von einem feinen Sienarot, das sich dann mit dem Grün mischt, nachgefärbt. Es entsteht eine Färbung, die oft die

Außenseite der Blüten der Königin der Nacht charakterisiert. Hegi spricht direkt von einer rötlichen Färbung, die wir nicht beobachten konnten. Staubblätter sind zwei vollkommen ausgebildete vorhanden; die drei anderen sind zu fadenförmigen Kronenanhängern verkümmert. Die eikugelige, zugespitzte Fruchtkapsel ist 4-klappig, fach- und wandspaltig, und von vielen Samen besetzt.

Diese fein astralisierte Blüte, die frei von jeglicher Schwere und Schwüle zu sein scheint, ist wiederum in ein rhythmisches Geschehen einbezogen. Gegen Abend legt sie die Blütenwandungen und die Blütenzipfel enger aneinander, um sie morgens wieder auseinanderzufalten. Im Verblühen zieht die feine Sienafärbung über die ganze Blüte hin, die dann oft ihre Blütenblätter zurückschlägt, als wollte sie die ganze Blütenröhre umstülpen.

Die Blütezeit reicht zumeist vom Juni bis zum August.

An Ufern und Gräben, an nassen Stellen, auf Sumpfwiesen kommt unsere Heilpflanze als echte Sumpf- und Grabenrandstaude ziemlich verbreitet aber nicht allzu häufig fast nur in der Ebene vor. In Deutschland ist sie ziemlich verbreitet, sagt Hegi, fehlt aber in Oberschlesien ganz. Im früheren Westpreußen kommt sie nur an der Weichsel, in Ostpreußen nur an der Memel vor. Die allgemeine Verbreitung erstreckt sich über Mittel- und Südeuropa, Nord- und West-Asien und Nordamerika.

Der Geschmack der Blätter dieser geruchlosen, giftigen Heilpflanze ist anfänglich stark stechend, unangenehm scharf und geht dann in eine widerliche Bitterkeit über.

Diesem botanischen Erscheinungsbilde steht ein entsprechendes Arzneiprüfungsbild zur Seite, wie es die Homöopathie herausgearbeitet hat, indem sie ihre Prüfungssubstanz aus dem frischen Kraute kurz vor der Blütezeit bereitete. Die Erlebnisse der Prüflinge auf ein in großen Zügen zusammenfassendes Erlebnis gebracht, förderte ein Wesensgeschehen dieser Heilpflanze zutage, das ungefähr folgendermaßen aussieht. Der Prüfling spürt im Laufe der Prüfzeit, daß er immer apathischer, erschöpfter und schläfriger wird. Oft muß er gähnen, bei Bewegungen werden die Arme und Beine unendlich schwer. Eine Schlaffheit fast wie Lähmigkeit befällt alle seine Glieder, und die körperliche Abspannung geht unmerklich in eine geistige über. Er wird so hinfällig, daß es ihn zuweilen wie Ohnmacht anwandelt. Zu anderen Zeiten verspürt er Konvulsionen auftreten; ein fast starrkrampfartiger Zustand bei klar bleibendem Bewußtsein nimmt ihn gefangen. Seine Stimmung wird allmählich immer gedrückter und mißmutiger. Er wird in sich gekehrt und melancholisch, mag nicht reden und nicht mehr seinen beruflichen Obliegenheiten nachgehen. Dann wieder wird er plötzlich aufgeregt, ärgerlich und reizbar. Der Kopf ist zumeist duselig eingenommen, gedankenlos-schwindelig und taumelig. Pressender Kopfschmerz und zeitweise auch Gesichtsschmerz plagen ihn. Auch die Augen tun anscheinend ihren Dienst nicht mehr recht: einmal in der Nähe nicht, das andere Mal beim Fernsehen nicht; die Gegenstände verschwimmen im Blickfelde und erscheinen alle in weißer Farbe. Dabei treten schmerzhafte Stiche im Bereiche der Zwischenrippennerven auf, und ein lastendes Klammergefühl im Nacken mit Ziehen zwischen den Schulterblättern und Schmerz der unteren Brustwirbel bis zu den Lenden hin stellt sich ein. Das Herz macht sich auch bemerkbar. Der Puls sinkt nach kurzen anfallsweisen Beschleunigungen stark ab und wird unregelmäßig, besonders dann, wenn das kurzdauernde Herzklopfen auftritt. Zuweilen jagen abwechselnd Frost- und Hitzeschauer durch den Körper. Mit kurzem, trockenem Husten muß er oft räuspern. Der Husten, der fast anfallsweise mit Brustbeklemmung auftritt, kommt besonders nachts. Der Appetit ist verschwunden, das Rauchen schmeckt nicht mehr. Ekelempfinden mit Übelkeit treten auf, die nur durch kühles Trinken gebessert werden können. Dabei ist die Zunge und der Gaumen wie schleimig belegt. Der Speichel scheint vermehrt zu fließen. Aufstoßen und Aufschwulken fader Flüssigkeit aus dem Magen vermehren das Ekelgefühl. Das wenige Essen, das eingenommen wird, ist stets von Schwindelgefühl gefolgt. Die Magengegend ist aufgetrieben; unter den

Rippen macht sich unangenehmes Stechen bemerkbar; rechts mehr als links Spannung und Auftreibung des Leibes. In den Därmen kollert und poltert es von Gasen, deren Abgang keinerlei Erleichterung bringt. Die Darmentleerungen werden dünnbreiig-gelb und gehen mit Leibschmerzen einher. Oft treten sie so plötzlich auf, daß es Mühe bereitet, den rettenden Ort rechtzeitig zu erreichen. Die Entleerung geht flüssig wie aus einem Hydranten vor sich. Nur der Schlaf gibt ein angenehmes Erleben. Er ist tief, ruhig und zumeist auch fest. Zuweilen ist das Einschlafen schwierig und spät; doch geht es überwiegend rasch und leicht vor sich. Lebhafte Träume bei leisem Nachtschlaf mit frühem Erwachen sind jedoch auch nicht ganz selten.

Ein seltsames Hin- und Herschwanken zwischen Wach- und Schlafneigung, ein fast rhythmisches Erleben von Auf- und Abbauvorgängen, von einem Herausgehobensein aus dem Organismus und einem zu tiefen Herabsinken in Schwere-belastete Funktionen, das ist das Gesamterlebnis einer solchen Gratiolasubstanzprüfung am gesunden Menschen, ein Erlebnis, wie es die kleine, fast zierliche oder doch gestraffte Pflanze draußen am Bachrande dem aufmerksamen Beobachter auch vermittelt.

Der amerikanische Homöopath *Nash* hebt aus dem Bilde der Gratiola officinalis besonders den *Schwindel* während und nach dem Essen hervor, sowie die gelbwäßrigen Stühle. Er empfiehlt die Pflanze daher als manchmal dienlich bei Sommerbeschwerden der Kinder, besonders wenn sie zuviel Wasser getrunken haben. Er weist auf eine gewisse Ähnlichkeit mit Aloe hin. Stiegele spricht vom «Gärungsstuhl der Gratiola».

Die Inhaltsstoffanalyse hat nach *Wehmer* ergeben: Glykoside: Gratiolin und Gratiosolin. Das einmal angegebene «Gratiolacrin», das ein Gemenge war, existiert nicht als Glykosid, sondern zerfällt nach späteren Untersuchungen in das kristalline Diglykosid Gratiolin (0,5%) $C_{42}H_{68}O_{14}$ und terpenartiges Gratiolon $C_{30}H_{48}O_3$ Gratiolin lieferte gespalten neben Glucose Gratioligenin, das wieder in Glucose und Gratiogenin zerfällt. Nach anderen neben Gratiolin noch amorphes, bitteres Gratiolinin $C_{23}H_{40}O_5$; fettes Öl (Gratiolafett), Gerbsäure, Apfelsäure als Ca- und K-Salz, Harz, «Gratiolinsäure», flüchtige «Antirhinsäure» nach alten Angaben. Die Frucht enthält kein Saponin.

Bei *Kroeber* finden sich die Angaben über die gefundenen Zerfallsprodukte wie folgt. Gratiolin ($C_{43}H_{70}O_5$) = Diglykosid in Form feiner weißer Nadeln wird durch Hydrolyse zerlegt in Glucose und Gratioligenin ($C_{30}H_{60}O_{10}$), das sich weiter zerlegen läßt in Glucose und Gratiogenin ($C_{31}H_{50}O_5$). Gratiolon ($O_{30}H_{48}O_3$) = farblose in Wasser unlösliche Nadeln gehört der Terpenreihe an. Von Gratiolinin, Gratiolininsäure und Gratiolacrin (Bitterstoff) gibt er an, daß sie umstrittener Natur seien. Bezüglich der Herzwirksamkeit erwähnt Kroeber die Untersuchungen von R. Jaretzky, der von dem in der Droge enthaltenen Glykosid, Gratiolin, das angeblich eine starke Digitaliswirkung ausüben soll, behauptet, daß weder Gratiolin, noch Gratiolacrin eine Herzwirksamkeit habe, dagegen wohl das von ihm isolierte Glykosid: Gratiotoxin, das sich vor der Digitaliswirkung auszeichnet, durch das Fehlen jeglicher kumulativen Wirkung. Die herzwirksamen Inhaltsstoffe werden besonders durch alkoholische Extraktionsmittel aufgenommen.

Das ausgesprochene Vergiftungsbild kennzeichnet *Lewin* nach den Tierversuchen von Orfilas und aus den Sektionsergebnissen beim Menschen, die infolge falscher Gratiolaanwendung zugrunde gingen, dahin, daß die Blätter in Pulverform oder als Aufguß und das alkoholisch-wäßrige Extrakt der Gratiola, gleichgültig ob sie in den Magen, den Mastdarm oder das Unterhautzellgewebe gebracht wurden, derart wirkten, daß sie auf Schleimhäuten und Wundflächen intensive Entzündungen hervorriefen. Die umgekommenen Tiere zeigten ausgesprochene Symptome von Gastroenteritis. Bei Menschen trat danach Speichelfluß, Ekel, Erbrechen, Brennen in den Harnwegen, Appetitverlust und bei manchen Frauen ausgesprochene Nymphomanie auf. Die Milch nährender Frauen erhält dadurch abführende Wirkung. Bei Kaninchen werden durch 0,12 g Gratiosolin Herz- und Atemstörungen hervorgerufen, bei 0,3 Durchfälle, Aborte, Zuckungen mit nachfolgendem Tod. *Kroeber* erwähnt über diese Erscheinungen hinausgehende Symptome nach Geßner aus Hager: Koliken, heftige blutige Darmentleerungen, bei Graviden Abort, während der Periode Verlängerung derselben, Nierenreizung und -entzündung, durch Krämpfe Störungen der Herztätigkeit und Atmung, Kollaps und Tod, wahrscheinlich durch Atemlähmung. Bei vorliegender Vergiftung ist Entleerung des Magendarmkanals erforderlich ohne stark wirkende Abführmittel, ferner Tierkohle, Uzara und Belebungsmittel.

Das Gottesgnadenkraut oder Purgier- und Gichtkraut oder Erdgalle, wie es auch früher genannt wurde, ist aus der Zeit des späten Mittelalters her ein hochgeschätztes Heilkraut, das erst später an Ansehen verlor.

P. A. Matthiolus (1563) schreibt: «Gratiola hat auch ein art zu purgiren / treibt den Schleim vnd die gallen durch stulgänge. Die bletter grün zerknitscht vnd auffgelegt / oder dürr gepuluert / vnd eingestrewet / heylen die wunden. Der safft auß den blettern benimpt die masen vnd flecken / machte eine glatte haut. Die brüe von dem gesottenen kraut in einem clystir in leib gelassen / dienet wider das hufftwee vnd bauchgrimmen / tödtet auch die würme.»

H. Schulz erwähnt seine frühere Wertschätzung gegen hartnäckige, chronische sogar luische Hautkrankheiten sowie seine Wirksamkeit gegen die Wirkungen längeren Jodgebrauches. Angeblich bewirkt es sexuelle Erregungen und Aborte. Nach Bohn (zitiert nach Kroeber) fördert Gratiola die Ausscheidung der Drüsen und des gesamten Lymphsystems durch Entgiftung des Organismus bei allen Krankheiten, die durch «Überschuß der so rätselhaften Lymphkörperchen bedingt sind». Chronische Hautausschläge, die als Folge von Stauungen im Pfortaderkreislauf und in den Hämorrhoiden entstehen und «lymphatisch-kachektische Blutentmischung» sind nach ihm ausgesprochene Anwendungsbereiche für das Gottesgnadenkraut: «Sein Heilgebiet ist der venöse Abschnitt des Unterleibskreislaufes.» Nach Inverni wirkt die Wurzel wassertreibend ohne unerwünschte Begleiterscheinungen.

Die Homöopathie hat in ihrem Arzneibild der Gratiola auch Hauterscheinungen besonderer Art. So schreibt Heinigke: «brennendes Jucken besonders auf dem behaarten Kopf, im Gesicht, an Hand und Fingern mit kleinen Bläschen, schmerzlose Pusteln an Stirn und Brust, abschilfernde Flechten an den Armen und Kopfschuppen. Im Gebiet der Harn- und Geschlechtsorgane zeigen sich nach ihm schmerzhafte Empfindungen in der Nierengegend, geringere Urinabsonderung mit Brenngefühl in der Harnröhre, schmerzhaftes Ziehen vom Samenstrang zum Unterleib und in die Eichel, bei Frauen heftiges Jucken in den Schamteilen, zu früher Eintritt und längere Dauer der Menstruation.»

Als Gegenmittel gegen Gratiola-Wirkungen empfiehlt die Homöopathie Euphorbia, Belladonna und Nux vomica. Gratiola selbst ist Gegenmittel gegen Jod.

F. Müller gibt die Indikation an gegen Übel, die durch Untätigkeit der Verdauungsorgane hervorgerufen wird, z. B. Trübsinn, Niedergeschlagenheit, Geistesverwirrung. Starke Verschleimung, bei langdauernden Magen- und Unterleibserkrankungen, besonders wenn von Anschoppung und Verschleimung herrührend oder bei krankhafter Nervenverstimmung, schmerzhafter Stuhlverstopfung, ferner gegen Wassersucht, besonders Bauchwassersucht, Wechselfieber, Fußgeschwüre und Wehadern, Geistesstörungen, Epilepsie und Schlagfluß.

Ripperger referiert über eine große Anzahl zum Teil oben schon erwähnter Quellen, nach denen Gratiola gegen Gicht (sie hieß früher auch «Gichtkraut»), gegen Milz- und Leberleiden angewandt wurde; auch spielte sie als drastisches Abführmittel und als Wassersuchtsmittel eine Rolle. Während die Digitalis ihre vorwiegend diuretische Wirkung bei Ascites, Anasarka und Hydrops ausübte, und man erst später dann zur Erkenntnis ihrer angeblichen Herzwirksamkeit kam, ordnete man die Gratiola auf Grund ihrer drastisch laxierenden Wirksamkeit als «Drasticum» ein. Daß das Gottesgnadenkraut auf diesem besonderen Wege der Darmwirkung ebenso auf den rhythmischen und Wasser-Organismus wirkt wie die andere Verwandte, dämmerte erst auf, als man auch hier wieder auf Grund der Glykosidfunde von einer Herzwirksamkeit zu sprechen begann.

Ripperger berichtet, wie Cazin bei einem Tuberkulösen, der seinen Ascites gegen jede Behandlung bewahrte, Gratiolafluidextract anwandte. Es wurde «alle drei Tage in steigenden Dosen von 20–100 Tropfen gegeben, und der Patient genas. Von der zweiten Behandlungswoche ab, nahm der auf 12 Liter geschätzte Erguß ab und verschwand ebenso wie das Ödem der unteren Gliedmaßen, nach 40 Tagen völlig». Leclerc erscheint der überlegte Gebrauch der Gratiola bei Zirrhosen, chronischer Bauchfelltuberkulose und kardiorenalem Ascites gerechtfertigt.

Wie erwähnt hat die systematische Untersuchung der Gratiola bei den Bemühungen Jaretzkys als Glykosid das «Gratiotoxin» zutage gefördert. Es wurde an Fröschen ausprobiert. Man stellte fest, daß es im Gegensatz zu Digitalis keine kumulative Wirkung erzeugt. Im Gegensatz zur Digitalis ergab sich aber auch, daß «bei Gratiola die herzwirksamen Inhalte vor allem in alkoholische Extraktionsmittel übergehen», so daß «vom Infus im Gegensatz zur Digitalis geringe Wirkung zu erwarten sein dürfte». Am herzwirksamsten haben sich wie bei Digitalis die Blätter erwiesen. Es scheint nach den Angaben aber durchaus möglich, daß die Extrakte der Wurzel und der Blätter von Gratiola officinalis wirkensmäßig verschiedene Richtungen verfolgen.

H. Schulz hat die Gratiolatinktur eingehend in ihrer Wirkung geprüft und herausgefunden, «daß schon nach dem Einnehmen von 10 Tropfen Gratiolatinktur eine ganz erhebliche Grünblindheit auftritt, und zwar in verhältnismäßig kurzer Zeit» «... nach Aufnahme von nur 1/2 Tropfen derselben Tinktur wurde die Empfindlichkeit für Grün wesentlich gesteigert, während eine Dosis von 10 Tropfen zu ebenso deutlicher Grünblindheit führte». Er erwähnt auch, daß Gratiola früher ein Gegenmittel «gegen die durch längeren Jodgebrauch hervorgerufenen üblen Zustände» war.

Zieht man das Résumé der beobachtbaren Erscheinungen an unserer Heilpflanze, so drängt sich einem als typischer Wesenszug dieser Scrofulariacee auf, daß sie in all ihren Äußerungen wie zwischen zwei Welten steht, zwischen denen sie hin- und herpendelt, ohne sich je einer ganz zu verschreiben. Sie wächst immer in feuchter Kühle, wo die Erde stark wasserdurchtränkt ist und bewahrt dabei ihre lichthaften Formen. Sie bleibt in all ihren Gestaltungen ein ausgesprochenes Sonnenkind bis in die weiße Blütenfarbe hinein. Sie bleibt auch trotz der starken Astralisierung, die sich in der Giftigkeit, in der Hohlstengelbildung und dem Herabdrängen der Blüten in die Blattachseln äußert, ihrem Sonnenwesen treu. Nicht nur daß sie im Wurzelstock und unteren Stengelbereich rhythmische Bildungen zeigt, die an den Schachtelhalm erinnern; sie vermag im Rhizombereich, der oft Verholzungsneigung zeigt, diese Verfestigungen zurückzunehmen und in genau der gleichen Region wieder vollkommen zu vergrünen. Selbst im Blütenbereich bemüht sie sich das Gleichtgewicht zwischen Astralisierung und Ätherisierung zu wahren. Strahlig streckt sie die Blüte weit hinaus aus der Blattachsel, und im Verblühen zeigt sie eine auffällige Tendenz, das formale Wirken der Astralkräfte, das zu einer relativ starken Hohlformbildung, zur Röhrenformbildung der Blüte führt, rückgängig zu machen, indem sie sie fast umkrempelt, das Innere nach außen kehrt. Gratiola wehrt sich einerseits gegen die Astralisierung und andererseits gegen die Mineralisierung. Beides gelingt ihr nur zum Teil, doch wird sie dabei zu einem ausgesprochenen Bild dieses Bemühens, ein Bild des Strebens nach Gleichgewichten zwischen diesen Tendenzen, formal und wahrscheinlich auch substanziell ausgelebt im Bereich des chemischen und des Lichtäthers, der die Blattformen eindeutig signiert.

Dieses Streben nach Gleichgewichten, das schon das äußere Pflanzenbild zeigt, kehrt im Organ- und Körpergeschehen immer wieder und kennzeichnet innerhalb dieser Pflanzenfamilie Gratiola besonders. Während Digitalis einseitigen Schweretendenzen folgt und nicht wie ein Zünglein an der Waage wirkt, ist das Wesentliche der Gratiola gerade diese Feinwaagestellung, und von diesem Gesichtspunkte aus, wo im Hin und Her des Gleichgewichtes die Ich-Organisation einmal anpackt, das andere Mal versagt, ist das Wirkfeld des Gottesgnadenkrautes zu suchen und zu finden. Sie bewirkt Verstärkung der Ich-Organisation in ihren drastischen Wirkungen, indem sie den oberen Kräften eine stärkere Einwirkungsmöglichkeit auf den Wasserorganismus vermittelt, ihn stärker konzentriert. In diesem Sinne dürfte eine Krankengeschichte zu werten sein, die in der Degenaarschen Sammlung zu finden ist.

> Eine Patientin «klagt über regelmäßig wiederkehrende Hemmungen und leichte Depressionen während der Menses. Dr. Steiner fragte, ob nicht Schmerzen in der Milzgegend vorhanden sind, was die Patientin bejahte.
>
> Dr. Steiner empfiehlt Calcium D5, 3 mal täglich, ferner Gratiola-Blüten und -Blätter so stark, daß es geschmeckt wird und etwas Durchfall eintritt.»

Weiter wurde eine auf die Ich-Organisation wirkende Übung gegeben.

Schenk, Nürnberg, gibt Gratiola e herba D6 bei Kreislaufinsuffizienz und Gratiola e rad. D30 bei Gleichgewichtsstörungen mit daraus resultierender Kurz- und Weitsichtigkeit.

Gratiola officinalis greift nicht am Herzen an, wenn auch die Froschherzen von seiner Wirkung Zeugnis ablegen mögen. Gratiola stärkt die Ich-Organisation und hilft mit stannumähnlichen Kräften sich im rhythmischen Organismus und im Wasserorganismus Geltung zu verschaffen. Diese Regulationen machen sich dann sekundär auch am Herzen bemerkbar. Die Blättermetamorphose vom Schuppenblatt, das noch dem chemischen Äther im Feuchtkühlen unterliegt, geht bis in das Lichtwärmehafte und spiegelt auch so ihren Bezug zu dem geschilderten Körpergeschehen.

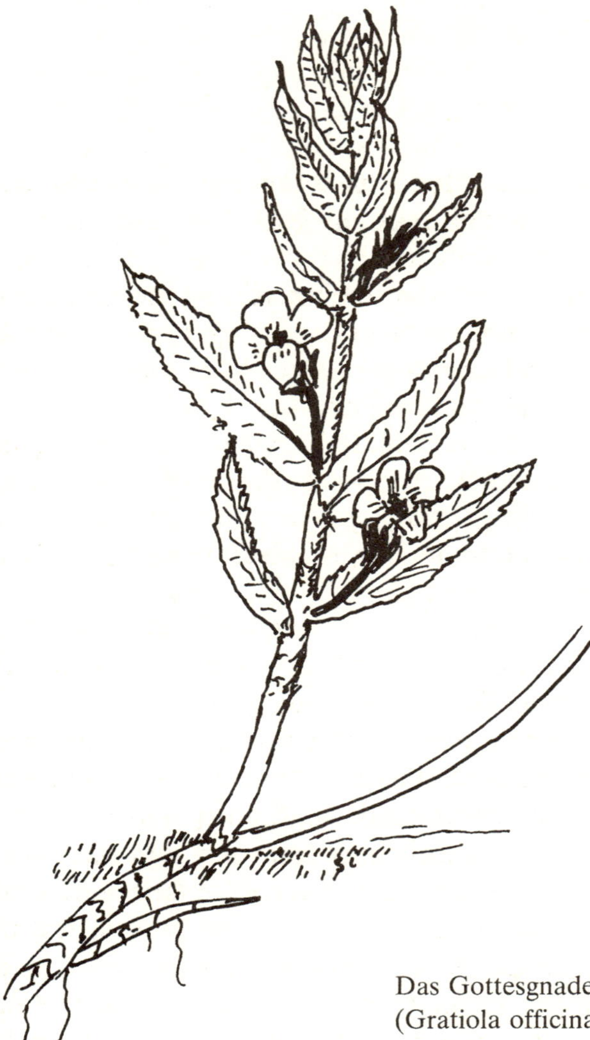

Das Gottesgnadenkraut
(Gratiola officinalis)

Euphrasia officinalis
Augentrost

(Euphrasia Rostkoviana = E. pratensis)

Auf den waldlosen, kahlen Höhen, auf Hochwiesen und an Wegrändern wie Feldrainen des Schwarzwaldes trifft man vom Juni bis Oktober das zierliche Pflänzchen Augentrost in großer Menge. Die kleinen Blüten, die im einzelnen wie Erdmännlein oder wie Nonnen im Grase stehen, leuchten zuweilen von ferne, als wäre ein Regen feinster Papierschnitzel über die Gegend niedergegangen. Diese schöne und zierliche Heilpflanze, die ihre Gestalt sehr stark zu verändern vermag, ist einjährig und wird etwa 5 bis 30 (selten 50) cm hoch. Zumeist erhebt sich aus der sehr feinen, drahtigen, etwas geschwundenen, senkrechten, mit wenigen Faserwurzeln besetzten Hauptwurzel der leicht brechende Stengel vertikal aufrecht, zuweilen liegt er erst horizontal und steigt dann auf. Er kann einfach sein oder Seitenäste tragen und ist mit feinen, krausen und rückwärts gerichteten Härchen besetzt, die an den Knoten zu Drüsenhaaren werden.

Die Gestalt der Stengel-Blätter wandelt sich von unten nach oben aus einer mehr keilig-stumpfen Form mit wenigen Zähnchen in eine spitze Eiform, die beidseitig 3 bis 6 spitze, nackte Zähne aufweist. Tragblätter sind breiter und kürzer und mit weniger Zähnchen versehen als die Stengelblätter. Alle sind sie auf der Unterseite behaart und im oberen Sproßbereich drüsenhaarig besetzt. Auch der Kelch trägt Drüsenhaare. – Die Blumenkrone, eine schöne Variante aus der interessanten Metamorphosenreihe der Rachenblüten überhaupt, ist ca. 8–12 mm lang und erreicht gegen Abschluß der Blütezeit infolge Verlängerung der Kronenröhre eine Länge von ca. 14 mm. Die Grundfarbe der Blüten ist weiß (selten blaßlila); dabei wird die Oberlippe zumeist violett tingiert bzw. ausgesprochen violett, während die dreilappige Unterlippe weiß bleibt und mit gelbem Schlundfleck sowie dunkellila Längsstreifung ausgezeichnet ist. Formal stellt die Oberlippe eine Art von Helm mit zurückgeschlagenem Saum dar, während die Unterlippe ihre drei zusammengewachsenen Lappen, von denen jeder einmal gekerbt ist, flach herunterhängen läßt. Die Blütenkrone umhüllt 4 Staubblätter und einen fadenförmigen Griffel mit kopfiger Narbe. Die Kapsel ist ungefähr so lang wie der Kelch, elliptisch, ausgerandet und am Rande mit Borsten versehen. Samen sind sehr zahlreich vorhanden; sie sind der Länge nach gefurcht. –

Die Blütezeit reicht vom Juni bis in den Oktober hinein.

Hegi führt als Vorkommensgebiete der Euphrasia officinalis an: nasse und trockene Wiesen, Moore, Heiden, lichte Wälder, zwischen Geröll und zwar von der Ebene bis in die Alpenregion. Diese Euphrasia ist in ganz Deutschland die häufigste Erscheinungsform und nur im Nordwesten seltener. Häufig ist sie in Österreich und in der Schweiz. Sie steigt in Tirol bis 2100 m, in Bayern sogar bis 2950 m und in der Schweiz bis 2800 m hinauf. Die allgemeine Verbreitung erstreckt sich über das südliche Skandinavien, ganz Mitteleuropa von Frankreich bis Rußland, England, nördliches Italien und nördliche Balkanhalbinsel. –

Über die vielen Arten (90) orientiere man sich in den fachbotanischen Werken.

Die Euphrasia verdankt ihren Namen «Augentrost» der Wirkung auf bestimmte Krankheitsvorgänge am Auge. Aus der Beschreibung läßt sich nicht ohne weiteres die Wirkung ableiten, und auch Resultate der Stoffanalysen bringen kaum Licht in diese Zusammenhänge. Diese Heilpflanze wird erst verständlicher, wenn man die ganze Familie einer genaueren Würdigung unterzieht, wenn man weiß, daß sie verwandt ist mit merkwürdigen Schmarotzergattungen, deren Familienzüge hier ihr Signum hinterlassen haben.

Francé schreibt: «Die... Rachenblütler... nehmen, wenn

man an ihre Blüte denkt, ungefähr eine Mittelstellung zwischen Nachtschattengewächsen und Lippenblütlern ein.» In der wissenschaftlichen Systematik findet sich also die Familie der Scrophulariaceen im Bereich der Tubifloren etwa so mit ihren Gattungen verteilt, wie es Hegi in seinem Werke bringt:

Verbascum, Antirrhinum, Linaria, Kichxia, Chaenorrhinum, Anarrhinum, Scrophularia, Mimulus, Gratiola, Limosella, Veronica, Wulfenia, Digitalis, Erinus, Tozzia, Melampyrum, Bartschia, Euphrasia, Odontites, Alectorolophus, Pedicularis, Lathraea, und als nächste Familie folgt die Familie der Sommerwurzgewächse, der Orobanchaceae, Die Gesichtspunkte, welche die offizielle Systematik zur Einhaltung dieser Ordnung, die anscheinend höher entwickelte Pflanzen an den Anfang und niedere erst später in die Entwicklungsreihe setzen, mögen in den Fachbüchern nachgelesen werden. Der Botaniker W. Schnepf hat mit sicherem Blick für die Höherentwicklung und die damit verbundenen Metamorphosenvorgänge innerhalb desselben Rahmens, d. h. der Tubifloren bzw. der Scrophulariaceen, eine andere Ordnung vorgenommen, die das Wesen der Metamorphosen wirklich zur Geltung bringt.

Die Blumenkrone dieser Familie ist noch ganz der Tiergestalt bzw. den tiergestaltenden Kräften verfallen, die auch die Lippenblütler offenbaren. Wie bei den Lippenblütlern zeigt sich hier eine Sonderung in eine zweizipfelige Oberlippe und eine dreispaltige Unterlippe. Außerdem geht in der Erde etwas innerhalb dieser Familie vor sich, das wahrscheinlich in einer gewissen Abhängigkeit dazu steht. Das wird deutlich, wenn man die Ordnung, die Schnepf vornimmt, auf diesen Aspekt hin untersucht. Er ordnet die Gattungen etwa wie folgt:

Lathraea (Schuppenwurz), Tozzia, Pedicularis (Läusekräuter), Melampyrum (Wachtelweizen), Alectorolophus (Klappertopf), Bartschia (Alpenhelm), Odontites (Zahntrost), Euphrasia (Augentrost), Gratiola (Gottesgnadenkraut), Scrophularia (Braunwurz), Calceolaria, Antirrhinum (Löwenmaul), Linaria (Leinkraut), Veronica, Verbascum (Wollkraut). Aus dieser Reihenfolge sind manche fortgeslassen, wie überhaupt in den hier beabsichtigten Zusammenhängen nur auf die ganz großen Züge hingewiesen werden kann. Die angedeutete Ordnung ist nun nicht nur ausgerichtet auf die «Wandlung der Blütenform vom Rachen bis zur Trichterglocke», wie Schnepf schreibt, sondern auch (um mit Koelsch zu reden), auf die Wandlung vom «Würger», über den «Erpresser» und «Mundräuber» zur normal sich ernährenden Pflanze. Wir haben also im Anfang dieser Familie Gattungen, die ihr vegetatives Leben weitgehend unter der Erde, oft pilzhaft abmachen und dann wie die Pilze in mehr oder weniger langen Zeiträumen ihren Blüten-Fruchtstand über die Erde erheben, um damit endlich aus ihrem weiten Absinken in die Dunkelheit endlich an das Sonnenlicht zu gelangen. In der Erdendunkelheit und -feuchte vermögen sie nur schmarotzend an anderen Pflanzen ihr Leben zu fristen. Die Schuppenwurze mit ihrem reptilien-ähnlichen Leib und ihrem wurmartigen Leben tragen aus weiten Vergangenheiten zwei Belastungen an sich: das Verfallen an die lichtlose Schwere und die unpflanzliche Tierhaftigkeit. Sie haben keinerlei Assimilationsvorgänge, sie leben von ihrem würgenden, erpressenden und später «mundraubenden» Verhalten, d. h. innerhalb der Familie schreiten die Gattungen vor vom Voll- zum Halb-, bzw. Teilschmarotzer. In der gleichen Familie gibt es dann schon Gattungen, die diesen Sturz der Pflanzenheit überwunden haben und sich selbständig wie eine anständige Pflanze ernähren, die dann etwa noch die Rachenblüte zur Schau tragen, bis schließlich in Veronica oder Verbascum die Zygomorphie fast überwunden ist und die Aktinomorphie, die dem Wesen der Pflanzenheit gemäß ist, erreicht ist. Wir haben in dieser Familie also ein auffallendes Metamorphosengeschehen an beiden Polen der Pflanzen, im Wurzel- wie im Blütenbereich. Das Verdienst Schnepfs ist es, hier den Anfang und das Ende richtig gesehen zu haben; er setzt nicht den Mundräuber an den Anfang, läßt den Erpresser folgen und endet mit dem Würger, wie es Koelsch und eigentlich die ganze Botanik macht, wie es den heutigen moralischen Absturzweg des Menschen oft so tragisch charakterisiert, sondern für ihn ist es klar, daß der Absturz in der Vergangenheit liegt und die einzelnen Gattungen dieser Familie sich allmählich aus dieser Tiefe herausarbeiten, bis dann etwa in den Glockenblumen überhaupt die höchste Blütenform erreicht wird. –

Nur von dem angedeuteten Gesichtspunkt aus, daß die Pflanzenwelt einen Sturz mit dem Menschen mitgemacht hat, daß die Pflanzenwelt sowohl dem Physischen wie auch dem Tierischen (z. B. Zygomorphie) zu stark verfallen kann und sich daraus wieder frei machen muß im Laufe der Entwicklung, gewinnt man unabhängig von den Inhaltsstoffen einen Zugang zu den Heilkräften der Arzneipflanzen aus der Familie der Scrophulariaceen, insbesondere zu denen der Euphrasia, Digitalis, Veronica, Verbascum und anderen.

Die Evolutions- und Metamorphosenvorgänge, die sich in der ganzen Pflanzenwelt sowohl formal wie stofflich zur Erscheinung bringen, sind in der Familie der Rachenblütler auf einer bestimmten Stufe einer durchaus nicht geraden Stufenleiter der Entwicklung. Diese Stufe ist nicht nur ein Schnittpunkt, der in die Vergangenheit zurückweist, sondern er hat auch seine Bezüge zur Gegenwart und weist in den Anklängen zu folgenden Familien auf seine eigene Zukunft hin, wobei die Gegenwartsbezüge noch keineswegs *die* Entwicklungsstufe ist, die der Gegenwartsstufe der gesamten Erde entspricht. Dr. Steiner weist mehrfach auf bestimmte Pflanzen hin, die auf dem alten Monde nicht ihre Tierpflanzenstufe beendet haben und auf der Erde jetzt nicht in der Lage sind, im Mineralischen der Erde zu wurzeln. Als typisches Beispiel bringt er die Mistel, die auf anderen Pflanzen leben muß, weil sie ihren tierhaft-pflanzlichen Charakter noch an sich trägt, weil sie ihren Wirten lebendiges Wasser mit den aufgelösten Mineralien entziehen muß. Die erforderlichen Assimilationsprodukte schafft sich die Mistel bekanntlich selber, d. h. ihre Beziehung zur Sonne hat sie schon gewonnen. Es gibt noch viele ähnlichartige Pflanzen in allen Varianten der zurückgebliebenen Entwicklung im Sinne der alten Mondenpflanzen. Gerade in der

Familie der Rachenblütler sind sie sehr stark vertreten, vom ausgesprochenen Finsterling über den Zwielichtskümmerling zum lichttrunkenen Vertreter, vom Vollschmarotzer über den Halb- und Teilschmarotzer bis zur sich frei machenden, selbständigen, aktinomorphe Blüten tragenden Pflanze. In dieser Familie wie in verwandten Familien finden sich alle Zwischenstufen alter Monden-Tierpflanzennachkömmlinge. Nochmals sei auf Sommerwurz, auf Schuppenwurz und ähnliche hingewiesen, die alle im Erdbereich eine gewisse Reptilähnlichkeit haben; weil die Familie eben zur Entstehungszeit dieser Tierwelt den entsprechenden Astraleinfluß mit aufgenommen hat, dem sie sich dann erst allmählich wieder entziehen kann.

Koelsch schreibt:

> «Das Geschlecht der Augentroste ist sehr viel älter als das Menschengeschlecht. Denn das Erscheinen dieser Gattung reicht mindestens zurück bis ins mittlere Tertiär. Ihr Ursprungsherd liegt nach dem Dafürhalten R. v. Wettsteins, des Wiener Augentrostspezialisten, im südöstlichen Asien. Von hier schickte sie einen Strahl nach Südamerika, zu Zeiten als dieser Erdteil noch auf dem Landwege von Asien aus erreicht werden konnte. Beweis dafür sind die 14 Arten, womit die Gattung heute noch in Südamerika ansässig ist.»

Das sagt in anderen Worten, daß Euphrasia bereits vor dem Mondenaustritt, vor dem Untergang Lemuriens seinen Urstand gehabt haben muß. Auf diese Zusammenhänge mit jenen Entwicklungszeiten, die sich der Lemuris entziehen, weisen viele der Scrophulariaceen hin. Auf alle Zusammenhänge, die hier nur eine wesentliche Rolle für Mensch, Tier und Pflanze sowie für das Mineral gespielt haben, kann in einer medizinisch-botanischen Arbeit nicht eingegangen werden. Das Studium der «Geheimwissenschaft im Umriß», der «Akashachronik» und anderer schriftlicher und mündlicher Äußerungen Dr. Steiners sei empfohlen. –

Diese Fülle der geisteswissenschaftlich geklärten Zusammenhänge muß hier berücksichtigt werden, wenn man einige Einzelheiten bei unserer Heilpflanze, Augentrost, verstehen will. Schaut man z. B. auf das, was von der Botanik als «Saftmale» bezeichnet wird, so hat man in diesen auffällig gezeichneten und gefärbten Unterlippen der Euphrasia und anderer Rachenblütler als Farbgebung den Niederschlag ganz bestimmten astralischen Wirkens vor sich, das sich in den lebenden Naturreichen hie und da zur Erscheinung bringt. Im griechischen Mythos wird das astrale Einwirken auf die Pflanzenwelt z. B. so dargestellt, daß der «Geifer des Cerberus, des Höllenhundes», als das Gift jener Pflanzen weiterbesteht, auf die der Geifer getropft ist, als Herkules den Cerberus überwand. Mit gutem Recht kann man von den Tigerungsvorgängen bei Pflanzen sagen, daß hier das astrale Wesen zwar nicht gerade hereingetropft, sondern hereingehaucht sei. Man wird allgemein finden, daß die also gezeichneten, getigerten Geschöpfe eine ganz bestimmte Beziehung zu dem sie «anhauchenden» oder tingierenden astralen Wesen derart offenbaren, daß sie alle das Wesen des Nervösen, des Nervösunruhig-Erregbaren zur Schau tragen. In der Tierwelt kann man unter vielen vergleichen etwa den Tintenfisch, die Wespe und Verwandte, sowie den Tiger mit seinen ähnlich gezeichneten Verwandten. Es gibt noch viele derartig gezeichnete Tiere. In der Pflanzenwelt finden sich Anklänge an diese Zeichnung in den Blüten vieler Pflanzen, sogar in der Blattwelt, z. B. bei Arum maculatum und anderen.

So ist es erforderlich, bei unserer Heilpflanze manche Umwege zu gehen, um zu einem annähernden Verständnis ihrer Wesensart und -zusammenhänge zu gelangen. Bekanntlich entnimmt der Augentrost vor allem den Gräsern die gelösten Mineralstoffe und mag infolgedessen den Graswuchs auch hemmen. Der Bauer und die Hirten belegen ihn daher mit einigen passenden Namen (wie Weiddieb, Heuschelm [St. Gallen], Wiesenwolf [Kärnten], Milchdieb, Gebinix [Wallis] usw.) und glauben sich berechtigt, ihm Schuld an einem Mindurertrag an Gras geben zu können. Immerhin richten sie sich auch wieder nach ihm mit der Saat. Erscheinen nämlich die ersten Blüten des «Milchschelms» an den

Spitzen der Sprossen, so gibt es nach alter Erfahrung einen frühen Winter und man richtet sich mit den Saaten danach.

Für uns bleibt aber die ausgesprochene Wirkung der Euphrasia auf das Lichtsinnesorgan, auf das Auge auffällig; denn wenn auch Pharmakologie und Medizin mit dieser Erfahrungswirkung wenig beginnen können und darum nichtachtend darüber hinweggehen, so hat sich diese Erfahrungstatsache weder in der Volksheilkunde noch in den biologisch lebendigeren Richtungen der Heilkunde je verdrängen lassen.

Die Pflanze blüht hauptsächlich zu einer Zeit, wenn die überschießenden Sommerkräfte beginnen abzuebben, wenn die Meteoreiseneinwirkungen der Sternschnuppenzeit es dem Menschen wieder ermöglichen, in Wahrnehmung und Begriffsbildung stärker zu sich selber zu gelangen, d. h. das durch Wärme und sommerliche Stoffwechselvorgänge leicht unzuverlässiger werdende Auge wird allmählich wieder stärker «Auge»!

Wenn wir auch nicht der Meinung sind, daß vergangene Einsichtige die Signatur des Augentrostes für das Auge an der Zeichnung der Unterlippe abgelesen hätten, so mag etwas anderes einer echten Signatur näherkommen, ohne daß dadurch die volle Signatur bereits erfaßt sei. Wie alle unsere Sinnesorgane am sonnenhaften Ätherleibe «schmarotzen» (vgl. auch bei Schwäche des Ätherleibes das Nachlassen der Sinnesorgane, besonders des Auges), so geschieht das gerade durch das Auge am ausgeprägtesten. Es unterliegt am leichtesten dem Einfluß der Schwankungen des Ätherleibes. Ganz ähnlich ist die Euphrasia abhängig von einer Welt von Sonnenpflanzen, die es ihr ermöglichen sich mit der Erde zu verbinden. Sie ist weitgehend abhängig von den sonnenhaften Gräsern, wenn sie auch zuweilen andere Pflanzen angeht. Entwicklungsgeschichtlich im geisteswissenschaftlichen Sinne ergeben sich da wieder Parallelen zwischen Heilpflanze und Auge. Wie die Heilpflanze zu jenen Mondenpflanzen gehört, die ihre Mondhaftigkeit nicht ganz überwunden haben und daher «schmarotzen» müssen an Pflanzen, die wirklich in rechter Weise ihre Beziehung zur Erde aufzunehmen vermögen, so urständet auch das Auge in einer Entwicklungsepoche, in welcher die Mondenkräfte an der Veranlagung der Sinnesorgane mit tätig waren und den einwirkenden Sonnenkräften das zu formende «Material» boten. Wenn in früheren Zeiten und heute noch der Volksgebrauch das blühende Kraut abkocht, so handelt er unbewußt und ganz folgerichtig. Das durch seine Blüte (stoffwechselhaft) und sein Blattwesen (rhythmushaft) charakterisierte Heilmittel wendet sich zumeist an solche Krankheitsvorgänge des Auges, wo rhythmusnahe Stoffwechselstörungen des Auges vorliegen und von der Heilpflanze ausgeglichen werden.

Außer durch die dargestellten entwicklungsgeschichtlichen Zusammenhänge des Augentrostes einerseits und seine jahreszeitlich-geographischen Ätherbeziehungen zur Umwelt andererseits, finden seine *eigenen* Ätherkräfte, die nicht sonderlich kräftig zu sein scheinen, ihre besondere Beleuchtung durch sein Umgehen mit dem Element des Flüssigen, mit dem Wasser! An den Überfluß des Wassers ist die Existenz seines Ätherleibes gebunden. Und wie geht dieser mit seinem Lebenssubstrat um?

Es ist sehr aufklärend für die Eigenart des Augentrostes, *wie* er mit dem Flüssigen umgeht. Koelsch erwähnt Verdunstungsversuche, die R. Seeger 1910 gemacht hat.
Es heißt dort:

«Er hat kräftige Frühlingszahntroste (Odontites verna), Bergaugentrost (Euphrasia rostkoviana) u. a. dem Boden entnommen und im Schatten bei etwa 30° Wärme und Wind an die Luft gelegt. Die Blätter waren unter diesen Umständen (je nach Art) nach 40 bis 50 Minuten bereits brüchig verdorrt...»

In anders gearteten Versuchen konnte er dann die Mengen feststellen, die verschiedene Pflanzen in einer Zeiteinheit abgeben. Koelsch erwähnt aus einer aufgeführten Tabelle von Seeger, daß z. B.:

«... die Alpenrose mit 5 Quadratzentimetern Blattfläche in 10 Minuten nur

0,48 Milligramm Wasser verbraucht, daß die weiße Taubnessel 3, die Seerose 4 und der den Augentrosten nah verwandte Gamanderehrenpreis 6 Milligramm Wasser innert 10 Minuten verlieren. Die Zahntroste und Augentroste hingegen lassen innerhalb dieser Zeit *18* und *19* Milligramm von einer gleich großen Blattfläche abströmen. Ihr Wasserstoffwechsel ist also 3-, 4-, 5- und 40fach größer als der anderer grüner Pflanzen mit selbständiger Ernährungstätigkeit.»

Für dieses Durchströmenlassen von Wasser, das fast anmutet wie das Durchströmenlassen der Kiemen bei den Fischen, stehen dem Augentrost folgende Möglichkeiten zur Verfügung. Auf einem Quadratmillimeter Blattfläche verfügt er oberseits über etwa 100 und unterseits über etwa 130 Spaltöffnungen. Außerdem ist die Blattunterseite dicht besetzt mit wasserausscheidenden Drüsenhaaren, die besonders in Tätigkeit treten, wenn zur Nachtzeit die Spaltöffnungen sich schließen.

Da der Augentrost die Wassermengen nur aus den Wirtspflanzen entnehmen kann, denn seine eigenen Wurzelhaare sind für die direkte Wasserentnahme aus der Erde ungeeignet, lebt er ständig in dem lebendigen Strömen, das ihm andere Lebewesen vermitteln. Zumeist sind es echte Gräser und Riedgräser, an denen er schmarotzt; doch geht er an alle Pflanzen heran. Nur vernichten andere Pflanzen die Euphrasien dadurch, daß sie ihnen durch die eigene Entfaltung und den Hochwuchs sehr bald das Licht wegnehmen. Dann beginnt Euphrasia zu kümmern und zu verschwinden. Zwei Faktoren sind also bedeutende Wesenszüge des Augentrostes: ungeheurer Lichthunger und gewaltiger Durst nach strömendem Lebenssaft, der den Wurzeln der Wirtspflanzen entnommen wird, wobei zu beachten ist, daß der Augentrost den entnommenen mineralsalz-beladenen Wasserstrom selber weiter verarbeitet und auch selber assimiliert: Ein Bild, wie ein Pflanzenwesen in weiten Vergangenheiten urständet und sich doch zu großer Erdvollkommenheit durchringt – – – immer gehemmt durch die Fesseln, die ihm die Vergangenheit auferlegt.

Der von Mineralkräften und -stoffen durchzogene lebendige Pflanzenwurzelsaft, das Lebenselement der Augentrostätherkräfte, macht eine andere Arzneiwirkung auf das Auge wiederum verständlich: die Kräftigung des Auges und seiner Funktionen (abseits vom Entzündlichen, s. oben!) in jenen Fällen, wo eine Schwäche oder ein Schwachwerden des Ätherauges zugrunde liegt.

Die in der Literatur beschriebene Wirkung auf die Leber liegt bei interner Applikation ganz nahe diesen Vorgängen.

Betrachtet man auf dem Hintergrunde der Pflanzenheit die familiären Vorgänge innerhalb der Scrophulariaceen, die im Wurzelbereich übermäßig verhärtenden und hemmenden Erdkräften noch verfallen sind und sich diesen allmählich entziehen sollen, und die in der Blütensphäre noch weitgehend an die organbildenden Tierbildekräfte gebunden sind, die sie aber wieder in reine sternspiegelnde Kräfte umwandeln müssen, dann erkennen wir im Augentrost, wie weit dieser Gattung die Sublimation der Kräfte geglückt ist. Sie ist schon weit entfernt vom «schuppenrasselnden» Rhizom der Schuppenwurze und schon sehr nahe der fast aktinomorphen, d. h. sternblütigen Blüte der Veronica officinalis.

Euphrasia officinalis erreicht es, daß ihre Ätherkräfte durch ständigen Umgang mit den durchströmenden Mineralkräften und -stoffen die Astralkräfte nur so weit noch einwirken lassen, daß die astralbedingten Sinnesorgane durch sie eine Förderung erfahren.

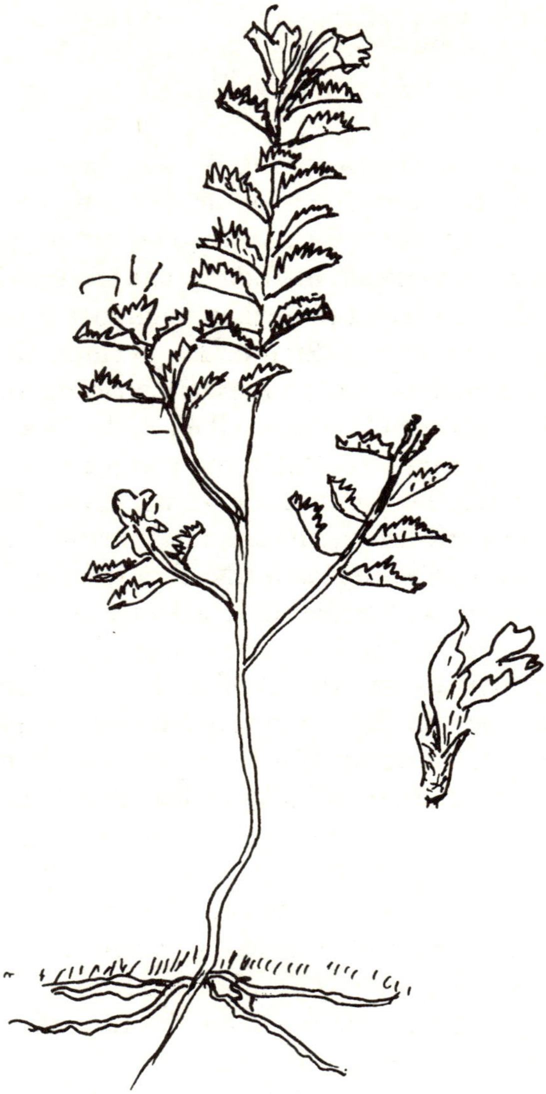

Augentrost
(Euphrasia officinalis)

Valeriana officinalis
Gemeiner Baldrian

Mitten im Walde an lichten Stellen, am Waldrande oder in feuchten Schluchten, in die die Sonne zeitweise hineinscheint, ragen neben Farnen, Holunderbüschen und anderen kleineren Pflanzen auffällige Erscheinungen aus diesen Pflanzengemeinschaften hervor, die sich in ihrer Haltung von der Umgebung stark abheben. Gradlinig streben ihre blütenstandtragenden Stengel nach oben, als wären sie die direkte Verbindung zwischen Erde und Sonne, als kümmerte sie nicht das vielgestaltige, andersartige stengelgetragene Lichtstreben der Nachbarpflanzen. Stolz und unbeirrbar und dabei doch mit edler Würde strebt so der Baldrianstengel in die Höhe. Aus seiner am Erdboden haftenden langstieligen Blattrosette hebt er die Blütenstände weit vom Erdboden fort nach oben. Schön grün leuchtende Stengelabschnitte nehmen dabei von Knoten zu Knoten die Blattbildetendenz wieder in sich zurück. Immer kleiner werden nach oben hin die gegenständigen Blätter. Ihre Stiele werden kürzer, bis sie nur noch aufsitzend sind, um schließlich als feine spitze Tragblätter die Achsen der trugdoldigen Blütenstände aus ihrer Achsel zu entlassen. Öffnen sich dann die kleinen Knospen zu weiß-rosa Blüten, dann durchdringt den Wald ein sonderbarer feinwürziger, markanter Duft. Es ist der bekannte Baldrianduft, dem jede Apotheke ihren typischen Duft verdankt.

Der Baldrian kommt auch auf feuchten Wiesen, an Ufergebüschen und an Gräben vor. Ferner trifft man ihn an sonnigen, felsigen Berghängen. Vielleicht wird er dort nicht ganz so hoch, aber sein Duft wird noch edler und würziger.

Das Sproßgeschehen der ausdauernden Valeriana officinalis

verläuft derart, daß bereits im Herbste aus dem braunen, kurzen, walzenförmigen, knotig gegliederten Wurzelstock, der kurze unterirdische Ausläufer und Nebenwurzeln bildet, sich die Knospen herausgestalten, die im Frühling zur schön geformten lockeren Blattrosette auswachsen. In sattem Dunkelgrün heben sich die unpaarig gefiederten, lang gestielten unteren Blätter von dem hellgrünen Stengelgeschehen ab. Die einzelnen Fieder (11–23) sind spitz lanzettlich, zuweilen bis lineal. Die Spitze des Blattes schließt ein spitzes Endblättchen ab. Die Blättchenränder sind grob gezähnt oder auch ganzrandig. Die unteren Laubblätter sind fein behaart und gestielt, dabei stengelumfassend, die mittleren und oberen kahl, werden kurzstieliger bis aufsitzend und auch in der Tönung heller.

Der gemeine Baldrian bildet einen vielfach gefurchten Hohlstengel, der um Johanni seine größte Länge von etwa 1 bis 1,5 m erreicht.

Betrachtet man die relativ wenigen abgehenden, gegenständigen Blätter, so zeigt sich an ihnen, besonders an den erdnahen unteren Blättern, daß die Blattstiele, die die Hauptachse mit einem verbreiteten Ansatzteil etwas umfassen, eine tiefe Rinne bilden. Diese Rinne stellt ungefähr $^3/_4$ einer Hohlröhre dar. Pflückt man ein solches Blatt, so beginnt es nach kurzer Zeit zu welken. Aber wie welkt es? Die vorher flächenhaft ausgebreiteten Fiederblättchen vollführen jetzt im Welken eine leichte Beugung zur Blattachse, nehmen dabei stärkere Richtung zur Blattspitze ein, als wollten sie ihrerseits jetzt eine «Blattröhre» bilden. Im ganzen macht das Blatt dann den Eindruck eines Fischgerippes. Schon die einzelnen Fiederblätter rufen den Vergleich mit der Fischform hervor, wenn man feststellt, wie die Zähnelung den Fischflossen ähnelt. Die Oberfläche der Fiederblättchen zeigt oben stark eingezogene, schlingenartige Blattnerven, die unten ebenso stark oder gar stärker aufliegen.

Die Krönung des kerzengeraden Blütenschaftes ist ein gedrungener bis kegelig-kugeliger Blütenstand, der wie sein entströmender Duft im Aufblühen in die Peripherie strebt und flach gewölbte, schirmförmige Trugdolden bildet. Die Trugdolden sind aus gekreuzt-gegenständigen Ästen zusammengesetzt, die in Wickel übergehen. Diese Äste sind noch von gefiederten, die Blüten dann von einfachen Blättern gestützt. Die ganze Pflanze macht in ihrem Sproß- und Blühgeschehen den Eindruck, als möchte sie sich zu einer einzigen Blüte bilden. Dabei wird das wirkliche Blütengebilde zu einer Unzahl von ganz unscheinbaren weißen bis hell-rotlila gefärbten Blüten, die dem Ganzen einen feinen Schimmer geben, der eben an die Hauttönung eines Kleinkindes erinnert. Die Blumenkrone wird nur 4–5 mm lang. Die 5 ungleichen Blütenblätter, deren unterstes kelchwärts eine grüngefärbte, behaarte Aussackung mit Honig trägt, bilden einen offenen Trichter, aus dem 3 Staubblätter, die der Blütenkrone aufsitzen, hervorstreben. Wenn diese Staubgefäße entleert sind, streckt sich erst der Griffel mit seinen 3 Narben hervor und wartet nun auf die Bestäubung durch Bienen, Fliegen, Hautflügler und Käfer. Zur Blütezeit ist der Kelch noch eingerollt. Seine Blätter sind vermehrt. In der Reifung wachsen sie aus zu fedrig behaarten Strahlen, die als Schopf der Frucht aufsitzen und dann dem Pappus der Compositen ähneln. In dem einfächerigen, unterständigen Fruchtknoten hängt eine einzige Samenanlage. Die einsamige Frucht ist flach und gerippt, ca. 3 mm lang. Der Same enthält kein Nährgewebe und führt einen – der allgemeinen Haltung der Pflanze entsprechend – ganz geraden Keim, der mit 2 plankonvexen, länglich-ovalen Samenlappen und nach oben gerichteten Würzelchen, gewissermaßen kopfüber erdwärts gerichtet ist.

Die Blütezeit des Baldrians reicht vom Mai bis zum September. Dann beginnt der Baldrian zu welken, einzuziehen, die Blätter hängen vergilbt am Stengel, die kleinen und kleinsten Blütenstielchen sind dürr geworden und brüchig und fallen ab. Es ist die Zeit, wo wie ein Aschenregen die Reste allen Blühgeschehens mit den Samen zur Erde fallen. Zur gleichen Zeit regt sich im Boden, im Wurzelstock schon wieder das neue Leben. Unterirdische Knospen und Ausläufer werden in großer Zahl gebildet, und auch das Wurzelwerk vermehrt sich in der Fläche beträchtlich. Die Winterfröste lassen dann die letzten Zeugen des oberirdischen sommerlichen Geschehens vergehen.

Über das Vorkommen der Valeriana officinalis gibt Hegi an, daß sie von der Ebene bis in die Voralpen, vereinzelt sogar in den Alpen (Bernina bis 2400 m hoch) gedeiht. Ihre allgemeine Verbreitung erstreckt sich über ganz Europa mit Ausnahme des äußersten Nordens und Südens, Kaukasien, Sibirien, West- und Zentralasien, Mandschurei und Japan. Bekannt sind 170 Arten mit vielen Variationen.

Die chemisch-analysierende Untersuchung der Baldrianpflanze hat bisher ungenügend einleuchtende, für das Wesen der Pflanze charakteristische Ergebnisse gezeitigt. Es bestehen noch viele Unklarheiten. Insbesondere hat man sich anscheinend nicht sehr um die mineralischen Bestandteile bemüht, wenn auch die ätherischen Öle und die Säuren am aufdringlichsten waren. *Wehmer* schreibt darüber in seinem Werke die «Pflanzenstoffe»:

«*Wurzelstock* (einschl. Wurzel): Valeriansäure (Baldriansäure = Isopropylessigsäure) 0,25–1,4%, frei und als Salz, zwei Kaffeegerbsäure-ähnliche Baldriangerbsäuren (= «Grünige Säure» Runges), 0,01% nicht näher bekannte amorphe Alkaloide, vorwiegend «Chatinin» und «Valerin»; harziges «Valerianin» (Formeln existieren für diese verschiedenen älteren ätherischen Bestandteile nicht), Glykosid «Valerid» unbekannter Zusammensetzung; Essig- und Ameisensäure (Ca-Salze) sowie freie Apfelsäure (?); Mg-, Ca- und K-Malat neben K-Valerianat; der reduz. Zucker ist Dextrose, etwas Saccharose (0,3–1,42%), Gummi, Harz, Stärke; Lipase und Oxydase, äther. Öl (Baldrianöl).

Baldrianöl (Ol. Valerianae), 0,5–1% der Trockensubstanz von deutsch. und holländ. Wurzeln; 2,12 frisch bzw. 2,43% auf Trokkensubstanz (Frühjahr), 1,73 bzw. 2% (Herbst) in schwedischer Wurzel; russische Wurzel (Kaukasus) 0,36%, Thüringer Wurzel trocken 0,49%. – Bestandteile des Öles: l-Champhen, l-Pinen, l-Limonen, l-Borneol, als Ester der Isovaleriansäure (vorwiegend, 9,5%), Butter-, Essig-, Ameisensäure (je 1% dieser Ester) Terpineol (noch unsicher), Sesquiterpen $C_{15}H_{24}$, Sesquiterpenhydrat, Alkohol $C_{15}H_{26}O$, kristallis. Alkohol $C_{10}H_{20}O_2$, Blaues Öl (Azulen), etwas «Citren», zweifelhaft ist Borneoläther; (im Destillationswasser frischer Wurzeln: freie Ameisen-, Essig-, Butter- und Valeriansäure. – Nach älteren Angaben sollte Öl aus «Valerol», Valeriansäure u. e. Camphen bestehen, Valerol war aber Gemenge von Baldriancampher, Harz und Wasser, neben diesen sollte noch «Valeren» vorhanden sein; erst später wurden Borneol, Terpen $C_{10}H_{16}$ sowie die Ester desselben gefunden.

Kraut: Valeriansäure u. äther. Öle in geringer Menge.»

Unter Valeriana officinalis L. var. angustifolia – Japan, bringt Wehmer bezüglich dieser Wurzel:

«*Wurzel* (als Japanische Baldrianwurzel, Kessowurzel) mit 5–8% äther. Öl, Kessoöl (stammt nicht, wie früher angenommen von Patrinia scabiosaefolia, Geruch und Geschmack wie gewöhnl. Baldrianöl) mit l-a-Pinen, l-Camphen, Sesquiterpen, Dipenten (ob primär vorhanden?), Isovaleriansäure und Essigsäure des l-Borneol (Bornylformiat fehlt!), Terpineol, «Blaues Öl», Essigester des Kessylalkohol (fehlt im gewöhnlichen Baldrianöl!)...» In dem Ergänzungsband zu seinem obigen Werke führt Wehmer unter Valeriana officinalis an:

«*Rhizom* mit Wurzeln enthielt im Frühjahr 0,83% äther. Öl, am 9. Mai (Ernte) das Maximum von 1,71%, später fallend auf 1,06% (Juli); außerdem eine flüchtige Base als farbloses Öl; aus 2 kg trockenen Wurzeln 0,22 bis 0,26 g Pikrat.»

Kroeber schreibt in seinem Buche: «Hinsichtlich des wirksamen Prinzips des Baldrians besteht noch keine volle Klarheit.» Er führt eine ganze Anzahl von neueren Versuchen an, die sich darum bemühten, hinter das Geheimnis und bestimmte Synthesemöglichkeiten zu gelangen. Es wird empfohlen, die Einzelheiten dort nachzulesen.

Die phytochemischen Untersuchungen konzentrierten sich längere Zeit auf das ätherische Baldrianöl. In der nicht wasserdampfflüchtigen Phase fand man jedoch Stoffe, die nicht nur

spasmolytisch, sondern auch anxiolytisch (im Sinne eines Tranquilizer-Effektes) wirken. Diese Stoffe sind *Val*eriana-*epo*xy-*tri*ester, kurz Valepotriate genannt.
Der Toxikologe *Lewin* erwähnt die Valeriana officinalis wie folgt:

> «Der Baldrian enthält Baldrianöl (Pinen, Kamphen, Borneol, Bornylformiat usw.) Baldriansäure $C_5H_{10}O_2$, in frischem Zustande auch ein Alkaloid und ein Glykosid, die beide unbeständig sind und beim Trocknen oder bei der Darstellung der galenischen Präparate zum Teil verschwinden. Das Alkaloid wirkt auf die Medulla oblongata. Es wird Depression und Paralyse hervorgerufen. Außerdem besitzt die Baldrianwurzel noch ein Harz. Der beruhigenden, die Reflexerregbarkeit stark herabsetzenden Wirkung des frischen Saftes, die meiner Überzeugung nach nur dem ätherischen Öl zukommt, geht eine leichte Erregung voraus. Die Säure tötet Kaninchen zu 6–8 g durch Magen- und Darmentzündung. Große Dosen der Pflanze als Tinktur oder im Aufguß erzeugen bei *Menschen* Kolikschmerzen, Übelkeit, gelegentlich einmal Erbrechen, Aufstoßen, Kollern im Leibe, Diarrhöe, Kopfschmerzen, auch wohl Schwindel, Halluzinationen, Pupillenerweiterung. Nach Einnehmen von 8 g des Extrakts stellten sich bei einem nervösen Manne Delirien, Tobsucht, Taumeln, Störungen des Sehvermögens mit weiten Pupillen und ein kleiner, sehr frequenter und unregelmäßiger Puls ein. Außerdem bestand Drang zum Urinieren.»

Mit den toxikologischen Ausführungen Lewins über Valeriana officinalis sind wir mitten in das Wirkenswesen des Baldrians im Menschen hineingeraten. Da ist es nun historisch interessant, daß diese Heilpflanze schon lange vor Beginn unserer Zeitrechnung eine Rolle gespielt hat. Im 5. und 4. Jahrhundert vor Christi Geburt wurde der Baldrian in der Behandlung der Frauenleiden angewandt. Allerdings wird man berücksichtigen müssen, daß die Beschwerden und Leiden anderer Art waren als die heutigen, da bekanntlich gerade die weibliche Organisation in steter absteigender Metamorphose begriffen war und ist (vgl. die später beschriebene andersartige Anwendung des Baldrians in der Neuzeit). Dioskorides, Plinius, die Hl. Hildegard, die Arztbotaniker des 16. Jahrhunderts führen und wenden ihn ständig an. Sie kennen auch die anderen, noch heute im botanischen System ihnen verwandtschaftlich zugeordneten Arten, die hie und da gefunden werden, aber nicht so häufig wie der gemeine, offizinelle. H. Bock schreibt von ihm:

«Die bletter aber seind schwartz grüner / zerspalten wie der Grensing. Die wurtzel aber ist kleiner vñ abgebissen / zasecht / wendt sich alle jar vmb / vnnd stoßt newe kleine weiße wurtzeln beseits wie die graßquecken / danon wachsen junge Baldrian stöcklin. Gleich wie das Erdbeerkraut außerhalb auff der erde kreücht vnd sich erjüngt / also thüt dise wurtzel in der erden. Wachßt an feüchten Awen / Wisen vnd Gräben / vñ das ist das gemein Phu.»

Phu war der Name des Baldrians bei Dioskorides und in den Zeiten vor ihm. Weiter schreibt Bock:

«Alle wurtzel der Baldrian kreütter / haben die art das sie erwörmen vñ auffthun / die gröst fürtrefflich /darnach die kleyn auff den Bergen / zum dritten die gemein auff den wasser gestaden vnd feüchten wisen / seind Innerlich vnd Eüsserlich gut zubrauchen in der artznei.»

«Das puluer von Baldrian wurtzel mit Wein getruncken / treibet den harn. Also thut sie auch wann sie mit wein gesotten würt / stillet den schmertzen an den seiten / vnd rucken / lockt herfür die blumen der frawen.

Ist nutz der zeit der Pestilentz getruncken / vnnd daran gerochen / für die böse lüfft. Soll den kalten seych / in gemelter maß genützt / wehren vnnd vertreiben.

Etliche sieden Baldrian mit Fenchel / änis / vnd süßholtz für den husten vnd schweren athem.»

Für den äußeren Geruch gibt Bock an:

«Das kraut vnnd wurtzel mit einander grün zerstossen vnd

auffgelegt / stillet das hauptweh / legt die schüß / vnd vertreibt das rot lauffen.

Wein von Baldrian blumen oder wurtzel gesotten / macht klare helle augen darein gedropfft / heilet andere wunden / vñ schäden als Feigwartzen etc. In summa Baldrian / ist ein edel augen wurtzel / gantz nützlich zum blöden gesicht / das mag man bey den katzen warnemen / wie dann etliche sondere erfarnuß damit haben.»

So bietet die Arznei- und Menschenerkenntnis der früheren Jahrhunderte, die andersartige Bewußtseinszuständen ihre Grundlagen verdankt, den Heilenden folgende Heilanzeigen für den Baldrian; er wird angewandt gegen Seitenstechen, gegen Gicht, Gift und «pestilenz», gegen innerliche Geschwulst und Würmer der Kinder. Er erwärmt die «kalten adern und glyderen» (O. Brunfels), heilt allerlei Wunden, macht schwitzen. Marzell führt einen Vers über die Heilkraft des Baldrians von Becher an aus dem 17. Jahrhundert:

«Der Baldrian erwärmt / eröffnet und macht dünn /
Treibt Gifft / Schweiß / Harn/ und dienet den Augen mit Gewinn/ Seitenstechen / Pest / in engem Athem auch /
Zur Geelsucht / Brüchen / Miltz / hat er offt sein gebrauch /
Er treibt der Weiber Zeit / Kopfweh und Augenflecken /
Wie auch die scharpffe Flüß / man darff nicht viel erschrecken /
Wann man getroffen ist / die Kugel stecken bleibt /
Der Baldrian ziehts rauß / ja wie man von ihm schreibt /
Den alten Wunden er macht ein gewünschtes End /
Die Beylen in der Pest vertreibet er behend /
Ein Wasser und extract man auß ihm machen thut /
Die zwey seynd wie gemelt zu vielen Sachen gut.»

Bevor nun auf den Volksgebrauch dieser Heilpflanze eingegangen werden soll, mögen die Heilanzeigen dargelegt werden, nach denen die moderne und heutige Medizin die Valeriana officinalis verwendet. Schon Hufeland hat mit dem Baldrian «langwierige Nervenschwäche, Hysterie von Krämpfen aller Art verschwinden sehen.» Im allgemeinen gilt und galt Valeriana officinalis in der Form des Tees oder der Tinktur als Nervenmittel im beruhigenden und schlaffördernden Sinne, aber auch als Belebungsmittel und Arznei gegen Blähungen. H. Schulz betont die Bedeutung dieses Arzneimittels, das eigentlich sein Ansehen verloren hat, weil es in einer vereinseitigten Therapie einzelner therapeutischer Gleichmacher unter dem Signum des Mittels gegen «Hysterie» rangierte. Schulz weist darauf hin, daß es

> «keinem Zweifel unterliegt, daß bei richtig gestellter Indikation sowohl der aus der Wurzel bereitete Tee wie auch die offizinelle Baldriantunktur (Tinctura valerianae) bei gewissen nervösen Erregungszuständen beruhigend wirke, besonders in solchen Fällen, wo die Beschwerden durch vorhergegangene Anstrengungen und Erschöpfung hervorgerufen oder verschlimmert wurden. Die alte wahllose Anwendung des Baldrians gegen allerlei sogenannte hysterische Beschwerden mußte selbstverständlich zu schwankenden Ergebnissen führen und damit die Wirkung des Mittels in ihrem Ansehen beeinträchtigen. Es gibt Fälle von Hemikranie und Spasmus glottidis, die auf Baldrian reagieren; selbst bei Epilepsie und Chorea hat man gute Erfolge mit der Baldrianbehandlung erlebt.»

Er bemerkt unter anderem noch, daß bei Versuchen mit Baldrianinfus die Herztätigkeit zwar kaum verändert war, sich aber in einzelnen Fällen das «Gefühl allgemein gesteigerter Hautwärme» einstellte. –

H. Seel empfiehlt Valeriana officinalis bei nervös bedingter Schlaflosigkeit (auch bei Kindern). Nach ihm könne regelmäßige Einnahme von Baldriantee vorher geübten Schlafmittelmißbrauch beseitigen. Bei ungenügender Absonderung der Verdauungssäfte im Magen und Darm hilft Baldrian gut. Er wirkt «magenstärkend» besonders bei chronischen Verdauungsstörungen. Ebenso beeinflußt er günstig krampf- und kolikartige Zustände mit Übelkeit, «nervöses» Erbrechen sowie die durch kolikartige Gasstauungen bedingten Formen von Kopfschmerzen, Migräne und Schwindelgefühl, nervöse Herzleiden, Erregungszustände der Perioden-, Schwangerschafts- und Wechseljahrszeiten.

Ripperger weist darauf hin, daß Valeriana-Drogen, denen man das ätherische Öl entzogen hatte, einen «gleichen Effekt erzielten wie vor der Extraktion». Er meint, daß Baldrian «die Erregbarkeit der Hirnrinde und der Reflexzentren» dämpfe. Wichtig scheint ihm neben der üblichen Anwendung des Tees oder der Tinktur aus getrockneten Wurzeln jene aus frischer Wurzel, wie sie in der Schweiz geübt wird. Bei Diabetes wurde durch Baldrian die Polyurie, Polydipsie und Azoturie vermindert. Äußerlich bewährte sich die Wurzelabkochung als Wundheilmittel wie Arnica.

Fr. Müller führt in seinem großen Kräuterbuch über Valeriana officinalis aus, daß sie gegen Krämpfe, Nervenschwäche, Epilepsie, Faulfieber, Lähmungen, Augenkrankheiten und Würmer wirke, alles Indikationen, die bereits bei den Arztbotanikern auftreten. Zum Heilen entzündeter, schmerzhafter Augen empfiehlt er ebenfalls täglich frische Baldrianwurzeln zu nehmen und sie jeden Abend frisch vor dem Schlafengehen auf die Stirn zu binden. Morgens müssen die gebrauchten Wurzeln fortgeworfen werden. Als Zeit, den Baldriantee einzunehmen, findet er am günstigsten die Zeit gegen 3 Uhr nachmittags und 9 Uhr abends; aber 1 Stunde vor und nachher darf nichts genossen werden. Bei Unterleibskrämpfen empfiehlt er noch Baldrianklistiere. Ferner hält er den Baldrian für angezeigt bei Gliederschmerzen, Gebärmutterkrämpfen und bei Alpdrücken mit stöhnendem Atemholen. –

In der Volksheilkunde hat der Baldrian seinen Platz als wassertreibendes, als Leber- und Wurmheilmittel sowie als Aphrodisiacum. So berichten Hovorka/Kronfeld über die obigen Anwendungsmöglichkeiten hinaus von der Anwendung bei Leberentzündung, Gelbsucht, Aufblähung des Magens (Roemheld) (Baldrian mit Wermutabkochung zusammen), ebenso bei Milz-, Blasen- und Nierenleiden. Aus der früheren Wesenserkenntnis des Baldrians legte man ihn angeblich in den Bienenkorb, um die Bienen im Stock festzuhalten oder neue Bienen anzuziehen. – Wenn man die Wurzel kaut, so soll sie Zorn erregen. So wird aus dem Mittelalter erzählt, «daß ein Scharfrichter, der ein sehr weiches Herz hatte, vor jeder Hinrichtung ein Stück der Wurzel gekaut, um sich ‹hart› zu machen» (Hov- u. Kronf.). Bekannt ist es, daß der Baldrian die Katzen anzieht, daß er aber auch die Forellen anzieht, behaupten die Kärtner. Als direktes Fiebermittel wird die Baldrianabkochung wie Levisticum, Plantago und Cichorium intybus von den Tschechen in Böhmen verwandt. Im Wendischen darf man den Baldrian nur am Tage vor Johanni pflücken. –

Das *hömöopathische* Arzneibild zeigt noch differenzierter die besondere Art, wie diese Heilpflanze in den Menschen «hineinragt», wie und wo sie in ihm angreift. So schreibt der Amerikaner *Nash,* sie erzeuge:

> «... allgemein nervöse Erregung; Patient kann nicht ruhig bleiben; reißende Schmerzen und Krämpfe an verschiedenen Stellen... Gefühl, als ob er in der Luft schwebe... Überempfindlichkeit aller Sinne.»

Der Amerikaner *Farrington* meint, daß

> «Valeriana als Anti-Spasmodicum so mißbraucht wird, daß Homöopathen zu sehr geneigt sind, sie zu vernachlässigen.» «Nicht so sehr für hysterische Krämpfe mit Bewußtlosigkeit, sondern mehr für den allgemeinen Zustand nervös-vaskulärer Erregung. Geist und Körper sind beide in einem Zustande der Reizung. Der Kranke ist lebhaft, fröhlich, spricht hastig mit schneller Jagd der Gedanken, bildet sich zuweilen ein von Gefahren umringt zu sein oder Umgebung erscheint fremd. Kopfschmerz, Schwindel, Unruhe. Muskelsystem ist so gereizt, daß sie nicht Ruhe halten kann, muß sich viel bewegen. Prüfungen zeigen kneifende, ziehende, krampfige, stechende oder fliegend-reißende Schmerzen. Alles schlimmer im Sitzen und besser im Umhergehen. Die Zirkulation ist erregt: Kopf Gefühl von Völle zum Bersten, anhaltende Hitze und Unbehagen. Trockene Hitze abends beim Sitzen, Hitzewallungen. Bleibt lange wach, nachts unruhig, gegen Morgen traumvoller Schlaf.

Verdauung gestört. Vor dem Essen Geschmack von stänkerigem Tran; bei Erwachen morgens Geschmack fade und schleimig.»

Auch Farrington spricht von Schmerzen wie bei Rheuma, von Lumbago mit Verrenkungsgefühl in der Lumbalgegend. Er hält Valeriana officinalis für angezeigt bei «mangelnder Vitalität, die gut gewählte Mittel nicht zur Wirkung gelangen lassen». Die mangelnde Reaktionsfähigkeit eines solchen Patienten wird durch Valeriana beseitigt.

Nash berichtet von einem schweren Ischiasfall bei einer graviden Frau, den er mit Valeriana heilte auf Grund des vorhandenen Symptoms, daß der Schmerz schlimmer war beim Stehen mit beiden Füßen auf dem Boden, sich hingegen besserte, wenn sie das kranke Bein auf einen Stuhl legte oder sich selber hinlegte. – Ganz ähnlich wie die angeführten Beispiele sind die Arzneibildnuancen, die *Heinigke* entwirft. Im Allgemeinen spricht er von «dumpf drückendem Stechen oder Ziehen wie flüchtige Rucke gleichzeitig an mehreren Körperstellen, zuckendes Muskelreißen... außerordentliche Reizbarkeit und Angegriffenheit des Nervensystems, ungewöhnliche Aufregung, darauf Abspannung..., Eintreten der Schmerzen nach längerem Verharren in einer Lage und Besserung vorübergehend durch Lageveränderung. Überempfindlichkeit aller Sinne, große Mattigkeit und Gliederzittern.» Die Stimmungslagen wechseln von «erhöhtem Wohlbehagen und Munterkeit, gesteigerter Heiterkeit bis zur Ausgelassenheit, allgemeiner Aufregung mit unrhigem Zittern» bis zum «Mißmut, ängstlichem und furchtsamem Wesen, Hypochondrie; rascher Wechsel entgegengesetzter Stimmungen.» An organischen Beschwerden finden sich in Heinigkes Bild unter manchen anderen als Hirn und Hirnnerven zugehörig: «...Schwindel, Kopfschmerz unmittelbar über den Augen, von der Stirn sich allmählich über den Kopf ausbreitender drückender Schmerz, stechendes und pressendes Kopfweh, Blutandrang nach dem Kopfe mit Hitzegefühl, vorübergehendes Zucken einzelner Gesichtsmuskeln.»

Gesichtsorgan: «Schmerzhafte Anschwellung der Lider, Brennen in den Augen wie von Rauch; besseres Sehen in die Ferne; etwas erweiterte Pupillen; besseres Sehen im Dunkeln – ein dunkles Zimmer schien ihm wie im Dämmerschein erhellt; Verfeinerung des Tastsinns – Empfindung der Gegenstände in der Umgebung en distance –.»

Im Bereich der Rückenmarksnerven ergaben Heinigkes Prüfungsbilder: «Ziehende Schmerzen im Rücken und in den Schulterblättern, drückender Schmerz im Steißbein, stechende Schmerzen zwischen den Rippen, im Thorax und unter den Rippen. – Zerschlagenheitsschmerz in den Gelenken, rheumatoides Ziehen und Zucken in Ober- und Untergliedern. Reißen in den Muskeln des Ober- und Unterarms und Stechen in den Fingerphalangen. Empfindungen wie von elektrischen Schlägen an den Knochen des Ober- und Unterarms hinab; Zittern der Hand beim Schreiben. – Muskelzucken am Hüftgelenk, Gefühl von Drücken und Ziehen in einzelnen Muskeln des Ober- und Unterschenkels, einzelne Stiche im Kniegelenk, Ziehen in der Achillessehne und im Fußgelenk, zeitweiliges Reißen und spannendes Wehtun in den Wadenmuskeln, beständiges Schmerzen der Fersen auch im Sitzen, Klammschmerz in der Fußsohle und in den Ballengelenken der Zehen.»

«Kreislauf: ... Empfindung plötzlicher Stiche in der Herzgegend beim Sitzen und Stehen, Herzklopfen ...»

«Atmungsorgane: ... vorübergehende Brustbeklemmung, Schweratmigkeit und Bangigkeitsgefühl, Empfindung plötzlicher Stiche in der Brust, besonders beim Tiefatmen.»

«Verdauungsorgane (s. im Original!): ... während des Essens viel Hitzegefühl im ganzen Körper ... durch Darmgase aufgetriebener Bauch, Schmerzhaftigkeit der Bauchdecken, besonders beim Befühlen, drückende Schmerzen in Leber- und Milzgegend, ... breiige Stuhlgänge, durchfällige Stühle mit Leibschneiden und Poltern im Darm; breiig-grünlicher Stuhlgang mit etwas Blut; Mastdarmschmerz.»

Harn- und Geschlechtsorgane: «Krampfhafte Empfindung in

der Blase; häufiger Harnabgang, stark vermehrte Urinabscheidung – ... aber auch verringerte Urinausscheidung ...» «Öftere Erektionen, Kribbeln und Ziehen im Glied –. ..» Als Gegenmittel verzeichnet Heinigke *Camphora* und *Coffea.* Soweit das bunte Arzneibild der Valeriana officinalis, wie es sich aus den Arzneiprüfungsergebnissen am Menschen dargestellt hat.

Von einer ganz anderen Seite erwähnt Dr. Steiner den Baldrian in geisteswissenschaftlichen Zusammenhängen. In einem Landwirtschaftlichen Kurse, in dem über therapeutische Fragen der Erde und der Landwirtschaft gesprochen wurde und insbesondere über die Bereitung des Düngers eingehende Ausführungen gemacht wurden, heißt es im 5. Vortrage vom 13. 6. 1924:

> «Überwindet man sich dann noch und preßt, bevor man den so zubereiteten Dünger verwendet, die Blüten von Valeriana officinalis, von Baldrian, aus und verdünnt dasjenige, was man da herausgepreßt, sehr stark – man kann das ja jederzeit machen und dann die Sache aufheben, namentlich, indem man zum Verdünnen warmes Wasser anwendet –, so kann man, wenn man es dem Dung in einer ganz feinen Weise beibringt, diesen verdünnten Saft der Baldrianblüte, dann kann man insbesondere in ihm dasjenige hervorrufen, *was ihn anregt dazu, sich gegenüber demjenigen, was man Phosphorsubstanz nennt, in der richtigen Weise zu verhalten.* Dann wird man durch diese sechs Ingredienzien einen ganz vorzüglichen Dünger, sowohl aus Jauche, wie aus Stallmist, wie aus Kompost herstellen können.» –

In bunter Fülle liegen Bilder des Baldrianwesens vor uns – aufgenommen von immer wieder verschiedenen Standpunkten. Überschaut man seine Form- und Gestaltungstendenzen, so erlebt man unmißverständlich die besondere Art seiner Beziehung zur Astralität, zu seiner spezifischen Astralität. Valeriana officinalis legt offenbar nicht viel Wert auf das Flächenhafte, das Blattbildende. Der Stengel steht im Vordergrunde ihrer Formdarstellung. Der Stengel wird hohl gebildet, und diese Hohlbildungstendenz zeigt sich bis in das Rhizom hinein. Sie umspielt die Blattregion und erstreckt sich noch dort Gestalt bildend hinein. Diese Hohlraumbildung ist aber nicht nur ein hohler Raum, sondern wahrscheinlich ein «verdünntes, ein vergeistigtes Mark»: daher kann der unverständliche Name «Dönmark, Denmark», den der Baldrian seit alters her trägt, rühren. Mit dieser Hohlraumbildung, die Blütenregion mit der Wurzelregion verbindet, geht einher eine intensive Duftentfaltung durch Bildung ätherischer Öle, die es sogar bis zur Höhe des Blauöls (Azulen) bringen, und bis in die Wurzelregion vorkommen, wo sie in vielen kleinen Tropfen in den Zellen unter der Wurzelrinde auftreten. An dieser Duftbildung nehmen die Blätter wiederum keinen Anteil: sie bleiben duftlos. In seiner Achse Rhizom-Blüte und Blüte-Rhizom konzentriert sich das Essentielle des Baldrianwesens. Diese axiale Dynamik offenbart aber bekanntlich überwiegend das kosmische Geschehen und Einwirken des vorangegangenen Jahres, das durch Licht und Wärme des Umkreises zur Entfaltung hervorgelockt wird. Die aufrechte Haltung dieser Achse, die selbst der Keimling im Samen schon zeigt – (und zwar dort, wie der Mensch, mit dem Wurzel-Kopfpol nach oben) –, und eine Gestik, die alles in sich hereinzunehmen scheint, charakterisiert unsere Heilpflanze; denn was tut der Baldrian anders als die Imponderabilien des Umkreises zu verinnerlichen in der Art, daß er fast selbst zu leuchten scheint. Es ist die Art seiner Astralität, alles Imponderable fast egoistisch in sich hineinzunehmen, wobei das Versprühen und Auflösen in Blütenstand und Duft nur die Polarität dieser Gestik zu sein scheint. Natürlich erleben wir in ähnlicher Weise bei fast allen Pflanzenkindern Lucifers diese Vorgänge, aber der Baldrian steht leuchtend an ihrer Spitze. Er ist der wahre «Phosphorus» unter ihnen. – Betrachtet man die Verwandtschaft unserer Heilpflanze, so liegen im Speik und in den Narden-Gewächsen ähnliche Duftspender vor, die sogar im Orient weitgehend die Grundlagen für die Parfumbereitung abgeben. Alle stammen sie aus dem Osten, der charakterisiert ist durch das Wesen des «Lichtträgers». Auch unsere Heilpflanze hat ihr Ausbreitungsgebiet von Europa über Asien bis an den Pazifik oder umgekehrt. –

Die Beziehung des Baldrians zur Tierwelt offenbart sein Wesen von einem anderen Aspekte aus. Bekanntlich besteht eine geradezu zwanghafte Bindung der Katze an den Baldrian. Wo immer die Katze den Baldrian, in frischem blühendem Zustande, als abgerissene Stauden, Blüten oder als getrocknete Wurzeln, erreichen kann, dort gerät sie sofort wie in Ekstase und wälzt sich auf oder mit diesen Teilen, als versänke die Erdenwelt um sie, als stürze sie sich hinein in eine Welt, die ihr eigenes ganzes Wesen in sich aufnimmt. In der Tat ist es so: was das Lichtwesen des Baldrians ausmacht, das wird eins mit dem Wesen der Katze, insofern diese der so gearteten Lichtwelt verwandt ist. –

Betrachten wir kurz das Wesen der Katze, soweit es hier interessieren kann. Sie ist ein Raubtier. Brehm sagt von ihr, sie sei «mit alleiniger Ausnahme des Menschen das vollendetste Tier überhaupt».

Wie der Mensch – ohne daß es ihm immer bewußt ist – dauernd aus dem Umkreis den Kosmos in verschiedener Weise und auf verschiedenen Wegen in sich aufnimmt und das so Aufgenommene mit sich, seinem Leibe, seine Seele, mit seiner Egoität und mit seinem Ich verbindet, so liegt etwas Ähnliches differenziert bei der Katze vor. Wie gebärdet sich die Katze? Auch sie nimmt vieles aus dem Umkreis in sich hinein, nicht nur die Nahrung. Von den Barthaaren über die Pelzhaare strahlen ständig imponderable Vorgänge aus dem Umkreis in den Ätherleib der Katze ein. Es ist eine ungemeine Empfindlichkeit über den ganzen Katzenkörper verbreitet; und dauernd schleckt sie sich selbst ab! Man sagt törichterweise, sie «reinigt» ihr Fell. Sie entnimmt ihren Pelzhaaren, die wie Antennen des Umkreises wirken, die aufgenommenen Imponderabilien, sie schleckt sie in den Stoffwechsel hinein und verinnerlicht sie so in besonderer Art. Man könnte sagen, sie pflegt in der ihr typischen Weise ihren «ichhaften»

Astralleib und wird dadurch ein Bild des «Egoismus», jenes Egoismus, der den Beginn der Isolierung des Einzelwesens darstellt. In diese «ichhafte» Isolierung fügt sich die Tatsache, daß die Katzen der ganzen übrigen Tierwelt als Feinde gegenüberstehen. Das angeführte Bild verstärkt sich noch durch ähnliche Vorgänge. Die Katze läßt sich gar zu gern streicheln. Sie scheint durch Pelz und Haut vom Wesen des Streichelnden einzuatmen. Unentwegt schnurrt sie befriedigt bei diesen Liebkosungen. Wenn man dabei die Katzenliebhaber wiederum selber erlebt, wie sie ihre Katze hätscheln und streicheln, dann spürt man auch hierbei wiederum, wie sie damit ihren eigenen Astralleib hätscheln. Alle diese Bilder reihen sich aneinander, scheinen zueinander zu gehören und tragen die ausgesprochene Note extremer «Ich-Bezogenheit» in sich, einer Ich-Bezogenheit, die zwar nicht in die Verhärtung geht (Katzen neigen beispielsweise viel mehr zu flüssiger Stuhlabsonderung, während Hunde leicht obstipiert sind), sondern in einer gefühlsbetonten, saugenden Glückseligkeit sich bestimmten Umweltvorgängen hingibt, um sie sich einzuverleiben, um sie sich zu eigen zu machen.

Auf diese Vorgänge wirft die oben zitierte Stelle aus dem Landwirtschaftlichen Kurse Dr. Steiners ihr besonderes Licht. Die Baldrianblüte vermittelt dem Dünger die Möglichkeit, «sich gegenüber der Phosphorsubstanz in der richtigen Weise zu verhalten», d. h. die Baldrianblüte vermittelt dem Dünger das Gleiche, was sie in der Pflanze tut: die Verinnerlichung der Imponderabilien der Umwelt.

Fassen wir die aus den vielen vorliegenden Erfahrungstatsachen herausleuchtenden Wesenszüge der Valeriana officinalis zusammen, so kommen wir zu folgendem:

Der Baldrian übt einen ausgesprochenen Einfluß auf den Astralleib und seine Organe aus. Während er in früheren Zeiten viel mehr angewandt wurde im Funktionsbereich der Einstrahlung des Astralleibes, wird er in neuerer Zeit im wesentlichen zur «Nervenberuhigung» benutzt; er wird mehr an den physischen

Organen des Astralleibes angesetzt, während früher mehr seine direkte Beziehung zu diesem Wesensgliede des Menschen ausgenutzt wurde (vgl. die Wirkung von Sambucus nigra, der dem Baldrian nahe verwandt ist). Das homöopathische Arzneibild zeigt – besonders in seinem allgemeinen Teile – sehr schön das unkoordinierte Eingreifen des Astralleibes, das beispielsweise schon gemildert wird, wenn der Astralleib durch ichgelenkte Willenshandlungen, z. B. durch Bewegungen, gezügelt wird. Es ist also durchaus falsch, wenn in der neueren Literatur (mit Ausnahme von Marzell) so oft behauptet wird, Valeriana officinalis werde heute so gebraucht wie früher.

Entsprechend ihrer äußeren Erscheinung in Form, Farbe und Chemismus weist Valeriana officinalis hin auf ihre starke Beziehung zu Licht- und Wärme-Äther. Es besteht ein sehr labiles Gleichgewicht an der Grenze zwischen Licht- und chemischem Äther, so daß bestimmte Umweltverhältnisse und deren Änderungen auch leicht abändernd auf die Pflanze einwirken (vgl. z. B. den Blattwandel im Feuchten und Trocknen oder die leichte Erzeugung von neuen plastischen Gebilden durch Gallmilben wie gefüllte Blüten, Verbänderungen im Bereich des Stengels und des Blütenstandes). Die enge Beziehung des Baldrians zwischen Sonne und obersonnigen Planeten einerseits und reflektierendem Mondenwesen andrerseits ergibt sich ohne weiteres aus dem Dargestellten und spiegelt auch das Baldriangeschehen im Menschen wider. Es sollte daher ernstlich erwogen werden, ob der Ratschlag Dr. Steiners, die verdünnten Baldrianblütenextrakte im Dünger anzuwenden, um «in ihm dasjenige hervorzurufen, was ihn anregt dazu, sich gegenüber demjenigen, was man Phosphorsubstanz nennt, in der richtigen Weise zu verhalten», ob man diesen Ratschlag nicht mit voller Berechtigung auch in der Humanmedizin verwirklichen sollte, da im Menschen heute weitgehend kein gesundes Verhältnis mehr besteht zur Phosphorsubstanz.

Tussilago farfara
Der Huflattich

Kaum ist der letzte Schnee geschmolzen, wenig noch haben die ersten Sonnenstrahlen des Vorfrühlings wärmend die winterliche Erde berührt, da drängen mit Ungestüm aus den Welkresten der letztjährigen Pflanzenwelt kleine, rundliche rötlich-violette Köpfchen aus der Erde, fast wie übereinanderpurzelnd gleich Kindern, die zum Christbaum drängen. Dicht beieinander hokken sie kurze Zeit; je nach der Wärme des Wetters stoßen sie dann in wenigen Tagen hervor und entfalten wie eine Verheißung ihr goldenes Licht in den Vorfrühling hinein. Der Huflattich ist da und mit ihm der Frühling. Wenn man ihm nachspürt in der Region seines winterlichen Verweilens – nicht nur räumlich sondern auch zeitlich rückwärts – so findet man dort, wo er gedeiht, gut eine Hand breit unter der Erde, ausgehend von dünnen, tiefgehenden Wurzelstöcken, viele weißgelbe Ausläufer mit ebensolchen runden Knospenköpfchen – alles unberührt beinahe von der dunklen Färbung der irdischen Umgebung. Wie suchende Lichtstrahlen erscheinen Wurzeln und Ausläufer in der Erde. Die Blütenknospen sind schon in der Erde, wenn im Spätsommer noch die dunkelgrünen Blätter voll entfaltet sind, und in diesen Knospen ist bereits die fertige Blüte angelegt, ebenfalls weißgeblich durchlichtet.

Der frühe Blütensproß streckt in schneller Entfaltung sein Köpfchen 10–15 cm über die Erde hinaus, bedeckt mit zahlreichen spitz-lanzettlichen, kleinen Hüllblättern, die ein angedeutetes Violett oft leuchtend rot auflichten, zuweilen aber auch rotbräunlich erscheinen. Der feine flaumig behaarte Blütenschaft ist rundherum in spiraligen Ansätzen dicht von schuppig aufsitzenden, anfänglich rotvioletten bis bräunlichen, später grün werdenden Schaftblättern besetzt, die auch spitz-lanzettlich sind. Wenn einige Tage lang die Sonne den Boden erwärmt hat, dann entfalten sich die vielen Knospenköpfchen zu einer leuchtend gelben Blütenpracht, die weithin ihr Licht strahlt und besonders auffällig die vielen dunklen Ruinen und Schutthaufen unserer Zeit auflichten, als trügen sie den Trost und die Heilung in sich. Das strahlende Leuchten begleitet diese Pflanze aber auch noch weiterhin. Ist ihre Blühzeit vorüber, senken sie die wieder geschlossenen Blütenköpfchen langsam in Richtung erst zur Erde und dann im Bogen auf den eigenen Schaft zu, als wollten sie die an ihr überall sichtbare Spiraltendenz in einer nach außen gelebten Spirale erhöhen. Der Blütenstiel wächst und wächst dabei immer länger, richtet das Köpfchen dann langsam wieder auf, die rötlich-gelben Farben aus Blüte und Hüllblättern ziehen sich zur welken Blütenspitze immer mehr zusammen, bilden dort einen roten Saum und entfärben die Blütenhülle zum blassen Grün. Bei einer erreichten Gesamtlänge des Schaftes von ca. 30 bis 55 cm öffnen sich die Köpfchen nochmals und enfalten eine schneeweiße Pappuskugel, die zwar nicht so schön sphärisch geformt ist wie beim Löwenzahn, deren glänzend weiße Farbe aber wohl von keiner heimischen Komposite erreicht wird. Wenn man das Lichtleben des Huflattichs verfolgt muß man sich eigentlich wundern, daß diese Pflanze nicht ein Bild geworden ist für das Wesen des Osterereignisses. Das Herunterdringen des Lichthaften in der Michaelszeit in die dunkle, winterlich-«sterbende» Erde und das Wiederauferstehen in fast unwahrscheinlicher Leuchtepracht um die frühe Osterzeit herum, möchte den Huflattich wohl am geeignetsten machen, als Bild des jahreszeitlichen Erdgeschehens zu gelten. Allerdings spricht dieser kleine Lichtbringer andere Seelenkräfte an als Primeln oder Narzissen. –

Botanisch gehört Tussilago farfara in die Familie der Korbblütler oder Kompositen. Er ist eine ausdauernde Pflanze mit langem, rundem, von Schuppen oder Niederblättern besetztem, gegliedertem Wurzelstock, von dem noch zahlreiche Nebenwurzeln ohne Wurzelhärchen abgehen. Der Wurzelstock endet in den nach der Blüte erscheinenden Laubblättern. Kriechende Wandersprosse oder Ausläufer von oft bis zu 1,5 und 2 Meter Länge zweigen von der Grundachse ab. In den Achseln der Niederblätter sitzen je 3 Knospen, von denen die seitlichen Laubsprosse sind und zugespitzt, die mittleren sind Blütenknospen und abgerundet. Diesen Achselsprossen entwachsen aus den Achseln ihres I. und II. Niederblattes die Laubsprosse, dann folgen weitere Niederblätter an dem Blütenknospen tragenden, dritten oder Mittelsproß. Die letzten Niederblätter werden zu Schuppenblättern an dem auswachsenden Blütenstengel. Die Blütensprosse entfalten ihre Blüten – wie geschildert – vor den Blättern. Im Februar, März erscheinen die bis zu 2 cm breiten Blütenkörbchen auf einzelnen, spinnwebig-wollig überzogenen, mit rötlichen, grünen, oft auch bräunlichen Schuppenblättern dicht besetzten, achtkantigen, *hohlen* Schäften. Die zahlreichen, einreihigen, lineal-länglichen, stumpfen Hüllblätter formen eine glockige Hülle, die sich bei Sonne und trockenem Wetter morgens öffnet und nachmittags bzw. bei schlechtem Wetter wieder schließt oder gar nicht erst öffnet. Die leicht grünlichen, mehr oder weniger rotviolett tingierten weißwolligen, mit roten Drüsenhaaren besetzten Hüllblätter sind noch umgeben von solchen kurzen Hüllblättern, die den Übergang bilden von den Stengelschuppen und später auch mit zurückgeschlagen werden. Die goldgelben, zuweilen leicht orangefarbigen *Blüten* enthalten zentral bis zu 40 Scheibenblüten, die männlich, 5zipfelig, röhrigglockig sind mit verkümmertem Stempel, dessen Griffeläste fast bis zur Spitze verwachsen sind und dadurch kolbig erscheinen. Die Griffel üben hier nur noch die Funktion aus, den Pollen aus der Antherenröhre herauszufegen, und sitzen auf völlig tauber Sammenknospe. Diese «Scheinzwittermännchen» scheiden kräftig Honig ab und locken damit die Bienen oft schon an warmen Februartagen. Um diese Scheibenblüten ziehen sich in 5 Spiralen bis zu 280 und mehr weibliche Randblüten, die von außen nach innen aufblühen, so daß sie befruchtet werden, ehe die Scheibenblüten sich entfalten, wodurch eine Autogamie eigentlich ausgeschlossen ist. Die zungenförmigen, strahligen Randblüten haben einen ca. 1 mm langen Fruchtknoten, einen Haarkelch, eine honigfreie Kronröhre und eine 8 mm lange, spitze Zunge. Der Griffel, von 2 Narbenästen gekrönt, zeigt noch Fegehaare, die allerdings hier keine Funktion mehr ausüben können. Der Blütenboden ist flachgewölbt, nackt, grubig punktiert und *hohl.* Auf ihm sitzen gestielt die 3–11 mm langen, länglich-walzigen, nackten, von mehrreihigen Pappushaaren gekrönten Früchte. Dieser schneeweiße, seidig-glänzende Pappus ist 3- bis 4mal so lang als die Frucht. Geht die Blütezeit ihrem Ende zu, so beginnt der Blütenschaft zu wachsen, das wieder geschlossene Körbchen neigt sich zur Erde, oft noch nach rückwärts in Richtung auf den eigenen Schaft, um dann – immer weiterwachsend – sich aufzurichten, sich nochmals zu öffnen und seine Früchte dem Winde preiszugeben. Jetzt beginnen auch die Laubknospen pfeilförmig spitz aus der Erde hervorzubrechen, sich langsam zu entfalten und auf einem an der Oberseite mit einer Rinne versehenen Stengel grundständige, im Umriß regelmäßig-breitherzförmige 9nervige Blätter zu entfalten, die bis zum Sommer recht fest werden und eine Größe von 15 cm Länge und 20 cm Breite erreichen. Ihre Spreite ist fingeradrig durchfurcht, buchtig gezähnt. Diese Zähnchen sind hart, schwärzlich, zuweilen auch leicht rötlich gefärbt. Anfangs sind die jungen Blätter beidseitig von dichtem, weißwolligem Filz besetzt, doch verkahlen sie oberseitig sehr schnell. Auf der Unterseite bleibt der dichte, weiße Filz über die ganze bis in den Spätsommer reichende Vegetationszeit, wobei aber die Oberseite sich allmählich immer dunkler färbt. Die Welkvorgänge gehen von den Blattspitzen oder -rändern aus.

Die geschilderte vegetative Verbreitungsart macht es erklärlich, daß der Huflattich scharenweise auftritt, wobei nicht zu vergessen ist, daß auch die Samen sehr schnell und leicht keimen. Mit Vorliebe findet er sich auf feuchten Tonmergelböden, entkalktem Löß, Lößlehm der Ufer, auf Äckern, in Weinbergen, in Ziegelei-, Lehm-, Ton- und Kiesgruben, Steinbrüchen, auf Hängen, Bahndämmen, in Holzschlägen, an Wegrändern, in Lawinen- und Moränenrunsen, auf Erdabrissen, Schutt und, wie oben dargestellt, auf Ruinenfeldern aller Art, wo seine Ansprüche befriedigt werden, und wo er seine «heilende Funktion» auszuüben vermag.

Hegi gibt als allgemeines Verbreitungsgebiet ganz Europa an, nördlich bis Irland, bis zu den Kanal- und Shetlands-Inseln, Nordskandinavien; West- und Nordasien, Gebirge des nördlichen Afrika. In Nordamerika soll er eingeschleppt worden sein.

Als Inhaltstoffe, soweit sich diese den analytischen Verfahren überhaupt ergeben haben, wird in der Literatur für Tussilago farfara bei Wehmer angegeben: In den *Blättern*: 2,63% bitteres Glykosid, Gallussäure, kautschukartige Substanz, Dextrin, «Schleim», 17% Asche, Inulin, l-Phytosterin, Stearin, Palmitin, Bitterstoffe, Wein- und Apfelsäure, Invertzucker, Cholin, Gerbstoff, Paraffin und nach *Hegi*: viel salpetersaure Salze. Für Asche wird bei Wehmer außer den 17% auch eine Zahl von 3,47% angegeben. Auf zinkhaltigen Böden (Galmeiböden, Oberschlesien) enthält die Asche der Wurzeln: 2,8–2,9% Zinkcarbonat, die Asche der Blattstiele: 2,5–3,26% Zinkcarbonat und die Blattspreiten 1,6–1,75%.

Der von Wehmer kurz als «Schleim» bezeichnete Stoff wird heute als Hauptwirkstoff betrachtet. Dieser saure Schleim liefert bei Hydrolyse: Fructose, Galactose, Arabinose, Glucose und Uronsäure.

Die Bestandteile der Blüten werden angegeben mit: 2 Phytosterine, einwertiges Faradiol, zweiwertiges l-Phystosterin, Gerbstoff, Kohlenwasserstoff und gelbe amorphe Substanz. Nach Hegi außerdem Fettsäure und 0,6% Tannin.

Die gesamte abgeblühte Pflanze mit Wurzel ergibt 15,97% Asche, darin enthalten nach %:

K_2O	SO_3	CaO	Na_2O	MgO	Cl	Fe_2O_3	P_2O_5	SiO_2
28	26,6	21	2,4	8,9	7,8	1	4,5	—

Die Stolonen (Ausläufer) mit 2,9% Asche:

K_2O	SO_3	CaO	Na_2O	MgO	Cl	Fe_2O_3	P_2O_5	SiO_2
53,7	2	10	6	5,4	1,3	1,3	10,8	8,7

Die Wurzel allein ergibt 3,66% Asche.

Nach Kroeber gehört der Huflattich zu den Aluminiumpflanzen. Nach ihm wird das Vorkommen der oben angeführten kautschukartigen Substanz sowie einer von Kobert angeführten Saponinsubstanz bestritten.

Ein Blick in die Literatur zeigt uns, daß Tussilago farfara eine jener Pflanzen ist, der die Wertschätzung der Vergangenheit auch heute noch ein Existenzrecht unter den Heilkräutern beließ. Alle Angaben führen zurück auf alte Rezepte, mit denen der Huflattich in der Volksmedizin eine wichtige Rolle spielt. Die Heilmethoden, die versuchen aus ihrem Gegenwartswissen heraus sich die Heilmittel zu erschließen, wie Allopathie und Homöopathie, haben Tussilago nicht in ihren Arzneischrank aufgenommen. Beim H. Bock (1551) heißt es über den Huflattich, den er «Roßhoub» und «Brantlattich» nennt: «Innerlich».

«Das wasser vom kraut gebrant / leschet eigentlich alle innerlich hitz der lebern / iiij löffel voll jederweilen gedruncken vnd Eüsserlich vberschlagen / es heylet auch also genützet / alle Innerliche versehrung des Magens / tilgt auß das hitzig gifft der brennenden Feber.

Will man das wasser für die hitz Innerlich vnnd Eüsserlich krefftiger vnnd anmuetiger machen / so soll man nemen Brantlattichkraut / Holderblüet / vnd Nachtschatten / jedes gleich / vnd mit einander gehacket vnd gebrant / die krafft dises wassers ist nit genügsam zü beschreiben.

Dioscorides sagt wann die bletter von disem kraut gedörrt werden vnd angezündt / vnd der rauch danon in halß empfangen / soll dardurch dürre hüst vnd die engbrüstigkeit gewendet werden.

Das gewächß mit Honigwasser gesotten vnd getruncken / treibt auß die gestorbene frucht in mütter leib.»

Bock bringt den Huflattich als «Tuszilago» gleichwertig als «Hustkreuther» mit «Saluia» (= Salbei).

Für die äußerliche Anwendung finden wir ebenda:

> «Die bletter oder safft vnd gebrannt wasser / fürnemlich das obgeschriben mit dem Holder vnnd Nachtschatten / leschen allen brandt der Pestilentzblattern / das wild fewr / die Feigwartzen / alle hitzige geschwär / auch andere brand vom fewr beschehen / darüber gelegt / vnn jederweilen von newem erfrischet. Für das groß hitzig hauptweh / vnnd die hitz der brennenden feber / soll man die bletter aufflegen vnnd vber den leib schlagen / solchs mag man mit dem gebrannten wasser außrichten. wasser ist ein experiment für alle hitzige blätterlin am gantzen leib / von dem haupt an biß auff die füß.
> Sonderlich den weibern so ein brennenden schaden in der heimlichkeit haben / sollen sich darmit weschen / vnnd nasse düchlein darein legen / sie werden derselben Hitz bald ledig / dienet auch zü den Feigwartzen.»

Im Rahmen dieser angeführten Indikationen finden sich die Angaben von den Hippokratikern über Plinius, Galenos, Marcellus, Äbtissin Hildegard bis zu H. Bock und seinen pflanzenkundigen Zeitgenossen; sie finden sich auch noch heute in den Veröffentlichungen jener Autoren, die sich mit Tussilago farfara beschäftigten: Bodard, Kahnt, Löffler, Kroeber, H. Schultz und W. Bohn.

Der Tee wird angewandt bei Erkrankungen der Atmungsorgane: Husten, Heiserkeit, katarrhalischen Zuständen und Verschleimungen. Lungentuberkulose, Engbrüstigkeit und bei Skrofulose. Gerade die angeführten neueren Autoren loben die Tussilagoblätter bei der skrofulösen Konstitution schlaffer Form mit blasser Haut, Hautgeschwüren, Drüsenanschwellungen, beginnender Lungen- und Drüsentuberkulose. Der schon vor 200 Jahren geübte Brauch den Rauch der verbrennenden Huflattichblätter zu inhalieren, wird bis in unsere Zeit in der Gestalt ausgeübt, daß man diese Blätter dem üblichen Pfeifentabak zusetzt. H. Schulz berichtet darüber, daß dadurch eine stärkere Schleimabsonderung der Schleimhäute erreicht wird. Er führt diese Wirkung auf den angeblichen Salpetergehalt der Blätter zurück. Kröber erwähnt dann noch in seinem Buche, daß Autoren wie Leclerc, Pic und Bennamour das Infus der Huflattichblüten mit gutem Erfolg angewandt haben bei Gripperekonvaleszenten, die dadurch die lästigen, hartnäckigen Luftröhrenkatarrhe überwanden. Für F. Mattausch war der Huflattichblättertee indiziert bei krampfhaftem, zeitweise auftretendem Reizhusten des Rachens und des Kehlkopfes und besonders bei solchen Patienten wirksam, die eine «reizbare Konstitution» hatten.

Die gleichen Heilanzeigen finden sich nach H. Sieg auch bei Pfarrer Kneipp, der den Huflattich auch als Tee sowie die großen Blätter als Auflagen auf die Brust empfiehlt. «Sie ziehen die Hitze aus, hemmen Schwächen und entfernen das Fieber.» «Kein besseres Mittel bei offenen Füßen mit stark entzündeten Stellen als eine Auflage dieser Blätter.»

Marzell schreibt in seinem Buch noch über eine Bereitung: «In manchen Gegenden Nordböhmens macht man aus den Huflattichblättern einen Sirup, der sehr gute Wirkungen bei Lungenleiden haben soll. Man nimmt dazu einen irdenen Topf, füllt ihn abwechselnd mit Schichten von Huflattichblättern und Zucker, dann verschließt man den Topf gut, und gräbt ihn für längere Zeit in die Erde ein, wo die Blätter eine Art Gärung durchmachen sollen. Der daraus entstandene Sirup wird löffelweise genommen.»

Schaut man beim Tussilago farfara auf das Ganze auch im zeitlichen Geschehen, so ergibt sich für ihn etwas sehr Wichtiges. Als Vertreter der Kompositen (Korbblütler), die in der Mehrzahl sonst – wie sie in der Pflanzenwelt die Fortgeschrittensten sind – überwiegend die Höhe des Jahres zieren, tritt der Huflattich als erster im Jahre auf und noch dazu mit einem verschobenen Entfaltungsrhythmus – Blüte vor den Blättern –, d. h. die Pflanze atmet gewissermaßen erst aus und dann ein. Und das kann Tussilago besonders gut, weil es die Zeit der äußeren Sonnenferne, wo die geistigen Kräfte der Erde erwachen und wach sind und die Lebenskräfte zur Ruhe gehen und ruhen, dazu benutzt, aus den im

Sommer eingestrahlten Sonnenkräften seine Blütenknospen anzulegen, sanguinisch bereit, sie den ersten Frühlingssonnenstrahlen wie mit einer liebenden Geste entgegenzustrecken. Diese Blütenanlage im Spätjahr geschieht nun anscheinend nicht auf Kosten irgendeines Vorganges im ganzen Geschehen der Pflanze – höchstens auf Kosten des «natürlichen» Rhythmus –, sondern das mondenhafte Blattelement des Tussilago, durch keine ihm folgende Blühzeit abgelähmt, liefert über den Sommer hin die lebensätherischen Voraussetzungen dafür, daß das Blütenelement sich in der geschilderten Weise ausleben kann. Die Blüten brauchen keine Salzzufuhr durch die Wurzeln; sie wachsen vermöge der im Stammteil der Pflanze im Sommer gespeicherten Nahrungsvorräte. Man möchte fast sagen, diese Heilpflanze lebt uns einen dem «natürlichen» Jahres-Rhythmus entgegengesetzten Menschen-Jahres-Rhythmus vor, wie es in ganz anderer Art die Herbstzeitlose (Colchicum autumnale) auch tut. Dem Wesen des Huflattichs kommt man noch näher, wenn man erlebt, wie er sich auseinandersetzt mit dem Oben und Unten, wie er sich anfänglich fast succulent und mondenhaft, einer «Fetthenne» gleich, darlebt bis in die spitzen Schaftblättchen hinein, wie er andrerseits mit dem äußeren Eingreifen der Frühlings-Sonnenkräfte diesen Zustand schnell überwindet und seinen Blütensproß sanguinisch hinausschießt, ihn durchastralisiert, indem er Stengel und Körbchen durchlüftet, indem er die astrale Spiraltendenz vielfach bis in die äußere Gestik hinein zum Ausdruck bringt, wobei die Lichtätherkräfte in den Stengelblättern ihr Signum hinterlassen und den pappustragenden Schaft nochmals gewaltig in die Länge ziehen, um ihm einen wirklich leuchtend-strahlenden, von Saturnkräften geformten Pappus zu schenken. Dabei stirbt der blütenzeugende Sproß ab, bevor die Früchte ihre vollkommene Reife erreicht haben. In der weiteren Entfaltung kommt dann wieder in harmonischem Wechsel das andere Element seines Wesens zum Ausdruck, das Mondenhafte. Es entwickeln sich die zurückgehaltenen Blätter zu einer recht beachtlichen Größe, leben sich gerade in der sonnen- und wärmedurchfluteten, von der übrigen Pflanzenwelt durchblühten Jahreszeit besonders intensiv aus und bereiten das angedeutete, heimliche unterirdische Sonnenleben des Huflattichs vor. Die schnelle und leichte Keimfähigkeit der Samen dürfte gleichfalls auf enge Beziehungen zu den Mondenkräften hindeuten. Die *Keimung* erfolgt sehr rasch, oft schon nach 2 Tagen. Die Keimblätter wachsen aus der Erde hervor. Nach ungefähr 2 Monaten entwickeln sich in den Achseln der unteren Laubblätter Sprosse, die als unterirdische Ausläufer auftreten oder aber erst ihre Sproßspitze abwärts richten, um in die Erde einzudringen. Im nächsten Jahre stirbt dann die Keimpflanze ab, und nur die gebildeten Ausläufer, die inzwischen eine Länge von ca. 30–125 cm erreicht haben, leben weiter. Aus ihnen entstehen die neuen Pflanzen.

Erlebt man so dieses sich durchdringende Wirken von Sonnen- und Mondenkräften, so kann man wohl sagen, daß sich diese Kräfte wie in einem «mercurialen» Gleichgewicht durchdringen und immer wieder ausgleichen, wenn sie sich auch zeitlich im Wirken ständig gegeneinander austauschen wie Sonnenschein am Tage und Mondenlicht in der Nacht, wie Schlafen und Wachen des Menschen. Auch andere Planetenkräfte wirken noch herein, die sich im Farbspiel und -wandel verraten. Das jupiterhafte Blütengelb entfaltet sich – fein rot-marshaft durchdrungen – im Schutze des wärmenden Violetts, das im Frühling schnell zurückgelassen wird um sich rein im Lichthaften auszuleben. In diesem Ausleben zeichnet der Huflattich seine Gesamtsignatur in die Außenwelt: wo immer in unseren Breiten auf der Erde etwas zerfällt, sich auflöst, dort trägt er sein Blütenhaftes gemeinsam mit den Werdekräften des Frühlings in den Zerfall hinein und übergibt seinen Mondenkräften zu neuem Werden die Elemente des Chaos. In dieser umfassenden Signatur liegt auch die Signatur für seine Anwendung als Heilpflanze, wobei ein anderes wesentliches Signum auch nicht unbeachtet bleiben soll: das weißwollige Haarkleid der Blätter, das direkt hinweist auf die durchlüftenden Tendenzen im Bereich des Lungen-Blatthaften (ähnlich wie bei Verbascum und anderen gleichwirkenden Pflanzen).

Erfaßt man den Huflattich unter seiner Gesamtsignatur, dann wird man lebhaft an einen Vortrag erinnert, den Dr. Steiner einmal vor den Arbeitern des Goetheanums gehalten hat unter dem Titel «Mensch und Erde im Norden und Süden», in dem er die Menschen des Nordens, des sonnenloseren und dafür mehr monden-sternenhaften Nordens und des sonnendurchtränkten Südens vergleicht in bezug auf zwei ihrer Organbildungen, die besonders unabhängig sind von den Erdregionen, in bezug auf Lungen- und Leber-Entwicklung. Über die Erde hin entfalten sich diese Organe in ständigem, fließendem Wandel ihrer Größe zueinander: im Norden große Lungen – kleinere Leber, im Süden größere Leber und kleinere Lungen; entsprechend ihrer produzierenden Tätigkeiten: Gallen- und Schleim-Absonderung. Die übrigen wichtigen Funktionen dieser Organe sind dort weniger berücksichtigt. Aus dem Wandel dieser Organfunktionen bis in ihre pathologischen Zustände hinein: zuviel Schleim, zuviel Galle-Absonderungen mit deren Rückwirkungen auf die Organe selbst, ergibt sich ein urbildliches Funktions-Verhältnis dieser Organe zueinander, über dessen Einzelheiten in einer botanischen Arbeit nichts ausgeführt werden kann; doch mag der Leser nach Kenntnisnahme vorliegender Andeutungen sich an der Originalarbeit weiter orientieren. Die Tatsache aber dieses urbildlichen Funktionsverhältnisses zwischen Lunge und Leber lebt uns der Huflattich in der Außenwelt vor, und so ist er auch in diesem Organbeziehungsbereich das Heilmittel, dessen Wirkungsseiten in den oben angeführten Indikationen keineswegs restlos erschöpft sind. Wohl aber von jeher seine Beziehung zur Schleimbildung bekannt, insbesondere zu den gestörten Lungenfunktionen, auch seine heilende Beziehung zu Hautschäden auf Grund starker lebensätherischer Kräfte in den Blättern; doch ist noch vollkommen unausgeschöpft die Möglichkeit, auf die Wechselbeziehungen von der Lunge zur Leber einzuwirken.

In diesem Zusammenhang sei erinnert an die Angaben Dr. Steiners im II. Medizinerkurs vom April 1921. Im 1. Vortrage spricht er vom Atmungssystem, in dem das Physische und das

Ätherische zusammenwirkt, und von dem in der Außenwelt polaren Prozeß, der erst vollends entsteht, wenn der Mensch Pflanzenasche erzeugt durch den Verbrennungsprozeß. Von diesem Vorgang sagt er: «... was sich da abbildet im Feuerprozeß und im Aschenbildungsprozeß, das ist in einer ähnlichen Weise verwandt mit dem Atmungsprozeß, wie verwandt ist der Kieselerdeprozeß mit dem Prozesse, der sich physisch im Haupte abspielt.» Und weiter unten: «Aber wir müssen diese Pflanzenascheprozesse zur Wirksamkeit bringen auf dem Umwege durch den Stoffwechselprozeß in dem anderen Pol, im Zirkulationsrhythmus-Organismus. Wir müssen die Kräfte der Pflanzenasche dem Zirkulationsrhythmus einverleiben, damit sie dann ihre polarischen Gegenbilder im Atmungsrhythmus hervorrufen.» In diesem Punkte liegt die neue Möglichkeit für die Anwendung von Tussilago farfara: die Asche der Blätter als Triturationen, vielleicht auch als Injektionen, können tiefwirkender sein als alle bisherigen Anwendungsweisen.

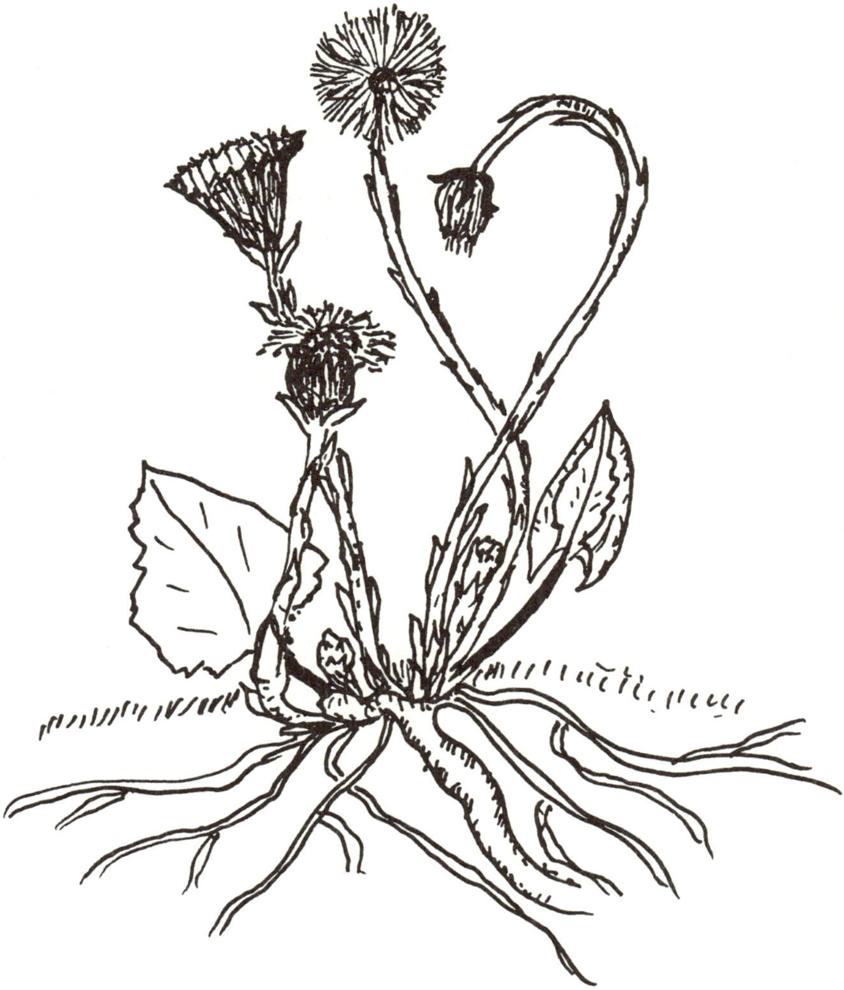

Der Huflattich
(Tussilago farfara)

Achillea millefolium
Die Schafgarbe

Die Schafgarbe ist bei uns neben der Kamille wohl das volkstümlichste Heilkraut, dem höchstens noch die Linden-Blüten den Rang streitig machen könnten. Von Alters her genießt sie bei Kennern und Laien große Verehrung – Verehrung, die sich zu den höchsten Begeisterungsäußerungen aufschwingen konnte. Im Mittelalter hieß sie z. B. die «Augenbraue der Venus» (supercilium veneris). Auch Rudolf Steiner äußert sich über sie mit großer Begeisterung. Er nennt sie «ein Wunderwerk», er sagt von ihr, daß sie «einen in Begeisterung versetzt».

Und wie wenig erleben wir Menschen heute in Wirklichkeit ihr wahres Wesen, wenn wir ihr begegnen!

Sie ist sehr weit über die ganze nördliche Halbkugel verbreitet und kommt in Europa vor auf Wiesen, Weiden und trockenen Grasplätzen, an Weg- und Feldrändern, auf trockenen Triften, an Bahnböschungen und Abhängen, in unseren Gärten und auf Ackerland; zuweilen steigt sie bis in das Gebirge hinauf und dringt ein bis in die Straßen der Dörfer und Städte. Nur auf nassen Plätzen oder Wiesen fehlt sie vollkommen; die Düngung verträgt sie sehr gut, ebenso das ständige Abgefressenwerden durch die Weidetiere. Sie wächst sofort nach. Hegi schreibt: «Sie schießt unter dem Zahn der Tiere nach.» Die weite Verbreitung verdankt sie vor allem der Art, wie sie sich mit der Erde verbindet. Sie formt einen rundlichen *Wurzelstock* mit dichten Erdenwurzeln und bildet dann unter der Erdoberfläche kriechende, hochviolette *Ausläufer*.

Die ausdauernde, feinwollig behaarte Pflanze erreicht eine Höhe bis zu 80 cm. Sie beginnt ihren Lebensweg mit der Bildung einer Art von Blattrosette, bestehend aus einer Anzahl von gestielten Blättern, die nicht sehr fest aber doch ziemlich nahe zum Boden zusammengerückt sind, ehe sich aus ihrer Mitte der feste und zähe Stengel erhebt, der Träger ist der kleinen, feinen weißen Blüten. Wenn er sich entwickelt, nimmt er eine Wegstrecke lang eine rosettenähnliche Blattansammlung, in deren Mitte bereits die Blütenknospen ruhen, mit in die Höhe und entläßt auf seinem Wege aufwärts ein Blatt nach dem anderen aus dieser Gemeinschaft, so daß dann diese dunkelgrünen Schafgarben-*Blätter* außer in der erwähnten Jungrosette wechselständig um den zumeist einfachen, aufrechten und behaarten Stengel gruppiert sind. Sie sind in ihrem äußeren, blattperipherischen Umriß fast lanzettlich, sitzen ungestielt in feinstem Filigran doppelt fiederschnittig an dem Stengel und werden zur Blütenregion aufsteigend immer kleiner. Oft stehen an ihrem Vegetationspunkte noch kleine Nebenblätter, die teilweise auch fiederschnittig sind, zum Teil aber auch nur wie ein Federhärchen anmuten. Jede Einzelfieder zeigt wieder lanzettliche Formung.

Der *Stengel* wächst fast senkrecht hoch und zeigt bis zur Blüte hinauf eine violette Färbung. Er ist rundlich massiv und verdankt der Kaliwirksamkeit seine zähe Festigkeit.

Mit dem Erreichen der Blütenregion hört die Bildung intensiver Farben auf. Aus den oberen Blattachseln entsprießen auf langem Stengel in Trugdoldenform eine ansehnliche Anzahl von *Blütenkörbchen,* von denen jedes kaum größer wird als 4 mm im Durchmesser. Das einzelne Blütenkörbchen besteht aus einem eirunden Hüllkelch. Trockenhäutig berandete Hüllkelchblättchen, die feinfilzig behaart sind, lagern wie Dachziegel übereinander. Der Blütenboden ist gewölbt und zentral besetzt mit einigen röhrigen, zwittrigen, mattgelben Scheibenblütchen; um sie herum stehen fünf dreizipfelige, weibliche Zungenblüten von weißer, selten von rosa Farbe. Der Insektenbesuch ist sehr eifrig; Zweiflügler, Käfer, Schmetterlinge, Bienen und andere Hautflügler sorgen für die Bestäubung. Die Früchte keimen im Lichte zu 100%, im Dunkeln nur bis zu 12%; sie behalten ihre Keimkraft 2–3 Jahre. Der Duft der Schafgarbe beim Zerreiben ist aromatisch würzig; die Blüten – die leichten Honigduft ausströmen – duften dabei angenehmer als das Kraut. Der Geschmack ist aromatisch-bitter-salzig. Die Blütezeit reicht vom Juni bis Oktober und später, d. h. zumeist bis zum Frost, den sie oft erstaunlich gut verträgt. Die Sammelzeit für das Kraut vor der Blüte geht vom April bis Juni, während das blühende Kraut in der Zeit von Juni bis August gesammelt wird.

Die Schafe fressen die Blätter der Schafgarbe zwar gern aber nicht die Blüten. Für die Schnecke, Helix pomatia, ist Achillea millefolium ebenfalls beliebte Nahrung. Larven von Käfern, Faltern und Fliegen sowie Pflanzenläuse schädigen die Schafgarbe stark.

Die Achillea gehört botanisch als Untertribus zum Tribus der Compositen, den Anthemideen. Sie umfaßt 15 Gattungen, von denen nur Anthemis und Achillea mit je etwa 100 Arten bis in die nördlichen Gegenden der alten Welt vorkommen (sonst im Mittelmeergebiet und Südafrika). Sie bilden Spreublätter, der Pappus fehlt oder ist verkümmert. Von den 100 Arten der Gattung Achillea finden sich in Deutschland:

Achillea millefolium, Schafgarbe,

Achillea ptarmica, Bertramsgarbe, in Wäldern und auf sumpfigen Wiesen. Sie wird auch weißer Dorant genannt. Sie hat ungeteilte, jedoch eingeschnittene-gezähnte Blätter;

Achillea nobilis,

Achillea clavenae, die Steinraute der Alpen,

Achillea atrata, die schwarzrandige Schafgarbe, Edelraute oder Gemskraut, in den Alpen,

Achillea macrophylla, auch in den Alpen,

Achillea moschata, das Wildfräuleinkraut, das ebenfalls in den Alpen vorkommt.

Alle diese Alpen-Schafgarben werden von den Sennern bei Tierkrankheiten angewandt.

Die analytisch festgestellten chemischen Bestandteile der Achillea millefolium sind: Ätherisches Öl, mit dem blauen «Azulen», Cineol-Gehalt, Bitterstoff Achillein, Gerbstoff, Aconitsäure, Harz, Inulin, Blausäure-Glykosid, Asparagin, Gummi, Eiweiß, Phytosterin, Essig- und Apfelsäure, 13% Asche, vor allem *Kalium* und Chlorophyll. (Angeblich enthält das Chlorophyll Vitamin A-ähnliche Bestandteile = Carotine?)

Die sogenannten Blauöle erscheinen erst blau bei der Destillation; in der Pflanze ist das Öl farblos. Aus der farblosen Vorstufe, dem Pro-Azulen (= Matricin) bildet sich das Azulen, hier – wie auch bei der Kamille – das Chamazulen.

Hier müssen nun noch zwei Phänomene in den Vordergrund der Beachtung gerückt werden, die – so fern sie äußerlich zueinander stehen mögen – doch in der gleichen Sphäre urständen:

Es handelt sich um I. die Mycorrhiza,
II. die Anthocyanbildung.

Unter *Mycorrhiza* versteht man ein symbiotisches Verhältnis zwischen Pflanzenwurzeln und Wurzelpilzen.

Die Wurzelpilze gehören zu den wasserreichsten Pflanzen und sind reich an mineralischen und Eiweiß-Stoffen. Sie kommen vor im Humus und im Sandboden. Ihrer «bedienen» sich auf beiden Böden bestimmte Pflanzen. Nur wo der Landwirt den Boden kultiviert und verbessert, fehlt die Symbiose zwischen den Pflanzen und den Wurzelpilzen.

Der Vorgang dieser Symbiose stellt sich folgendermaßen dar: Die Pilzfäden (Hyphen) umwinden und besetzen die Wurzelenden derart dicht, daß die Ausbildung von Wurzelhaaren einfach unterbleibt. Die Funktion der Wurzelhaare übernehmen die Pilzfäden. Sie folgen der vordringenden Wurzelspitze und führen ihrem Partner reichlich Wasser, Nährsalze und wahrscheinlich auch Stickstoffverbindungen zu. Die Pilzfäden empfangen – da sie chlorophyllos sind – von der grünen Pflanze Kohlenhydrate, die in den Wurzelspitzen, schon als Schwereorgane, reichlich vorhanden sind.

Es werden zwei Formen von Symbiosen (Lebensgemeinschaften) unterschieden:

1. die *äußere* oder *ektotrophe Mycorrhiza* bei der sich die Pilzfäden wie ein dichtes Geflecht um die Wurzelenden legen und hie und dort einzelne Hyphen zwischen die äußeren Zellen der Wurzel vorschieben. Das dichte Pilzgeflecht besorgt dann die Wasseraufnahme. (Dieser Vorgang ist z. B. bei Buchen, Eichen, Birken, Nadelhölzern u. a. typisch.)

2. Die *innere* oder *endotrophe Mycorrhiza* (s. Abb. b), ist dadurch charakterisiert, daß die Pilzfäden in die Oberhautzellen der Wurzeln eindringen und dort dichte Hyphenknäuel bilden. Sie leben also in der Pflanze, die den Partner ausmacht. Von dieser Ansiedlung in den Zellen senden die Pilze nach außen in den Boden zarte Hyphen, die sich schnell und weit verzweigen und ein enges Netz bilden von feinen Leitungen für die Nährsalzzufuhr (beobachtet z. B. bei Ericacaeen, Pirolacaeen usw.). Die inneren Hyphenknäuel werden nach einer gewissen Zeit teilweise von dem höheren Partner dieser Symbiose resorbiert. Dadurch nimmt dieser den ganzen Vorgang nicht nur räumlich in sich auf, sondern erhält auch substantiell leicht assimilierbare Stickstoffe.

Wozu nun die Ausführungen über diese anscheinend so abseits liegenden Vorgänge?

Weil die Schafgarbe, Achillea millefolium, zu den Pflanzen gehört, die Partner derartiger «mycotropher Ernährungen» sind. Zu ihnen gehören nach Francé u. a. auch noch die Ericacaeen: Heidekraut, Alpenrosen, Heidelbeeren, die Verwandten der Krähenbeeren (Empetraceen), eine Reihe von grünen und blassen Orchideen: die Korallenwurz (Corallorrhiza), das Vogelnestchen (Neottia), der Widerbart (Epipogon), der Fichtenspargel (Monotropa).

Von den Wiesenpflanzen: Hahnenfußarten, der Natternkopf (Echium vulgare), verschiedene Lippenblütler (Brunellen, Minzen), Wegericharten (Plantago), Labkraut (Galium verum), Schafgarben (Achillea), Löwenzahn (Taraxacum); von den Waldpflanzen der Sauerklee (Oxalis), die Erdbeere (Fragaria), Orchis- und Platanthera-Arten, Waldziest (Stachys silvatica), Schattenblümchen (Maianthemum), Einbeere (Paris), Bärlapp

(Lycopodium) usw. Unter den zumeist von Pilzen unabhängigen Kulturpflanzen hat der Flachs (Linum) engste Bindung an die Wurzelpilze.

Eine Anzahl von Heilpflanzen finden sich in dieser recht mangelhaften Aufzählung. Aber es dürfte in der Zeit der kritiklosen Pilztherapie doch der Beachtung wert sein, daß tiefgründig wirkende Heilpflanzen, wie die Schafgarbe, zu jenen Pflanzen gehören, die sich eng mit Pilzen verbinden, die den Pilzprozeß – der ja ein Saturn-Prozeß ist – in mannigfaltiger Weise in sich hineinnehmen. Vielleicht vermitteln die «verdauten» Pilze in der Heilpflanze dieser doch auch manche Heilqualitäten. –

In gleicher Sphäre, der Saturn-Sphäre, urständet der Prozeß der *Anthocyan*-Bildung, der in der Schafgarbe eine außerordentlich wichtige Rolle spielt. Was sind Anthocyane?

Es sind Farbbilde-Prozesse, welche die rote, violette und blaue Färbung der Blüten, Früchte und sonstigen Pflanzenteile veranlassen. Als Farbstoffe sind sie in Wasser und Alkohol löslich, im Äther unlöslich. Erscheint der in den Pflanzenzellen gelöste Farbstoff *rot,* so reagiert der Saft der Zelle sauer, dagegen alkalisch bei Blau-Färbung.

Eine Funktion der Anthocyane beruht darin, Licht in Wärme überzuführen bzw. bei Anwesenheit von Anthocyanen geht Licht in Wärme über.

Hier sei auf 2 von Francé erwähnte Versuche hingewiesen, die diese Funktionsseite beleuchten.

Der 1. Versuch wurde von *Kny* angestellt. Er nahm zwei gleiche Gefäße, füllte sie mit gleicher Quantität roter und grüner Blätter desselben Baumes (z. B. Buche) und stellte fest, daß bei gleicher Besonnung die Temperatur in dem mit *roten* Blättern gefüllten Gefäß bald um 4° C mehr betrug als in dem mit grünen Blättern gefüllten Gefäß.

Der Botaniker *Stahl* verwendete das Fett der Kakaobohnen (Kakaobutter), das schon um 30° C schmilzt. Er bestrich mit diesem Fett grüne und rote Blätter und setzte sie dann der Sonne aus: die Butter an den *roten* Blättern schmolz schneller als an den grünen. Es wurde daraus der Schluß gezogen, daß das Anthocyan einen Teil der Sonnenstrahlen in Wärme umsetzt. Diese regressiven und progressiven Metamorphosentätigkeiten der Anthocyane, die die Erfahrung gelehrt hat, sind uns aus der Naturbeobachtung gut bekannt. Diese Farben treten zumeist bei Früh- und Spätpflanzen auf wie: Bellis perennis, Achillea millefolium, Lamium album, die sonst weiß blühen, in den frühen bzw. späten Jahreszeiten aber rötlich gefärbt oder tingiert sind. Diese Farben treten auch an anderen Pflanzenteilen auf wie Keimblättern, Wurzelausläufern, Stengeln usw. und üben dort fraglos ähnliche Funktionen aus. Deshalb halten sich auch die Schafgarben so sehr lange in Schnee und Frost. Und wem ist nicht im Frühling schon aufgefallen, daß sich gerade um derartige Pflanzen die Schneeschmelze schneller zu vollziehen scheint?

Daß die in der warmen Jahreszeit wirksamen Anthocyane besonders durchlässig sind für andere geistige Einflüsse, zeigen uns die Gifte z. B. der Nachtschattengewächse, die fast alle an diesen Farbbildungsprozessen teilhaben.

Fassen wir diesen Umweg über zwei Äußerungen der Saturn-Sphäre in bezug auf die Schafgarbe zusammen, so müssen wir wohl anerkennen, daß die Schafgarbe tief und innig verbunden ist mit den Saturn-Prozessen in Vergangenheit und Gegenwart. Es drückt sich dieses schon darin aus, daß sie von Anfang an das *blaue,* ätherische Öl, «Azulen» enthält, das sich die Kamille erst in ihren letzten sommerlichen Wandlungsvorgängen erringt. Diese Beziehung findet sich natürlich auch wieder in der therapeutischen Wirksamkeit der Schafgarbe. Bevor auf diese eingegangen wird, seien hier einige Äußerungen angeführt, die Dr. R. Steiner im Landwirtschaftlichen Kurs über die Schafgarbe gemacht hat:

«Diese Schafgarbe ist – eigentlich ist es ja jede Pflanze – ein Wunderwerk; aber wenn man eine andere Blume anschaut, dann kommt einem das ganz besonders zu Herzen, was für ein Wunderwerk diese Schafgarbe ist; sie ist ein ganz besonderes Wunderwerk. Sie hat in sich dasjenige, wovon ich Ihnen gesagt habe, daß sich der Geist immer damit die Finger benetzt, wenn er die verschiedenen Dinge, Kohlenstoff, Stickstoff usw. an seine organischen Orte befördern will. Diese Schafgarbe stellt sich in der Natur so dar, als wenn irgendwelche Pflanzenschöpfer bei dieser Schafgarbe ein Modell gehabt hätten, um den Schwefel in der richtigen Weise zu den anderen Pflanzensubstanzen in ein Verhältnis zu bringen. Man möchte sagen: bei keiner Pflanze bringen es die Naturgeister zu einer solchen Vollendung, den Schwefel zu verwenden wie bei der Schafgarbe. Und wenn man bekannt ist mit der Wirkung der Schafgarbe im tierischen und im menschlichen Organismus, wenn man weiß, wie da diese Schafgarbe wirklich alles das, was an einer Schwäche des astralischen Leibes liegt, ausbessern kann, so kann man sie weiterhin verfolgen in ihrer Schafgarbenhaftigkeit in dem ganzen Naturprozeß des Pflanzenwachstums. Sie ist schon außerordentlich wohltätig, wenn sie in einer Gegend wild wächst an den Rändern der Wege, oder wo Getreidebau oder auch Kartoffel- oder irgendein anderer Bau getrieben wird. Man sollte die Schafgarbe durchaus nicht ausrotten. Man sollte die Schafgarbe behüten davor selbstverständlich, sich irgendwo anzusiedeln, wo sie lästig ist – schädlich ist sie eigentlich nirgends – aber sie wirkt schon, wie manche sympathische Menschen in der Gesellschaft durch ihre bloße Anwesenheit wirken, nicht durch das, was sie sprechen, so wirkt die Schafgarbe in einer Gegend, wo sie viel wächst, schon durch ihre Anwesenheit außerordentlich günstig.»

«Die Schafgarbe haben wir kennengelernt; ihr sehr homöopathischer Schwefelgehalt, der da wirklich in musterhafter Weise mit *Kalium* in Verbindung ist, wirkt so großartig von der Schafgarbe aus selber, und das bewirkt, daß die Schafgarbe fähig ist, auch ihre Wirkungen weiter über größere Massen auszustrahlen.» (Ref.: gemeint ist Wirkung auf Kompost bzw. Dung.)

«Nun wird aber gerade dasjenige, was in der Schafgarbe ist, im menschlichen und tierischen Organismus ganz besonders konserviert durch den zwischen der Niere und der Blase sich abspielenden Prozeß, und dieser Prozeß ist wiederum von der substantiellen Beschaffenheit der Blase abhängig.»

«In der Schafgarbe haben wir es vorzugsweise mit den Kaliwirkungen zu tun.»

«Die Schafgarbe entwickelt vorzugsweise im Kalibildungsprozeß ihre Schwefelkraft. Daher hat sie den Schwefel genau in der Menge, die notwendig ist, um Kali zu verarbeiten.»

In sieben signifikanten Hinweisen finden wir bei Dr. Steiner das Wesen der Schafgarbe charakterisiert:

1. Schwäche des Astralleibes ausbessernd,
2. in Vollendung den Schwefel verwendet,
3. wirkt allein durch ihre Anwesenheit,
4. musterhafte Verbindung des homöopathischen Schwefelgehalts mit Kalium,
5. was im Schafgarbenwesen beinhaltet ist, ist im menschlichen und tierischen Organismus durch den Prozeß konserviert, der zwischen Niere und Blase sich abspielt, der wiederum von der substantiellen Beschaffenheit der Blase abhängt,
6. vorzugsweise Kali-Wirkungen,
7. im Kalibildungsprozeß wird die Schwefelkraft entwickelt, daher das entsprechende Mengenverhältnis.

Zusammenfassend kann man zu dem Eindruck gelangen, daß uns in Achillea millefolium ein Pflanzenwesen begegnet, das ungemein erdentüchtig und solide sich nach außen darlebt. Zähe und ausdauernde Lebenskräfte gehören zu ihrer Signatur. Selbst die Blüte kann diese Charakteristik für sich in Anspruch nehmen. Gleichzeitig ist die Schafgarbe von Anbeginn durch und durch aromatisiert, d. h. von kosmischem Wirken durchzogen. Das blaue ätherische Öl (Azulen), das die Kamille sich erst im Blütenprozeß erringt, durchzieht die ganze Pflanze. Salzprozesse und Schwefelprozesse durchdringen einander in feiner, musterhafter Weise ähnlich wie bei der Kamille. Hier sind es Kalium und Schwefel, dort Calcium und Schwefel, die sich jeweils als obere und untere Prozesse begegnen und durchdringen. Die Schafgarbe offenbart ihre starke Blütenhaftigkeit schon mit dem Heraussetzen der ersten feinst gefiederten Blätter. Sie blüht so stark in sich, daß sie Blattrosette und Blütenbildung lange zusammenhält und gemeinsam nach oben trägt (s. Abb.), und wenn sie dann endlich eine äußere Blüte bildet, dann ist diese auch noch relativ unscheinbar, weil die sulfurischen Blütenkräfte in der ganzen Pflanze stark zurückgehalten werden.

Nehmen wir den Hinweis auf die Blase heraus und beschäftigen uns kurz und aphoristisch mit dem Funktionswesen der Blase, so finden wir in diesem physiologischen und therapeutischen Hinweis etwas, worauf die Urologie erst jetzt zu kommen scheint. Es heißt: »...was in der Schafgarbe ist, wird im menschlichen und tierischen Organismus ganz besonders konserviert durch den zwischen der Niere und der Blase sich abspielenden Prozeß, und dieser Prozeß ist wiederum von der substantiellen Beschaffenheit der Blase abhängig.» An anderer Stelle seines medizinischen Vortragswerkes führt Dr. Steiner über die Blase einiges aus. Im 9. Vortrage des Zyklus «Geisteswissenschaft und Medizin», wo die Aufmerksamkeit gelenkt wird auf das Wechselwirken der menschlichen Organe und der äußeren Natur, der Außenwelt im Kleinen und Großen, dort werden Organe unterschieden, die engere Beziehungen zum Astronomischen haben und andere, die solche zum Meteorologischen haben. Dort heißt es:

> «Wir können im allgemeinen im menschlichen Organismus, wenn wir diejenigen Organe ins Auge fassen, die sich dem Meteorologischen öffnen, sehen, wie sich das mehr nach innen Gelegene dem Meteorologischen zuneigt. Wir können zu diesen Organen vor allen Dingen die Leber rechnen und alles dasjenige, was blasig wird, also was repräsentiert ist gerade in der Blase – und zwar ist die Blase in pathologischer Beziehung etwas außerordentlich Wichtiges. So sonderbar das zunächst klingt, die Blase ist für pathologische Betrachtung zu dem Allerwichtigsten gehörend.»

Eine Seite weiter wird nochmals auf die Blase hingewiesen:

«Dann kommen wir zu all dem, was sich mehr durch geringe Blasenwirkungen im menschlichen Organismus äußert. Nun wird Ihnen vielleicht das, was ich gerade in dieser Beziehung sage, etwas laienhaft erscheinen. Es ist aber nicht laienhaft. Es ist, wie ich auch da sagen kann, wissenschaftlicher als dasjenige, was heute (Ref. 1920) wissenschaftlich genannt wird. Die Blase ist eigentlich im wesentlichen ein Zugmittel. Sie wirkt – ich möchte sagen – als Aushöhlung im menschlichen Organismus, sie zieht. Sie ist im Grunde genommen davon abhängig, daß der menschliche Organismus an dieser Stelle ausgehöhlt ist. Es ist gerade eine Wirkung der Blase zum übrigen Organismus, wie sie ausgeht von einer Gaskugel im Wasser drinnen. Wenn Sie eine Gaskugel, also eine Kugel mit verdünnter Substanz allseitig vom Wasser umschlossen haben, also von einer dichteren Substanz, so ist diese Wirkung, die ausgeht von dieser verdünnten Kugel, ähnlich der Wirkung der ganzen Blase auf den menschlichen Organimus. Das macht, daß der Mensch mit Bezug auf all dasjenige, was die Blase bewirken soll, sich stört, wenn er wenig Gelegenheit hat, Innenbewegungen richtig zu vollziehen; wenn er also – ich will sagen – nicht die richtige Sorgfalt verwendet auf das Essen selber, wenn er schlingt, statt zu kauen und dadurch den ganzen Verdauungsvorgang stört, wenn er nicht das richtige Maß von Ruhe und Bewegung einhält während des Verdauungsvorganges selber usw. Alles dasjenige, was innerlich stört die innere Beweglichkeit, das stört auch das, was man nennen könnte das Blasenleben.»

Es wird an jener Stelle dann noch darauf hingewiesen, daß ein klimatischer, meteorologischer Wechsel etwa in sauerstoffreichere Luft den Menschen zwingt, dem Atmungsprozeß mehr Aufmerksamkeit zuzuwenden, wodurch alle anderen organischen Prozesse reguliert werden, auch die unregelmäßigen Funktionen der Blase.

Wir finden hier im Jahre 1920 von Dr. Steiner das Problem des Funktionswesens der Blase und ihre funktionellen Zusammenhänge mit anderen Organen angeführt. Im Jahre 1950 schreibt

Prof. Dr. C. E. Alken, Direktor der urologischen Universitätsklinik Homburg/Saar in «Neue Medizinische Welt» vom 13. Mai: «Die Dyskinase der ableitenden Harnwege» und führt darin aus, daß die Urologen «unter dem Begriff der Dyskinesie bisher unklare Krankheitsbilder der ableitenden Harnwege» zusammenfassen und sie «organischen Veränderungen mit ähnlicher Symptomatologie gegenüberstellen». «Eine klinische Definition der Harnwegsdyskinesie erscheint uns um so eher angebracht, da sie als funktionelles Krankheitsbild erst in den letzten Jahren eine Klärung erfahren hat und aus diesem Grunde lehrbuchmäßig nicht erfaßt ist.» Die Erklärung dafür findet er in der früher geringeren Anwendung der Pyeloskopie mit gezielten Serienaufnahmen, «da funktionelle Krankheitsbilder nur mit funktionellen Unterschungsmethoden geklärt werden können», womit er eben die Pyeloskopie meint. Weiter heißt es dort in der Arbeit: «Als Dyskinesie des Nierenbeckens und der Harnleiter bezeichnen wir vorübergehende Funktionsstörungen der glatten Muskulatur dieser Hohlorgane von teils spastischem, teils atonischem Charakter mit subjektiven Beschwerden wechselnder Stärke. Kennzeichnend ist das Fehlen jeglicher organischer Veränderung.

Nach starker seelischer Erregung, schwerer körperlicher Anstrengung, Rütteltrauma (Straßenbahnfahren, Lastwagen- und Motorradfahren), Kälte- und Nässeeinwirkung, Temperaturwechsel usw., kurz Traumen, die zum Teil als auslösendes Moment für Nierenerkrankungen bereits bekannt sind, kommt es zu unklaren Beschwerden in der Nierengegend. Die Schmerzangaben sind zunächst vollkommen unbestimmt, sehr mannigfaltig und werden häufig in die entsprechende Head' Zone projiziert. Sie umfassen die ganze Skala im viscerosympathischen Beschwerdenkomplex, vom leichen Druckgefühl, Spannungen, ziehenden Schmerzen mit Ausstrahlungen in Bauch, Flanke und Leisten allmählich sich steigernd bis zur schweren Kolik mit allen typischen Begleiterscheinungen wie Übelkeit, Erbrechen, Blähbauch usw., kurz dem Bild der klassischen Steinkolik. Schul- und lehrbuchmäßig sind wir gewöhnt, diese Symptome mit einem organischen oder mechanischen Abflußhindernis innerhalb der Harnwege zu identifizieren. Es ist darum aufschlußreich, an einem größeren Material die Einweisungsdiagnose «Nierenkolik» mit der abschließenden klinischen Diagnose zu vergleichen. Dabei ergibt sich die interessante Feststellung, daß tatsächlich bei etwa 35% der Fälle, die mit Nierenbeschwerden oder ausgesprochenen Koliken eingewiesen werden, weder ein Stein noch ein sonstiges organisches Hindernis vorliegt.»

Grundsätzlich werden zwei Formen der Harnwegsdyskinesie unterschieden:

«1. die primär-neurogene, überwiegend spastische Form,
2. die sekundär-entzündliche Form,
anfänglich mit Übergang zur Atonie.»

Es wird angegeben, daß die Symptome bei beiden Formen ähnlich seien, nur ist die Art der Kolik zuweilen differenzierbar. Schmerzintensität und Begleiterscheinungen sind vollkommen gleich. Die Steinkolik hat anhaltenderen Charakter, es treten häufiger Rezidive auf, und nach Abklingen bleibt Druck und Spannungsgefühl nach. Die rein spastische Kolik hat den gleichen steilen Anstieg der Schmerzkurve mit derselben Höhe, fällt aber schnell wieder ab, etwa durch feuchte Anwendung oder ähnliches. Rezidive sind seltener. In beiden Fällen geringe Erythurie, «die sich bis zur makroskopischen Hämaturie steigern kann».

Prof. Alken kommt zu dem Schluß – bevor er auf den Untersuchungsgang eingeht –, «daß die Außenpraxis nicht in der Lage ist, echte Harnwegsdyskinesien von sekundären Koliken abzugrenzen und zunächst nur die beiden Krankheitsbilder gemeinsamen Symptome behandeln kann. Die Differentialdiagnose ist Aufgabe der Klinik«.

Schon hier kann darauf hingewiesen werden, daß bekanntlich Krankheitsgeschehen und Heilmittel eine Einheit sind, und in vorliegendem Falle lautet die Diagnose und die Therapie: Achillea millefolium.

Bevor auf unsere Heilpflanze erneut eingegangen wird, muß doch hervorgehoben werden, daß wir hier vor einer der so oft auftretenden Tatsachen stehen, daß Dr. Steiner wertvolle Hinweise gegeben hat, die bestimmte Zusammenhänge aufklärend durchlichten, zu denen die Wissenschaft dann viel später hingelangt, ohne oft allerdings restlos die Zusammenhänge zu klären, da beiden Ausgangsstellungen verschiedene Bilder vom Menschen zugrunde liegen. Und so kommt auch in diesem Falle die Urologie noch nicht auf den Grund dieser Probleme, weil der Funktionsablauf des Blasengeschehens mit seinen innerorganischen Beziehungen noch nicht erfaßt ist, der hier im obigen Zitat in dem Bild der «Gaskugel im Wasser» zum Ausdruck kommt.

In seiner Darstellung des Untersuchungsganges kommt Prof. Alken dann schließlich zur Pyeloskopie, die ihm «die Beobachtung des Entleerungsmechanismus erlaubt» und dadurch «die Feststellung, ob Hypo- oder Hyperperistaltik, temporärer oder Dauerspasmus oder Atonie vorliegen, kurz, die Summe der normalen und pathologischen Funktionsstörungen eines Hohlorganes». Es kann nur dringend empfohlen werden, diese Arbeit im Original nachzulesen, um dadurch Zeuge eines Erkenntnisbemühens zu werden, das sein Ziel noch lange nicht erreicht hat, während Dr. Steiner seinen Schülern dieses Ziel, diese Lösung hingelegt hat.

Bevor nun das Referat über diese Alken-Arbeit beendet wird, muß noch auf eine seiner Bemerkungen hingewiesen werden. Er schreibt dort:

«Es ist vollkommen abwegig, im Sinne Borgards die Vielzahl abdomineller Krankheitsbilder kausal auf die Dyskinesie des Nierenbeckens oder Harnleiters zurückzuführen (was Borgard übrigens in dieser extremen Form gar nicht behauptet, Ref.) und durch Eingriffe am Nierenbecken (Durchtrennung des Sphincter des Nierenbeckens, Ref.) heilen zu wollen.» Borgard geht therapeutisch sogar soweit, zu behaupten, daß keine konservative Maßnahme das beschriebene, krankhafte Funktionsgeschehen beeinflussen könne. Prof. Alken ist mit Recht der Meinung, daß «die Indikation (zum chirurgischen Eingreifen, Ref.) sehr eng zu stellen ist! Beim funktionellen Beschwerdekomplex versagt das Messer und führt nur dazu, die Zahl verantwortungslos und vergeblich operierter Krankheitsbilder – Senkniere, Cholecystopathie, chronischer Appendix, kleine Ovarialcyste, Retroflexio – um ein weiteres, zur Zeit in Mode stehendes zu vermehren.»

Die der Arbeit beigegebenen Röntgenaufnahmen von Nierenbecken und Harnleiter in verschiedenen Funktionsphasen sind durchaus interessant; aber das Wesentliche fehlt: das funktionelle Blasengeschehen und zwar das sich füllende Blasengeschehen; denn die Entleerungsvorgänge werden auch hier wiederum nach ähnlichen in der Literatur bekannten Gesichtspunkten betrachtet. Es dürfte das Entleerungsgeschehen niemals ohne das Füllungsgeschehen verständlich werden, noch viel weniger rational therapeutisch angegangen werden können; denn «was in der Schafgarbe ist, wird im menschlichen und tierischen Organismus ganz besonders konserviert durch den zwischen der Niere und der Blase sich abspielenden Prozeß», der in obigen Arbeiten und den zugrunde liegenden Methoden mit rein physischen Mitteln beforscht wird, aber »dieser Prozeß ist wiederum von der substantiellen Beschaffenheit der Blase abhängig». Auf diese Seite des Prozesses wird, wie gesagt, nicht eingegangen.

Hier sei in diesem Zusammenhang noch auf eine Krankengeschichte hingewiesen, die Dr. Degenaar veröffentlichte aus dem Krankengeschichtenmaterial der Stuttgarter Klinik, in der Dr. Steiner die leitenden Ärzte beriet. Es handelt sich um einen Fall mit «viel Blähungen, die *herrühren* von *Atonie* der *Außenwand* der *Blase*». Gleichzeitig ist diese Angabe eine Illustration zu dem in der Symptomenaufzählung Alkens erwähnten Blähbauch, der ja nicht nur im Kolikfall vorhanden ist.

Genau genommen liegt in der Alken-Arbeit in abstracto das Mühen um Achillea millefolium vor in einer Gegenüberstellung zu dem Dr. Steiners, – zwei Bemühungen von zwei weltweit voneinander getrennten Standpunkten. Wie weit dabei der Schulmediziner heute schon zu gehen bereit ist, erhellt wiederum aus der von Alken kritisierten Einstellung Borgards, der auch zu Zusammenhangserkenntnissen zwischen dem Geschehen der ableitenden Harnwege und anderen abdominellen Krankheitsbildern insbesondere auch zu solchen der Gallenblase gelangt, nur daß seine therapeutische Überaktivität natürlich mit Recht zurückgewiesen wird. Alle übrigen Beschwerden, für die in alter und neuer Zeit die *Schafgarbe* angewandt wurde und wird, *können* ihren Urstand in der Dysfunktion der ableitenden Harnwege, der Blase haben, d. h. in der Schwäche des astralischen Leibes und der «substantiellen Beschaffenheit der Blase». –

Selbstverständlich spielen Inhaltsstoffe wie Schwefel, Kalium oder Gerbstoffe im therapeutischen Geschehen eine wichtige Rolle; aber wer um dieser Inhaltsstoffe willen Achillea millefolium anwendet, könnte oft mit gleicher Berechtigung manches andere Heilkraut anwenden, wie es ja auch in jenen Fällen geschieht, wo gleichartig «beinhaltete» Heilkräuter nur unter diesem Aspekt zu Teegemischen zusammengestellt werden. Ein intimeres Umgehen mit Achillea millefolium unter Beachtung der obigen besonderen Indikation, die auf den zwischen Blase und Niere sich abspielenden Prozeß hinzielt, wird zu fest umrissenen Anwendungsmöglichkeiten führen – sowohl intern als auch extern – in Form von Teeumschlägen und Salbenapplikationen auf Blase, Ureter- und Nierengegend oder als Teeaufgüsse bzw. als Dilutionen tropfenweise innerlich.

Auch in diesen Anwendungsformen wird eine Schwefelwirkung und eine Kaliumwirkung eintreten etwa im Sinne jener Stelle in dem Buche «Grundlegendes zur Erweiterung der Heilkunst», Kap. XX, wo es heißt, «Schwefel enthält denjenigen Prozeß, durch den der dem Verdauungssystem zugeneigte Rhythmus verwandelt wird in den, der der Atmung zugeneigt ist». Hinzu tritt die Kaliumwirkung, die außer den Flüssigkeitsorganismus noch besonders angreift im Darmgebiet. (Vergl. auch in der Urtica-Arbeit die hier hingehörigen Zitatstellen aus den medizinischen Angaben Dr. Steiners.)

Wenn wir uns unter dem Aspekt der in großen Umrissen erarbeiteten Ratio für die Anwendung der Schafgarbe die Indikationen ansehen, wie sie in alter, neuerer und in der Volksmedizin und im Brauchtum üblich sind, dann wird es uns zumeist nicht schwer, darin die gleichen «Indikationen» verfolgt zu sehen, nur daß sie dort noch aus instinktivem Wissen geschöpft waren. In der *Homöopathie* findet die Schafgarbe ihre Anwendung auf Grund empirischer Einzelerfahrungen, da nach Heinigke die physiologische Prüfung ungenügend ist. Nach ihm zeigen sich übereinstimmende Wirkungen mit denen der Chamomilla, Arnica und Rhus toxicodendron auf das Gefäßsystem. «Bei Blutungen mit hellrotem Blut aus allen Organen», schreibt Mezger, «Erregung des Gefäßsystems mit Symptomen wie Gesichtsröte; Gefühl, als wenn alles Blut gegen den Kopf stiege, Wallungen im Kopf beim Bücken, Schwindel, Getöse im Ohr». Besonders bezeichnend für das Wesen der Schafgarbe dürfte Mezgers Zitat einer Arbeit Bergmanns (Kamenz) sein: bei einem 4jährigen Buben wurde nach wochenlang getrunkenem Schafgarbentee eine Nierenblutung beobachtet. Der gleiche Autor bezeichnet als «eine ganz zuverlässige Indikation» die lästigen Schweiße im Wochenbett, die unter Vermehrung der Harnabsonderung und Ableitung auf die Nieren sofort beseitigt werden. Der Wochenfluß werde reguliert unter Beseitigung einer zu schwachen oder zu starken Ausscheidung. «Reflektorische Harnsperre» im Wochenbett werde gelöst ähnlich wie durch eine 40%ige intravenöse Harnstofflösung.

Nach Farrington haben die wirksam anzugehenden hellroten Blutungen niemals das Begleitsymptom der Angst wie etwa bei Akonit, wo eben der Astralleib zu stark eingreift. Auch Nash hat im Versuch mit der Schafgarbe Blutungen hervorgerufen. Er berichtet dann von sich selber von häufigen, profusen Nasenblutungen, die er durch Kauen von Schafgarbenwurzel beseitigt hat. Nach ihm wirkt Achillea millefolium bei Blutungen nach Fall oder Verletzungen besonders dann, wenn Arnica montana versagt. Die Homöopathie verwendet die Schafgarbe unter der Bezeichnung «Millefolium» bei Blutungen in Verdünnungen von

D1 bis D6.

Die Verwendung in Teeform, die eine sehr verbreitete ist, hat nun noch andere sehr interessante und aufschlußreiche Wirkungen gezeigt. Nach Kroebers Darstellungen berichtet S. Flamm über günstige Heilwirkung mit der Schafgarbe bei «krankhaften Herzanfällen (Angina pectoris)» mit ausstrahlenden Schmerzen in den Arm und dem Gefühl des Einschlafens der Hände sowie bei intermittierendem Hinken, wobei der frische Schafgarbensaft ausgesprochen krampflösend wirkt. Auch Kroeber selber bestätigt die günstige Beeinflussung sklerotischer Altersbeschwerden bei andauerndem Gebrauch des Schafgarbentees.

Nach Hugo Schulz, Greifswald, wurde Achillea millefolium in der älteren Medizin bei Hämorrhoidalblutungen, wie Menorrhagie, bei Amenorrhoe der Chlorose, ferner bei chronischer Bronchitis, Asthma humidum angewandt. Während die Volksmedizin sie anwendet bei Leber- und Nieren-Leiden (Steinbildung), Blasenschwäche, Verschleimung der Atemorgane, Lungenblutungen, Hämorrhoiden, Bleichsucht, Schwäche der Verdauungsorgane, abnormen Luft- und Säurebildungen, Krämpfen, Leibschmerzen, Magen-Darm-Katarrhen, Gicht, Rheumatismus, Influenza, Bettnässen und manchen anderen Zuständen: also eine recht ausgedehnte Wirkensbreite. Auch die äußerliche Anwendung des Absudes als Umschläge und Bäder bei Verwundungen und Geschwüren, bei Körperschwäche, Gicht und Rheumatismus ist gebräuchlich. Ripperger weist auf die kreislaufverbessernde Wirkung hin sowie auf die Tatsache, daß ihm in der Apotheke als ausgesprochene Liebhaber der Schafgarbe auffallend oft Frauen begegneten, die sich ihrer besonders bei mangelnder und schmerzhafter Periode bedienten.

Bezüglich der Stellung der Schafgarbe im alten Brauchtum muß hier auf die ausführlichen Darstellungen von Marzell verwiesen werden, der auch über Namensherleitung einiges bringt. Er führt noch eine beachtliche Indikation an, daß nämlich die Schafgarbe als Heilmittel bei Kreuz- und Rückenschmerzen von den Landleuten angewandt wird, wenn die Zeit des vielen Bükkens in der Sommerernte gekommen ist. In Osterreich heißt sie deshalb «Herrgotts-Rückenkraut».

Bei der oft vorgebrachten Beschwerde «Rückenschmerz», der ein organisch nachweisbarer, krankhafter Vorgang anscheinend nicht zugrunde lag, konnte Referent durch die Schafgarbe in der Tat manche schöne Wirkung erleben.

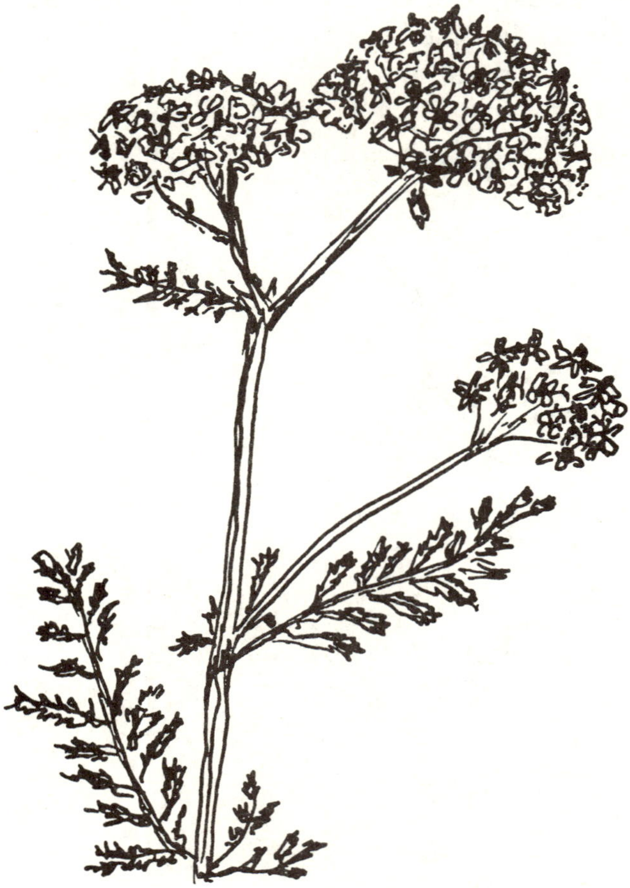

Die Schafgarbe
(Achillea millefolium)

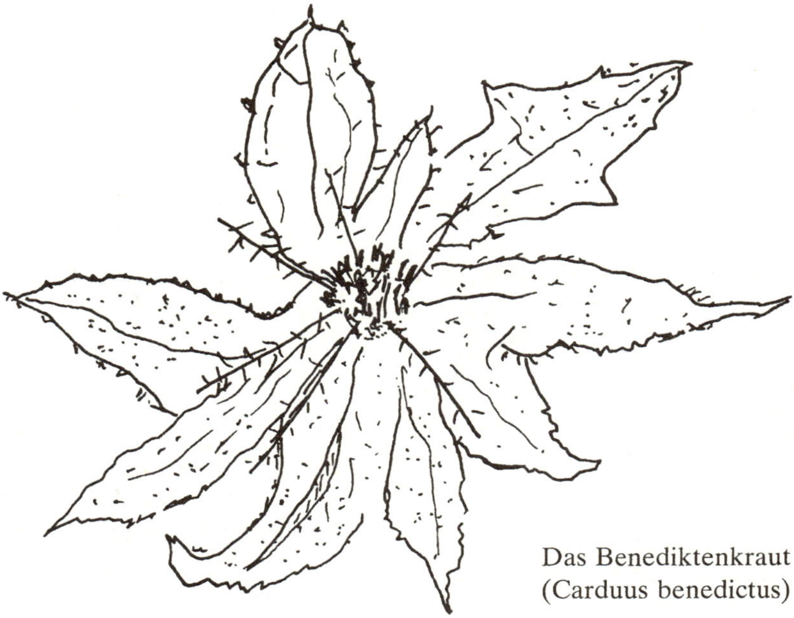

Das Benediktenkraut
(Carduus benedictus)

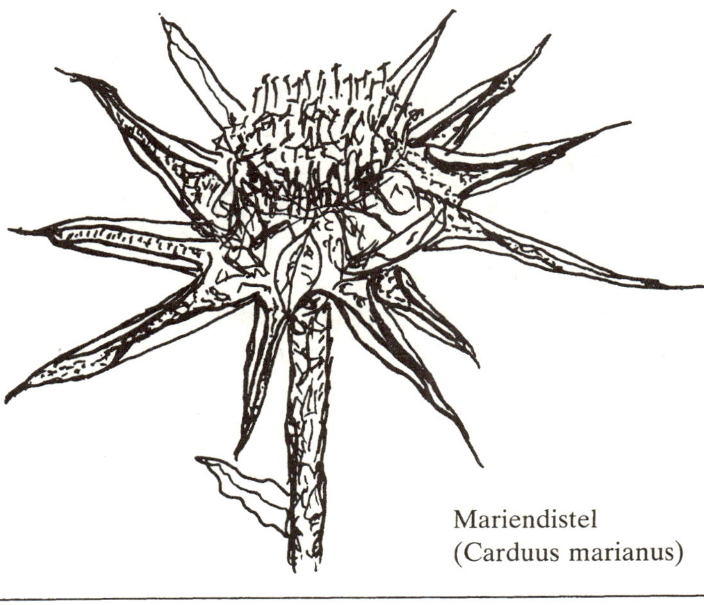

Mariendistel
(Carduus marianus)

Cardus benedictus
Das Benediktenkraut

(Cnicus benedictus)

Dieser Fremdling aus den Mittelmeerländern kommt in unseren Regionen zumeist nur in Gärten, in Arznei- und botanischen Gärten vor. Selten findet er sich irgendwo verwildert.

Steht man dieser «Heildistel» ganz plötzlich und unerwartet gegenüber, dann kann es einem wunderlich ergehen, so, als tauche man in weite Vergangenheiten zurück und schaue in elementarische Welten hinein, wie sie sich diese gerade der Welt des Kristallinen, des Verfestigenden überantworten. Man spürt hier ein anscheinend urwüchsig pflanzliches Geschehen, das von astralen Kräften in feiner Weise von außen umspült wird, wodurch diese Pflanze gerade ihre Urwüchsigkeit und Rauheit noch gesteigert wird. Rotviolett schießt die Farbe von der Erde aus an dem silberbehaarten Stengel hinauf und färbt auch noch leicht den Ansatz jedes abgehenden Seitensprosses. Dann verschwindet die Farbe um den auffälligen endständigen Blütensproß herum und erscheint aufs neue in den inneren strahlenförmigen Hüllblättern, die als einzige den fest-starren Distelcharakter wirklich offenbaren.

Um diese axial so auffällig gefärbte Aufwärtsbewegung des Stengels, der hohl und kantig ist, ziehen sich die Blätter in weiter Spirale in einem leuchtenden Grün, dem ein wenig das Blau durch die Poren schimmert, das zuweilen in trockenen Tagen sogar wieder fast gelbgrün erscheint. Sie empfangen von der marsisch-saturnischen Farbtingierung nichts. Wo dann der Spitzensproß zum Blütensproß sich wandeln soll, da scheint diese Wandlung sogar auszubleiben. Zeigen die meisten Pflanzen, daß der astrale Blütenimpuls die vegetative Tätigkeit zurückdrängt, sie metamorphosiert, so scheint es bei Cnicus benedictus genau umgekehrt zu sein. Eine Häufung von Blättern tritt auf. Das vegetative Sprossen ist gewaltig angeregt, die oberen Stengelblätter formen sich in Gestik und Haltung schon zu hüllenden Blättern, dann folgen große Außenhüllblätter, welche die Hüllblätter umgeben, von denen dann schließlich die innersten mit großen, fein gefiederten und knieförmig abgebogenen Stacheln versehen sind. Alle diese Blattorgane sind fest miteinander verwoben durch das kokonhaft-filzige Haarkleid, das das Kind der Astralwelt – die Blüte – hüllend umgibt. Der Blick von oben auf diese Blütenstandsregion zeigt, wie die fiederstacheligen inneren Hüllblätter über diesem Blütenstand, einem Spinnennetz gleich, sich ausbreiten, bis plötzlich aus dem rotvioletten Tiefenimpuls, der um die Blüte herum so unerwartet verschwand, durch die grüne Hülle strahlend *gelb* die Gemeinschaft der gelben Körbchenblüten hindurchdrängt und nun diese Heilpflanze darstellt als einen Sonnenakkord, als einen Goldakkord ganz besonderer Prägung.

Diese 40–70 cm hohe, einjährige Heilpflanze treibt ihren aufrechten, krautig-ästigen Stengel aus einem fast senkrecht in der Erde sitzenden, etwas «S»-förmig gebogenen, hellbraunen Wurzelstock, der nur wenige Seitenwurzeln bildet. Die an dem Stengel auftretenden Kanten verlaufen nach oben in die Seitensproß- und aufsitzenden Blattansätze, wobei von letzteren die Blattflächen beidseitig flügelig am Stengel noch ein Stück herablaufen. Stengel wie Blätter sind mehr oder weniger zottig behaart. Das Blatt ist länglich (Länge : Breite = 3 : 1 etwa), fiederbuchtig, mit weichdornig gezähnten Lappen und grobnetzig geadert, wobei die Oberfläche glatter als die Unterfläche erscheint, die ausgesprochene Blattparenchymstauung zeigt. Endständig stehen die eiförmigen Blütenköpfchen einzeln. Die oberen Stengelblätter und die Deckblätter sind in ihrem Turgor etwas fester als die übrigen Laubblätter, bis die dachziegelartig liegenden Hüllblätter schließlich in feste Distelstacheln auslaufen. Während die äußeren Hüllblätter nur in einen einfachen Stacheln auslaufen, ist dieser bei den inneren fiederförmig zusammengesetzt und ruft dadurch infolge seiner rechtwinkligen Abknickung den geschilderten Eindruck eines Radspinnennetzes hervor.

4–6 gelbe Randblüten sind vorhanden; sie sind unfruchtbar. Die fruchtbaren gelben Scheibenblüten sind zwittrig und enden in einen fünfzipfeligen Saum, aus dem die miteinander zu einer Röhre verwachsenen Staubbeutel hervorragen. Der Griffel ist zweinarbig. Die gelbbraunen, längsgestreiften walzigen Früchtchen, die von einem bleibenden doppelten Pappus gekrönt sind, zeigen an der Spitze eine seitlich gerichtete Anheftungsstelle.

Die Blütezeit des Benediktenkrautes sind die Monate Juni, Juli und August.

Die Jungpflanzen werden anfangs außerordentlich gern von Schnecken gefressen; später sind sie aber so produktiv, daß die Schnecken nicht dagegen aufkommen. In der Nacht braucht diese Distel sehr viel Wärme. Ihr Welken beginnt von unten nach oben, so daß im Herbst nur noch an der Sproßspitze ein kleiner Rest grüner Blätter bzw. die Blüte stehen.

Die Heimat der Benedikte ist das europäische Mittelmeergebiet, Kleinasien, bis zum Südkaukasus, Armenien, Syrien, Persien und Afghanistan.

Die chemische Analyse dieser Heilpflanze fördert nach Wehmer folgende Stoffe zutage:

«Cnicus Benedictus, Gärtn. Cardobenedicte. – Mediterr., Persien, Syrien, auch angebaut Knikos Galens. Semen Cardui Benedicti, früher Droge; Cardobenedictenkraut (Herba Cardui Benedicti off., schon im 13.–14. Jh. medic.).

Kraut enth. – nach älteren Angaben glykosid. Bitterstoff Cnicin (Centaurin) $C_{20}H_{26}O_7$, Gerbstoff, viel KNO_3, Mg-Malat, Ca-Oxalat. Cnicin sollte nach anderen Gemisch von Harz und Kohlehydraten sein. Neuere Untersuchung fand Fettsäuren, Cerylalkohol, Sterin von Fp. 164–165 ° (wahrscheinl. Stigmasterin), Harzsäuren, einen Bitterstoff ähnl. Menyanthin viell. Glykosid eines flücht. cykl. Aldehyds mit d-Fructose, Asche 18,6%.

Frucht («Same»): Fettes Ol 24,4–28,3% mit 89,8% ungesätt. flüssig. Fettsäuren (Ölsäure ca. 74%, Linolsäure 26) u. 3,68% gesätt. festen Fettsäuren (40% Stearin- u. 60% Palmitinsäure). – Pappus enth. in Asche 98% Kaliumsalze u. Calciumcarbonat).

Geßner schreibt: «In dem geruchlosen, bitter schmeckenden Kraut kristallisierender, wahrscheinlich dem Menyanthin nahestehender glykosidischer Bitterstoff Cnicin, daneben viel Schleim, 8% Gerbstoff und wenig ätherisches Öl. Kein Saponin. Cnicin ist nicht nur Amarum, sondern auch Emeticum.»

Der Hauptwirkstoff Cnicin wurde indessen als ein ungesättigtes Sesquiterpendihydrolacton vom Germacran-Type (Solatinenolid) erkannt.

Von Carduus benedictus singt Matthiolus ein Loblied:

«... ein edel / berümbt Kraut / wird Carduus benedictus, das ist / gebenedeyter Distel genannt / vmb seiner großen vnd heylsamen Krafft willen. Man pflantzt es fast allenthalben in den Gärten. Ist gantz rauch / härig vnd feyst. Seine Stengel sind dem Gänßdistel oder Hasenköl gleich / ... / darumb daß sie gantz weich und zart sind...»

«Cardobenedict / dieweil er sehr bitter / ist warmer vnd truckner Natur / ein fürtrefflich bewehrt Kraut wider die Pestilentz vnd Gifft / in alleley massen gebraucht / innerlich vnd eusserlich.

Cardobenedicten gepuluert / eines Quintlen schwer eingenommen in Wein / bewahret vnd erlediget vor vnd von der Pestilentz / wiederstehet dem Gifft / verzehret die phlegmata auß dem Magen / tödtet die Würme / raumpf die Brust / reiniget das Geblüt / ist gut den abnemmenden Menschen / stillet das grimmen / macht schwitzen / hilft wieder die faulen Magenfieber vnd quartana, wieder das Seitenwehe pleuresis genannt / vnd alle innerliche Geschwüre...»

«Cardobenedict in der speiß vnd Tranck genützt / ist behülflich wider den Schwindel vnnd das große Hauptwehe / welche vber den Augen wütet / vnnd von etlichen der Nagel genannt wird.»

«Cardobenedictwasser dient trefflich wol wider das Seitenstechen / vnnd diß ist deß Luthers Experiment gewesen...»

«Der Safft auß dem gantzen Kraut außgedruckt vnd inspissirt, ist sonderlich gut ad menses ciendos.»

«Cardobenedict zerstossen / vnd auffgelegt / heilet die Pestilentzblater / alle Stich vnd Biß der Scorpion vnd Schlangen / vnd leschet den Brand deß Fewers. Für den Krebs vnd andere faule schäden / ist kaum ein köstlichere Artzney / als Cardobenedict / Kraut / Safft / vnd das gebrannt Wasser / vnd sollen etliche große Gebresten darmit geheylet seyn worden / als nemlich ein Weibsperson / welcher die Brüste von dem Krebs biß auff das Bein aufgefressen waren / derselbigen ist mit dem gesottenen Wasser von Cardobenedict / den Schaden darmit gewaschen / vnd folgends das Puluer darein gestrewet / geholffen worden.

Dämpf vnd Schweißbäder mögen auß diesem Kraut (den Stein vnd der Weiber Zeit zu treiben) bereitet werden.

Cardobenedictenwasser oder Safft in die Augen gethan vertreibt die Röte vnnd das jucken darinnen.

Die Woll von Cardobenedictblumen auff Wunden gelegt / heylet sie ohn schmertzen.

Das Kraut gekewet / heylet den stinckenden Athem.»

«Arnoldus de Noua villa, cap. 44. Practicae, gibt dem Cardobenedict die Kundschafft: Er hab einen Mann gesehen / dem sey das Fleisch an Schenkeln von löcherten Geschwären abgefressen biß auff das gebein / hab all sein Gut daran gesteckt / vnd kein Besserung befunden / dem sey endlich also geholfen worden: Er hat frische / grüne Cardobenedictbletter gestoßen / vnd mit gutem Wein gesotten / darnach zerlassen Schweinschmeer darzu gethan / vnd widerumb lassen aufwallen endlich Weitzenmehl darunter gemischt / vnd mit der Spatel gerührt / biß ein Pflaster daraus worden / das hat er alle Tage zweymal auff den Schaden warm gelegt.» –

Soweit Matthiolus in seiner Empfehlung dieser Heilpflanze, die nichts an Vertrauen vermissen läßt. M. wurde so ausführlich zitiert, weil er das Wirkenswesen dieser Heilpflanze bereits so umfassend beschreibt, daß ihm spätere Autoren und Generationen nichts Wesentliches hinzugefügt haben. Cardilucius, der diese Heilpflanze als dem 4. Grade des Tierkreiszeichens «Jungfrau» unterstehend bezeichnet, gibt an, daß viele der Krankheitserscheinungen, die Cardobenedictus beherrscht, durch «kalte Füße» kommen. – Geht man die Literatur durch, so zeigt sich, daß eigentlich alle späteren Autoren obige Angaben des Matthiolus wiederholen.

G. Fischer schreibt, daß Carduus benedictus allen anderen «Bittermitteln» an Schleim und Gerbstoffen überlegen ist. Camille Droz führt an, daß diese Heilpflanze dort am besten in Südfrankreich gedeihe, wo die Olivenbäume gedeihen. Nach ihm wird daraus ein Salz gewonnen, das bei Wechselfieberzuständen besonders wirksam sein soll. Die Samen werden wie Labkraut zur Gerinnung der Milch verwandt. Bei innerlichem Gebrauch des Krautes bekommt der Urin einen widerlichen Duft wie nach Genuß von Spargeln. Er erwähnt noch, daß eine günstige Wirkung bei Epilepsie der Kinder bekannt sei.

F. Müller berichtet, daß das Öl in den Samen eine schweißtreibende Wirkung haben soll. Schwäche und Verschleimung des Magens und der Därme, aber auch der Lungen, sowie langwierige Leberleiden hat er günstig mit dieser Heildistel beeinflußt. Ausdrücklich führt er an, «wirkt kräftigend auf die ganze Konstitution». «Würmer treibt sie ab und verhindert sie.»

Nach Ripperger berichtet Leclerc über Carduus benedictus, daß Arbeiter beim Sortieren und Pulverisieren der Kardobenedikte Zunahme des Hungergefühls angaben. Losch vergleicht die Heilwirkung mit dem Tausendgüldenkraut, während Ripperger sie mit der der Quassia amara in Vergleich setzt.

Noch zu Goethes Zeiten war das Benedikten-Kraut offizinell, wie Geiger schreibt. Das frische Kraut ist etwas weniger bitter als das trockene, es ist aber zugleich etwas salzig. Dieser Pharmakologe gibt als vorwaltende Bestandteile «Extraktivstoff 15,5, Gummi 8,3, grünes Weichharz (Chlorophyll) 4,5, sodann viel schwefelsaures und salzsaures Kali, schwefelsauren Kalk und Eisenoxyd» an.

Aus der Geschichte dieser Heilpflanze heißt es dann bei Geiger:

> «Schon Theophrastus von Eresos soll den Cardobenedict unter dem Namen Arkana beschrieben haben; er wurde in die Officinen besonders darum eingeführt, weil man ihn für die wahre Atractylis des Dioscorides hielt, deren Blätter und Samen als ein Mittel gegen Scorpionstich angewendet wurden. Berühmt

wurde der Carduus benedictus erst im Mittelalter seit den Zeiten des Arnoldus de Villanova; er galt damals für ein Hauptmittel gegen Lungengeschwüre, man brauchte ihn bei Obstruction der Eingeweide und selbst in der Pest...»

Die Homöopathie schweigt sich über Carduus benedictus im Gegensatz zu Carduus marianus vollkommen aus. Heinigke, Farrington, Nash, Mezger erwähnen ihn nicht. Zwar erwähnt Stauffer, daß die Anwendung bis zur 2. Potenz üblich ist, doch findet sich nirgends ein Prüfungsbild, woraus wohl zu entnehmen ist, daß Carduus benedictus in der Homöopathie keine Rolle spielt. –

Wenn man die Pflanze im heißen Sommer abschneidet und bei sich trägt, dann wird sie sehr schnell welk und schlaff. Legt man sie dann in das Wasser, erholt sie sich im Gegensatz zu sehr vielen anderen Pflanzen wieder vollkommen und zeigt eine weich-pralle Elastizität, die so recht offenbart, wie hier die Ätherkräfte, die Kräfte des Archäus – wie Paracelsus sagen würde – lebendig sind und ihr physisches Substrat, das Wasser, ergreifen, wo es ihnen geboten wird. Will man ein übersichtliches Bild von der Heilwirkung der Benediktendistel erhalten, dann muß man sich klarmachen, daß hier die Astralkräfte in sehr feiner, geläuterter, aber bestimmter Weise in die Pflanze hineinwirken und sich mit dem Ätherischen verbinden. Dieses Ätherische selbst ist recht kräftig, aber nicht zäh-träg, hält sein Substrat (das Flüssige) und läßt es auch frei und wird dann im Bereich der Blütenregion stark angeschoppt und gestaut, aber auch durchlüftet.

Das Distel-Spinnennetz legt sich vor das Blattgewirke wie ein starrer Riegel, der das Ätherische zurückstaut und abschließt von dem Versprühen und Verwandeln, bis die Blüten diesen Riegel von innen durchbrechen und signaturenhaft den Übergang von einem Bereich zum andern vermitteln.

Das Blattwesen nimmt den Blütenimpuls – man möchte sagen – fast liebevoll in sich hinein, umhüllt ihn wie in einem Ei-Organismus und verbindet sich mit ihm doch durchdringend. Zwar bewirkt der Astralimpuls noch Hohlstengeligkeit, entfaltet starke Bitterkräfte und wärmetragende Ölbildungen, doch führt sie nirgends zu Uberwältigung der ätherischen Kräfte. Darum muß die arzneiliche Wirkung zu suchen sein in der Übergangsregion vom Rhythmischen zum Stoffwechselhaften. In seiner marsischen Wirkung wirkt der Astralimpuls energisierend auf alles ätherische Geschehen im Organismus. Er wirkt reinigend auf die «phlegmata», wie Matthiolos das ausdrückt. Er führt Wärmeätherkräfte zu und verbindet sich in seinem Wirken in einer jupiterhaft-gelben Blütenoffenbarung. Wir erleben hier jene obersonnige Planetenwirkung, die im Organismus gerade da eingreift, wo etwa im Stoffwechselgeschehen Speisebrei durch seine Transsubstantiation hindurch in die körpereigene Stofflichkeit übergeht, wo das Flüssigkeitsgeschehen und -wesen jeweilig zwischen seinen beiden Grenzmöglichkeiten hin und her pendelt. Man hat seine Stannumwirkungen in dieser Heilpflanze (vgl. die günstige Wirkung auf den Stirnkopfschmerz!) vor sich, und man sollte sich wirklich die Mühe machen, Carduus benedictus eingehender zu prüfen und anzuwenden, auch im einzelnen da anzuwenden, wofür er in den älteren Indikationen von Matthiolus empfohlen wird. Alle späteren Formulierungen zur Wirkung von Carduus benedictus, ob man ihn als Amarum oder etwas anderes Abstraktes deklariert, treffen nicht sein wahres Wesen. Die moderne Medizin und Pharmakologie vermochten nichts Erhellenderes und nichts Neues dem Erkennen des Mittelalters hinzuzufügen.

Eine besondere Seite wird unserer Heilpflanze nun noch abgewonnen durch die Empfehlung Dr. Steiners, sie mit Zusatz von Paeonia officinalis zu verwenden als ein Entwässerungsmittel mit umschriebener Indikation. Über diese Kombination wird an anderer Stelle Genaueres ausgeführt; aber auch sie wird nur verständlich auf Grund des im Vorstehenden dargelegten Wesens dieser Heildistel, bzw. des besonderen Zusammenwirkens der Ätherarten.

Carduus marianus
Mariendistel

(Silybum marianum)

Ganz anders als die Benediktendistel präsentiert sich die berühmte und geschätzte Mariendistel.

Mit weit ausladender, großblättriger, strahlend-blankgrüner, weißgeaderter und weißgefleckter Blattrosette, die sich mit der Achse etwas pyramidal in die Vertikale erhebt und aufplustert, bildet sie eine eindrucksvolle Pflanzenerscheinung. Der hochaufschießende, runde, fast blattlose Schaft, der die endständige, stachelbewehrte, purpurne Blüte bis 1,50 m hoch hinaufträgt, offenbart recht deutlich, wie der astrale Blütenimpuls das Blattelement hier weit zurückweist. Diese Distel macht keineswegs den Eindruck schüchterner Zurückgezogenheit, und trotzdem soll sie von alters her der Venus geheiligt gewesen sein.

Wie Carduus benedictus gehört die Mariendistel in den Mittelmeerraum und wird in unseren Breiten in den Gärten nur zur Zierde oder in Arzneigärten gepflegt. Verwildert kommt sie vereinzelt vor.

Aus pfahlig-spindelförmiger Wurzel mit einigen Seitenwurzeln trägt sich Carduus marianus entweder einjährig-überwinternd oder aber zweijährig aus dem Samen in die Erscheinung und entwickelt dabei zuerst eine große Blattrosette, in deren Mitte sich die endständige Blütenknospe bildet, wobei zu beachten ist, daß die Rhizome in ihrem Hypokotyl-nahen Teile noch eine horizontale Lage einnehmen, ehe sie senkrecht in die Erde steigen. Die etwas sukkulenten Laubblätter sind glänzend grün, den Nerven entlang gefleckt oder marmoriert, als sei geronnene Milch darüber hingelaufen. Sie sind alle ungestielt, buchtig-gelappt, mit großen eckig-dornig ausgezogenen Lappen und breit spießförmigen Spitzenabschnitten. Die unteren Blätter sitzen mit schmalem Grunde auf und liegen zumeist auf der Erde; die oberen umfassen mit ihrer herzförmig-dornigen Basis den Stengel. Die Dornen sind gelb und kräftig. Überall findet sich fein verteilt Behaarung.

Die endständig, einzelsitzenden Blütenköpfe sind kräftiggroße und recht marshafte kastaniengroße Gebilde von 4–5 cm Länge. Sie tragen sich entweder aufrecht oder zuweilen etwas nickend. Die zu scharfen, in der Länge etwas eingerollten Spießen ausgebildeten, mehrreihigen, lederartigen und ungleichen Hüllblätter sind kahl und umschließen purpurne Blüten, deren Staubblätter am Grunde zu einer Röhre verwachsen sind. Die 6–7 mm langen und glatten Früchte sind dunkelbraun mit längsgerichteter hellerer Fleckung. Am Scheitel zeigen sie innerhalb eines gelben Kronenringes eine ebenfalls gelbe, fünfteilige Haftstelle. Ein glänzend weißer Pappus sitzt diesem Krönchen auf und fällt später ab.

Die Früchte der Mariendistel schmecken ölig, herb bis bitter, während das Kraut scharf und unangenehm salzig schmeckt, ähnlich wie die Wurzel.

Man trifft zuweilen auch Pflanzen mit Seitenästen, die entweder nackt oder mit deckblattartigen Hochblättern besetzt sind und wiederum endständig den Blütenkopf tragen.

Die Blütezeit geht vom Juni bis zum September.

Nach Hegi kommt die Mariendistel vor «in Gruppen oder vereinzelt (Mittelmeergebiet auch herdenweise) auf sonnigen, felsigen Hängen, in der Felsensteppe, auf Ruderalplätzen, an Zäunen, auf Feldern, in der Nähe von Häusern, Bahnhöfen, Häfen, Dorfstraßen, in Gärten, Kartoffeläckern». Während sie in Mitteleuropa nicht heimisch ist, ist sie im Wallis eingebürgert.

Hegi führt eine große Zahl von Orten an, wo die Mariendistel endemisch beobachtet wurde.

Als allgemeine Verbreitung nennt er:

«Südeuropa, von der Pyrenäenhalbinsel bis Südrußland, in Mitteleuropa nur im Wallis eingebürgert, verwildert nordwärts bis England, Belgien, Norddeutschland, Dänemark, Mittelrußland; heimisch ferner in den Kaukasusländern, Kleinasien, Persien, Babylonien, Syrien, Nordafrika, auf Madeira und auf den Kanarischen Inseln; eingeschleppt und vollständig eingebürgert in Nord- und Südamerika (z. B. Chile) und in Südaustralien.»

Hegi schreibt weiter: «Silybum Marianum ist eine thermophile Pflanze der mediterran-vorderasiatischen Steppen und Gebüsche, die bisweilen, so z. B. in der Phrygana des Balkans, den Ton angeben oder in Steppengebieten, z. B. in Südrußland, bis 6 Fuß hohe ‹Distelwälder› bilden kann.» Er vermutet, daß diese Pflanze nach Mitteleuropa ursprünglich als Heilpflanze gekommen sei: «Wenn auch über die Zeit der Einführung in Mitteleuropa keinerlei sichere Daten vorliegen, so kann es doch als sehr unwahrscheinlich gelten, daß die Pflanze bereits im altgermanischen Zeitalter in Deutschland bekannt und der Freia heilig gewesen sei, eine Angabe, die ihren Ursprung in der Venusverehrung nimmt.»

Die wirkstoff-suchenden Analytiker sind bei Silybum marianum noch auf dunklen Pfaden. Über verschiedene Stoffe herrschen unklare Vorstellungen, so daß sich in dieser Beziehung diese Heilpflanze nicht von den meisten anderen unterscheidet.

Kroeber schreibt: «Mariendistelsamen enthalten Gerbstoff, fettes Öl, Eiweiß, Bitterstoff. Auf Grund der Auffindung von Tyramin, Histamin und Agmatin, wohl als sekundäre Bildungen in der wäßrigen Abkochung der Samen der Mariendistel, hat man deren Verwendung als Ersatz von Mutterkorn (Secale cornutum) in Erwägung gezogen.

Nach W. Berg (Dissertation, München 1938) enthalten Mariendistelsamen weder Alkaloide, Glykoside noch Saponine; dagegen sind vorhanden 0,1% äther. Öl, Spuren von Gerbstoffen sowie eine scharf schmeckende Substanz; ferner ein sauer reagierender Bitterstoff, Tyramin und Histamin, nach W. Preyer (Ph. Z. 1941, 241) 5,10 bis 10,4% Phytomelane.

Daneben gibt es aber auch phytomelanfreie Samen.»

Geßner führt in seinem Werke an:

«Im Samen chemisch unerforschter ‹Scharf- bzw. Bitterstoff›, daneben 0,1% ätherisches Öl, biogene Amine, Tyramin und Histamin; Alkaloide (im engeren Sinne), Glykoside, insbesondere Saponine, fehlen.»

«Neuerdings wurde festgestellt, daß Extrakte von Silybum Marianum bei der tierexperimentellen Lebervergiftung durch Tetra- und Trinitrotoluol eine günstige Leberschutzwirkung ausüben können.» Untersuchungen der letzten Dezennien führten zur «Identifizierung» des für die Leberschutzwirkung verantwortlichen Silymarin-Komplexes. Aus diesem Komplex wurden indessen drei Hauptverbindungen isoliert: Silybin, Silydiamin und Silychristin, Vertreter einer neu entdeckten Flavonolignangruppe.

«Tyramin bewirkt bei parenteraler Zufuhr neben vorwiegend zentral bedingter Blutdrucksteigerung und Förderung der Herztätigkeit starke Erregung des Uterus, bleibt aber oral... praktisch wirkungslos.»

Tyramin = p-Oxphenyläthylamin ist ein wichtiger Zerfallstoff auch im Hirtentäschelkraut.

Die Wertschätzung der Mariendistel als Arzneipflanze hat in den überschaubaren Zeiten eine weitgehende Wandlung durchgemacht. Zu Zeiten, als man noch den Wirkensunterschied von Wurzeln, Blätter und Samen bzw. Blüten verstand, wurden diese einzelnen Organe dieser Heildistel auch mit bestimmten Indikationen verwandt. So schreibt Geiger (1838): «Officinell sind die Samen, Stechkörner; ehedem auch das Kraut und die Wurzel.»

Matthiolus war noch einer von denjenigen, der Unterschiede zu machen wußte. Bei ihm heißt es:

«Die Wurtzel ist warm vnd trucken / macht dünn / säubert / öffnet / vnd durchdringt.»

«Die Wurtzel in wasser gesotten / vnd darvon getruncken / öffnet die Verstopfung der innerlichen Glieder / hilfft also wider die Seuche deß Wassers vnd der Gilbe / treibt den verstandenen Harn / vnd der Frawenzeit / reinigt die Nieren vom Sand vnd stein / benimpt das Hüftwehe.

Welcher Frawen oder Säugammen die Milch versiegen ist, sol

diese Wurtzel mit Fenchel vnd langem Pfeffer in gleicher Wag mischen wie ein Frisenet / vnd mit anderer Speiß essen etliche Tage nacheinander / es hilfft.

Das Wasser von Blättern gebrannt / vnd ein ziemlichen Trunck darvon gethan / bringt gute Hülff wider das Seiten stechen. Besser ist es aber / so man ein halb quintlen deß zerstossenen Samens darzu thut. Solche Arztney dienet auch wider die Pestilenz / vnd was gifftigs im Leibe ist / muß dardurch räumen.» –

Wenn Matthiolus der Mariendistel auch nicht so sehr das Loblied singt wie der Kardobenedikte, so hat er doch ganz bestimmte Erfahrungen mit dieser Heilpflanze gesammelt, die nachzuprüfen wert sind.

Eine wesentliche Erweiterung des Wirkensbereiches des Carduus marianus hat sich nun Rademacher erarbeitet, indem er aus der Frucht jene Komponente herausholte, an der Matthiolus offenbar noch vorbeigegangen (?) war, welche die Mariendistel aber erst zu dem berühmten Lebermittel machte, das es heute darstellt. Rademacher wandte es an bei chronischen Leberleiden, akuter Hepatitis mit Seitenstechen, bei Ikterus, Gallensteinkolik, bei chronischem Milzleiden und chronischer Menorrhagie, alles Indikationen, die später weitgehend wieder bestätigt wurden. Er weist besonders darauf hin, daß man bei Verwendung der Früchte, bzw. bei ihrem Zerreiben nicht etwa die Schalen absieben dürfe, da gerade diesen die wirkende Substanz anhafte.

H. Schulz bestätigt nach eigenen Beobachtungen die Erfahrungen Rademachers mit Carduus marianus besonders bei «chronischem Ikterus, sowie den eigenartigen, ursächlich nicht immer klar zu deutenden, besonders bei Frauen wiederholt auftretenden Schmerzanfällen in der oberen Partie des Colon ascendens und der Lebergegend, wie auch bei ausgesprochener Cholelithiasis. Man gibt die Tinktur in solchen Fällen etwa dreimal im Tage zu 10 Tropfen».

Durch Rademachers Beispiel ist auch Hahnemann an die Mariendistel herangegangen. Carduus marianus ist in der Homöopathie ein sehr beliebtes Lebermittel geworden. Nach einer Statistik, die G. Madaus in seinem Werke bringt, ist Carduus marianus überhaupt das am häufigsten angewandte Lebermittel in der Homöopathie.

Mezger bezeichnet als Typus für dieses Heilmittel im homöopathischen Sinne: «Menschen mit Leberleiden und bemerkenswerter Pfortaderstauung... Ob die Pfortaderstauung primärer Natur ist und die Leberstörung erst nach sich zieht, oder ob Leber und Pfordadersystem in gleicher Weise befallen werden, was mir wahrscheinlicher scheint, läßt sich aus den Prüfungen nicht eindeutig feststellen. – Bei Gallenblasenentzündung und Steinkolik bewährt sie sich besonders, wenn Verstopfung besteht, die gleichzeitig behoben wird.»

Als Gemütssymptome gibt er an: «ärgerliche, gereizte Stimmung».

Als Kopfsymptome treten auf: «Kopfschmerzen in der Stirn und den Schläfen, auch halbseitig über den Augen, mit Verschlimmerung durch Husten und Bewegung. Hitze im Kopf, Schwindelgefühl, Benommenheit. Schlaf unruhig mit ängstlichen Träumen.»

Der Rachen äußert Brennen und Stechen in den Mandeln sowie Trockenheit im Halse, die Atmungsorgane «trockenen Husten, Schmerz am rechten Schulterblattwinkel nach der rechten Brust ausstrahlend».

Die Verdauungsorgane melden sich mit: «Übelkeit, Brechreiz und Erbrechen von grün-gelbem Schleim oder von Speisen, die tags zuvor genossen wurden. Völle im Leibe mit Aufstoßen, kolikartige Schmerzen im Leib, die sich durch zusammenkrümmen bessern. Durchfälle hellgelb oder trockener harter Stuhl.»

Im Bereich der Glieder tritt auf: «Zerschlagenheitsgefühl in Armen und Beinen mit Schmerzen; Schmerzen in der rechten Schulter. Die rechte Seite mehr befallen. Anschwellung der sichtbaren Venen.»

Als Dosierung gibt Mezger an, «meist ∅ –D2 und mittlere Potenzen». –

Heinigke spricht von: «großem Mattigkeits- und Abgeschlagenheitsgefühl, allgemeinem Unbehagen mit niedergeschlagener, trauriger und reizbarer Gemütsstimmung. Fieberanstieg gering, mit Hitzegefühl und Schweiß, dabei dumpfer Kopfschmerz über den Augen, besonders rechtsseitig.»

Auch er spricht (wie H. Schulz) von: «Unbehaglichkeitsgefühl in der Oberbauchgegend, Druck- und Schmerzempfindung in der rechten Unterrippengend, Leberauftreibung, Schmerzen in der Leber. – Leibschneiden, Kollern im Bauche, Blähungsbeschwerden; Stuhlverhaltung ungewöhnlich lang.»

Harn anfangs sehr hell und ohne Niederschläge, später immer dunkler werdend bis zu bräunlicher Färbung und Gallenfarbstoff enthaltend mit Niederschlägen und saurer Reaktion, scharfer, brennender Harn.»

Als Anwendungsempfehlung gibt Heinigke: «Zu berücksichtigen bei fieberhaften und fieberlosen Affektionen der Leber mit Durchfall oder Verstopfung, bei Gelbsucht, schmerzhafter Leberauftreibung, Gallensteinkolik, Bauchwassersucht.

Empirisch ferner bewährt bei Husten mit Seitenstichen. Affektionen des Brust- und Bauchfells, bei Kongestionszuständen und Blutungen der Gebärmutter.»

Der Amerikaner *Farrington* schreibt über unsere Heilpflanze: «Carduus marianus ist indiziert bei Gelbsucht mit dumpfem Kopfschmerz, Bittergeschmack im Munde, weißer Zunge, besonders wenn sie in der Mitte weiß, an den Rändern rot ist. Dabei Übelkeit mit Erbrechen einer sauren, grünen Flüssigkeit. Die Stühle sind gallig und der Harn goldgelb. Dabei unbehagliche Völle in der Lebergegend.»

Nash nennt Carduus marianus zwar ein sogenanntes Lebermittel, hat davon gute Erfolge gesehen, kennt aber: «keine *speziellen* Indikationen für seine Anwendung». «Ich habe Fälle von habitueller Gallensteinkolik kennengelernt, bei denen durch dieses Mittel das Leiden nicht nur behoben, sondern auch die weitere Steinbildung verhütet wurde.»

«Wenn andere Mittel versagen gegen Schmerz in der Lebergegend mit Schwindel, üblem Mundgeruch, gelbsüchtiger Haut und den gewöhnlich ‹biliös› genannten Symptomen, so habe ich, wenn ich keine speziellen Indikationen für andere Mittel hatte, Carduus gegeben und mehrere Male mit gutem Erfolg.«

Nach Erscheinung und Wesensäußerung sowie nach allen empirischen Bestätigungen ist die Mariendistel dort indiziert, wo im Krankheitsgeschehen des menschlichen Organismus der Stoffwechsel des Leber-,Gallengebietes den Schwerekräften stärker erliegt, wo Verhärtungstendenzen ausgeprägter in Erscheinung treten und die oben aufgeführten pathologisch-physiologischen Symptome sich kundtun. Der innere «Ort» ihres Wirkens liegt um eine Stufe, um eine Sphäre höher oder zentraler als der der Benediktendistel, d. h. weniger im Übergangsbereich der außenweltlichen Nahrungsstoffe in das innere Säftewesen, als dort, von wo die «Antwort» auf dieses Nahrungsanerbieten erfolgt. Demgemäß sind hier die Licht- und Wärmekräfte noch intensiver fähig, unberechtigtes Wirken verhärtender Erdenkräfte rückgängigzumachen. Wie Cnicus benedictus mit Lichtkräften vorwiegend schon in das Flüssigkeitsgeschehen vor den Transsubstantiationsvorgängen eingreift, wirkt Carduus marianus einerseits dort, wo der Wärmebereich die Intentionen der Ichorganisation einleitet, andererseits in dem Übergang zu dem erstarrenden Geschehen der Organfunktionen und -stofflichkeiten des Pfortadergebietes.

Carlina acaulis
Die Silberdistel

Leuchtet uns auf hohen dürren Bergwiesen, an Waldrändern, aus Heidekraut und hartem Borstengras die große Blütengemeinschaft der Silberdistel entgegen, dann kann man sich schon die Frage stellen: wogegen könnte diese auffallende, sich bis in den Berg, in den Erdgrund hineinbohrende Pflanze Heilpflanze sein? –

Wandert man dann durch die Literatur der Gegenwart und Vergangenheit, um zu suchen, ob die Silberdistel schon früher den Verdacht der Heilkraft erweckt hat, dann gerät man fürwahr in ein Gestrüpp von Dornen und Disteln menschlichen Geistes, das zu durchforschen vollkommen entmutigt. Bis ein Ausspruch des Paracelsus wieder neuen Mut machen kann, der in seinem «Herbarium» über Carlina acaulis schreibt:

»Der diser wurzen genießen will, der muß alein mit großer arbeit hinder ir kraft komen, dan on große mü tut sie nichts.»

Dieser alte Kräuterkundige mit seinem noch erweiterten Bewußtsein hat sie anscheinend gut gekannt –– und sich über sie im wesentlichen ausgeschwiegen, als verberge er mit diesem Schweigen einen Weg zur «quinta essentia», der nur mit «großer arbeit und mü» gefunden werden darf. –

Versuchen wir den Wegen des Paracelsus mit den Kräften unserer Bewußtseinsseele zu folgen, so müssen wir vor allem in die Natur hinausgehen auf die Berghöhen des Schwarzwaldes, der Schwäbischen Alp, müssen auf den Magerwiesen vieler Hochebenen bis nach Thüringen hinauf die Silberdistel oder Eberwurz suchen. Wir finden sie dort oft einzeln oder in ganz kleinen Verbänden zwischen Heidekraut und Nardus stricta, auch am Rande von Hecken verschiedener Art. Dort versteckt sie sich vor der Blütezeit mit ihren Blättern ganz unauffällig im Grase.

Die *Blatt*gestaltung bei Carlina acaulis ist wie bei Disteln und distelartigen Gewächsen auffällig. *Hier* sprießt eine Anzahl von Blattsprossen – fast zur Bodenrosette heruntergedrängt – aus dem knorrigen Kopf des mächtigen, ausdauernden Rhizoms. Insgesamt erheben sie sich kaum mehr als 10 cm über das Niveau des Erdbodens. Kreisform bildend, streben sie strahlig nach allen Seiten und erreichen eine Länge von ungefähr 10–15 cm, die zuweilen in der Blütezeit noch etwas auswächst.

Die besondere tütenförmige, stachelige Gestaltung der Fiederblättchen verhindert es, daß die Blattrosetten sich zu flachen Rosetten zusammenlegen. Sie bilden ein kleines durchlüftetes, stacheliges Blattpolster, das manchen Tierkolonien niederer Tiere entfernt ähnlich sieht. Der fleisch-succulente Blattstiel sitzt, unten rotviolett gefärbt, direkt am Wurzelkopf auf und streckt seine fiederblättrigen Blattelemente alle schräg nach oben. Der erdwärts gerichtete, dorsale Teil der zylindrischen-succulenten Blattrippe ist zu 3/4 nackt, und nur der ungefähr 90gradige erdabgewandte Sektor dieses Zylinders trägt die Fiederblätter. Die fiederspaltigen Laubblätter entwickeln zumeist 10–12 dreilappige Fiederblättchen, die dornig gezähnt sind, d. h. ihre Haupt- und Nebenrippen laufen in den bekannten Disteldorn aus. Im unteren Blattbereich sitzen die Fiederblättchen gegenständig. Gegen die Blattspitze zu gehen sie aus der Gegenständigkeit in die Wechselständigkeit über und demonstrieren dabei die Spiralbewegung der wirkenden Kräfte, die aus ihnen außerdem noch kleine Blatt-Tüten formen möchte. In dieser Formtendenz wird das rein Flächenhafte des allgemeinen Pflanzenblattes verlassen und ein Übergang in Hohlraumformung versucht. Das ganze Blatt zeigt, wie im Gestalten der Spiralbewegung – die aus dem Unsichtbaren hereinwirkt – zuerst die wechselständige Stellung der Fiederblättchen resultiert und schließlich nahe dem Erdboden die Gegenständigkeit zur Erscheinung kommt – die Bilateralität, die ein reines Mondenphänomen darstellt. Die Spiralbewegung offenbart sich noch durch eine andere Erscheinung. Jedes Fiederblättchen steht in Verbindung mit dem vorherigen oder nachfolgenden durch einen an der Rippe oberwärts entlang laufenden Blattansatz, einem Blattflügel. Diese Flügelung der Blattfiedern formen die Oberseite der Hauptrippe zu einer konkaven Rinne, deren Längsbewegung von oben nach unten oder von unten nach oben ein rhythmisch fließendes Wellen darstellt, zum Fiederblattansatz hinstrebend und wieder fortstrebend, eine Bewegung, wie sie an den Stammkakteen (s. z. B. Cactus grandiflorus) auch gut zu beobachten ist. Die Enden der Fiederblattrippen ragen frei als Dornen aus der Blattfläche heraus. Die Fiederblattfläche selbst bildet zwischen ihnen mehr oder weniger tiefe Buchten.

Als Höhepunkt des Sproßgeschehens entfaltet sich im Hochsommer die Silberdistel*blüte,* eine Blütengemeinschaft, die praktisch stengellos als Korbblüte endständig auf dem Sproß und mit diesem auf dem Wurzelkopf hockt oder an diesen herangezogen erscheint. Sosehr die große strahlende «Blüte» von jeher die Aufmerksamkeit auf sich lenkte, so hat man doch erst den richtigen Eindruck von ihr und der ganzen Pflanze, wenn man auch den *Wurzel*stock in der Erde aufgesucht hat. Das ist oft leichter gesagt als getan. In dem steinigen Boden, in dem sich die Carlina acaulis senkrecht abwärts mit der Erde verbindet, kann man lange graben, kratzen und tasten, ehe man das mächtige Rhizom freigelegt hat, und dann reißt oft doch die letzte Spitze noch ab. Die, nach dem Umkreis zu, so unscheinbare Pflanze (abgesehen von dem Blütenstand) sitzt auf einem mächtigen Wurzelstock, der eine Länge von 65–75 cm erreicht, deren stärkster Umfang 12–15 cm werden kann. Der Stock ist also 6- bis 7mal so lang als die Blattrosette hoch ist, und zeigt kaum Ansätze zu feineren Neben- oder Erdwurzeln (im Gegensatz z. B. zur Eselsdistel). Er strömt beim Ausgraben einen anfangs fäkal-gerbsäurehaften Duft aus, der bei dem allmählichen Eintrocknen des Rhizoms nachläßt und angenehmer erscheint. Die lange kegelförmige Gestalt des Wurzelstockes zeigt oft 1–2 einfache Windungen. Im Innern findet sich ein verholzter Kern, dessen Holzfasern wieder starke Spiralwindungen aufweisen. Um diesen Holzkern liegt der dicke, zäh-elastische Mantel als Träger des aromatisch-chemischen Geschehens, der von einer stark genarbten, auch oft verletzten, gelbbraunen Wurzelhaut überzogen ist.

Dieser gewaltige Wurzelstock wird gekrönt von der silbernen Korbblüte, die die herabgedrängten Rosettenblätter zuweilen überdeckt. Auch diese Korbblüte ist von auffälligen Ausmaßen. Die Blütenköpfe stellen eine Gemeinschaft von mehreren hundert von zwittrigen Röhrenblüten dar, die alle gleichgestaltet sind und fein duftenden Honig abscheiden. Der Griffel zeigt 2 kurze Ästchen, deren Außenseite mit kurzen Fegehaaren besetzt ist. Unter der Teilungsstelle befinden sich längere Fegehaare. Der ganze Blütenteller erreicht einschließlich der strahlenden Hüllblätter einen Durchmesser von 5–14 cm, wobei der eigentliche Blütendurchmesser genau so lang ist wie der umgebende Ring der Hüllblätter. Während die äußeren Hüllblätter laubblattartig sind und formal allmählich in die Laubblätter übergehen (oder umgekehrt), sind die mittleren kammartig, dornig gezähnt und zum Teil länger als der Blütenkopf. Die innersten Hüllblätter sind lineal und zugespitzt. Innen sind sie glänzend silbrigweiß, außen etwas gelblich, zum Grunde hin dagegen violett-braun überhaupt. – Die schmutzig-weißen Blütenbodenspreublätter stehen dicht, sind kantig und aufgeschlitzt, an der Spitze etwas verdickt. Die 12–17 mm langen Röhrenblüten erscheinen weiß oder rötlich.

Besucher der Blüten sind Bienen und Hummeln sowie ein Rüsselkäfer (Larmus senilis), dessen Larven in dem milchigen Blütenboden leben.

Die Früchte der Silberdistel werden ungefähr 0,5 cm lang und sind von einem 2–3mal so langen Pappus gekrönt. Die Verbreitung der Früchte erfolgt durch den Wind oder durch Vögel. – Die Keimung wird zwar durch Wärme gefördert, «erfolgt aber besser bei niederen Temperaturen» (Hegi). Das Licht wirkt günstig auf die Keimung ein.

Die Blütezeit der Carlina acaulis reicht vom Juli bis in den September. In sehr milden Wintermonaten blüht sie eigenartigerweise auch im Dezember und Januar.

Hegi gibt das Vorkommen an:

«Truppenweise oder einzeln auf Magerwiesen, Viehweiden, in lichten, trockenen Laub- und Nadelwäldern, Gebüschen, an Gehölzrändern, auf Heiden, steinigen Hängen, auf Maulwurfshügeln usw. Von der Ebene bis in die alpine und hochalpine Stufe: im oberen Fuldagebiet bis 720 m, im Erzgebirge bis 800 m, in den Bayerischen Alpen bis 2120 m, in Tirol bis 2350 m, in Kärnten bis 1900 m, im zentralen Graubünden (Val del Fain) bis 2735 m, im Wallis bis 2800 m. Auf Unterlagen aller Art, doch (namentlich im Norden) Kalk bevorzugend.»

Die allgemeine Verbreitung reicht nach Hegi von

«Spanien, Frankreich, Pyrenäen, Jura, Vogesen, Schweiz, Deutschland über Österreich-Ungarn, Italien, Bosnien, Herzegowina, Montenegro, Serbien, Bulgarien, Rumänien und Mittelrußland.»

Es gibt verschiedene Variationen, deren Einzelheiten in den Fachwerken nachgelesen werden müssen. –

Pflückt man die Silberdistel bzw. entnimmt man sie mit der Wurzel dem Boden, dann sind die auftretenden Welkvorgänge interessant. Im ersten Welkzustand verlieren die Dornen vorübergehend ihre Starre, als ginge das «Kieseliggerüsthafte» in der verdunstenden Sukkulenz wieder in Lösung über. Nach kurzer Zeit, wenn die Welkstarre eintritt, sind die Dornen in vermehrter Weise wehrhaft und gefährlich.

Das herbstliche Welken der oberirdischen Teile geht so vor sich, daß vor dem Welken im Bereich des Blütenkopfes die Blätter anfangen zu welken und starr-trocken werden. Das Mineralischwerden der Blütenhüllblätter erfolgt noch während des Blühens des Blütenstandes, und wenn die Fruchtreife die Früchte freigibt, dann ist auch der kurze Stengel des Blütenstandes bereits so dürr und brüchig starr, daß er leicht abbricht und später mit dem Blütenstand von den Herbstwinden über die Halden und

Wiesen hingetrieben wird.

Auffällige Besonderheiten der Silberdistel haben von jeher die Aufmerksamkeit der Menschen auf sich gezogen und ihr den Namen «Wetterdistel» eingetragen. Wie aus der Beschreibung des Blütenstandes hervorgeht, besteht derselbe *nur* aus Röhrenblüten. Es finden sich nicht wie bei anderen Kompositen Zungenblüten. Aber die leuchtende Funktion solcher Zungblüten scheinen die silbrigen Hüllblätter übernommen zu haben. Diese innersten linealen, zugespitzten und frühzeitig entvitalisierten Blätter der Körbchenhülle tragen ungefähr in ihrer Mitte ein «Gelenk», das ihnen als Reaktion auf physikalische Umweltsveränderungen bestimmter Art Bewegungen ermöglicht. So sind sie bei trüber Witterung und nachts hochgerichtet und über den Blüten geschlossen, während sie bei Sonnenschein horizontal strahlig ausgebreitet sind. Diese Bewegungen gehen im Bereich des «Gelenkes» vor sich. – Die Botanik erklärt diese Vorgänge als Folge von «Spannungsunterschieden zwischen äußeren und inneren Gewebeschichten der Hüllblätter, die durch Licht und Wärme ausgelöst werden. Die Empfindsamkeit ist namentlich hinsichtlich der Feuchtigkeit bedeutend»... (Hegi) –

Eine andere Besonderheit des Blütenstandes hat der Botaniker Kerner entdeckt: In dem durch die geschlossenen Hüllblätter entstehenden Luftraum stellte er bei einer Außentemperatur von 13,2° Innentemperaturen von 20,4° fest.

Wehmers pflanzenanalytische Angaben geben über die Inhaltsstoffe der Carlina acaulis nur wenig Aufschluß. Es heißt:

«*Wurzel* (Radix Carlinae, Droge).

Inulin 22%, Gerbstoff, Harz, äther. Öle, flüssig. Furanderivat Carlinaoxyd $C_{13}H_{10}O$, Kp. 167–168° (20 mm) über 80%, Sesquiterpen $C_{15}H_{24}$ bis 15%. Palmitinsäure (war das ‹Stearophon› des Öls). Spur e. Phenols; früher angegeben. Substz. $C_{14}H_{12}O$ v. Fp. 158 bis 160°.»

Viel mehr Angaben finden sich über die nahe Verwandte Carlina gummifera L. – Von dieser Schwester geht auch *Lewin* aus und weist darauf hin, daß die Carlina acaulis immer verwechselt wurde mit der Carlina (Atractylis) gummiferra L., so daß man ihr auch deren Inhalte und Wirkungen zuschob, was vor allem durch die Arztbotaniker geschehen sein soll.

Die Bedeutung der Silberdistel im Gebrauch des Menschen rührt aus zwei Wurzeln: einmal aus einer naiven Erfahrung, daß der milchdurchströmte Blütenboden eßbar ist. Man kochte ihn mit Salzwasser ab und vermittelt ihm durch diese Vorbereitung einen Geschmack von Haselnüssen oder Mandeln. Von dieser Verwendung leitet sich wohl auch der Name «wilde Artischocke» her. – Der Name «englische Distel» dagegen führt zu einer Legende, die die Heilkraft der Wetterdistel zum Ausdruck bringt. Nach dieser Legende litt das Heer Karls des Großen unter dem Wüten der «Pest», die ihm seine besten Streiter dahinraffte. Da träumte der bedrängte Karl, daß ihm ein Engel mit Pfeil und Bogen Hilfe versprach: er sollte darauf achten, wo sein Pfeil niederfiel, die getroffene Pflanze sollte er zur Bekämpfung der Krankheit seiner Soldaten verwenden. Des Engels Pfeil blieb in dem großen Blütenkopf der stengellosen Distel stecken, und Karl befreite sein Heer von der Seuche. Nach dieser Legende nannte Paracelsus die Distel zuerst «Carduus angelicus». –

Der Name «Carlina» soll auf Grund der gleichen Legende von Nicolo Leoniceno (1509) stammen. –

Theophrastus Paracelsus († 1541 in Salzburg) bringt in seinem Werke noch andere Hinweise auf die Wirksamkeit der stengellosen Distel. Nach dem zu Anfang zitierten Spruche fährt er fort:

> «ich hab erst mal gesehen, das ein man im Elsaß tragen hat von Ruffach gen Sulz auf drei zentner schwer ein lange meil wegs wein in einem faß auf sich gebunden, und 12 man zu im genommen. hat die 12 all müd gangen, das sie im nicht haben mögen folgen und schwach hernach gangen, etlich tag hernach gar geschwecht gelegen. ich, do ich das sach, mit langer zeit hernach, vermeint ich, die kranken, so gar schwach werent, also auch zu sterken. stelt ich stark leut zu im und gab im wurzen genug, domit er kein mangel

hette, aber es half nichts. ist mir etlich mal geschehen, das ist aber wol also, was treffentlich arbeit und je strenger, je kreftiger, die wurzen hilft, das nebenarbeiter, so umb in seind, all erligen, alein das man der wurzen tag und zeit vorbehalt, wan sie zu gewinnen sei.»

«So ist das auch war, das etlich mit embsiger arbeit sich bemühet haben und in der stil verschwigen leut zu inen genommen und haben sich selbs in solche kraft gebracht, das in inen die eigen natur all ir krankheiten ersucht hat, und mit gewalt ausgetriben apostem, durch harnen und durch den stulgang, auch würm von inen gangen und nachfolgend treffentlich gesunt worden. solcher operationes seind vilerlei beschehen. darumb sie denen, die stark seind und sich arbeiten mögen, wol anzunemen zu einer prob irer verborgenen krankheiten. dan die kraft treibt alle krankheit aus. daraus folgt nun, das die wurzen kraft genug gibt.»

Die hier dargestellte Wirkung der Carlinawurzel, deren Einzeldeutungen hier unterbleiben mögen, hat die späteren medizinischen Chronisten natürlich arg in Verlegenheit gebracht und nicht wenig dazu beigetragen, daß man sich mit dieser Heilpflanze kaum beschäftigte. Die Übertragung von Kräften ist anscheinend etwas ganz Unsinniges. Paracelsus führte dazu schon vorher aus:

«Nun ist nicht minder, das vil complexiones seind, denen nichts mag genommen werden, vil denen liederlich al ir kraft genomen wird. dan was leonisten, was capricornisten, was scorpionisten und arietisten, denen wir nicht leichtlich ir kraft genomen, aber den andern. den tauristen auch selten und im zunemenden mon am meristen und am fürderlichsten.»

Es wird bekannt sein, daß die «leonisten» die im Tierkreiszeichen «Löwe» Geborenen sind, die «caprionisten» die «Steinböcke», die «scorpionisten» die im Zeichen «Skorpion» Geborenen, die «arietisten» die «Widder» und die «tauristen» die Angehörigen des Tierkreiszeichens «Stier».

Theophrastus fährt dann fort und deckt all seine Andeutungen wieder zu:

«der prozeß und ordnung seines ausgrabens und brauchs ist nicht von nöten zu setzen. dan dieweil die humoristen und ires gleichen lectores seind und sein werden, was sol dan, für sie die perlin schütten? sie werden in kot getreten.»

Mit einer unmißverständlichen Abneigungsgeste gegen seine ärztlichen Zeitgenossen, «die humoristen», den einseitigen Anhängern der Säftelehre, setzt er ein Schweigen hinter die Erfahrungswelt, die ihm die «englische Wurzel» geboten hat.

Ohne weiteres ist aber klar, daß bei Paracelsus wirklich eigene Erfahrungen vorliegen, und kein Bezug hergestellt wird etwa zu Verwandten der Carlina acaulis, wie es dann die Arztbotaniker Bock und Matthiolus – ungefähr die Zeitgenossen des Paracelsus – machen, die in der kleinen Eberwurz etwas sehen wollen, was sie aus älteren Kräuterbüchern des Dioskurides kennen. Dieser berichtet von einem «weißen Chamaeleon» (Chamaeleon leukos), der für die altgriechischen Ärzte ein bekanntes Heilmittel war, aber nicht in Mitteleuropa heimisch ist, – worauf schon Geiger (1839) mit recht hinwies – so wenig wie die Carlina acaulis in Griechenland vorkommt oder vorkam. Die Heilpflanze des Dioskurides war wahrscheinlich die anschließend abgehandelte Mastixdistel. –

Es gibt noch eine andere Version über die Entdeckung der Heilkräfte in der Eberwurz. Nach ihr sollen angeblich Schweine nach Genuß von Bilsenkraut (Hyoscyamus niger) gelähmt worden und durch Fressen von Eberwurz wieder gesund geworden sein (Hegi).

Aus dem praktischen Umgang mit unserer heimischen stengellosen Distel empfiehlt auch Bock die Carlina acaulis gegen Eingeweidewürmer, Wassersucht und Harnbeschwerden. –
Kroeber bringt noch eine Bemerkung über diese Distel:

«Den Germanen galt die Distel als Verkörperung eines zauberkräftigen Totengeistes = *Mar,* der aber entsprechend der widerborstigen Form der Pflanze den Charakter eines Unholden trug.» (Ref.?)

Aus dem Dunkel dieser Vergangenheitsschätzung der Silberdistel ist nur im Volksgebrauch noch die Anwendung geblieben als Nieren-, Blasen-, Schwitz- und Wurmmittel. Da die Wurzel angeblich appetitanregend und kräftigend wirken soll, wird sie sowohl den Pferden in dem sogenannten «Roßpulver» gegeben, als auch den Schweinen in das Futter oder an den Trog befestigt.

F. Müller berichtet, daß die Abkochung täglich als Umschlag auf den «Brand» gelegt vor Amputation bewahrte. Er schreibt auch, daß die Wurzel als Tee genossen (15–30 g = 1 Tasse Tee) magenstärkend wirkt und bei Katarrhen die Verschleimung löst.

Kroeber führt aus den Kräuterbüchern neben den erwähnten Harn-, Nieren- und Magenleiden, neben der Wassersucht, den Eingeweidewürmern noch an: Zungenlähmung, fieberhafte Zustände der Verdauungsorgane, gastrisches Fieber, typhoide Stadien akuter Krankheiten. Die in Essig gekochte Wurzel wird gegen Zahnweh und zum Waschen von Flechten, Grind und Schorf verwandt. Kleine Gaben sollen lösend, stärkend und blutreinigend, harn- und schweißtreibend sowie fieberwidrig und erregend auf die Verdauungsorgane und Nerven wirken, während größere Dosen Durchfall und Erbrechen erregen.

Exakte, pharmakologische Untersuchungen fehlen nach Kroeber. Im Herbst gesammelte und getrocknete Wurzel zeigte «Aschengehalt von 10,30–12,20%, enthielt in der Hauptsache (18–22%) Inulin, daneben Gerbstoff, Harz, Labenzym und etwa 1,5–2,1% eines hellen bis dunkelbraunen ätherischen Öles von narkotischem, an Foenum graecum erinnernden Geruche»...

In neuerer Zeit hat sich wieder ein Forscher mit der Silberdistel beschäftigt und Untersuchungen von einem ganz bestimmten Gesichtspunkte aus angestellt, deren Resultate doch auch ein Licht auf die frühere Würdigung dieser Heilpflanze werfen. J. Schmidt-Thomé aus dem Planck-Institut für Biochemie und aus dem Physiologischen Institut der Universität Tübingen veröffentlichte im Jahre 1950 in der Zeitschrift für Naturforschung, Tübingen, seine Erfahrungen zusammenfassend:

«Aus der Wurzel der Silberdistel, Carlina acaulis, ließen sich mit Aceton oder Äther Extrakte herstellen, die nach chromatographischer Reinigung bei Staph. aureus eine wachstumshemmende Wirkung bis zu einer Verdünnung von 1:60000 zeigten. Durch Wasserdampfbehandlung von Wurzelpulver gelangt man zu Fraktionen mit einer Wirksamkeit bis 1:200000. Auch gegenüber anderen Gram-positiven Bakterien und Keimen der Typhus-, Paratyphus-, Ruhr-Gruppe zeigten die Extrakte antibakterielle Wirksamkeit, während Gram-negative Mikroorganismen weniger beeinflußt wurden. Im Tierversuch waren die Extrakte stark toxisch. Als wirksamer Faktor ist mit hoher Wahrscheinlichkeit das aus dem Silberdistelwurzelöl schon vor längerer Zeit isolierte und in seiner Konstitution durch Synthese als α-Furyl-benzyl-acetylen aufgeklärte Carlinaoxyd anzusehen. Dies ergibt sich aus der gleichen Höhe der antibakteriellen Wirkung von synthetischem Carlinaoxyd und von gereinigten Distelextrakten sowie aus der Identität des Ultraviolett-Absorptionsspektrums beider.»

Bezüglich der Einzelheiten dieser Versuche wird auf das Original verwiesen. Einige Tatsachen erscheinen dem Referenten noch erwähnenswert. So hat sich gezeigt, daß die Wirksamkeit auch bei längerem Lagern der Wurzeln (über 1 Jahr) erhalten bleibt» (gemeint ist hier die antibakterielle Wirksamkeit!).

«Die Prüfung der Distelextrakte an der infizierten weißen Maus scheiterte an ihrer hohen Toxizität. 0,3 ccm des nach Abdestillieren des Acetons hinterbliebenen Öls, intraperitoneal injiziert, führten nach 10 Std. zum Tod der Tiere. Makroskopische Veränderungen waren hierbei nicht sichtbar. Subkutane Injektion von 0,1 ccm Öl unter die Rückenhaut über der Schwanzwurzel führt ebenfalls nach 10 Std. zum Tod; an der Injektionsstelle unter der Haut zeigte sich hier eine sehr große Nekrose, sonst keine Veränderung.»

Will man die Wesenszüge der Carlina acaulis zusammenfassen, wie sie sie uns vor Augen führt, und wie sie sie in Vergangenheit und Gegenwart anderen offenbart hat, so fällt dabei vor allem auf, daß sie auf die Homöopathie anscheinend keinen Eindruck gemacht hat. Diese ist an der bemerkenswerten Pflanze vorbeigegangen und hat sich ihrer nicht bedient.

Die charakteristische Signatur der Carlina acaulis zeichnet sich durch merkwürdige Gegensätzlichkeiten aus. Im Rahmen der kaktoid gewordenen Korbblütler – eben der distelartigen Kompositen – ist die Silberwurz gekennzeichnet durch eine enorme Pfahlwurzelbildung, in die das sulfurische Element so stark hereinschlägt, daß tief in der Erde Öl- und andere blütenhafte Substanzbildungen eintreten. Das Eingreifen der Astralkräfte in das Cambium reicht ebenfalls bis tief in die Erde hinein, dabei wird die Blüte mit dem rhythmischen Blattwesen bis an die Erde herangezogen. Zwar wird das Blattelement nicht ausgeschaltet wie bei den Kakteen, doch spielt es nur eine geringe Rolle gegenüber Rhizom und Blütenstand. Dieser ist in seinem mondhaften Anteil – dem Blütenboden – noch von Milchgängen, den Relikten aus alter Sonnenzeit, durchzogen, doch hindern diese nicht die enorm wirksame Mineralisierungstendenz, die den anderen Pol der Mondenwirksamkeit, das Herausfallen aus dem wuchernden Leben und das folgende Reflektieren darstellen. Hier hat Mars gestaltend eingewirkt, hat in die Mondensphäre der Distel und der Erde sein läuterndes Wesen zur Geltung gebracht. Daraus wird auch verständlich, daß Carlina acaulis dort, wo schlechte Mondenastralität die Menschen epidemienhaft überfiel, zum Heilmittel werden konnte in jenen Zeiten der vielgestaltigen Krankheitsformen der «Pest» vergangener Jahrhunderte. Man verstand damals wohl jede größere Epidemie als «Pest» und nicht nur das, was heute als «Bubonen-Pest» gilt. Fügen wir noch die Wärmevorgänge als Zeichen intensiven Wirkens des Wärmeäthers hinzu, dann haben wir im Kopf-Wurzelpol einerseits abnorme Sulfurisierung und im Stoffwechsel-Blütenpol andererseits einen übersteigerten Salzprozeß als Antwort anscheinend auf die starken Mondenkräfte, in denen sich die alten Sonnenkräfte darleben. Die beiden Prozesse – die oberen und die unteren – werden nur ungenügend getrennt durch einen gestaut entwickelten lebendig-rhythmischen Blattprozeß. Zwar bietet die Blattentwicklung der Pflanze selber Assimilationsmöglichkeiten, doch zeigt sie in der Blattgestaltung mit ihren Ansätzen zu Hohlformbildungen und den vielen ätherischen Stauungen und Verhärtungen in den harten Dornen und Kanten, daß der Luftprozeß äußerlich formend stark wirksam ist und nicht pflanzengemäße Bildungstendenzen durchzusetzen vermag, die bei anderen Pflanzen nur als Spiraltendenz auftreten. Innerhalb der Distelgewächse ist gerade Carlina acaulis (und ihre Schwester Carlina gummifera L.) die Alraune, die Mandragora. Diese Tatsache bedeutet für die Erde ein ganz bestimmtes, noch ungeklärtes, aber wichtiges Moment, mit dem andererseits die Heilwirkungen zusammenhängen.

In der Carlina acaulis verbirgt sich ein wichtiger Heilfaktor, der besonders die Ich-Organisation anspricht. Darauf weisen Paracelsus' Andeutungen hin, das beweisen sogar die analytischen Versuche einer andersgerichteten Denkweise. Wenn einer den Zwölfen Kraft entzieht und sich zu Leistungen ungewöhnlicher Art durchringt, so ist dieser Eine der Dreizehnte unter Zwölfen, das Ich, die Ichorganisation, welche die in den Zwölfen waltenden Astralkräfte zwingt, ihm zu dienen. So sieht Referent den Hinweis des Paracelsus, der noch gar keine andere Möglichkeit hatte, das auszudrücken, was wir heute als Ich und Ichorganisation bezeichnen.

Das erwähnte Beispiel der Heilung des Brandes weist auf die starken Lebensätherkräfte dieser Heilpflanze hin.

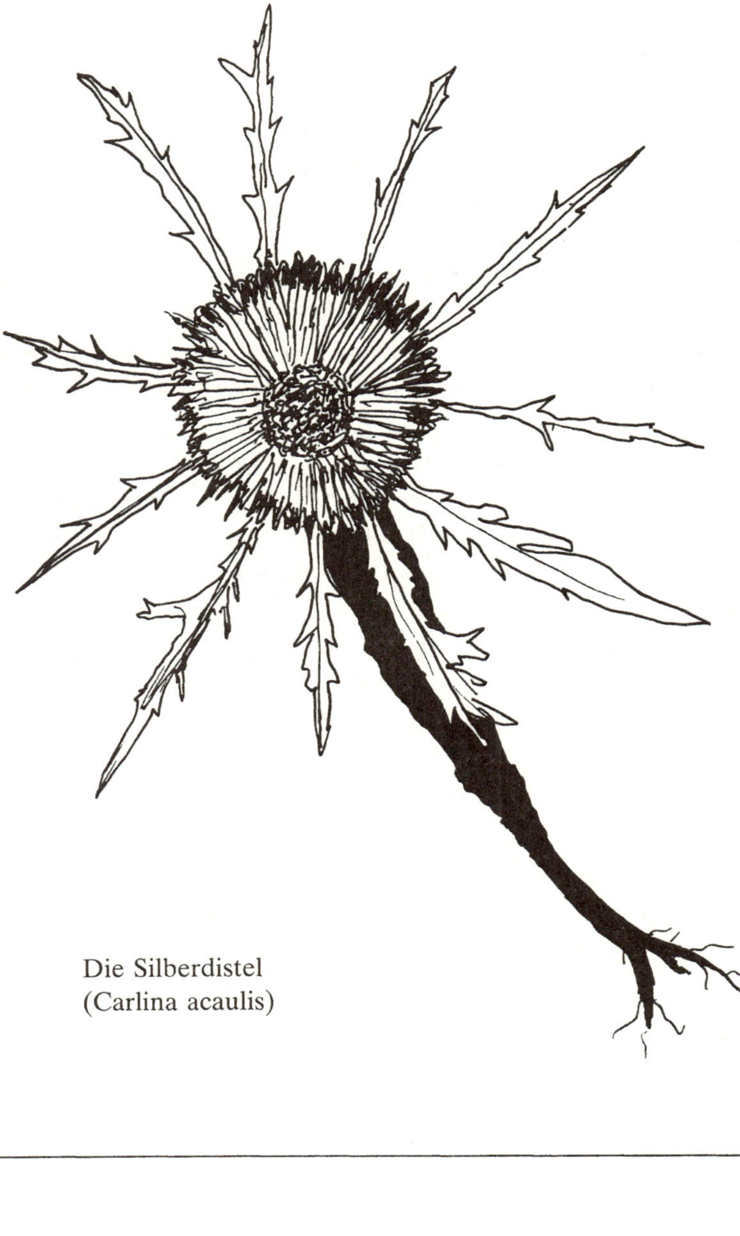

Die Silberdistel
(Carlina acaulis)

Carlina gummifera/Die Mastix-Distel

(Atractylis gummifera, L.)

Zur Spätsommer- und Herbsteszeit, wenn Mandragora autumnalis (die Herbst-Alraune) ihre zart-violetten Blüten der sengenden Sonne entgegenhält, wenn Scilla maritima (die Meerzwiebel) ihre weißen, nur leise lila tingierten Blütenstände im heißen Winde wiegt, blüht in üppiger, tief-purpurner Distelpracht die Carlina gummifera auf dem heißen Boden der nordsizilianischen Küste. Weit und breit sind die vegetativen Sprosse der Pflanzen verdorrt und mumifiziert und rascheln gespentisch im Winde; nur die Alraune zeigt unentwegt frische grüne Blätter. Da hocken dann hie und da neben den hochragenden verdorrten Gerippen anderer Distelarten die großen Distelblütenkörbchen der Mastixdistel stengellos auf ihren auch schon braunverbrannten und verdorrten Blattrosetten. Nach und nach entfalten sie vom Rande her allmählich ihre einzelnen Röhrenblüten, bis Blüten- und Spreublätter als weiches Polster in ihrem schönen Purpur aufleuchten, um dann nach kurzer Zeit – in der Reife – ein riesiges, schneeweißes Pappuspolster zu entwickeln, das, bald vom Winde gepackt, die Früchte in alle Winkel und rissigen Bodentiefen der sonnigen Sand- und Steinwüste verstreut. Die anschließende Regenzeit ermöglicht den Samen erst das Keimen. –

Carlina gummifera ist viel weicher in ihrem Blütenstand als die nördlichere Schwester Carlina acaulis, doch ist auch ihr Blütenboden wohl bewahrt und bewehrt mit feinsten und gröberen spitzen Stacheln und Dornen der Hüllblätter, die hier aber keineswegs den Umkreis des Blütenstandes wesentlich überragen. Das ganze Körbchen läßt die üppige Blütengemeinschaft mehr in die Kugelform sich ausleben, blühen und fruchten. Die flache Ausbreitung des Blütenstandes der Carlina acaulis findet man bei ihr nicht, ebenso fehlt das Öffnen und Schließen desselben bei trübem oder feuchtem Wetter, das allerdings auch sehr selten auftritt. Carlina gummifera wird nicht so sehr von den Formkräften überwältigt wie die nördliche Schwester, sie zeigt zwar noch größere Blütenstandsbildung, die auch an die Erde herangezogen ist und dem mächtigen Wurzelstock aufsitzt, doch ist das ausgleichende Blattelement, das hier wieder zur Rosette herabgedrückt ist, stärker und weitläufiger entfaltet. Die mehr als 20 cm langen schmalen, stark weitständig gefiederten, dornig gespitzten und aufgeschlitzten Blätter ragen unter dem zentralen Blütenstandskopf (zuweilen sind es gar zwei) mit langen, nackten, oberseits rinnigen Stielen hervor, an denen gering entwickelte Flügelung abwärts verläuft. – Zuweilen finden sich zwischen den purpurnen Blüten Tröpfchen einer zähflüssigen Absonderung in violetter Farbe, eine Absonderung, die schon aus alten Zeiten als Mastix bekannt ist und auch am Kopfe des Rhizoms auftritt.

Die Blütezeit dieser Distel sind die Monate August und September. Ihr Vorkommen reicht weit über die hier geschilderte Küstengegend Siziliens hinaus. Die Länder des Mittelmeers sind ihre Heimat: Portugal, Spanien, Sardinien, Sizilien, Italien, Griechenland und Algerien und wahrscheinlich auch noch weiter ostwärts. Nicht nur an den steinigen und sandigen Küsten wächst sie, sondern auch landeinwärts an Feldrändern und Wegen sowie auf steppigen Flächen.

Geiger (1839) war diese Distel noch weit bekannter als unseren Zeitgenossen. Er schreibt:

«Carlina gummifera Lessing. Gummiabsondernde Eberwurz, Mastixdistel. Diese interessante Pflanze wächst häufig in Griechenland und auf den Inseln des griechischen Archipels. Die Wege von Almyra nach Retimo sind, wie Tournefort sagt, gleichsam damit gepflastert; Dumont d'Urville sah sie auf den Hügeln der Insel Sykros; sonst wächst sie noch im nördlichen Afrika, im südlichen Spanien, in Sardinien, in Sizilien usw.; es ist Atractylis gummifera L., Acarna gummifera Willdenow, Carthamus gummifera Lamark. Die Pflanze hat ganz das Ansehen der Carlina acaulis; aber es mangelt der Hüllstrahl und die Blümchen der großen Scheibe sind purpurroth oder violett. Die alten griechischen und römischen Ärzte kannten sie unter dem Namen *Chamaeleon albus*. Die Wurzel ist nach Galen ein Mittel gegen den Bandwurm, auch redet er von ihrer Anwendung gegen die Wassersucht; die Alten wußten schon, daß diese Distelpflanze eine mastixartige Substanz absondert, was auch in neueren Zeiten mehrfach beobachtet worden ist. Diese Materie schwitzt theils aus dem Wurzelhalse, theils aus den Hüllen der Blumenköpfe in röthlichen Tropfen aus, deren die Araber sich wie Vogelleim bedienen; die Frauen kauen sie, wie dies auch mit dem Mastix im Orient gebräuchlich ist. *Geiger* untersuchte diese Materie und fand, daß die Pflanze zwei wesentlich verschiedene Harze ausschwitzt, wovon das eine in Alcohol lösliche sich in seinen Eigenschaften dem Mastix nähert, das andere aber alle Eigenschaften von Caoutchouc hat (Magazin für Pharm. Bd. 24, p. 23). Macaire glaubte in dem Harze der Carlina gummifera eine eigene Substanz gefunden zu haben, die er mit dem Namen *Viscin* belegt. In Sicilien dient die Wurzel zur Heilung der Geschwüre bei Zugthieren, auch ißt man den Blumenboden wie die gewöhnlichen Artischocken. Nach Dioscorides ist die Wurzel ein Gift für Schweine, Hunde und Mäuse. Dr. Bouros, Arzt in Athen, berichtet, daß 6 Kinder von der Wurzel dieser Pflanze, deren Saft sehr angenehm schmeckt, gegessen und davon vergiftet worden sind; es erfolgten Übelseyn, Angst, Zuckungen, Kopfweh, Erbrechen, grünlich stinkender Durchfall, Delirien und Schlafsucht; innerhalb 24 Stunden starben vier dieser Kinder...»

Während *Wehmer* über die heimische Carlina acaulis nur geringe Inhaltsangaben bringt, finden sich bei ihm über die mediterrane Mastixdistel ausführlichere Daten:

«Atractylis gummifera (Carlina g., Less.) Mastixdistel, Leimdistel, Mediterr.
Wurzel (nach früher. giftig) enth. in Rinde und Holz glykosidische Atractylsäure (Carlininsäure als K-Salz, 0,5% d. Trockensubstanz), $C_{30}H_{52}K_2O_{18}S_2$ (tox! doch nicht für Frösche). l-dreh. Zucker, viel Inulin (10%), Asparagin (im Mai) (das K-Atractylat liefert bei Spaltung ein Öl, Schwefelsäure, Valeriansäure, e. Pentose und kolloidale saure Substz., Atractylin? $C_{20}H_{31}O_6$; nach späterer Angabe: Valeriansäure u. e. Hexose) –

Nach neuerer Angabe ist Wurzel nicht giftig und frei v. stark wirkend. Stoffen. Zusammensetzung der Wurzel (getrocknet): 6,8% Eiweiß, 14,88% Asche: mit 29,6 SiO_2, 8,86 SO_3, 3,2 P_2O_5, 21,9 CaO, 12,4 Fe_2O_3, 8,2 K_2O. s. Analyse. – Im Wurzelextrakt (3,95%) kautschukartige Substz. Harze, Bitterstoff, Tannin, red. Zucker, Inulin, Kaliumatractylat. – Harz, von Wurzel ausgeschieden (wie Mastix gebraucht-Acanthomastix) mit Bassorin, ist wohl das gleiche, wie die in Liter. als ‹Gummi› bezeichnete Substz., dies mit viel Harz 51,52%, Kautschuk 36,16%, Eiweiß 4,07%, Anorganisches 2,31%, 4,24% Wasser, 1,4% Verunreinigungen. Milchsaft der Pflanze enthält Kautschuksubstz. Blütenköpfe (Hülle u. Boden) schwitzen klebriges ‹Viscin‹ aus.»

In *Lewins* Toxikologie steht über die Mastixdistel folgender Passus:

«*Atractylis gummifera* L. hat mehrfach Vergiftungen erzeugt. Von arabischen Frauen wird die Wurzel wie Mutterkorn als Abortivmittel gebraucht. Die Vergiftungssymptome bestehen in Erbrechen, Leibschmerzen, Anurie, kleinem und frequentem Pulse und dem Tode vorangehenden Krämpfen. Eine Harzsäure, das vorerwähnte (Ref. bezieht sich auf die Anmerkung bei Carlina acaulis) Atractylin, ist vielleicht der wirksame Bestandteil. Drei Kinder aßen von der Wurzel der Atractylis gummifera L. (Carlina gummifera Less.). Nach 24 Stunden erkrankte eins davon unter heftigen Atmungsbeschwerden und Somnolenz. Schließlich kollabierte es und starb. Bei dem zweiten Kinde zeigten sich die ersten Symptome der Vergiftung noch später. Erst 48 Stunden nach Genuß der Wurzel trat die gleiche mühsame Atmung auf. Trotz zugezogener ärztlicher Hilfe starb der Knabe im Koma unter deutlichen Zeichen der Asphyxie. Die Sektion der beiden Kinder zeigte nun kongestive Hyperämie des venösen Systems, besonders im Gehirn und in den Lungen. Die Fasern der Wurzeln wurden im Magendarmkanal gefunden. Das dritte Kind, das nur sehr wenig von der Giftpflanze genossen hatte, erhielt eine große Dosis Rizinusöl und genas.
Ich kenne außer diesen noch drei Todesfälle von Kindern. Der Genuß des Wurzelsaftes, der sterilen Frauen gegeben worden war, rief ebenfalls schwere Magensymptome, Respirationsbeschleunigung, Anurie, Erniedrigung der Körperwärme auf 33,8 °C, Sopor und Tod hervor. Die Autopsie ergab Blutextravasate auf allen Schleimhäuten. Die Magenschleimhaut war mit kolloiden, gelblich-grünen Massen bedeckt, die auch die Ausführungsgänge ihrer sämtlichen Drüsen anfüllten.»

Wie schon bei Carlina acaulis ausgeführt wurde, sollen seitens der Arztbotaniker Verwechslungen zwischen Carlina acaulis und Carlina gummifera vorgenommen worden sein, indem man Eigenschaften der Mastixdistel auch der Silberdistel zuschrieb. In seinem Kräuterbuch erwähnt *H. Bock* immerhin doch die Unterschiede. So heißt es an einer Stelle:

«Weitter schreibt Dioscorides Chameleon Albus tödte die Sew / Hund vnnd Meüß so daruon essen / das kan auch nicht von der gemeynen Eberwurtz verstanden werden / sondern vom kleynen das on stengel wechßt / Chameleon Albus / mit den eyntzigen purpur roten Distelköpfflin / dann die gemeyn Eberwurtz ist ein Sew artzenei / wie vil wissen / vnnd die Landtfarer also verkauffen.»

Weit stärker scheint Matthiolus unsere heimische stengellose Distel mit der südlichen Mastixdistel durcheinander zu werfen. Immerhin schreibt er doch,

«daß der rechte Chameleon albus allein in der Insel Creta von jhm sey gefunden (Ref. gemeint sind Dioscorides und Theophrastus) worden / haltet auch darfür / daß er nicht leichtlich an einem andern Ort gefunden werd.» «Diese Wurtzel mit Gerstenmaltz oder Mehl / Wasser vnd Oel vermischt / tödtet die Hunde / Sew vnd Meuse. Wie Theophrastus von seinem Chameleonte schreibt. Aber von dem vnsrigen (Ref. gemeint ist C. acaulis!) werden die Schwein nur stärcker.»

Anschließend bringt Matthiolus eine merkwürdige Beobachtung des Theophrast:

«Der alte Theophrastus schreibt: So man wissen wil / ob der Krancke dieses Lägers sterben werde / oder nicht / sol man diese wurtzel sieden / vnd den Krancken drey Tag nach einander / allmahl frühe waschen. So er diß Bad wol duldet / darff man sich seines Todtes auff dißmal nicht besorgen.»

Matthiolus fügt dann hinzu:

«Diß lassen wir in seinem werth vnd vnwerth bleiben / vnd hat ein Medicus andere gewissere Zeichen in dem Fall.»

Paulos von Aegina erwähnt wie Plinius und Dioskorides die Carlina gummifera unter dem Namen «Chamaileon leukos».

Nimmt man die Einzelerscheinungen, welche die Mastixdistel bietet, zusammen und schält ihre Signatur heraus, dann kann man vielleicht kurz zusammenfassend darauf hinweisen, wie bei ihr ein gewaltig eingreifender, zur Blütengemeinschaft führender Blütenimpuls von einem weit ausladenden Blattsystem, dem das stengelige Längenwachstum mehr liegt als die flächenhafte Breite, aufgenommen wird, so daß die prächtigen Blütenstände wie in einem Neste darinsitzen.

Auch bei dieser Distel ist die Tendenz beherrschend, tief in die Erde hineinzuwirken, doch wirkt letztere andererseits nicht so stark zurück, daß es etwa zu derartigen Mineralisierungen käme wie bei der Silberdistel. Der Blütenimpuls wird nicht durch Verhärtungstendenzen überwältigt oder zurückgeschlagen, er wirkt aber tief in diesen alraunigen Wurzelstock hinein, durchzieht ihn mit blütenhaftem Stoffgeschehen so stark, daß dieser sogar giftige Eigenschaften entfaltet, die im Blüten- und Blattbereich nicht zu finden sind.

Der Marsimpuls ist unverkennbar auch hier wirksam, aber Saturn und besonders Sonne sind in ihrem Wirken so stark, daß die Mondkräfte, die im Blütenboden und im Erdboden das ihre tun, nicht überstark werden können, so daß der Mars die läuternden Verhärtungstendenz im Formalen nicht zu übertreiben braucht. Die oberen Licht- und Wärmekräfte kennzeichnen das Wesen der Carlina gummifera. Das wird bis in das substantielle Geschehen, bis in die Substanzialitäten hinein erkennbar. Wo gibt es Wurzeln von Heilpflanzen, die zugleich soviel Phosphor, soviel Kiesel, Schwefel und Eisen enthalten? Wem die Offenbarungen der Pflanzenerscheinung noch nicht genügend sagt, der kann doch schon aus den Wesensbezügen dieser Substanzen ersehen, daß hier eine gewaltige Heilpflanze aus der Zukunftsapotheke der Compositen vor uns steht, die bereits im Altertum ihre Vorankündigung bewirkte und als solche erkannt wurde. Heute ist sie fast vergessen.

Es liegen keine Erfahrungen mehr vor, wie diese Heilpflanze heute im Krankheitsgeschehen der heutigen Menschen wirken würde; denn diese Menschen verfügen über durchaus anders organisierte Wesensglieder als jene, denen die alten griechischen Ärzte ihr »chamaileon leukos« gaben. –

Die Skizzen über die beiden stengellosen Disteln, die in ihrem Heilwert heute brach liegen, möchten Anregung geben, sich wieder mit diesen Heilpflanzen intensiver auseinanderzusetzen. –

Stellt man die Signaturen der abgehandelten Distelgewächse nebeneinander, dann hat man bei der

Benediktendistel das zarte aber kräftige Ätherische, das erst zu allerletzt im stark durchlüftet-vitalisierten Blütenbereiche eine verhärtende Stauung erfährt, die dann durchbrochen wird von dem violett umspielten gelben Aufblühen. Dieser Jupiterimpuls wirkt mit Lichtätherkräften, die sich dem Wärmeäther einen, in das Stofflichwäßrige hinein. –

Die *Mariendistel* ist von Anbeginn starrer in ihrem ausladenden ätherischen Walten, das ebenfalls durch den Astralimpuls, der mehr dem Wärmeäther und den marsischen Formkräften zuneigt, gestaut wird. Der Blütenstand hebt sich weit ab von dem Blattwesen und ist in seiner Umhüllung wiederum wesentlich stärker erstarrt als jener der Benediktendistel. Hier drängt ganz offensichtlich der Marsimpuls in Verbindung mit saturnischen Wärmekräften chemisch-ätherisches Geschehen zurück.

Die Rhizome beider Heilpflanzen zeigen das gleiche, charakterisierte Kräftewirken. Cn. benedictus hat ausgesprochen kosmische Wurzelbildung, während C. marianus einer ähnlichen Wurzelbildung reiche Erdwurzeln hinzufügt. –

Unsere *Silberdistel* bringt neue Aspekte in das Distelgeschehen der Familie. Hier sind viele Tendenzen gesteigert und gemindert, die bei anderen ausgelebt oder nicht zur Erscheinung gebracht werden. Die kosmische Wurzel ist gewaltig in die Tiefe entwickelt, der Sproß ebenso auffallend verkürzt an die Erde herangezogen – weiter könnte er kaum vermindert werden, wenn er überhaupt zur Erscheinung kommen soll. Der Blütenstand ist relativ groß gegenüber allen heimischen Distelarten und zeigt gegenüber der dort vorherrschenden Kugelform eine Entwicklung in das Flächenhafte; aber auch die Polaritäten sind beinahe gegeneinander vertauscht: der Wurzelpol wird blütig sulfurisiert, während der Blütenstandsbereich frühzeitig mineralisiert. Der hohe Aschengehalt, die Menge des Inulins, der Gerbstoffe und des Öles lenken mit den äußeren Erscheinungen der Pflanze zusammen uns dahin, in ihr das starke Wirken von Lebensätherkräften einerseits wie das Wärme-geleitete Eingreifen von Ich- und Astralleibskräften zu erkennen; doch ist keineswegs diese Heilpflanze soweit erkannt, daß bereits ein abschließendes Urteil möglich ist.

Was die Silberdistel noch in nördlich gedämpfter Weise an sich hat, das steigert die südlichere Schwester ganz wesentlich.

Die *Mastixdistel* ist ein Phänomen an unerkannten Heilkräften! Die Kräfte der Ichorganisation finden hier gewaltige Stütze an dem hohen Kiesel- und Phosphorgehalt, an dem Eisen, und der Schwefelgehalt erleichtert ihnen ihr Wirken dadurch, daß dieser das vagierende Einwirken von Astralkräften, die zudem von den Bitterstoffen bedächtig konzentriert werden, so stark an den Ätherleib bindet, daß dieser die Lichtimpulse von Phosphor und Kiesel wieder aufnehmen kann, wozu im Sinne einer harmonisierenden Verbindung schleim- und gummiartige Substanzen helfen. Mit diesen Hinweisen ist das wesenhafte Wirken dieser Heildistel nicht erschöpft, sondern nur flüchtig skizziert in der Hoffnung, daß Therapeuten wieder den Mut finden, sie aufs neue in den heutigen Heilschatz, der so überfüllt ist von Unheilmitteln, aufzunehmen.

Onopordon acanthium/Die Eselsdistel

(Onopordum acanthium L.)

Innerhalb der compositären Distelgewächse steht die Eselsdistel – Onopordon acanthium – in einem ganz besonderen Lichte. Sie ist wohl von allen die höchste und gewaltigste Distel und stellt sich ihren Verwandten der Carlina-Gattung anscheinend polar gegenüber. In der Zusammenschau der Distelarten läßt sich an ihr gut erkennen, wie jenes «Prinzip» sich auslebt, das im Westen der Erde vorwiegend in den Kakteen, im Süden in Crassulaceen und Euphorbien und im Osten in den Disteln form- und charakterbestimmend wirkt. Das Kaktoidwerden der Kompositen in den Distelarten führt bei diesen keineswegs zu einem inneren Starrwerden, wie es äußerlich etwa scheint. Die Gegenüberstellung von Carlina und Onopordon zeigt das auffallend und wirft ein Licht auf bestimmte innewohnende Heiltendenzen.

Wie lebt die Eselsdistel sich nun aus?

Als Kind des Lichtes, der Sonne und der Wärme findet sie sich vorwiegend dort, wo diese Bedingungen wirklich erfüllt und ihre Neigung zum Kalkboden ebenfalls befriedigt wird. Unter solchen äußeren Bedingungen lebt die Eselsdistel nach der Aussaat, d. h. nach der Samenreife der Mutterpflanze, ihre erste Vegetationsperiode noch im gleichen Jahre in der Weise dar, daß sie eine flache Blattrosette bildet, die bis zum Spätherbst ein Ausmaß von gut 1–2 Mannshandgröße erreicht und dabei gleichzeitig in die Erde eine kräftige Pfahlwurzel treibt. In dieser Form, die – wären die Blätter nicht breitflächiger und größer – an Carlina erinnert, überwintert die Eselsdistel.

Im Frühjahr wächst sich diese Rosette weiter aus, und es werden Blätter ersetzt, die im Winter zugrunde gingen. Die Grundblätter wachsen zu mächtig, bis 1/2 m langen und 30 cm breiten gelappten und gespornten Blattelementen aus. Wir finden jetzt in ihnen (s. Abb.) schöne geometrische, sternenhafte Formen vor, die jedes Herz entzücken. Dann setzt die zweite Vegetationsphase ein. Die Erdgebundenheit, das Breitenwachstum, sie hören auf, und «plötzlich» beginnt Onopordon in die axiale Richtung: Erd-Sonne zu streben, wobei dauernd das Rhizom weiter senkrecht in die Erde gesenkt wird und unter gleichzeitiger Ausbildung seitwärts strebender Rhizomäste sowie von Erd- und Faserwurzeln. Wie die kosmische Pfahlwurzelbildung ständig begleitet ist von der Ausbildung der faserigen Erdwurzeln (s. Abb. 6), so kann die Eselsdistel anfänglich ihr axiales Sonnenbedürfnis nicht rein zur Erscheinung bringen. Das riesige, plastische, von dicken Rippen und Adern durchsetzte, gebuchtet-bedornte Blattelement wird von dem Sonnenimpuls gewaltig mit in die Höhe gerissen. Palmettenartig erheben sich die Blätter der ersten dreiviertel Meter Wachstumsstrecke mit aus der Fläche in den Raum und variieren innerhalb des Parallelogramms der Kräfte die Richtung der Diagonale, bis diese schließlich wirklich übergeht in die eindeutige, erd-sonne-gerichtete Achse, an der sich das Blattelement beinahe nur noch als mehr oder weniger breite Flügelung entlangschlängelt. Jetzt gelangt die Onopordonachse ganz nahe an die Ähnlichkeit zum Cactus grandiflorus.

Frühzeitig bilden sich Seitenäste mit gleicher sonnenstrebiger Tendenz, und alle krönen ihre Sprossen mit einem igelkaktusähnlichen Blütenkörbchen, das seine hellpurpurnen, honigduftenden Röhrenblüten nur widerwillig durch einen engen Ring des Körbchenrandes hindurchläßt.

Bis zur Blüten- und Samenreife erreicht die riesige Pfahlwurzel eine Länge bzw. Tiefe von 1 m und mehr. –

Wie bei allen Disteln imponiert auch bei der Eselsdistel die gerade Achsenrichtung des bis und über 2 m langen Hauptstengels, der mit dem senkrecht in die Erde getriebenen Rhizom eine gerade Achse bildet. Im oberen Teil kurzästig, sind die hohlen Stengel steif, breitdornig geflügelt, mit vielen kleinen, von weichem Flaum spinnwebartig überzogenen Blättern besetzt. Die Laubblätter sind spitz-länglich, proximal aber breitaufsitzend. Ihre Ränder zeigen ungleich buchtige oder lappige Linienformen. Die Lappen – zumeist dreieckig – enden in starre harte Dornen. Besonders im Frühling sind die Blätter dicht von dem Haarkleid überzogen; später verkahlen sie fast vollkommen. Die Flügelung der Stengelblätter, die oben dem Stengel stark anliegen, läuft an den Stengeln abwärts und verleiht ihnen, die in Wirklichkeit rund sind, ein kantiges Aussehen. An der Spitze der Stengel und ihrer Äste sitzen die Blütenköpfe einzeln (selten zwei) als mehr oder weniger abgeflachte, kugelige Zapfen von 3–5 cm Länge. Ihre harten Hüllblätter, die vom Grunde an eiförmig in spitze, lineare, gelbrote Dornen auslaufen, stehen außen igelartig ab und halten die hellpurpurnen (selten weißen oder blaßlila) Röhrenblüten eng in dem Körbchen zusammen. Die kahlen Früchte – 4 bis 5 mm lang und querrunzelig – sind vierkantig und von einem gleich langen, rötlichen Pappus gekrönt.

Die Blütezeit reicht vom Juli bis zum September. –

Hegi gibt das Vorkommen dieser Distel als zerstreut an, seltener in Herden, und zwar an Wegrändern und Straßenborden, an Bahndämmen, Hecken, Mauern, wilden und unbebauten Orten, auf Dorfangern, Ruderalplätzen, in Steinbrüchen, Weinbergen und angeblich besonders gern auf Kaninchenbauten. Bezüglich der Höhe beschreibt er das Vorkommen von der Ebene bis zu 1500 m Höhe.

> «Allgemeine Verbreitung: Fast ganz Europa, nördlich bis zu den Kanal-Inseln, England (nordwärts bis Fife), Dänemark, Skandinavien, Witebsk, Mittelrußland; Vorderasien bis Persien und bis zur Songarei; eingeschleppt in Nordamerika.»

Eine interessante Beobachtung teilt Dr. Itschner mit. Er traf im Elsaß in einem Orte einen Platz, auf dem während des Krieges ein Schuppen mit Munition gestanden hatte. Dem Anschein nach war dieser Schuppen gesprengt worden. In dem Sprengschutt rund um den Grundriß des Gebäudes herum wuchsen dicht beieinander kräftige Eselsdisteln. Auf eine Frage an einen Eingeborenen erfuhr er, daß diese Pflanzen erst seit der Explosion an diesem Orte aufgetreten waren.

Diese elementar gewaltige Distelerscheinung hat dem Wirkstoffe suchenden Bemühen des Menschen kein sehr bedeutendes analytisches Material geliefert, um seinem Erkennen etwa Einlaß zu gewähren in das Onopordon-Wesen oder in seine Heilkräfte. Und so lesen wir bei *Wehmer*:

> «Nr. 4451 Onopordon Acanthium L., Eselsdistel.
> Europa. Frucht: 30–35% fettes Öl. Blütenboden und Hüllbl.: Inulin.»

Der Toxikologe *Lewin* schreibt:

> «Die Wurzel der Krebs- oder Eselsdistel tötet Vögel, Hunde usw. und vergiftet Menschen unter Erbrechen, Durchfall und Konvulsionen. Von dem wäßrigen Extrakt der Pflanzen töten 24 g einen Hund in 9 Stunden. Vielleicht ist diese Wirkung auf einen Gehalt der Pflanze an Knicin zurückzuführen.»

Geiger (1839) gibt an:

> «Vorwaltende Bestandteile. Bittrer Extractivstoff und eisengrünender Gerbstoff (?) der Saamen, fettes mildes Oel.»

Trotz dieser mageren Anhaltspunkte für ein Wirken als Heilpflanze findet sich immer wieder hier und da ein dürftiger Hinweis dahin, daß die Eselsdistel als Heilpflanze fungiert hat. So schreibt *Geiger* in seiner «Pharmaceutischen Botanik»:

> «Officinell sind die Wurzel, Kraut und Saamen: Radix, Herba et Semen Acanthii, Onopordi, Cardui tomentosi, Spinae albae. Die Wurzel ist fingerdick, fußlang und länger, spindelförmig, faserig, außen gelblich, innen weiß, geruchlos und schmeckt salzig-bitterlich. Das Kraut schmeckt viel

bittrer und widerlich krautartig, etwas herb. Der kalte wässerige Aufguß beider wird von salzsaurem Eisenoxyd olivengrün verdunkelt. Gallustinctur trübt ihn auch schwach. Die Saamen schmecken milde ölig.»
«Anwendung: Man gab ehedem die Wurzel als magenstärkendes diuretisches Mittel gegen anfangende Gonorrhoe usw. Vorzüglich aber wurde der ausgepreßte Saft des Krautes von Borellus, Stahl, Moehring u. a. als ein kräftiges Mittel gegen Gesichtskrebs angerühmt. Mit Unrecht ist diese gewiß kräftige Pflanze jetzt fast außer Gebrauch. Aus den Samen erhält man durch Auspressen 1/4 mildes fettes Oel, welches nur in sehr starker Kälte erstarrt. Die Pflanze wird von Eseln gerne gefressen. Die Wurzeln und jungen Sprossen ißt man in mehreren Ländern als Gemüse und den Blumenboden wie Artischocke. Die Blätter werden zum Laben der Milch gebraucht.»

Aus der Geschichte dieser Pflanze erwähnt *Geiger*:

«Geschichte: Man hält die beschriebene gemeine Eselsdistel, so wie die verwandte im südlichen Europa einheimische Onopordon virens Decandolle für das Acanthion des Dioscorides, von welcher Pflanze ein Decoct der Blätter und Wurzel gegen Starrkrampf empfohlen wurde. Die Anwendung gegen Krebsschäden gehört vorzugsweise dem 18. Jahrhundert an, und wurde besonders durch Goelicke näher bekannt. Man sehe dessen Dissertation de Onopordo carcinomatis averrunco. Francof. 1729. 4. und Ross Dissert. de Cancro Duisburg 1727.»

Der Arzt *Carrichter* (1576), der die Heilpflanzen noch in eine Beziehung zu den Tierkreiskräften setzte, erwähnt die Eselsdistel in einem Kapitel mit der Überschrift:

«So einem der Blutkasten (Ref. gemeint ist der Brustkasten) verstopfet wäre von Hitz / dem hilff also:...»

Bei dieser Empfehlung fügt er zu einer Anzahl von Vorschriften einen Trank aus gemischten Kräuterabkochungen, denen er zufügt: «4 Loth Eselsdistelwurzel.» – In der Literatur der weiteren Vergangenheit ist ähnlich wie bei anderen Autoren bei *Matthiolus* unter dem Namen *«Acanthium»* folgendes über die Eselsdistel verzeichnet:

«Auch findet man ein ander Kraut / . . . / Dioscorides nennet es Acanthium, ist anzusehen wie die weiße Bergdistel / mit spitzigen Blettern / die sind gleich wie mit Spinnwebengespünst vberzogen / dasselbe Gewüppe samlet man / das lest sich spinnen vnd weben gleich wie Seidin.
Die Wurtzel vnnd Bletter gesotten / vnnd darvon getruncken / dienen wider den Krampff / darvon der Hals zusammen oder ein sich / vnd das Haupt hinder sich gespannt wird.»

H. Bock bringt Beschreibungen von Disteln, die beide unserer Heildistel nahekommen, von denen aber nicht restlos klar ist, ob sie das Onopordon acanthium betreffen:

«Hie haben wir das dritt Spinba alba oder weiße Distel / die findet man hinder den zeünen / vnd etwan auff sandichtem vngebawtem erdtrich wachsen / ist ongefährlich das gröst Distelgeschlecht / gewinnet vast breytte vnd lange stachelechte bletter / sehr lange und dicke stengel / von farben weiß graw / gleich als weren die bletter vnd stengel mit zarter weißer wollen oder spinn weppen vberzogen / gedachte hohe stengel tragen scharpffe stachelechte Ygels köpff / die blüen im Hewmonat vnnd August schön purpur rot / nach der blüet findt man schwartzgrawen samen in weißem haar verborgen / der samen ist etwas kleiner vnd runder dann des wilden Saffrans / eines bittern hitzigen geschmacks / die wurtzel ist schwartz außwendig vn auch bitter / im anderen jar so das gewächs einmal blümen vnnd samen getragen / vergehet es mit einander / vnnd erjüngt sich alle jar vom außgefallenen samen.»
«Alle Disteln mit jhren wurtzeln vnnd samen seind gemeynlich gut für gifft / vnd in sonderheyt die samen seind warm vnd drucken.»
«Die wurtzel obgemelter Distel inn wein gesotten vnnd getruncken / ist gut denen so blut vnnd eytter spewen / auch denen so die speiß im magen nicht können behalten / der samen widerstehet allem gifft / vnnd ist gut eingeben den jungen kinderen so mit dem gegicht beladen seind / die wurtzel in Essig gesotten vnd im mund gehalten / ist gut den schmertzlichen zänen.»

In *Bocks* «Kreutterbuch» findet sich nun noch eine andere Distelbeschreibung, die in vielen Zügen der Eselsdistel näherkommt als die obige. Unter dem Titel «Von Welschdiestel / Strobildorn. Cap. CXV.» steht folgender Text:

«Als ich verschienen Herbst inn vilen orten nach etlichen gewächsen zufragen außgezogen / ward mir vnder anderen der Ehrwürdig herr Johann von Lewensteyn Thumbsenger zu Speier angezeygt / wie das er auß Italia vnd Hispania allerhand fremder gewächs mit sich hett bracht / da ich nun durch gutte herren vnd freünd ein zugang erlanget / ward ich inn des selben herren garten gelassen / darinn (was mir wol gefiel) zu besichtigen / im gemelten garten ersahe ich vnder anderen kreüttern zwo lieblicher Distel / die ein hat sehr große stachelechte bletter / mit scharpffen spitzigen Dorne zu rings umbher besetzt / die bletter waren zum theyl zwo elen lang / lagen auff der erden außgespreyt / vnnd waren zu beden seiten zerschnitten / beynahe wie die bletter an der odermeng / aber vil größer in allem / mitten aber durch die bletter wuchs ein runder stengel steckens dick / der war mit etlichen kleyneren stachelechten bletteren besetzt / der trug in der höhe große schöne runde vnnd sehr scharpffe Distelköpff / schier als die zapffen an den Kiffern beümen / die blüeten schön purpur oder viol braun / inn disen zeitigen Ygelsköpffen lage der weißgraw samen inn weycher wollen verborgen / der vergleicht sich beynahe dem wilden Saffran samen / die wurtzel gedachter Distel war sehr lang / mir ward gesagt / wie das die Wahlen solcher wurtzel mit Saltz / essig vnd Pfeffer in der speiß brauchen / gleich wie wir den Rhetich bereytten.» –

Paulos von Aegina bringt über die Eselsdistel nur einen kurzen Hinweis: «Akanthion, ist feintheilig und warm, hilfreich bei Krämpfen.» –

In seinem Werke «Anfangsgründe der Wundarzneykunst» 3 Bde. 1790/1806 schreibt *A. G. Richter* über die Onopordonwirkung:

«§ 478. Der frisch ausgepreßte Saft des Onopordon acanthium hat bey Krebsgeschwüren im Gesichte oft vortrefflichen Nutzen gestiftet, beym Brustkrebs, aber nie das geringste gefruchtet. Man feuchtet den Verband so oft als er trocken wird, damit, und läßt den Kranken zugleich den Spießglanzmohr nehmen, und eine Ptisane aus der rad. sarsabarill. bardan. und saponar trinken. Auch das Extractum aconiti hat man zuweilen, vielleicht vorzüglich in solchen Fällen, wo eine arthritische Materie Antheil an der Krankheit hatte, mit Nutzen gebraucht...»

Das sind im wesentlichen die auffälligen Hinweise der Vergangenheit auf diese Heildistel. In der Gegenwart hat Hugo *Schulz* erwähnt, daß «die Wurzel der ‹Krebsdistel› diuretisch wirken soll; ihre Samen werden wie die der Kardobenedikte gebraucht. In der Volksmedizin wurde der ausgepreßte Saft gegen Carcinoma Faciei innerlich und äußerlich angeblich mit Erfolg angewandt.» –

In seinem großen Kräuterbuch berichtet *F. Müller* ebenfalls von der Eselsdistel. Die Wurzel wurde besonders in Italien gegessen. Man schrieb ihr eine auflösende und harntreibende Kraft zu. Von den Blättern wurde ein Saft bereitet gegen krebsartige Geschwüre am Hals und im Gesicht. Die Samen liefern Lampenöl, die Samenwolle (Ref. = Pappus) wurde zum Disteltuch verwebt. Nach ihm werden die Blätter nur von Eseln gefressen. –

Auch *Hahnemann* schreibt dem Onopordon (nach E. Schlegel) krebsheilende Kraft zu.

Von all den Vergangenheitsindikationen der Eselsdistel im Krankheitsgeschehen des Menschen ist wenig oder nichts in den Arzneischatz der Gegenwart übergegangen. Auch die Homöopathie hat Hahnemanns Hinweis anscheinend nicht aufgegriffen, und so sucht man vergebens eine Prüfung des Onopordon acanthium unter den Arzneibildern dieser medizinischen Disziplin. Trotzdem ist es eine große, wenn auch unerkannte Heilpflanze.

Läßt man die Eselsdistel im Gange ihrer *eigenen* Zeit dynamisch und formal auf sich wirken, dann erlebt man mit Staunen, wie stark ein *rhythmisches* Element sich in dieser Distel auslebt, ein rhythmisches Element, das über das hinausgeht, was sich gemeinhin überhaupt im Blattwesen der meisten anderen Pflanzen auslebt. Betrachtet man die *oberirdische* Sproßtätigkeit, dann beginnt Onopordon mit einer Blattrosettenbildung in klarer Sternform, als wollte diese Distel von vornherein ein Abbild liefern der Sternenwelt, das sie bei der gleichzeitig stattfindenden enormen Rhizombildung doch stark an die Erdenwelt anknüpft. Nach der Cäsur der eingeschränkten Tätigkeit vegetativer Erdkräfte strebt sie plötzlich aus der gebunden-gestauten Vegetationsform heraus und geht über in einen – der Ausatmung ähnlichen – plastischen Entfaltungsvorgang, der überall die Neigung zeigt in das Abundante, Überschießende auszuquellen, wenn er nicht wieder an allen peripheren Punkten und tangentialen Ebenen gestaut und sogar verhärtet würde, bis er schließlich in dem ausgesprochen regelmäßigen Blütenkopfe wieder eine Form erreicht, die kosmisch «exakt» imponiert und aus sich – wie einen Extrakt dieses gewaltigen Pflanzengeschehens – hervorquellen läßt eine feine honigduftende, wohl zusammengehaltene, purpurne Blütengemeinschaft, die nun ganz besondere Heilkräfte mitgebracht hat.

Dabei ist schließlich die *ganze* Pflanzenerscheinung trotz aller vegetativ-rhythmischen Eigenwilligkeiten und Unregelmäßigkeiten in ihrem Offenbarungsverlauf wie ein harmonisch-rhythmisches gesamtgestaltetes musikalisches Thema. – Zwar ist die Eselsdistel ein Trockenanzeiger des Bodens, doch verfügt sie dabei selbst über unerschöpfbar erscheinende Quellkräfte ätherischen Wirkens. Sie ist eine Erscheinung, die etwas rauschend Quellendes offenbart, bis die ganze lebendige Üppigkeit durch die Wesensbereiche der trockenen, heißen Luft und durchpulst von den Kalkkräften ihres Standortes im Entstehen «gefriert», kristallisiert wie ein überreiftes Eisgebilde.

Wie bei allen Disteln erstarren die Blattrippen an ihren Enden zu harten Dornen. Das wollige Haarkleid überzieht die weiten Flächen der Blätter und Stengel. In ihnen – den Dornen, dem Haarkleid und den festen Pflanzenfasern – verfällt das gewaltiglebendige Saftwesen, das von unten nach oben drängt, austrocknend-stauenden Umkreiskräften, welche die mineralisierende Wirkung der Erdkräfte zum Niederschlag zwingen und so die innere Plastizität erhalten und bewahren. Im Zuge dieses Geschehens spiegeln sich diese Kräftekonstellationen auch wieder im Stoffgeschehen, z. B. in der Bildung der Bitterstoffe, in der Entwicklung harzartiger Substanzen, den verhärteten Äquivalenten bestimmter nach Verflüchtigung drängender, in die Saturn-Sphäre gehöriger Produkte des Blühgeschehens.

Schaut man auf die Fruchtentwicklung hin, so findet man als Zeichen lebensätherischen Wirkens die viereckigen Früchte, die aus dem Zusammenklang des Licht- und Wärmeäthers unter starker Bändigung chemisch-ätherischen Wirkens hervorgehen und reichlich fettes Öl enthalten, das nur bei größerer Kälte erstarrt (Distelöl).

Von ihnen muß der Blick aber immer wieder zurückwandern und in die Tiefen steigen, um das gewaltige, kosmische Rhizom mit seinen Erdverankerungen in der Signatur nicht zu vergessen. Hier wendet sich die Pflanze von vornherein, bevor sie ihr Sproßwille in Licht, Luft und Höhenwärme führt, an ein geheimnisvolles kosmisch-irdisches Geschehen, an die vorjährig-obersonnigen, im Erdboden wirkenden Planetenkräfte, die sie immer wieder von übermäßig erdmondenhaften Wirkenskräften sublimiert, um einen anscheinend «reinen» Extrakt dieser Kräfte in dem letzten Fruchtbildungsvorgang vorzuweisen.

Wenn man diesen Fruchtbildungsvorgang abfängt und die Blütenköpfe kurz vorher einer Arzneibereitung besonderer Art zuführt, dann bringt man etwas in seine Arznei, was dem Kreislaufgeschehen, dem Ätherleibswirken eine ganz bestimmte «Ur-Bewegung» mitteilt und den vom Ich ausgehenden Abbaukräften etwas Polares entgegensetzt. Diese Heilkomponente der Eselsdistel wurde zuerst von Dr. R. Steiner in den Arzneischatz eingeführt.

Ältere Heilanweisungen nehmen von der Eselsdistel zum Teil jene Kräfte, die auf das Lebensätherorgan Lunge wirken, zum andern aber die Träger besonderer Astralkräfte, welche das übermäßige Astralwirken im erkrankten Körper ausgleichen können. Die behauptete Wirkung gegen Carcinom bedarf noch neuzeitlicher Nachprüfung, welche dem Wesen der Distel, des Menschen und des Krankheitsvorganges gerecht wird.

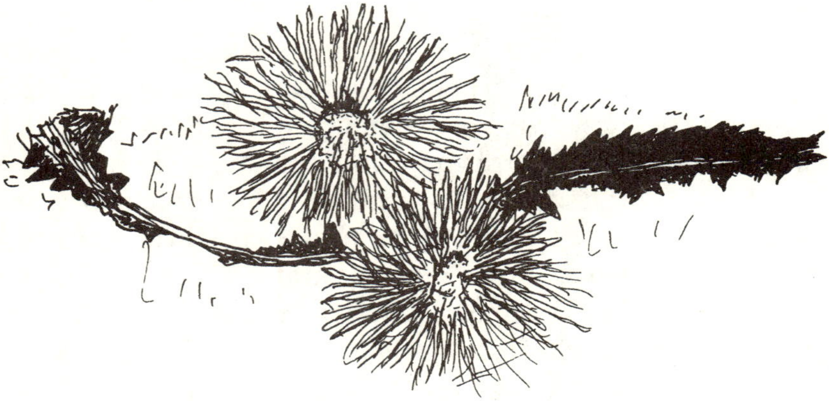

a) blühend

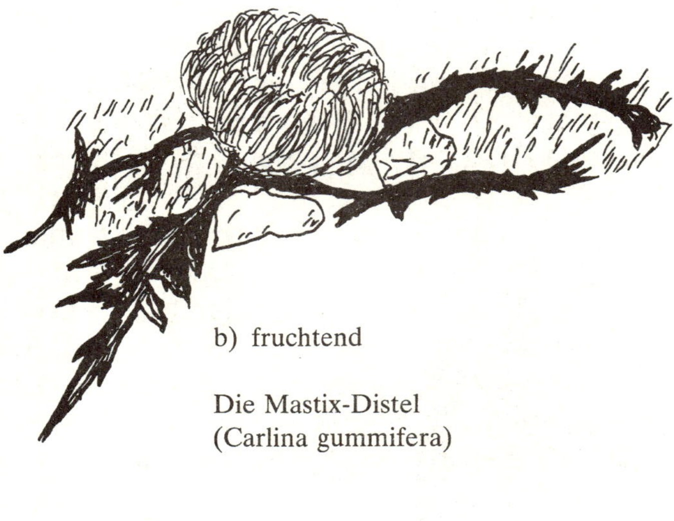

b) fruchtend

Die Mastix-Distel
(Carlina gummifera)

Die Eselsdistel
(Onopordon acanthium)

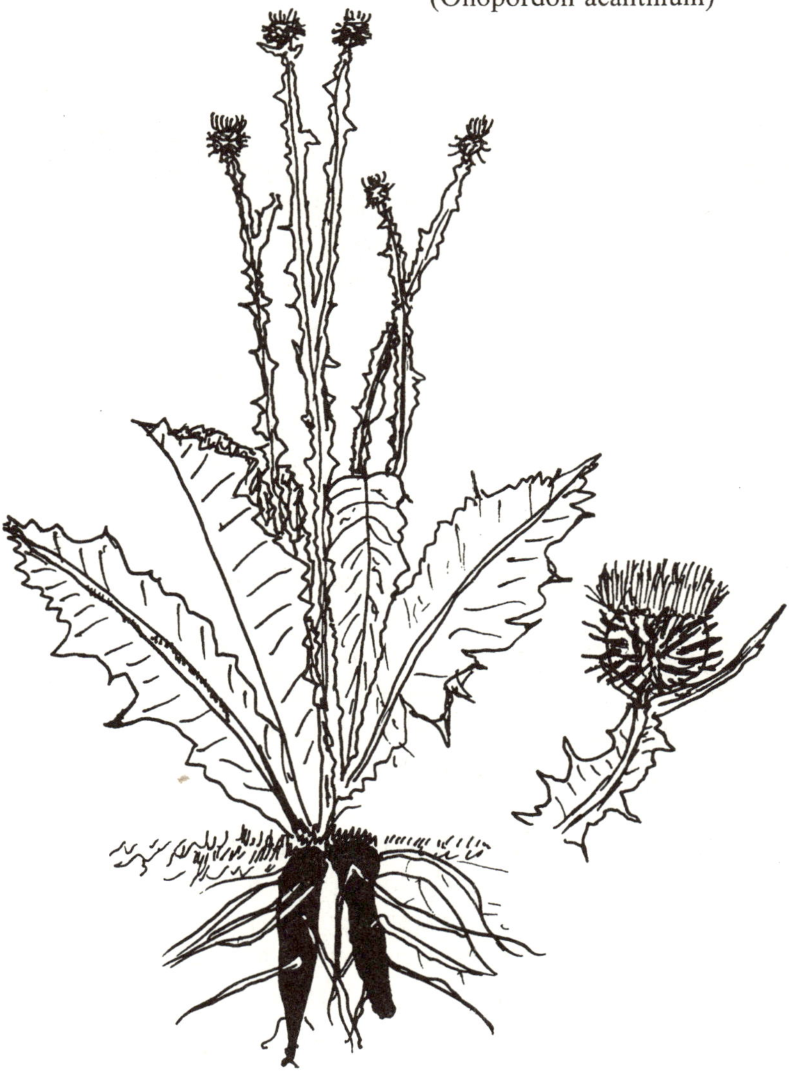

Matricaria Chamomilla
Die echte Kamille

Wenn vom Spätfrühling ab das Jahr mit Riesenschritten seinem Höhepunkte zueilt, und Licht und Wärme sich in ständig zunehmendem Maße in und über die Pflanzenwelt ergießen, dann trifft man hie und da auf Äckern, an Wegrändern, Feldrainen oder auf Schutthaufen ein allbekanntes, blühendes und prägnant duftendes Heilkraut an, das seinem Aussehen nach schon verrät, daß es ein Geschöpf ist aus Licht und Wärme geboren, das sich nicht eben allzu stark mit der Erde verbunden hat: die *echte Kamille,* Matricaria chamomilla. Zuweilen sind es auch nur ihre Verwandten, die den Blick auf sich lenken und uns anfänglich täuschen. Sie gebärden und gestalten sich wohl ähnlich, aber den edlen Bezug zu den Offenbarungen der Sommer-Ätherwelt können sie doch nicht zu so hoher Stufe mit ihrem eigenen Wesen verbinden, wie eben die echte Kamille es vermag.

Als einjähriges Kraut offenbart diese ihr Wesen mit Vorliebe auf sandigem und lehmigem Boden, wo sie anfänglich richtig dicke, man möchte fast sagen mastige Keimblätter und Jungblätter bildet. Aus einer aufs feinste aufgeteilten, aus kleinem, spindelförmigem Zentrum entspringenden Wurzel, deren einzelne Fiederteilchen den Boden ringsum wie ein feines Nervengeflecht abtasten, wächst sie mit leicht kantigem, aufrechtem oder etwas niederliegendem, kahlem, hellgrünem *Stengel* aus dem Boden hervor. Bald schon bilden sich Seitenäste, auch aus den Blattachseln entspringen solche, und alle streben sie der Bildung endständiger Blüten auf langem Stiele zu. Die ganze Pflanze erreicht eine Höhe bis höchstens 50 Zentimeter. Um die Stengel ziehen sich in weiter Spirale die wechselständigen, ungezähnten und 2–3fach fiederteiligen *Blätter* mit schmallinealischen oder fadenförmigen Zipfeln, die in feiner Stachelspitze auslaufen. Ihre Färbung – im Ganzen ein goldiges Grün – ist um ein geringes dunkler als die der Stengel und wird von unten nach oben, d. h. in der Blütenregion, lichter. Das *Welken* beginnt bei der Kamille sehr früh und zieht langsam von unten nach oben, wenn dort noch die Blüte voll entfaltet ist. Die welken Blätter zeigen einen braun-goldenen Ton.

Die *Blüten*-Köpfchen, die die Zugehörigkeit zur Familie der Korbblütler oder Compositen ausweisen, sind stumpfkegelig bis halbkugelig und werden aus 5zähnigen, goldgelben, röhrigen Scheibenblüten gebildet. Um sie herum gruppieren sich wie eine kleine Spitzenkrause eine geringe Anzahl einlippiger, weißer Randblüten, die die Hüllblätter weit überragen. Die gelben Scheibenblüten sind zwittrig; die weißen Rand- oder Strahlenblüten sind rein weiblich. Gegen Ende der Blütezeit senken sie ihre weißen Strahlen abwärts. Alle diese Blüten stehen auf einem anfangs flachen, später sich aufwölbenden und spindel-walzenförmig werdenden *hohlen* Blütenboden ohne Schuppen. Der hohle Blütenboden unterscheidet dieses Heilkraut wesentlich von all seinen Verwandten.

Die Blütezeit reicht vom Mai bis in den August. Die kleinen, gekrümmt-zusammengedrückten, länglich-ovalen und kantigen *Früchtchen* sind etwas feucht und schleimig und bilden keinen Pappus. Die ganze Pflanze, Blüte wie Stengel, strömt einen eigentümlichen, kräftig-würzigen, aromatischen Duft aus.

Wie schon angedeutet, gibt es eine ganze Anzahl von Verwandten, die ihrem äußeren Scheine nach der echten Kamille Konkurrenz machen. Aus der gleichen Gattung Matricaria sind es in Deutschland die 2 Arten: *Matricaria discoidea* oder strahllose Kamille, die aus Amerika stammt: ihr fehlen die Strahlenblüten. Ferner die *Matricaria inodora,* die geruchlose oder falsche Kamille, die der echten sehr ähnlich sieht. Sie hat aber keinen hohlen, sondern einen mit Mark erfüllten Blütenboden. Sie tritt besonders in den Saaten und an Wegen auf. Aus der Gattung Anthemis oder Hunds-Kamille, bei denen die Hüllblätter von einem trocknen Häutchen umsäumt sind, können in Deutschland folgende Arten zu Verwechslungen führen: 1. Die *Anthemis arvensis,* Ackerhundskamille. Sie kommt überall auf Äckern vor. 2. Die *Anthemis cotula,* die stinkende Hundskamille; sie ist seltener. Sie stinkt wie Hunde-Urin. Zwischen den Händen zerrieben schützt sie durch ihren Gestank vor allen Insektenstichen. 3. Die *Anthemis tinctoria,* Färber-Hundskamille, liefert gelben Farbstoff. Sie wächst an Mauern und auf trocknen Hügeln. 4. Die aus Südeuropa stammende *Anthemis nobilis,* Die Römische Kamille, wurde häufiger angebaut und ist von dort aus verwildert. Ihre Blütenköpfe sind kegelförmig, nicht hohl. Die vielfach offizinellen Flores chamomillae romanae stammen von ihr; sie duften stärker, sind aber wesentlich unwirksamer als die der echten Kamille, die Matricaria chamomilla, die übrigens nicht so häufig bei uns vorkommt, wie die Kräuterbücher es uns glauben machen wollen. Den Hauptbedarf an diesem Heilkraut befriedigt Ungarn, wo es auf den dortigen Salzböden gut gedeiht.

Nach Würdigung der Formelemente der Matricaria chamomilla mag nun eine Zusammenstellung jener Inhaltsstoffe folgen, die die analytisch-chemischen Bemühungen um diese Pflanze ergeben haben:

Es sind: ätherische Öle 0,4% (blau durch Azulen), Glykosid, bittere Substanzen, Gemenge von Cerotin, Stearin, Palmitin, Öl- und Linolsäure. Cholin, Triakontan, ein Phytosterol, Salicylsäure, der Methyläther des Umbelliferon und wahrscheinlich (!) Umbelliferon und ein Dioxycumarin, apfelsaure Salze und 8–13% Asche.

Die moderne Analytik des ätherischen Öls – das der Hauptträger der Wirkstoffe ist – hat interessante Stoffe mit spasmolytischer und/oder antiphlogistischer Wirkung zutage gefördert. Neben dem «altbekannten» Blauöl – auch hier Chamazulen (= 1,4 Dimethyl-7-äthyl-azulen) – wurden sogenannten Bisabolole und En-In-Dicycloäther (Polyine) aus dem Kamillenöl isoliert.

Zwischen zwei ätherischen Stauungsphänomenen, zwischen Quellung und Schleimbildung, lebt sich die Kamille aus: zwischen den fast succulenten Keim- und Frühblättchen und den schleimig-feuchten Früchten. Man könnte auch sagen, zwischen zwei «lymphatischen» Symptomen lebt sie. Und wo lebt sie? in einer ausgesprochenen cholerisch-hitzigen Atmosphäre. Diese Human-Terminologie mag willkürlich klingen, doch wird man sie als berechtigt anerkennen, wenn man den Blick darauf richtet, wie sich das Kamillenwesen im Menschen darlebt, soweit es sich klinisch unserer Erkenntnis offenbart.

Hat das Kamillenwesen seine erste Hürde, die Succulenz, überwunden, gibt es keine Hemmungen mehr dafür, daß sie ihr luftig-astralisches Wesen in einem schnellen Impetus der Formung und Offenbarung hingibt, und bald im Welk-Prozeß die Spuren seines energischen Eingreifens hinterläßt. Die Blätter werden durch die Licht- und Wärmeätherkräfte so stark geformt, daß keine Substanz für Blatt-Spreiten übrig zu bleiben scheint. Es sieht aus, als würden nur die Blattrippen ausgebildet, die bei stärkerer Vergrößerung noch eine gewisse Succulenz erkennen lassen. Die gefiederten Blätter ähneln beinahe Tannennadeln. Und wie schnell drängt der gleiche starke Formungsimpuls in die Blüte und in die Wärmeregion: der Blütenboden, ein Hohlorgan, wird aufgewölbt, die Blütenköpfchen erblühen in ihrem Goldgelb und strömen ihren milden, sanft umhüllenden Duft aus. Ein Sulfur-Prozeß reinster Art lebt sich dar! Aber was geht hinter diesem letzten physischen Ausdruck vor, dessen die Kamille sich bedient? In ihrem subtilen Chemismus bildet sie jenes «Wunder» aus, das fast einzigartig in der Pflanzenwelt zu sein scheint: sie bildet ätherisches Öl von blauer Farbe. Damit erreicht sie jene – anfangs erwähnte – hohe Stufe des Bezuges zu den Sommer-Ätherkräften, die ihre Verwandten nicht erreichen. Dieses Ölbildungsphänomen weist darauf hin, daß der Sulfur-Prozeß hier in die Saturn-Sphäre eintaucht, an die die anderen Ölbildner mit ihren weißen und gelben ätherischen Ölen nicht heranreichen. Die Schafgarbe bildet zwar ähnliches Öl; bei ihr tritt diese Färbung aber schon in den Schößlingen auf, sie gehört von Anfang an zu ihr. Bei der Kamille wird in dieser Ölbildung die gekennzeichnete Stufe erreicht, d. h. in einem heftigen Entwicklungslauf vom Physisch-Ätherischstarkwäßrigen bis zum höchst überhaupt erreichbaren Wärmehaften lebt sich das Wesen aus und kehrt dann in der Früchtebildung zurück zu seiner Ausgangssphäre, mit der sie ihre Samen noch umgibt. Während dieses ganzen beachtenswerten Prozesses geschieht aber auch etwas Wesentliches im Bereich der stark verhärtenden Wurzeln. Matricaria chamomilla liebt salzhaltige Böden, die sie z. B. gerade in Ungarn in ausgiebigem Maße zur Verfügung hat, ebenso in ihrer alten Heimat, den Mittelmeerländern. In der Wurzel, d. h. in ihrem vitalsten Pol, hat sie starke Salzbildungen, hat alkalische Salze gebildet, die in einem polaren Verhältnis stehen zu dem beschriebenen, oben in der Blütenregion ablaufenden Vorgang. Auf das Ganze gesehen, haben wir eine Pflanze vor uns, die durch ihren sehr hohen Aschengehalt (bis zu 13%) anzeigt, daß das lodernd-entvitalisierende Astralische schon im Leben viel «Asche» in ihr bildet und relativ wenig Lebendig-Flüssiges hinterläßt.

W. Pelikan betrachtet es als «ein echtes Urphänomen, daß die meisten Kamillen auf den Szik-Böden Ungarns wachsen, die sich in den versumpften Teichniederungen bilden und eigentlich mehr alkalische als Salzsümpfe genannt werden könnten». Er bringt wohl mit recht die wichtigsten Wachstumsorte der Pflanzen mit den Pflanzenorganen in Zusammenhang, die sich wiederum in den Beziehungen der Heilmittel zu gewissen Organbezirken spiegeln: «Die Landschaft bringt eine typische Pflanze hervor, diese Pflanze sucht im Menschen eine innere Landschaft.» Die alkalischen Böden entsprießende Kamille hat ja tatsächlich ihr Hauptwirkungsgebiet im Bereich des alkalischen Darmgebietes. Es bliebe zu untersuchen, ob die weitergehenden Wirkungen der Kamille z. B. bei Migräne, Schmerzanfällen außerhalb des Darmgebietes usw. durch ein ädaquates Wirken wie im alkalischen Darmgebiet den Astralleib aus seinem abnormen Eingreifen löst.

Die ganzen Prozesse erhalten für uns nun noch ihre besondere Bedeutung durch das, was Dr. R. Steiner über sie ausgeführt hat. Durch eben diese Ausführungen wurde die arzneiliche Kamillen-Anwendung in ganz neuer Weise angeregt. Dr. Steiner erfaßt und schildert den Kamillen-Prozeß da, wo er sich am typischsten und wesentlichsten offenbart. Im III. Medizinerkurs vom Oktober 1922 spricht er im 4. Vortrage von der Kamille. Er wiederholt dort kurz seine vorher ausgeführten Hinweise auf das Wirken des Nervensystems, insofern es mit dem Nieren-System zusammenwirkt, d. h. das formativ-plastische Wirken des Nerven-Systems und das Stoff ausstrahlende Wirken des Nieren-Systems. In den Rahmen der grundsätzlichen Ausführungen setzt er hinein einen Symptomen-Komplex, der eng mit dem Wirken der geschilderten Funktionen beider Systeme, d. h. jetzt mit der gestörten Funktion, zusammenhängt: *«Blähungen»*, die darauf hinweisen, daß die astralische Organisation zu stark ist und dazu führt, daß «nach oben und nach der Peripherie» hin ein Zusammenstauen der astralischen Tätigkeit stattfindet. «Es wird mit anderen Worten durch eine zu starke Nierentätigkeit fortwährend im oberen Menschen der Versuch gemacht, die Ich-Organisation nach oben zurückzuhalten...» «Und wir werden daher sehr häufig mit diesem Komplex... verknüpft finden... *Krämpfe,* die ja darauf beruhen, daß das Astralische nicht in ordentlicher Weise hineingeht in den übrigen Organismus.» – «Das charakterisierte, nicht richtige Wirken der oberen Wesensglieder und ihrer physischen Korrelate führt zu Magenkrämpfen, Koliken, zu Krämpfen in den Geschlechtsorganen, weil diese dann nicht ordentlich durchorganisiert werden.» «... oder es treten Stockungen in der Periode auf, weil die Ich-Tätigkeit oben zurückgehalten wird.» Es wird dann auf Heilsubstanzen hingewiesen, die in den einzelnen, erfaßten Regionen einzugreifen vermögen, wie schwefelhaltige Blüten, Kieselsäure, Zucker und alkalische Salze.

«Sehen Sie, in der besten Weise sind diese Substanzen, von denen ich jetzt gesprochen habe, dann in Ihren Heilmitteln, wenn Sie einfach verwenden die Wurzel der Kamille, die Sie in entsprechender Weise auskochen. Es könnte Ihnen sonderbar erscheinen, daß ich gerade von der Wurzel spreche, aber die Gesichtspunkte durchkreuzen sich, und wir müssen und klar sein, daß wir, wenn die Symptome stark vorhanden sind, am wenigsten den Schwefel brauchen und dasjenige, was der Blütenorganisation entnommen ist. Was wir brauchen, das ist dasjenige, was die Pflanze noch stark vitalistisch enthält, so daß der Weg ein langer sein muß, um die Gegenwirkung stark genug zu machen. Wenn wir dasjenige, was in der Wurzel der Kamille enthalten ist, von den charakterisierten Substanzen, in den Verdauungstrakt hineinbringen in der entsprechenden Dosierung, dann ist die Gegenwirkung in diesem Falle nicht stark genug, um die Vitalisierung schon eintreten zu lassen beim Übergang vom Darm ins Blut, sondern es wird einfach durchgedrängt in unverarbeiteter Weise namentlich dasjenige, was in Zucker und Kieselsäure liegt, aber auch dasjenige, was in den alkalischen Salzen liegt. Die Nierentätigkeit hat dadurch Gelegenheit, das in ihre Strahlungen aufzunehmen, so daß die Nierentätigkeit hinwirkt nach der Nerven-Sinnes-Tätigkeit die Stoffe, die da empfangen werden. Dadurch wird die Nerven-Sinnes-Tätigkeit entlastet von den betreffenden astralischen Funktionen.

Wenn man so etwas durchschaut, tatsächlich sieht, wie gerade, wenn man in einer solchen Weise therapeutisch vorgeht, wie dadurch am gesundesten gewirkt werden kann, dann wird einem solch ein Hergang ganz besonders lehrreich. Man kann dann auf andere Dinge leicht geführt werden. Man kann gewissermaßen sehen, wie dasjenige, was aufgenommen wird, in der menschlichen Organisation umgewandelt wird, wie sich dann betätigt die Nierentätigkeit, die eigentlich nun dasjenige aufnimmt, was ihr von den Blutbahnen zugeführt wird und es ausstrahlt, und wie dann die plastische Tätigkeit zurückwirkt; wie dann diese plastische Tätigkeit in ihrer Reinheit hergestellt wird durch Kieselsäure, Zucker und alkalische Salze.»

Im Zusammenhang mit diesen Ausführungen seien einige entsprechende Krankengeschichten aufgeführt:

«Eine 57jährige Patientin hatte vor zehn Jahren ein nachgewiesenes Zwölffingerdarmgeschwür, das durch Diät damals nach längerer Zeit zur Ausheilung kam. In letzter Zeit traten wieder zunehmende Magenschmerzen mit starkem Wasserbrechen, Appetitlosigkeit und Abmagerung auf. Das Röntgenbild ergab keinerlei Anhaltspunkte für ein neues Geschwür. Verschiedene sonst gut wirksame Medikamente und Anwendungen bzw. Diät, brachten nicht den gewünschten Erfolg. Erst als Chamomilla e rad. injiziert wurde, trat ohne sonstige Medikamente eine eindeutige Besserung ein...» (Ref. Dr. Erlacher, Heidenheim).

«Bei einer 39jährigen Patientin mit einem Magengeschwür hat die Anwendung von Chamomilla, aus der Wurzel gewonnen, als Dilutio gegeben, zur beschleunigten Heilung wesentlich beigetragen...» (Ref. Dr. Erlacher, Heidenheim).

«Junges Mädchen von 21 Jahren klagt über viele Schmerzen in den Oberschenkeln bei den Menses, die alle 28 Tage auftreten. Fluor direkt nach den Menses. Sie erhält 3mal täglich 5 Tropfen Chamomilla e rad. D3. Bereits bei der folgenden Menstruation sind die Schmerzen restlos verschwunden. Die Besserung hielt an.» (Eigener Fall.)

Wie in diesem letzten Fall kann Chamomilla e rad., als Tropfen oder als Injektion gegeben, als harmloses Mittel oft das zu starke astralische Wirken, das sich als Schmerzanfälle, Krämpfe usw. bei Koliken aller Art, wie Gallen-, Nierensteinen-, Menstruations- und Blähungskoliken und auch bei Migräne auslebt, gut beeinflussen, ohne jemals Nebenwirkungen wie etwa bei Betäubungsmitteln zu produzieren.

Zum Schlusse und zur Abrundung der Wesenserkenntnis der Matricaria chamomilla seien noch einige historische Aspekte berücksichtigt.

Wenn wir erfahren, daß nach altem Volksglauben die an Johanni gesammelten Kamillen für am heilkräftigsten gehalten werden, so drückt sich darin schon ein ganz bestimmtes, überkommenes Wissen aus. Marzell berichtet, daß in Westpreußen die Kamillen *vor* Johanni gepflückt werden, weil nachher «die Hexen darauf nässen», während in Mecklenburg »de bös Kräwt» über die Kamillen fliegt und sie als Heilkraut untauglich macht. Marzell schreibt: «Dieser ‹böse Kräft› (Krebs), der nach dem Volksglauben in der Johannisnacht umherfliegt und für sehr giftig gehalten wird, ist nichts anderes als die bekannte Maulwurfsgrille, die als dämonisches Tier angesehen wird.» Nach ihm wird in Siebenbürgen geglaubt, daß sich am Johannitage die echte Kamille in die Hundskamille verwandle. Es kann hier nicht auf seine vorgebrachten «Deutungen» eingegangen werden; aber es besteht wohl kein Zweifel, daß der Bezug gerade dieser Pflanze zum Kulminationsgeschehen des Jahres nicht von ungefähr ist. Bei den drei vorgebrachten «Aberglauben» mutet beinahe eines wie die Deutung des anderen an. Daß der «Kräwt» (Krebs) nicht die Maulwurfsgrille ist, sondern das Tierkreiszeichen «Krebs» ist, dürfte kaum einem Zweifel unterliegen. Daß den ganzen zitierten Ausdrücken eines Aberglaubens die Tatsache der Wandlungsvorgänge zugrunde liegt, die durch den Wendepunkt des Jahres bzw. durch das veränderte Verhalten der kosmisch-ätherisch-astralischen Kräfte im Niedergang des Jahres verursacht werden, kann als selbstverständlich angenommen werden. Eine analytische Wissenschaft, die die oben aufgeführten Bestandteile in der Kamille nachgewiesen hat, vermag die solchermaßen verursachten Veränderungen im Prozessualen der Kamille noch nicht nachzuweisen.

Was den Gebrauch der Kamille – des wohl bekanntesten Volks-Heilmittels neben Schafgarbe und Lindenblüte – anbelangt, so finden sich folgende Indikationen: bei Blähungen, Leibschmerz, Darmkatarrh und Unruhe der Kinder als schweißtreibender, beruhigender und krampfstillender Blütenaufguß. Äußerlich findet die Kamille als Wundheilmittel bei Entzündungen aller Art und fast aller Organe, bei schlecht heilenden Wunden, zum Gurgeln, zu Spülungen und Einläufen und als Badezusatz und Haarwaschmittel Verwendung. Das Kamillenöl wird therapeutisch selten verwendet. Heubner führt an, daß das blaue ätherische Ol, Azulen, entzündungswidrige Wirkung habe. Immerhin hat sich doch ergeben, daß 0,005% des Kamillenöls noch entzündungswidrig wirken. Hegi berichtet in seinem Werk «Illustierte Flora von Mitteleuropa», daß mehrmaliges Waschen oder Eintauchen mit bzw. im Kamillentee selbst den kräftigsten Fäulnisgeruch bei Wild, Geflügel oder Fleisch vertreibt.

Die Homöopathie, die nicht analytisch an die Kamille herangegangen ist, sondern gemäß ihren Prinzipien, über die hier Einzelheiten nicht ausgeführt werden können, empirisch mit der Kamille umgegangen ist und sich ein ganz bestimmtes Bild der Kamille erarbeitet hat, wendet Chamomilla an – um nur einige Wesenszüge anzuführen – «besonders bei Frauen und Kindern». «Sie wirkt am besten auf Kranke mit sensiblem Nervensystem», «sie verursacht große Unruhe», «erregte Beschwerden und Schmerzen entstehen oder verschlimmern sich besonders abends oder nachts», «große Überempfindlichkeit und Unerträglichkeit der Schmerzen», «Schmerzen treten in Anfällen auf, hinterlassen Gefühl großer Schwäche und Lähmigkeit», «Schmerz zumeist in keinem Verhältnis zum objektiven Krankheitsbefunde», «Schlaf unruhig bis zur Schlaflosigkeit», «Schlaflosigkeit besonders bei Kindern, wenn sie im Schlafe aufschrecken, mit Gesichts- und Handmuskelzucken», «große Unruhe mit Aufschreien, Weinen und Umherwerfen des Nachts», «Koliken, auch Blähungskoliken als Folge von Ärger», «Gemütsstimmung ist ärgerlich, reizbar bis störrisch, zornig, weinerlich und heftig, unruhig, schreckhaft und ängstlich.»

Solchen allgemeinen Beschwerden stehen ebensolche Linderungs- bzw. Verschlimmerungsmomente in dem homöopathischen Arzneibilde gegenüber: «äußere Wärme, Aufsetzen aus liegender Stellung, Hin- und Herbewegen des Körpers bringen Linderung», «Besserung durch Aufstehen und Herumgehen», «das Kind will immer getragen werden».

Verschlimmerungen: «vorzugsweise in den Abendstunden und des Nachts, auch nach dem Essen».

An speziellen, mehr organbezogenen Beschwerden werden

aufgeführt: «Wirkt besonders auf die Organe der Bauchhöhle und deren Nerven», «Dysmenorrhoe», «Gastrische Symptome wie Galligkeit durch Zorn hervorgerufen», «Gastralgie, besonders, wenn Mahlzeit wie Stein im Magen liegt», «Neigung zu Krämpfen, zu Blutungen und Blutwallungen».

Diese Auswahl der sehr viel zahlreicheren Symptome, die die Chamomilla umfaßt, muß genügen. Schaut man auf das Ganze dieses Arzneiprüfungsbildes der Homöopathie, so hat man eine große Anzahl von Symptomen vor sich, die zum Ausdruck bringen, wie der Astralleib in akutem und chronischem Krankheitsgeschehen zu den vom formativen Nervensystem ausgehenden Kräften steht, d. h. jenes Verhältnis, das oben durch Zitate belegt, angedeutet wurde.

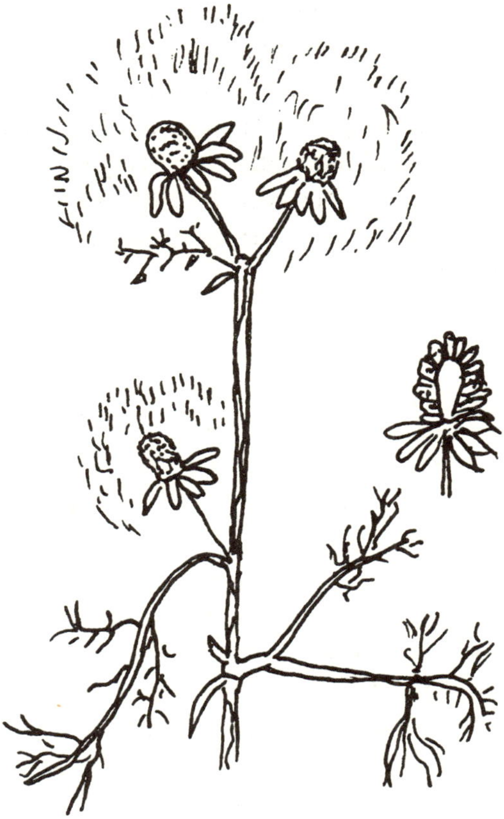

Die echte Kamille
(Matricaria Chamomilla)

Echinacea angustifolia und Echinacea purpurea

Der schmalblättrige und der purpurne Igelkopf oder Sonnenhut

Über zwei amerikanische Kompositen, die sich in der Heilkunde einen guten Namen gemacht haben, soll hier berichtet werden:

Aus ausdauerndem rundlichem, braunem Wurzelstock, einem Rhizom mit mehreren kräftigen Seitenästen und zahlreichen dunklen Haarwurzeln sprießen gestielte, lange schmallanzettliche, glattrandige Blätter schräg aufgerichtet, fast rosettenhaft hervor und bilden in dieser Erscheinungsform den Sproß des ersten Vegetationsjahres jeder Echinacea-angustifolia-Pflanze. Erst im 2. Jahre läßt sie ihren Blütensproß folgen, um dann zur ausdauernden Pflanze zu werden. Tief unten schon, nahe dem Erboden, zeigt sich die Blütenknopse und wird dann langsam oft bis zu 1,5 m Höhe hinaufgehoben durch einen borstig behaarten, lang auswachsenden Stengel, um den sich in weiter Spirale wiederum lange, schmallanzettliche, jetzt aufsitzende, oft den Stengel umfassende Blätter entwickeln, die von 3 kräftigen Rippen durchzogen sind. Die Blattfläche zeigt oberwärts ein sattes, dunkles, fast blaues, blankes Grün und ist im Verlaufe der Rippen gering eingezogen. Die ganze Oberfläche ist weitläufig mit Borsten besetzt, die sich in der Richtung zur Blattspitze neigen. Die Unterfläche zeigt hellgrünen Mattglanz und ist durch die leichte Erhabenheit der Blattrippen unterbrochen, auf denen ebenso wie auf der Fläche zahlreiche aber wesentlich zähere Borsten wachsen als auf der Oberfläche. Die Blattentwicklung hört am Stengel ungefähr 40–50 cm unterhalb der Blütenknospe, die als einzige den Sproß krönt, plötzlich auf. Bestimmten eurhythmischen Gesten gleichen die geschilderten Blatthaltungen, so der «L»-Bewegung in der Rosette, der «L»- und «S»-Bewegung am

Stengel der II. Vegetationsphase.

Der lange, runde, oft leicht rillige Stengel ist stark borstig behaart und grün- bis tiefviolett gefärbt. Im unteren Verlauf ist er von lockerer Marksubstanz durchzogen, die im oberen, trichterförmig erweiterten Teile sich zurückzieht und von dem markhaltigen Blütenboden wie ein Zapfen oder Keil in den hohlen Stengel hineinragt. Der lange, schwankende Stengel ist gekennzeichnet durch seinen ständigen Kampf mit der Schwere, die ihm besonders durch das massive, lastende, purpurne Blütenkörbchen aufgezwungen wird. Hinab zur Erde wird er gezogen, der luftige Stengel wehrt sich dagegen, und immer wieder richtet er sich senkrecht in die Höhe, so daß oft der Eindruck einer sich windenden und sich wieder aufrichtenden Schlange entsteht. Diese Aufrichtekraft zeigt sich nochmals besonders anschaulich, wenn die Blütenkörbchen sich entfalten, an der Anfangsstellung der Rand- oder Zungenblüten.

Ein einziges Blütenkörbchen von fast Kleinwalnußgröße ist das Ziel einer zweijährigen, kräftigen vegetativen Entfaltung. In 2–3 Reihen stehen die stark behaarten Körbchenhochblätter – jedes einzelne jeweils in den Zwischenräumen der Nachbarreihe – um das anfänglich flache Blütenkörbchen, das massiv auf dem oben fast trichterförmig erweiterten, hohlen Stengel thront. Die äußeren Hochblätter sind breiter als die inneren; alle sind sie tiefgrün und von harter Konsistenz. Ihr Duft erinnert an den Duft von Schnittbohnen.

Der Entfaltungsgang der Echinacea-*Körbchen* ist für das Wesen dieser Heilpflanze ganz charakteristisch und findet schon sein Vorspiel in den geschilderten Vorgängen der ganzen Pflanze. Allmählich wölbt sich die flache Oberfläche des Körbchens hoch (ähnlich wie bei der Kamille), die Hochblätter weichen zurück. Zur gleichen Zeit strecken die Randblüten langsam hochtastend ihre Zungen senkrecht nach oben, immer die Stengelrichtung innehaltend. Sie wachsen – indem sie sich aus ihrem gelblichen Grün an den Spitzen weiß färben, um nach und nach in ein helles Rosaviolett überzugehen; sie wachsen auch jetzt noch stark unter

Einflüssen, die um das Stengelgeschehen spielen, d. h. sie zeigen oft Neigung, zu einem spiraligen Wirbel zusammenzuklingen, ehe sie dann in die blatthafte Horizontale auseinanderfallen, um den tief purpurnen, jetzt hoch aufgewölbten Blütenkorb freizugeben. Noch immer ist das Körbchen fast duftlos, kein Insekt sucht es. Noch lebt sich alles im Formgestalten aus: die geschlossenen Scheibenblüten zeigen eine schöne, enggedrängte Spiralanordnung, und ihre hervorstehenden, an den Spitzen purpur gefärbten Spreublätter ragen spitzstachelig wie Igelstacheln (vergleiche die Namengebung) nach oben. Die Blütezeit der *Zungen*blüten geht langsam zu Ende; sie schlagen ihre Zungen abwärts und nun entströmt ein feiner Honigduft den ersten aufblühenden, zweigeschlechtlichen *Scheiben*blüten, die so lange gewartet hatten und dann eine nach der anderen die Antherenröhre hochschieben, aus denen der grauweiße Pollen – von dem nachfolgenden Stempel herausgefegt – hervorquillt. Jetzt sind die Bienen eifrig am Werke, bestäubt wie die Müllerburschen eilen sie von Blüte zu Blüte und befreien den nachdrängenden, tief purpurroten Stempel von der Pollenlast, so daß er jetzt seine beiden dunklen Narbenschenkel auseinanderfalten kann, um von den fleißigen Besuchern fremden Pollen zu empfangen. Der Duft des Körbchens, bzw. auch der beflogenen Einzelblüten hat sich jetzt wesentlich geändert. Der Honigduft ist verschwunden, statt seiner entströmt ein vanillehaftes, entfernt auch an Jasmin erinnerndes Aroma dem Blütenkörbchen. An Blütenkörbchen in der Vase vollzogen sich die gleichen Vorgänge. Feiner Honigduft entströmte ihnen. Auch dort erschien in gleicher Weise der Pollen; aber kein Insekt konnte den Pollen sammeln, und so trat auch der jasminvanillehafte Duft nicht auf. Der Honigduft versiegte in sich.

Eingehendere Untersuchung des Blütenstandes zeigt, daß zur Blütezeit, die bei uns in die Zeit zwischen Juni und September fällt, etwa 18–21 weitstehende Randblüten sich entfalten, deren schmale Zunge – von 2–3 Adern durchzogen – in 2–3 feine Spitzen ausläuft. Von ihrem Blütengrund entfalten sie sich erst trichterförmig, um sich schließlich in die lange Fläche einer schmalen Zunge auseinanderzurollen. Sie enthalten weder Staubgefäße noch Stempel, sind daher vollkommen steril. Der 3–5 mm lange, oben leicht trichterförmige, unten mehr konisch geformte Kelch ist 3kantig wie ein Prisma und endet in 3 spitzen Zipfeln. Der Pappus ist verkümmert. Die Färbung geht von unten nach oben vom Weißlichgrün zum Olivgrün. Die zweigeschlechtlichen Scheibenblüten sind ebenfalls grün; nur ihr Spreublatt, das sie mit scharfer, harter Spitze weit überragt, zeigt eine purpurrote Färbung, die dem ganzen Körbchen seine charakteristische Tönung gibt. Die 5kantigen Blüten enthalten 5 Staubgefäße von schwärzlichpurpurner Farbe, die zu einer Röhre verwachsen sind und ihren Pollen in die Röhre entleeren, aus der – wie geschildert – der mit Fegeborsten versehene Stempel ihn herausfegt, um anschließend seine beiden Narbenäste auseinanderzufalten. Ausgesprochene Pappusbildung findet nicht statt; es ist ein kleines Krönchen als Rest wahrzunehmen.

Echinacea angustifolia bevorzugt nach G. Madaus Kalkboden und kommt vor allem an trockenen Abhängen vor.

Wie ganz anders stellt sich daneben die *Echinacea purpurea,* auch Rudbeckia purpurea genannt! Zwar ist sie wie ihre Schwester zweijährig in ihrer Entfaltung und dann ausdauernd und kommt wie sie aus einem kräftigen, mehrarmigen, wenn auch nicht so verzweigten, weißbräunlichen Wurzelstock, der viele feinste hellere Faserwurzeln treibt, doch gibt sie sich aus ganz anderen Temperamentsuntergründen heraus den Formkräften zu durchaus anderem Gestalten hin.

Auch hier heben die Stengel aus einer Rosette jedoch langgestielter und breiteiförmiger Blätter die grünen, rauhen Blütenknospen bis über 1,50 m hinauf, ständig begleitet und spiralig umzogen von wechselständigen, fast handgroßen, langgestielten, breiteiförmigen, vorn spitz zulaufenden Blättern, die nach oben zur Sproßspitze hin wesentlich kleiner werden. Die Blattränder sind in weiten Abständen gezähnt und hie und da etwas lappig gebuchtet. Die Färbung ist dunkelgrün, aber heller als bei der Angustifolia; oberwärts zeigen sie leichten Glanz. Die ganze Staude ist in sich kompakter zusammengehalten wie ein wohlgeordneter, philiströser Blumenstrauß. Sie strebt wenig auseinander. Strahlig schräg oder senkrecht aufwärts wachsen die festen Stengel aus dem Rhizom in fast gerader Linie hoch, zeigen aber häufige Verzweigung. Sie sind starr und hart, nur kurz unter dem Blütenstand, mit dem jeder Haupt- und Seitenstengel endet, etwas erweitert und dort auch leicht rillig profiliert. Die Färbung ist wesentlich heller als bei der Echinacea angustifolia: sowohl das Grün als auch die violette Tingierung desselben, die hier in Abständen fleckig, strichig von unten nach oben auftritt, immer kleiner und unscheinbarer werdend, bis im Bereich des Körbchens nur noch feine Punkte festzustellen sind. Die Behaarung fehlt den sonst auch rauhen Stengeln vollständig. Der obere Teil des Köpfchen tragenden Stengels ist ebenso hohl wie bei der E. angustifolia beschrieben. Auch hier hängt als Abschluß der Entfaltung nachher das Markzäpfchen vom massiven Körbchenboden in den hohlen Stengelteil hinein.

Die beschriebenen Blätter weisen auf der helleren Unterseite, auf der die oberwärts eingezogenen 3 Hauptadern aufliegen, sehr kurze Borsten auf, die mit unbewaffnetem Auge kaum zu erkennen sind, sich aber wohl dem tastenden Finger darstellen. Die Echinacea purpurea entwickelt endständig einen wesentlich größeren und schwereren Blütenstand als Echinacea angustifolia: oft so groß wie eine große Walnuß,leuchten die igelförmigen, hochaufgewölbten Körbchen aus dem Kranze von 15–20 kräftig-breitblättrigen, schmutzig-purpurnen, unterwärts nahe der Spitze grüngefärbten Zungenblüten rotgelb mit grünem Untergrund hervor. Wie die Angustifolia den Spreublättern der Scheibenblüten ihre Purpurfarbe verdankt, so geben der Purpurea auch die rötlich-gelben Spreublätter, die die Scheibenblüte um das Doppelte ihrer Länge überragen, die leuchtendere Körbchenfarbe. Ähnlich den anfänglich dargestellten Blühvorgängen der Echinacea angustifolia geht auch hier die Bewegung der sterilen Zungenblütenblätter vor. Erst wachsen sie aufwärts, gehen in die Horizontale und sinken dann erdwärts herab.

Wenn unsere Beobachtung genügend umfassend war, so kann nach deren bisherigen Resultaten gesagt werden, daß das Aufblühen der Scheibenblüten bei der Purpurea überwiegend vom Zentrum des Körbchens aus zur Peripherie vor sich geht, wie es bei der Angustifolia (s. oben und Abb. 4) vom Umkreis zum Zentrum vorschreitet. Der Vorgang des Aufblühens ist der gleiche wie oben beschrieben, nur daß die Purpurea gelbe Pollen hat. Nach dem Verblühen stellen sich die Blütenkörbchen durch die stacheligen Spreublätter als dunkelrostigbraune Halb- bis Dreiviertelkugeln dar, richtig wie Igelleiber, von denen ihr Name abgeleitet ist (Echinacea von Echinos = Igel).

Die Blütezeit ist etwas später als bei der Echinacea angustifolia und dauert etwas länger: vom Juli bis in den Oktober hinein.

Westlich von Ohio kommt die Echinacea purpurea auf Sandbänken vor.

Betrachtet man die beiden Heilpflanzen vergleichend, dann kann einem kaum entgehen, daß zwischen ihnen eine gewisse Polarität besteht, daß sie mit ihren pflanzlichen Polaritäten in einem wechselweisen Verhältnis zueinander zu stehen scheinen in bezug auf die jeweils beeinflussenden kosmischen und irdischen Kräfte, daß sie auch mit ihren umgebenden Umweltsverhältnissen polar umgehen. Hat man bei der Angustifolia die viel stärkere Betonung der Wurzelbildung in Richtung der kosmischen, pfahligen Gestaltung, so fällt die Purpurea auf durch ihr aufgelockertes, irdischeres Faserwurzelwerk. In der Blütenregion äußert sich umgekehrt die Angustifolia durch zartere Zungenblütenbildung gegenüber der Purpurea, bei der die Randblüten oft etwas Starres, Insektenflügelhaftes zum Ausdruck bringen, ganz abgesehen davon, daß sie oft auch noch Chlorophyll enthalten. Die Mittelregion der Blattwelt offenbart bei der Purpurea die durch Licht- und chemischen Äther gestalteten Blätter, während der Lichtäther die Formen der Angustifoliablätter überwiegend bestimmt.

Entsprechend ist das Stengelgeschehen bei Angustifolia labiler und bei Purpurea starrer und fester, wie auch das Blattgeschehen im ersten Falle durch den Blühprozeß stark zurückgedrängt wird, während es bei der Purpurea bis in die Blütenregion hineinreicht.

Umgekehrt wie die entfalteten Pflanzen stellen sich die *Samen* dar: die Purpurea-Samen sind schmal und blaß-graubraun, während die Angustifolia-Samen breit und behäbig erscheinen, von brauner Farbe mit purpurbraunem Ring um das Krönchen (s. Abb. 6, untere Reihe).

Daß der Wärmeäther bei beiden Pflanzen stärkstens impulsierend wirkt, künden nicht nur die Farben, sondern auch die Formen der Blütenstände und ihre versprühende Duftwelt, in die immer ein mondenhaftes Element nuancierend hineinwirkt. Vielleicht drückt sich in dem spiralen Aufblühvorgang der Blüten – einmal vom Zentrum zur Peripherie, zum andern von der Peripherie zum Zentrum des Blütenstandes – nochmals das gleiche Wirkensgeschehen aus.

Wenn auch beide Pflanzen sowohl auf Kalk- als auch auf Kieselgrund gedeihen, so haben sie nach den Angaben offenbar Vorzugsböden, die sich einmal als Kalkboden bei der E. angustifolia zum andern als Sandboden bei der E. purpurea darstellen. Wie wirken sich diese Böden nun auf die Pflanze aus? Die Pflanze, die dem Kalk am holdesten ist, wirkt fraglos in ihrer Erscheinung am kieseligsten, während die Kiesel- oder Sandpflanze ausgesprochen kalkigen Charakter zur Schau trägt.

Über die chemische Analyse bringt Wehmer einige Angaben bezüglich der gefundenen Stoffe in beiden Heilpflanzen, doch sind die Untersuchungen relativ weit zurückliegend und demgemäß offensichtlich noch wenig umfassend. Von der *Echinacea angustifolia* erwähnt er die Radix als frühere Droge, als Antisepticum und als Aphrodisiacum. Die trockene Wurzel enthält nach ihm 1,25% (frisch 1,5%) ätherisches Öl. Hauptbestandteil (ca. 80%) ist ein nichtcycl. Tetrahydrosesquiterpen $C_{15}H_{28}$, – Phytomelan. Zusammensetzung der lufttrockenen Wurzel:

10,9% Wasser, 7,8% Asche, 1,9% Harz, Inulin, Glucose, Lävulose, Phenolsäure, $C_9H_{10}O_5$, FP 207° (vielleicht Trioxyphenylpropionsäure), Betain 0,1%, «Glykosidamylalkohol» 0,3%, ätherisches Öl 0,04%.

Harz gab hydrolys.: Öl-, Linol-, Cerotin- und Palmitinsäure; im unverseifbaren 2 isomer. Phytosterine $C_{27}H_{46}O$, Phytosteringlycosid $C_{33}H_{56}O_6$.

Echinacea purpurea findet bei Wehmer nur geringe Erwähnung: lufttrocken:

10,2 Wasser, 29,5 Rohfaser, 15,6 Pentosane,
5,3 Protein, 6,93 Asche, Stärke-frei.
Saccharose und reduz. Zucker und Harz.

Die vorstehenden Angaben beziehen sich ausnahmslos auf die Wurzel und sind amerikanischen Autoren entnommen. Bei Madaus, der sich mit der Echinacea purpurea beschäftigt, finden sich folgende Angaben:

Außer den bei Wehmer erwähnten Stoffen, deren Angaben auf die gleichen Quellen amerikanischer Autoren (also auf E. angustifolia bezogen) zurückgehen, werden noch aufgeführt: Inulin 6%, «inulin-ähnliches Produkt» 6%, Glucose 7%, Lävulose 4%, Betain 0,08%. Trotz vielfacher Untersuchungen werden weder Alkaloide noch Glykoside sicher nachgewiesen. Es fehlen Tannin, Asparagin, Glutamin, Allantoin, Arginin und Histidin. An mineralischen Stoffen stellten die Amerikaner in der Wurzel der E. angustifolia fest:

Gesamte Asche	7,74%
Wasserlösliche Asche	1,85%
Wasserunlösliche Asche	5,89%

An Einzelbestandteilen der wasserlöslichen Asche wurden festgestellt:

K	3,314%
SO_4	0,245%
CO_3	0,710%
Cl	0,076%

Die Einzelbestandteile der wasserunlöslichen Asche waren:

Ca	0,776%
Mg	0,117%
SiO_3	1,543%
Fe_3	0,048%
Al	0,129%

Betrachtet man diese Aschenanalysen, so fällt im Hinblick auf die oben dargelegten antagonistischen Verhältnisse zwischen Gestalt und Boden wiederum auf, daß die kalk-holde Pflanze in ihren Aschenbestandteilen absolut mehr Kieselsäure als Kalk enthält. Da die Untersuchungen in der Heimat der Pflanze vorgenommen wurden, ist anzunehmen, daß diese auch ihrem Urelemente entnommen wurden.

Bezüglich der Angaben bei Madaus (entnommen Heft 13 der Medizin.-Biolog.-Schriftenreihe) muß erwähnt werden, daß überall die amerikanischen analytischen Resultate, die an der Echinacea angustifolia gewonnen sind, anscheinend ohne weiteres auf die Echinacea purpurea übertragen werden. Es läßt sich oft nicht erkennen, wie die entsprechenden Verhältnisse bei der Echinacea purpurea wirklich sind. Wer sich einen Begriff vom Wirken der einzelnen Ätherarten zu bilden vermag, für den verliert die Behauptung an Berechtigung, daß zwei verwandte Heilpflanzen in gleicher Weise Träger der gleichen Inhaltsstoffe sind, insbesondere wenn sie noch typisch differierende Anzeichen der Wirksamkeit verschiedener Ätherarten aufweisen. Man kann höchstens zugeben, daß die groben Untersuchungsmethoden nicht ausreichen, um eine Klärung zu schaffen. In dem vorliegenden Falle sind also noch Lücken der Untersuchung zu schließen, um zu Aussagen und Behauptungen zu gelangen, wie sie bezüglich der Gleichheit im Schrifttum immer wieder auftreten.

Die moderne Phytochemie beginnt jedoch diese Lücke zu schließen. Der Wirkstoff Echinacosid (ein Kaffeesäure-Pyrocatechol-Glucorhamnosid) besitzt einen hyaluronidasehemmenden Effekt und verhindert dadurch die invasive Ausbreitung pathogener Mikro-Organismen einer Infektion.

Unsere beiden Heilpflanzen wurden mit gutem Erfolge vielfach angewandt. Der Ruhm der Echinacea ging von Nordamerika aus, wo gerade die Echinacea angustifolia die vorzügliche Spenderin ihrer Heilkräfte war, während die Echinacea purpurea mehr als Zierpflanze in alle Welt wanderte und heute in sehr vielen Gärten und Gartenanlagen gefunden werden kann.

In seinem Jahresbericht über das Jahr 1900 bringt E. Merck, Darmstadt:

> «*Echinacea angustifolia Radix.*
> Von Echinacea angustifolia D. C. Familie: Compositae.
> Heimat: Nord-Amerika.
> Die frische Wurzel dieser Pflanze steht bei den Sioux-Indianern als Mittel gegen Schlangenbisse in hohem Ansehen (The Pharm. Era Bd. I, Nr. 3 S. 85). Nach einer neueren Mitteilung von Stinson besitzen wir aber in dieser Droge, welche auch als Sialagogum wirken soll, nicht nur ein mildes, ungiftiges Antisepticum, sondern vor allem ein Aphrodisiacum, das bei erhaltener Potenz wie bei Pseudo-Impotenz Erektionen auszulösen vermag. Die Droge wurde bisher innerlich bei Malaria, Typhus, Magenkrankhreiten etc. verordnet; äußerlich bediente sich Stinson einer wäßrigen Lösung des Fluidextraktes (1:3) als Aphrodisiacum, indem er 20–60 Tropfen» lokal auf die Schleimhaut applizierte.

Im Mercks Jahresbericht über das Jahr 1904 heißt es:

> «*Echinacea angustifolia.*
> Echinacea angustifolia ist eine in Nordamerika, hauptsächlich in Kansas und Nebraska einheimische Komposite, deren Wurzeln früher von den Sioux-Indianern gegen Schlangenbiß und als Wundmittel verwendet wurden. Die Wurzel, die sich auch als Blutreinigungsmittel bewähren soll, hat J. U. Lloyd näher untersucht. Sie ist braun bis rotbraun gefärbt, längsrunzelig

und zeigt auf ihrem Querschnitt gelbliche Holzstrahlen, die durch ein grünliches Mark voneinander getrennt sind. Der Geschmack ist anfangs süß, bei längerem Kauen zusammenziehend und scharf bitter. Der Genuß der Wurzel soll eine reichliche Speichelabsonderung hervorrufen. Außer geringen Mengen eines Alkaloides, das die Wirksamkeit der Wurzel nicht bedingt, und viel Zucker enthält die Droge eine sehr unangenehm und scharf schmeckende Säure, die jedenfalls der Träger ihrer therapeutischen Wirkung ist.

Außer bei Karbunkeln, Abscessen, Typhus und Meningitis hat nach Walsh das Fluidextract dieser Droge auch bei Puerperalfieber und anderen Infektionskrankheiten gute Dienste geleistet. Die gebräuchliche Dosis, die zweistündlich bis zum Schwinden der Symptome gegeben werden muß, beträgt 10 Tropfen.»

In seinem Werke «Biologische Heilmittel» schreibt G. Madaus ebenfalls, daß die Echinacea ein altes Volksheilmittel in Amerika gewesen sei. Dort heißt es, daß eines Tages ein Homöopath beobachtete, wie eine Indianerfrau die Echinaceapflanze zwischen Steinen zerquetschte. Sie lehrte ihn, wie man mit dem Pflanzenbrei Wunden behandelte, die die Männer sich auf der Jagd zugezogen hatten. Auch gegen Schlangenbisse sollte der Brei wirksam sein. Dieser Begegnung verdankt die Heilpflanze ihre Entdeckung für die übrige Menschheit.

Wie einst die Ausfuhr der Gummibäume, ihrer Samen oder Stecklinge restlos unmöglich gemacht wurde, zum Teil mit Bedrohung durch die Todesstrafe, so kam auch die Echinacea *angustifolia* viele Jahre lang zumeist nur als getrocknete Wurzel nach Europa, wo sie auf Grund des ihr vorauseilenden Ruhmes viel gefragt war, aber relativ wenig bewirkte, da die Wurzel frisch verarbeitet werden muß, wenn man die gewünschte Wirkung erleben will. Heute verfügen wir auch in Europa über Echinacea angustifolia, so daß frühere Bedenken und ungenügende Wirkungen nicht mehr auftreten.

Die Echinacea *purpurea* wurde von G. Madaus später aus Mangel an der bekannteren und in Amerika offizinellen E. angustifolia untersucht und in den Arzneischatz, zum mindesten Deutschlands, eingefügt. Er hat damit eine Heilpflanze herausgearbeitet als Ersatz für die E. angustifolia, die durch ihre Heilwirkungen diese Pflanzenfamilie berühmt gemacht hat. In der Annahme, in der Purpurea einen vollgültigen Ersatz geschaffen zu haben – denn das war sein Ziel – kommt er allerdings zuweilen zu manchen Kurzschlüssen, die durch ungenaue Beobachtungen erleichtert wurden, die ihm aber die Gegenüberstellung beider Pflanzen widerlegen könnte. Wenn er z. B. schreibt, daß sie sich «nur durch die Blattform» unterscheiden, so stimmt das eigentlich nur bei oberflächlicher Betrachtung. Auf die wesentlichen Unterschiede wurde in obigen Darstellungen und bei der zusammenfassenden Betrachtung bereits eingegangen. –

Aus dem homöopathischen Schrifttum, eben durch die oben angeführte Entdeckung, wurde die E. angustifolia allgemein bekannt. So spricht *Walsh* von Erfolgen bei Karbunkeln, Abszessen, Typhus, Meningitis und Puerperalfieber. Ein amerikanischer Gynäkologe, Prof. Wood, äußert sich über die Echinacea angustifolia bei Metritis: «Wenn die Untersuchung des Blutes, namentlich der weißen Blutkörperchen, Eiterung erwarten läßt, ist Echinacea nach meiner Ansicht (die sich auf die allerwissenschaftlichsten modernen Untersuchungen stützt) das Mittel par excellence, um den opsonischen Index aufrechtzuerhalten und das Eindringen und die Vermehrung der Infektionskeime zu hemmen.»

Stauffer erwähnt in seiner «Klinischen, Homöopathischen Arzneimittellehre» Erfolge und gute Wirkungen bei Verbrennungen, wo die Echinacea «zauberhaft den Schmerz nimmt, Schlaf macht und die Heilung beschleunigt«.

Dahlke's Indikation erfaßt das wirkende Prinzip noch tiefer: Anwendung bei tiefgehenden Ernährungsstörungen mit Verdacht auf maligne Leiden. Arnulphy lobt die Echinacea bei allen Septhämien, insbesondere bei den schwersten. Als spezifisch wirksam bezeichnet er sie bei Appendicitiden.

Der Franzose Tellier berichtet von Wirkungen der Echinacea D3, 2stündlich, bei diabetischer Gangrän, wobei der Harnzucker «mit der Sicherheit eines Experimentes verschwinden soll».

Heinigke schreibt von der Echinacea angustifolia als von einem antiseptischen Mittel von großer Wirkung, das die Herztätigkeit in starker Dosis vermehrt und direkt und tief auf das Drüsensystem wirkt. Die Prüfung ergibt auf Lippen, Zunge und im Hals beißend prickelndes Gefühl, dem ein Gefühl der Angst und des Schmerzes in der Herzgegend folgt. Dann tritt auf Fieber mit Vollheitsgefühl im Kopfe, rotem Gesicht und schnellem Puls. Schwäche wie scharfe, neuralgische, hin und her ziehende Schmerzen, Katarrhe im Bereich der Atmungs- und Verdauungsorgane mit kneifenden Leibschmerzen und Abgang übelriechender Gase sowie gelblicher, dünner Stühle. Heinigke führt an, daß die amerikanischen Eklektiker Echinacea anwenden bei typhösem Fieber, Diphtherie, bösartigem Scharlach, Karbunkeln und Furunkeln sowie bei Schlangenbissen. Die Homöopathen wenden es an außer bei den schon erwähnten Indikationen bei Diarrhöen, Cholera infantum, adynamischen Fieberzuständen sowie bei Vergiftungen mit Rhus toxicodendron, ferner bei Impffolgen und im allgemeinen, wenn im Verlaufe akuter und subakuter Krankheiten bösartige Erscheinungen auftreten.

Auch Mezger behauptet, daß sich Echinacea purpurea sehr wenig unterscheidet von Echinacea angustifolia. Wichtig ist aber seine Feststellung, daß die bisher aufgefundenen Inhaltsstoffe keinen genügenden Anhaltspunkt für die Wirkung der Heilpflanze geben. «Im Reagenzglas konnte keine antiparasitäre und bactericide Tendenz festgestellt werden.» «Bei lokaler Anwendung konnten im Gegensatz zu den Antisepticis keine Gewebsschäden beobachtet werden.»

Aus den Prüfungsergebnissen am Gesunden erwähnt er neben den schon bei Heinigke aufgeführten Symptomen: Schleimabsonderung im Hals, Schmerz im Gebiet des N. trigeminus, Schmerz am Herzen und schneller Puls, Frieren und Hitzegefühl bei rotem Gesicht, große Schwäche und Schläfrigkeit sowie Bedürfnis zu liegen; Müdigkeit, unfähig sich körperlich oder geistig anzustrengen; Frieren und Schaudern, besonders in kalter Luft. Verschlimmerungen treten auf nach körperlicher und geistiger Anstrengung; Besserung in Ruhe beim Liegen. Er spricht von Steigerung der Abwehr des Organismus.

Lewin schreibt von der Echinacea angustifolia: «Die Wurzel erzeugt Salivation und übermäßige Schweißsekretion.»

Die überwiegende Anwendung unserer beiden Heilpflanzen bei entzündlichen Zuständen, unter welchen Sammelbegriff auch die angeführten Krankheitsfälle gestellt werden könnten, hat den Echinaceen vorerst nur eine durchaus einseitige Würdigung zuteil werden lassen. Dadurch, daß man sie immer und überall als «Antiseptikum» bezeichnet findet, d. h. mit einem durchaus unbiologischen Begriff belegt, der ihren Zusammenhang mit ihrem wahren Wesensbereiche und mit dem Wesen des Menschen niemals aufleuchten läßt, hat man von vornherein den Keim gelegt zu ihrer Deklassierung, die binnen kurzem dazu führen wird, daß man sie wieder verlieren wird. Zudem berechtigt nichts, den Begriff «Antiseptikum» anzuwenden, da genügend oft nachgewiesen wurde, daß die Echinaceen keinerlei baktericide und antiparasitäre Wirkungen im Sinne eines üblichen Antiseptikums zu entfalten vermögen.

Die Existenz und Wirkungsweise von Heilpflanzen wie die der Echinacea angustifolia und purpurea bieten immerhin dringenden Anlaß, neue Gedanken über die Fokal- und Infektionsprobleme und jene der Entzündung zu entwickeln. Die stempelhafte Gleichschaltung und Gleichrichtung dieser Begriffe in unserem medizinischen Denken haben zu einer recht bequemen Denkweise geführt, nach der angeblich Erreger verschiedener Art und Gestalt, sichtbare und unsichtbare, «die Krankheit» hervorrufen, der der Mensch mehr oder weniger fassungslos oder abwehrlos ausgeliefert sei... Dieser «Axiom» gewordene Kurzschlußgedanke, der sich konsequent aus der Bakterienentdeckung und -furcht des vorigen und anfänglichen 20. Jahrhunderts entwickelt hatte, führte dann zu den bekannten «Antibiotica». –

Wie für die Tumorkrankheiten und die Tumorprobleme so hat Dr. Steiner auch für die Entzündungsprobleme und die sogenannten Infektkrankheiten die wesentlichen Grundlagen gegeben für eine menschengemäße Begriffsbildung, die mit den Tat sachen wirklich im Einklang stehen und nicht Deduktionstheorien aus Fiktionen darstellen. In «Geisteswissenschaft und Medizin» im XIII. Vortrage, wo Dr. Steiner über den nicht ordentlich tätigen Ätherleib spricht, heißt es: «Um auf diesem Gebiete zu gültigen Vorstellungen zu kommen, wird es nötig sein, einmal ins Auge zu fassen alles dasjenige, was mit *Entzündungen* zusammenhängt, was sich auf dem Boden von Entzündungen entwikkelt und alles dasjenige, was mit Geschwulstbildungen zusammenhängt...»

Was «als einheitlicher Vorgang über allen Entzündungsvorgängen schwebt», wird an gleicher Stelle wie folgt dargestellt. «Diesen einheitlichen Vorgang kann man am besten dadurch charakterisieren, daß man sagt: bei all dem, was eine wirkliche Entzündung ist, sei sie eine kleine, sei sie eine große, was auf Grundlage von Entzündungen zur Geschwürbildung führt, bei all dem ist für – ich will jetzt so sagen – die geisteswissenschaftliche Untersuchung noch zu bemerken, daß der *ganze* Ätherleib des Menschen als solcher wirkt, man sich also immer noch verlassen kann darauf, daß man irgend etwas tun könne, um nur die in einem gewissen Sinn nach einer Richtung hin träge gewordene Wirkung des Ätherleibes zurückzuführen und ihre normale Verteilung, so daß der ganze Ätherleib des Menschen im gesundem Sinne wirkt. Es ist eigentlich nur Hinleitung der Tätigkeit des Ätherleibes nach ganz bestimmten Richtungen, während der gesunde Ätherleib seine Tätigkeit über alle entsprechenden Richtungen des Organismus erstrecken muß. Das ist im wesentlichen auch so, daß man sagen kann: man kann Reaktionen finden – wir werden über solche noch sprechen – die den Ätherleib, der z. B.

träge wird nach einem gewissen Organsystem hin, wiederum anregen können, wenn er im ganzen noch gesund ist, nach dieser Richtung hin seine – wenn ich so sagen darf – universelle Tätigkeit zu entfalten. Anders ist das bei Geschwulstbildungen.»

Im Kapitel bzw. Vortrag XIV wird dann darüber gesprochen, wie das menschliche Ich wirkt, «daß über das Ganze der physischen Organisation dieses Ich arbeitet, eine Art Gerüst ausdehnt. Es ist wirklich unserem physischen Leib etwas eingegliedert wie ein feines Gerüst. Dieses feine Gerüst, welches dem physischen Leib eingegliedert ist, das wie eine Art Phantom des Menschen angesehen werden kann, ist fortwährend im Menschen da». «... ein sehr feines Gerüst, welches allerdings aus den Kräften des Ätherleibes heraus dem physischen Leib einorganisiert ist». (Ref. dem physischen Auge nicht sichtbar). «Es ist in gewissem Grade ein Fremdkörper. Der menschliche Organismus hat auch fortwährend die Tendenz, gegen dieses Gerüst sich zu wehren. Er bestrebt sich namentlich jede Nacht beim Schlafen, dieses Gerüst zu ruinieren. Nun, wenn wir auch im gewöhnlichen Leben wenig von diesem Gerüst wahrnehmen, so darf doch nicht vergessen werden, daß dieses Gerüst fortwährend die Tendenz hat, im Organismus gewissermaßen zu zerfallen, sich zu zersplittern, und daß es dadurch fortdauernd die geheimnisvolle Ursache von Entzündungen im Organismus wird.» «... zum entzündlichen Zerfall hat dieses Gerüst nur dann die Neigung, wenn es nicht von dem Ich ordentlich durchdrungen ist, nicht ordentlich herangebändigt ist; denn das Ich und dieses Gerüst gehören zusammen ...» Es wird dann an gleicher Stelle auf therapeutische Maßnahmen, auf differenzierende entzündliche Vorgänge hingewiesen.

Im gleichen Kapitel: «Sie werden immer finden, wenn Sie die Neigung zu Entzündlichkeiten beobachten können, daß Sie nötig haben, die Ich-Tätigkeit im Menschen zu verstärken, so daß sich diese Ich-Tätigkeit einfach richtig eingliedert in ihr Phantom, in ihr Gerüst, denn das Gerüst zerfällt ja nicht, wenn sich das Ich in der richtigen Weise eingliedert.»

In dieser Weise könnten vielfache Außerungen Dr. Steiners von verschiedenen Aspekten zu diesem Problem gegeben, angeführt werden; doch kann es nicht Aufgabe dieser Studie sein, das Entzündungsproblem weiter aufzurollen oder auszuschöpfen. Nur ein Hinweis, der gegeben wurde, mag noch zur Verdeutlichung aufgeführt werden. In Degenaars Krankengeschichtensammlung findet sich aus einem Gespräche mitgeteilt, daß Dr. Steiner die Ursache zum «Wärmerwerden», eben dem Fieber, als «allgemeine Schwäche des Organismus» bezeichnet. «Die Blutwärme ist nur die Reaktion auf diesen Prozeß. Das Primäre ist ein starkes Hingegebensein an die Außenwelt.» Mit dieser Äußerung, deren Grundlagen in den angeführten Vorträgen aus «Geisteswissenschaft und Medizin» eingehend studiert werden müssen, ist gleichzeitig auf das Problem der Fokal- und Herdinfektion hingewiesen. –

Im Lichte derartiger Betrachtungen des Entzündungsprozesses ist es natürlich nicht schwer, eine ausschlaggebende Wesensseite unserer beiden Echinaceen zu erfassen. Finden wir schon im ganzen «Gehabe» dieser Pflanzen den auffallenden Drang um die Senkrechte, einmal von vornherein in der fast drahtigen Stengelbildung, im anderen Falle in der immer wieder erstrebten, aber doch labilen Senkrechtlage, in beiden Fällen in den Beziehungen zum Wärmeäther, so wird ganz deutlich in der therapeutischen Wirkung, daß wir es bei diesen Pflanzen mit ausgesprochenen Heilpflanzen mit Beziehung zur menschlichen Ich-Organisation zu tun haben. Die entstehenden Fieberreaktionen, die angeführte Wirkung beim Diabetes und vieles andere zeigen, daß durch die Enchinaceen die Ich-Organisation angeregt und gekräftigt wird. Die Verschiedenartigkeit der Ausbildung ihrer pflanzlichen Organe gibt diesen beiden Heilpflanzen auch noch bestimmtere Bezüge zu bestimmten Organen und deren Wesensgliedergefüge. Die bisher ausschließlich ausgenutzte «Fieberseite» dieser Heilpflanzen, die auch unter der Herrschaft der oben chrakterisierten denkbequemen Medizinrichtung zur konzentrierteren Herstellung geführt hat, um sie im Sinne der «Antibiotica» zu verwenden, kann aber darauf aufmerksam machen, daß, wenn die Echinacea unter dem unfruchtbaren Begriff des Antiboticums therapeutisch auch gut neben anderen Antibiotica rangieren könnte und in ihren Wirkungen kaum hinter diesen zurückzustehen braucht, daß der Therapeut sich stets klar sein müßte, daß er seine Wirkung, seinen Erfolg niemals im Sinne des Antibioticums erzielt hat, sondern auf dem Wege über die Ich-Organisation. Diese beiden Wege sind gewaltig voneinander unterschieden, worüber hier keine längeren Ausführungen möglich sind; der Echinacea-Weg über die Ich-Organisation führt niemals zu einer Schädigung des Organismus; der Antibiotica-Weg führt immer zu einer Schädigung der Ich-Organisation, wenn auch die temporären äußeren Symptome verschwinden oder verdrängt werden.

Wird man sich einmal der Mühe unterziehen, die Echinaceen, diese vegetabilischen Antimone, eingehender dort auf ihre Wirksamkeit zu prüfen, wo die Schwäche der Ich-Organisation die Mutter der jeweiligen Krankheitserscheinungen ist, so wird man fraglos vielseitigere Anwendungsindikationen und -möglichkeiten herausarbeiten. Daß derartige Bemühungen im Gange sind, zeigt der «Beitrag zur Behandlung der primär-chronischen Polyarthritis», den Dr. med. H. K. L. Meixner, Füssen, auf der Deutschen Therapiewoche in Karlsruhe 1950 gab, in dem er seine günstigen Erfahrungen mit der Echinacea bei diesen Krankheitserscheinungen vortrug. Wenn auch zuweilen der Eindruck leicht erweckt wird, als läge bei den Echinaceen-Wirkungen gewissermaßen eine Kombination der heimischen Arnica montana- und Calendula officinalis-Wirkungen vor, so ist damit das Wesen dieser amerikanischen Kompositen nicht umschrieben.

Den Heileurhythmisten aber wird die Gestik, die die Echinacea angustifolia im Laufe ihrer Vegetationsperioden vollführt, nachdenklich stimmen: die erstjährige Blattrosette kommt in der A-Stellung heraus, geht in eine leichte L-Stellung über. Im zweiten Jahre vollführt der wachsende Stengel selber ständig S-Bewegungen, und die Blätter gehen von der L-Haltung über in die S-

Haltung rings um den Stengel, während die Randblüten im Aufblühen eine U-Bewegung nach oben vollführen, um in der U-Bewegung nach unten zu vergehen. Diese Gestiken sind bei der Echinacea purpurea in der Blattregion viel weniger betont, während in der Blütenregion andere Gesten erscheinen.

Cactus grandiflorus
Die Königin der Nacht

(Selenicereus grandiflorus; Cereus grandiflorus)

Beobachtet man in einem glattrandigen Graben ein flach fließendes Wasser, wie es über die Kiesel und Steine dahineilt, so wird einem nicht entgehen, daß jeder Kiesel die Oberfläche des Wassers verändert. Es entstehen durch die stauende Wirkung der kleinen, steinernen Hindernisse Ablenkungen der Flußrichtung.

In einem tieferen Grabenstück, in dem der Wasserspiegel wesentlich höher über der Grabensohle steht, wo die Grabenwandungen dann etwas glatt abgestochen sind und nur hier und da vielleicht an den Seiten kleine Muldenbildungen aufweisen, wird nun das tiefere Wasser in seiner Oberflächengestaltung kaum noch vom steinigen Grunde bestimmt. Aber solche Steinmulden können die Strömung formen. Das fließende Wasser eilt an diesen flachen «Muscheln» rechts und links vorbei, wird leicht angestaut, die Randströmung wird zur Mitte abgelenkt. In der Mitte der gleichmäßig weiterfließenden Gesamtströmung treffen sich jetzt mit dieser (vielleicht sogar auf ihrem Rücken) die Seitenströmungen und umschlingen sich innig, durchdringen sich und formen einen Wirbel, eine Verknotung, bilden wieder eine Stauung mit eigener Dynamik, deren Kraft vielleicht kaum sich auswirkt oder sichtbar wird, weil die drei anderen Strömungen stärker bleiben. Nun eilt die linke Strömung durch dieses Ereignis hindurch anscheinend zur rechten Seite hinüber und wird anscheinend rechte Strömung und ebenso geschieht's mit der rechten Strömung. Nur die Hauptströmung scheint unverändert abwärts zu fließen.

Ein Blick über diesen Oberflächencharakter eines strömenden, schmalen Wassers kann einem blitzartig den strömenden

Formcharakter der Stamm-Kakteen erleuchten, wie er besonders auch dem Cereus grandiflorus eigen ist. Diese Strömungsbilder des Wassers nur als Phänomene genommen und nicht strömungsphysikalisch gewertet, können heranführen an die Hauptwesensseite der Kakteen, besonders der Stamm-Kakteen, von denen die anderen flächigen oder kugeligen nur Abwandlungen darstellen.

Bei der Allgemeinbetrachtung der Kakteen ist es beliebter Brauch, auf die Dürre ihrer Umweltsbedingungen hinzuweisen – denn die Mehrzahl von ihnen lebt ja in steiniger, bergiger und sandiger, sonnendurchfluteter und glühender Gegend. Man schaut darauf hin, daß in ihrem Charakter etwas von dem verhärtenden, mineralisierenden Charakter der Umwelt zum Ausdruck kommt, daß sie gerade dadurch an diese Wasserarmut «angepaßt» seien, weil sie das Wasser in sich speicherten, und wie alle diese «teleologischen» Formulierungen lauten. Man vergißt ganz auf das hinzuschauen, was nichtphysisch in diesen Gegenden wirksam ist. Wenn man sich aber einmal bemüht, den Blick auf etwas anderes zu richten, wird man dem Kakteenwesen andere Seiten abgewinnen und ihm dadurch fraglos näher kommen.

Einige von R. Steiner geprägte Grundbegriffe des Pflanzenwesens mögen den Weg zu den Kakteen erhellen: Im Buch «Grundlegendes zur Erweiterung der Heilkunst» sagt er im Kapitel III:

> «Die Stoffe der Erde werden in den Pflanzen aus dem Bereich der Erdenwirkungen herausgehoben. Sie streben in das Formlose. Diesen Übergang in das Formlose modifizieren die Sonnenwirkungen und ähnliches aus dem Weltenraume.»
>
> «... im Pflanzlichen, d. h. in dem als lebend Erscheinenden, waltet das Ätherische.»
>
> Kapitel IV:
>
> «Die Pflanzengestalt und Pflanzenorganisation ist ein ausschließliches Ergebnis der beiden Kräftebereiche: des aus der Erde ausstrahlenden und des in sie einstrahlenden.»

Diese Begriffe weisen alle hin auf die Polarität der Pflanzenerscheinungen innerhalb des Physischen, auf ihr Eingeschaltetsein zwischen oben und unten, woraus dann an den extremen Polen Tendenzen zu bestimmten Organbildungen entstehen (Wurzel, Rinde einerseits, Blatt und Blüte andrerseits).

«Bei der Pflanze» – heißt es im gleichen Kapitel – «ergibt sich durch das gekennzeichnete Kräftespiel ein Wechsel zwischen einem Eingeschaltetsein in die einstrahlenden Kräfte des Umkreises und einem Ausgeschaltetsein. Das Pflanzenwesen zerfällt dadurch in 2 Glieder. Das eine zielt nach dem Leben hin, es steht ganz im Bereich des Umkreises; es sind die sprossenden, Wachstum-, Blüten-tragenden Organe. Das andere zielt nach dem Leblosen, es verbleibt im Bereich der ausstrahlenden Kräfte, es umfaßt alles, was das Wachstum verhärtet, dem Leben Stütze gibt...»

Kapitel V.:

«In der Pflanze ist die Substanz vorhanden, die durch die auf die Erde einstrahlenden Kräfte verwandelt wird. Das ist die lebende Substanz. Sie steht in Wechselwirkung mit der leblosen Substanz. Man hat sich vorzustellen, daß im Pflanzenwesen fortdauernd aus der leblosen Substanz diese lebende herausgesondert wird. In ihr erscheint die Pflanzengestalt als das Ergebnis der auf die Erde einstrahlenden Kräfte. Das ergibt einen Substanzstrom. Lebloses wandelt sich in Lebendes, Lebendiges wandelt sich in Lebloses. In diesem Strome entstehen die pflanzlichen Organe.»

Das Pflanzenwesen als übersinnliches ätherisches Wesen vermag sich bekanntlich nur durch die Existenz und Vermittlung des Wassers in Erscheinung zu bringen. Dieses vermittelt ihm als Tribut an die untere Polarität – die ausstrahlenden Kräfte – die Einlagerung von Festem, Mineralischem in seine Erscheinungsform, die zugleich dann eine Absonderung des Pflanzenwesens (z. B. Rinde) darstellt, ohne welchen Vorgang es seine weitere Erscheinungsform nicht realisieren könnte. Das heißt also, nicht das Wasser ist das strömende Ätherische in der Pflanze, sondern das Ätherische der Pflanze hebt das Wasser in die Sphäre des strömenden Ätherischen hinauf und läßt es wie alles Physische wieder fallen, z. B. «wenn das Ätherische aus dem Weltenraume seine Wirksamkeit nicht mehr entfaltet, wie das in der Nacht der Fall ist, wo der Sonnenäther aufhört zu wirken.» (Kap. III.)

Betrachten wir von diesen vorgebrachten Begriffen des Pflanzenwesens aus die Kakteen im allgemeinen, dann können wir eigentlich zu keinem anderen Schluß kommen als zu dem, daß die Kakteen Pflanzenwesen sind, die die Neigung haben, sich in erhöhtem Maße den einstrahlenden, ätherischen Kräften hinzugeben und im Ätherischen zu erstarren. Sie verharren im ätherischen Strömen, und weil sie sogeartete Wesen sind, bringen sie sich gerade in Amerika in den steppen- und wüstenartigen Hochebenen oder kahlen Gebirgen zur Erscheinung, wo das reine Äther-Sonnenströmen von ihnen am kräftigsten erfaßt werden kann. Ähnliche, wenn auch abgewandelte ätherische Verhältnisse liegen vor in Afrika, in Australien, im Bereich des Mittelmeeres, wo es schon gelungen ist, die Kakteen verwildern zu lassen. Ihre wahre Heimat ist aber Amerika.

Vergegenwärtigen wir uns die typische Kaktusgestalt, so ergeben sich als die hervorragendsten Merkmale: ein mehr oder weniger dicker, grüner *Stamm,* das Fehlen jeglicher Blattbildung und seitlicher Verzweigungen und das Vorhandensein von *Dornen.*

Botanik und Erfahrung lehren uns, daß die meisten Kakteen als Angehörige der Zweikeimblättrigen (Dikotyledonen) ganz normal keimen unter Ausbildung von zwei Keimblättern einerseits, einer kleinen rübigen Wurzel andrerseits und zwischen ihnen ein mehr oder weniger verdicktes Hypokotyl. Nach den Keimblättern bildet sich dann aus dem Vegetationskegel der junge Sproß, der schon alle typischen Merkmale der Pflanze trägt (s. Abb. v. Cereus Keimling). Die jungen Pflanzen strecken sich dann in die Länge (Cereus grandiflorus sehr rasch). Sie sind eigentlich nur Stamm, wollen nur Stamm sein und leben sich in ihrer Aschennatur zwischen oben und unten voll aus. Die Botanik spricht von ihnen als den Stamm-Sukkulenten. Dieser Stamm – bei krautigen Pflanzen würde man vom Stengel sprechen – ist als Sonnenorgan das wesentliche Lebens- und Darstellungsorgan der Kakteen. Er ist immergrün, von zäher Epidermis bedeckt, die wenig Transpirationsmöglichkeiten und anscheinend keine Holzbildung aufweist. Aufgebaut ist diese Sproßachse von einem fleischigen, vakuolenreichen, wasserführenden Gewebe. Die grüne, chlorophyllhaltige Stammepidermis ist der Träger oder Vermittler fast sämtlicher Assimilationsvorgänge. In wenigen Strichen ist das die Skizze des Hauptorgans, das gegen allen äußeren Anschein doch auch Holz bildet. In seinem Inneren nämlich scheidet der Stamm Holzkörper aus, während das um das Markgewebe liegende Ringgewebe mit der Oberhaut sich nach außen immer mehr (je nach der Art) erweitert. Erst im hohen Alter geht diesem grünen Gewebe die Grünfärbung verloren. Die Sukkulenz, die Wasserhaltigkeit des Gewebes, wird bei den meisten Kakteen erreicht durch Erweiterung des ringförmigen Rindengewebes und Einengung des zentralen Markgewebes. Nur bei wenigen Kakteen ist es umgekehrt. In den jeweils erweiterten Geweben erfolgt die «Speicherung des Wassers», wie es in allen Büchern heißt, das zumeist mehr als 90% der ganzen Pflanze ausmacht.

Im Gegensatz zu den übrigen Dikotyledonen erscheinen die meisten Kakteen laubblattlos; doch ist in Wirklichkeit das Oberblatt nur zurückgebildet, bzw. nicht gebildet. Ein Schnitt durch die Sproßachse zeigt, daß die Blattbasis, die aus dieser Achse hervorgeht, vorhanden ist. Die Blattbasen sind die Ausgangspunkte für die Entstehung der sogenannten Mamillen, von denen man dort spricht, wo der Vegetationskörper warzen- oder zitzenartig hervorsteht. Seine Beschaffenheit ist wiederum sukkulent. Troll spricht von «sukkulenten Blattpolstern». Die herausgehobenen Mamillen bilden gemeinsam die Kanten oder Leisten der Kakteen. Auf der Mamillenspitze erscheinen sogenannte «Haarkissen» oder sternförmig bedornte Areolen, die gestauchte Achselsprosse darstellen und, solange sie kurztriebig wachsen, nur Dornen hervorbringen. Die Dornen, das dritte Kennzeichen der Kakteen, sind in Wirklichkeit vereinfachte oder unentwickelte Blattorgane ohne Bündelbildung.

Der Blütensproß erscheint in den Achseln dieser Mamillen im Bereich der Areolen umgeben von starker Haarbildung und kann nahe am Stamm sitzen oder (genau wie die Areolen selbst) bis auf die Spitze der Mamillen hinaufrücken. Während alle anderen Kakteenorgane mehr den Zug ätherischer Formbildungsveranlagung zeigen, sind die Blüten vollendet in ihrer Ausbildung und Schönheit. Bei ihrer Entwicklung zeigen sich wiederum dieselben Vorgänge wie beim Keimling auf der Erde: die Knospenregion bildet unter verstärkter Haarentwicklung auch vermehrt Dornen – selbst dort, wo der Stamm solche schon nicht mehr entwickelt (Cereus gr.). W. Schnepf spricht darum mit Recht hier von einem «höher etagierten Erdboden», da diese Vorgänge Wiederholungen derjenigen sind, die auf dem Erboden bei der Keimung auch stattfinden.

Die Früchte vieler Kakteenarten sind bei Mensch und Tier sehr geschätzt, doch ist bemerkenswert, daß hier die Fruchtfleischentwicklung* eine besondere ist. Goebel schreibt: «Die Kakteen stellen den einzigen bis jetzt bekannten Fall dar (möglich, daß die Grossularien sich ähnlich verhalten), in welchem das Fruchtfleisch hauptsächlich hervorgeht aus den Stielen der Samenanlagen.» Die erwähnte «Haarbildung am Vegetationspunkte der Kakteen ist eine ganz allgemeine Erscheinung». Sie «wird ungemein gesteigert, namentlich in der blütentragenden Region mancher Formen. Soweit genauer darauf geachtet wurde, beginnt die Haarbildung stets rechts und links vom Tragblatt der Achselknospe, um später dann vielfach rings um dieselbe hervorzutreten. Und zwar entstehen die Haare, ehe der Vegetationspunkt die Stacheln hervorbringt. Auch bei der Haarbildung sehen wir also ebenfalls, wie bei der Mamillenbildung, daß sie der Anlage nach eine allen Kakteen gemeinsame ist, die aber bei einigen, namentlich in Verbindung mit der Blütenbildung, eine ganz besondere Steigerung erfährt.»

* «Bei anderen saftigen Früchten wird das Fruchtfleisch dadurch geliefert, daß die Fruchtwand fleischig wird, auch die Placenten (welchen die Samen angeheftet sind) werden, wo sie massiger ausgebildet sind, zur Fruchtfleischbil-

dung verwendet, während bei Citrus dasselbe dadurch zustande kommt, daß auf der Innenseite der Fruchtknotenfächer sich Wucherungen bilden, welche, die ersteren allmählich erfüllend, das Fruchtfleisch darstellen. Wieder in anderen Fällen, z. B. bei der Terebinthinacee Anacardium und bei der Santalacee Exocarpus ist das ‹Fruchtfleisch› gar nicht ein Teil der Frucht, sondern der fleischig angeschwollene, sehr vergrößerte Blütenstiel, bei der Erdbeere bekanntlich der Blütenboden.» (Goebel).

Über die Wurzelbildung schreibt Goebel: «... daß das Wurzelsystem bei gesunden, ausgepflanzten Exemplaren keineswegs ein spärliches ist.» «Die Wurzeln der kriechenden und kletternden Kakteen zeichnen sich aus durch die Fähigkeit, der Austrocknung lange zu widerstehen.» –

Das subtropische und tropische Klima, die steppen- und wüstenartigen Trockengebiete Amerikas sind bekanntlich die Wahlheimat der Kakteen. Ganz vereinzelt kommen sie in feuchttropischen Gebieten als Bodenpflanzen oder Epiphyten vor.

In großen Zügen ist hier Wesen und Erscheinung der Kakteen angedeutet. Einzelheiten mögen in den Fachwerken nachgelesen werden.

Ist schon die Tendenz, sich im reinen Stamm-Achsenwesen darzuleben, eine ausgesprochen Sonnen-gebundene Neigung, so ist wiederum auch verständlich – wie oben schon angedeutet wurde –, daß ein Pflanzenwesen sich nicht im reinen Sonnenätherströmen zur physischen Erscheinung bringen kann. Es muß das wäßrige Mondenelement hereinnehmen. Ohne daß dieses dann den «ausstrahlenden» Erdenkräften stärker ausgesetzt (d. h. auch gestaltet) wird, führt es hier zur Sukkulenz, die bei den vielen Kakteen vielfach geformt erscheint, je nachdem dann die Sonnen-, Monden- oder anderen Einflüsse überwiegen. Auch Goebel spricht von einer «Grundform, aus welcher durch stärkeres Wachstum bestimmter Teile, Verkümmerung anderer alles übrige sich ableiten läßt.» Es beginnt schon bei den Keimpflanzen. Goebel: «Die sämtlichen mir bekanntgewordenen Kakteenkeimpflanzen stimmen darin mit denjenigen der sukkulenten Euphorbien überein, daß sie ihr hypokotyles Glied fleischig anschwellen lassen, und das ist im allgemeinen um so stärker der Fall, je kleiner die Kotyledonen sind.» Ebenso nimmt wiederum die Sukkulenz des Stammes ab bei jenen Arten, die Blätter ausbilden. Die Kakteenwelt legt innerhalb ihrer Art ein fast amöbiales Formverhalten an den Tag. Tritt Blattbildung oder Flächenbildung des Stammes auf, dann überwiegen die Mondenkräfte. Die Kugelbildung nimmt diese Kräfte stärker in ein merkuriales Geschehen herein, dem aber polar gegenübersteht das sagittale, radiale, dornenbildende Marswirken. Diese auch für die Pflanzen als Dornen- und Säure-bildende sowie Rotfärbung gebende (W. Schnepf), klärende Marskraft ist für die Kakteen sehr bedeutsam (vergl. die Mars-Eisenwirkung im Stoffwechselgeschehen des Menschen). Hinzu treten in der Blütenbildung ausgleichende Venuskräfte, die sich vielleicht im Farblichen, weniger im Formalen nachweisen lassen.

Gehen wir von der Allgemeinbetrachtung der Kakteen über zu unserer Heilpflanze, dem Cereus grandiflorus oder Cactus grandiflorus, wie er in der Heilkunde genannt wird, so haben wir in ihm einen in mehrfacher Hinsicht sehr bemerkenswert signierten Vertreter vor uns. In seiner Heimat, auf den Kalkfelsen des Karibischen Meeres, auf den Antillen aber auch im Südwesten der Vereinigten Staaten von Nordamerika und in Mexiko entfaltet er sich zusammen mit seiner «Schwester», dem Cereus nycticallus, zu einem gewaltig in die Länge wachsenden, 4–5–7kantigen Stamm, der schlangengleich und fast gertenschlank der Sonne entgegenwächst und durch Verzweigung hie und da einen strauchigen Charakter annimmt (manche Cereus-Arten werden bis 20 m hoch). Er ist dem Sproßstengelelement restlos hingegeben, so stark hingegeben, daß er auch das rudimentäre Zweigelement, das sich sonst bei anderen Kakteen in der Achseldornenbildung noch andeutet, vollkommen zurückhält, wenn er das kurze Stadium der Keimling- und Jungsproßentwicklung überwunden hat. Die Jungsprosse tragen eine dichtborstig behaarte Triebspitze.

Cereus grandiflorus gehört zu den ganz wenigen Kakteen ohne Stachelbildung. Er zeigt auch nicht jene Wuchsstarre seiner vielen Verwandten. Seine Sproßachse hat einen rankendwindenden Charakter und entwickelt – damit wohl verbunden – überall zahlreiche gelbbräunliche bis tiefbraune Wurzeln, deren Entfaltung an keinen Vegetationspunkt gebunden zu sein scheint. Sie überziehen Gestein und Baumborke wie mit einem Netz und verkleben mit der Unterlage, senken sich aber nicht hinein. Von den Wurzeln des Cereus nycticallus z. B. schreibt Kerner von Marilaun:

> «... die Klammerwurzeln erheben sich büschelweise, sind fadenförmig und in spreizenden Ästchen aufgelöst, kleben mit Wurzelhaaren an und verbinden dadurch die biegsamen Stämme mit der Unterlage. Dicht neben ihnen entstehen aus dem inzwischen dicker gewordenen Stamme viel kräftigere Wurzeln, welche an den Wänden wie Schnüre herablaufen, sich vielfach verzweigen und kreuzen, förmliche Netze bilden und oft mehrere Meter lang werden. Diese letzteren Wurzeln tragen zur Befestigung des Stammes an der stützenden Wand nicht viel bei, sondern sind Saugwurzeln, welche das in der Borke der Bäume und an den Felsen kondensierte oder dort herabsickernde und mit Nährstoffen angereicherte Wasser aufnehmen.»

Verlust der Stacheln, Bildung zahlreicher Wurzeln in regelloser Weise über den ganzen Stamm und die rankende, bewegliche Wuchsart lassen im Gegensatz zu anderen Kakteen eigentlich auch eine andersartige Blüte erwarten, aber wenn sich aus den überaus zahlreichen Vegetationspunkten, deren Aufbau zu ersehen ist, dann wirklich einmal eine Blüte als Achselsproß bildet, so ist man erstaunt, wie alles wieder typisch abläuft: die Areole bildet stärkeren Haaransatz, in dem der Sproßansatz sich lange verbirgt, mit dem er herauswächst, um schließlich wiederum der Sonne zugerichtet, einen hohlen Sproßstengel herauszustrecken, der die anschwellende Blütenknospe trägt. Diese Knospe wiederholt nochmals die ganze «Stammesgeschichte», ist an dem sonst vollkommen dornenlosen Stamm dicht übersät mit feinen, langen, weißen Dornen, die dann zur Knospenspitze allmählich in lange, ebenfalls scharf zugeschnittene Kelchblätter von gelblichbraungrüner Färbung übergehen. Langsam streckt sich dieser Blütensproß, läßt den kugeligen, stacheligen Kelch auf kleinem Stiel fast wie einen Kugelkaktus zurück, verteilt seine spitzen, schmallanzettlichen Kelchblätter immer mehr über die in die Länge wachsende, fleischig werdende Kronröhre, an der die Kelchblätter ohne Grenze in die Blumenkronblätter übergehen. Allmählich senkt sich die Knospe in Erdrichtung, bis plötzlich – entgegen allem bisherigen Lichtstreben – eines Abends in der Dämmerung sich eine Blüte entfaltet von großer Pracht, die wohl mit Recht den Namen «Königin der Nacht» erhalten hat. Den sich öffnenden, innen weißen, außen mattgelben Blütenblättern entströmt aus der Tiefe ein betäubend starker, vanillehafter Duft, der auch ausgesprochen den Durft von Benzoesäure neben dem nach Methylsalizylat erkennen läßt. Wenige Nachtstunden dauert der Zauber dieser prächtig gebauten, 20–30 cm langen Blüte, die in voller Entfaltung nach außen ein Arsenal schönster, marsischer Formen darbietet, aus deren innerem Blütenblattkreis ein Leuchten verhaltener Venuskräfte strahlt. Jedes Kelch-, jedes Blütenblatt ist anders geformt, alle aber langgeschweift, haarscharf zugespitzt wie eine Fülle feinster geschmeidiger Klingen. Schneeweiß leuchtet der obere Blütentrichter, sehr viele Staubgefäße stehen hervor; zum Teil sind sie tief unten in der Blütenröhre an verschiedenen Stellen angewachsen, zum Teil oben, wo sich diese erweitert. Ein langgestreckter gelblichweißer Griffel mit 10- bis 12teiliger Narbe überragt sie. Selbstbestäubung ist dadurch unmöglich. In der Heimat wird die Bestäubung wohl stets von irgendeinem Nachtinsekt vollzogen, während sie in unseren Gewächshäusern – wenn sie nicht künstlich vorgenommen wird – unterbleibt. Sind die wenigen Stunden der Blühdauer vorbei, dann senkt sich die Blüte schlaff-lappig herab und bietet ein elendes, trauriges Bild als irdischer Rest eines kurzen sternenhaften Geschehens und Aufleuchtens. Viele Tage hat das Astralische gebraucht, um aus der Sukkulenz, dem stark gestauten Ätherischen, allmählich ein Gebilde heranformen zu lassen, in dem es sich dann in kurzen nächtlichen Augenblicken offenbaren konnte.

Später bildet sich eine Frucht, eine langgestielte, weiß- bis orangegelbe, säuerlich schmeckende Beere von Hühnereigröße, die im weißen Fruchtfleisch zahlreiche, winzig kleine Samen birgt. Dieser Fruchstand ist wiederum von besonderer Art. Was der gesamten Kaktusentwicklung überhaupt fehlt, geht im Fruchtstand des Cereus grandiflorus vor sich: nämlich eine regelrechte Verzweigung! Die Samenanlagen sitzen auf verzweigten Trägern.

Aus den Samen geht ein wohlbestachelter, kleiner 4kantiger Kaktus hervor, der noch nichts davon offenbart, daß er im Laufe seiner Entwicklung einige Kaktuseigenschaften zu wandeln oder zurückzunehmen beabsichtigt, um so das ätherische Verhärten wieder aufzulösen.

Cactus grandiflorus ist der Heilkunde seit Beginn dieses Jahrhunderts interessant geworden. Aus Amerika wurden beinahe Wunderwirkungen von ihm berichtet. Inzwischen haben sich die Meinungen darüber vielfach geändert. Aus seiner Heimat berichtet Welten, daß «der scharfe Saft der kantigen und ästigen Stämme in Mexiko als Mittel gegen die Wassersucht und als Wurmmittel dient. Auch wird er äußerlich als Reizmittel angewandt. Die Blüten und Stengel aber werden abgeschnitten und zu einem Extrakt verkocht, der gegen Herzleiden helfen soll.»

Berücksichtigen wir noch, wie sich Cereus grandiflorus im gesunden und kranken Menschen darlebt, erkennbar etwa in den homöopathischen Arzneiprüfungsergebnissen, so finden wir darin einige wesentliche Züge wieder, die das skizzierte botanisch-physiologische Bild ergab.

Der amerikanische Homöopath Nash schreibt von Cereus grandiflorus, daß er ein «großes Herzmittel ist, dessen Hauptsymptom keineswegs Digitalis gleicht». Wesentlich erscheint ihm ein «Gefühl von Zusammenschnüren des Herzens, als ob ein eisernes Band seine normale Bewegung hemme.» «Dieses Zusammenschnürungsgefühl ist nicht auf das Herz beschränkt, sondern wird in der Brust, der Blase, im Rectum, in der Gebärmutter und Vagina gefunden.» Weiter treten auf Brustbeklemmung oder erschwertes Atmen, als ob die Brust nicht ausgedehnt werden könnte. Herzklopfen durch Liegen auf der linken Seite, auch Ödeme der linken Hand, des linken Fußes und Beines, wie Taubheitsgefühl im linken Arm. «Periodische Erstickungsanfälle mit Ohnmächtigwerden, kaltem Gesichtsschweiß und Pulslosigkeit.» «Gelenkrheumatismus, der in den oberen Extremitäten beginnt.» Er schreibt zum Schluß: «Cactus ist ein Mittel von nicht sehr weitem Umfang, aber von höchster Wichtigkeit in seinem Wirkungskreis.» Nach ihm denke man an Cactus grandiflorus «bei jeder Blutung, die mit Herzleiden in Beziehung zu stehen scheint.»

Heinigke spricht von seiner Prüfungsbilddarstellung außerdem noch von großer Mattigkeit, pressenden, drückenden Kopfschmerzen, Blutkongestionen nach dem Hirn, periodischer Trübsichtigkeit, Schweratmigkeit, Bluterbrechen, Verstopfung während der ersten 6 Tage, darauf diarrhoische Stühle; unwillkürlicher Harnabgang während des Schlafes.

Sehr ausgiebig hat sich H. Ritter in seinem Buche «Die Behandlung der Herz- und Gefäßkrankheiten» mit Cactus grandiflorus auseinandergesetzt. Er hat die Literatur über diese Heilpflanze weitgehend geprüft und kommt dann auf Grund seiner eigenen Erfahrungen zu einem Urteil, das im folgenden zusammengefaßt wird: Keine wesentliche Wirkung tritt auf bei Herzinsuffizienz, doch sprechen die subjektiven Symptome der offenbar noch spärlichen Prüfungen am Gesunden und die Erfahrungen am Kranken für «nitritartige Wirkungen auf das Gefäßsystem», auf Grund derer er den Cactus dann bei den «Durchblutungsstörungen des Herzens» an erster Stelle aufführt. Bei Selbstversuchen konnte mehrfach eine Ähnlichkeit mit der Nitroglycerinwirkung in Gestalt des Auftretens von Kopfkongestionen beobachtet werden, wenn diese auch beim Cactus milder verliefen. An Hand einer größeren Anzahl von behandelten herzanginösen Patienten, die er nach den subjektiven Schmerzarten differenziert hat, kommt Ritter zu dem Schluß, daß die Fälle mit Krampfschmerz relativ am wenigsten ansprachen (weil angeblich wohl die fortgeschrittensten), daß überhaupt die individuelle Schmerzempfindung für die Verordnung gleichgültig sei. «Das Entscheidende bleibt allein der an den Kranzgefäßen sich abspielende funktionelle Vorgang.» Er weist mit Recht auf den so vielfach *bedingten* Charakter der einzelnen Arzneisymptome der Prüfungsbilder hin und empfiehlt, die Cactusanwendung nicht von besonderen Schmerzformen abhängig zu machen, «sondern vielleicht höchstens als individuelle Prägung jene vasomotorische, zu Kongestionen führende Komponente in Betracht zu ziehen, die er aber mit den Nitriten gemeinsam hat.» Zwei seiner aufgeführten Krankengeschichten (Fall 18 und 19) seien in diesem Zusammenhange wiedergegeben:

I. «Eine 57jährige Patientin klagt seit längerer Zeit über ein anfallweise auftretendes zusammenschnürendes Gefühl am Halse, das mit Angstgefühl und Herzbeklemmung verbunden ist. Das Herz zeigt mit Ausnahme eines systolischen Geräusches an der Spitze keinen besonderen Befund. Puls 100, RR. 175/90. Nach Cactus grandiflorus D6 ist 4 Wochen später das Herz sehr viel ruhiger geworden; es treten kaum noch anginöse Beschwerden mit Beängstigungen auf. Nur gelegentlich beim Bücken macht sich eine Andeutung bemerkbar. Puls 78, RR. 125/70. Ein restliches leichteres Druck- oder Geschwollenheitsgefühl wird durch Crataegus ∅ beseitigt. Stenocardische Beschwerden sind auch in den späteren Jahren nicht wieder aufgetreten.»

II. «Ein 48jähriger Patient, der nie geraucht hat, klagt seit Wochen über Brustschmerzen, die zum Rücken und in den linken Arm ausstrahlen. Sie sind abhängiger von Aufregungen als von Anstrengung, treten aber auch nachts auf. Es besteht keine Kurzatmigkeit. Das Herz ist objektiv ohne besonderen

Befund, der Blutdruck 195/90. Nach Cactus grandiflorus ∅, 3mal tgl. 5 Tropfen, haben nach 14 Tagen die Schmerzen bedeutend nachgelassen, RR. 165/100. Nach weiteren 4 Wochen geht es sehr erheblich besser. Die Schmerzen haben ganz aufgehört. RR. 120/80. Die im EKG anfangs gefundene leichte linksseitige coronare Insuffiziens in Gestalt einer geringen Senkung von ST in I und II konnte leider nicht noch einmal nachkontrolliert werden.»

Hier handelt es sich anscheinend um 2 Fälle beginnender Angina pectoris, bei denen der Cactus offenbar auch den Blutdruck einschließlich der diastolischen Werte senkte. Ritter schreibt: «Die Erfahrung läßt eine entspannende Wirkung von Cactus auf das Gefäßsystem vermuten, die nicht nur die Kranzgefäße, sondern den ganzen Kreislauf ergreift.» «Cactus grandiflorus entfaltet seine Wirkung am zuverlässigsten an der Grenzscheide des Funktionellen und Organischen, doch mit dem erwähnten Unterschiede, daß sich die Stoßrichtung eher auf die Kranzgefäße als auf das Muskelgewebe richtet.» Er weist auch hin auf Wirkungen bei der paroxysmalen Tachycardie, die in seinem Werke nachgelesen werden mögen. Zusammengefaßt lautet seine Dosen-Empfehlung etwa so: ∅–D2 bei organisch bedingten Herzschmerzen, sowie diese aber einmal als Folge stärkeren Arzneireizes Erstverschlimmerungen zeigen, dann auf D6 evtl. hinaufgehen, wie er auch bei nervösen Herzbeschwerden D3 und höher als angezeigter angibt als die Tiefpotenzen.

A. Stiegele berichtet über Fälle schwerer Herzdekompensationen infolge eines Status anginosus, die in anderer Hand digitalisrefraktär geworden waren. «Mit Cactus grandiflorus ∅ oder D1 konnte ich den schweren Krampfstatus lösen und die Ödeme für eine Reihe von Monaten beseitigen.» Hier waren die Ödeme offenbar – auch nach Meinung von Ritter – Folge des Coronargeschehens.

Stiegele: «Die besondere homöopathische Anzeigestellung bezieht sich auf anginaähnliche Herzbeschwerden; hier erweist sich die Droge bei mehrwöchiger Anwendung von D1–D3, bei sehr reizempfindlichen Kranken auch von D10, oft als sehr wertvoll.»

Als Antidotum, d. h. als Mittel, die die Wirkung von Cactus grandiflorus wieder aufheben, bezeichnet die Homöopathie: Aconitum, Camphora und China.

Die chemische Untersuchung hat sich mit unserer Heilpflanze anscheinend nicht allzu sehr abgegeben. Auf Grund weniger Untersuchungsvorgänge berichtet Wehmer, daß der Saft eine Spur Alkaloid enthalte, wahrscheinlich auch eine glykosidische Substanz (Herzgift). Nach anderen fehlt Alkaloid. Heeger und Brückner berichten in der Pharmazie über Gröbers Versuche am Froschherzen: «Gröber stellte eine digitalisähnliche Wirkung fest. Bei allen Froschversuchen zeigte sich eine Herabsetzung der Pulsfrequenz, Verstärkung der Systole, in zwei Fällen leichte Herzperistaltik und ein Mal systolischer Ventrikelstillstand. Gröber schreibt diese Wirkung dem geringen Glykosidgehalt zu.»

Der in gleicher Weise erwähnte Dr. Neugebauer, der eingehende Untersuchungen der Cereus-Arten vorgenommen hat, berichtete Ref. unter anderem, daß er bei mehreren Cereus-Arten eine starke Herzwirksamkeit hatte feststellen können, die im Durchschnitt am Frosch 150 FD/g, berechnet auf Trockensubstanz der frischen, ausgewachsenen Triebe, betrug. Nach ihm erweisen sich alte und ganz junge Triebe sowie die Blüten als nur von geringer Wirksamkeit. In jedem Falle der Wirkung auf den ganzen Frosch bekam er bei genügender Dosierung den für digitalisähnliche Substanzen charakteristischen systolischen Herzstillstand.

Nach Pelikan ist «die starke Bildung von Schleimstoffen unter Einlagerung von viel Kalzium... ein Hauptphänomen für die Kakteen nach der Stoffesseite hin.»

Schauen wir nochmals auf unsere Heilpflanze hin, so spricht sie sich auf dem Hintergrunde des allgemeinen Kakteenwesens eigentlich über ihr eigenes Wesen sehr klar und deutlich aus. Wie ihre Verwandten ist sie den Lichtätherkräften, die die Marskräfte variieren, restlos hingegeben und von ihnen geformt; doch nimmt sie ihre ganzen Kräfte aus der Lebensäthersphäre, die den Stengel formt, die ihr unerschöpflicher Born ist in dem polaren Zusammenwirken mit dem Wärmeäther des Umkreises. Nur der chemische Äther deutet sich wenig an in den Hypokotylschwellungen, doch fordert er von dieser ewig sonnentrunkenen und sonnenstrebenden Pflanze ihren Tribut für sich. In dem nächtlichen Erblühen kommt in prachtvollster Vollendung auch die Mondensphäre zu ihrem Recht, nachdem sie im ständigen Längenwachstum dieser Pflanze für ihre Sukkulenzabgabe, die immer wieder hereingerissen wird in die Sonnenströmung, keine formende Gegengabe erhielt.

Das Erstarren im Ätherischen, das zum Wesen der Kakteen überhaupt gehört, dem sie zum großen Teile ihre Gestalt verdanken, das einhergeht mit der Neigung nach innen hin zu verhärten durch Holzeinlagerung, diese Tendenz mag die Signatur sein für die Heilwirkung gerade des Cereus grandiflorus, der einerseits in seinem windenden Charakter andererseits in der Fruchtstandsverzweigung sich auch wieder freizumachen strebt von der Starre und in der vielfachen Wurzelbildung das Erdreich sucht, wenn auch nur in der Luft.

Das Erstarren im Ätherischen erlebt der kranke Mensch in sich, wenn er jene Erscheinungen, die oben ausführlich dargestellt wurden, als Beengungen, Zusammenschnürungsgefühle, Beklemmungen wahrnimmt. Eigentlich geht das Erstarren diesen Erscheinungen schon voraus, und es kommt zum mehr oder weniger tragischen bis katastrophalen Erleben, wenn der Astralleib sich mit dem Ätherleibe verbinden will und keine Möglichkeiten findet, sich mit ihm in normaler Weise zu verbinden, wenn er dann die Organe seines normalen Wirkens mit seiner ihm zustehenden Vehemenz ergreift. Drückt sich in diesem Erleben nicht auch der Kampf zwischen Sonnen- und Mondenkräften aus, der nach Dr. Steiner bei den Kakteen vorliegt? Hier wird auch verständlich, wenn er in einer Besprechung von Kupfer-Beziehung der Kakteen spricht.

Diese Organe sind, wie Dr. Steiner im XII. Kapitel des Buches «Grundlegendes...» ausführt, dann in der Richtung verändert, daß sie – nämlich die Adern, die Gefäße – infolge minderer Wärmekräfte im Ätherleibe die Ich-Organisation nicht aufnehmen können und ihre auflösende Tätigkeit nicht ausüben können: «sie erhalten die Neigung als krankhafte, die in den Knochen die gesunde ist.» «Bei ihnen tritt dann die sogenannte Verkalkung auf. Es wird aus diesen Organsystemen die Ich-Organisation gewissermaßen ausgetrieben.» –

Zum Schluß sei noch kurz darauf hingewiesen, daß es nicht gegen die Wirksamkeit des Cactus grandiflorus spricht, wenn viele Autoren in dieser oder jener Richtung ihre Bedenken in der medizinischen Literatur niedergelegt haben (s. b. Ritter), wo sie über die wechselnde Wirksamkeit der Droge klagen. Nach unserer Meinung kann man von einer so stark an bestimmte Ätherverhältnisse ihrer Heimat gebundene Heilpflanze nicht erwarten, daß sie etwa aus europäischen Gewächshäusern die gleichen Kräfte holt wie aus ihrer Heimat. Man vergegenwärtige sich nur die oft so sehr geringe Einstrahlung der Sonnenätherkräfte besonders in bestimmen Jahren. Präparate aus solchen Jahren, aus Gewächshäusern gewonnen, können nicht die volle Cactus-grandiflorus-Wirkung hergeben, die wesensgemäß wäre, auch wenn die vorhandenen Pflanzen ihre wesensbedingten Erscheinungsformen aufweisen.

Das Pflanzenreich als Spiegel einer Bewußtseinsentwicklung der Menschheit

Skizzen von einigen Mysterienpflanzen

Der große Weltenbaum, der sich um uns herum in der Vielfalt seiner Formen offenbart, hat einige Äste und Zweige, die in ganz besonderer Weise in das Werden des Menschen und das Entfalten seiner Bewußtseinsstufen gebärdenhaft andeutend hineinreichen. Sie sind direkt ein Bewußtseinsspiegel der Menschheit, die ihnen dann in Legenden und Märchen auch ihre Reverenz erwiesen hat.

So spricht wohl in jeder Kulturperiode als Symbol ihres geistigen Auftrages und Strebens irgendeine oder mehrere Pflanzen eine Rolle, die man dann direkt als «Mysterien-Pflanzen» bezeichnen könnte. Der Weinstock erscheint als das Symbol der vierten nachatlantischen Epoche – des griechisch-lateinischen Zeitalters, der Feigenbaum das der dritten Epoche. Auch die fünfte Epoche, in der wir leben, hat bereits ihre Mysterienpflanze, die nicht so allgemein bekannt geworden ist, wie die der alten Kulturperioden. Dazwischen stehen bei unterschiedlichen Völkern unter anderen der Efeu, Mohn, Eiche, Mistel, Rose, Tabak und viele weniger bekannte.

Keine beginnt oder schließt mit einem Kulturkreis, und jede greift oft weit über solche Grenzen hinaus. Alle aber sprechen auch heute noch demjenigen manche ihrer Geheimnisse aus, der sie ihnen ablauschen will. Dabei mag er dann die Mysterien-Pflanze der fünften nachatlantischen Kulturepoche allmählich auch entdecken. Vielleicht ist er sogar schon von ihr ausgegangen und weiß es nicht.

Von der zweiten nachatlantischen Kulturperiode

Als Frühlingspunkt wird von den Sternkundigen der Punkt im Tierkreis bezeichnet, in dem bei Frühlingsanfang die Sonne aufgeht. Er rückt im Verlaufe der Zeiten immer weiter vor rund um den Zodiak, weil die Sonne binnen etwa 2600 Jahren von einem Sternbild in das nächste vorrückt. So herrschte bis ungefähr 3000 Jahre v. Chr. das Tierkreiszeichen «Zwillinge» mit seinen besonderen Eigenarten und Kräften. Das war jene Epoche, in der die alt-persische Kultur sich entwickelte. Von 3000 v. Chr. bis etwa 800 v. Chr. wanderte der Frühlingspunkt durch das Tierkreiszeichen «Stier», in dem die chaldäisch-ägyptische Kultur zur Entfaltung kam.

Gemäß den ausströmenden Kräften und Impulsen der unterschiedlichen Tierkreiszeichen und -epochen richtet sich weitgehend die Entwicklung der Menschheit, der Erde und ihrer Geschöpfe. Nach dem Untergang der «Atlantis» herrschte in der ersten Zeit eine Tierkreisperiode des «Krebses». Sie beeinflußte die Urkultur der alten Inder. In gewissem Sinne war sie eine Spiegelung jener Mond-Erden-Epoche, als im Süd-Osten der Erde der Mond schließlich die Erde verließ. In dieser Epoche einer urfernen Vergangenheit entstand bei den Ur-Indern, die noch Erinnerungen an die versunkene Vergangenheit hatten und ebenso an das atlantische Hellsehen, das noch in die Himmel, in die geistigen Welten schauen konnte, Sehnsucht nach ihrem früheren Verhältnis zu den Göttern. Sie betrachteten deshalb die damalige irdische Gegenwart und Gegenstandswelt als reine «Maya». Aus dieser altindischen Epoche etwa existierte die geschilderte Verehrung der «Lotos-Blume», der heiligen Blume des Ganges.

Für eine rückblickende Betrachtung begann nach dieser «Krebs-Periode» die Wirkenszeit des Tierkreiszeichens «Zwillinge», in dem die Kultur der alten Perser sich in ganz besonderer Weise durch ihre andersartige positivere Grundeinstellung zur Erdenwelt von der der alten Inder absetzte.

Es war wohl der erste nicht historische Zarathustra, der Leiter der alten persischen Mysterien, der dieser Zwillingskultur die Richtung wies. Ihm war es vorbehalten gewesen, in seiner geistigen Haltung und Übung bis zu dem hohen Geiste der Sonne wachend, erkennend vorzudringen und von dort die Hinweise und Zielrichtung der Entwicklung seiner Epoche und der ganzen Menschheit zu empfangen, nach der er sich richtete. Er erkannte die wahren Ziele der Götter und die ihrer Gegenkräfte. Wenn die Kulturperiode des alten Indiens im Zeichen des Krebses auch die äußere Gegenstandswelt als «Maya» bezeichnete und ihre Wirklichkeit gegenüber der ihrer bilderträchtigen Vergangenheit nicht einsehen konnte, so lebten die alten Inder doch auch von dem, was die Natur ihnen entgegenhielt. Nur rührten sie ihre Hände nicht, um diese Natur umwandelnden Bemühungen zu unterwerfen. Das geschah erst in der persischen Zwillingskultur durch die Mysterien des ersten Zarathustra und seiner Nachfolger.

Man kann sich an alten Berichten klarmachen, wenn man z. B. an die Berichte von der Schöpfung in der Genesis denkt, daß die Natur sich rund um die Menschen herum entwickelte. Wollte ein Zarathustra die Impulse zur Umwandlung der Erdenwelt, zu der auch die Pflanzen gehören, geben, dann brauchte er nur hinauszuschauen in die üppige Pflanzenwelt der tropischen und subtropischen Regionen. Dort gediehen Pflanzen von den einfachsten, ursprünglichsten bis zu den fortgeschrittendsten. Wie mögen diese Mysterien wohl die Umwandlung der pflanzlichen Umwelt begonnen haben?

Aus der pflanzlichen Anfangsentwicklung – d. h. aus den mondenhaften «Einkeimblättrigen» – aus den «Gräsern» nahmen sie solche Gewächse, die sie dann als «Getreide-Pflanzen» aller Art für die Ernährung der Menschen zubereiteten und ihnen damit für die zukünftige Ich-Entwicklung die nötigen Kohlenhydrate vermittelten. Diese Pflanzen stehen alle unter der Kraft und dem Symbol des sechseckigen Sternes. Andere Pflanzen, die unter ähnlichem Symbol sich entwickeln und besonders schöne Pflanzen sind – wie die Liliengewächse – wurden in frühen religiösen Zusammenhängen besonders verehrt.

Entsprechend der Doppelnatur des Tierkreiszeichens «Zwillinge» waren diese alten Mysterien nicht einseitig und wählten aus der ihnen zur Verfügung stehenden Pflanzenwelt gemäß ihrem imaginativ-inspirativem Bewußtsein noch eine andere Pflanzenfamilie für ihre besonderen Kulturbestrebungen aus. Die naturwissenschaftliche Botanik nennt diese Familie nach ihrem hervorstechendsten Vertreter die «Rosaceen», die Rosengewächse. Die Rosen selber dienen dem Menschen primär zwar nicht zur Ernährung, sie sind durch die Fünfeckskraft gekennzeichnet, die nach geisteswissenschaftlichen Erkenntnissen Kraft und Symbol des Menschen ist und in die weite Zukunft weist, während das Sechseck und die Sechseckskraft die mondenhafte Vergangenheit spiegeln. Aus der Rosenfamilie entstanden dann in der Kultur der Perser die von Natur schon veranlagten Früchte und das Baumobst, worüber die Menschheit noch heute verfügt.

Soweit die heutigen Menschen sich über die Entwicklung der Rosengewächse mit ihren vielen Unterarten klar sind, heißt es, daß die Zucht der «Gartenrosen» besonders der Rosa centifolia und damascena bis in das früheste Altertum zurückreicht. Die Gartenrosenzucht ist vom Orient, d. h. von Persien und Babylonien anfangs nach Altägypten, Altgriechenland und Altitalien übertragen worden. In der Bibel wird sie in der Zeit nach dem Babylonischen Exil erwähnt. Bei den Griechen war die Rose der Aphrodite geweiht. Es wird erzählt, daß die Rose in Rom Arzneimittel gegen Augenentzündungen lieferte. Dann dürfte auch aus der römischen Kaiserzeit bekannt sein, daß man dort in «Rosenwein» badete, daß man zerriebene Rosenblütenblätter zu Puder verwendete. Ebenso beschüttete man den Boden mit Rosenblütenblättern, um ständig in dem Duft dieser Pflanze zu leben. Im Altertum und im Mittelalter wurden Rosenwässer als Duftmittel verwendet. Rosensirup, Rosenzucker und Rosenhonig trugen den Rosenduft auch in die Nahrung.

Mönche und Kreuzfahrer trugen mit dazu bei, daß die Rosen auch in Mittel- und Nordeuropa beliebt wurden. Um 1250 beschreibt Albertus Magnus vier Rosenarten und gibt ein Rosenrätsel. Um 1350 waren persische Städte in Europa wegen ihrer Rosenkultur durch Dichtungen berühmt: siehe die Dichtungen des Hafis, Schiras und Ospatan. Die Rosenölerzeugung blieb bis in die Gegenwart dem Orient ein edles Handelserzeugnis, wenn auch andere Länder, wie Bulgarien und Frankreich, als Konkurrenten aufgetreten sind. Entscheidend bleibt, daß die duftende Rosenfamilie im alten Persien eine zivilisationsändernde heilige Pflanze war.

Man kann sich die Frage stellen, warum die alten persischen Mysterien ausgerechnet die Rosenfamilie aus dem weiten Pflanzenreich ausgewählt und sie zu der von ihnen besonders kultivierten gemacht haben. Bekanntlich ist diese Pflanzenfamilie diejenige, die besonders in ihren Samen das giftigste Gift produziert, was es auf Erden gibt – die Blausäure! Die Blausäure kommt in den Mandeln, besonders stark in den bitteren Mandeln, vor. Sie tritt auf in den Blättern des Kirschlorbeerbaumes, in den Kernen der Steinfrüchte wie Kirschen, Pfirsichen, Pflaumen u.s.w. in Form eines Glykosids, das von der Wissenschaft das «Amygdalin» genannt wird. Aus ihnen kann technisch durch Fermentwirkung die Blausäure freigesetzt werden. Es enthalten auch bestimmte Branntweine, die über Pfirsich-, Pflaumen- und Kirschkerne destilliert werden, immer etwas Blausäure, z. B. das sogenannte «Kirschwasser» und der «Slibowitz». Der reizvolle Geschmack von Marzipan rührt ebenso von der Blausäure der Mandeln her.

Wenn man die hier gestellte Frage nach den Blausäuregewächsen beantwortet haben will, sollte man sich daran erinnern, was die Geisteswissenschaft über die Aufgaben der nachatlantischen

Kulturvölker und -perioden aus ihrer Forschung mitzuteilen hat. So hatte die urindische Kulturperiode als erste nach der Atlantiskatastrophe die Aufgabe, den menschlichen Ätherleib weiterzuentwickeln. Die hier zu untersuchende urpersische Periode entwickelte den Astralleib der Menschen weiter. Wie hing das nun mit der Blausäure zusammen?

Zu den hier angetönten Zusammenhängen kann auch die Frage auftauchen nach dem eigentlichen Ursprung der Blausäure in der Natur. Chemisch-technisch ist sie 1782 künstlich von Scheele aus Berliner Blau hergestellt worden. 1877 wurde sie in den USA. von Bell auf Grund ihrer hohen Giftigkeit zur Schädlingsbekämpfung verwendet. Blausäure oder Zyanwasserstoff – HCN – kommt aber, wie uns bestimmte Rosengewächse demonstrieren, ursprünglich auch in der Natur vor. Sie ist für Menschen und Tiere ein sehr starkes Atemgift, während sie Pflanzen und Bakterien unbeeindruckt läßt. Ist das Vorkommen der Blausäure in Pflanzen nun das erste oder einzige Vorkommen in der Natur?

Dieser Zyanwasserstoff lähmt das Atem-Zentrum der angeführten Lebewesen. Er schaltet die eisenhaltigen Fermente der Zellen aus, heißt es in der wissenschaftlichen Literatur, dadurch wird das Venenblut hellrot. An der Wirkung dieses Giftes kann man ablesen, daß es im Kosmos anscheinend zu einer Entwicklungszeit der Erde – wo das Eisen auftrat – nicht mehr von wesentlicher Bedeutung sein konnte. Eisen trat in der Erde und in bestimmten Lebewesen auf der Erde erst nach der Lemuris-Epoche auf, nachdem der Mars durch die Erde hindurchgegangen war und das Eisen in der Erde zurückgelassen hatte. Zu beachten ist, daß die Durchdringung beider kosmischer Körper vor sich ging, als sie noch keine feste kristalline Konsistenz hatten.

Über Vorgänge der Evolution, die noch früher lagen, gibt die Naturwissenschaft keine Auskunft. Die Geisteswissenschaft gibt dagegen aus ihrer Geistesforschung weitergehende Auskünfte. So spricht Rudolf Steiner in einem Vortrage vom 23. 1. 1923 (G. A. Nr. 348) über frühere Evolutionszustände der Erde, wo er auch dieses Atemgift ausführlich erwähnt. Er beschreibt dort das

Werden des Embryos, vor allem seiner Kopfanlage. An Hand der Atemrhythmen demonstriert er die Erzeugung von Kohlensäure, die größtenteils ausgeatmet wird. Gäbe der Mensch aber alle Kohlensäure von sich, so würde er dumm. Ein Teil der Kohlensäure muß ständig in das Nervensystem hereingehen. Da erfolgt auch andauernd ein Vergiftungs- und Abtötungsprozeß. Zum Denken braucht der Mensch Gift in Form der Kohlensäure.

Mit der Luft nimmt er Sauerstoff und Stickstoff auf. Während er den Sauerstoff behält, scheidet er den Stickstoff wieder aus. Kohlensäure erzeugt er für sich selbst im Körper. Dadurch zerstört er immer etwas von seinem lebendigen Organismus. Deshalb muß der Mensch auch schlafen, wo er dann weniger denkt und weniger Kohlensäure aufnimmt und dadurch seine Organe wieder aufbauen kann. Dieser kurz skizzierte gegenwärtige Vorgang im Menschen bestand nun nicht zu allen Zeiten. In der Evolution, d. h. zu Zeiten, als der Mensch noch keinen Kopf hatte, hätte er durch die ständige Kohlensäureeinverleibung auch keinen Kopf bekommen, das ergibt sich der geistigen Forschung, daß er früher anderes eingeatmet hat als heute.

Im Keimesleben im Mutterleibe, wo der Mensch noch überwiegend Kopfbildner ist, braucht der Embryo neben der Kohlensäure auch noch Stickstoff, den ihm dort das Blut der Mutter liefert und der zu seiner Entwicklung unbedingt erforderlich ist. So ergibt sich daraus rückschließend, daß in früheren Erdentwicklungszuständen, wo der Kopf des Menschen sich überhaupt zuerst entwickelte, daß damals statt wie heute Sauerstoff Stickstoff aufgenommen wurde. Kohlenstoff und Stickstoff waren in jener Entwicklungsphase für den Menschen das Wichtigste.

Was bedeutet das? Kohlenstoff und Stickstoff ist Zyan, als Säure ist es Blausäure oder Zyansäure. Es gab in der Tat eine Zeit, wo der Mensch aus der Atmosphäre Stickstoff aufnahm statt Sauerstoff und in sich ein noch stärkeres Gift erzeugte. «Und dieses noch stärkere Gift hat ihn befähigt», – heißt es in dem Vortrag – «heute mit Kohlensäure zu denken!» In jenen Frühzeiten sind durch das starke Gift erst die Organe gestaltet worden.

In einer hier angetönten alten Entwicklung, wo der Mensch Zyan entwickelte, hat er auch Zyan, Blausäure, ausgeatmet, wie er heute Kohlensäure ausatmet. Es gab da also in einem alten Erdenzustande eine Luft voller Blausäure. An diesem Punkte seiner Ausführungen macht Rudolf Steiner darauf aufmerksam, daß er bereits 1906 in Paris die Zuhörer in Vorträgen darauf hingewiesen hat, daß auch in der Gegenwart noch Weltenkörper existieren, die statt irdischer Luftatmosphäre die einstige Zyanluft um sich haben wie einst die Erde: das sind die Kometen.

Mit dem nur kurz angedeuteten Hinweis Rudolf Steiners darauf, daß äußere makrokosmische Vorgänge sich in dem Mikrokosmos Mensch in dessen Evolution spiegeln, nähert man sich auch allmählich der Frage nach dem Sinn der zyandurchzogenen Rosenfamilie als bedeutende Mysterienpflanze der zweiten Kulturperiode nach der Atlantiskatastrophe. Darauf wird später noch zusammenfassend eingegangen, denn die durch die Mysterien hervorgehobenen Pflanzen spiegeln wiederum auch die Evolution des Menschen in dem geistigen Handeln der Mysterien. –

Wenn die Fünfzahl, die den Rosaceen zugrunde liegt, die Zahl des Menschen ist, so ist sie nach okkulten Erkenntnissen auch die Zahl des Bösen. Böse ist, was – einstmals zeitgemäß – später unzeitgemäß zur Wirksamkeit drängt, gelangt oder hervorgeholt wird. So ist die Kultur der Rosengewächse, insofern sie vor allem in der Früchtekultur zum Ausdruck kommt, ein kräftiges Bild für den Weg und die Aufgaben der Menschen. In den erwähnten und in manchen anderen Früchten wird das einstmals Zeitgemäße – nämlich der Zyanprozeß – von dem zeitgemäßen Prozeß des «Süßen» abgedrängt und in die Kern- oder Samenprozesse verlegt, wo er in den Werdevorgängen noch berechtigt ist. Die fortgeschrittene Ich-Entwicklung verlangt nach dem Süßen, von dem aus die Rhythmen und andere Maße ichhaft erkannt, beherrscht werden sollen – und das muß auch gelernt und geübt werden. Wie sehr die Gegenkräfte gegen das Ich und seine Entfaltung am Werke sind, erkennt man in der Gegenwart an der Tendenz, dem Menschen von sogenannter wissenschaftlicher Seite den Zucker verdächtig zu machen und langsam zu entziehen, weil er angeblich gesundheitsschädlich ist. Schädlich ist nur die «Maßlosigkeit», mit der die Menschen dieser Ichkraft im Kosmos und in der Natur begegnen. Zur vollen Ich-Entfaltung gehört das Maßhalten können und das muß auch gelernt werden. Zuviel Wasser genossen, kann auch gesundheitsschädlich sein.

Das starke Wirken von Gegenkräften gegen die Pflege des Süßen und der Ich-Organisation drückt sich geschichtlich symbolhaft vielleicht auch schon darin aus, daß Vergangenheitskräfte von vor der Atlantis in Form der Mongolen und des Dschingis-Khan die persische Kultur und das persische Volk einst so restlos vernichtet haben, daß von dieser Kultur nichts übrig geblieben ist. –

Die Errungenschaften und geistigen Erkenntnisse dieser persischen Kultur sind schon früh bis in die über die ganze Erde mehr oder weniger ausgebreitete Pflege der Rosengewächse unterschiedlicher Art existent. Sie haben sich über die einstigen Nachbarkulturen in späteren Epochen Daseinsrechte und Verehrung bis in religiöse Zusammenhänge errungen. In der Pflege der Rosaceen wird den Menschen der Gegenwart ein wohlduftendes Bild ihrer Zyan-umwehten fernen Urvergangenheit nahegebracht, ohne daß sie in ihrem Oberbewußtsein um die tiefen Zusammenhänge etwas ahnen. Es werden auch kaum genauere Untersuchungen darüber existieren, inwiefern und in welcher Weise Zyan auch dem Rosenduft noch Pate gestanden haben mag.

Das durch Sonnenwärme gereifte und durchsüßte Fruchtfleisch vieler Rosaceen, in dem das zyanisierte Keimgewebe der Kerne und Samen ruht, bringt auch dem Menschen die Blausäure nahe. Bei Genuß der Früchte nimmt er sie in minimalen Mengen auch auf und gibt sie dann durch seinen Stoffwechsel der Sonne zurück. –

In das kirchliche Christentum zog die Rose als heiliges Symbol bald ein. Sie wurde dort ein Sinnbild Christi, das sich zum Beispiel in der dichterischen Formulierung «Es ist ein Ros' entsprungen...» erhalten hat. Auch für die Maria gibt sie ein ähnliches

Symbol ab, wenn diese «Rosa mystica» genannt wurde. Bis weit über das Mittelalter heraus wird diese Art der Rosenverehrung dokumentiert z. B. durch Gemälde der Maler Lochner, Schongauer und anderen.

Viele der verschiedenen Kultangelegenheiten nahestehende Gebrauchsgegenstände werden beispielsweise in den katholischen Kirchenusancen noch heute mit der «Rose» als Symbol in Verbindung dargestellt. So trägt der Beichtstuhl in den Kirchen oft das Ornament der Rose. Daher rührt dann auch der Ausdruck für in der Beichte Erfahrenes «Sub rosa», womit gleichzeitig das Geheimnisvolle und Heilige der Wechselvorgänge zwischen dem beichtenden Gläubigen und dem die Beichte entgegennehmenden Priester zum Ausdruck kommt.

Vom asiatischen Osten übernommen hat die katholische Glaubensbewegung außer manchem anderen auch den sogenannten «Rosenkranz», der schon lange Zeiten vor dem Christentum bei persischen und indischen Völkern im Brauch war – nur auf andere Gottheiten ausgerichtet. Dieser katholische Gebetsrosenkranz besteht aus geschnitzten Perlen, wobei die kleineren mit Rosen verzierten Perlen für das «Ave maria» und die mit größeren Rosen versehenen für das «Vater unser...» bestimmt sind. –

Im allgemeinen Volksbewußtsein galt die rote Rose immer als Ausdruck für Liebe, während die weiße Rose stets mit dem Tode in Zusammenhang gebracht wurde. Nebenbei sei erwähnt, daß die Rose ein häufiges Emblem der Adels- und Fürstenwappen war. –

Im späteren Mittelalter entstand das Symbol des «Rosenkreuzes» durch Christian Rosenkreuz, das sieben rote, strahlende Rosen dort angeordnet zeigt, wo sich die Balken eines schwarzen Kreuzes schneiden. In diesem Symbol stellen die dunklen Balken die niederen irdischen Kräfte dar und die roten Rosen versinnbildlichen das Blut, das von seinen niederen Leidenschaften und Trieben gereinigt und befreit ist. In dem hier angedeuteten Sinne wirkt dieses Symbol auf den meditierenden Menschen.*

* s. Die Geheimwissenschaft im Umriß G. A. Nr. 13 (Seite 296-273)

Dieses Symbol, das bis in die Gegenwart wirkt und das sich jene geisteswissenschaftlich strebenden Menschen gewählt haben, die sich die Aufgabe gestellt haben, das Mysterium von Golgatha und das Wirken des Christus auf Erden und in den Menschen erkenntnismäßig sich so zu erarbeiten, daß das Wesen des Christentums entgegen den früheren Dogmen lebendig wirken kann von Mensch zu Mensch, weil es ihnen neue übersinnliche Erkenntnisorgane aufweckt. Diesem Bemühen und Symbol widmete Goethe sein schönes Gedicht «Die Geheimnisse».

Erinnert darf hier auch werden an die Sage vom «Rosengarten des Zwergenkönigs Laurin» in den Dolomiten in Südtirol. Auch das Märchen «Dornröschen» weist mit seinem tief bedeutsamen geistigen Hinweis auf die Bedeutung der Rose, doch sollen diese Zeugnisse hier nicht weiter erklärt werden.

Nur noch ein Hinweis sei hier gegeben: In früheren Zeiten gab es den Begriff «In den Geruch der Heiligen kommen!» Dieser auffallende Begriff hatte sich den Menschen aufgedrängt, die ganz bestimmte Erlebnisse an gestorbenen Menschen wahrgenommen hatten. An hochspirituellen Persönlichkeiten, an Eingeweihten, an sogenannten «heiligen Persönlichkeiten» nahm man wahr, daß sie kurz nach ihrem Ableben einen Duft ausströmten, der ausgesprochen dem Rosenduft ähnelte.

Dem Referenten ist ein solcher Fall bekannt geworden, der um den 27. Februar 1925 erlebt wurde und auch von Zeugen bestätigt worden ist.

Der Weg der Pflanzenheit durch die Erdenwelt ist auch durch die Evolutionsstufen der Erde selbst gekennzeichnet. Im Hinblick auf die vier Planetenstufen der allmählichen Erdbildung kann man an der Pflanzenwelt das Wirken dieser Stufen hier und da durchaus deutlich konstatieren. Nimmt man beispielsweise nur die Blütenpflanzen, dann hat man da bekanntlich einmal die einkeimblättrigen und zum anderen die zweikeimblättrigen Pflanzen.

Die einkeimblättrigen Pflanzen, die in ihrem einen Keimblatt, das wohl erst in Mondenzeiten der Erde in Erscheinung tritt, noch Einflüsse eines vergangenen und einheitlich ausgerichteten Sonnenzustandes von Pflanzen und Erde spiegeln, durchströmen ihre Blätter immer nur mit parallel verlaufenden Blattaderbildungen. Diese Bildungen sind anscheinend ebenfalls noch in Richtung auf die Kräfte der alten Sonne ausgerichtet, wenn auch Mondenkräfte mit an ihnen geformt haben.

In ihren Blütenbildungen, die zumeist nach der Zahl «drei» oder «zwei mal drei» vor sich geht, spiegeln sie auch die drei vollzogenen Erdzustände, wenn auch die «Sechszahl» immer als Symbol für die wirkenden Mondenkräfte genommen wird. Möglicherweise drückt diese Zahl auch nichts anderes aus. Die schönste Blüte unter den Einkeimblättrigen – die Blüte der Madonnenlilie – sprach das menschliche Empfinden stets so an, als hätten an ihr sämtliche kosmischen Kräfte mitgewirkt. Deswegen hat sie in religiösen Weihezusammenhängen und in der Kunst immer eine bevorzugte Rolle gespielt.

Ein entscheidendes und einschneidendes Ereignis auch für die Pflanzengestaltung war die Erdbildung auf ihrer vierten gegenwärtigen Stufe. Der Erdplanet, der das Prinzip der Polaritäte n in die Evolution hereinbringt, läßt bestimmte Pflanzen unter seinem Kräfteeinfluß mit zwei Keimblättern ihren Erdenweg beginnen. Die Pflanzenheit der Erde stellt sich, obgleich die Sonne immer noch ihre Mutter ist, ganz auf die Erde und auf die Erdenkräfte ein. Die Erde läßt neben den Typen, in denen Vergangenheitskräfte weiter wirken, als ganz neue Typen zweikeimblättrige Pflanzen erscheinen, die dann nicht mehr nach der Zahl «drei», oder «2mal drei» ihre Blüten bilden, sondern nach der Zahl «1×3+2». Das Fünfeck wird Symbol der Erde und vieler ihrer Geschöpfe. Da erkennen die Menschen die «Rose» als höchste Blüte dieser Schöpfungsvorgänge und nehmen sie in den Kreis ihrer religiösen Verehrung auf.

Betrachtet man die unterschiedlichen Rosen in ihren strauchigen oder auch dünnstämmigen Formen, dann kann einem auffallen, daß diese Pflanzen ihre Blattentwicklung von unten nach oben zumeist genau nach dem erwähnten Zahlenprinzip entwickeln und anordnen. Es werden einmal Blattfiedern mit drei fein gezähnten, spitzovalen Blättern entwickelt und abwechselnd dazu solche mit «3 + 2» Blättern. Es ist fast, als könnte diese Pflanze des Tierkreises «Zwillinge» im Monat Juni sich nicht zur vollen «Fünfzahl» der Blattsprossen entscheiden. Erst an den Endsprossen, wenn die Blütenknospen mit ihren Kelchen angelegt werden, ruhen diese in «fünf» kräftigen Kelchblättern, von denen drei glattrandig sind und spitz zulaufen. Zwei sehen aus, als wollten sie sich auffrädern: «barbatae» nannte sie einst Albertus Magnus in dem oben erwähnten Rätsel.

Die runde Blütenknospe schwillt mehr und mehr an und entfaltet innerhalb eines Kranzes zahlreicher duftender Blütenblätter eine Fülle von Staubgefäßen, die auf die Sonnenzugehörigkeit der Rose hinweisen. Die unterschiedlichen Farben der Rosen zeigen die mitwirkenden Planetenkräfte an. Oft sind in dem Kreise der voll entwickelten Blütenblätter noch kleine unvollkommen entwickelte Blütenblätter zu finden, die aus der Umwandlung von Staubblättern hervorgehen. Im Zentrum der Blüte hocken eng aneinander gedrängt mehrere Stempel als Fruchtblätter, die je ein einziges Samennüßchen bilden.

Ist die Blütezeit vorüber und der Insektenbesuch vollzogen, dann fallen allmählich die Blütenblätter ab. Der Kelch schwillt weiter an, rötet sich und trägt die in ihm ruhenden Samen in den Hochsommer zur endgültigen Reife. Über all den Schönheiten und Wundern, die diese Pflanzen uns bieten, sollte man nicht vergessen, daß die Sprossen oft mehr oder weniger dicht von Stacheln besetzt sind, ein Zeichen dafür, daß die Rose durch derartige Bildungen ätherische Kräfte zurückstaut. Über allem aber schwebt ein feiner Duft, der tief in jenes Menschenorgan hinein wirkt, von dem es heißt, daß durch dieses das Ich dem Menschen von dem Gotte eingeblasen wurde. –

Einen kurzen Blick noch auf eine andere Pflanzenfamilie, aus der die hier charakterisierten Mysterien Getreidepflanzen gezüchtet haben. Im Sinne einer durch geistige Vermittlung der

Mysterien gelenkten Entwicklungsströmung der Menschen, ist es wohl beachtenswert, wie diese geistigen Führungen einmal eine Pflanzengruppe in den Vordergrund ihrer Pflege rückt, die mit ihrer Beziehung zum Zyan nicht nur an Vergangenheitskräfte rührt und zugleich auch die feinere Sinnesfähigkeit des Geruches im Duft-Eratmen des Menschen kultiviert. Damit pflegt sie zugleich auch das sich einlebende Ich. Zum anderen werden Pflanzengruppen gepflegt, die vom Stoffwechsel aus auf das sich inkarnierende Ich ausgerichtet sind. Es handelt sich um die aus den Gräsern gezüchteten Getreidearten*. Von den bekannteren Getreidearten (s. Skizze) Mais, Gerste, Hirse, Weizen, Hafer, Roggen und Reis gibt die gegenwärtige Forschung anscheinend nur dem Weizen den Rang, aus der Gegend von Babylon entstanden zu sein.

* s. auch Simonis, Korn und Brot, Stuttgart 1966 / 3. Auflage 1981.

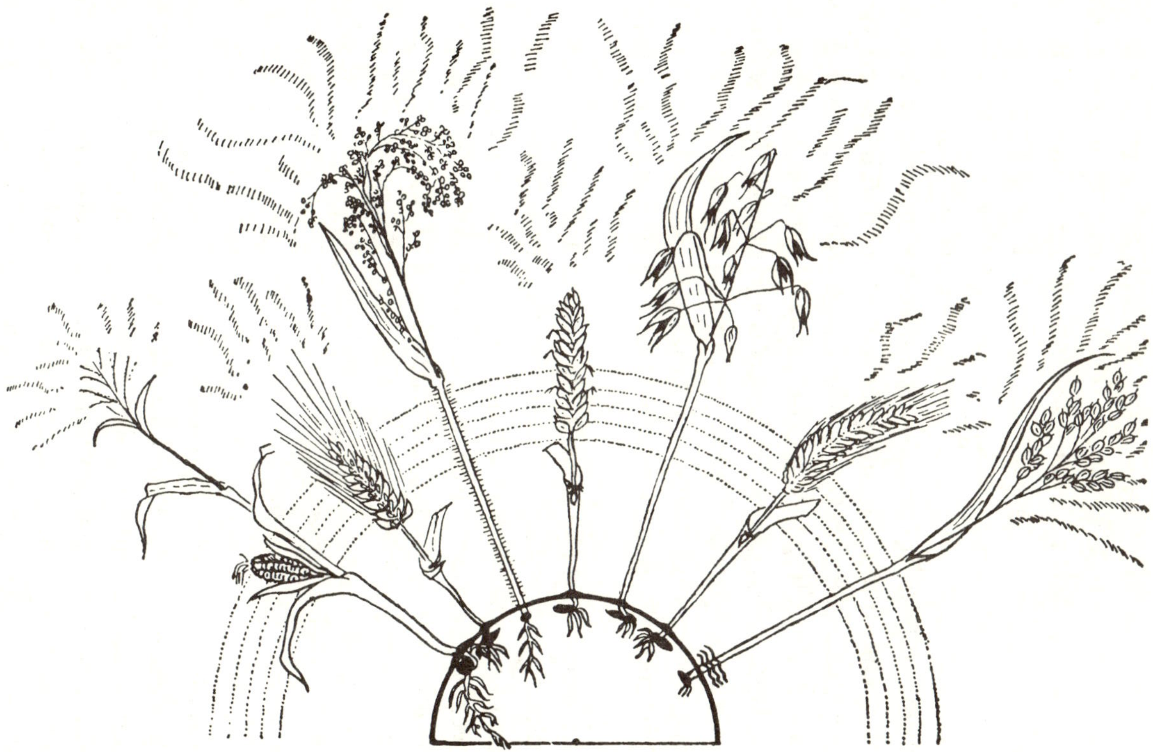

Die schematische Skizze gibt einen Überblick über unsere wichtigsten Getreidearten, wie sie in Beziehung zu Erde und Wasser (Bewurzelung) und zu Licht und Luft (Auflockerung nach oben) stehen. Von links nach rechts: Mais, Gerste, Hirse, Weizen, Hafer, Roggen und Reis.

Von den Lotos-Blumen

Ausgrabungen und Legenden aus antiken Kulturen können unsere Aufmerksamkeit darauf lenken, daß bei den früheren Menschen und Völkern häufig ganz bestimmte Pflanzen – immer wiederkehrend künstlerisch dargestellt – für sie eine besondere, fast kultische Bedeutung gehabt haben müssen, wie es beispielsweise bei den Griechen für den Efeu und den Weinstock bekannt ist. Wie weit es berechtigt ist, diese Pflanzen unter den Begriff «Kult- oder Mysterien-Pflanzen» zusammenzufassen, mag dahingestellt bleiben.

Für die indische und ostasiatische Kulturepoche und Menschheit spielte so in frühesten Zeiten die Verehrung und Heilighaltung der «Lotosblumen» (lateinisch: Nymphaea) eine bedeutende, weitreichende und auch lange nachwirkende Rolle. Die Lotos-Blume war vor allem dem Sonnengott «Wischnu» geheiligt. Man findet diese Gottheit an östlichen Tempeln dargestellt, wie sie mit ihren Füßen inmitten der Seerosenblüte auf Staubgefäßen und Stempel steht, als ob sie aus diesen Blüten auftauche und mit ihnen aus dem dunklen Wassergrunde hervorgegangen wäre.

In der späteren ägyptischen Kulturepoche haben noch einzelne Nymphaea-Arten, die sowohl auf dem Ganges wie auf dem Nil vorkamen, eine bedeutende Rolle im Zuge der Verehrung gespielt. Auf den ältesten ägyptischen Denkmälern sind sie bereits dargestellt, und bis in die Griechenzeit werden Lotosblumen und ihre Knospen auf Amphoren, Trinkschalen und Vasen dekorativ abgebildet.

Kann man sich in frühere Seelenverfassungen noch etwas

nachfühlend einleben, und bedenkt man gleichzeitig, daß diese noch dem Hellsehen zugeneigte Seelenhaltung der östlichen Menschen die Blätter und dann die aufblühenden Blüten auf dem mehr oder weniger dunklen Wasser auftauchend, schwimmend, und auch sich erhebend erlebte, dann hatte für sie der ganze Vorgang der Entfaltung fraglos etwas durchaus Geheimnisvolles in sich.

Nun war das frühe Indertum nach geisteswissenschaftlichen Erkenntnissen eine Art Wiederholung einer längst vergangenen, mehr in das Wäßrige getauchten Entwicklungsepoche von Erde und Menschheit, die in der sogenannten Lemuris die Erdmondenepoche durchlebt hat, wo sich der Mond dann erst aus der Erde herausgelöst hatte. Diese indische Epoche in Urzeiten stand selber unter dem Einfluß des mondenbetonten wäßrigen Tierkreiszeichens «Krebs».

Im übrigen umschweben auch in Europa Geheimnisse und geistige Wesen die Seerosen auf den Teichen. In der deutschen Sagenwelt heißt es warnend, daß in dieser Nymphenblume eine gefährliche Sirene lebe, die den Menschen betört und ihn in die Tiefe hinablockt.

Aus früheren Zeiten, wie auch heute noch, wird berichtet, daß die Menschen im Osten Asiens, in Indien und auch im Nilgebiet eine indische Lotosblume verehrten. Sie wird botanisch «Nelumbo nucifera» genannt und ist in den Gegenden ihres Vorkommens unter dem Namen «Padma» oder «indischer Lotos» bekannt. In Indien wird sie als Symbol des Ganges verehrt und wurde angeblich von Indien auch nach Ägypten ausgeführt. Dort wurde sie ebenfalls als heilige Pflanze betrachtet. Sie verschwand aber wieder, als der Isis-Kult aufhörte.

Die eigentliche ägyptische Lotosblume – Nymphaea lotus – blüht mit wohlduftenden, weißen Blüten, die sich in der Nacht öffnen und dann ihren angenehmen Duft verströmen. – Im Nilgebiet gibt es noch eine «blaue Lotosblume» – Nymphaea coerulea –, die dort in Massen vorkommen soll.

Von alters her bis heute wurden die knolligen Grundachsen der Lotos-Blumen genau wie in Indien und im übrigen Asien gegessen. Die Samen, die wie die Wurzelstöcke kohlenhydratreich sind, dienten später gemahlen auch zur Brotbereitung. –

Es wurde schon darauf hingewiesen, wie die erste nachatlantische Kulturperiode Indiens unter der geistigen Wirkung des Monden-Tierkreiszeichens «Krebs» stand. So ergibt sich die Tatsache, daß jene frühen Menschen Kohlehydrate aus dem mondenhaften Wäßrigen sich einverleibten. Erst die folgende persische Periode, die unter dem Einfluß des luftigen Tierkreiszeichens «Zwillinge» stand, schuf «Getreide», so daß die Menschen von da ab Kohlehydrate aus dem durchsonnten Luftbereich in ihrer Nahrung zur Verfügung hatten. Da ist es andererseits wieder interessant, wie Indien und Ostasien sich später ein Getreide schufen, das wie der Reis – botanisch Oryza sativa – mit den Wurzeln im Wasser gedeiht. Aus der Wildform von Oryza, die an feuchten Orten vorkommt, wurde vor Jahrtausenden der Kulturreis gezüchtet. In China wurde dieser Reis angeblich bereits vor 5000 Jahren kultiviert. –

Homer beschreibt, wo er die Abenteuer des Odysseus darstellt, ein Abenteuer, das dieser griechische Held und seine Schiffsmannschaft zu bestehen hatten. Da landeten sie an einer Küste, wo ihnen in lichten Waldungen überaus freundliche Menschen entgegenkamen und sie aufforderten, zu ihnen zu kommen und bei ihnen zu bleiben. Sie boten den ersten vorangeschickten Kundschaftern des Odysseus sofort von ihren «Früchten» an, die diese mit sich ständig steigerndem Genuß verzehrten. Sie waren von dem Genuß dieser «Lotosblüten» in ihrem Seelenleben derart verändert, daß sie den später herankommenden Odysseus und seine Begleiter nicht mehr erkannten und sie aufforderten, bei ihnen zu bleiben und mit ihnen zusammen von den «Lotosblumen» zu leben. Sie dachten überhaupt an nichts anderes mehr als an das genüßliche Essen von den Lotos. Sie priesen den Zustand damit an, daß alle Sorgen und alle Vergangenheit vergessen würden und sie fortan in Glückseligkeit zusammen mit den Einwohnern leben würden.

Was Homer da als Abenteuer bei den sogenannten «Lotophagen» beschreibt, ist wohl nichts anderes als eine Andeutung der Menschheitsentwicklung von der ersten nachatlantischen Kulturepoche an, wo die Menschen stark in ihren Ätherleibern lebten und in diesen sich der Zeiten rückerinnerten, wo sie noch frei von den Erdenkräften sich entwickelten. Erdenabgewandt und nur dem sich ständig steigernden Genuß dieser seltsamen Pflanzen hingegeben waren diese Menschen.

Mit Gewalt mußte Odysseus seine abgefallenen Gefolgsleute wieder zurückbringen lassen. An Bord des Schiffes erholten sich die Schiffer von der seltsamen Lotoswirkung binnen dreier Tage und besannen sich wieder auf ihre irdischen Gegenwartsaufgaben. In der Darstellung des Homer ist sogar der echte Rhythmus des Ätherleibes mit drei Tagen genau angegeben, nach dem Wirkungen von Arzneien und anderer Drogen auf ihn abgeklungen sind. –

Alte Bräuche und Legenden lenken die Blicke in alte Kulturen und ihre Erkenntniswege zurück. Wenn da von Lotosgewächsen erzählt wird, dann sucht der naturwissenschaftlich ausgerichtete Mensch derartige Pflanzen selbstverständlich auch in dem ihm bekannten Pflanzensystem. Er glaubt sie in der Pflanzenfamilie der Seerosengewächse oder Nymphaceen zu finden, wie oben kurz angedeutet wurde. Man vergißt dann allerdings leicht, daß unter dem Begriff «Lotosblume» im fernen Osten auch bestimmte ätherische Organe im Menschen bezeichnet werden, die ihm den Anschluß oder die Einsicht in übersinnliche Welten ermöglichen. Wenn die Botanik in dem Lotus der Inder, Chinesen, der Buddhisten überhaupt eine Nymphacee – also Nelumbo nucifera – sieht, so ist man selbstverständlich dazu angeregt, an dieser Pflanze solche Signaturen zu suchen, die im Einklang mit der altindischen und östlichen Lebens- und Weltanschauung stehen.

Was bietet der östliche Lotos in der Richtung für echte Phänomene? Im Gegensatz zu dem ägyptischen Lotos, der auf dem Wasser mit Blatt und Blüten schwimmt, reckt der indische Lotos seine weichen Blattflächen und seine Blüten ziemlich hoch über die unter ihm befindliche Wasserfläche. Die Spaltöffnungen der meisten Pflanzenblätter sind bekanntlich erdwärts gerichtet und auf der Unterseite der Blätter lokalisiert. Dieser Lotos richtet sie aber auf den Umkreis aus, man könnte auch sagen auf die Sonne und Sterne aus. Auch die mehr trichterförmigen Fruchtträger der Blüten dieser Lotosblüten sind so geartet, daß sie ebenso wie die schon erwähnten Signaturen ein scheinbar äußerliches Exponieren der Samen in diesen Fruchtständen, ein Exponieren dem Sternenumkreis oder der Sonne auffällig demonstrieren.

Wenn man in diesen Signaturen Symptome für eine Abwendung dieser Pflanzen von der Erde erblickten wollte, wie die Seelenhaltung der Inder im allgemeinen war, so dürfte da vergessen werden, daß das nur rein intellektuell erfaßte Zusammenhänge sind; denn die Sonne und der sternenkosmische Umkreis wirken immer über Wasser und Erde durch die Wurzeln nach oben. In den Rhizomen von Nelumbo nucifera werden seit Urzeiten Kohlenhydrate erzeugt, die den Indern schon immer als Nahrungsmittel gedient haben und so in ihnen bereits früh die Voraussetzungen für die Entwicklung einer Ich-Organisation gegeben haben. In den Kelchblättern strömt als Relikt aus der Sonnenepoche Pflanzenmilch wie in vermehrtem Maße in den Maulbeer- und manchen anderen Gewächsen.

Vom Efeu

Stehen wir vor einer alten griechischen Vase oder bildgeschmücktem Teller, dann erfüllt uns neben ihrer Schönheit Erstaunen über die Bilder, die sie zeigen. Es sind Bilder, die wegen ihrer oft anscheinend gewagten Motive zumeist profan gedeutet wurden, die aber wegen ihres starken symbolischen Charakters doch in menschliche Entwicklungsstufen und -hintergründe weisen. Diese scheinen unserem heutigen Verstande verschlossen zu sein. Der oberflächlich Betrachtende und der Kulturhistoriker deuten sie anders als der geisteswissenschaftlich Strebende sie empfinden muß. Viele solcher Vasen und Teller zeigen Dionysos, den Gott des Weines, wie er immer genannt wird, bekränzt mit Efeu- und bzw. oder mit Weinlaub. Sein Gefolge – oft seltsame Gestalten weiblichen und männlichen Geschlechts – tragen in ähnlicher Art Efeu-Ranken um das Haupt und/oder Weinlaub um die Hüften.

«Kennt Ihr den Sinn, den Efeu birgt?», fragt Scheffel. Die gleiche Frage richtet die Pflanze an uns, wenn wir ihr im feuchten Schatten des Waldes begegnen, wenn wir sie dort mit ihren dünnen, braunen Sprossen und den schönen dunkelgrünen Blättern am Boden kriechen sehen oder wenn wir sie an Bäumen, an Mauern und Ruinen über Felsen allmählich hinaufklettern und frei sich zuweilen in lichte Bereiche erheben sehen.

«Kennt Ihr den Sinn, den Efeu birgt?», mögen manche alte Mysterien auch ihre Novizen gefragt haben, ehe und während diese sich dem Einweihungswege überantworteten. – In Ägypten war der Efeu schon dem Osiris geheiligt. –

«Kennt Ihr den Sinn, den Efeu birgt?», fragt uns heute noch fast jede Vase, jede Amphore, jeder Teller, beinahe jedes griechische Bildwerk, das uns erhalten blieb und noch an die Zeit der Dionysos-Kultur erinnert.

Die Botanik kann auf ihre Art eine Teilantwort auf diese Frage geben. Von ihr erfahren wir, daß der Efeu, dort Hedera helix L. genannt, zur Pflanzenfamilie der Araliaceen – oder einfach Efeugewächsen gerechnet wird. Das ist eine Pflanzenfamilie, deren Heimat vorwiegend auf der südlichen Erdhalbkugel in Tropenwäldern zu suchen ist. Europa besitzt in dem Efeu die einzige dort freilebende Araliacee. In ihr besitzt Europa aber auch die einzige kletternde Gattung dieser Familie, deren Alter sehr hoch geschätzt wird, da sie vorwiegend in den insularen Gebieten des Südpazifiks auftritt: z. B. im malaischen Archipel, Madagaskar und Seychellen. Das sind die Reste oder Randgebiete der alten lemurischen Region unserer Erde.

Zu dieser alten Familie, aus der sich angeblich die Doldengewächse, die eng mit ihr verwandt sind, entwickelt haben sollen, gehört der berühmte Panax ginseng aus China, das berühmteste Heilmittel Ostasiens. – Eine andere Gattung – Tetrapanax papyriferum lieferte das bekannte Reispapier. – Fossile Funde aus dem Tertiär und sogar aus der Kreidezeit scheinen die Meinung von dem hohen Alter dieser Pflanzenfamilie zu bestätigen. Als mit dem Untergange der Erdteile auf der südlichen Halbkugel die Lemuris verschwand, sollen Reste dieser Pflanzenfamilie übrig geblieben sein und haben sich auf den katastrophennahen Landgebieten erhalten; von da aus gelangten sie in ihre heutigen Vorkommensgebiete. So soll der Efeu nach Norden, nach Europa, das z. Zt. des Lemurisunterganges noch nicht existierte, und nach Asien «gewandert» sein und die südlichen Lebenseigenschaften selbst in dem kühlen Klima seiner neuen Vegetationsgebiete bewahrt haben.

Schaut man sich den Fremdling, der sich überall sehr wohl fühlt, in unserer Vegetation einmal als Ganzes an, dann kann man recht merkwürdige Entdeckungen an ihm machen. Wandern wir mit den Augen an der Himmelsleiter einer solchen ausgewachsenen, bis zu 20 m hohen Efeu-Pflanze hinauf, so finden wir unten in Boden- und Erdennähe die alten bekannten dunkelgrünen, ledrigen Blätter in schönster Fünfeckform. Von hellen Adern sind sie sternstrahlig durchzogen. Weiter hinauf wandelt sich diese Form oft in Dreiecksformen und schließlich ganz oben gerät das geometrische Formprinzip ins Schwanken. Es ist, als verschwämmen in dieser Licht- und Sonnennähe die starken Kräfte, die bis dahin formend eingriffen. Die Blätter nehmen viele abwandelnde Formneigungen und Unregelmäßigkeiten abweichend von der Fünf- und Dreiecksform mit zusätzlichen Lappungen auf, die bis zu Gestaltungen mit abgerundeten Ecken, ei- und rautenförmigen Bildungen gehen. Die ursprüngliche Formidee ist zwar oft noch zu erkennen, bis dann plötzlich eine ausgesprochen lanzettliche, sogar schmallanzettliche Blattform in der Nähe der spät sich entwickelnden Blütenstände in Erscheinung tritt. Diese Formungen gleichen den Blattformen der Keim- und Jungpflanzen des Efeus, ehe diese die bekannten dunklen Fünfecksblätter hervorbringen. Damit schließt sich ein Formenkreis! Der Efeu beginnt und schließt sein Sprießen mit Blattformen, die ausgesprochen das Wirken des Lichtäthers zu dokumentieren scheinen. Zwischen ihnen schaltet Erdenwesen und -schwere sich formend ein.

In den kurz beschriebenen Gestaltungstendenzen finden wir ein Motiv für den Charakter dieser Pflanze als Kultpflanze der Alten. Nach der Keimzeit zeigt die junge Pflanze «alte» Blätter; die alte Pflanze – oft nach vielen Jahren erst zum Lichte hinaufgedrungen, – zeigt direkt «jugendliche» Blätter, so daß es scheint, als hätten sich in der Pflanze zwei entgegengesetzte Tendenzen an ihren Polen zur Erscheinung gebracht. Damit scheint der Efeu ein Bild des Menschen geworden zu sein, der nach seiner Keimzeit als jugendliches Wesen auch mit «altem, reifem» Kopforgan – als Wirkung vergangener Reifekräfte im Zuge der Wiederverkörperung – auf der Erde erscheint.

Jugendlich und unreif dagegen gibt er sich in allem, was mit seinem stoffwechselverbundenen, blütennahen Willenspole zusammenhängt. Aus diesen signaturenhaften Beziehungen heraus mögen in alten Zeiten die Menschen stets nur ihr Haupt mit Efeulaub bekränzt haben – niemals andere Körperregionen, wie sie es etwa mit dem Weinlaub taten. In der Jugend die Reife und in der Reife die Jugend, dafür mag von jeher der Efeu ein schönes Bild gewesen sein, das sich sogar der Abstieg aus geistigen Höhen in die Erdentiefe und der Aufstieg aus dieser Tiefe wieder zurück in geistige Höhen eingefügt findet – ganz abgesehen von der toxischen Wirkung der reifen Beeren auf das Sensorium des Menschen. –

Das gleiche Motiv offenbart diese Pflanze nochmals in ihrem Bau und Habitus, indem sie in ihrem regional bedingten Entwicklungsgang und in den dadurch hervortretenden Wandlungen der äußeren Erscheinung vom ursprünglichen Baum zum kriechenden Kräuterdasein und schließlich wieder zur Baumform fortschreitet. Erreicht sie doch, die sich anfangs lange Zeit anlehnen muß, später stellenweise Stammdurchmesser von 50–100 cm, so daß man da durchaus von kräftigen Stämmen sprechen kann. Sie wird so zum Abbild einer Verbindung zwischen Abstieg zur Erde und Wiederaufstieg zum Kosmos. – Wilhelm Schnepf hat das einmal so ausgedrückt:

«Während die Weinrebe die Erde an den Kosmos heranführt, bindet der Efeu den Himmel an die Erde. Er liebt die Erde als ein Himmelskind. Er bewahrt seine Saturnwärme und bleibt auch im Winter grün belaubt!»

Noch manche botanische, d. h. im heutigen Sinne wissenschaftlich bekannte Besonderheit am Efeu unterstreicht die kurz skizzierte, okkulte, symbolhafte Bedeutung dieser Pflanze. Nehmen wir die Bildung der Fruchtknoten, die z. B. bei den Doldengewächsen oder Umbelliferen – den Verwandten der Araliaceen – allgemein unterständig sind, d. h. sie sitzen unterhalb des Kreises der Blütenblätter! Die Aralien-Gewächse lassen den Fruchtknoten von der bei ihnen sonst selten vorkommenden reinen

Oberständigkeit fortschreiten, bis er schließlich vollkommen unterständig wird. Nur der Efeu nimmt eine Mittelstellung ein. Sein Fruchtknoten ist «halb» – unterständig! Was bedeutet eine solche Stellung des Fruchtknotens?

Bei den «einfachen» Blütenpflanzen – d. h. den Einkeimblättrigen haben wir nur oberständige Fruchtknoten. Da findet sich die aus den Mondenkräften dieser frühen Blütenpflanzen nach oben getragene Frucht aufgenommen und eingehüllt von den sechszipfeligen kosmischen Blütenblättern. Durch dieses Zusammenspiel der Kräfte werden Früchte noch nicht so rechte Erdenfrüchte. Man findet das dann zumeist an den Formen der Samen bestätigt. Erdverbundene Pflanzen sind besonders solche, die unterständige Fruchtknoten entwickeln. Die Rosengewächse sind dafür beispielhaft. Wenn wir einen Apfel oder eine Birne vor uns haben, finden wir, wie die Frucht da noch die Reste der Blüte – die Kelchblätter als Krone trägt. –

Der Efeu treibt im Frühling Sprosse und Blätter; er blüht im Herbst (oft bis in den Dezember) und reift seine Früchte im Frühling. Diese Früchte – sphärisch runde Beeren – durchlaufen dann eine ganze Stufenleiter von Farben – von rötlich über violett zum dunkelbraun und schließlich zum tiefen Blauschwarz. Wie an dieser äußeren lichthaften Farbenspiegelung schon das chemisch-ätherische Umgehen mit dem Lichtäther zu erkennen ist, so findet man den chemischen Äther auch in den Säften dieser Pflanze regsam. Sie gilt als «Bitterling». Im Sommer sind Zweige und Blätter weniger bitter als im Winter, wo das System der Balsamkanäle mit Bitterstoffen überfüllt ist. Im Harz des Efeus, der als giftig gilt, bildet sich ein «Glykosid». Die Früchte selber schmecken süß. Sie sind zugleich auch brechenerregend. Ähnlich finden sich in den fünfzipfeligen Blüten Honigduft und daneben Fäulnisdüfte, die aus anderen Blütenorganen strömen. Man erlebt dann in der Blütezeit Honigbienen und Schmeißfliegen nebeneinander die doldigen Blütenstände umschwirren.

Der Efeu hat etwas kosmisch Feuriges vom Saturn in seiner von

Monden-Kräften gebannten Natur, das man seinem melancholischen Dasein im Waldesdunkel kaum anmerkt, wenn er mit vielen tausend «Füßen» mittels seiner Haftwurzeln in wurmhafter oder schlangengleicher Lianenachsen-Natur mühsam zum Lichte hinaufstrebt. Geduldig scheint er den Abstieg in irdisch-dunkle Feuchte überwinden zu wollen. Einmal erreicht er aber doch das Licht der Höhen, um dann in seinen Früchten wieder Samen zu bilden, die dreikantig und nierenförmig sind. Sie sind der Garant dafür, daß sich in ihnen Licht- und chemischer Äther innig durchdringen, um dann aufs neue in die irdische, dunkle Feuchte einzutauchen. Lange, auffällig lange verharren die Keimblätter im Samen. Ihnen fehlen anscheinend die rechten Erdenmondenkräfte, die sie zum Treiben bringen. Aus dem gleichen Mangel an Aufrichtekräften sucht der Efeu überall eine Stütze. Sein Trieb zur Erde, der sich in den unendlich vielen Haftwurzeln offenbart, läßt diese anscheinend kaum in Richtung des Lichtes noch in Richtung der Erde wachsen, sondern stets in Richtung der stützenden Unterlage, d. h. in den Schatten der eigenen Achse. Diese Haftwurzeln sind lichtempfindlich und weichen dem Lichte aus wie Ranken der Weinreben. Sie dienen nicht der Ernährung, sondern nur zum Aufrechterhalten der Achse. Echte nährende Erdenwurzeln dringen dagegen auch in die Erde ein. Sie bleiben aber relativ oberflächlich im Boden verzweigt und liefern die mineralischen Stoffe der Erde.

Die ganze schlängelnde Gestalt des Efeus zeigt das Hereinwirken stark astraler Kräfte, trotzdem bleibt er unfähig zu blühen, solange er nicht durchstößt in das ungetrübte Sonnenlicht. Man kann sagen, als echter Melancholiker vermag das Astralische in ihm anfänglich das Physische nicht richtig zu erfassen und in das Licht hinaufzuführen. Die erste Phase seines Lebens ist auch durchastralisiert und liefert ihm weiches, durchlüftetes Holz, doch vermag sie die im Walde herrschenden Kräfte der Umwelt, die von Erdenfeuchte und Dämmer bestimmt sind, nicht zu überwinden. Erst in der zweiten Phase der Entwicklung kann der Astralimpuls sich blütig auswirken. Jenseits der dunkel-feuchten

Sphäre setzt eine neue Lebensphase ein. Es wird eine neue lichte Epoche durchlebt, nachdem vorher viele Jahre lang die dunkle Epoche gewirkt hatte. Man möchte diese zwei Phasen beinahe mit Stufen der Farne vergleichen. Wachsen Efeugewächse unter anderen vor allem freieren Bedingungen, dann entwickeln die Entwicklungsphasen sich etwas anders und gelockerter.

Jede ausgewachsene Efeupflanze, die weit über 100 Jahre alt werden kann, wenn sie nicht gestört wird, scheint ein lebendiges Bild eines Entwicklungskarmas ohne echte Lösung zu sein, das still und geduldig abläuft. Dahinein stößt das Astrale vor, und selbst ein Anklang des Ich-haften tönt hindurch, denn der Efeu entbehrt nicht ganz der Süße. Aber das absterbende Element, das zu dem Ichhaften dazu gehört, fehlt dem Efeu anscheinend. Selbst die Rinde der dichten «Stämme» bleibt unter einer sehr feinen festaufliegenden, etwas abschilfernden Borke noch ein grünes, saftiges «Blatt».

Im Kampf um das Eintauchen in die dunkle Erdenfeuchte wird im Efeu noch ein «Kunstgriff» verwendet, eine Substanz, die das Walten des Licht-Äthers fernhält oder einschränkt. Das ist das Jod! Das rückt den Efeu in dieser Beziehung ganz nahe an die Wasserpflanzen – die Algen, die aus ähnlichen Zusammenhängen durch das Jod vom Einwirken des Licht-Äthers getrennt oder entfernt gehalten werden. Man hat Jod in sehr feinen Dosierungen im Efeu gefunden. Doch weisen noch andere Zusammenhänge in die gleiche Richtung. –

Fragt man sich, welche organische Beziehung diese seltsame Pflanze zum Menschen haben mag, denn schließlich ist einst jede Pflanze aus dem Menschenwesen herausgesetzt worden, dann gibt uns die heutige Medizin darauf auch eine annähernde Antwort. So wird aus dem Altertum berichtet, daß man von innerem Gebrauch des Efeus «Anfälle von Irresein» beobachtet habe. Der Toxikologe Lewin schreibt, daß ein Kind auf Efeublätter-Genuß mit Bewußtseinsverlust, Krämpfen, Schreien und Halluzinationen von Tieren reagierte. Die neuere Homöopathie (Mezger) brachte durch Prüfungsversuche an gesunden Menschen heraus, daß auf Efeu-Gaben besonders alle Schleimhäute des Körpers, das Gallen-Leber-System und die Schilddrüse ansprachen. Das sind Organe, die unserem Bewußtsein weitgehend entzogen sind und dabei besonders innige Beziehungen zu etwas haben, was in uns Lebens- und chemische Kräfte entfaltet und in Bewegung bringt. Unser eigenes Astrale und Ichhafte wird dadurch abgezogen von seiner wachen Betätigung in den Sinnesorganen und im Vorderhirn. Metzger fand heraus, daß die durch Efeu auftretenden Beschwerden gegen Morgen den Höhepunkt erreichten und es nachmittags und abends allgemein besser ging. Das bedeutet, daß die Verschlimmerung eintrat, wenn der Astralleib des Menschen mit dem Erwachen in den Organismus wieder einzieht, und daß die Besserung sich bemerkbar macht, wenn er sich gegen Ende des Tages wieder zu lösen beginnt. –

«Der Genuß des Saftes und der Früchte vom schwarzen Efeu bewirkt Schlaffheit und im Übermaß genossen Erschütterung des Verstandes», heißt es bei Dioskurides. –

Derartige Symptomzusammenhänge – durch Efeugenuß ausgelöst – spiegeln etwas in recht abgeschatteter und verzerrter Form in unsere Gegenwart hinein, was im Laufe der Menschheitsentwicklung längst vergangen ist und wofür unsere gegenwärtigen Organe nicht mehr geeignet sind. Ein anders geartetes Verhältnis der höheren Wesensglieder – Ich und Astralleib – zum Ätherleib und physischen Organismus – als heute bei unserer wachen Bewußtseinsgegenwart üblich ist, wird durch Efeu-Vergiftung erzeugt. –

Schauen wir auf die Bilderwelt der alten griechischen Vasen und Teller! Mit Pflanzen, die ihr Herkommen einer weit zurückliegenden Zeit verdanken, finden wir Menschengestalten geschmückt dargestellt, die eine Erinnerung an die Atlantis darstellen sollen (vergl. R. Steiner).

Die Mänaden und Satyren, selbst Dionysos verdanken ihr bildhaftes Auferstehen im künstlerischen Schaffen der Griechen bestimmten Erinnerungen an frühere Menschheitsepochen, die dem gegenwärtigen Bewußtsein vollkommen entschwunden sind und nur durch geisteswissenschaftliche Erkenntnisse geweckt werden können. Diese Erinnerungen drängten zur Gestaltung, als eine andere «Mysterien-Pflanze» im Zuge der Menschenentwicklung stärker in den Vordergrund trat und zur Wirksamkeit gelangte: der Weinstock, die Weinrebe! Das Gefolge des Dionysos, die Bacchanten, bekränzten ihr Haupt besonders gern mit dem gelbfrüchtigen Efeu, der in Mittelmeergegenden vorkommt. Über die erwähnten Bildwerke und einige Hinweise auf Dionysos folgen Ausführungen.

Eine andere Kulturepoche spricht durch den Weinstock zu den Menschen. Diese Epoche klagt im II. Buche der Makkabäer bitter über die damaligen Eroberer, die ihre Riten den Besiegten aufzwangen. Es heißt da: «Wenn man aber des Bacchus Fest beging, da zwang man die Juden, daß sie in Kränzen von Efeu dem Bacchus zu Ehren einhergehen mußten!»

Bevor auf den Kultsinn der hier betrachteten Kult- oder Mysterienpflanzen und die zentrale Wesenheit des Dionysos eingegangen wird, sollen die altgriechischen Bilder, die auf Trinkschalen und Vasen gefunden wurden, einer näheren Betrachtung unterzogen werden.

Das Bild einer «Mänade» von einer attischen Trinkschale des Brygus-Malers angeblich um 490 v. Chr. entstanden, aus der Staatlichen Antikensammlung der Stadt München gibt wie viele ähnliche Darstellungen einem meditativen Betrachter Rätsel und Erklärungen, die nicht immer mit dem zusammenzustimmen scheinen, was die professionellen Archäologen dazu sagen. Es geht da ganz ähnlich auch mit anderen Amphoren- und Trinkschalenbildern. Das Bild zeigt eine weibliche Gestalt, die wie in lose wehenden, feinst gefalteten Gewändern von der linken Bildseite zur rechten hinüberschreitet und dabei Kopf und Gesicht nach rückwärts wendet. Der äußere Habitus der Gestalt zeigt Kopf, Hals, Arme und Hände sowie die Füße physisch natürlich dargestellt.

Die Hände sind beschäftigt. Die «Rechte» trägt einen nach rückwärts weisenden Thyrsos-Stab, der am oberen Ende Efeublätter trägt, die so geformt sind wie an der Efeupflanze gemeinhin in der Nähe der Blüten Früchte festgestellt werden. Die Linke, weit vom Körper weggestreckte Hand hält ein Raubtier – einen Leoparden – am linken Hinterbein, mit dem Kopfe nach unten hängend, von sich.

Die anmutig dargestellte Mänade scheint schnell von links nach rechts im Bilde vorzuschreiten und wendet dabei ihren Kopf nach rückwärts. Das Gesicht scheint einen heiteren Ausdruck zu haben. Das Haupthaar weht in dichtem, aufgelöstem Schopf vom Kopfe weg und wird von einer Schlange durchringelt. Der Schlangenkopf wird von der Stirn aus in Höhe des vorderen Haaransatzes aufgebäumt, kräftig züngelnd vorgestreckt, und zwar in Richtung der Blickseite der Mänade.

Was kann uns das Bild sagen?

Während einige Körperformen physisch durchaus real dargestellt sind, beziehen sich nicht alle Bildhaftigkeiten oder Teile des Bildes auf physisch Wahrnehmbares, sondern sind Abbilder von Bereichen oder Wesensseiten im und am Menschen, die den Sinnesorganen nicht direkt zugänglich sind. Sie können nur aus einem geisteswissenschaftlichen Bewußtsein heraus richtig gedeutet werden. So sind zum Beispiel die sogenannten «wehenden Gewänder» keineswegs äußere Bekleidungsstücke, wie ein Vergleich mit einer anderen Darstellung klarmachen kann. In dem hier gewählten Bildbeispiel sind die gefalteten, bewegten Umhüllungen der durch rhythmische Fältelungen gekennzeichnete Ätherleib, den die Griechen oft auch in ihren plastischen Darstellungen durch enge Faltendarstellungen der Menschenhülle kennzeichneten.

Ist man so weit, dann sollte der Beschauer zur Kenntnis nehmen, daß diese Mänade unter dem Einfluß von Efeufrüchten oder -blättern steht, die eben zur Folge haben, daß der Astralleib – durch den Leoparden symbolisiert – weit aus dem Ätherleib herausragt und von der Efeu-Genießerin auch als Tierbilder imginiert wird. (S. oben!)

Um noch einige Einzelheiten hervorzuheben, so sei auf die Differenzierungen in dem dargestellten Ätherleibe aufmerksam gemacht. Der untere Teil des Ätherleibes – das ist der der Willensregion – ist üppig und eng gefaltet dargestellt, während der mittlere Teil – wesentlich einfacher rhythmisiert – sich nach oben und vor allen nach unten durch stärkere «Stauungs-Rhythmen» absetzt. Im oberen Teil der Figurendarstellung herrscht das Astrale vor, das durch ein umgehängtes Panterfell symbolisiert wird.

Betrachtet man das Haupt, das von einer Schlange umschlungen und durchdrungen wird, so weist diese Symbolik auf die «Stirn-Lotos-Blume» hin, die zwischen den Augen lokalisiert ist und hier durch das Gift des Efeus besonders aktiviert zu sein scheint. Es sind noch mehr Einzelheiten abzulesen. Wir haben im letzten eine feinsinnige künstlerische Darstellung eines Efeu-(Beeren)-Rausches vor uns, die zugleich die drei menschlichen Wesensglieder andeutet.

Vom «Weihrauch»

Kann man von den angedeuteten und beschriebenen Pflanzen unter bestimmten Aspekten und in gewissen Richtungen als von «Mysterienpflanzen» sprechen, weil sie von den unterschiedlichen Mysterien gehegt, gepflegt und gefördert wurden, so darf man den «Weihrauch» wohl nicht vergessen. Er übt als «Pflanzen-Produkt» eine anders gerichtete, d. h. nicht in die physische Welt gerichtete Wirkung aus, so daß man von ihm auch anders reden muß als von den vorgenannten Pflanzen. Bei dem Weihrauch handelt es sich um ein Pflanzenharz. Ein von verschiedenen Pflanzen stammendes Harz, um sein Verhältnis zu den Mysterien anzudeuten, ist von der Art, daß man da darauf hindeuten sollte, wie es mit seinen Wirkungen die kultischen Handlungen, manche Weiheangelegenheiten, schließlich die Mysterien selbst pflegend umhüllt und schützt.

Schon aus den Kulthandlungen der alten Ägypter, Babylonier, Perser und später der Griechen und Römer ist die Verwendung von Weihrauch überliefert. Den alten Hebräern wurde von Jehova durch Vermittlung des Moses (s. II. Buch Moses, Kap. 30) vorgeschrieben, wie sie einen Räucheraltar herrichten und dort morgens und abends das Rauchopfer vollziehen sollten.

Sie durften aber kein «fremdes» Räucherwerk verwenden. Diese Warnung bezog sich möglicherweise auf Räucherwerk, das aus dem fernen Osten, aus Indien, herüberkam, wo das kultische Rauchopfer ebenfalls seit alten Zeiten üblich war. Ein solcher Opferweihrauch war und ist ein Symbol der Anerkennung des Göttlichen, das in die Sphäre der Menschheit hereinwirkt. Die unterschiedlichen Arten von Weihrauch sind auch fraglos auf unterschiedliche geistige Wesenheiten oder Gottheiten ausgerichtet.

Etwa ab Ende des V. nachchristlichen Jahrhunderts hatte der Weihrauch auch in den christlichen Kulthandlungen Verwendung gefunden. Von der Geburt des Jesus-Kindes wird berichtet, wie drei Weise oder Könige aus dem Morgenlande diesem Kinde «Weihrauch, Gold und Myrrhe» opferten. Bis in die Gegenwart gibt es bestimmte christliche Kirchen, die Weihrauch in ihren kultischen Handlungen verwenden. «Incence» heißt die im katholischen Ritus vorgeschriebene Räucherung.

Ist man sich klar, daß «Weihrauch» aber auch «Myrrhe» Harzprodukte einiger Pflanzen darstellen, ist es angebracht, hier auf einige solcher Pflanzen hinzuweisen. Unterschiedliche Pflanzen werden für die Harzgewinnung in Anspruch genommen. Es können hier nicht alle solche Pflanzen abgehandelt werden. Ein derartiges Gummi-Harz stammt z. B. von sogenannten Commiphora-Arten aus der Pflanzenfamilie der Burseraceen. Das griechische Wort bedeutet: «kommi» – Gummi und «pherein» = tragen. Der Name «Balsamodendron», d. h. Balsambaum wurde auch für diese Gattung verwendet. Die Botanik spricht von 80 Arten, die bäumchenförmig sich meistens mit dreizähligen Blättern entwickeln und harzbildend sind. Sie wachsen in Arabien und Vorderindien und sind vielleicht noch weiter in Afrika verbreitet. Von solchen Commiphora-Arten stammt das, was man «Myrrhe» nennt, das ein Gummiharz ist. So liefert Commiphora molmol ein ca. 3 m hoher Baum aus Somaliland in seinem duftenden, bräunlichen, bitteren Harz, der aus der Rinde fließt, die «Somali-Myrrhe». Die Commiphora abyssinica in Arabien liefert die «arabische Myrrhe». Welche von diesen und anderen den im II. Buche Mose geforderten echten Weihrauch liefert, ist dem Referenten unbekannt. Es gab früher eine Handelsstraße, die «Weihrauchstraße», eine der ältesten Welthandelsstraßen, die aus dem arabischen Weihrauchland am Golf von Aden über Mekka zum Mittelmeer führte. Die als Räuchermittel seit alten Zeiten verwendete Myrrhe dient bekanntlich in der Gegenwart als Tinktur auch zu Mundspülungen um die Schleimhäute des Zahnfleisches und dieses selbst wie auch die Rachenschleimhaut zu festigen. Übrigens wird «Myrrhe» als Heilmittel bereits im ägyptischen Papyrus Ebers erwähnt.

Eine andere Art von «Weihrauch» ist das Rohharz der Fichte, die bekanntlich einer Vielzahl von Musikinstrumenten das mitklingende Holz liefert. Dieses Harz geht unter dem Namen «Olibanum silvestre». Olibanum heißt wohl «das gute Öl», ein Name, der ebenso für andere Harze gebraucht wurde. Auch der echte Styrax-Strauch (Styrax officinalis) lieferte den Griechen ein als Räuchermittel dienendes Harz.

Um das Wirken der unterschiedlichen Räucher-Harze zu kennzeichnen und zu verstehen, sollte man sich klarmachen können, daß es in der Welt der physischen Schöpfung wie auch außerhalb derselben geistige Wesenheiten gibt, die zu einer geistigen Welt gehören, die ein richtiger Hellseher wahrnehmen kann. Dem Menschen aber, der allein über die physischen Sinnesorgane verfügt, die nur zum Wahrnehmen der physischen Welt ausgerichtet und geeignet sind, bleiben diese geistige Welt und ihre Wesenheiten unbekannt und verborgen. Es gibt da gutartige und bösartige Wesenheiten, die «Dämonen» genannt werden. Ganz kleine Kinder in den allerersten Zeiten ihres Lebens haben öfter noch eine Wahrnehmungsfähigkeit für derartige übersinnliche Wesenheiten, die überall auf der Erde, auch um und in den Menschen vorhanden sind und auf ihre ihnen eigene Art wirken. –

Da begab sich einmal folgender, dem Referenten bekannt gewordener Fall, daß eine Mutter ihr kleines Kind im Garten unter einem Baume abstellte. Sofort begann das sonst stille Kind heftig zu schreien, so daß die Mutter das Kind aus dem Bereich des Baumes entfernte. Da beruhigte es sich bald wieder und war ruhig wie immer. Diese Erfahrungen wiederholten sich immer wieder, wenn der Versuch gemacht wurde, das Kind unter dem Baume abzustellen. Schließlich erzählte die Mutter diese Vorgänge einem Geistesforscher und Hellseher. Er lächelte nur, nickte mit dem Kopfe und sagte ihr, daß sich unter dem Baume recht häßliche Dämonen aufhalten, die mit den Pilzen verbunden sind, die dort in der Erde wachsen. Man sollte dort Weihrauch abbrennen, die Pilze ausgraben und vernichten. Als diese Ratschläge befolgt waren, gab das Kind keinen Laut der Abwehr mehr von sich, wenn es unter dem schönen Baume abgestellt wurde.

Der rein intellektuell ausgerichtete Mensch, der sich nur auf seine Sinne verläßt, wird derartige Erfahrungen vielleicht als Aberglauben abtun, doch mag er sich auch erinnern können, daß in alten Legenden, Märchen, Mythen und Sagen ganz ähnliche, oft viel weiterreichende Darstellungen vom Wirken solcher «Dämonen» der Nachwelt überliefert wurden. Auch in den Evangelien wird berichtet, wie der Christus einem Kranken die «Krankheitsdämonen» austrieb und ihn dadurch heilte.

Das kleine Beispiel von den Pilzdämonen, die das Kind erschreckend erlebte, kann offenbaren, daß die Wirkung guten Weihrauches mit seinem Duft dahin geht, daß er ungute Dämonen vertreibt. Es gibt natürlich auch gute Dämonen. Von jeher ist bekannt, daß um Mysterienstätten, kultische Handlungen in einer gewissen Entfernung sich Gegenkräfte ansammeln oder auch stauen. Vielleicht ist das mit ein Anlaß zur Einfügung des Weihrauches in kultische Handlungen.

Hat man den Eindruck, daß in Räumen sich eine schlechte Astralität ausbreitet oder festgesetzt hat, dann ist eine Räucherung das geeignete Mittel, um die Atmosphäre dort zu bereinigen. Auch Krankenräume und Sterbezimmer machen eine Räucherung erforderlich.

Der lebendige Mensch im Gebet ist gleichfalls eine Abwehr gegen astralische Dämonen. Deshalb läßt man dort, wo ein Verständnis für solche Zusammenhänge herrscht, bei Verstorbenen möglichst einen wachen Menschen die Totenwache übernehmen. Dadurch werden freigewordene Dämonen oder andere ferngehalten. Eine ähnliche Wirkung hat Weihrauch und offenes Kerzenlicht.

Von Feigenbäumen

Für denjenigen, der den sogenannten Mysterienpflanzen nachspürt, mag es recht auffällig und verwirrend erscheinen, daß derartige Pflanzen anscheinend oft erst aus solchen Kulturperioden bekannt wurden, nachdem die Zeit, für die sie signaturenhaft dagestanden haben, bereits abgelaufen war. Es war auch fast stets so, daß sie weit über «ihre» Zeit hinaus gewirkt haben und verehrt wurden, wenn in den zeitgerechten Kultzusammenhängen bereits oft andere «heilige Pflanzen» eingezogen waren. Weiter darf auch nicht vergessen werden, daß es unterschiedliche Mysterien und Mysterienstätten gegeben hat, die auf die wirkenden sieben Planetengötter und -kräfte ausgerichtet waren. So wird man neben den hier aufgeführten Pflanzen aus solchen Sternmysterien auch kultisch verehrte «heilige Pflanzen» entdecken können, die noch nicht so bekannt und auch hier nicht aufgeführt sind. Referent ist der Überzeugung, daß die beschriebenen Mysterienpflanzen überwiegend auf die Sonnenkräfte und Sonnengeistigkeit ausgerichtet waren, schon aus dem Grunde, weil im Hintergrunde ihrer Zusammenhänge die Ausrichtung auf die zukünftige Ich-Entwicklung offensichtlich war.

Es sind fraglos eine ganze Anzahl von Giftpflanzen, die später von den Menschen zu egoistischen Suchtzwecken mißbraucht wurden, aus den weniger zentralen kultischen Bereichen hervorgegangen, als die Vermittler dieser Mysterien infolge Verlustes des angeborenen Hellsehens zu künstlichen Mitteln gegriffen haben, um bestimmte geistige Erlebnisse zu gewinnen. Aus östlichen kultischen Zusammenhängen sind wohl zu nennen der Mohn, Papaver somniferum, mit seinen Morphin- und Heroin-

Giften. Auch Cannabis sativa, der «Hasch» gehört dahin. Aus westlichen kultischen Zusammenhängen gingen hervor der Tabak, Nicotiana tabacum, und der Pyote oder Peyotl, um nur einige solcher Pflanzen zu erwähnen. Auch das Volkswissen um bestimmte Heilpflanzen ist zumeist aus den zugrunde gegangenen Mysterienstätten hervorgegangen.

Die dritte nachatlantische Kulturepoche war das «Stier»-Zeitalter, das durch ein vorwiegendes Walten von Erdenkräfte charakterisiert ist. In der vorangegangenen Kultur entwickelte der Mensch durch die einsetzenden geistigen Impulse den Astralleib weiter. In der dritten Periode, der ägyptisch-chaldäischen Epoche, erfuhr der Mensch nach geisteswissenschaftlichen Erkenntnissen derartige seelisch-geistige Impulse, daß die Empfindungsseele ihre Ausbildung erfuhr. In dieser Zeitenspanne soll der Feigenbaum so etwas wie ein Art Mysterienpflanze gewesen sein, die über lange Zeit – noch über die «Stier»-Zeit hinaus – in dem Seelenleben der dortigen Menschen eine wichtige Rolle gespielt hat. In der Bibel wird der Feigenbaum zuerst erwähnt bei der Vertreibung aus dem Paradiese. Da heißt es, nachdem Adam und Eva von dem Baume der Erkenntnis gegessen hatten, daß ihre Augen aufgetan wurden, und daß sie gewahr wurden, daß sie nackt waren; da flochten sie «Feigenblätter» zusammen und machten sich Schürzen. –

Die Feige gehört botanisch zur Pflanzenfamilie der Maulbeergewächse oder Moraceen, die alle in ihren Geweben noch Milchsäfte führen. Als Gattung ist «Ficus», wie sie lateinisch genannt wird, die artenreichste und wichtigste. Wenn man nur die «echte Feige» kennt, die im südlichen Europa gepflegt wird, ahnt man kaum, welche Bedeutung verwandte Arten in den Tropen haben und auch früher schon hatten. Feigenbäume unterschiedlicher Art mit den verschiedensten Eigenarten wachsen namentlich in den Urwäldern der altweltlichen Tropen in reicher Fülle. Diese Arten haben zumeist nur sehr wenig Ähnlichkeit mit der sogenannten «echten» Feige, die den botanischen Namen «Ficus carica» trägt nach jener kleinasiatischen Landschaft Karien, wo sie vermutlich zuerst entdeckt oder gezogen wurde. Sie ist aber sehr viel weiter verbreitet sowohl nach dem Osten wie auch nach dem Westen. Diese Feige findet man sogar in nördlicheren Gegenden wie in der Normandie. Das Verbreitungsgebiet dieser Feige ist infolge der überall versuchten Feigenzucht ein überaus großes. Es umfaßt wegen des Wärmebedürfnisses dieser Gattung vor allem die meisten tropischen und subtropischen Länder, wo man unterschiedliche Arten antrifft.

Auf relativ kurzen Stämmen oder als sehr kräftige Sträucher tritt die Feige mit einem recht auffallenden Blattwerk auf. Die rauhen Blätter sind groß, hand- und fingerförmig gelappt. Sie sind von Milchsaft durchströmt, was darauf hinweist, daß diese Pflanzengattung wie ihre Verwandten Anteil hat an der im einstigen Sonnenzustand der Erde erworbenen Pflanzenmilch. Die oben angedeutete Kulturfeige soll angeblich schon vor über 5000 Jahren aus der wilden Feige gezüchtet worden sein. Hier muß nur gleich ein häufiger Irrtum in der Laienvorstellung richtiggestellt werden. Dieser Irrtum beruht darin, daß im allgemeinen die birnenförmigen «Blütenstände» an den Ästen, die von anderen Arten an Blütenständen stark abweichen, bei der Feige das sind, was zumeist unter dem Begriff «Früchte» verkauft, gekauft und genossen wird. Diese angeblichen Früchte sind aber primär Blütenstände besonderer Art: die auf einer Blütenstandsachse vereinten zahlreichen Blüten von unscheinbarer Einzelgröße sind wie in einen Hüllkelch aus der Wuchsrichtung nach innen zurück eingestülpt. Es liegt da ein Vorgang vor, wie er etwa als sogenannte «Invagination» aus der tierischen und humanen embryonalen Entwicklung bekannt ist. So gibt es innerhalb dieser rückwärts gerichteten Einstülpung unterschiedliche Einzelblüten, die symbiotisch vom Grunde dieser Einstülpungsknospe an bis zu ihrer Mündung oft mit der Entwicklung eines Insektes verbunden ist, das auch die Pollenübertragung vollführt. Im Grunde dieses pflanzlichen «Hohlorganes» gibt es dreierlei Arten von Blüten. Einzelheiten dieser komplizierten Vorgänge vergleiche man in der botanischen Fachliteratur.

In sehr merkwürdiger Weise macht in den neutestamentlichen Evangelien Jesus Christus zweimal auf diese Mysterienpflanze der chaldäisch-ägyptischen Epoche aufmerksam. Im Johannes-Evangelium I/47–98 begrüßt er einen seiner ersten Jünger «Nathanael». Es heißt dort:

«Jesus sah Nathanael zu sich kommen und spricht zu ihm: ‹Siehe, ein rechter Israeliter, in welchem kein Falsch ist.› Nathanael spricht zu ihm: ‹Woher kennst du mich?› – Jesus antwortete und sprach zu ihm: ‹Ehe denn dich Philippus rief, da du unter dem Feigenbaum warst, sah ich dich.›»

Rudolf Steiner macht in seinem Vortragszyklus über das Johannes-Evangelium darauf aufmerksam, wie man «Eingeweihte», die zum 5. Grade eingeweiht waren, mit dem Namen ihres Volkes benannte: also hier «Israeliter». Auf die erstaunte Frage des Nathanael, der selber bis zu gewissen Grenzen hellsehen, den Jesus Christus natürlich nicht durchschauen konnte, erhielt er die Antwort, daß der Jesus Christus ihn erkannte als einen solchen, der in der alten Einweihung befindlich, die eben mit dem Feigenbaum zusammenhing. In der weiteren Unterhaltung, die angedeutet wird, wird ihm gewissermaßen als geistige Forderung das verkündet, daß er auf seinem Einweihungswege Fortschritte erleben wird, so daß erkannt werden kann, wie die Engel im Himmel auf den Christus herabsteigen. Damit wird schon direkt darauf hingewiesen, wie der Fortschritt der Einweihung von da ab nicht von dem Feigenbaum und seiner Vermittlung, sondern von dem Christus abhängig ist. Darauf erkennt Nathanael mit wem er spricht.

Nimmt der Jesus Christus hier in dem Johannes-Evangelium-Bericht Bezug zu dem uralten Mysterienbaum, zum Feigenbaum, der in alten Zeiten in Einweihungsstätten und zur Verbindung mit geistigen Welten wirklich eine bedeutende Rolle gespielt hat, der noch als «Boddhibaum» auch dem Buddha die Erleuchtung vermittelte, so findet sich im Markus-Evangelium eine durchaus anders charakterisierte Beurteilung dieses Baumes dargestellt. In dem 11. Kapitel heißt es da, daß Jesus mit zwölf Jüngern von Bethanien aus wanderte und einem Feigenbaum begegnete, den er ganz plötzlich «verfluchte» bis in alle Ewigkeit, daß von ihm von da an niemals mehr «eine Frucht» empfangen werde. Betont wird da vermerkt: «Und seine Jünger hörten ihn», d. h. diejenigen, die in die geistige Welt strebten und für die Zukunft im Sinne des Christus unter den Menschen wirken wollten, hörten, daß die alte Imaginations- und Inspirations-Hilfe – eben der Feigenbaum – von da an versiegt ist und für die geistige Erhellung der Menschenseelen keine Rolle mehr spielen kann. Er verdorrte in diesem Sinne. Damit war der letzte ursprüngliche und direkte bewußte Zusammenhang der Menschheit mit der Paradieses- oder der ätherischen Welt abgeschnitten. Der Christus wies den Menschen neue Wege in die geistige Welt. An diesem Punkte besteht auch die begründete Möglichkeit einer weiteren Erwähnung des Feigenbaumes in der Bibel zu gedenken, die am Anfang der Genesis im I. Buche Moses im 2.Kapitel auftritt, wo es heißt, wie nach dem Genuß der verbotenen Paradiesesfrüchte durch Eva und Adam die beiden sich Schurze aus geflochtenen Feigenblättern machten, um ihre untere Blöße zu bedecken. Durch den Hinweis auf den Lendenschurz aus Feigenblättern ist der Feigenbaum nahe an das Paradies herangerückt. Das mag auch bedeuten, daß er anscheinend mehr als andere Pflanzen aus dieser ätherischen Region solche Kräfte bezieht, die den Menschen anfänglich zur Verfügung standen. Bekanntlich erhielten Adam und Eva – so kündet die Legende – von Jehova beim Verlassen dieser Sphäre auch je eine Feige als «Wegzehrung». Der «Feigenbaum» lebt besonders auffallend aus den Ewigkeitskräften der Paradieses-Ätherwelt. Das wird nicht nur in der skizzierten Blüten- und Fruchtbildung offenbar, sondern auch durch die Art, wie andere Ficus-Arten sich in der tropischen Erdenwelt ausleben. Bei der umgebenden Menschheit, die zum Teil noch atavistisches Hellsehen hatte, wurden solche Ficusarten auf Grund mancher Wundererscheinungen zu verehrten, heiligen Bäumen.

Das wird durchaus verständlich, wenn man sich an einigen Beispielen die auffallenden Besonderheiten vergegenwärtigt.

So berichtet O. Warburg in seinem Werke «Die Pflanzenwelt», Leipzig 1923, von einem Verwandten der Ficus carica, von dem bengalischen Banyanbaum (Ficus bengalensis), der bei ihm abgebildet ist. Das ist ein bis 30 m hoher Baum, der mit breitausladenden Ästen, die durch recht mächtige Stützwurzeln Halt bekommen, im Gelände steht. Mit seinen gewaltigen Ästen, die große Blätter tragen, bedeckt er große Bodenflächen, so daß – wie es heißt – «Heere von 20000 Mann in seinem Schatten lagern können! Warburg berichtet auch von einem derartigen riesigen Ficus bengalensis, der im Botanischen Garten in Kalkutta eine Krone von 280 m Umfang hatte. Diese Krone wurde von einem Stamm von 24 m Umfang getragen. Daneben wurde sie von 232 Luftwurzeln gestützt, von denen einzelne einen Umfang von 4 m hatten.

Warburg bildet noch einen kleinblättrigen malaischen Banyanbaum ab, der dadurch auffällt, daß sein Hauptstamm fehlt, weil er durch die Stützwurzeln abgewürgt wurde und zugrunde ging.

Der sogenannte «heilige Feigenbaum, Ficus religiosa», der in Indien den Namen Pipul oder Bo (Bodhi) trägt, wird dort oft angebaut. Er ist dem Buddha heilig, weil in seinem Schatten angeblich die Inkarnation Buddhas erfolgte. Im Gegensatz dazu behaupten die Hindus, daß unter diesem Baume Gott Wischnu das Licht der Welt erblickt habe.

Warburg schreibt, daß der älteste Baum dieser Art «der heilige Bodhibaum von Anuradhapura sei, der vor 2227 Jahren von Arahâ Mahinda, dem Sohn des Königs Asika, gepflanzt wurde und von drei großen, vor 2200 Jahren errichteten buddhistischen Altären umgeben ist«. Er betont, daß «nur die fortwährende Verjüngung dieser Ficus-Arten durch zu Stämmen auswachsende bzw. mit dem Stamm verwachsende Luftwurzeln das hohe Alter dieses Baumes erklärlich machte.»

Die weiterwirkende Paradieseskraft der ewigen Ätherwelt ist

für einen Naturwissenschaftler selbstverständlich ein fremder Impuls.

Manche Sonderbarkeiten, die sich in der vielartigen Familie der Feigengewächse offenbaren, haben verschiedenen Bäumen den Charakter der Wundererscheinungen aufgeprägt und sie wohl dadurch zu «heiligen» Bäumen gemacht, ganz abgesehen davon, daß atavistisches Hellsehen an ihnen noch altes Paradieseswirken erkannte, auf das die erwähnten Imaginations- und Inspirationsbefruchtungen zurückzuführen waren.

Mit dem Mondenzustand der Erde und dem nachherigen Erdenzustand wurde dem Physischen und auch dem Ätherischen auf der Erde das Gesetz der Polarität eingeprägt. In der Pflanzenwelt zeigt es sich dadurch schon, daß der Same polar so ausgerichtet ist, daß er nach der einen Seite die Wurzel und nach der anderen Seite den Blütensproß entwickelt. Diese Polarität hat aber immer noch die dominierende Ausrichtung auf die Sonne durch den zwischengeschalteten grünen Blattprozeß, in dem Sonnenkräfte wirken. Dadurch bleiben Blüten und Früchte immer auf die Sonne ausgerichtet, der die Pflanzenheit ihre Existenz verdankt. Die Wurzelentwicklung ist dagegen nach dem Mittelpunkt der Erde gerichtet und weitgehend den Erdenkräften preisgegeben. Daß diese Orientierung für den Menschen nicht eingetreten ist, dürfte bekannt sein.

Wie steht es nun mit diesen Polaritäten bei einzelnen Feigengewächsen, die beschrieben wurden? Vom Samen her ist in bezug auf die Keim- und Sproßentwicklung in der Literatur keine Andeutung von Absonderlichkeiten zu finden. Anders imponiert der auf den Umkreis ausgerichtete Blühvorgang. Schon bei der Blütenstandentwicklung der Feige scheint eine Art «Kampf» um diese Polarität stattzufinden, insofern da eine Art Umkehrung der Wuchsrichtung aus der Umkreisrichtung vorzuliegen scheint. Es hat den Anschein, als wirkten durch die Feigengewächse solche hemmenden Kräfte, die die Wuchsrichtung von der Erde zum Umkreis umkehren wollten.

Dieser andeutungsweise festzustellende Hemmvorgang in der Richtung der Blühvorgänge scheint sich in einer anderen Erscheinung an einigen Ficus-Arten noch verstärkt zu offenbaren. Das geschieht dort, wo aus den hohen Baumkronen von den Ästen «Stützwurzeln» zur Erde entwickelt werden. In diesem Bereich sollten eigentlich nach allgemeiner Auffassung die Erdkräfte nicht mehr so stark hinaufwirken, daß sie der Pflanze noch Wurzeln abfordern können. Diese Diskrepanz von wirkenden Kräften wird noch deutlicher, wenn die zahlreichen Stützwurzeln (s. oben) so stark zur Entwicklung gelangen, daß sie dem ursprünglichen «legitimen» Stamm derartig die Eigenentwicklung hemmen, daß er absterben muß, weil die sogenannten Stützwurzeln ihn so eng umgeben, daß sie sogar seine Kambiumschicht, die ihn ernährt, durch Druck vernichten. –

Ist schon die Blütenordnung bei den Feigenbäumen etwas Absonderliches, so ist die Wurzelentwicklung aus dem Blatt-Kronenbereich wohl ein weiteres Zeichen dafür, daß bei diesen Gewächsen die «Erdenordnung», die durch das Prinzip der Polarität ausgerichtet ist, nicht oder noch nicht vollkommen durchgeführt zu sein scheint. Man ist versucht, die Feigenbäume den Menschen etwas gleichzusetzen oder sie ihnen ähnlich anzuschauen, die noch aus der Paradiesessphäre solche Kräfte mitbekommen haben, die ihnen Erinnerungen an oder Einblicke in die übersinnlichen Welten ermöglichen. Aus einer solchen Perspektive kann auch verständlich werden, was das sogenannte «Verfluchen» des Feigenbaumes zu bedeuten hat.

Derjenige, der im Anfang des Johannes-Evangeliums erwähnt wird, daß alles durch das Wort entstanden sei, greift vor dem Feigenbaum neuerdings in die Schöpfung ein und ändert sie da im Ätherbereich dieses Baumes ab. Das bedeutet, es wird da jene alte Kraft an den Feigenbäumen beseitigt, die den Menschen einst bei der Meditation noch ein leichteres Eintauchen in die übersinnlichen Welten vermitteln konnte. Da sei auch auf den Hinweis Rudolf Steiners aufmerksam gemacht, der im landwirtschaftlichen Kurs zu Koberwitz gegeben wurde, daß Bäume deutliche Ansammler von Astralität seien.

Vom Weinstock oder von der Weinrebe

Wie der Efeu für die Familie der Araliaceen der einzige Vertreter in Europa ist, so ist die Weinrebe für die Vitaceen der einzige Repräsentant dieser Familie in Europa. In der Geisteswissenschaft findet man etwas Grundsätzliches über diese Pflanze ausgeführt, wo Rudolf Steiner über sie folgendes sagt:

«Wenn wir die Pflanze betrachten, so bringt sie es in ihrer Organisation bis zu einem gewissen Punkte, mit Ausnahme der Weinrebe, die es über diesen Punkt hinausbringt. Was die übrigen Pflanzen sich einzig und allein aufsparen für den jungen Keim – alle die Triebkraft, die sonst nur für den jungen Keim aufgespart wird und nicht in das übrige der Pflanze sich ergießt, das ergießt sich bei der Weintraube auch in einer gewissen Weise in das Fruchtfleisch...»

Aus dem hartschaligen, tropfenförmigen Samen der Weinbeere kommt die Keimpflanze zunächst noch mit einer solchen Verzweigung zur Entwicklung, daß die Hauptachse stärker als die Nebenachse in gleicher Richtung weiterwächst. Dann geht der Sproß in die sympodiale Bildung über. Da kann man beobachten, daß die entstehende, sogenannte Hauptachse eines Sproßabschnittes von den Gliedern der nächsten Abschnitte anscheinend jeweils zur Seite gedrängt wird. Dadurch wird jede Hauptachse immer zum Schluß entweder Ranke oder Traube, d. h. sie verwandelt sich: ihr Sproß-Sein wird spezialisiert. Aus dem Sproß wird Ranke oder Traube. Das bedeutet, daß Ranke oder Traube eigentlich «analog» sind. Die Ranke «übernimmt» gewissermaßen für die Ganzheit – unter Verzicht auf Ausbildung von Blättern, Blüten oder Früchten – die Funktion des Aufrichtens und Haltens in der Senkrechten. Man kann daran gerade bei den Weinreben gut erleben, wie die einzelnen Sproßglieder, d. h. die Knoten mit Zwischenknotengliedern, in der Tat «einzelne Pflanzen» sind, die den gesamten Weinstock komponieren. Aus einem solchen Achsenwachstum wird auch verständlich, daß die Sprosse und die Stämme der Weinreben immer irgendwie verdreht oder verwürgt imponieren. Die natürliche Spiraltendenz erfährt immer noch eine gewisse Vergewaltigung, die auch bei der Betrachtung der Lang- und Kurztriebe der Rebe auffällt.

Schon bei dem einfachen Pressen eines Weinblattes macht sich bemerkbar, daß die Spiraltendenz in absonderlicher Art nicht nur in die Form hereinwirkt. Bekommt man das Efeu-Blatt noch ohne Schwierigkeit beim Pressen in eine gerade Fläche, so das Weinblatt oft nur mit Faltenbildungen in den Buchten. Sie lassen erkennen, daß das Blatt eigentlich immer etwas aus der horizontalen Fläche herausstrebt und sie an den Stellen der Faltenbildungen bereits verlassen hat. –

Mit zwei Niederblättern beginnen die Langtriebe ihr Sprossen. Sie entfalten dann zweizeilig gestellte Laubblätter, wachsen während des Sommers immer weiter und verholzen nach und nach.

Die stark rhythmisch gegliederten Ranken, die bei dieser Pflanzenfamilie keine umgebildeten Blätter darstellen, sind die Spitzen der Sproßachsen. Man nennt sie auch «Sproßranken». Sie sind augenscheinlich sehr empfindlich für Berührung und Haltekontakte. Bis zur völligen Entwicklung der Blätter führen sie Blattgrün und übernehmen auch solange die Assimilation. Bei unserem wilden Wein bilden sich an den Enden der Ranken für den Halt kleine «Saugscheiben», die wie in die Fläche projizierte Trauben imponieren. In dem Schatten des zugehörigen Blattes heftet sich die Ranke an und offenbart damit eine gewisse «Lichtscheu». Es mag eine Folge dieser polaren Verhältnisse von Ranke und Blatt sein, daß die Spiraltendenz – das Blatt selber stärker als normal ergreifend – eine gewisse Assymetrie hervorruft. Dabei ist – nach Troll – die größere Blattseite der Unterlage zugewendet. –

Die Blattform der Rebe betont als äußeren Umriß eine Art stilisierter Herzform, während sie in ihrer Ausgestaltung ebenso wie der Efeu fünf Ecken aufweist, die durch mehr oder weniger tief gezahnte Bogenführungen miteinander verbunden sind. – Der frühere Botaniker Kerner bringt die zu beobachtenden Bewegungen der Faden-Ranken in Zusammenhang mit der Bewegung der Sonne.

Am Gegenpol zur Ranken-, Blatt- und Traubenentwicklung vollzieht sich im Laufe der Lebenszeit eines Weinstockes, einer Weinrebe genau der entgegengesetzte Vorgang wie beim Efeu. Es vollzieht sich eine gewaltige Wurzelstockentwicklung, die tief in das Erdreich eindringt. So erlebt man an dem Efeu das starke Streben in den Umkreis, in das Licht und an der Weinrebe das tiefe Eindringen in die Erde, in den Wurzelbereich, in den Bereich der Erdmondenkräfte überhaupt!

Viele seltsame Legenden ranken sich um das Wirken des herumschweifenden und irrlichterierenden Wein-Gottes – Dionysos –, der sich um das werdende Ich der Griechen und benachbarter Völker bemühte, – zumeist ohne daß sie ihn darum gebeten hatten. Er zog, wie die Legenden berichten, in vielen Ländern umher, um die durch ihn erfundene Kunst der Weinstockkultur den Menschen nahe- und beizubringen. Oft war er allein, noch häufiger aber begleitet von einem ausgelassenen Schwarm von berauschten Mänaden, Nymphen, von Satyrn, Panen und Kentauren. Alle betörte Dionysos mit seiner Kunst, aus den Trauben durch Gärung Wein zu bereiten. Wo immer er hinkam, spendete er allen, die ihm folgten und begegneten, diesen Trank. Einen solchen berauschenden Saft hatte früher keiner je genossen. Sie waren alle begeistert von den zauberhaften Wirkungen solchen Trunkes, der sie frei machte von allen Bindungen der Vergangenheit. Immer mehr steigerten sich die ekstatischen Berauschtheitszustände der Gefolgschaft des Dionysos. Singend und tanzend durchzogen sie Wälder, Wiesen und Auen.

Dionysos hatte aber auch erbitterte Feinde, die seine Freunde und ihn selber verfolgten und mit dem Tode bedrohten. Einst trafen ihn am Ufer einer stillen Insel, wo er reich gekleidet sich erging, eine Schar von Seeräubern, die ihn wegen seiner schönen Kleidung für einen Königssohn hielten. Sie nahmen ihn gefangen, schleppten ihn auf ihr Schiff und fuhren mit ihm fort. Dort versuchten sie, ihn an Händen und Füßen zu binden, doch fielen die Fesseln von selbst immer wieder ab, und Dionysos lachte nur über sie. Da war es der Steuermann des Schiffes, der sie darauf aufmerksam machte, daß sie den törichten Versuch gemacht hatten, einen Gott in Fesseln zu legen und fortzuschleppen. Er verglich ihn mit Zeus, Apollo oder Poseidon, denn er sah aus wie einer der hehren Götter. Sie sollten ihn wieder an Land bringen, doch verbot dies der Schiffseigner. So fuhren sie weiter. Da ereignete sich ein echt dionysisches Wunder.

Plötzlich verbreitete sich Weinduft über das ganze Schiff, und süßer Wein tropfte von allen Teilen des Schiffes. Reben mit reifen Trauben und auch Efeu umrankten Mast, Segel und das gesamte Tauwerk. Die Schiffer wurden von panischer Angst und Schrecken befallen. Sie forderten schreiend den Steuermann auf, ein Ufer anzufahren. Da verwandelte sich der gefangene Dionysos plötzlich in einen brüllenden Löwen und mitten auf dem Schiff bedrohte eine riesige Bärin die Mannschaft. Der Löwe ergriff den Schiffseigner, alles drängte sich zu dem Steuermann. Als sie aber erkannten, was ihrem Herrn geschah, sprangen sie in das Meer und waren in Delphine verwandelt. Der Gott des Weines aber sprach dem Steuermann Mut zu; denn er sei ihm gut gesonnen gewesen, er sei Dionysos, ein Sohn des Zeus. –

Aus den angedeuteten äußeren Vorgängen der Weinstockentfaltung kann einem aufmerksamen Nachverfolger der wahrnehmbaren Wandlungsabläufe dieser Pflanze allmählich klarwerden, welche bedeutende Rolle sie für die Entwicklung der Menschheit gehabt hat. Darauf weisen schon die Legenden um den Dionysos hin. Von einer anderen Seite erfuhren die Menschen, daß Noah der erste Weintrinker war. Er war auch der erste Weinbauer nach der großen Flut. Ihm wurde wohl durch Intuition bekannt, daß die Weintraube in der Pflanzenwelt die einzige Frucht war, welche die Keimungskraft der Samen auch in ihr Fruchtfleisch hineintreibt. So war Noah auch der erste Mensch, der dieses Fruchtfleisch und dessen Saft in die Gärung trieb, um dadurch das zu gewinnen, was man «Wein» nennt oder mit einem arabischen Namen «Alkohol» nennt. Diese chemische Umwandlung eines Naturproduktes wandelte durch Einfluß auf die nachatlantische Menschheit den physischen Leib des Menschen derart um, daß von da ab der einzelne Mensch, der bis dahin mit seinem persönlichen Ich noch vollkommen von der Gruppenseele umfangen war, dieses Ich nach und nach heranreifen und sich frei entwickeln erlebte. In diesen Vorgängen, die in der Bibel recht drastisch dargestellt werden, indem Noahs Söhne ihren Vater betrunken liegen sahen, sind die Voraussetzungen gegeben, daß durch die späteren Christuskräfte das «Ich bin» der einzelnen Menschen selbständig werden konnte. Das bedeutet, daß der Alkohol den physischen Leib so veränderte, daß er dann das irdische Werkzeug des «Ich bin» sein konnte. Auf diese Vorgänge weist Rudolf Steiner in seinem Hamburger Vortragszyklus «Das Johannes-Evangelium» aus dem Jahre 1908 hin (G. A. Nr. 103). In diesen Vorgängen der Menschheitsentwicklung spiegelt sich auch das, was man den «Kultus des Dionysos» nennen kann. Die Alkoholwirkung des merkwürdigen Dionysoskultus hatte – geistig gelenkt – die Aufgabe, daß der menschliche Leib seinen Zusammenhang mit der geistigen Welt verlor und dadurch das persönliche «Ich bin» selbständig wurde. Einen solchen Einfluß hat der Alkoholkonsum auch heute noch. Er verhindert daher einem geistig strebenden Menschen den bewußten Kontakt mit der geistigen Welt. Obgleich die Weinkultur einmal nötig war, um physischen Leib und Astralleib umzuwandeln und dadurch das «Ich bin» näher an die Erdenverhältnisse heranzubringen, durfte diese Wirkung selbstverständlich nicht für alle Zeiten weiterwirken. Deshalb erlebte die Menschheit in der Schilderung der Hochzeit zu Kana, wie der Christus, der Begründer neuer Mysterien, das Wasser das statt des fehlenden Weines gereicht wird, so belebt, daß es von da ab die frühere Wirkung des Weines verdrängte und die neue Verbindung zum Geistigen förderte.

Der vorherige Dionysoskult pflegte das Zusammenleben seiner Jünger bekanntlich in einem äußeren Rausch, der wiederum in einem gemeinsamen Gruppenerleben vor sich ging. Bildung von Gruppenhaftem bietet immer antigeistigen Gegenkräften die Möglichkeit zu negativem Einfluß. Gruppenbildung nach der Zeitenwende liefert immer die Voraussetzung für die Inkarnation ahrimanischer Wesenheiten. –

In einem Vortrage des Zyklus «Kosmogonie» vom 31. V. 1906, (G. A. Nr. 94) in Paris gehalten, macht Rudolf Steiner darauf aufmerksam, daß in Zeiten, als der Wein noch nicht bekannt war, – so war er in Indien zur Zeit der Veden angeblich unbekannt – und daher die Menschen auch noch keinen Wein tranken, da lebte in ihnen noch wach und rege die Vorstellung von früheren Erdeninkarnationen, von vielen Erdenleben, die die Menschenseelen hinter sich hatten. Mit dem Genuß von Wein erlosch allmählich die Idee der Wiederverkörperung in den menschlichen Seelen. Nur von den Eingeweihten der Mysterien wurde sie bewahrt, weil sie selber den Wein wirklich gemieden haben.

Der Wein und jeglicher Alkohol wirkt in besonderer Weise auf den menschlichen Ätherleib, der Träger des Gedächtnisses ist. Alkohol umhüllt das Gedächtnis und verdunkelt es bis in seine innersten Tiefen. Wein und jeder Alkohol sind echte Vergessenheits-Getränke, die nicht etwa nur ein oberflächliches Vergessen bewirken, sondern wirklich die Kraft des Gedächtnisses bis in die Tiefen des Ätherleibes verdunkeln und voll ablähmen. In diesen Tatsachen sind die Ursachen zu suchen, daß den Menschen seit dem Genuß von Alkohol ihr Bewußtsein und ihr natürliches Empfinden für die Idee der Wiederverkörperungen der Menschenseelen entschwunden ist. Was das für die Menschheit bedeutete, kann man sich relativ leicht klarmachen. –

Solange die Menschen noch an die Wiederverkörperung glaubten, weil sie auch auf Grund ihres gesunden Ätherleibes frühere Erdenleben erinnerten, solange sie damit auch gleichzeitig an jenes geistige Gesetz vom Karma glaubten, d. h. an das Gesetz von dem ausgleichenden Wirken von einem Erdenleben in nächste Inkarnationen glaubten, war das soziale Leben unter ihnen gesund!

Dieses geistige Gesetz gewährleistet dysharmonisierenden Taten der Menschen in einem Leben einen harmonisierenden Ausgleich im nächsten Leben und gleicht auch scheinbare Ungerechtigkeiten im Schicksalslauf der Menschen aus. Solange diese geistigen Grundlagen eines Erdenlebens respektiert werden, hatte das selbstverständlich auf das soziale Leben und Empfinden einen bedeutenden Einfluß. Es gab nicht wie in der Gegenwart überall soziale Unruhen, weil die Menschen wußten, daß in einem folgenden Erdenleben Ausgleiche für Unebenheiten im gegenwärtigen Leben eintreten würden. Aus dieser Erkenntnis war sogar im alten Indertum das Kastenwesen aufgebaut. –

Die Epoche der Christentumsentwicklung hatte die Aufgabe, die Menschen so zu erziehen, daß sie sich nur auf ihre echten Erdenpflichten besinnen sollten. Die Verbesserung des Erdenlebens selber sollte angestrebt werden. Durch die Entfaltung des Intellektes und durch die intellektuelle Erkenntnis der Natur sollten die Menschen ihr Seelenleben stärken, die Geheimnisse des Physischen ergründen und sich nicht seelisch ablenken lassen. Um dieses Ziel zu fördern, wurde für etwa 1900–2000 Jahre das Bewußtsein von den wiederholten Erdenleben zum Erlöschen gebracht, indem die nachatlantischen Menschen auf den Weingenuß hingelenkt wurden. Zu diesem Zweck ließ man die Menschen einen Gott des Rausches und der Trunkenheit – eben den Dionysos – verehren. Nach geisteswissenschaftlichen Erkenntnissen war er der Luzifer, durch dessen Eingriff auch Eva und Adam das Paradies verlassen mußten, und vorzeitig die

Ichentwicklung in Bewegung gebracht wurde. Da ist es interessant, daß er wieder durch den Wein in diese Ich-Entwicklung eingreifen muß.

Von der fünften nachatlantischen Kulturperiode

Für die gegenwärtige fünfte nachatlantische Kulturperiode, die im 15. Jahrhundert begann, die typische Mysterienpflanze zu finden und zu erkennen ist mit einigen Schwierigkeiten verbunden. Für die vier vorausgehenden Kulturperioden wurde schon darauf hingewiesen, wie die heiligen Pflanzen bewußt ausgewählt und gepflegt wurden im Hinblick auf die Entwicklung des Ich und der Ich-Organisation im Menschen. Da war dies in Frage kommende Substrat möglicherweise vor allem die Kohlenhydrate bzw. der daraus umgewandelte Zucker. Für die zu inspirierende fünfte nachatlantische Kulturperiode und ihre Mysterienpflanze kommen materielle Gesichtspunkte insofern vordergründig wohl nicht mehr in Frage, als das menschliche Ich da bereits so weit reif sein könnte und sollte, daß es allmählich neben dem sinnlichen Wahrnehmungsbereich über das sinnlichkeitsfreie Denken auch in jene Sphäre eintauchen lernt, die als die übersinnliche angesprochen wird. Das wird dann möglich sein, wenn der Mensch die Gaben erkennt, die der Christus durch sein Golgatha-Opfer dem Menschen dargebracht hat, auf daß er es in seinem Denken, und Geistesleben realisiere. Dann wird ihm auch die besondere Mysterienpflanze des gegenwärtigen Zeitalters bewußt werden.

Im Übergang vom 18. zum 19. Jahrhundert gab es eine bedeutende Persönlichkeit, die den Weg des Erkennens im Sinne des Ereignisses, das in der Zeitenwende geschah, bewußt und aufmerksam in der Sinneswelt forschend gegangen war. Diese Persönlichkeit brachte aus ihrem früheren und vorgeburtlichen Leben viele Voraussetzungen mit, die sie prädestinierten, dem Geistesleben ihrer Zeit ein neues Gepräge und eine andere Richtung zu geben, indem sie anfangs noch mehr instinktiv die Gabe des Christus betätigte, welche dieser der Menschheit durch das Golgathaereignis zur weiteren Ich-Entwicklung schenkte. Dadurch war das Menschen-Ich scheinbar auf sich allein angewiesen aber auch fähig, aus seiner gewonnenen Reife zu urteilen und aus Freiheit zu handeln, immer im Bewußtsein, daß das Christuswesen in ihm wie in jedem Menschen ist. Er war nicht mehr auf einen Feigenbaum angewiesen, um die Beziehung zur geistigen Welt und ihre geistigen Offenbarungen zu gewinnen.

Durch die Tat des Christus war dem Menschen für sein Denken die Fähigkeit verliehen, vollbewußt in jene Sphäre einzutauchen, die er mit der Vertreibung aus dem Paradiese verlassen mußte. Er vermag jetzt denkend in die Welt der Urbegriffe oder Urideen einzutauchen und sein Bewußtsein so weit zu erweitern, daß der Seele die Fähigkeit des Imaginierens zugänglich wird und sie auch bewußt in den Bereich der geistigen Wesenheiten gelangen kann, die als Gottheiten verschiedener Grade wirksam sind. Die geistige Welt wird wieder vor dem Bewußtsein in ihrer Realität lebendig und zugänglich.

Aus diesem Grunde wurde auch in der angedeuteten Persönlichkeit manches rege, das sich ihrem Erleben anders offenbarte als ihren Zeitgenossen. Insbesondere interessierte sie sich für Vorgänge in der Natur, für die es in der zeitgenössischen Wissenschaft keine rechten Erklärungen gab, weil diese sich mit der Feststellung äußerer Erscheinungen zufrieden gab und diese vor allem einem zählenden Konstatieren unterwarf, das zu Abstraktionen und vom Leben fortführte. Die grüne Welt der Pflanzen hatte die Liebe der erwähnten Persönlichkeit besonders gewonnen. Sie kannte alle Pflanzen ihrer Umwelt. Sie verglich die eine mit der anderen und betrachtete die einzelnen Pflanzenorgane, wie sie oft an jeder Pflanzenart zur Erscheinung kamen. Dadurch entwickelte sich in ihr eine lebendige Vorstellung von den Wandlungsvorgängen an den Pflanzen je nach ihrer Art. Sie erlebte, wie die Blätter ihre Formen veränderten, wie aus ihnen schließlich Kelch- und Blütenblätter wurden und vieles andere. Nur um die Wurzeln kümmerte sie sich anscheinend nicht. All ihr durch Wahrnehmen Beobachtetes befriedigte sie auf die Dauer nicht. Sie wollte wissen, woher und aus welchen Kräften die vielen Verwandlungen im Pflanzenreich hervorgingen, was das einigende Band unter ihnen war, das alle in ihrer Verschiedenheit zur Pflanze macht. In der heimatlichen Welt fand sie keine Antwort auf ihre Fragen, die brennend in ihrer Seele lebten. Sie entschloß sich daher zu verreisen, um in fremder Umgebung ihre Studien neu aufzunehmen. Mit der Postkutsche fuhr sie über die Alpen nach Padua in Oberitalien, wo ein berühmter botanischer Garten seit Jahrhunderten existierte. Viele für sie neuartige Pflanzenerscheinungen traf sie in diesem wohlgepflegten Garten, doch fand sie keine Antwort auf ihre brennende Frage nach dem Ursprung all der unterschiedlichen Pflanzenerscheinungen. Schließlich entschloß sie sich, noch weiter nach dem Süden zu reisen. Vom Festland setzte sie über nach Sizilien wo in Palermo ein ebenso berühmter aber noch üppigerer botanischer Garten existierte. Dieser Garten überraschte durch eine Fülle von Pflanzen, die nicht nur europäischen Ursprungs waren. Hier in dieser Fülle und in dem subtropischen Klima fand das meditative Betrachten der Pflanzen und das Suchen nach ihrem gemeinsamen Wesen eines Tages ihre Lösung. Die hartnäckig meditierende und suchende Persönlichkeit entdeckte in dem botanischen Garten von Palermo die «Mysterienpflanze» des fünften nachatlantischen Kulturzeitraumes, und sie wurde dadurch der «Priester» dieser Periode, durch die «Urpflanze».

Dieser erkennende Durchbruch in die Sphäre der lebendigen Ur-Idee oder – was dasselbe ist – in die ätherische Welt, ermöglicht nun jedem Menschen, einen solchen Durchbruch seinerseits leichter nachzuvollziehen, denn in jedem Menschen leben durch das Golgatha-Ereignis die Voraussetzungen für eine Fähigkeit, auf allen Gebieten allmählich in die geistige Welt einzudringen.

Dieser Durchbruch war auch für den Geistesforscher Rudolf Steiner Gelegenheit, daran anzuknüpfen, um von dort aus der

Menschheit den Weg in die geistigen Welten zu vermitteln, die bei vollem, klaren Bewußtsein durch geistige Übungen und sinnlichkeitsfreies Denken sowie auch durch klares Beobachten in der physischen Welt sich den Menschen in alle Zukunft hinaus öffnen und offenbaren wird. Darum sei diese Arbeit auch Johann Wolfgang von Goethe und Rudolf Steiner gewidmet.

Allen fertigen und werdenden Medizinern als Gruß und Wunsch

Willst als Arzt du dich wagen,
Den Menschen Heil und Gesundheit zuzutragen,
Dann sei Dichter erst in deiner Seele,
Schau mit dem Blick der Mutter
Und der Liebe ihres Herzens
Auf die Menschen;
Sie kurieren, brauchst die Weisheit du
Eines Propheten,
Die Geduld gar eines Götterwesens –
Alles hilft dir aber wenig,
Wenn nicht Christus in dir wirkt.

W. Chr. Simonis

Literaturverzeichnis

Alken, C. E.: Dyskinase der ableitenden Harnwege, Neue medizinische Welt, Jahrgang Nr. 19, 1950

Aders, J.: Die Strauch- und Laubflechten Mitteleuropas, Jena 1928

Baer, A. H.: Über ein neues Alkaloid der Herbstzeitlose, Referat aus Pharmazeutische Zentralhalle, 89. Jahrgang 1950/VI

Bauch, R.: Irreversible Chromosomenschädigungen durch Trypaflavin, Referat aus Pharmakologische Zentralhalle, 88. Jahrgang 1949/V

Becker, J. J.: Arzt 1662, «Medizinischer Parnass»

Bergmann, J.: Cimicifuga und die Hypophyse, Hippokrates 1940

Berthold, E.: Die Orchideen, Natura-Verlag Arlesheim 1938

Bingen von, Hildegard: Im Geiste der Gesundheit, Mainz 1485

Bischoff, F.: J. of the Pharm. Ass. XIII/898, 1924

Boas, Fr.: Dynamische Botanik, München 1949

Bock, H.: Kreutterbuch, Strassburg 1551

Bockholt-Hauschka, Natura-Verlag Arlesheim, Jahrgang V

Borgard, Medizinische Klinik, 41. Jahrgang 1946

Brehms Tierleben

Brücke und Huber: Über die erfolgreiche Behandlung einer Krebsmetastase mit Colchicin und Röntgenbestrahlung, Klinische Wochenschrift 1939, Nr. 34

Burgeff, H.: Samenkeimung der Orchideen, Jena 1936

–, Die Wurzelpilze der Orchideen, Jena 1909

Carrichter, O. B.: Kräuterbüchlein, A. 1672, bearbeitet von Johannes Hiskia Cardilucius

Cloos, W.: Die Erde – ein Lebewesen, Stuttgart 1952

Culter, S. H.: Bull. of the Univ. of Wiscounsin Ser. 1787, Nr. 1571

–, Journ. Am. Pharm. Ass. 19/121, 1930

Daems, W. und Bellmann, Sudhoff-Archiv: Krebsheilmittel Mistel.

Degenaar: Private Krankengeschichtensammlung

Demitsch, W.: «Historische Studien aus dem Pharmakologischen Institute der K. Universität Dorpat», Halle 1889
Dragendorff, G.: Die Heilpflanze, Stuttgart 1898
Droz, C.: Die Heilpflanzen, Bern 1926
Farrington, E. A.: Klinische Arzneimittellehre, Leipzig 1931
Fischer, G.: Heilkräuter und Arzneipflanzen, Reichenberg 1939
Flamm/Kroeber/Seel: Die Heilkräfte der Pflanzen, Stuttgart 1942
Flemming, Alexander: Schimmelpilz 1929
Francé, R. H.: Das Leben der Pflanze, Stuttgart 1906
–, Das Pflanzenleben Deutschlands, Stuttgart 1907
Fuchs, Leonhard: Liliaceae
Gäumann, H.: Die Pilze, Basel 1949
Geiger, Ph., L.: Pharmazeutische Botanik, Heidelberg 1839
Geissler, G.: Über die Wirkung von Mitosegiften, Wuchs- und Keimungshemmstoffen auf die Wurzelzellen von Allium cepa, Referat aus Pharm. Zentralhalle, 89. Jahrgang 1950/IX
Gessner, O.: Die Gift- und Arzneipflanzen von Mitteleuropa, Heidelberg 1953
Gizycki, Hasso von: Versuche an weißen Ratten und Mäusen mit Cimicifuga racemosa, Referat aus Zeitschrift für Gesellschaft experimenteller Medizin 1944
Goebel, K.: Pflanzenbiologische Schilderungen, Marburg 1889–1893
Goethe, J. W.: Naturwissenschaftliche Schriften
Grohmann, G.: Die Mistel, Sonderveröffentlichung der Weleda A. G.
Grünert, Chr.: Pflanzenportraits, Hamburg 1948
Haberlandt, Physiologische Pflanzenanatomie, Leipzig 1904
Hägquist, G.: Polyploidie bei Fröschen, hervorgerufen durch Colchicin, Pharm. Zentralhalle, 89. Jahrgang 1950/V
Hales, Stephan, Statical essays containing hemostatiks, 1733
Hahnemann, S.: Dissertatio historico-media de Helleborismo veterum, Leipzig 1812
Heeger, E. F., und Brückner, K.: Cereus grandiflorus, Pharmazie, 5. Jahrgang 1950/51
–, und Poethke: Colchicum autumnale, Pharmazie, 5. Jahrgang 1950/IX
Hegi, G.: Illustrierte Flora, Mitteleuropa, München 1939
Heinigke, C.: Handbuch der homöopathischen Arzneiwirkungslehre, Leipzig, 1922
Heyl, F. W., und J. F. Stanley: Am. Journal Pharm. 86/450/1914
Hildebrand, Fr.: Gattung cyclamen, L., Jena 1898

Hovorka, O. von, und Kronfeld, A.: Vergleichende Volksmedizin, Stuttgart 1908
Itschner, V.: Onopordon acantium, Weleda Nachrichten, Arlesheim
Jukovski, B.: Über die Therapie der Herzkrankheiten mit Glukosiden der Adonis vernalis, Medizinsko Spisanie, Sofia 1930/31 (Zitat nach Referat der wissenschaftlichen Abteilung Hoffmann-La Roche)
Julius, Fritz, H.: Vom Wesen der Pflanze.
Karsten-Weber: Lehrbuch der Pharmakognosie
Keibl und Lötsch: Beobachtungen über eine kombinierte Colchicin-Röntgentherapie bei Leukämie, Schweizerische Wochenschrift 1950/Nr. 9
Kerner, A., von Marilaun: Pflanzenleben, Leipzig und Wien 1913
Klein, L.: Waldbäume, Sträucher und Zwergholzgewächse, Heidelberg 1951
Kobert, R.: Historische Studien Band IV von Henrici «Studien über Volksheilmittel verschiedener in Rußland lebender Völkerschaften.» Halle/S. 1894, Rostock 1854–1918
Koffler: Primula elatior und officinalis, Archiv der Pharm. in Berlin, deutsche pharm. Gesellschaft 1928
Köhlers Medizinalpflanzen, Gera-Untermhaus
– Medizinalpflanzen, Band III, Gera-Untermhaus 1898
Krauss, J. U.: 1645–1715 «Die Verwandlungen des Ovidii»
Kroeber, L.: Das neuzeitliche Kräuterbuch, III Stuttgart 1948
Kukowka, A., Prof.: Über die Gefährlichkeit der Eibe
Künzle, J.: Chrut und Uchrut, Wangs 1913
Lakhovsky: Das Geheimnis des Lebens, kosmische Wellen und vitale Schwingungen
Leclerc, H.: Cimicifuga racemosa, Deutsche Zeitschrift für Homöopathie 1936
Lettré, H.: Ergebnisse und Probleme der Mitosegiftforschung, Referat aus Pharm. Zentralhalle 8. Jahrgang 1949/VI
–, Mitosegifte aus dem Pflanzenreich, Die Pharmazie, Berlin, I. Jahrgang 1946/IX
–, Über Synergisten des Colchicins, Arzneimittelforschung, I. Jahrgang 1951/I
Lewin, L.: Gifte und Vergiftungen, Lehrbuch der Toxikologie, II. Auflage Berlin 1929
Lösch, Fr.: Kräuterbuch, Esslingen und München
Maclean: Zwei Fälle von Geistesverwirrung, Hufelands Journal Merck'scher Index
Madaus, G.: Lehrbuch der Biologischen Heilmittel, Abt. Heilpflanzen, Leipzig 1938

–, Medizinisch-Biologische Schriftenreihe Heft 13, Radebeul 1939
Marzell, H.: Geschichte und Volkskunde der deutschen Heilpflanzen, Stuttgart 1938
Matthiolus, P. A.: Kreutterbuch, Frankfurt a. M. (durch I. Camerarius) 1626
Meierhofer, H.: Biologie der Blütenpflanzen, Stuttgart 1926
Merk, E.: Jahresbericht über das Jahr 1900, Darmstadt
–, Jahresbericht über das Jahr 1904, XVIII. Jahrgang 1905
Mezger, J.: Homöopathische Arzneimittellehre, Saulgau 1951
Müller-Cuntz, Therapie der Gegenwart 1922
Müller, Fr.: Das große Kräuterbuch, Ulm/Donau 1937
Nash, E. B.: Leitsymptome in der Homöopathischen Therapie, Leipzig 1935
Noorden, von: Münchener medizinische Wochenschrift 1922
Olberg, G., und J. Zabel: Die Pflanze im Kampfe ums Dasein, Berlin 1943
Oltmann, Fr.: Pflanzenleben des Schwarzwaldes, Freiburg i. Breisgau 1927
Paech, K.: Bildung der Alkaloide in den Pflanzen, 18. 11. 1952. Vortrag im medizinisch naturwissenschaftlichen Verein Tübingen
Paracelsus, Theophrast von Hohenheim: Medizinische naturwissenschaftliche Schriften, herausgegeben von Karl Sudhoff, München und Berlin 1930
Paulos von Aegina: Des besten Arztes sieben Bücher, übersetzt von Berendes, J., Leiden 1914
Payne, William: Vergleichsbetrachtungen zur Sepia über Lilium tigrinum, 1876, Bata, Maine
Pelikan, W.: Giftpflanzen als Heilpflanzen, Das Bilsenkraut als Gift- und Heilpflanze, Weleda Nachrichten.
–, Die sieben Metalle, Dornach–Stuttgart 1952
–, Heilpflanzenkunde Band I, II, III
Quéné: Quelques emplois de l'adonis, concours médical 1928 (zitiert nach Referat der wissenschaftlichen Abteilung Hoffmann-La Roche.)
Rauh, W.: Unsere Pilze 1951
Reko, U. A.: Magische Gifte
Richter, A. G.: Anfangsgründe der Wundarzneykunst 1790/1806
Rippberger, W.: Grundlagen zur praktischen Pflanzenheilkunde, Stuttgart 1937
Rippel-Balden, A.: Grundriß der Mikrobiologie, Berlin–Göttingen–Leipzig 1952
Ritter, H.: Die Behandlung der Herz- und Gefäßkrankheiten, Berlin–Stuttgart 1947
Röseler, W. B.: Civcifuga in der Frauenheilkunde, Hippokrates 1953
Sankewitsch, E.: Die Arbeitsmethoden der Mitschurinschen Pflanzenzüchtung, Stuttgart 1950

Sieg, H.: Gottessegen der Kräuter, Berlin 1936
Stauffer: Homöopathisches Taschenbuch, Dresden 1938
Steiner, Rudolf: (G. A. = Gesamtausgabe, Nachlaßverwaltung CH-Dornach) Die Geheimwissenschaft im Umriß, G. A. Nr. 13
–, Grundlegendes für eine Erweiterung der Heilkunst nach geisteswissenschaftlichen Erkenntnissen, G. A. Nr. 27
–, Grundelemente der Esoterik, G. A. Nr. 93 A
–, Der Orient im Lichte des Okzidents, G. A. Nr. 113
–, Der Christus-Impuls und die Entwicklung des Ich-Bewußtseins, G. A. Nr. 116
–, Die Offenbarungen des Karma, G. A. Nr. 120
–, Exkurse in das Gebiet des Markus-Evangeliums, G. A. Nr. 124
–, Eine okkulte Physiologie, G. A. Nr. 128
–, Christus und die geistige Welt. Von der Suche nach dem heiligen Gral, G. A. Nr. 149
–, Weltenwesenheit und Ichheit, G. A. Nr. 169
–, Das Geheimnis der Trinität, G. A. Nr. 214
–, Geistige Zusammenhänge in der Gestaltung des menschlichen Organismus G. A. Nr. 218
–, Erdenwissen und Himmelserkenntnis, G. A. Nr. 221
–, Die Impulsierung des weltgeschichtlichen Geschehens durch geistige Mächte, G. A. Nr. 222
–, Der Mensch als Zusammenklang des schaffenden, bildenden und gestaltenden Weltenwortes, G. A. Nr. 230
–, Das Initiaten-Bewußtsein, G. A. Nr. 243
–, Geisteswissenschaftliche Erläuterungen zu Goethes Faust, Band I, G. A. Nr. 272, Band II, G. A. Nr. 273
–, Wege zu einem neuen Baustil, G. A. Nr. 286
–, Geisteswissenschaft und Medizin, G. A. Nr. 312
–, Geisteswissenschaftliche Gesichtspunkte zur Therapie, G. A. Nr. 313
–, Physiologisch-Therapeutisches auf der Grundlage der Geisteswissenschaft, G. A. Nr. 314
–, Ansprache 21. 4. 1924 (Jungmedizinerkurs): Meditative Betrachtungen zur Vertiefung der Heilkunst, G. A. Nr. 316
–, Anthroposophische Menschenerkenntnis und Medizin, G. A. Nr. 319
–, Geisteswissenschaftliche Impulse zur Entwicklung der Physik, Band I, G. A. Nr. 320, Band II, G. A. Nr. 321
–, Geisteswissenschaftliche Grundlagen der Landwirtschaft, G. A. Nr. 327
–, Rhythmus im Kosmos und im Menschenwesen – Wie kommt man zum Schauen der geistigen Welt?, G. A. Nr. 350

–, Mensch und Welt – Das Wirken des Geistigen in der Natur, G. A. Nr. 351
–, Über die Bienen, Natur und Mensch in geisteswissenschaftlicher Betrachtung, G. A. Nr. 352
Stiegele, A.: Klinische Homöopathie, Stuttgart 1941
Stoll: Hydrierung des Mutterkornalkaloids
Strassburger, E.: Lehrbuch der Botanik, Jena 1911
Strauss, F.: Naturgeschichtsskizzenbuch, Leipzig–Wien 1931
Schlegel, E.: Religion der Arznei, Dresden 1933
Schmidt-Thomé, J.: Über die antibakterielle Wirkung der Silberwurzeldistel, Zeitschrift für Naturforschung, Tübingen 1950
Schnepf, W.: Grundlagen zu einem geisteswissenschaftlich orientierten System der Pflanzenwelt, 1951, Freiburg i. Breisgau (Privatdruck!)
Schröter, C.: Monographie des Bambus und seine Bedeutung als Nutzpflanze, Zürich 1885
Schulz, H.: Wirkung und Anwendung der deutschen Arzneipflanzen, Leipzig 1919
Schussnig, Br.: Vergleichende Morphologie der niederen Pflanzen, Berlin 1938
Tobler, Fr.: Biologie der Flechten 1925
–, Die Flechten, Jena 1934
Troll, W.: Vergleichende Morphologie der höheren Pflanzen, Berlin 1937
–, Allgemeine Botanik
Usteri, A.: Mensch und Pflanze, Basel 1937
–, Pflanzen, Mensch und Sterne, Basel 1927
Vogel, H.: Die Antibiotica, Nürnberg 1951
Voragine, Jakobus de: Legenda aurea, Jena 1925
Wachsmuth, G.: Erde und Mensch, Kreuzlingen–Zürich 1945
Wagler, P.: Die Eiche in alter und neuer Zeit, Berlin 1891
Warburg, O.: Die Pflanzenwelt, Leipzig 1926
Wegman, J.: Atropa belladonna, Natura-Verlag Arlesheim, Jahrgang IV
Wehmer, C.: Die Pflanzenstoffe, Jena 1931
Weiss, F.: Die Pflanzenheilkunde in der ärztlichen Praxis, Stuttgart 1944
Weiss, K. E.: Homöopathische Behandlung der Augenkrankheiten, Stuttgart 1937
Welten, H.: Die Königin der Nacht in «Wunder der Natur», Wien–Stuttgart 1912
Woods, E. L.: Am. journ. Pharm. 102/611, 1930 (Zitat nach Madaus)

Hans Sedlmayr:
Die Entstehung der Kathedrale
Baukunst – Mystik – Symbolik

Das bis heute unübertroffene Standardwerk über die Entstehung und Entwicklung der Kathedralen in Europa erschließt dem Kunstfreund das Gesamtkunstwerk der Sakralarchitektur beim Besuch der großen Kirchenbauten des Mittelalters. Sedlmayr bezieht in seine brillante Kunstbetrachtung neben der Religion auch Geschichte, Literatur, Musik und Philosophie ein.
ISBN 3-928127-79-9

Jakob Grimm:
Deutsche Mythologie
Unveränderter Nachdruck der Ausgabe von 1875 bis 1878 – 3 Bde.

Das zu Grimms Lebzeiten bereits weltberühmte Monumentalwerk ist auch heute noch eine Fundgrube für jeden an Sprachkunde, Altertumskunde, germanisch – deutscher Religionsgeschichte, Kulturgeschichte und Volksglauben interessierten Leser. Aus dem Inhalt: Tempel und Altar/Priester/Götter/Göttinnen/Weise Frauen/ Wichte und Elbe/ Himmel und Gestirne/Entrückung/Teufel/ Zauber/Aberglaube/Kräuter und Steine/Sprüche und Segen u.v.a.
ISBN 3-922383-68-8

Gerhart B. Ladner:
Handbuch der frühchristlichen Symbolik
Gott – Kosmos – Mensch

Die umfassende und allgemeinverständliche Einführung in die vielgestaltige Symbolwelt der ersten christlichen Jahrhunderte wird mit Beispielen der spätantiken und frühchristlichen Malerei, Plastik und Architektur illustriert – wobei die Mosaiken aus Ravenna eine bevorzugte Stellung einnehmen. Gegenstand der ganzheitlichen Betrachtung sind die frühchristliche Kunst, Theologie, Kosmologie, Anthropologie sowie das gesamte kirchliche Leben.
ISBN 3-928127-36-5

Ingeborg Meyer-Sickendiek:
Gottes gelehrte Vaganten
Die Iren im frühen Europa

Fesselnd und anschaulich schildert die Autorin den Ursprung und die Entwicklung der irischen Mission, die von den Druidenpriestern und der keltischen Stammesgesellschaft zur religiösen Führungsmacht in Europa wurde und die abendländische Kultur entscheidend prägte. Die Abbildungen zeigen Kirchen, Klöster u.v.a. aus Irland, Frankreich, England, Bayern, Franken u.v.a. Aus dem Inhalt: Die Inselkelten/Die Wikingernot/Orden der Wandermönche/Die Schottenklöster u.v.a.
ISBN 3-928127-72-1

Otto Mazal:
Die Sternenwelt des Mittelalters
Bild- und Textband

Einer der bekanntesten Kenner der mittelalterlichen Kunst stellt in diesem repräsentativen Band die eindrucksvollsten kosmischen Darstellungen – darunter Miniaturen aus Stundenbüchern und Prachthandschriften, Bibeln, Wandteppichen, Ikonen, Plastiken u.v.a. vor. Der sachkundige Text befasst sich mit: Kosmos des Mittelalters/Die Sterne und das Göttliche/Sternbilder und Sagen/Rhythmus des Lebens u.v.a.
ISBN 3-928127-75-6

Johanna Lanczkowski:
Lexikon des Mönchtums und der Orden
Alles über Gründer, Klöster, Regeln, Begriffe

Das Nachschlagewerk bietet in wissenschaftlich fundierten Artikeln gründliche und umfassende Informationen über Orden, Kongregationen, Klöster, Gründer, wichtige Persönlichkeiten, Regeln, Begriffe, Realien und über das Alltagsleben in den verschiedenen Gemeinschaften. Vorangestellt wurde eine ausführliche Einleitung, die dem religionsgeschichtlich interessierten Leser einen historischen Überblick gibt.
ISBN 3-928127-41-1